# HANDBUCH DER HAUT- UND GESCHLECHTSKRANKHEITEN

BEARBEITET VON


A. ALEXANDER · G. ALEXANDER† · J. ALMKVIST · K. ALTMANN · L. ARZT · J. BARNEWITZ
S. C. BECK † · C. BENDA† · FR. BERING · H. BIBERSTEIN · K. BIERBAUM . G. BIRNBAUM
A. BITTORF · B. BLOCH · FR. BLUMENTHAL · H. BOAS · H. BOEMINGHAUS · R. BRANDT · F. BREINL
C. BRUCK · C. BRUHNS · ST. R. BRÜNAUER · A. BUSCHKE · F. CALLOMON · E. DELBANCO
F. DIETEL · O. DITTRICH · J. DÖRFFEL · S. EHRMANN † · C. EVELBAUER · O. FEHR · J. v. FICK †
E. FINGER · H. FISCHER · F. FISCHL · P. FRANGENHEIM† · R. FRANZ · W. FREI · W. FREUDENTHAL
M. v. FREY † · R. FRÜHWALD · D. FUCHS · H. FUHS · F. FÜLLEBORN · E. GALEWSKY · O. GANS
A. GIGON · H. GOTTRON · A. GROENOUW · K. GRÖN · K. GRÜNBERG · O. GRÜTZ · H. GUHRAUER
J. GUSZMANN · E. GUTTMANN · R. HABERMANN · L. HALBERSTAEDTER · F. HAMMER
L. HAUCK · H. HAUSTEIN · H. HECHT · J. HELLER† · G. HERXHEIMER · K. HERXHEIMER
W. HEUCK · W. HILGERS · R. HIRSCHFELD · C. HOCHSINGER · H. HOEPKE · C. A. HOFFMNAN
E. HOFFMANN · H. HOFFMANN · V. HOFFMANN · E. HOFMANN · J. IGERSHEIMER · F. JACOBI
F. JACOBSOHN · H. JACOBY · J. JADASSOHN · W. JADASSOHN · F. JAHNEL · A. JESIONEK
M. JESSNER · S. JESSNER † · A. JOSEPH · F. JULIUSBERG · V. KAFKA · C. KAISERLING
PH. KELLER · W. KERL · O. KIESS · L. KLEEBERG · W. KLESTADT · V. KLINGMÜLLER · FR. KOGOJ
A. KOLLMANN · H. KÖNIGSTEIN · P. KRANZ · A. KRAUS † · C. KREIBICH · O. KREN · L. KUMER
E. KUZNITZKY · E. LANGER · R. LEDERMANN · C. LEINER † · F. LESSER · A. LIECHTI · A. LIEVEN
P. LINSER · B. LIPSCHÜTZ† · H. LÖHE · S. LOMHOLT · W. LUTZ · A. v. MALLINCKRODT-HAUPT
P. MANTEUFEL · H. MARTIN · E. MARTINI · R. MATZENAUER · R. L. MAYER · M. MAYER
J. K. MAYR · E. MEIROWSKY · L. MERK† · M. MICHAEL · G. MIESCHER · C. MONCORPS
G. MORAWETZ · A. MORGENSTERN · F. MRAS · V. MUCHA · ERICH MÜLLER · HUGO
MÜLLER · RUDOLF MÜLLER · P. MULZER · E. G. NAUCK · O. NAEGELI · G. NOBL · M. OPPENHEIM
K. ORZECHOWSKI · E. PASCHEN · B. PEISER · A. PERUTZ · E. PICK · W. PICK † · F. PINKUS
H. v. PLANNER · K. PLATZER · F. PLAUT · A. POEHLMANN · J. POHL · R. POLLAND
C. POSNER† · H. L. POSNER · L. PULVERMACHER† · H. REIN · P. RICHTER · E. RIECKE
G. RIEHL · H. RIETSCHEL · H. DA ROCHA LIMA · K. ROSCHER · O. ROSENTHAL · R. ROSNER
G. A. ROST · ST. ROTHMAN · A. RUETE · E. SAALFELD† · U. SAALFELD · H. SACHS · O. SACHS†
W. SACK · F. SCHAAF · G. SCHERBER · H. SCHLESINGER · E. SCHMIDT · S. SCHOENHOF
W. SCHOLTZ · W. SCHÖNFELD · H. TH. SCHREUS · R. SIEBECK · C. SIEBERT · H. W. SIEMENS
B. SKLAREK · G. SOBERNHEIM · W. SPALTEHOLZ · R. SPITZER · O. SPRINZ · R. O. STEIN
G. STEINER · K. STEINER · G. STICKER · J. STRANDBERG · H. STREIT · A. STÜHMER · G. STÜMPKE
P. TACHAU · G. THEISSING · L. TÖRÖK · K. TOUTON · K. ULLMANN · P. G. UNNA † · P. UNNA
E. URBACH · F. VEIEL · R. VOLK · C. WEGELIN · W. WEISE · L. WERTHEIM · J. WERTHER
P. WICHMANN · F. WINKLER · K. WINKLER · M. WINKLER · R. WINTERNITZ · FR. G. M. WIRZ
W. WORMS · H. ZIEMANN · F. ZINSSER · L. v. ZUMBUSCH · E. ZURHELLE


IM AUFTRAGE
DER DEUTSCHEN DERMATOLOGISCHEN GESELLSCHAFT
HERAUSGEGEBEN GEMEINSAM MIT


B. BLOCH · A. BUSCHKE · E. FINGER · E. HOFFMANN · C. KREIBICH
F. PINKUS · G. RIEHL · L. v. ZUMBUSCH


VON


J. JADASSOHN

SCHRIFTLEITUNG: O. SPRINZ


## VIERTER BAND · DRITTER TEIL


BERLIN
VERLAG VON JULIUS SPRINGER
1932

# ALLGEMEINE PATHOLOGISCHE ANATOMIE DIAGNOSTIK · FREMDKÖRPER DEGENERATION DER HAUT

BEARBEITET VON

W. FREUDENTHAL · O. GANS · H. KÖNIGSTEIN
O. NAEGELI · R. POLLAND · G. RIEHL

MIT 129 ZUM TEIL FARBIGEN ABBILDUNGEN

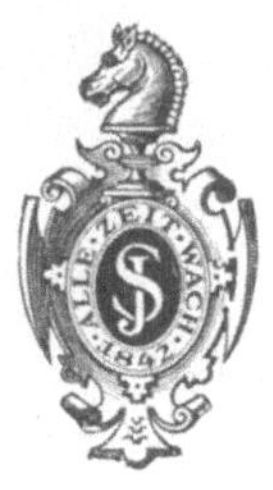


BERLIN
VERLAG VON JULIUS SPRINGER
1932

Softcover reprint of the hardcover 1st edition 1932

ISBN 978-3-7091-9620-5 ISBN 978-3-7091-9867-4 (eBook)
DOI 10.1007/ 978-3-7091-9867-4

# Inhaltsverzeichnis.

## Die allgemeine pathologische Anatomie der Haut[1].

Von Professor Dr. O. GANS-Frankfurt a. M. (Mit 60 Abbildungen.)

Seite



[1] *Zugleich Band III der „Histologie der Hautkrankheiten" desselben Verfassers (Band I erschien 1925, Band II 1928).*

## Diagnostik der Hautkrankheiten.

Von Hofrat Professor Dr. G. Riehl-Wien.

## Amyloid der Haut.

Von Professor Dr. H. KÖNIGSTEIN-Wien. (Mit 25 Abbildungen.)



## Kalkablagerungen.

Von Professor Dr. O. NAEGELI-Bern. (Mit 30 Abbildungen.)

## Pseudoxanthoma elasticum.



## Fremdkörper der Haut.

Von Professor Dr. R. POLLAND-Graz. (Mit 11 Abbildungen.)

# Die allgemeine pathologische Anatomie der Haut.

Von

OSCAR GANS-Frankfurt a. M.

Mit 60 Abbildungen.

## Einleitung.

### Geschichte der histologischen Erforschung und Abbildung der Haut.

Von dem durch den Glasschleifer JANSEN im Jahre 1590 erfundenen Mikroskop hat die Forschung auch für die Hautkrankheiten schon frühzeitig Gebrauch gemacht. Bereits 1657 (zit. nach RICHTER) bringt AUGUST HAUPTMANN die erste Abbildung und Beschreibung der Krätzemilbe, die schon AVENZOAR bekannt war und auf deren Entdeckungsgeschichte in Bd. XIV/2, S. 173 dieses Handbuches näher eingegangen wird. Jene Kenntnis geriet jedoch in Vergessenheit, und erst die Arbeiten von HEBRA, EICHSTEDT, GUDDEN, BOURGUIGNON, GERLACH, FÜRSTENBERG haben die noch von HAHNEMANN und AUTENRIETH vertretene Lehre von den Krätzmetastasen vollständig beseitigt. Im gleichen Handbuch erörtert RICHTER die Geschichte der Entdeckung der VATER-PACINIschen Körperchen, wonach ABRAHAM VATER bereits 1741 eine Abbildung eines solchen Körperchens veröffentlicht hat, wenn auch nicht auf Grund mikroskopischer Untersuchungen, sondern an Hand eines Macerationspräparates. Die ersten mikroskopischen Untersuchungen verdanken wir FILIPPO PACINI, der darüber erstmals 1835, dann 1840 mit Abbildungen berichtete.

Eine eingehende anatomische Beschreibung der Haut auf Grund mikroskopischer Untersuchungen brachte „der letzte große Dermatologe der ersten Hälfte des letzten Jahrhunderts“ JEAN ASTRUC (l. c. S. 156–158), und zwar 1759 bzw. 1761. Zur Erforschung der normalen Histologie der Haut hat jedoch vor allem MALPIGHI (1628—1694) beigetragen, der Entdecker der Talgdrüsen und des nach ihm benannten Rete Malpighi. Die Schweißdrüsen wurden von NIELS STENSEN (NIKOLAUS STENO, 1638—1686) entdeckt. Unabhängig von diesen von BRESCHET (Recherches sur la structure de la peau) und ROUSSEL DE VAUZÈME (Opera posthuma figuris aeneis illustrata. Londini 1697). Über die Drüsen der Haut finden sich außer den schon oben in der älteren Literatur vorkommenden Andeutungen noch bei folgenden Schriftstellern Erwähnungen: MORGAGNI (Adversaria anatomica); BOERHAAVE (Epistola de fabrica glandularum in corpore humano ad Ruyschium. Leydae 1722); ABR. KAAW (Perspiratio dicta per universum corpus anatomice illustrat. Lugd. Bat. 1738). Näheres über die Anatomie in der Renaissance s. RICHTER, dieses Handbuch XIV/2.

Die Entdeckung der Talgdrüsen durch MALPIGHI wurde zur Erklärung der verschiedenen Formen von „Furfures“ und „Squamulae“ als den Produkten der Drüsen benützt.

Angeführt seien noch die Untersuchungen von HENLE und WENDT über Struktur der Oberhaut; von BERRES und FOHMANN über Verteilung der Blutgefäße; die Entdeckung der Tastkörperchen und der Anheftungsweise der MALPIGHIschen Zellen an das Cutisgewebe durch MEISSNER; die Entdeckung der Muskelfasern in der Umgebung der Haarbälge durch KÖLLIKER.

JULIUS VOGEL bringt in seinen 1843 zu Leipzig erschienenen „Erläuterungstafeln zur pathologischen Histologie“ mehrere auf *Hautveränderungen* bezügliche Befunde. Neben dem Inhalt von Balggeschwülsten, krystallinischen Ablagerungen von Hautsalzen in der Haut des Hodensacks, bildet er Epizoen ab: vor allem Haarsackmilbe und Krätzemilbe, die erstere kopiert nach der von GUSTAV SIMON gegebenen Abbildung in MÜLLERS Archiv 1842, die letztere kopiert nach RASCAIL, sowie nach eigenen Präparaten dargestellt. Das Vorkommen des Acarus folliculorum wird 1843 auch von ERASMUS WILSON beschrieben; er nennt ihn Entozoon folliculorum. SCHÖNLEIN fand 1839 das Achorion bei Favus, bald darauf von GRUBY genauer beschrieben; MALMSTEN das Trichophyton tonsurans bei Herpes tonsurans. Über Pilzkrankheiten der Haut berichtet auch BAZIN; 1853 erschien sein Werk: „Recherches sur la nature et le traitement des teignes“ mit mikroskopischer Darstellung der Pilze. Das Mikrosporon furfur bei Pityriasis versicolor beschreibt EICHSTEDT 1846, GRUBY den von ihm nach AUDOUIN benannten Erreger der Mikrosporie, MEISSNER den Nagelpilz bei Onychomykosis, KÖBNER Pilze bei Eczema marginatum.

VOGEL bringt ferner histologische Elemente eines Lippenkrebses, bei denen der Hauptwert der Darstellung auf die einzelnen aus Zupfpräparaten erhaltenen Zellformen gelegt wird und schließlich Durchschnitte gewöhnlicher Warzen auf Längs- und Flachschnitten.

Über Warzen und Kondylome unter Beigabe zweier Kupfertafeln mit mikroskopischen und makroskopischen Bildern berichtet KRAEMER, Göttingen 1847. Bereits 1836 veröffentlichte ALEXANDER PETZHOLD eine Monographie über „Die Pockenkrankheit mit besonderer Rücksicht auf die pathologische Anatomie“. Er bringt darin neben einer Darstellung der anatomischen Verhältnisse an der Haut des gesunden Menschen die Veränderungen an der Haut und der Schleimhaut der Pockenkranken, belegt sie allerdings nicht mit eigenen Abbildungen, sondern mit solchen nach COTUNNI.

Die 1839 in Minden und Leipzig veröffentlichten „Anatomisch-mikroskopischen Untersuchungen zur allgemeinen und speziellen Pathologie“ von GOTTLIEB GRUBE enthalten auf 4 Seiten „Fragmente zu einer pathologisch-anatomischen Darstellung der Hautkrankheiten“, berichten allerdings sehr „fragmentär“ über den Inhalt von Vaccine-, Variola-, Variolid-, Mauke-, Impetigo-, Varicella-Bläschen und Pusteln.

Einzelne Lehr- und Handbücher der Mitte des vorigen Jahrhunderts (KRAUSE, VOGEL, VIRCHOW, ROKITANSKY u. a.) berichten über manche anatomisch- und pathologisch-histologischen Einzelheiten der Haut; in den Zeitschriften mehren sich die auf die Haut bezüglichen histologischen Untersuchungen (Literatur siehe bei G. SIMON).

Die erste zusammenfassende Darstellung histologischer Befunde bei Hautkrankheiten erscheint 1848 in Berlin: „Die Hautkrankheiten durch anatomische Untersuchungen erläutert“ von GUSTAV SIMON mit 8 Bildtafeln. Er bezieht sich dabei in erster Linie auf eigene Veröffentlichungen und Befunde — in MÜLLERS Archiv 1839 über den Bau des Condyloma, 1840 ebenda über Pigmentbildung und Haut, über Warzen u. a. Er bemüht sich daneben diejenigen seiner

Vorgänger soweit als möglich kritisch zu verwerten. Daher enthält dieses kleine, mit 8 Kupfertafeln ausgestattete, aber erstaunlich genau geschriebene Werk zahlreiche Literaturangaben, jeweils bei den einzelnen in Frage kommenden Hautkrankheiten verwertet. SIMON hatte vorher bereits eine Reihe von Abhandlungen zur Histologie der Hautkrankheiten veröffentlicht, insbesondere in MÜLLERs Archiv. Das Werk GUSTAV SIMONs blieb grundlegend und wurde Ausgangspunkt für alle die Untersuchungen, die sich dann mit dem Aufblühen der pathologischen Anatcmie und Histologie, mit der Gründung eigener Zeitschriften auch für unser Sonderfach, in immer reicherer Zahl einstellten. Eine „General pathology of the skin" finden wir 1870 bei ERASMUS WILSON (s. RICHTER, dieses Handbuch XIV/2, S. 196). OSCAR SIMON, der Vorgänger NEISSERs in Breslau, veröffentlichte 1873 „Die Lokalisation der Hautkrankheiten, histologisch und klinisch bearbeitet".

Inzwischen hatte die Einführung der Färbetechnik in die histologische Forschung durch KARL WEIGERT sich auch für die Erforschung des Gewebsaufbaus der gesunden und kranken Haut fruchtbar ausgewirkt. Die Archive der achtziger bis neunziger Jahre legen davon reiches Zeugnis ab.

Gekrönt wird diese pathologisch-histologische Arbeit Ausgangs des vorigen Jahrhunderts durch „Die Histopathologie der Hautkrankheiten" von P. G. UNNA, Berlin 1894, einem Werke, das für Jahrzehnte die Grundlage pathologisch-histologischer Forschung an der Haut geblieben ist. (Späteres siehe dieses Handbuch XIV/2.)

# A. Störungen des Formwechsels.

Die angeborenen Störungen des Formwechsels (Mißbildungen) sind in Bd. IV/1 dieses Handbuches von K. STEINER in ausführlicher Weise besprochen worden; da dort auch die geweblichen Veränderungen dargestellt sind, erübrigt sich hier ein näheres Eingehen wenigstens auf jene, die den hypo-, hyper- und dysplastischen angeborenen Entwicklungsstörungen der Haut zugrunde liegen. Ich muß mich hier vielmehr auf die pathologisch-histologisch wichtigen, meist erworbenen Cystenbildungen der Haut und ihrer Anhänge beschränken.

## Cystenbildungen in der Epidermis und ihren Anhängen.

Epitheliale Cystenbildungen sind unter den verschiedensten zum Teil einander geradezu widersprechenden Bezeichnungen beschrieben worden. Auf Grund der von E. KAUFMANN, CHIARI, P. G. UNNA, L. ASCHOFF u. a. betonten Gesichtspunkte haben wir sie in traumatische Epidermiscysten, follikuläre und syringeale Retentionscysten eingeteilt. Als follikuläre Retentionscysten bezeichneten wir alle jene Cystenbildungen, die durch eine Retention von Follikelprodukten — Horn- oder Talgmassen — entstehen, also alles das, was man eigentlich auch als Atherome ansehen könnte. Da es sich jedoch um Gebilde handelt, die Klinik und Sprachgebrauch jeweils nach Sitz oder Ausdehnung in Milien, Comedonen und Atherome zu trennen pflegt, da ferner dieser Trennung trotz gleichartiger Genese auch gewisse histologische Unterschiede zugrunde liegen, habe ich den Namen „*follikuläre Retentionscysten*" als Gattungsbezeichnung vorgezogen. Die obengenannte klinisch-histologische Namengebung erlaubt dann eine zwanglose Einordnung in Unterabteilungen.

In Anlehnung an UNNA bezeichneten wir als *syringeale* bzw. *spirale Retentionscysten* die entsprechenden Gebilde der Schweißdrüsen, einschließlich der cystischen Erweiterungen der Knäuel, die allerdings meist nur histologisch feststellbar sind und klinisch nicht in die Erscheinung treten.

Eine derartige Trennung ist jedoch stets nur mit Hilfe der histologischen Untersuchung durchzuführen. Diese gestattet dafür aber auch zwischen diesen einzelnen, klinisch oft einander gleichenden und daher vielfach mit irreführenden Namen belegten Gebilden scharf zu unterscheiden.

Die *Dermoide* und mit ihnen die *Epidermoide* haben wir als Tumoren, deren Entstehung von embryonal abgeschnürten Epidermisteilchen oder Drüsenanlagen herzuleiten ist (ASCHOFF, FRANKE), zu den Naevi gerechnet.

### Traumatische Epidermiscysten

treten meist im Anschluß an Verletzungen verschiedenster Art, besonders an Traumen häufig ausgesetzten Körperstellen auf. Sie werden jedoch auch an anderen Regionen beobachtet und kommen in seltenen Fällen doch wohl auch angeboren vor (TAKASUGI, eigene Beobachtung). Nicht eben selten finden sie sich im Anschluß an blasenbildende Dermatosen [Erysipel, Pemphigus vulgaris, Dermatitis herpetiformis, Zoster, Epidermolysis bullosa hereditaria (WARNER), nach Ekzemen (MARTINOTTI), bei Tuberkulose der Haut (BRÜTT), bei der Brom- und Jodacne und anderen banal entzündlichen Hautveränderungen (GUTMANN)].

Die rundlichen Gebilde wurden meist einzeln, gelegentlich jedoch, insbesondere im Anschluß an blasenbildende oder entzündliche Hautveränderungen in der Vielzahl vorgefunden (LITTLE u. a.). Die meist nur kleinen, stecknadelkopf-, gelegentlich aber auch linsen- und selbst walnußgroßen weißen oder gelbweißen Gebilde zeigen einen weißgelben, bröckeligen, breiartigen Inhalt aus zwiebelschalenartig geschichteten Hornmassen (Epithelperlen) oder dichten Gemengen von Epidermisschuppen, Hornsubstanz und Cholesterintäfelchen.

Die histologische Untersuchung deckt ein verschiedenartiges Bild auf, je nachdem es auf Reihenschnitten gelingt, den Zusammenhang der Cysten mit der Epidermis aufzudecken oder nicht. Manchmal lassen sich die zu ihrer Entstehung führenden Abschnürungsvorgänge vom Oberflächenepithel aus verfolgen. Gelegentlich zieht ein fistelartiger Ausführungsgang von der in der Cutis liegenden Cyste zur Epidermis hin. In anderen Fällen sitzt das Gebilde abgeschlossen im Corium, von der Epidermis durch eine mehr oder weniger breite Bindegewebsschicht getrennt. Das der Cystenbildung vorangegangene Trauma läßt sich manchmal noch in Gestalt einer kleinen Epidermisnarbe nachweisen. Gelegentlich trifft man auf engem Raum mehrere Cysten, die oft unmittelbar ineinander übergehen und so als vielkammerige Gebilde erscheinen, die mit der Außenwelt durch mehrere Gänge verbunden sind.

Die *Cystenwand* besteht meist aus kennzeichnend aufgebauter Epidermis. Je größer allerdings die Cyste, um so dünner ihre epidermale Hülle, ein Befund, der ohne weiteres auf den zunehmenden Druck der von der normal verhornenden Epidermis in den Hohlraum abgestoßenen, vielfach zwiebelartig geschichteten Hornmassen zurückgeführt werden darf. Gelegentlich hat die derart gedehnte Epidermis den andrängenden Hornmassen nicht mehr Stand gehalten, sie ist an mehreren Stellen eingerissen oder auch völlig zugrunde gegangen, so daß der Hornkörper dann frei im Gewebe liegt. Dies kann zur Bildung eines entzündlichen Granulationsgewebes mit manchmal auffallend vielen Fremdkörperriesenzellen führen. Im allgemeinen zeigt jedoch die nächste Umgebung der aus derberen oder zarteren, mehr oder weniger scharf von dem umgebenden Corium abgesetzten, kollagenen Bindegewebszügen bestehenden Cystenwand keinerlei Zeichen von Entzündung. Gelegentlich kann man an der fertigen Cyste auch noch einen Papillarkörper nachweisen, namentlich im Bereich der obenerwähnten fistelähnlichen Verbindungsgänge.

### Cysten der Haarbalg-Talgdrüsenfollikel.

Unter den follikulären Retentionscysten ist die häufigste der *Comedo*. Wir finden ihn bei der Acne vulgaris, der Keratosis follicularis, der Keratosis follicularis contagiosa MORROW-BROOKE, der Ichthyosis, der Chlor- und Bromacne, Narben und anderen. Durch Gewebseinschmelzung kommt es häufig zur Entwicklung von Doppel-, drei- und mehrfachen Comedonen, deren Entstehung auf das Zusammenfließen mehrerer Haarbälge zurückzuführen ist.

Während sich beim Comedo neben den Hornmassen, namentlich in veralteten Fällen, auch Cholesterin, Leucin und Tyrosinkrystalle (THIBIERGE) nachweisen lassen, zeigen die *Milien* lediglich eine Retention von Hornmassen. Sie finden sich meist in Lanugohaarbälgen, seltener in Schweißdrüsenausführungsgängen; als kleinste Gebilde im Follikelhalse *(Pityriasis rubra pilaris, Lichen ruber)*, als größere im mittleren Follikelabschnitt *(Keratosis suprafollicularis)*; bei den größten sind die Follikel zu völlig atrophischen Kugeln aufgetrieben. Milien treten ferner auf in oberflächlichen flachen Narben, namentlich bei der *Epidermolysis bullosa hereditaria,* ferner bei der *Impetigo contagiosa,* nach

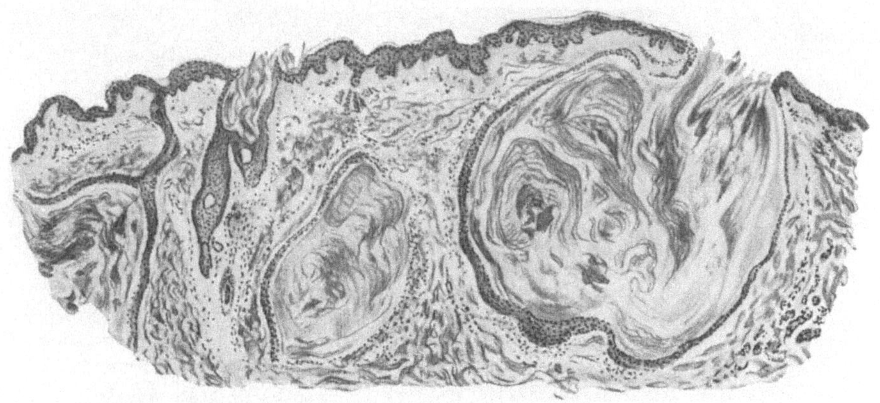

Abb. 1. Haarbalgcysten mit Haarresten und Hornmassen bei Chloracne. (Hals, ♂, 30jähr.) Leichte Akanthose; geringe Zellinfiltration, besonders um die Cysten. O 16 : 1, R 16 : 1. (Nach GANS, Histologie I.)

akutem *Lupus erythematosus* u. a. Nach mehr oder weniger langem Bestande pflegen sie von selbst wieder zu schwinden. Nur vereinzelt und wenn überhaupt, dann äußerst gering, kommt es in diesen Retentionscystchen zu Fettansammlung bzw. Cholesterinausscheidung (VIRCHOW).

Von den Milien und Comedonen führt eine zusammenhängende Entwicklungsreihe hinüber zu den Retentions*atheromen,* der dritten Form von Retentionscysten im Bereich des Haarbalg-Talgdrüsenfollikelgebietes. Grundsätzlich besteht im histologischen Aufbau kein Unterschied gegenüber Milien und Comedonen. Sie finden sich namentlich an der Kopfhaut, aber auch im Gesicht, an der Brust, Rücken, Genitale u. a. Bei allen diesen ist der Follikel zu einer mehr oder weniger runden, mit konzentrisch geschichteten oder verschiedenartig geknickten und gefalteten Hornlamellen ausgefüllten Cyste aufgetrieben; in wechselndem Maße mit Talg, Cholesterin und Zelltrümmern durchsetzt. Die Cystenwand besteht aus abgeplattetem Balgepithel meist mit allen Kennzeichen der Epidermis, gelegentlich ihr anhängend oder aufsitzend Reste des Follikelfundus und der Talgdrüse.

In den verschiedensten Graden der Ausbildung treffen wir *Talgretentionscystchen* beim *Rhinophym,* bei der *Hypotrichia congenita,* der *Leukopathia congenita.* Wir kennen sie als *Talgretentionscystchen* (sog. Milien) *der Neugeborenen,* bei der *Sebocystomatosis,* als „*Talgstauung nach Dermatitis*" (v. ZUMBUSCH). In den letzteren Fällen erfolgt der Verschluß der Follikel- bzw. Talgdrüsenostien durch Hyperregeneration des Epithels mit nachfolgender Hornpfropfbildung. Talgcysten finden wir schließlich noch bei gewissen *Talgdrüsennaevi* (MONTI, JADASSOHN); hyalin-, horn- und fetthaltige Cysten beim *Epithelioma adenoides cysticum,* bei der *Jod-* und *Bromacne* und insbesondere bei der *Acne vulgaris,* bei letzteren nicht selten mit sekundärer Vereiterung.

### Cysten der Schweißdrüsen

kommen als *Gangcysten,* d. h. Cysten des epithelialen Ganges innerhalb der Cutis, als *Poruscysten* innerhalb der Epidermis vor. Bei diesen liegt das Ausscheidungshindernis stets in der Hornschicht. Die selteneren *Cysten des*

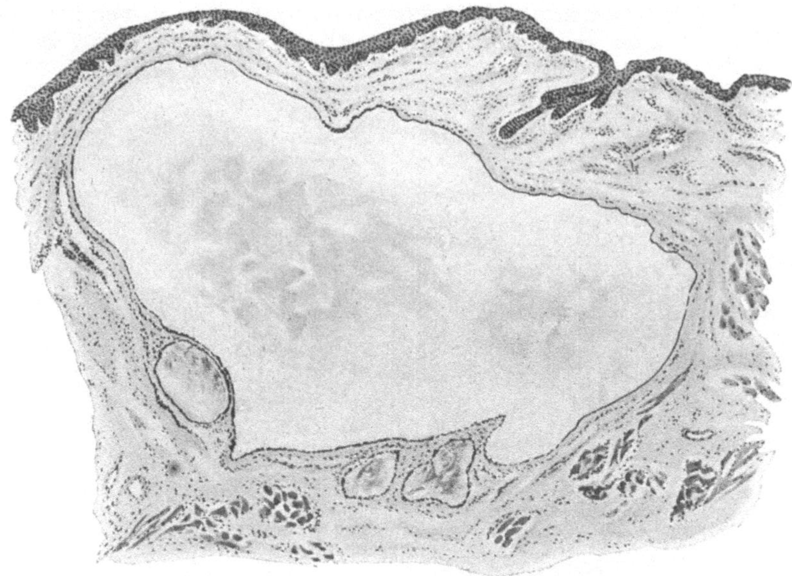

Abb. 2. Hydrocystoma faciei. (♂, 40jähr., rechter äußerer Augenwinkel.) Große Cyste mit mehreren papillenartigen Vorsprüngen; daneben 3 kleinere Cysten. O 16 : 1; R 12 : 1. (Nach GANS, Histologie II.)

*Knäuels* wurden von BRAUNS, GANS, KYRLE, LANG, PETERSEN u. a. beschrieben in Gestalt mehr oder weniger rundlicher, vergrößerter Räume. UNNA hat als „erhebliche einfache Dilatationen" beim Lichen ruber, der Ichthyosis und anderen, wohl schon ähnliche Bilder beschrieben. Mit der Dilatation geht eine membranartige Verdickung der Drüsenzellen nach dem Lumen zu einher, die sie den Gangepithelien sehr ähnlich werden läßt. Die Schweißdrüsenknäuel können schließlich einer völligen cystischen Zerstörung anheimfallen. In den echten *Schweißdrüsenknäuelcysten* kann dann das Epithel stellenweise ganz fehlen. In anderen Fällen wieder ist es epithelartig abgeplattet oder besteht aus hypertrophischen Epithelien (KROMPECHER). Auf eine Dilatation der Schweißdrüsen mit nachfolgender fettiger Degeneration im Anschluß an Tuberkulose hat VIRCHOW bereits 1858 hingewiesen.

### Cysten der Schweißdrüsenausführungsgänge

trifft man als Poruscysten innerhalb der Epidermis, als Gangcysten innerhalb der Cutis. Bei den ersteren kennen wir Horncysten und Schweißcysten. Jene finden sich als zylindrische oder kugelförmige Ansammlungen von konzentrisch geschichteten Hornmassen. Diese kennzeichnen die Miliaria crystallina oder Sudamina, die unter den verschiedensten Namen (Prickly heat, POLLITZER, Lichen tropicus und andere) beschrieben ist. Cystenbildungen in den Schweißdrüsenausführungsgängen sind beim *Favus* beobachtet worden (UNNA). Ihre größte Ausdehnung zeigen die Cysten beim *Hydrocystom.* In diesen beobachteten FREUDENTHAL und GESEROWA das gelegentliche Vorkommen von Harnsäurekrystallen. Wir finden sie ferner noch beim *Schweißdrüsenadenom,* hier gleichzeitig als cystisch erweiterte Drüsenschläuche. Beim *Naevus syringo-adenomatosus papilliferus* ist die Cystenwandung nicht glatt, sondern von den finger- oder septenförmig in das Lumen hineinragenden bekannten Gebilden durchsetzt. Cystenartige Erweiterungen der Schweißdrüsenausführungsgänge (Gangcysten im Corium) finden sich schließlich noch beim *Syringom.*

### Cystenbildungen durch regressive Ernährungsstörungen

finden wir bei einer Reihe von Blastomen. So kennen wir Lipome, bei welchen es durch Stieldrehung zu Verflüssigung des Fettes und damit zur Cystenbildung *(Ölcysten)* gekommen ist *(lipomatöse Dermatocele).* Carcinome und — wenn auch sehr viel seltener — Sarkome, schließlich noch das viel umstrittene *Hämangioendothelioma tuberosum multiplex* zeigen gelegentlich Cystenbildungen, die man auf eine regressive Metamorphose der Parenchymzellen sowie auch Nekrose des zwischen den blastomatösen Massen eingeklemmten Bindegewebes zurückführen kann. Beim Basalzellenkrebs hat man einen cystischen Typus unterschieden, der dort auftritt, wo diese Einschmelzung größere Ausmaße erreicht. *Cystische Basalzellenkrebse* können sich auch schließlich dann entwickeln, wenn die wuchernden Epithelien präformierte Hohlräume, insbesondere Blut- und Lymphgefäße umwuchern.

Schließlich kennen wir an der äußeren Haut auch noch

### Schleimhautcysten.

Diese kommen namentlich in der äußeren Haut der männlichen Urethra, teils kongenital, teils erworben vor. Die letzteren entsprechen in ihrer Entstehung durchaus den entsprechenden Cystenbildungen der äußeren Haut. Die ersteren sind stets auf Schleimhautepithelversprengungen zurückgeführt worden, die im Anschluß an eine embryonale Entwicklungsstörung in der Schlußlinie der Genitalrinne auftreten sollen. Es finden sich Zylinderepithelcysten, die in den wenigen bisher beschriebenen Fällen sich in ihrem histologischen Aufbau weitgehend unterschieden. Nur einmal stimmte der Aufbau mit dem der LITTRÉschen Drüsen so weitgehend überein, daß eine Entwicklung aus der Urethralschleimhaut gesichert schien (MATZUMOTO).

In diesem Zusammenhang sei kurz auf die *Lymphangiektasien* und *Lymphcysten* hingewiesen, jene sowohl infolge kongenitaler fehlerhafter Anlage, als auch durch Blut- und Lymphstauung und darauffolgende Erweiterung der Lymphgefäße entstehenden Gebilde. Den letzteren gehen wohl meist traumatische Störungen im weitesten Sinne vorauf. Bei den *kongenitalen Lymphcysten,* die besonders am Halse beobachtet werden, handelt es sich um solitäre oder auch multilokuläre, vielfach miteinander in Zusammenhang stehende, meist subcutan, aber auch in der Haut selbst in Gestalt miliarer Cystenbildung auftretende Gebilde. Sie sind an und für sich sehr selten. Häufig hingegen finden wir an den Genitalien oder in deren Umgebung (BORNEMANN, KAPOSI, MÜLLER, NOBL, TÜRK, NING u. a.), ferner am Thorax (SCHNABEL), an der Brust (BROCQ, LENGLET und DELANNEZ), in der Achselhöhle (GANS), an der Wangenschleimhaut (BRUHNS), sekundär durch Traumen und nachfolgende Stauungen in den

Lymphwegen auftretende Lymphcysten. Im Anschluß an eine Verletzung dieser Gebilde kann es zu mehr oder weniger länger dauernder oder anfallsweise auftretender *Lymphorrhöe* oder *Chylorrhöe* (ERB, NEUMANN, MATZENAUER, VOLHARD, BORNEMANN u. a.) kommen. Vielfach sind diese hanfkorn- bis erbsengroßen hellgrauen Bläschen als „*Lymphangioma simplex*“ bezeichnet worden, was jedoch mit Rücksicht auf die Möglichkeit einer Verwechslung mit echten Blastomen vermieden werden sollte. Der Inhalt derartiger Bläschen ist in Fällen reiner Lymphangiektasie oder auch Lymphorrhöe wasserklar; bei Chylorrhöe von weißem, nicht durchsichtigem, etwa fetter Milch ähnlichem Aussehen. Wanddicke und Wandaufbau dieser erweiterten Lymphgefäße sind verschieden je nach der Hautschicht, innerhalb deren sie auftreten. In der tieferen Cutis und Subcutis besteht die Lymphgefäßwandung aus dicken kollagenen und muskulären Elementen, mit spärlichen elastischen Fasern, ohne daß diese, wie bei den Blutgefäßen, mantelartig die Gesamtwand durchsetzen. Nach der oberen Cutis hin werden die Wände dünner; sie bestehen hier lediglich aus einer gewöhnlich einschichtigen Endothellage, die gelegentlich wuchern und so auch einmal mehrschichtig werden kann. Ein andermal kann der Endothelbelag fehlen bzw. nur an einzelnen Stellen nachweisbar sein; hier dürfte die Lymphstauung das erträgliche Maß der Dehnung überschritten und damit zum Bersten der Lymphgefäßwandung geführt haben.

Über angeborene Lippen-, Hals- und Ohrfisteln bzw. Cysten und solche der Regio sacro-coccygea siehe STEINER: dieses Handbuch IV, 1.

# B. Störungen (Veränderungen) im Stoffwechselablauf (Degenerationen).

## I. Stoffwechselstörungen im engeren Sinne.

Die Degeneration im Sinne VIRCHOWS mußte sich in der Hautpathologie schon frühzeitig eine gewisse Einengung gefallen lassen; an der frei zutage liegenden Decke des Körpers stellte sich schon durch die einfache klinische Beobachtung heraus, daß „Entartungen“ des Hautgewebes ohne nachweisbare Störungen der Funktion und völlig reversibel verlaufen konnten, d. h. ohne Zurückbleiben einer klinisch oder auch histologisch feststellbaren Schädigung. Auch in der allgemeinen Pathologie ist die „Degeneration“ mehr und mehr zugunsten der „Infiltration“, der Speicherung im Sinne ASCHOFFS, als Kennzeichen des Wesens gewisser Störungen im Eiweiß-, Fett-, Kohlehydrat- und Mineralstoffwechsel zurückgetreten. Die Anwendung der Grundsätze und Vorstellungen der physikalischen Chemie, insbesondere der Kolloidchemie, hat sich dabei als fruchtbar erwiesen. Ablagerungs-, Speicherungs-, Ausscheidungs- und Durchtränkungsvorgänge, die für das Verständnis der „Abartungen“ hauptsächlich in Frage kommen, sind mit kolloidchemischen Methoden fruchtbringend angegangen und in ihrem Wesen weitgehend geklärt worden. Andererseits konnten Zusammenhänge mit dem Gesamtstoffwechsel des Organismus aufgedeckt werden, die auch in der Haut ihren geweblichen Niederschlag finden. Unter ihnen sind die Störungen im Eiweißstoffwechsel die verwickeltsten und am wenigsten geklärten, wenn auch gerade hier die Anwendung kolloidchemischer Betrachtungsweisen manche Förderung gebracht hat.

### 1. Störungen im Eiweiß- und Flüssigkeitsstoffwechsel

pflegt man allgemein-pathologisch einzuteilen in die trübe Schwellung, die hydropische, schleimige, hyaline Entartung und Störungen in der Verhornung.

### a) Schwellung und hydropische Entartung.

Die trübe Schwellung ist ein Sammelbegriff für Vorgänge, die in den verschiedenen Organzellen uneinheitlich verlaufen. Man führt heute allgemein ihre Entstehung — wenigstens soweit sie intravital auftritt — zurück auf „eine Störung der kolloidalen Organisation der Zelle mit Dispersitätsänderung in der Verteilung der kolloidalen Teilchen mit der Richtung aus dem Hydrosolzustand in den Hydrogelzustand überzugehen, wobei die Zelle Wasser aufnimmt und auch kolloidales Eiweiß von außen an sich heranzieht (HERXHEIMER). Störungen in der Wasserstoffionenkonzentration spielen dabei sicherlich eine Rolle. Ob es sich dabei stets um eine Säuerung handeln muß, wie HERXHEIMER auf Grund der Untersuchungen SCHMIDTMANNS annehmen will, muß noch dahingestellt bleiben, da gerade in der Haut sich bei den hier in Frage kommenden Vorgängen auch Verschiebungen nach der alkalischen Seite gezeigt haben (GANS).

Wie ASCHOFF für die allgemeine Pathologie vorgeschlagen, möchten wir auch für das bessere Verständnis der Hautveränderungen und eine bessere Verständigung die Trübung von der Schwellung trennen. Die erstere ist in der Haut nicht bekannt geworden, die letztere wird nach ASCHOFF in ihrem Auftreten — selbst wenn schließlich das Endergebnis als postmortale Autolyse betrachtet werden muß — durch Zellreizung intra vitam begünstigt, eine Ansicht, die auch durch einschlägige Beobachtungen an der Haut gestützt wird (Anfang der sog. ballonierenden Degeneration, LIPSCHÜTZ).

Der *Schwellung* entsprechende Vorgänge, wie sie die allgemeine Pathologie im Parenchym mancher Organe sehr häufig antrifft, sind in der Haut kaum beobachtet worden. Es soll damit durchaus nicht gesagt sein, daß sie nicht vorhanden sind; da man sie jedoch nur am frischen und nicht am gehärteten, schon nicht am Formalin gehärteten Gewebe feststellen kann (ERNST) und diese Untersuchung an der Haut kaum geübt wurde, sind hier weitere Arbeiten notwendig. Schon einige lediglich als richtunggebend gedachte Untersuchungen bei manchen Exanthemen (durch belebte oder unbelebte Ursachen) scheinen für das Vorkommen dieser Schwellung der tieferen Epidermisepithelien zu sprechen. Bei der Verbrennung, noch ehe eine eigentliche bullöse Dermatitis auftritt, kann man in der Epidermis neben einem intercellulären Ödem eine Aufquellung der Stachelzellen beobachten, bei der das Protoplasma feinkörnig getrübt erscheint. Derartigen Veränderungen muß durchaus nicht immer ein nicht reversibler Vorgang zugrunde liegen, wenn auch die große Mehrzahl der derart veränderten Zellen dem Untergange verfallen sein dürfte. Es scheint sich auch hier jene Abhängigkeit vom Quante und nicht vom Quale herauszustellen, wie sie gerade in der Biologie in letzter Zeit so häufig beobachtet worden ist.

Mit der Schwellung steht formal genetisch in engem Zusammenhang (Steigerung der zu dieser führenden kolloidchemischen Vorgänge, FAHR, HERXHEIMER) das Auftreten eines *tropfigen Hyalins*. Der Vorgang ist im Anfang ebenfalls reversibel und oft gleichzeitig mit jener vorhanden. Das tropfige Hyalin ist zwar vor allem in den Nieren beobachtet worden, es kommt aber unter anderem auch in der Haut vor, nicht nur in entzündlichem Granulationsgewebe (Plasmazellen z. B. beim Rhinosklerom, Blastomykose und anderen, als sog. Russelkörperchen), sondern auch in den Epidermisepithelien (Russelkörper in der Epidermis beim Pemphigus vegetans, K. HERXHEIMER). Allerdings sind die „hyalinen Tropfen" in den Epidermisepithelien schließlich meist recht dick und groß, so daß man eher von Schollen, Kugeln oder Klumpen als den Überresten einer hyalinen Umwandlung der Epidermisepithelien oder auch ihrer Kerne spricht. Grundsätzlich handelt es sich hier jedoch um den gleichen Vorgang; er beginnt auch hier mit der Entwicklung hyaliner Tropfen, meistens im Zellprotoplasma.

Eines der besten Beispiele gerade auch für das gleichzeitige Vorkommen der Schwellung und hyalinen Tropfenbildung gewährt der *Lichen ruber*. Im Zusammenhang mit dem in der Epidermis und oberen Cutis auftretenden Ödem verlieren hier die durch jenes losgelösten Epithelien ihre „Stacheln"; ihr Protoplasma wird trübe und stärker acidophil; schließlich schwindet der Kern und es bleiben *homogene „kolloide"* Schollen übrig. Diese bleiben in der Epidermis oft zu mehreren zusammen liegen, sinken vielfach auch in die ödematöse Cutis ab. Man kann häufig bis zu 20 und mehr Kerne als Folge jener Veränderung in einem großen, hellglänzenden Hyalinmantel vorfinden (Riesenzellen, SABOURAUD). Ich habe schon wiederholt darauf hingewiesen, daß derartige Befunde durchaus nichts für den Lichen ruber Kennzeichnendes darstellen; ebensowenig wie überhaupt jene Umwandlung epidermaler Zellen, vor allem der Stachelzellen, in hellglänzende, gelbe, teils kreisrunde, teils unregelmäßig begrenzte Schollen, die oft im Inneren eine Art Höhlenbildung zeigen (Zusammenhänge

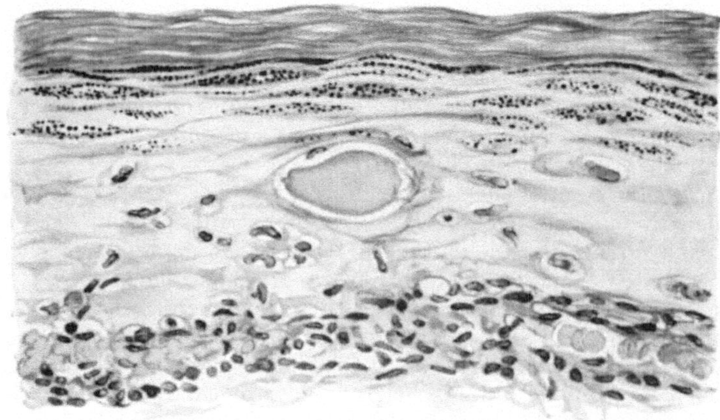

Abb. 3. Hyaline Degeneration; sog. „kolloide Scholle" bei Lichen ruber planus. Leitz Obj. 6a, Ok. 4. 1/1.

mit der vacuolären Entartung, siehe unten). Neuerdings hat K. HERXHEIMER[1] mittels einer Hämatoxylin - Säurefuchsin - Methode diese Veränderungen besonders schön dargestellt.

Man trifft den Vorgang häufig dort, wo ein plötzlich einsetzendes, umschriebenes inter- und intracelluläres Ödem entsprechende Voraussetzungen schafft. Besonders fiel mir dies beim Granuloma fungoides, beim Granuloma erythematodes, der akuten Röntgendermatitis und anderen auf, wenn auch hier nicht so häufig und ausgedehnt wie beim Lichen ruber. SABOURAUD hat einen Teil dieser Zellumwandlungen mit Zellformen verglichen, wie sie gelegentlich in Zosterbläschen gefunden werden (ballonierende Degeneration UNNAS), eine Beobachtung, die heutzutage gerade mit Rücksicht auf unsere Kenntnis der engen kolloidchemischen Zusammenhänge beider Veränderungen besondere Anerkennung verdient. Auf das Nebeneinander hyaliner und hydropischer (ballonierender) Degeneration in den Epidermisepithelien bei der Maul- und Klauenseuche hat FAHR aufmerksam gemacht. Eine Umwandlung der Stachelzellen in homogene hyaline Schollen sah HODARA bei der Pityriasis lichenoides chronica.

Eine ganz besondere Deutung hat das Auftreten hyaliner Tropfen in Epidermisepithelien jedoch für jene, als *„Einschlußkrankheiten"* in jüngster Zeit besonders eifrig untersuchten Veränderungen gefunden; vor allem bei der Variola-Vaccine-, der Herpes-

[1] K. HERXHEIMER: Arch. f. Dermat. **166** (1932).

bzw. Zostergruppe, dem Molluscum contagiosum, Condyloma acuminatum, Verruca vulgaris, Scharlach und anderen. Auch hier leitet beachtenswerterweise eine feinkörnige Trübung und Schwellung des Zellprotoplasmas den Vorgang ein. Es treten dann z. B. beim Molluscum contagiosum kleine, helle, vakuolenartige Flecken auf (BECK), die den TOUTONschen Körperchen, NEISSERs Keim- und BENDAs Initialkörperchen entsprechen. Diese heute allgemein als Zellentartungsprodukte (Kern: LIPSCHÜTZ SANFELICE; Protoplasma: BERTI) gedeuteten Gebilde sollen nichts gemein haben mit den „Elementarkörperchen" des Molluscum contagiosum, in welchen LIPSCHÜTZ den Erreger vermutet.

Bei der Variola-Vaccine, den Varicellen, beim Herpes simplex und Zoster finden sich im Cytoplasma verschieden große, runde, elliptische oder auch leicht unregelmäßige, aber scharf begrenzte, gelegentlich gelappte Gebilde. Sie liegen entweder frei im Plasma oder erscheinen in einem Fasernetz aufgehängt. Mit Kernfarbstoffen färben sie sich nicht, treten hingegen bei Behandlung mit Anilinfarbstoffen deutlich (mit Eosin leuchtend rot) hervor. Ähnliche Körper fand LIPSCHÜTZ auch im Kern mancher Epidermisepithelien, kleiner wie die Protoplasmaeinschlüsse und geringer an Zahl. Hier wie dort lassen sie sich nur vom Beginn bis zum Höhepunkt der Entwicklung der Efflorescenzen nachweisen. Bei einsetzender Rückbildung sind sie schwer oder gar nicht mehr auffindbar (L. PFEIFER, COUNCILMAN, v. PROWAZEK, LIPSCHÜTZ, PASCHEN, FOÀ, UNNA u. a.). Eine einwandfreie Erklärung für das Zustandekommen dieser Einschlüsse und ihre Abstammung war bis heute nicht möglich. Am meisten Anhänger hat die Annahme gefunden, daß es sich — ähnlich auch bei den Scharlachkörpern MALLORYs — um verschiedene, im Cytoplasma oder Kern schon normalerweise vorhandene Zellbausteine handelt, die unter dem Einfluß des in der Zelle parasitierenden Virus hypertrophieren und gemeinsam mit diesem die Einschlußkörperchen aufbauen. Wir hätten in ihnen dann einen Doppelkörper vor uns: die „hyalintropfige" Grundsubstanz und in diese eingebettet die Erreger.

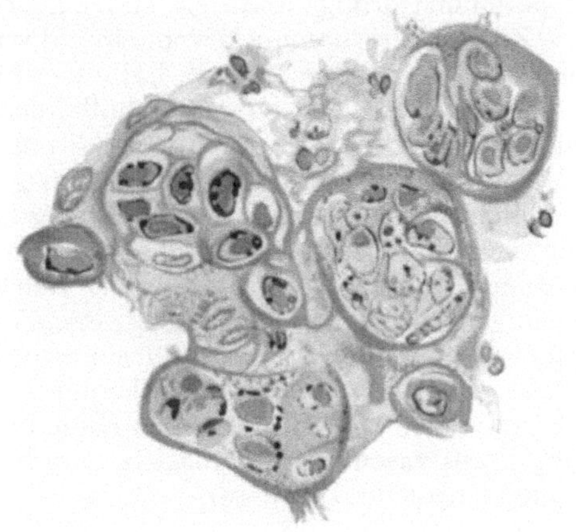

Abb. 4. „Einschlußkörperchen" bei Varicellen. (♂, 2jähr., Brust.) Retikuläre und vor allem ballonierende Degeneration der Stachelzellen. „Varicellen"-körperchen, ausschließlich in den Kernen. Hämatoxylin-Eosin. O 645 : 1; R 645 : 1. (Nach GANS, Histologie II.)

Genetisch darf man mit der Entstehung des tropfigen Hyalins jene, den *normalen Verhornungsprozeß* einleitenden Veränderungen in Parallele setzen. Wenn man sich auch über den Verhornungsvorgang weder chemisch noch morphologisch einig ist (siehe PINKUS[1]), so dürfte doch eine Entmischung des Zelleiweißes im Sinne des tropfigen Hyalins sowohl für die Entstehung des Keratohyalins wie des Eleidins angenommen werden. Auch das weiterhin dann einsetzende Absterben der Zelle, der schließliche Zelltod, kann mit dem Verlauf der Entwicklung beim tropfigen Hyalin in Parallele gesetzt werden. Auf die chemischen Vorgänge ist hier nicht näher einzugehen; kolloidchemisch dürfte eine tropfige Entmischung, eine Trennung des Kolloids von seinem Lösungsmittel vorliegen.

Bleibt die aufgenommene Flüssigkeit in Form von Tropfen und Vakuolen im Zellprotoplasma liegen, so spricht man in der allgemeinen Pathologie von *hydropischer oder vacuolärer Degeneration*. Auch ihr Auftreten dürfte mit „Zuständen der Zelltätigkeit" in engem Zusammenhang stehen. Es erscheint daher durchaus nicht überraschend, wenn gerade die Haut mit ihren mannigfachen Arten und Abarten der Zellfunktion uns zahlreiche Beispiele für diese Veränderung liefert. Wir treffen die Schwellung und vacuoläre Entartung nicht nur an der äußeren Haut, sondern auch an den an diese angrenzenden Schleimhäuten; wir finden sie bei Hauterkrankungen verschiedenartigster Ätiologie. Es liegt in der großen Mehrzahl der Fälle der Veränderung ein wechselnd stark

---

[1] PINKUS: Dieses Handbuch, Bd. 1, S. 100.

ausgesprochenes *Ödem* zugrunde oder vielleicht vorsichtiger ausgedrückt: die vacuoläre Degeneration wird häufig von einem Ödem der gesamten Haut begleitet. Außerdem kann man jedoch auch eine hydropische Schwellung der Epidermisepithelien beobachten, ohne daß dabei ein allgemeines Ödem der Haut im Spiele wäre.

Die Veränderung äußert sich einmal in einer herabgesetzten Tinktionsfähigkeit der Zellen, die außerdem in ihrem Aufbau eine erhebliche Umwandlung erfahren haben; insbesondere eine erhebliche Größenzunahme der ganzen Zellen sowohl als auch der Zellkerne. Das Kernkörperchen kann dabei zunächst unverändert bleiben (z. B. in den Frühstadien der Sonnen- und Röntgendermatitis), während der Kern sich oft bis auf das Doppelte vergrößert. Gleichzeitig treten im Protoplasma der Zellen eine oder mehrere bläschenartige Vakuolen auf, anfangs meist in der unmittelbaren Nachbarschaft der Kerne, als perinucleäre Hohlräume, oft halbmondförmig homogen und eigentümlich glasig erscheinend. Derartige helle Zonen sieht man auch wohl einmal innerhalb der Kerne selbst. Diese haben sich dann mehr oder weniger halbmondförmig von der Kernmembran zurückgezogen, so daß ein ebenfalls halbmondförmiger, großer, heller, homogener Rand entsteht. Er wurde vielfach irrtümlich als eine zu Lebzeiten des Zellorganismus innerhalb des Zellkernes ausgeschiedene Substanz angesehen. Diese Annahme scheint allerdings ebensowenig berechtigt wie die, welche in derartigen Vakuolen und vakuolenähnlichen Bildungen ein lediglich durch die Fixation entstandenes Kunstprodukt sieht. Es handelt sich vielmehr zweifellos um Störungen im Zelleben, die auf abnorme Stoffwechselvorgänge in den befallenen Epidermisepithelien zurückzuführen sein dürften, sei es, daß diese nur vorübergehend einwirken (akute Exantheme), sei es, daß sie über längere Zeiträume sich erstrecken (Dystrophien der Haut im weitesten Sinne, z. B. Poikilodermia atrophicans vascularis, Dermatitis atrophicans idiopathica, Dystrophia papillaris et pigmentosa und andere).

Diese Vakuolenbildung nimmt unter Umständen beträchtliche Ausmaße an. Durch den Druck der sich im Zellprotoplasma ausdehnenden Vakuolen wird der zunächst noch runde, in der Mitte liegende Kern entweder in Sichelform an eine Wand gepreßt, oder aber, wenn er zwischen mehrere dieser Vakuolen zu liegen kommt, zu einem schmalen, flachen, manchmal auch bisquitförmigen Gebilde umgestaltet. Schließlich kommt es zum völligen Kernschwund. Die einzelne Zelle besteht dann nur noch aus einer großen oder mehreren kleinen Vakuolen, die in einem lockeren Netzwerk liegen. Ihren höchsten Ausdruck findet diese Art der Veränderung in der nachher noch näher zu besprechenden „retikulierenden" Degeneration UNNAs, eingeleitet wird sie oft durch die „Altération cavitaire" von LELOIR.

Durch Zusammenfließen mehrerer vakuolisierter Zellen bzw. Einreißen der Grenzmembranen entstehen manchmal mehr oder weniger große, bläschen- oder cystenartige Hohlräume. Dabei erstreckt sich die Veränderung unter Umständen nicht nur auf die Zellen des Stratum basale und spinosum, wenn diese auch weitaus am häufigsten befallen sind. Man trifft Vakuolenbildung jedoch auch in den Zellen des Stratum granulosum und lucidum, wie auch andererseits Zellen des Corium (Leprazellen, MIKULICZsche Zellen beim Rhinosclerom, Plasmazellen bei der Rückbildung syphilitischer Zellinfiltrate und andere, sowie vereinzelt [z. B. beim Pseudoxanthoma elasticum] kollagene Fasern) daran beteiligt sein können.

Nimmt die Vakuolisierung höhere Grade an, so erleiden auch die intercellularen „Brücken" Veränderungen. Zwar bleibt die Zellwand als solche erhalten, aber die zwischenzelligen Verbindungsfäden werden zu mehr oder weniger langen, dünnen Fäden ausgezogen, die schließlich einreißen und zu kurzen, kolbig verdickten Resten zusammenschrumpfen; Veränderungen, die zwar in der Hauptsache bei stärkeren ödematösen Prozessen beobachtet werden (siehe dort), die aber doch hier schon meist in ihren Anfängen sichtbar sind und daher eine kurze Erwähnung verlangen.

Wir sehen die Schwellung und vacuoläre Entartung bei akuten, subakuten und schleichend verlaufenden Vorgängen. Es muß sich dabei durchaus nicht immer um eine entzündliche Genese handeln. Es liegen auch Beobachtungen vor, wo derartige Störungen im kolloidchemischen Gleichgewicht der Zellen auf den Eintritt von Stoffen zurückgeführt werden können (Salzen?), die von den Hautdrüsen, insbesondere den Schweißdrüsen ausgeschieden werden

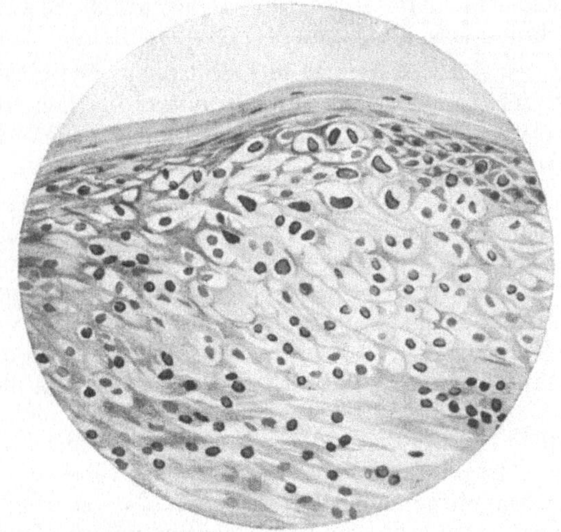

Abb. 5. Vacuoläre Degeneration der Epidermisepithelien bei Poikilodermia atroph. vasc. Älterer, noch fortschreitender Herd. (Rumpf. 29jähr. ♂.) Ödem der Epidermis und des Papillarkörpers. Intracelluläres Ödem und Kernschrumpfung in fast allen Schichten der Epidermis. O 412 : 1; R 309 : 1. (Nach Gans, Histologie I.)

und unter besonderen Bedingungen in das die Schweißdrüsenausführungsgänge umgebende Gewebe gelangen (z. B. *Keratodermia palmare et plantare*, Vörner).

Eine ganze Reihe *schleichend verlaufender Entzündungsprozesse* der Haut zeigt vacuoläre Degeneration der Epidermisepithelien. Ich nenne als Beispiele die *exfoliativen generalisierten Erythrodermien* und von ihnen besonders die *Pityriasis rubra* (Hebra-Jadassohn).

Besondere Beachtung hat das Auftreten *epidermaler* intracellulärer Vakuolen bei den *akuten Exanthemen*, dem *Scharlach*, insbesondere aber bei den *Masern* gefunden, für welch letztere die Veränderung pathognomonisch sein soll. Das fleckweise Auftreten vakuolisierter Kerne und Zellen im Stratum basale war schon von Catrin und Ewing beobachtet worden; Abramow hat neuerdings auf ihr Auftreten als erste Äußerung des Masernexanthems in der Haut wieder aufmerksam gemacht. Er hat auf eigentümliche Folgeerscheinungen hingewiesen: Abstoßungsvorgänge ins Corium, wo die derart veränderten Zellen unmittelbar unter dem Epidermisepithel als kugelartige, blasige Gebilde mit halbmondförmig geschrumpftem, schließlich völlig schwindendem Kern, liegen bleiben. Es bleiben dann kugelartige durchsichtige Massen übrig, die reihenweise in Ketten oder kleineren Haufen angeordnet liegen und gelegentlich auch noch kolloid umgewandelt sind.

Besondere Bedeutung gewinnt die vacuoläre Degeneration dann bei jenen Hautentzündungen, die mittelbar oder unmittelbar mit der Einwirkung *strahlender Energie*, insbesondere Lichtstrahlen, in Zusammenhang stehen. Hier ist eine direkte Beziehung zwischen der einsetzenden Schädigung und dem Auftreten der hydropischen Zellentartung bzw. vacuolären Degeneration nicht von der Hand zu weisen. Bei den zum *Erythema solare* führenden Veränderungen z. B. setzt der Hautumbau *unmittelbar* nach der Belichtung mit einer Vakuolisierung der Stachelzellen ein, die schnell zunimmt, und zwar primär und ohne die Vermittlung aus der Cutis stammender Einflüsse. Wir sehen ähnliche Vorgänge bei der *Pellagra*, wo das unregelmäßig fleckförmige im Auftreten der Vakuolisierung ebenso wie beim *Xeroderma pigmentosum* Erwähnung verdient. Bei letzterem sind besonders die pigmenttragenden Zellen befallen.

Die *Endausgänge der Vakuolisierung* in Gestalt von Pyknose und Zerfall bis zu völliger Nekrose der Zellen sehen wir besonders deutlich und eigentlich in jedem Falle nachweisbar bei den *Frostbeulen*, der eigentlichen *Erfrierung* wie bei der *Verbrennung*.

*Stoffwechselstörungen* im weitesten Sinne, wie sie z. B. zur *Sklerodermia circumscripta* führen, gehen mit Vakuolenbildung im Zellprotoplasma der Epidermisepithelien einher. Gerade für diese Erkrankung soll dem Vorgang eine kennzeichnende Bedeutung zukommen. Die Vakuolenbildung kann nämlich hier so stark sein, daß das Protoplasma derselben völlig schwindet und die einzelnen Zellen aus ihrem Zellverband gelöst werden, so daß an manchen Stellen schließlich nur noch eine Aneinanderreihung nackter Zellkerne übrig bleibt, die endlich ganz zerfallen. Als kennzeichnend ist das jedoch auch hier nicht zu betrachten; es findet sich überall dort, wo kürzer oder länger dauernde dystrophische Vorgänge schließlich zur Atrophie der Epidermis führen. Neben den obenerwähnten Dystrophien im engeren Sinne sehen wir sie auch als sog. regressive Vorgänge bei den weichen Naevi und bei Carcinomen, basocellulären (Dubreuilh, Unna, Kreibich), sowohl wie spinocellulären (Beck, Krompecher). Bei den letzteren gewinnen sie Bedeutung als Ausgangspunkte der Verhornung, indem durch die hydropische Degeneration der Epidermisepithelien kleinere und größere Hohlräume und Lücken entstehen, in denen die Hornbildung einsetzt.

Ihren klassischen Ausdruck findet die hydropisch-vacuoläre Entartung in der Epidermis jedoch in der ballonierenden und retikulierenden Degeneration (Unna) und der der letzteren nahestehenden Altération cavitaire (Leloir) vor allem bei der Variola-Vaccine-, der Herpes- und Zostergruppe. Die *retikuläre Degeneration* zeichnet sich zunächst durch Kernveränderungen aus (Hammerschmidt, Gans). An Stelle der bläschenförmigen Kerne des normalen Epithels mit deutlicher Kernstruktur treten kleinere, verklumpte Kerne ohne Zeichnung. Gleichzeitig und unmittelbar darauf wird das Protoplasma ödematös und dann in jene eigentümliche Netzstruktur umgewandelt, die dem Ganzen ihren Namen verliehen hat. Es entstehen in dem ödematösen Protoplasma kleine seröse Vakuolen, die schnell heranwachsen und dichter zusammenfließend, die Entwicklung eines netzförmigen Gerüstes in den einzelnen Zellen bedingen. In diesem feinmaschigen Netz findet sich der Kern ähnlich aufgehängt wie die Spinne im Netz, wenn auch selbstverständlich jenes Netz ein sehr viel unregelmäßigeres Gefüge hat als dieses. Den Balken dieses feinen Netzwerkes lagert sich Fibrin an und so bleiben schließlich Zellen übrig, in welchen trotz der weitgehenden Degeneration des Protoplasmas Kern und Zellmantel mitsamt den intercellulären Brücken noch auffallend lange nachweisbar sind.

Bei der *ballonierenden Degeneration* UNNAS verfallen innerhalb eines umschriebenen Zellverbandes Protoplasma sowohl wie Zellmantel und intercelluläre „Brücken" einer Auflösung, die eine Lockerung des Zellverbandes bedingt (siehe Abb. 44, S. 106). Wir dürfen bei dieser Epithelveränderung auf Grund neuerer Untersuchungen (LIPSCHÜTZ) annehmen, daß es sich — zu Anfang wenigstens — nicht um eine Degeneration der Zelle, sondern vielmehr um eine außerordentlich heftige Abwehrreaktion gegen ein eingedrungenes Virus (siehe oben) handelt. Die Kerne bleiben dabei zunächst erhalten, teilen sich jedoch wiederholt amitotisch. Gleichzeitig erleiden die isolierten Zellkörper eine eigentümliche ballonartige Aufschwellung. Um den oder die Kerne herum entsteht ein mit Flüssigkeit gefüllter Hohlraum, der schließlich das Cytoplasma nahezu vollkommen

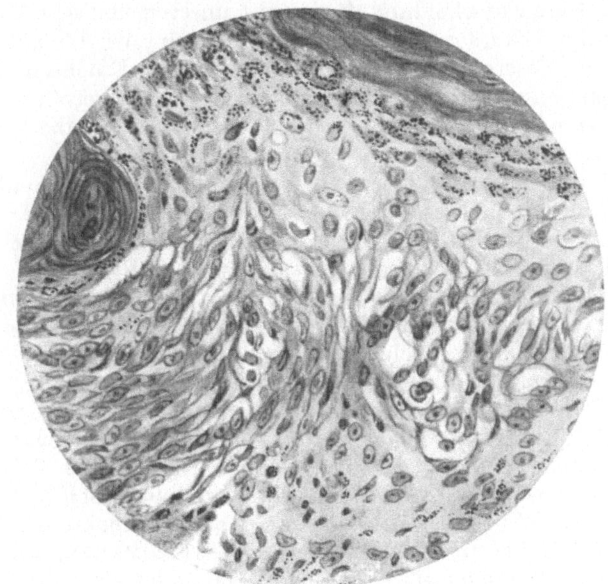

Abb. 6. Akantholyse der Epidermisepithelien bei Melanosarkom. Leitz Ok. 2. Obj. 6a.

verdrängt und die Zelle ballonartig auftreibt, während gleichzeitig die „Stacheln" verstreichen. Dadurch löst sich der Zusammenhalt der „Stachelzellen". Das Cytoplasma wird fibrinös umgewandelt und schließlich liegen diese „homogen geschwollenen" Zellen mit ihren 2—4—10 und mehr Kernen locker in einer interepithelialen Blase. Innerhalb derartig eigentümlich umgewandelter Stachelzellen, die neben der eigentlichen Epidermis auch im Haarbalg- und Schweißdrüsenausführungsgangepithel vorkommen, lassen sich noch eine Reihe feiner Veränderungen beobachten, die als „Einschlußkörper" bekannt und an anderer Stelle (siehe tropfiges Hyalin) schon besprochen wurden.

In engem ursächlichem Zusammenhang mit der hydropisch-vacuolären Veränderung des Zellinhaltes und meist gleichzeitig mit dieser treffen wir im Verband der Epidermisepithelien eine eigenartige Umwandlung an den sog. „Intercellularbrücken", den „Stacheln", dem Faserkorbsystem (FRIEBOES), auf die im vorhergehenden Abschnitt ja schon kurz hingewiesen wurde. Wir meinen den in der Dermatopathologie seit AUSPITZ als *Akantholyse* bezeichneten Vorgang. Bei diesem verlieren die der Verflüssigung anheimfallenden Epithelien die „Intercellularbrücken" und damit den gegenseitigen Zusammenhang, so daß sie größtenteils frei in der meist ödematös geschwollenen Umgebung liegen. Durch ein zunehmendes intercelluläres Ödem werden diese geschwollenen Epithelien häufig noch auseinandergedrängt, so daß ein Zustand entstehen kann, der große Ähnlichkeit mit der als *Spongiose* bekannten, auf ein rein intercelluläres Ödem zurückzuführenden Veränderung hat, von der jene, in ihrem Endausgang demnach manchmal nicht zu unterscheiden ist. Es entstehen dabei zunächst mehrkammerige und schließlich einkammerige Bläschen oder Blasen. Ich möchte es dahingestellt sein lassen, ob dieser Veränderung in allen Fällen eine echte Auflösung des intercellulären Fasersystems zugrunde liegt. Es wäre sehr wohl denkbar, daß es sich lediglich um veränderte Löslichkeitsbedingungen handelt, die jenes Fasergeflecht unserer Beobachtung entziehen, sei es, daß es diffus geschwollen oder aber in ein Medium von gleichem Brechungsexponenten eingelagert ist. Eine Entscheidung dürfte mit unseren heutigen Untersuchungsmethoden allerdings kaum zu fällen sein. Bei diesen „Verflüssigungsprozessen" am intercellulären Faserapparat handelt es sich meines Erachtens jedoch sicherlich um Vorgänge, welche formalgenetisch der hydropischen Degeneration sehr viel näher stehen als dem eigentlichen Ödem; daher glaube ich sie an dieser Stelle abhandeln zu dürfen.

Im Verlauf dieser Auflösungsprozesse kommt es zu Lückenbildungen im Epithel, die für gewisse Erkrankungen der Haut als pathognomonisch angesehen werden dürfen; sie finden sich besonders ausgeprägt bei der *DARIERschen Dermatose* und beim *Lichen ruber*.

Die im Verlauf der Verflüssigung auftretende Isolierung einzelner Zellen hat ferner eine gewisse Bedeutung gewonnen für die Genese der Naevi pigmentosi und mit ihnen der Melanocarcinome, vor allem durch die Arbeiten UNNAS. Man hat diesen Vorgang als eine eigenartige „Metaplasie" der Stachelzellen bezeichnet, bei der die Stachelzellen ihren „Stachelpanzer" verlieren, nach UNNA augenscheinlich infolge einer Verflüssigung der Epithelfasern, von denen zunächst jedoch noch feine Fädchen, manchmal noch von einer Zelle zur anderen reichend, festzustellen sind. Diese Umgestaltung findet sich vor allem an der unteren Basalzellschicht, läßt sich jedoch auch auf das Innere der Epithelleisten und die höheren Epidermisschichten verfolgen (KROMAYER, KYRLE, MIGLIORINI u. a.). Die derart umgewandelten Zellmassen bilden als lockere Ansammlung von der Epithelfaserung beraubter Epidermiszellen scharf umschriebene Herde, die sich ähnlich auch bei den Naevocarcinomen nachweisen lassen. Dieser Vorgang beschränkt sich teils auf einzelne Zellen, die dann eine runde Gestalt annehmen und bedeutend größer werden als die Zellen der Umgebung. Daneben kommt es jedoch nicht nur an der Epidermiscutisgrenze, sondern auch innerhalb des Epidermisverbandes zur Loslösung umschriebener größerer Epithelzellnester, die im Anschluß daran jene blastomatöse Wucherungsfähigkeit zu gewinnen scheinen (DELBANCO, DARIER, KREIBICH, WAELSCH u. a).

Eine derartige Lockerung der Zellen mit der Entwicklung eines groben Lücken- oder Höhlensystems findet sich bezeichnenderweise dann noch bei der als präcanceröse Dermatose bezeichneten PAGETschen bzw. BOWENschen Krankheit. Auch hier scheinen Anschwellung der Zellen und Schwund des Fasersystems Hand in Hand zu gehen. Je größer die Zelle, um so völliger die Abtrennung von der Nachbarzelle, um so glatter und runder ihr Körper, ohne irgendeinen Rest von „Stacheln".

*Vakuolenbildung in mesenchymalen Zellabkömmlingen* begleitet außerordentlich häufig die Zellinfiltration chronisch-entzündlichen Granulationsgewebes. Für einige von diesen, ich nenne nur Lepra, Rhinosklerom, ist sie fast als regelmäßiger Befund anzusprechen, der dem histologischen Schnitt ein kennzeichnendes Gefüge gibt. Allgemein-pathologisch bemerkenswert ist die Tatsache, daß es sich bei diesen Zellen um Abkömmlinge des reticulo-endothelialen Apparates im Sinne von ASCHOFF-LANDAU handelt, wenigstens ist das für die sog. „Leprazellen“ neuerdings von G. HERXHEIMER überzeugend nachgewiesen. Diese Vakuolenzellen sind durch ihren Gehalt an spezifischen Krankheitserregern bemerkenswert, zumal zwischen diesen und der Entwicklung jener gewisse Beziehungen bestehen.

### b) Die schleimige Entartung.

Die allgemeine Pathologie unterscheidet eine epitheliale von einer bindegewebigen schleimigen (gallertigen) Degeneration. Sie versteht dabei unter Schleim eine durch verdünnte Essigsäure fädig fällbare, in Alkalien lösliche,

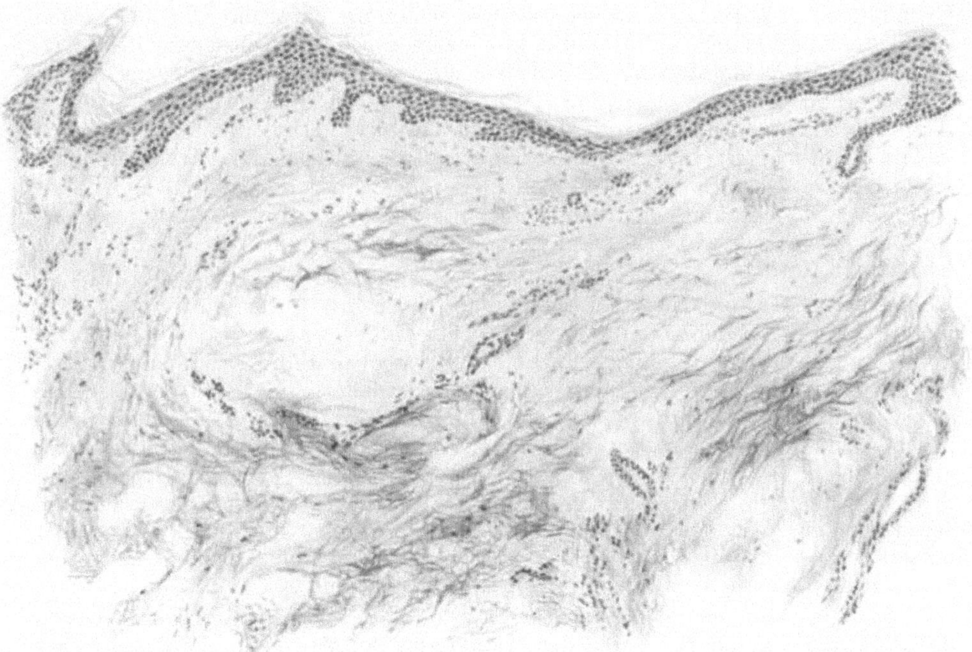

Abb. 7. Schleimige „Umwandlung“ des Bindegewebes in einem jungen Knoten von Myxoedema tuberosum. Kresylviolett. Leitz Obj. 3. Ok. 2.

fadenziehende, homogene, stark quellbare Masse, die mit Thionin, polychromem Methylenblau, Mucicarmin oder Kresylviolett darstellbar ist. Chemisch handelt es sich um Mucine, Glykoproteide, d. h. durch die Beteiligung von Kohlehydratgruppen gekennzeichnete eiweißartige Substanzen.

*Die epitheliale Schleimbildung* spielt in der Dermatologie nur eine geringe Rolle. Nur ein einziges Mal sah ich eine schleimige Umwandlung von sezernierenden Schweißdrüsenepithelien der Hohlhand (s. Abb. 7), und zwar handelte es sich um die Entstehung richtiger Becherzellen, wie wir sie sonst nur in den echten Schleimdrüsen finden. Den ätiologisch ungeklärten Fall (Beobachtung der MAYO-Clinic) ließ ich durch WALTHER und MONTGOMERY [1] beschreiben. Bei den epithelialen Geschwülsten der Haut (Carcinoma basocellulare myxomatodes), geht die schleimige Entartung vom umgebenden Bindegewebe aus.

[1] WALTHER und MONTGOMERY: Arch. f. Dermat. **163**, 424.

Lediglich bei sekundär auf die Haut übergreifenden, von Schleim bildenden Epithelien ausgehenden Blastomen, bei Brustdrüsen- und Uteruskrebsen ist sie beschrieben. Jedoch finden sich bei manchen primären Stachel- und Basalzellkrebsen der Haut mucinös umgewandelte Bindegewebsfasern oft in so dichten Massen, daß sie die Epithelien direkt netzförmig umspinnen und diese schließlich dem Untergang zuführen. Dabei verflüssigen sich die Epithelien einzeln oder reihenweise, und zwar lassen sich am fortschreitenden Rande derartiger Bezirke stets noch Zellreste feststellen, die als kernlose, schwach färbbare, schollenartige Epithelien in diese gallertig umgewandelten Bindegewebsmassen eingelagert sind.

Die *bindegewebige* Schleimbildung findet sich unter pathologischen Bedingungen ebenfalls bei den echten Geschwülsten. *Myxoblastome* bestehen aus einem schleimigen, von spindeligen und sternförmigen Zellen durchsetzten Grundgewebe. *Lipome, Sarkome* können schleimig entarten; *Keloide* zeigen gelegentlich schleimige Umwandlung einzelner Bindegewebsfasern (SCHÜTZ, REIS u. a.). *Das Epithelioma adenoides cysticum* zeigt gelegentlich eine myxomatöse Bindegewebsdegeneration (WATANABE). Diese Umwandlung ist an ihrer zart rosaroten Färbbarkeit durch polychromes Methylenblau oder Kresylviolett kenntlich. Bei der Poikilodermia atrophicans vascularis wurde vereinzelt eine mucinöse Degeneration der kollagenen Gewebe gefunden (GLUK). In akut oder chronisch-entzündlichem Granulationsgewebe (Furunkel, Blastomykose), wurde Verflüssigung bzw. eine myxomatöse Umwandlung des Bindegewebes beobachtet (CURTIS, ARZT).

Besonders erwähnenswert erscheint dann noch das Auftreten myxomatöser Massen bei der *Gummihaut* (JADASSOHN), der *Cutis hyperelastica* (UNNA). Das kollagene Gewebe war in einem von DU MESNIL beobachteten Fall in eine gallertartige, strukturlos homogene, von stern- und spindelförmigen Bindegewebszellen sowie elastischen Fasern durchsetzte schleimige Masse verwandelt. Diese Beobachtung steht vereinzelt da; lediglich WILLIAMS konnte im Papillarkörper ähnliche Veränderungen finden, die sich jedoch in engen Grenzen hielten. Beim *Myxödem* hingegen — das ja nach seinem Namen diese Veränderung am ehesten erwarten läßt — ist das Vorkommen einer schleimigen Umwandlung noch sehr umstritten, wenn überhaupt, so dürfte es nur in jüngeren Stadien anzutreffen sein (ORD), und auch da nicht regelmäßig (BECK, CEELEN u. a.).

Eine eigentümliche Mucinansammlung infolge weitgehender Degeneration des Bindegewebes der Haut und des Hypoderms bei Myxödem erwähnen ferner VIRCHOW, FLETCHER-BEACH. UNNA beschreibt sie als „amorphe, wolkige, schleimartige oder geformte und dann ausgesprochen krystallinische Bildung". GANS nimmt eine Zwischenlagerung der mucinartigen Körper zwischen den Bindegewebsfasern an, also keine schleimige Degeneration dieser letzteren. Vielleicht tragen Bindegewebszellen zu dieser Schleimbildung bei (ERNST), eine Annahme, zu der auch TRÝBS einzigartige Beobachtung drängt; er sah eine „wabenartig strukturierte, mit Schleim imprägnierte" Substanz im Bindegewebe, die er von Fibroblasten ableitet. Ähnliche schleimige Einlagerungen finden sich in der Haut auch bei sporadischem Kretinismus (SCHLAGENHAUFER und WAGNER).

Eine wertvolle Ergänzung erhalten diese Angaben durch Feststellung mucinöser Massen im cutanen und subcutanen Gewebe thyreodektomierter Tiere (HORSLY, HALIBURTON, BOURNEVILLE, WAGNER und SCHLAGENHAUFER), wenn sie auch nicht völlig mit den beim Myxödem zu erhebenden Veränderungen übereinstimmen (BIRCHER).

## c) Die hyaline (kolloide) Degeneration der Haut.

In der allgemeinen Pathologie pflegt man heute alle transparenten, strukturlos-homogenen Eiweißsubstanzen, sofern sie epitheliale Umwandlungs- oder Abscheidungsprodukte sind, als *epitheliales Hyalin* oder *Kolloid* den vom Bindegewebe abstammenden, dem *Hyalin im engeren Sinne* (konjunktivales Hyalin) gegenüberzustellen. Es ist dabei zu berücksichtigen, daß mit der Bezeichnung Hyalin oder Kolloid kein chemisch einheitlicher Körper gekennzeichnet werden soll; es handelt sich vielmehr um eine Reihe von Eiweißmodifikationen mit gleichen optischen Eigenschaften (*achromatisches Amyloid,* i. e. eine Substanz, die aussieht wie Amyloid, ohne dessen Farbenreaktionen zu geben). Die Bezeichnung Kolloid geht auf LAENNEC zurück. Seit v. RECKLINGHAUSEN taucht der Name Hyalin auf für Stoffe, die gekennzeichnet sind durch starke Quellbarkeit, jedoch chemisch durchaus nicht identisch. Färberisch lassen sich bindegewebiges und epitheliales Hyalin hauptsächlich dadurch unterscheiden, daß bei Anwendung von Fuchsinpikrinsäuregemischen (v. GIESON) das Bindegewebshyalin im engeren Sinne durch seine starke Affinität zu sauren Farben die leuchtend rote Fuchsinfarbe annimmt, während das weniger acidophile Kolloid sich meist gelb färbt. Man pflegt heute für das Zustandekommen der Hyalinumwandlung ebenso wie für die Amyloidbildung rein degenerative Vorgänge nicht mehr in den Vordergrund zu stellen. Die Entstehung des epithelialen Hyalins wird als Ausscheidungs- und Speicherungsvorgang, die des bindegewebigen Hyalins als Ablagerungsprozeß aufgefaßt.

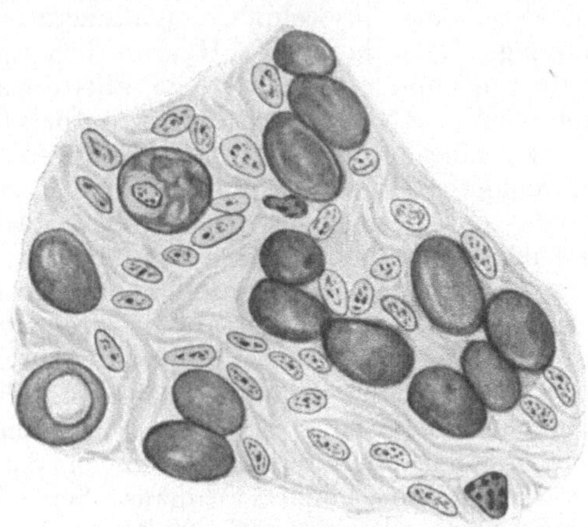

Abb. 8. Fortschreitende hyaline Umwandlung der Cylindromzellen. Homog. Imm. Ok. 4. (Nach GANS, Histologie II.)

Als für die Namensprägung wichtig sei hier daran erinnert, daß der allgemeine Pathologe mit Kolloid das Hyalin epithelialer Herkunft bezeichnet, während in der Dermatohistologie dieser Name seit UNNA für die Gebilde angewandt wird, welche im Verlauf der Umwandlung des elastischen und vor allem kollagenen Bindegewebes entstehen. Wir müssen später darauf noch einmal zurückkommen. Neuerdings hat ERNST vorgeschlagen, ein *fibrinoides Hyalin* (aus Fibrin durch Quellung entstanden), ein *sekretorisches Hyalin* (aus Sekreten epithelialer Zellen hervorgegangen, Kolloid) und schließlich ein *infiltriertes Hyalin* (durch Ablagerung und Quellung im Bindegewebe entstanden) zu unterscheiden. In der Dermatologie spielen hauptsächlich die beiden letzteren eine große Rolle. Allerdings ist beim Zustandekommen des epithelialen Hyalins in der Epidermis weniger an einen Sekretionsvorgang zu denken, bei dem ja die Zellen als solche erhalten bleiben können, als vielmehr an eine hyaline *Umwandlung* der befallenen Zellelemente. Es findet sich so gut wie regelmäßig in einer Reihe epithelialer Gebilde (PHILIPPSON). Das bei manchen *Stachelzellkrebsen,* beim *Syringom,* beim *Epithelioma adenoides cysticum* in den Cysten vorkommende Kolloid könnte man formalgenetisch vielleicht noch am ehesten mit jenem sekretorischen Hyalin zusammenstellen, das in den Ovarien, in der Schilddrüse gefunden wird. Ausgedehntere Entstehung hyaliner Massen wird beim *Naevus epithelioma-cylindromatosus* (Cylindrom) beobachtet. Hier kommt es neben der Entwicklung hyaliner Kugeln, besonders zu zylindrischen und vielfach verzweigten hyalinen Strängen, die man aus frischen Geschwülsten isolieren kann. Für die Entstehung dieser hyalinen Massen kommt einmal die Abscheidung hyaliner Tropfen aus dem Zellprotoplasma in Frage, die dann als einzelne kleine rundliche Einschlüsse zu beobachten sind. Andererseits kann sich jedoch auch ein größerer Teil der Zellen selbst in Hyalin umwandeln, wobei dann der umgewandelte Teil des Protoplasmas als eine gleichmäßige Schicht erscheint, die das gewöhnlich etwas faserige oder körnige Plasma umgibt (Alezais und Peyron). Es ist hier jedoch zu betonen, daß die epitheliale Abkunft dieser hyalinen Gebilde umstritten wird. Jene eigenartigen, die Geschwulstbalken und Schläuche beim Cylindrom umhüllenden Massen faßt Frieboes z. B. als umgewandeltes Bindegewebe auf; Pinkus-Watanabe treten für die epitheliale Genese ein; eine Entscheidung muß weiterer Forschung vorbehalten bleiben. Auch in *echten Blastomen* ist epitheliale Hyalinentstehung bekannt. Wir kennen ein Carcinoma basocellulare hyalinicum; allerdings ist auch hier die bindegewebige Entstehung des Hyalins behauptet worden. Auch der Stachelzellkrebs zeigt eine ebenso wie jene, allerdings als Folge regressiver Vorgänge auftretende hyaline Degeneration des Epithels (Unna, Keser u. a.). Ihr Vorkommen hat zu einer Reihe von Mißdeutungen bezüglich des Vorhandenseins von „Carcinomparasiten" geführt. Unna hat nicht weniger als 9 verschiedene Typen hyaliner Degeneration der Stachelzellkrebsepithelien unterscheiden und die Abstammung dieser hyalinen Massen von epithelialen, vereinzelt auch bindegewebigen Zellelementen dartun müssen, um jenen Irrglauben zu beseitigen. Im Epithel finden sich diese hyalinen Kugeln an Stelle der Kerne in den vergrößerten Kernhöhlen. Manchmal ist daneben noch der Kern oder kernähnliche Inhalt vorhanden. Es finden sich auch unregelmäßig längliche, vielfach ausgebuchtete, spiralig gedrehte oder lang ausgezogene und gestielte Gebilde, die oft noch das Zellprotoplasma durchsetzen und sogar über den Zellkörper hinausgehen. Daneben trifft man auf Zellen, mit einem oder mehreren gut erhaltenen Kernen in einem hyalin-degenerierten, blasenförmig aufgetriebenen Protoplasma und schließlich kommen Bildungen vor, in welchen zwei hyaline Kugeln oder Hohlkugeln ineinander geschachtelt sind, vielfach noch einen Kern umschließend. Auch in *Teratomen* und *Mischgeschwülsten* werden hyalin-entartete epitheliale Abschnitte beschrieben. Man trifft sie ferner bei einer Reihe mehr akuter und chronischer, entzündlicher Veränderungen der Haut (Lichen ruber, Granuloma erythematodes, Pityriasis lichenoides chronica, Maul- und Klauenseuche, Variola u. a.). Hier spielen allerdings Vorgänge die Hauptrolle, wie wir sie im ersten Abschnitt dieses Kapitels bei der flüssigen Quellung, der Bildung tropfigen Hyalins kennengelernt haben (siehe dort).

Im Zusammenhang mit dieser epithelialen Hyalinbildung sei eine eigentümliche Veränderung der Epithelien erwähnt, die als *kerato-hyalinoide Degeneration* (Martinotti) bei den Warzen bzw. als *keratoide Degeneration* (Renaut, Scherber) beim Molluscum contagiosum beschrieben wurde. Es handelt sich um die im Protoplasma der mittleren und oberen Stachelschicht bei älteren *Verrucae vulgares* vorkommende, eigentümliche, bereits von Jadassohn und auch von Majocchi beobachtete Veränderung. Diese äußert sich im Auftreten einer gramnegativen (Lipschütz), rundlichen oder unregelmäßigen Masse, die entweder dem Kern einseitig anliegt, oder ihn konzentrisch teilweise oder ganz umfaßt. Beim *Molluscum contagiosum* sind es die früher häufig als Erreger der Erkrankung angesprochenen *Molluscumkörperchen,* die dieser keratoiden Umwandlung der Epithelien der Stachelschicht ihre Entstehung verdanken.

Das *bindegewebige Hyalin* (s. auch tropfiges Hyalin S. 9) im engeren Sinne kennen wir einmal als sicheren Zellabkömmling, und zwar in Gestalt der *Russelschen Körperchen*, deren Abstammung von den Plasmazellen sich vor allem in chronisch entzündlichen Granulationsgeweben (*Tuberkulose, Syphilis*, vor allem bei der *Blastomykose*, dem *Madurafuß*, der *Aktinomykose, Rhinosklerom* u. a.) nachweisen läßt. K. Herxheimer hat sie in den Epidermiswucherungen beim Pemphigus vegetans gesehen. Auch in der „entzündlichen Abwehrzone“ in der Umgebung von Basal- und Stachelzellenkrebsen, in Psammomen wurde sie beobachtet. Es handelt sich hier grundsätzlich um den gleichen Vorgang wie in den Epidermisepithelien. In den plasmareichen Zellen kommt es zum Auftreten regelmäßiger Sprünge und Risse, wodurch verschiedene Protoplasmaklumpen abgegrenzt werden. Diese legen sich beim Zerfall der Zelle oder auch schon vorher zu größeren Kugeln zusammen und bilden so die Russelschen Körperchen.

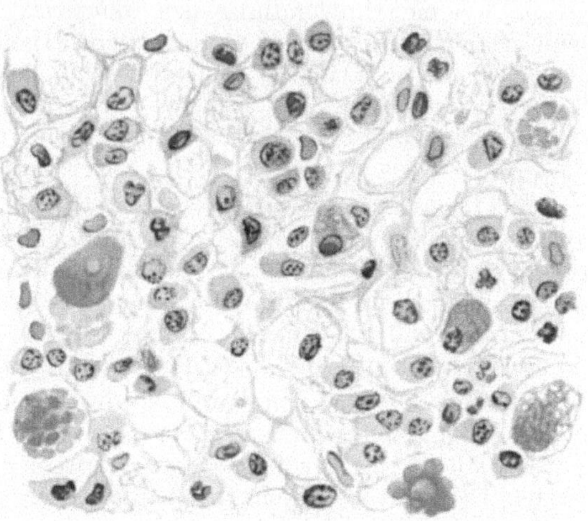

Abb. 9. Hyaline Degeneration der Plasmazellen in verschiedenen Entwicklungsstadien bei Rhinosklerom. Entwicklung der „Schaumzellen“ und hyalinen Kugeln. Polychromes Methylenblau Säurefuchsin-Tannin. O 1100:1; R 1000:1. (Nach Gans, Histologie II.)

Grundsätzlich wären auch in der Dermatohistologie jene am Bindegewebe der Haut sich abspielenden Vorgänge als hyaline Degeneration im engeren Sinne zu bezeichnen. Die feinfaserige Struktur des Gewebes geht dabei verloren unter Umwandlung zu dichten homogenen Zügen, die ihrerseits wieder zu dichten homogen strukturlosen größeren Massen zusammenfließen. Unna nannte sie „*Kolloid*“, und zwar mit Rücksicht auf die Abstammung vor allem vom kollagenen, weniger vom elastischen Gewebe. Wir stehen also hier vor der bedauerlichen Tatsache, daß die gleiche Bezeichnung vom allgemeinen Pathologen und vom Dermatologen für zwei zwar strukturell gleichartige, aber abstammungsmäßig doch ganz verschiedene Gebilde gebraucht wird. Ein sachlicher Gegensatz besteht dabei nicht, zumal bis heute weder der Pathologe sein Hyalin oder Kolloid, noch der Dermatologe sein Kolloid und Hyalin chemisch irgendwie genauer bestimmen konnte. Da man nun seit Laennec unter „Kolloiden“ zwar sehr verschiedenartige blasig durchscheinende, stark lichtbrechende, homogene Massen, aber in erster Linie doch leimähnliche verstand, scheint Unnas Vorgehen, diese Bezeichnung gerade bei der Degeneration des leimgebenden Gewebes, des Kollagens, anzuwenden durchaus berechtigt. Sollten sich allerdings die Angaben Kreibichs bestätigen, wonach stets nur das Elastin in Kolloid übergeht, das Hyalin jedoch als eine dem Kollagen artverwandte Substanz zu betrachten sei, so hätte vorstehende Stellungnahme die Grundlage größtenteils verloren. Ich selbst ziehe es vor, von epithelialem bzw. bindegewebigem Hyalin zu sprechen, um damit jedes Mißverständnis auszuschließen.

Wir können beim bindegewebigen Hyalin zwei Gruppen unterscheiden, je nachdem das elastische oder das kollagene Gewebe als Ausgangspunkt in Frage kommt, wobei allerdings zu bedenken ist, daß meist beide beteiligt sind. Die hyaline Umwandlung des *elastischen* Gewebes, wie sie in *Narben* (Pockennarben, ARZT), bei chronischen *Entzündungsprozessen*, bei *Geschwülsten*, bei sog. *Bindegewebsnaevi*, bei der *senilen Degeneration der Haut* und anderen vorkommt, läßt sich histologisch in der Regel nur mit besonderen Bindegewebsfärbungen nachweisen (v. GIESON, Fuchsin, Orcein u. a.). Die umgewandelten elastischen Fasern, die sich auch makroskopisch auf der Schnittfläche deutlich durch ihren gelbweißen Farbenton von der Umgebung abheben, erscheinen dann als homogene oder mehr grobschollige, dicke, meist kernlose, bei Weigertfärbung diffus grauschwarze Massen; sie sind vielfach zu dichten Knäueln verfilzt, dabei die einzelnen Fasern körnig zerfallend oder auch zu *basophilem Elastin (Pseudoxanthoma elasticum)*, dem UNNAschen *Elacin* umgewandelt.

Die hyaline Umwandlung der *kollagenen* Faser, wie wir sie insbesondere beim *Kolloidmilium* (E. WAGNER), dem *Hyalom* (VIDAL-LELOIR), ferner beim Lichen sclerosus (DARIER) u. a. vorfinden, äußert sich ebenfalls in einer Verdickung, mit Verlust des feineren Aufbaues und welligen Verlaufes und der schließlichen Zusammensintierung zu homogenen, unregelmäßig zerfallenden, kernarmen Blöcken.

Als Folge toxischer Prozesse sahen wir sie bei physikalischen Schädigungen (Röntgen, Radium, Kälte, Hitze); hierhin gehörig sind wohl auch die regressiven Vorgänge in der Pellagrahaut, der senilen Haut und beim Xeroderma pigmentosum. Diese eintönigen Massen sind manchmal von mehr oder weniger großen und unregelmäßigen Spalten durchsetzt, die sich durch ihren Endothelbelag als erweiterte Blut- und Lymphgefäße dartun.

Derartige hyaline Umwandlung des Bindegewebes wurde auch in Hämangiomen, in Bindegewebsnävi, in *Sarkomen* beobachtet, wo das Stützgewebe zerfällt und in eine homogene oder feinfaserig körnige Masse umgewandelt ist. Bei der Dermatitis atrophicans, der diffusen und circumscripten Sclerodermie, ist die gleichzeitige Umwandlung des elastischen sowohl wie auch des kollagenen Gewebes besonders schön zu beobachten; vielfach geht, entsprechend dem Verhalten der elastischen Fasern, eine als *Basophilie* (UNNA) bekannte Änderung im färberischen Verhalten voraus. Beim *Pemphigus foliaceus* beschreibt UNNA eine eigentümliche Quellung und ein Starrwerden der Bindegewebsbündel, namentlich um die Knäueldrüsen und Haarfollikel; er möchte dies als „Übergang zur hyalinen oder kolloiden Metamorphose des kollagenen Bindegewebes" aufgefaßt wissen.

Nicht immer handelt es sich bei dieser „Homogenisierung", Trübung, um endgültig zum Untergang der befallenen Fasern führende Veränderungen. Bei der Acanthosis nigricans z. B. sind die kollagenen und elastischen Fasern im Beginn homogen geschwollen und getrübt; diese Veränderung schwindet jedoch; auf der Höhe des Prozesses sind beide wieder normal. Auch beim Erysipel, namentlich im Gesicht, wandeln sich die *kollagenen* Fasern in eine *einheitlich homogene, trübe,* nicht glänzende Masse um, die keinerlei genauere Zeichnung mehr erkennen läßt und schließlich große Ähnlichkeit mit einem „formlosen Brei" zeigt. Daß es sich dabei, ebenso wie bei den elastischen Fasern, wie dies UNNA annimmt, tatsächlich um ein durch Verflüssigung bedingtes völliges Zugrundegehen des Gewebes handelt, erscheint mir wenig wahrscheinlich; zum mindesten für jene Fälle von Erysipel, die nicht zur *Nekrose* führen. Gegen die UNNAsche Annahme spricht ferner die von ihm selbst erwähnte Tatsache, daß bei längerem Bestande und Abheilung des Erysipels die Faserbildung wieder festere Form und glattere Zeichnung annehme. Diese Beobachtung zwingt wohl mehr zu der Vorstellung, daß wir es hier mit *Änderungen der Dichtigkeitsverhältnisse* des kollagenen Gewebes zu tun haben, die neben Änderungen der Struktur vielleicht auch Änderungen im färberischen Verhalten bedingen. Eine andere Erklärung scheint mir nicht möglich, zumal man noch bedenken muß, daß eine so weitgehende Zerstörung, wie es die kolliquative Nekrose im allgemeinen für das lebende Gewebe bedeutet, zur Narbenbildung

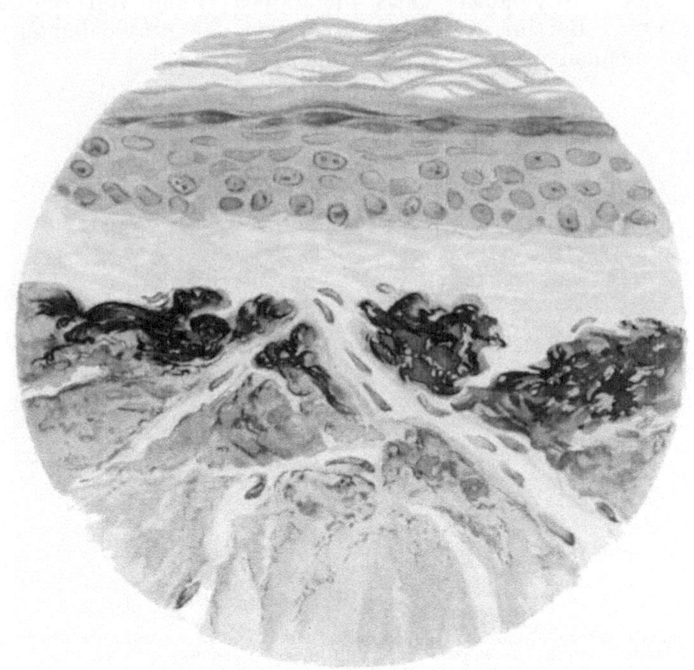

Abb. 10. Kolloide Degeneration der Haut (sog. Kolloidmilium). Die schollige Natur der umgewandelten Massen recht deutlich. Das Gewebe durchziehen einige zum Teil erweiterte Capillaren. O 1000:1; R 800:1. (Nach GANS, Histologie I.)

führt und nicht zu einer mehr oder weniger ausgiebigen Restitutio ad integrum.

Gelegentlich kann das in Umwandlung begriffene Kollagen von dem zu Elacin umgewandelten Elastin imbibiert werden, was zur Bildung von sog. *Collastin* (UNNA) führt. Man findet dann grobe, homogene, strukturell an Kollagenbündel erinnernde Blöcke, die sich färberisch wie Elastin verhalten, also mit saurem Orcein gut darstellbar sind. Schließlich kann sich die Elacinfaser dort, wo sie zu Tröpfchen und Körnern zerfällt, mit dem Kollagen zu sog. *Callacin* verbinden (UNNA). Wir haben heute in all diesen verschiedenen Gebilden wohl weniger wirkliche chemische Umwandlungsprodukte zu erblicken, als vielmehr physikalisch-chemische Zustandsänderungen (s. oben). Bei unserer geringen Kenntnis der wirklichen Vorgänge, bei der Schwierigkeit ihrer färberischen Verfolgung und Deutung wird im Einzelfall eine Entscheidung oft kaum durchführbar sein; auf alle Fälle ist bei der Beurteilung derartiger Befunde — die ja auch recht häufig in vollkommen unveränderter Haut anzutreffen sind (AWOKI) — eine gewisse Zurückhaltung geboten.

*Amyloidablagerungen in der Haut*

sind bisher nur spärlich beobachtet worden. Man kann hier, ähnlich wie bei anderen Stoffwechselstörungen der Haut, eine allgemeine Amyloidose — bei der neben der Haut auch die inneren Organe beteiligt sind — von jener trennen, wo infolge irgendwelcher, bekannter oder auch unbekannter örtlicher Stoffwechselstörungen es zu umschriebenen Amyloidablagerungen ins Hautgewebe kommt. Bei der ersteren stehen allgemeine Störungen im Eiweißstoffwechsel im Vordergrunde: Amyloidosis cutis metabolica (Fälle von SCHILDER und von KÖNIGSTEIN). Bei ihr zeigt die Haut, von der Amyloideinlagerung abgesehen, keine nennenswerten Veränderungen.

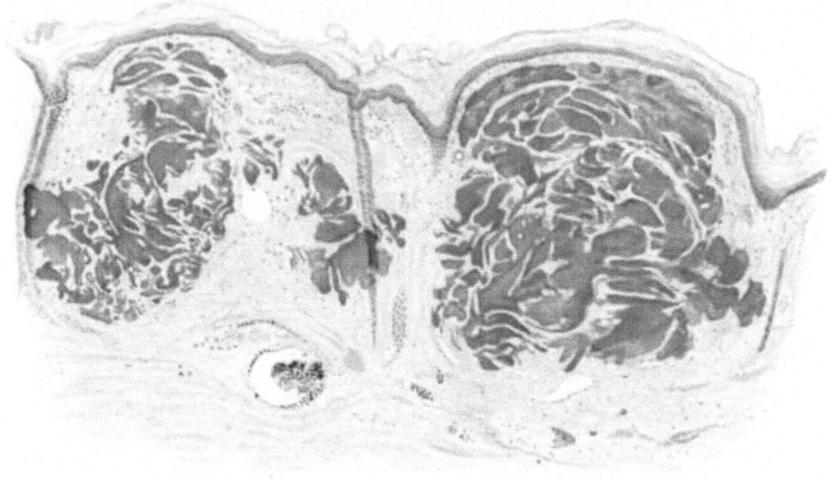

Abb. 11. Amyloidosis cutis metabolica. Scrotalherd. Herdförmige Ansammlung in Papillarkörper und Cutis unter Freibleiben des „Grenzstreifens" und ohne nennenswerte Gewebsreaktion. Atrophie der Epidermis, Schwund des Stratum papillare.
Methylviolett. O 66:1; R 55:1. (Nach GANS, Histologie I.)

Bei der *örtlichen Amyloidosis* hingegen liegen in den meisten der bisher beobachteten Fälle bestimmte dystrophische Störungen des Hautgewebes vor, die erst sekundär zu Amyloidablagerung geführt haben (Beobachtungen von BUHL, LINDWURM, NEUMANN, TÖRÖK, JULIUSBERG, KREIBICH, KENEDY, GUTMANN, TRUFFI, FREUDENTHAL). Schließlich hat GUTMANN, dem wir die ersten grundlegenden Untersuchungen zur Amyloidosis der Haut verdanken, allerneuestens noch eine hierher gerechnete Beobachtung veröffentlicht, bei der es sich wahrscheinlich um eine *primäre Amyloidinfiltration* der Haut handelt. Bei ihr entspricht die Amyloidablagerung dem bei allgemeiner Amyloidose beobachteten Auftreten des Amyloids ohne reaktive Vorgänge auszulösen. Es ist jedoch auch hier die Möglichkeit nicht ausgeschlossen, daß, wie auch vielleicht in dem einen oder anderen der nicht bis zu Ende beobachteten Fälle lokaler Amyloidose, eine allgemeine Amyloidose vorliegt. Bis heute kennen wir ja noch keinen sicheren Nachweis für das Bestehen zu Amyloidose führender Störungen im Eiweißstoffwechsel.

Die neuere Amyloidforschung hat uns gelehrt, wie undurchsichtig und verwickelt die Bedingungen der Amyloidentstehung sind. Verschiedene chronische Infektionskrankheiten sind als Amyloidbildner bekannt. Die KUCZYNSKIschen Versuche über Amyloidentstehung nach parenteraler Eiweißzufuhr, die von STRASSER, von ASCHOFF, UCHINO, LETTERER,

Morgenstern u. a. bestätigt worden sind, die Untersuchungen Leupolds über die chemischen Bedingungen der Amyloidablagerung, von Eppinger, von Jpland, haben die ganze Schwierigkeit der Frage dargetan. Es hat sich damit die Amyloidentstehung als ein in erster Linie physikalisch-chemisches Problem herausgestellt, ja nach Loeschkes Ansicht um ein rein biologisches im Sinne der Antigenantikörperreaktion. Da jeder parenterale Eiweißzerfall im Körper nach einigen Tagen zur Bildung von Antikörpern und zur Ausfällung von Eiweißmassen führt, sehen Loeschke und Lehmann-Facius das Hyalin und das in die gleiche Gruppe gehörige Amyloid als im Körper zur Gerinnung gekommene Eiweißmassen an. Eine besondere eigenartige Stütze erfährt diese Vorstellung dadurch, daß frisch abgelagertes Hyalin oder Amyloid regelmäßig größere oder kleinere Lipoidmengen enthält und wir durch die Untersuchungen von Sachs, Klopstock u. a. wissen, daß das Vorhandensein von Lipoiden jene Fällungsreaktionen begünstigt.

Das Amyloid lagert sich in der Regel an den Grenzmembranen außerhalb von Zellen ab, also dort, wo die Zelle von der Körperflüssigkeit umspült wird (Benecke u. a., Askanacy). Nur in seltenen Ausnahmefällen findet es sich in den Zellen. Das primäre Auftreten scheint dabei an den Blutgefäßbindegewebsapparat gebunden. An der Außenwand der Gefäße dürfte die Fällung der in Betracht kommenden Eiweißkörper vor sich gehen, wobei vielleicht Fermentwirkungen oder auch lediglich Änderungen im physikalisch-chemischen Zustand (Übergang aus dem Sol in Gel) eine Rolle spielen. Vielleicht wirken dabei fällende Säuren mit, die in den erkrankten Geweben als gepaarte Schwefelsäuren angelagert werden (Leupold). Dabei fehlt es jedoch immer noch an einer Erklärung, warum gerade an einer Stelle eines Organs und nicht an einer anderen die Ausfällung erfolgt. Bei der lokalen Amyloidosis könnte man diese vielleicht in den bereits vorher durch die primäre Erkrankung hervorgerufenen Änderungen im örtlichen Stoffwechsel suchen.

Der *chemische Aufbau der Amyloide* ist noch nicht völlig geklärt. Es handelt sich um Eiweißkörper, die bei hohem Tyrosingehalt (Eppinger) reich an Diaminosäuren sind. Die Bedeutung der Chondroitinschwefelsäure ist umstritten. Das Amyloid ist durchaus nicht in allen Organen genau gleich zusammengesetzt. Vielleicht handelt es sich dabei um verschiedene Phasen, in welchen die Eiweißumwandlung angetroffen wird. In diesem Sinne wäre der wechselnde Ausfall unserer mikrochemischen und färberischen Reaktionen zu verstehen (nach M. B. Schmidt gibt nur frisches Amyloid die Metachromasie und älteres häufig nur die Jodschwefelsäurereaktion). Von besonderem Interesse für den Dermatologen ist die Möglichkeit der Darstellung des Amyloids durch Kongorot (Bennhold); denn dabei färbt sich das Elastin mit. Vielleicht liegen hier besondere chemische Beziehungen vor (Schultz). Amyloid färbt sich mit v. Gieson graugelb bzw. gelb, mit Methylviolett rot; Jodeinwirkung ruft einen braungelben bis mahagonibraunen, Jodschwefelsäure einen mehr oder weniger blau bis violetten Farbton hervor.

Die Ablagerung erfolgt in homogenen, scholligen Massen; bei allgemeiner Amyloidose vor allem in den Achselhöhlen und der Kopfhaut, was auf eine Bevorzugung dieser Körperstellen hinweist (Schilder). Besonders die Nähe der Schweiß- und Talgdrüsen ist davon umgeben, und zwar zeigt sich auch hier eine besondere Beziehung des Amyloids zum elastischen Gewebe (s. oben). Es lagert sich nämlich zwischen das Epithel des Haarbalges bzw. der Talgdrüsen bzw. der Muskelschicht der Schweißdrüsen und die dicht anschließenden elastischen Fasern. Die Amyloidmäntel finden sich weit häufiger um weite Schweißdrüsenkanälchen als um enge, jedoch ist die Veränderung ungleichmäßig verteilt. Auch das Ausmaß der Amyloidose ist verschieden, augenscheinlich abhängig von der Dauer der zur Fällung führenden Vorgänge. In jüngsten Stadien tritt das Amyloid zwischen Epithel und Elastica auf, diese auseinanderdrängend. Dann dringt es unter Aufsplitterung der elastischen Fasern und Schwund in die elastische Hülle ein; schließlich ist die *Schweißdrüse* von einem dicken, scholligen Amyloidmantel umgeben, wobei die Drüsenepithelien selbst kaum verändert erscheinen; nur selten findet sich eine Atrophie. Bei den *Talgdrüsen* lagert sich das Amyloid in Form feiner Streifen um die Acini, und zwar zwischen Drüsenepithel und elastischen Fasern. Auch um die Gefäße läßt es sich als unregelmäßige Klumpen im Zwischengewebe nachweisen. Im Papillarkörper liegt es dicht unter dem Epithel, oft in kleineren oder größeren, von Endothel ausgekleideten und gelegentlich noch einzelne rote Blutkörperchen enthaltenden Hohlräumen (Königstein).

Zwischen Amyloid und Epidermis ist meistens der bekannte, unveränderte schmale Grenzstreifen eingeschoben; nur gelegentlich dringen einzelne Amyloidkörner gegen das Epithel vor (Schilder).

Die Amyloidablagerung beschränkt sich im großen ganzen auf Papillarkörper und obere Cutis. Im unteren Corium findet es sich in erheblich geringerer Menge, teils an die Gefäße gebunden, teils reif im Bindegewebe. Ähnlich verhält sich das subcutane Binde- und gelegentlich auch das Fettgewebe. Auch hier fällt das Ungleichmäßige der Amyloidose auf. Die einzelnen Fettläppchen sind in verschiedenem Grade betroffen und auch innerhalb des einzelnen Läppchens ist das Amyloid ungleichmäßig verteilt, meistens in den Randabschnitten stärker als in der Mitte.

Bei der *örtlichen Amyloidosis* ist das histologische Bild im einzelnen Falle naturgemäß durchaus verschieden; es erscheint unmöglich zu entscheiden, welcher Anteil der Gewebsstörungen auf die Amyloidansammlung, welcher auf die primäre Hauterkrankung zurückzuführen ist. Als solche sind bekannt geworden: Hyperkeratosen (Juliusberg, Gutmann), Dermatitis atrophicans (Kenedy), Geschwüre (Lindwurm, Buhl), seborrhoische Warzen (Kreibich, Freudenthal), Epitheliome (Freudenthal). Primär entzündliche Vorgänge innerhalb der veränderten Abschnitte waren nicht festzustellen. Das Amyloid findet sich in diesen Fällen sowohl in den oberflächlichsten Coriumschichten, wo die Ablagerung zu beginnen scheint (Gutmann), teils dicht unter dem Epithel, teils in geringerer Entfernung von diesem, sowie um die Blutgefäße des subcutanen Fettgewebes und der Haarbälge. Innerhalb des Amyloids fand Gutmann unregelmäßig verstreut und manchmal in vermehrter Zahl große blaßgefärbte, ungleichmäßig gebaute Kerne, Reste von Endothelien und Bindegewebszellen, zum Teil von feinkörnigem gelbbraunem Pigment umschlossen. Innerhalb der Amyloidherde fehlten entzündliche Vorgänge; am Rande fanden sich lymphocytäre Infiltrate.

### d) Störungen der Verhornung.

Die Dyskeratosen verlaufen sowohl als Hypo- wie Hyper- und Paraplasien; sie treten unter Umständen an ein und demselben Körper, ja sogar an ein und derselben Körperstelle gleichzeitig in der einen und anderen Form auf. Hornzelle und Hornsubstanz stellen weder in morphologischer noch in färberischer Hinsicht einen einheitlichen Stoff dar. Wir dürfen daraus auf erhebliche Unterschiede im Verhornungsverlauf schließen; die Verhornung geht zudem in verschiedener Richtung vor sich (Krompecher, Unna). Die Entwicklung in dem einen oder anderen Sinne scheint dabei in erster Linie abhängig von der durch den anatomischen Bau gegebenen geweblichen, oder den durch die augenblickliche „Arbeitslage“ bedingten funktionellen Besonderheiten des befallenen Hautabschnittes (Ichthyosis simplex, serpentina, hystrix u. a.). An manchen Stellen gestattet die Potenz des Epithels wohl von vornherein keine oder keine übermäßige Hornanbildung; sonst wäre es nicht verständlich, daß z. B. der gleiche Infekt einmal zu starker Hyperkeratose, das andere Mal nicht zu einer solchen führt (Warzen, spitze Kondylome).

Störungen der Verhornung finden sich am häufigsten als Hyper- und Parakeratosen; ihnen gegenüber werden *hypoplastische* Bildungen sehr viel seltener angetroffen. Bei einem Teil von diesen liegt zudem keine eigentliche Unterentwicklung im Sinne einer echten Hypoplasie vor; es handelt sich vielmehr um die Folgen atrophischer Vorgänge, welche die Gesamthaut oder auch nur die Epidermis betreffen, und in deren Gefolge es zur Entwicklung nur weniger oder dünner Hornlagen kommt (z. B. senile Atrophie; entzündliche Atrophie im Anschluß an chronische Entzündungsprozesse verschiedenster Genese: Physikalische Schädigungen (Röntgen, Radiumbestrahlung). Bei diesen allen ist die Unterentwicklung der Hornschicht in Gestalt verschmälerter, vielfach auch parakeratotisch verhornter Lamellen festzustellen.

In anderen Fällen führt die unmittelbare Gegenwart von, die Aneinanderlagerung von Hornzellen schädigenden Stoffen (tierische und pflanzliche Parasiten oder deren Stoffwechselprodukte) zu einer Verschmälerung der Hornschicht. Zunächst wird die Hornschicht dabei in einzelne Lamellen und Schichten aufgespalten, wie z. B. bei der Pityriasis versicolor oder gar durch die Gegenwart wuchernder Pilzmassen verdünnt (Favus). In beiden Fällen ergibt sich eine Lockerung und gesteigerte Abstoßung der Hornlamellen, in deren Verlauf dann schließlich nur noch eine zarte verdünnte Horndecke übrig bleibt. Bei diesen Vorgängen spielt sicherlich auch die verminderte Hornzellanbildung eine Rolle, wie wir sie im Gefolge verschiedenartiger Schädigung der tieferen Epidermisschichten auftreten sehen. Dieser Vorgang wird besonders deutlich überall dort, wo die mannigfaltigsten, im Corium sich abspielenden entzündlichen Vorgänge bekannter oder auch unbekannter Genese sekundär zu einer Dysfunktion der Epidermis bzw. ihrer einzelnen Schichten führen. Dies gilt besonders für die allgemeinen Erythrodermien verschiedenster Natur. Hier ist die Hornschicht außerordentlich dünn und verläuft vielfach als eintönige, gleichmäßige, aus wenigen Zellen bestehende Lage über die ebenfalls stark verschmälerte Stachelschicht fort. Aber auch über stark gewucherter Stachelschicht kann sich eine verdünnte Hornschicht bilden, wie dies besonders schön das Condyloma acuminatum zeigt. Gerade hier tritt (Vergleich mit der dicken Hornschicht bei der Verruca vulgaris) die Abhängigkeit der Hornschichtentwicklung vom Mutterboden auffällig in die Erscheinung.

Unter den *Hyperkeratosen* pflegt man klinisch primäre und sekundäre zu unterscheiden, wobei als letztere alle im Anschluß an andere Hauterkrankungen auftretenden — z. B. auch die „Infektionshyperkeratose“ von PINKUS — verstanden werden, während die eigentlich primären Hyperkeratosen diese als erste, ja manchmal uach einzige Veränderung aufweisen. Man kann fernerhin ganz allgemein eine Gruppe abtrennen, bei welcher die Veränderung über den ganzen Körper oder zum mindesten über große Abschnitte desselben mehr oder weniger gleichmäßig verteilt ist. Hier erscheint das Flächenhafte der hyperplastischen Vorgänge als das Kennzeichnende. Wir finden sie vor allem als kongenitale Entwicklungsstörung bei der Hyperkeratosis universalis congenita (Ichthyosis fetalis), wo ja die Verbreiterung der Hornschicht einen ganz außerordentlichen Grad erreichen kann. Bei der Hyperkeratosis congenita spielt, wie auch bei den gleich zu besprechenden, mit umschriebener Hyperkeratosis einhergehenden Veränderungen die hereditäre Disposition eine Hauptrolle, und zwar ist das Ektoderm der gemeinsame Boden, von dem diese Veränderungen ausgehen. Da von diesem Keimblatt auch die Anhangsgebilde der Haut, die Haare und Nägel abstammen, ist es leicht verständlich, daß Störungen der einen vielfach solche der anderen parallel gehen.

Die Anwendung der von ERNST, UNNA u. a. begonnenen Erforschung der Chemie der Verhornung auf die Pathologie des Verhornungsprozesses harrt noch der Durchführung. Die ihr entgegenstehenden Schwierigkeiten werden verständlich, wenn man bedenkt, daß selbst der Vorgang der normalen Verhornung ein chemisch bzw. physikalisch noch sehr umstrittener ist (siehe PINKUS, Bd. I dieses Handbuches). Gewisse Ansätze zur Klärung zeigen sich vielleicht in der von GANS und seinen Schülern begonnenen Erforschung des anorganischen Aufbaues der Haut vermittels der Schnittverwaschung (s. Abb. 12).

Der Hyperkeratose geht in den meisten Fällen eine erhebliche Verbreiterung der übrigen Epidermisschichten parallel. Auch auf der Schleimhaut wurde dies beobachtet (z. B. die pathologische Keratinisation beim Licher ruber). In anderen Fällen jedoch kann eine Verbreiterung der Hornschicht auch ohne eine solche vorhanden sein. Die Hornschichtverbreiterung an sich darf nämlich durchaus nicht immer auf eine besonders starke Anbildung zurückgeführt werden (von einer Wucherung der Hornschicht s. str. sollte man, da es sich doch um absterbende oder abgestorbene, auf alle Fälle stets um Zellen mit herabgesetzter Vitalität handelt, überhaupt nicht sprechen). Wir kennen daneben auch Zustände, wo die Hornschichtverbreiterung auf eine mangelhafte Abstoßung, auf einen gesteigerten Zusammenhalt der oberen Hornschichtlagen und eine dadurch verzögerte Abstoßung zurückgeführt werden kann (Keratodermien, UNNA u. a.). Gelegentlich besteht auch eine so erhebliche Hyperkeratose der

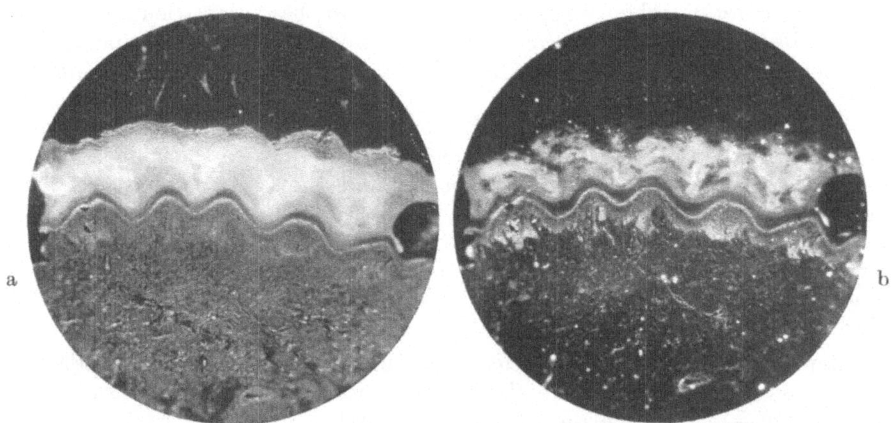


Abb. 12. Haut der Fußsohle (38jähr. Mann). a Gesamtaschen-, b Calciumbild. Die einzelnen Lagen der Hornschicht deutlich voneinander abgesetzt. Stratum praeeleidinicum: schmales, weißes, wellenförmiges Band. Stratum lucidum: breites, schwarzes, wellenförmiges Band. Stratum posteleidinicum: mit grauen, den Wellenbergen aufsitzenden Kappen. Stratum corneum mit der äußeren lockeren Schicht des Stratum disjunctum. Kalkaschen in den „Wellentälern" reichlicher als in den „Wellenbergen". Übrige Epidermis dunkelgrau mit schwarzer Zone im oberen Stratum spinosum. Stratum basale und Epithelleisten calciumreicher. (Nach GANS, Arch. f. Dermat. 161.)

Hornschicht, daß die übrigen Schichten der Epidermis einen mehr oder weniger atrophischen Eindruck machen, obwohl sie gegenüber der Norm sicherlich verbreitert sind (Ichthyosis hystrix, GASSMANN).

Eine verstärkte Hornschicht bei verdünnter Stachelschicht zeigt uns z. B. die Arsenmelanose, die Dermatrophia chronica idiopathica, die Sclerodermia circumscripta, besonders im Stadium der homogenen Bindegewebssklerose (UNNA); der Pemphigus vegetans und foliaceus; bei diesem tritt bei längerer Dauer der Erkrankung die Hyperkeratose immer mehr in den Vordergrund (FABRY); ähnlich bei der Arsenkeratose. Als Beispiel einer verbreiterten Hornschicht bei gleichzeitiger Verbreiterung der Stachelschicht und der übrigen Epidermisschichten sei auf die Erythrodermia exfoliativa generalisata, sowie die Pityriasis rubra pilaris (DEVERGIE) hingewiesen. Hier ist die Verbreiterung der Hornschichten an die Verbreiterung des Stratum granulosum und spinosum gebunden, bei denen nicht nur eine Vermehrung der Zellagen, sondern auch eine Vergrößerung der einzelnen Zellen festgestellt werden kann. Auch bei diesen Veränderungen ist diese Verbreiterung der Hornschicht durchaus nicht gleichmäßig anzutreffen. Es wechseln nicht nur Abschnitte mäßigerer und stärkerer Verbreiterung miteinander ab, sondern an manchen Stellen erscheint die Hornschicht auch parakeratotisch (siehe unten). Die Hornschicht kann in solchen Fällen 2—3, an manchen Stellen auch 8—10mal so breit sein als in der Norm. Bei der Pityriasis rubra pilaris kann es dabei zu einer erheblichen Flächenvergrößerung des Stratum corneum kommen (Folge mangelnder Abschuppung, Unna).

Bei der Dystrophia papillaris et pigmentosa (Acanthosis nigricans) ist als Besonderheit das fast regelmäßige Fehlen des Stratum lucidum zu erwähnen, ein vielfach bestätigter Befund, der auf das Verwickelte der ganzen Verhornungsfrage ein besonderes Licht wirft. Hier scheint tatsächlich die Entstehung völlig verhornter Zellen nicht an die Entwicklung des Eleidin gebunden; auch das Keratohyalin i. e. das Stratum granulosum ist meist sehr schwach entwickelt. Trotzdem ist die Verhornung stets eine vollständige; ein parakeratotischer Prozeß wurde nie festgestellt.

Bei einer großen Zahl von Hautveränderungen beschränkt sich die Hyperkeratose — entsprechend der Grundefflorescenz — auf einen scharf umschriebenen Bezirk; die übermäßige Verhornung erscheint dabei einmal an die eigentliche Epidermis gebunden, zum anderen an die normalen Hautanhangsgebilde (Schweißdrüsen-, Talgdrüsenostien) oder gar schließlich an umschriebene, durch krankhafte Wucherung der übrigen Hautschichten, vor allem der Epidermis entstehende Hohlräume, Cysten und ähnliches. Bei diesen Formen umschriebener Hyperkeratosen spielt die oben erwähnte verminderte Abstoßung der obersten Hornzellagen eine besonders deutliche Rolle. Beim Callus und Clavus denkt man an eine Art „Schweißung" (Unna), die unter Entwicklung einer eigenartigen Form des Eleidins, des *Pareleidins* (Weidenreich) auftritt. Dieses Pareleidin unterscheidet sich von dem Eleidin des normalen Stratum lucidum dadurch, daß es in kleineren Tropfen, vielfach perlschnurartig aneinandergereiht und auch dort vorhanden ist, wo — z. B. in der Hornschicht der Schwiele — das Eleidin im Stratum lucidum fehlt (Sklarek). Diese Hornschicht zeichnet sich nach Unna durch ihre leichte Verdaulichkeit in Pepsinsalzsäure, demnach ihre Keratinarmut aus. In derart „geschweißten" Endschichten sind die Schweißdrüsenausführungsgänge meist ganz geschwunden oder ihr Lumen ist sehr eng zusammengepreßt. In anderen Fällen (Verrucae planae juveniles, vulgares) geht die gesteigerte Hornanbildung mit einer starken Austrocknung, einem Rissig- und Brüchigwerden, mit Spaltenbildung und Loslösung einzelner Hornbrocken einher, namentlich in alternden Warzen. Hier finden sich in der Hornschicht gelegentlich auch jene eigenartigen „*Riesenhornzellen*", Gruppen von 4—6 und mehr Zellen, die an die vorhergegangene amitotische Zellteilung erinnern (Lipschütz). Zu verrukösen Bildern führte die Hyperkeratosis ferner bei der Urticaria papillosa perstans (Kreibich), im atrophisch-hyperkeratotischen Endstadium des Xeroderma pigmentosum. Beim varikösen Symptomenkomplex, beim Lichen ruber verrucosus sehen wir ihre oft sehr ausgedehnte Entwicklung. Über die Voraussetzungen für die Entstehung der warzenartigen Wucherungen wissen wir allerdings so gut wie nichts. Das Beschränktsein auf herabhängende oder gestaute Körperabschnitte gestattet vielleicht die Annahme einer Beziehung zum herabgesetzten örtlichen Gewebsstoffwechsel.

Eigenartige Bilder umschriebener Hyperkeratose zeigt die Papel des Lichen ruber (planus et acuminatus), der Pityriasis rubra pilaris (Devergie) usw. Die hyperplastische Hornschicht senkt sich hier in konzentrisch ineinander gelagerten, zwiebelschalenartig geschichteten Lamellen tief in die Epithelleisten hinab; sie führt — auch auf der Schleimhaut — zur Bildung richtiger Hornperlen (Horntrichter, Horntüten), wie man sie sonst nur in vorgebildeten (oder im Verlauf der Hautveränderung, z. B. beim Carcinom entstandenen) Hohlräumen, in Haarfollikeln und Schweißdrüsenausführungsgängen trifft. *Verhornung des Schweißdrüsenporus* kommt gelegentlich vor, bildet jedoch durchaus nicht die Regel; hingegen ist bei der Papel des Lichen ruber acuminatus, bei der Hyperkeratosis congenita, bei der Pityriasis rubra pilaris im Rahmen der follikulären Papel der *Follikel* stets betroffen. Die Gegenwart dieser Hornmassen führt so gut wie stets zu einer Erweiterung der Ostien, bei längerer Dauer häufig zu einer Atrophie des darunter liegenden Epithels (Druckatrophie), sowohl in den Epithelleisten als auch den Hautdrüsenausführungsgängen. Insbesondere fallen ihr die Talgdrüsen anheim (Lichen ruber acuminatus, Ichthyosis u. a., Pityriasis rubra pilaris).

Die Hornlamellen bilden dabei in der Mitte der Follikelöffnungen stachelartig hervorragende Hornkegel, die in voller Breite bis in den Grund des Haarbalges oder auch nur bis zum Grunde des Follikeltrichters hinabreichen. Das *Haar* wird durch die Hornmassen zurückgehalten, geknickt oder auch spiralig gewunden; es fällt häufig aus. Oft finden sich diese verschiedenen, verhornten Gebilde auf engem Raum zusammen. Der Druck der Hornmassen wirkt gleichzeitig als mechanischer Reiz auf das umgebende Bindegewebe; dieses antwortet darauf mit *entzündlichen* und schließlich Einschmelzungserscheinungen, in deren Folge manchmal die epithelialen Gebilde völlig zugrunde gehen. Schließlich bleibt dann eine mehr oder weniger nackt in vernarbtem Bindegewebe liegende Hornmasse übrig, deren Entstehungsgeschichte dann kaum noch zu verfolgen ist.

Grundsätzlich die gleichen Vorgänge spielen sich bei den Cysten der Haartalgdrüsenfollikel, bei manchen Talgdrüsennävi, bei der Keratosis suprafollicularis, der Keratosis follicularis (MORROW-BROOKE) ab; sie finden sich ferner bei der Keratosis spinulosa (Lichen spinulosus verschiedenster Genese), bei den Comedonen der verschiedenen Acneformen (Acne vulgaris, Chloracne, Teer- oder Pechhaut u. ä.), bei den Milien, den Retentionsatheromen usw. Beschränktbleiben der Verhornung auf die Schweißdrüsenostien und deren nächste Umgebung zeigen die Porokeratosis MIBELLI.

Mit umschriebener Hyperkeratose verlaufen schließlich noch eine Reihe zu den Nävi und den echten Blastomen gehörige Veränderungen (Angiokeratoma naeviforme, Haemangiome, Lymphangiome, Angiokeratoma MIBELLI, Naevi pigmentosi, systematisierte und nicht systematisierte Naevi); gelegentlich tritt hier die Verhornung in Cysten auf (Epithelioma adenoides cysticum, traumatische Epithelcysten, Hidradenome, Naevus syringo-adenomatosis papilliferus, verkalkte Epitheliome, Dermoide, Carcinome, insbesondere Stachelzellenkrebse und Mischformen). Umschriebene, *auf die Schweißdrüsenostien beschränkte Hyperkeratose* zeigen jene selteneren, als Keratoma periporale (GANS), Porokeratosis vera (HALAKA, SCHMIDT) beschriebenen Hautveränderungen.

An Handtellern und Fußsohlen bedingt die normalerweise abnorm starke Hornschicht gewisse Abweichungen von dem gewöhnlichen Bilde der Hyper- bzw. Parakeratose. Die Verhornungsanomalie nimmt hier oft erhebliche Ausmaße an. Meist ist die Hornschicht dann zu gleichmäßig dicken, die übrige Epidermis um das 5- bis 10fache an Ausdehnung übertreffenden, gleichmäßig wechselnd ansteigenden bzw. abfallenden Hornbergen und -Tälern verbreitert. Entsprechend den ersteren findet sich vielfach die durch gut erhaltene Zellkerne gekennzeichnete Parakeratose, während in den Tälern eine reine Hyperkeratose besteht. Als besondere Eigentümlichkeit pflegen das Stratum lucidum ebenso wie das Stratum granulosum sehr verbreitert zu sein. Das Keratohyalin bzw. Eleidin ist häufig so stark entwickelt, daß die gesamte Zelle davon ausgefüllt und im Stratum granulosum der Kern völlig überdeckt ist. Die Breite dieser

Zone kann dabei im gleichen Schnitt erheblich wechseln, indem dort, wo die Epithelleisten mit breiter Basis aufsitzen eine starke Keratohyalinansammlung statthat, während suprapapillär meist nur 2—3 Zellagen granuliert sind.

Beim Keratoma hereditarium palmae et plantae zeigt die gewucherte Hornschicht noch eine eigentümliche Veränderung, indem gequollene und vakuolisierte, in naher Beziehung zu den Schweißdrüsenausführungsgängen stehende Schichten mit nicht derart veränderten abwechseln. Es handelt sich dabei um schwächer oder gar nicht färbbare, wechselnd breit und scharf abgesetzte, zylinderförmig die Schweißdrüsenausführungsgänge umgebende Zonen. Die Zellen selbst sind in diesem Bezirk erheblich vergrößert, das Protoplasma von wechselnd großen Vakuolen durchsetzt, die den Kern zusammenpressen und an die Wand drücken. Die Veränderung erstreckt sich nämlich in einem derart veränderten Abschnitt auch auf die Zellen des Stratum granulosum und lucidum; in den tieferen Epidermisschichten wurde sie nur vereinzelt beobachtet (Vörner). Sie fand sich ähnlich beim Keratoma senile (Freudenthal).

Nächst der Hyperkeratose ist die *Parakeratose* die häufigste Verhornungsanomalie. Sie tritt vielfach für sich allein, aber wohl ebenso häufig auch mit jener vergesellschaftet auf. Klinisch entspricht sie der Schuppenbildung und findet sich als solche entweder rein (trockene Schuppe, squama — gelegentlich noch mit stärkerem Fettgehalt —) oder mit ausgetretenem Exsudat durchsetzt (Kruste, crusta) vor. Auch diese beiden Formen kommen oft gleichzeitig in ein und demselben Krankheitsherde nebeneinander vor; gelegentlich gesellt sich dazu auch die Hyperkeratose.

In ihren ersten *Anfängen* äußert sich die Parakeratose histologisch als ein intracelluläres Ödem der Übergangsepithelien. Dieses beginnt in der untersten Stachelzellschicht, wobei die einzelnen Zellen samt ihrem Kern anschwellen; auf diese Weise kommt es zu einer Verbreiterung der ganzen Stachelzellschicht, ehe überhaupt eine Epithelwucherung sichtbar ist (Unna). In den einzelnen Hornzellen bleiben bei der Parakeratose die Kerne als schmale, flache, kleine, stärker färbbare oder auch ovale, größere, schwächer färbbare Körper in wechselndem Grade erhalten; im Zellinnern sind stärkere Plasmareste darstellbar. Die Schichtung dieser Hornzellagen wird häufig unregelmäßig: wellen- und manchmal netzförmig durch Übergang einzelner, zu kürzeren oder längeren Fasern verbundenen Hornzellen von einer Lamelle zur anderen.

Mit jenem Ödem der Stachelzellen steht nun wahrscheinlich der Schwund bzw. die mangelhafte Entwicklung des Keratohyalins und damit des Eleidins in unmittelbarem Zusammenhang. Das Stratum granulosum ist dabei äußerst unregelmäßig entwickelt, in manchen Abschnitten überhaupt nicht vorhanden. Die kernhaltige Hornschicht stößt dann unmittelbar — zur Eleidinbildung und damit zur Entstehung eines Stratum lucidum kommt es häufig ebenfalls nicht — an die oberen Lagen der mehr oder weniger geschwollenen, zu einem späteren Zeitpunkt auch bereits gewucherten Stachelzellschicht. Dadurch kommt es im histologischen Bilde zu jener eigenartigen Übereinstimmung mit dem Aufbau der Schleimhaut.

Jener *Körnerschwund* ist jedoch sehr wechselnd. Stellen normaler Verhornung mit wohl entwickeltem, manchmal sogar verbreiterten Stratum granulosum wechseln ab mit völlig eleidin- oder keratohyalinfreien Zellagen, über denen dann die Zellkerne erhalten bleiben als Ausdruck der Störung im normalen Verhornungsverlauf. Eleidin- und Keratohyalinschwund sind jedoch durchaus nicht immer voneinander unbedingt abhängige Vorgänge. An manchen Stellen — für das Ekzem hat dies besonders Unna betont, für die Psoriasis Haslund — findet sich unterhalb der parakeratotischen Schuppe ein verbreitertes Stratum lucidum, d. h. eine Vermehrung der eleidinhaltigen Zellen, die sich außerdem in solchen Fällen durch einen *abnorm geringen Fettgehalt* auszeichnen.

Die Parakeratose ist hingegen sicherlich abhängig von dem Ödem der Stachelzellen. Da dieses bei den einzelnen Hauterkrankungen und bei der gleichen Hauterkrankung auch zu verschiedenen Zeiten sehr verschieden stark sein, ja vorübergehend auch völlig fehlen kann, so wird es leicht verständlich, daß in ein und demselben Schnitt häufig mehrere Schichten parakeratotisch verhornter Zellen mit normal verhornten abwechseln können.

Jener „Schleimhauttyp“ ist daher durchaus nicht unbedingt Voraussetzung der parakeratotischen Verhornung. So findet sich z. B. bei der Psoriasis vulgaris Eleidin auch dann, wenn Keratohyalin fehlt und umgekehrt, dieses sehr häufig, ohne daß jenes nachzuweisen ist (BOSELLINI). Eine gewisse Wechselwirkung zwischen dem Auftreten des Keratohyalins bzw. Eleidins und der normalen bzw. parakeratotischen Verhornung ist sicherlich vorhanden. Das Verhalten beider Schichten erscheint regelwidrig, insbesondere dann, wenn wir fleckweise nebeneinander — oft auch in mehreren Lagen übereinander — beide Schichten in normaler, in hyperplastischer oder aber auch in deutlich hypoplastischer Entwicklung antreffen. Dieses wechselnde Verhalten darf als Schwankung im Verhornungsprozeß gedeutet werden (HASLUND), wenn auch ein endgültiges Urteil über die grundlegenden Zusammenhänge noch aussteht.

Auf alle Fälle macht jenes Durcheinander das Vorkommen einer Parakeratose unmittelbar über einem wohl entwickelten Stratum granulosum und umgekehrt ein Fehlen des letzteren unmittelbar unter normal verhornten Zellagen begreiflich, wenn auch nicht hinreichend erklärlich.

Diese Vorgänge spielen sich meistens über einer in wechselndem Grade ödematisierten, vielfach auch noch gewucherten Stachelzellschicht ab. Gerade in diesem Ödem mannigfaltigster Ätiologie, mit der Quellung und schlechten Färbbarkeit der Stachelzellen, mit dem Auftreten von Vakuolen in ihren Kernen, mit dem „Schwund“ (?) der intercellularen Brücken (UNNA), weniger vielleicht in der Acanthose liegt der erste Anstoß zu jenem, in der Parakeratose endigenden abnormen Verlauf des Verhornungsvorganges; hier muß die weitere Forschung einsetzen.

Im übrigen stimmt die Parakeratose bezüglich der Ausdehnung der einzelnen Herde (diffus, umschrieben) und den Beziehungen zu Hautanhangsgebilden, zu Cysten usw. mit der Hyperkeratose weitgehend überein. Eine *allgemeine Parakeratose* sehen wir, entsprechend der klinischen Schuppung, beim Scharlach; weniger stark, vielleicht schon mehr umschrieben, bei den Masern; ganz scharf umschrieben bei den Pilzaffektionen der Oberhaut, bei den trockenen Ekzemformen, noch schärfer begrenzt bei der Psoriasis, bei der zudem das Eindringen von Luft zwischen die einzelnen, gelockerten Lamellen zu jener silberweißen Farbwirkung des vollständig zurückgeworfenen Lichtes führt. Zur Parakeratose führen schließlich so gut wie alle oberflächlichen und auch die in den tieferen Schichten des Corium sich abspielenden, chronisch infektiösen Entzündungsprozesse. „Überstürzte Verhornung“ im Sinne der Parakeratose findet sich ferner bei reinen Basalzellenkrebsen (Carcinoma basocellulare parakeratodes), ebenso bei den als Übergangsformen bekannten Carcinomen. Umschriebene Anhäufung parakeratotischer Hornmassen zu oft beachtlicher Breite und Höhe sieht man vor allem suprapapillär und vielfach in Abwechslung mit interpapillär gelagerten echt verhornten Massen bei manchen *Verrucae vulgares* und *seniles* (FREUDENTHAL), besonders aber beim *Cornu cutaneum*. Im Bereich der Parakeratose stößt man beim Hauthorn auch auf größere oder kleinere markraumähnliche Bildungen (UNNA), wie sie DUBREUILH, LIPSCHÜTZ u. a. auch bei der gewöhnlichen Warze angetroffen haben. Oberhalb mancher

Papillen finden sich beim Hauthorn „gegitterte Säulen" (UNNA), die aus einer oder mehreren senkrecht stehenden Reihen stark geblähter, teilweise hohler, teilweise grob granulierter oder homogen glänzender kernloser Hornzellmassen aufgebaut sind. Es ist dies die weiche Marksubstanz des Hauthorns, die allseitig von einer zusammenhängenden festen Hornmasse umgeben ist, welche sich in Form ineinandersteckender Horntüten in die interpapillären Räume hinunterzieht, während sie oberhalb der Marksubstanz zu kuppelförmigen Gebilden zusammensintert. Vielfach kommt es hier zur Verkalkung einzelner Hornperlen.

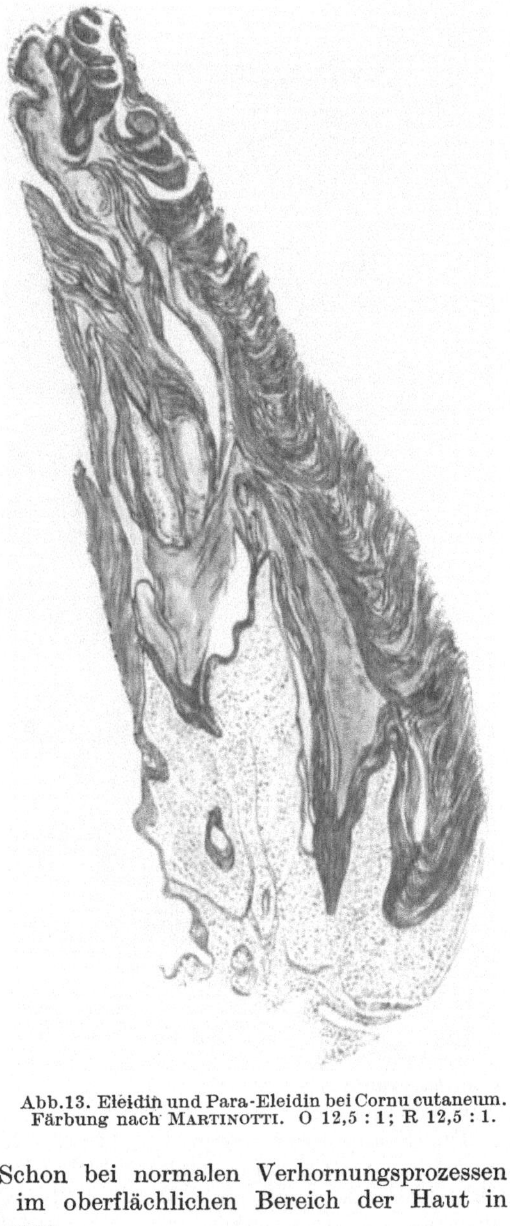

Abb. 13. Eleidin und Para-Eleidin bei Cornu cutaneum. Färbung nach MARTINOTTI. O 12,5 : 1; R 12,5 : 1.

Mit der Parakeratose tritt nun, wie schon wiederholt angedeutet, die flächenhaft weit ausgedehnte sowohl wie die auf eng umschriebene Abschnitte beschränkte Hyperkeratose vielfach gleichzeitig und unmittelbar vergesellschaftet auf. Jeder mit einem kürzer oder länger dauernden Ödem der Basal- und Stachelzellschicht einhergehende chronische oder subakute Entzündungsprozeß, jede länger dauernde, nicht entzündliche Ödematisierung nach Stauung kann zur Parakeratose führen.

Es erscheint nicht notwendig, die vielen in Frage kommenden Hautveränderungen im einzelnen hier anzuführen. Als besonders kennzeichnend gilt das *Nebeneinander* hyper- und parakeratotischer Vorgänge vor allem für die Psoriasis vulgaris; es findet sich häufig im atrophischen Stadium des varikösen Unterschenkelekzems, wo diese Neigung zu Hyper- und Parakeratose bei der deutlichen Atrophie der übrigen Epidermis ein besonders auffallendes Bild gibt.

MARTINOTTI hat eingehende Untersuchungen angestellt über die Bedeutung des Eleidins bei pathologischen Verhornungsprozessen. Schon bei normalen Verhornungsprozessen der Haut findet sich das Eleidin im oberflächlichen Bereich der Haut in Form von dicken, mächtigen Schuppen.

Wenn die Abschuppung der Haut das physiologische Maß übertrifft (bei kachektischen Individuen, bei Pityriasis sicca u. a.), bilden sich Eleidinschuppen an der Stelle, wo die Zellen ihrer Kerne beraubt zu sein scheinen. Bei pathologischen Prozessen zeigt sich die Erscheinung in kennzeichnender Weise bei jenen Erkrankungen, die mit Parakeratosen verlaufen (Para-Eleidin). Nicht immer zeigt sich das Para-Eleidin isoliert, sondern es findet sich vergesellschaftet mit kernlosem Eleidin (Hyper-Eleidin). Psoriasis, Parapsoriasis, Pityriasis rosea und versicolor, Erythrasma zeigen Para-Eleidin- und Hyper-Eleidinbildung nebeneinander, ebenso die Schuppen bei Erythrodermien. Beim

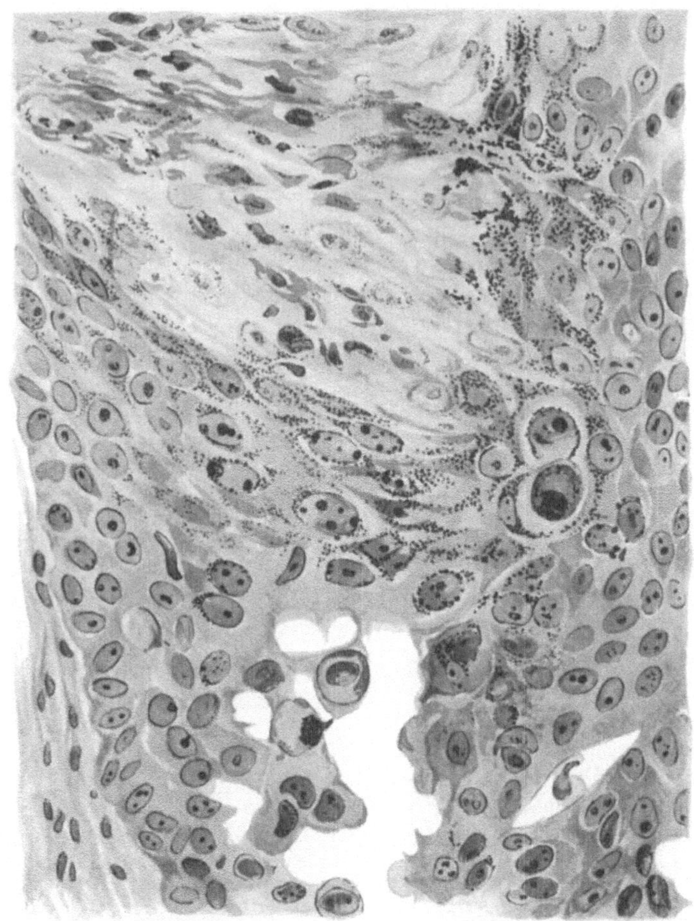

Abb. 14. Dyskeratose bei Hyperkeratosis foll. veget. (Rumpf, 50jähr. ♂). Entwicklung der Epithelumwandlung. „Lücken"; „Corps ronds"; „Grains". Eisenhämatoxylin-VAN GIESON. O 1000 : 1; R 750 : 1. (Nach GANS, Histologie I.)

seborrhoischen Ekzem tritt das Para-Eleidin besonders stark hervor, jedoch vermischt es sich dabei immer mit Krusten, die auch Para-Eleidin zeigen.

Die Schuppenbildungen bei verschiedenen normalen und pathologischen Zuständen können verschiedener Herkunft sein, 1. von reinem Keratin, 2. von reinem Eleidin, 3. aus einer Mischung beider, 4. von Eleidin mit Eleidinkernen (Paraeleidin). Die Hornschicht enthält folglich 2 fundamentale Körper: das Keratin und Eleidin und die Abstammungsprodukte. Bei Hypertrophien, bei chronischen Entzündungsprozessen tritt Hyper- und Paraeleidinbildung nebeneinander auf. Cancroidperlen zeigen ein sehr schönes Beispiel von Paraeleidin. Bei erweiterten Follikeln finden wir Eleidin und Paraeleidin in Zapfenbildung, auch bei Comedonen. Ferner bei Hyperkeratosis universalis congenita und Ichthyosis vulgaris, beim Cornu cutaneum, bei Keratoma palmare et plantare, bei Warzen und warzenartigen Prozessen, Angio-Keratomen, Porokeratosis, Blasenbildungen u. a. (MARTINOTTI).

Als *Dyskeratosen im engeren Sinne* sind nun noch einige eigenartige Veränderungen zu besprechen, die jedoch — und das sei gleich vorweg betont — trotz ihrer Eigenart durchaus nicht für die Hauterkrankungen kennzeichnend sind, bei denen sie vorkommen. Diese Dyskeratosen können durch ganz verschiedene Ursachen mikrobieller oder auch nicht mikrobieller Natur hervorgerufen werden. Ätiologische Bedeutung kommt ihnen also nicht zu. Sie finden sich vor allem bei der *Hyperkeratosis follicularis vegetans* (der DARIERschen Krankheit), bei der BOWENschen, der PAGETschen Krankheit, bei manchen *Epitheliomen, Hauthörnern,* den *Warzen,* dem *spitzen Kondylom,* dem *Molluscum contagiosum.* Sie kommen, wenn auch lange nicht in der bei den ersteren gewohnten Häufigkeit vor bei chronisch infektiöser, entzündlicher Granulationsgewebsbildung (Tuberkulose, Syphilis, Blastomykose, Sporotrichose), sie wurden beobachtet bei chronischen Ekzemen, generalisierten exfoliativen Erythrodermien, Lichen ruber und Pityriasis rubra pilaris, Chloracne, Psoriasis vulgaris u. a. (KOGOJ). Grundsätzlich ist festzuhalten, daß dyskeratotische Zellen, wie wir sie gleich besprechen werden, überall dort entstehen können, wo acantholytische Vorgänge sich abspielen.

DARIER bezeichnete als „Dyskeratose" eine Erkrankung der Epidermis, in der eine gewisse Anzahl von Retezellen sich von den anderen unterscheidet, eine fehlerhafte, zu einer anormalen Verhornung führende Entwicklung aufweist und in der Hornschicht als grains, corps ronds, corpuscules nuclées ou non, globes, bules usw. auftritt. Es handelt sich um meist homogene rundliche, scheinbar von einer doppelten Membran umgebene, stark lichtbrechende Körper, die die Kerne der Epidermiszellen meist an Größe überragen und von DARIER irrtümlich für lebende Krankheitserreger (Psorospermien) gehalten wurden. Sie finden sich neben dem Stratum granulosum im Stratum corneum und auch im Stratum spinosum; sie umschließen in den unteren Epidermisschichten stets ein scharf begrenztes, granuliertes oder auch homogenes, kernartiges Gebilde. Dies wird um so unscharfer, je mehr es zur Oberfläche hinrückt, zerfällt hier vielfach in körnige Haufen, um schließlich völlig zu verschwinden. Die doppelbrechende Membran entpuppt sich als Abkömmling der umgebenden Hornschicht. Der Entwicklungsgang der „corps ronds" ist ungefähr folgender: Einzelne Zellen nehmen runde Gestalt an, während sich um ihren Kern ein nicht färbbarer Hof bildet unter gleichzeitigem Schwund des Chromatingerüstes. Unter Quellung des Kernkörperchens entwickelt sich hier eine stark färbbare homogene Masse. Gleichzeitig verlieren die Zellen ihre „Intercellularbrücken", und das Protoplasma zieht sich auf einen schmalen Rand zurück (s. Abb. 14).

## 2. Störungen im Fettstoffwechsel.

Die pathologische Verfettung wird nach den heute geltenden Anschauungen fast nur auf Fettinfiltration mit Fettspeicherung zurückgeführt (ASCHOFF u. a.). Dabei kann es sich nach WOLFF um eine gestörte Zelltätigkeit bei normalem Fettangebot oder aber um normale Zellfunktion bei einem Überangebot an Fett handeln, oder schließlich um beides. Eine Entscheidung ist oft sehr schwer. Die *Fettphanerose* — Sichtbarwerden in der Zelle bereits vorhandenen Fettes durch bestimmte Vorgänge, VIRCHOW — wird heute „als ein rein postmortaler

Vorgang aufgefaßt (ASCHOFF). Ob dieser Vorgang bei der Abstoßung der oberflächlichen, verhornten, vielfach fetthaltigen Epidermisepithelien, des Stratum disjunctum, ferner bei einer Reihe schuppender Hauterkrankungen eine Rolle spielt, wäre noch zu untersuchen.

Neben der Vermehrung von Fett in den Zellen intracellulärer Herkunft, kommt auch noch eine *Anreicherung im Zwischengewebe*, eine *interstitielle* Verfettung (ASCHOFF) vor. Eine solche liegt z. B. bei der *Adipositas dolorosa,* wie auch bei jeder übermäßigen Fettansammlung in der Haut vor. Die histologische Untersuchung ergibt bei jener keinen Unterschied vom gewöhnlichen Fett. Nur von DAMMANN wurde auf das Auftreten jugendlicher, in Haufen zusammenliegender Lipoblasten hingewiesen, eine Angabe, die allerdings nicht allgemein bestätigt werden konnte. Gegenüber diesen allgemeinen, mehr diffusen, wenn auch meist auf gewisse Bezirke beschränkten Fettansammlungen, spielen andere, an kleinste Gewebsabschnitte gebundene in der Dermatologie eine äußerst geringe Rolle. Hier wäre jene von E. HOFFMANN und ZURHELLE als *Naevus lipomatodes cutaneus superficialis* beschriebene Nävusform zu erwähnen, die makroskopisch am meisten an einen Talgdrüsennävus erinnerte. Mikroskopisch lag jedoch eine Einlagerung von Fettzellhaufen in die oberen Schichten der Cutis vor, ohne Zusammenhang mit dem subcutanen Fettgewebe und ohne Beziehung zu den völlig normalen Anhangsgebilden der Epidermis. Ähnliche, wenn auch nicht ganz entsprechende Befunde konnten BROCA, DARIER, RIST erheben.

Erwähnenswert sind ferner jene als *Retentionsfolgen* anzusehenden, umschriebenen, an vorgebildete Hohlräume gebundenen Ansammlungen von Fetten und fettähnlichen Körpern, wie sie in *Cysten* (*Talgretentionscystchen* der Neugeborenen, *Sebocystomatosis, Comedonen, Retentionsatheromen, Dermoiden* und *Epidermoiden,* beim *Epithelioma adenoides cysticum,* beim *verkalkten Epitheliom, Ölcysten* bei *stielgedrehten Hautlipomen*) vorkommen. Der Inhalt besteht hier meist aus einer gelblichweißen, dünner- oder dickflüssigen, geruchlosen oder auch unangenehm riechenden Masse. Sie besteht entweder ausschließlich aus Fettresten (neutral reagierend, chemisch vor allem Olëin und Palmitin, hingegen kein Albumin, keine Butter- oder Valeriansäure enthaltend), wie z. B. die Cysten bei der Sebocystomatosis (VITALLI), oder rein aus Talgmassen, wie bei den sog. Milien der Neugeborenen (GANS). Die Comedonencysten, und namentlich die veralteten Fälle enthalten im Gegensatz hierzu ebenso wie die Retentionsatherome neben abgestorbenen Epithelien Cholesterin, Talg, Zelltrümmer, ja auch Leucin und Tyrosin (THIBIERGE). In den Dermoiden und Epidermoiden wurde ein Gemisch verschiedener Talgsorten festgestellt, deren niedriger Schmelzpunkt ($31^0$) und sehr hoher Gehalt an Fettsäure ($65^0/_0$) für das Vorhandensein eines Vernix caseosaartigen Fettstoffes spricht.

Als *regressive Veränderungen* sind jene Verfettungen anzusprechen, wie sie bei den verschiedensten epithelialen Geschwülsten und gewissen Nävusformen beobachtet werden. Die Cysten des *Epithelioma adenoides cysticum* enthalten neben Hyalin und Horn auch fettartige Stoffe und beim Zerfall im Umkreis der Cystenkugeln xanthomatöse Zellen (FRIEBOES). In den *verkalkten Epitheliomen* spielt die Verfettung eine gewisse Rolle. Im Bindegewebe finden sich hier spärlich Neutralfette, ebenso in der Kapsel. In den nekrotischen Epithelien wurden neben Fettsäuren und fettsaurem Kalk nekrobiotische Myeline (?) sowie Cholesterinester festgestellt (BILKE). Wir treffen hier auf Degenerationsvorgänge, die man mit voller Berechtigung als solche ansprechen darf.

*Fettanreicherung* oder *Fettinfiltration* in epithelialen Elementen der Haut ist ein viel selteneres Ereignis. Wir kennen das Auftreten lipoider Substanzen in den Epithelien der Epidermis. CEDERCREUTZ gelang beim *Molluscum contagiosum* ihr Nachweis nicht nur in den Zellen des Stratum germinativum, sondern auch in den oberflächlicheren Lagen des Stratum spinosum, granulosum, lucidum sowie corneum. Die hier in Form kleinerer und größerer, oft krystallähnlich glänzender Körner sichtbaren Gebilde werden irrtümlicherweise oft als Parasiten angesehen. Cholesterinvorkommen kennen wir von *seborrhoischen Warzen,* auf deren starken Lipoidgehalt erstmalig POLLITZER und UNNA 1890 aufmerksam gemacht haben, eine Angabe, die von DUBREUILH-WAELSCH bestritten, von KREIBICH, CEDERCREUTZ, sowie CAROL jedoch neuerdings wieder bestätigt wurde. Schließlich gehört hierher auch das Vorkommen sudanophiler Lipoidsubstanz in den Schuppen des *seborrhoischen Ekzems.* Sie findet sich hier nach CEDERCREUTZ nicht nur im untersten und mittleren Teil des Stratum basale und spinosum, sondern auch, und zwar besonders reichlich, im Stratum corneum und in parakeratotischen Schichten. Dort in Form kleinerer, hier in Form größerer Tröpfchen. KREIBICH fand sie in den Endothelien der Papillargefäße, aber auch freiliegend in den Papillen. UNNA beobachtete das Auftreten von feinen Tröpfchen in den Lymphspalten und zwischen den Endo- und Perithelien der Capillaren. Ob es sich dabei um eine reine Fettspeicherung handelt und auf welche Bedingungen diese zurückzuführen ist, ist noch unklar.

Die *anisotrope Verfettung,* wie im Gegensatz zu den einfach brechenden Neutralfetten vor allem die Cholesterin- bzw. Cholesterinesterablagerung im Gewebe genannt wird, hat seit den Untersuchungen besonders ASCHOFFS und seiner Schule stärkere Beachtung gefunden. Die Ablagerung derartiger Verbindungen bzw. die daraus entstehenden Gebilde pflegt man seitdem in 3 Gruppen einzuteilen, einmal die *Xanthome,* echte Geschwülste unbekannter Genese, dann auf Grund von Stoffwechselerkrankungen entstehende, sog. symptomatische Xanthome, die *Xanthelasmen* und schließlich die *Pseudoxanthome,* auch *örtliche Xanthomatosen* genannt, die rein örtlich bedingte Speicherung von Cholesterinestern in den verschiedensten Organen. Während es sich bei den beiden ersteren um eine Infiltration mit Cholesterinestern handelt, liegt bei den letzteren ein Resorptionsvorgang vor, der bei Gegenwart von in der Nachbarschaft auftretender, irgendwie freigewordener doppelbrechender Substanz einsetzt. Man darf vielleicht auch das oben schon erwähnte Auftreten lipoider Stoffe in den Epidermisepithelien teilweise hierher rechnen. Unter strenger Berücksichtigung der Genese kommt HERXHEIMER zu einer Einteilung nach: 1. *Xanthomen,* 2. *Infiltrationsxanthelasmen* und 3. *Resorptionsxanthelasmen.* Diese letzteren treten in erster Linie bei chronischen, mit Gewebszerfall und Resorption von Zerfallsprodukten einhergehenden Eiterungsprozessen, ferner in Dermoidcysten, in besonders großer Menge in den als Makrophagen bezeichneten (Pseudoxanthom)-Zellen auf. Es sind gewöhnliche Phagocyten, welche einige Besonderheiten der Protoplasmastruktur (feinschaumiger Bau) aufweisen (ANITSCHKOW). Ihre Entstehung im Anschluß an einen hämolytischen Ikterus nach einem Chininexanthem konnte NICOL beobachten. Diese Makrophagen gehören größtenteils zu jenen seit ASCHOFF-LANDAU für die Cholesterinesterspeicherung als wichtig erkannten Zellformen, die jene anisotropen Fette genau so wie andere kolloidgelöste Stoffe aufnehmen (ANITSCHKOW). Sie finden sich unter anderem in den Hautknoten der Lepra, und zwar in den „Leprazellen", deren Protoplasma vielfach einer lipoiden Degeneration anheimfällt (CEDERCREUTZ).

Zu den Lipoidinfiltrationen der Haut zählt noch ein von URBACH als Lipoidosis cutis et mucosae bezeichnetes Krankheitsbild[1], das mit gestörtem Fettstoffwechsel und latentem Diabetes verbunden ist. Mit der Xanthomatose besteht

[1] Siehe insbesondere wegen Abbildungen dieses Handbuch Bd. XII/2.

kein Zusammenhang; es handelt sich vielmehr um einen zu den *Phosphatiden* gehörigen Lipoid-Eiweißkörper.

Die den *Infiltrationsxanthelasmen* zugrunde liegenden Stoffwechselstörungen sind in ihren letzten Ursachen noch unbekannt. Bei ihnen dürfte es sich jedoch so gut wie immer um eine Hypercholesterinämie handeln, die als Konstitutionsanomalie im weitesten Sinne aufgefaßt werden kann (HERXHEIMER, E. SCHMIDT, SIEMENS u. a.). Nach dem heutigen Stande unseres Wissens darf man dabei für das Zustandekommen der Ablagerungen die Anhäufung im Blut und im Gewebe als koordinierte Erscheinungen ansehen, bei welchen

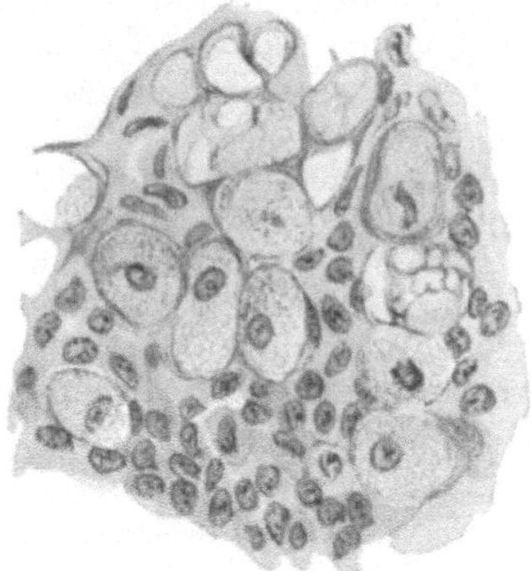

a Sog. „echte“ Xanthomzellen.

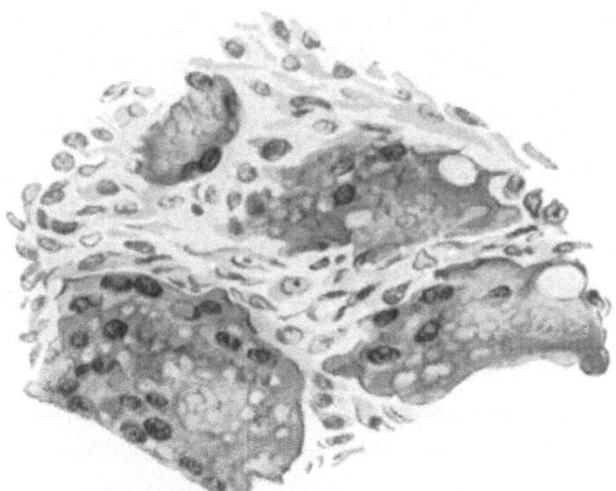

b Xanthom-Riesenzellen (Typus Fremdkörperriesenzellen).

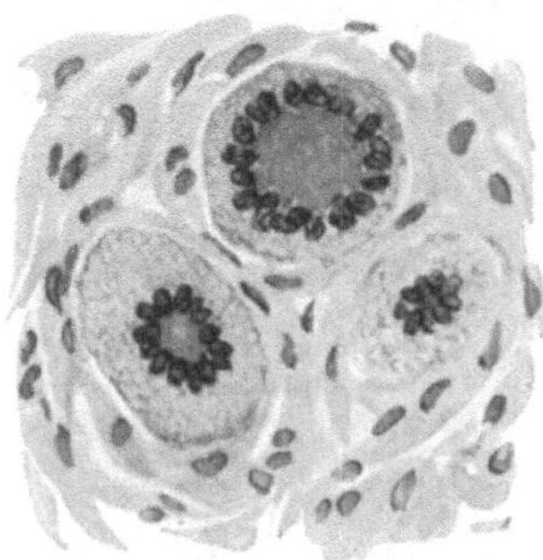

c Xanthom. Riesenzellen (Typ TOUTON).

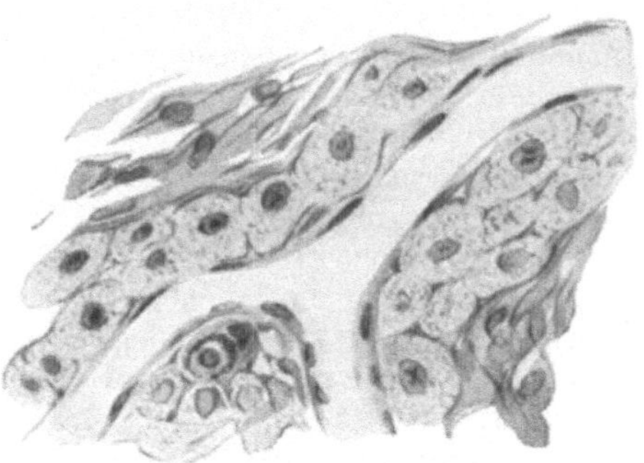

d Beginnende xanthomatöse Ansammlung in der Umgebung einer Vene. Eine große Zelle in Teilung.

Abb. 15a—d. Xanthomatöse Zellformen. a, c, d aus Augenlidxanthom, b aus xanthom. Blastom. O 645 : 1; R 645 : 1. (Nach GANS, Histologie I.)

das Cholesterin zu einem bedeutenden Teil als Stoffwechselendprodukt auftritt. Die Ursache der Cholesterinretention wird dabei in einer physiko-chemischen Zustandsänderung gesucht, deren Natur wahrscheinlich im Einzelfalle wechselt (HUECK).

So ungeklärt diese Stoffwechselfragen auch sind, so genau kennen wir ihr histologisches Substrat im Gewebe. Wenn auch über den chemischen Charakter der im Einzelfall vorliegenden doppelbrechenden Substanzen färberisch keine sichere Entscheidung gefällt werden kann (HUECK, VERSÉ), so ist doch die rein körperliche Feststellung in den Geweben durch die Tatsache ihrer Doppelbrechung, Anisotropie leicht. Dazu kommt, daß die derart veränderten Zellen, die sog. *Xanthomzellen,* durch eine eigenartige Struktur gekennzeichnet sind. Spezifische Bedeutung kommt ihnen allerdings nicht zu

(PINKUS u. PICK). Verfolgt man ihre Entwicklung von Anfang an — sie finden sich dann in der Haut vor allem in der unmittelbaren Umgebung der subpapillaren Blutgefäße, vereinzelt auch der Capillaren und der Lymphräume der Papillen — so zeigen sie zunächst eine ovale bis rundliche Form, sind etwas größer als Endothelzellen, besitzen ein fein granuliertes Protoplasma, in dessen Zentrum ein gut färbbarer Kern liegt. Bei Fettfärbung läßt sich an den meisten dieser Zellen eine Anhäufung feinster Granula erkennen, an deren Stelle nach Alkoholfixation ein feinwabiges Protoplasmanetz zurückbleibt. Häufig tragen Capillaren und Präcapillaren einen förmlichen Mantel solcher Zellen, gelegentlich tritt doppelbrechende Substanz auch schon sehr frühzeitig in den Basalzellen der Epidermis auf. Die erstmalig von DE VINCENTIS und von TOUTON beschriebenen sog. „Xanthomzellen" treten meist herdförmig, in wechselnd großen, zunächst in der Cutis gelegenen, dann gegen die Epidermis vordringenden, soliden zelligen, scharf abgesetzten, gelegentlich auch unscharf in die Umgebung übergehenden Knoten auf. Manchmal beherbergt eine Zelle mehrere Kerne, die dann ähnlich wie in Riesenzellen dicht beieinander gelagert sind, vielfach in Ring- oder Kranzform die Zellmitte umrahmend (TOUTONsche Riesenzellen). In älteren Herden sind die Xanthomzellen eingelagert in ein fibrilläres Grundgewebe mit glatten oder dreieckigen Bindegewebszellen, deren Fasern oft ganz deutlich jene Zellen umspinnen. Dabei lassen sich vielfach alle Übergangsformen von diesen einfachen fixen Bindegewebszellen zu den polygonalen großen und den Riesenzellen feststellen. Die ersteren, mit ihren zunächst länglichen, stäbchenartigen Kernen, liegen hauptsächlich am Rande der einzelnen Xanthomknoten; sie zeigen eine allmählich stärker werdende Aufblähung des Zelleibes, zunächst noch mit deutlicher Wabenstruktur. Diese wird jedoch gelegentlich auch vermißt und scheint eng mit dem jeweiligen physikalisch-chemischen Zustand des Zellinhaltes verknüpft. Nicht selten begegnet man Kernteilungsfiguren, ein Beweis dafür, daß das Zelleben nicht geschädigt ist (s. Abb. 15).

Je *älter* der einzelne Knoten ist, um so stärker treten die Xanthomzellen zurück gegenüber der Masse des Bindegewebes, so daß vielfach der Eindruck fibromatöser Gebilde entsteht, in die einige Xanthomzellen eingelagert sind. In der Mitte derartiger Knoten finden sich häufig doppelbrechende Massen, die nähere Beziehungen zu einzelnen Zellen nicht mehr erkennen lassen. Bei *Rückbildung* der Cholesterininfiltration schwindet zunächst dieser zentrale Lipoidherd, die ovalen peripheren Zellen rücken näher zusammen unter Schwinden der doppelbrechenden Substanz aus ihrem Protoplasma. Statt dessen tritt vielfach ein goldgelbes Lipochrom (?) in feineren und gröberen Schollen auf.

Die xanthomatösen Bildungen können bei gleichzeitigem chronischem Ikterus in einem Teil ihrer Zellen gelegentlich reichlich *Gallenpigment* in gelbgrünen Tropfen enthalten. Selten findet man anstatt Cholesterinesterspeicherung eine solche von Neutralfetten (FAHR).

Die Ergebnisse der verschiedenen *mikroskopischen* und *mikrochemischen* Fettuntersuchungsmethoden seien hier kurz zusammengestellt. Das ungefärbte Präparat zeigt bei starker Vergrößerung und genügender Abblendung, daß die in die Wabenmuster eingelagerten und auch die in den Fetthöhlen liegenden Massen aus feinen, in Gruppen aneinandergelagerten Nadeln bestehen, vielfach in Drusenform (TOUTON). Durch längeres Erwärmen und Abkühlen entstehen leicht Tropfen mit deutlichem Achsenkreuz. Im polarisierten Licht sind sie deutlich doppelbrechend. Mit Sudan III sind die xanthomatösen Schichten fleckig braunrot darstellbar, jedoch nur zum Teil. Ähnlich wirkt Scharlachrot. Das Verhalten gegen Farbstoffe erlaubt jedoch, wie insbesondere HUECK und VERSÉ betont haben, keinerlei Rückschlüsse auf den chemischen Charakter.

Bei den als echte Geschwülste beschriebenen Xanthomen scheint es vielfach fraglich, ob es sich tatsächlich um solche handelt. Bei manchen liegt sicherlich eine allgemeine Stoffwechselstörung dem Auftreten der doppelbrechenden Substanz zugrunde (LUBARSCH u. a.). Bei manchen mag es sich um nävogene Gebilde handeln (DIETRICH u. a.). Für die Xanthome der Haut, die wir ja nicht zu den echten Geschwülsten rechnen, wird sowohl Erhöhung als auch ein Fehlen der Hypercholesterinämie berichtet. Vielleicht liegen hier zeitliche Schwankungen vor, deren Ursache wir noch nicht kennen (KIRCH). Aber auch bei ihnen dürften neben der allgemeinen Stoffwechselstörung örtliche Momente (Lymphstauung, LUBARSCH) eine Rolle spielen. Daneben gibt es zweifellos echte Blastome mit xanthomatöser, aber wohl sekundärer Einlagerung; es wird dann von dem blastomatösen Muttergewebe abhängen, welche Form der xanthomatösen Blastome auftritt: Fibroma, Sarcoma, Fibrosarcoma, Endothelioma, Carcinoma xanthomatosum, xanthomatöser Riesenzellentumor von Osteoklasten- oder TOUTONschem Typus.

*Schwund des Fettgewebes* ist besonders bei der Ödemkrankheit beschrieben, wo es — wie in den perikardialen und pararenalen Fettherden — auch in der

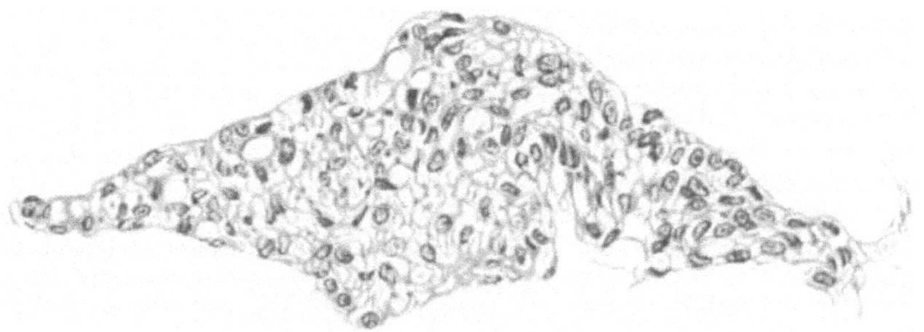

Abb. 16. Wucheratrophie des Fettgewebes mit Kernvermehrung und Pigmentbildung (Lipofuscin) (Hämatoxylin-Eosin). Leitz Obj. 6a Ok. 4. $^1/_1$

Subcutis völlig schwindet. Dieser völlige Fett- und Lipoidschwund geht sogar über den bei der *Hungeratrophie* zu beobachtenden weit hinaus. Bei dieser bleibt der Fettgehalt der Haut nach TRAINA ebenso wie bei der Geschwulstkachexie, bei Marasmus senilis, gegenüber der Norm unverändert. In der Mitte steht etwa der Fettschwund bei der *Lipodystrophia progressiva,* wo sich makroskopisch keine Spur von Fett mehr findet, es sich mikroskopisch jedoch in den Talgdrüsen und an den Haarwurzeln wenigstens noch nachweisen läßt (ARNDT, MARAÑON und CASCOS).

Eine eigenartige Form der *Fettgewebsnekrose* (mit erheblicher Entzündungsreaktion) wurde wiederholt bei Neugeborenen beschrieben (MAYERHOFER, GELBJERG-HANSEN) und der der Erwachsenen (BERNER, HEYDE u. a.) an die Seite gestellt. Anstatt des gewöhnlichen Bildes leerer Fettmaschen ist das subcutane Fettgewebe mit einer amorphen, aber nicht homogenen, nicht genauer bekannten Masse gefüllt — gespaltene Naturalfette (GELBJERG-HANSEN —; die Bindegewebssepten sind stark ödematös und lymphocytoid zellig infiltriert. Das Leiden hat Ähnlichkeit mit dem Fettsklerem oder Sklerödem der Neugeborenen, unterscheidet sich aber durch den günstigen Verlauf.

Schwund des Fettgewebes findet sich im übrigen bei einer großen Zahl mit allgemein atrophischen Veränderungen einhergehender Vorgänge [Kraurosis vulvae, Druckatrophie, Alopecia senilis (PINKUS)]. UNNA stellte allerdings hier eine Verdickung des Fettgewebes auf Kosten der verdünnten Cutis fest. Für Zwecke der menschlichen Pathologie stellte SCHIDACHI in Verfolg der Untersuchungen

FLEMMINGs drei Grade der Atrophie des Fettgewebes auf, die auch nach meinen Erfahrungen den tatsächlichen Verhältnissen entsprechen, wie wir sie bei mäßig bis hochgradig abgemagerten Leichen vorfinden. Beim ersten Grad sieht man eine mehr oder weniger ausgesprochene einfache und seröse Atrophie, bei keiner oder nur sehr spärlicher Wucherung. Beim nächsten Grade starke Verkleinerung der Fettzellen, sowie neben der serösen Atrophie eine von der Peripherie des Fettläppchens zum Zentrum fortschreitende Wucheratrophie. Beim dritten Grade endlich eine spindel- bis strang- oder streifenförmige Anordnung der mit Kernen dichtbesäten Fettläppchen. Die seröse und einfache Atrophie kommt beim Menschen im Panniculus adiposus verhältnismäßig häufig vor; aber auch die atrophische Wucherung des Fettgewebes, das Auftreten mehrerer Kerne um den verkleinerten Fetttropfen in einer atrophischen Fettzelle ist durchaus nicht selten. Maligne Tumoren haben einen wesentlich geringeren Einfluß auf die Atrophie des Fettgewebes als die chronische Tuberkulose, eine Beobachtung, die schon FLEMMING gemacht hat.

Eine Sonderstellung nimmt die *Cytosteatonekrose*, das ist eine *intracelluläre Verseifung* des subcutanen Fettgewebes ein. Die Veränderung findet sich gewöhnlich bei Fettleibigen, und zwar am häufigsten im Fettgewebe der Schamgegend. Vom *pathologisch-anatomischen* Standpunkte aus muß man zwischen jüngeren und älteren Krankheitsherden unterscheiden; in den ersteren findet sich die intracelluläre Verseifung in reinster Form und läßt sich am besten am Gefrierschnitt mit Nilblausulfat darstellen. In den älteren Herden überwiegen zwar entzündliche und vernarbende Vorgänge, aber stets findet man Überreste der grundlegenden Veränderung. Gelegentlich sieht man auch nur noch eine Nekrose oder Verkalkung, aber auch dann läßt sich der Ausgang von der Fettgewebsverseifung nachweisen. *Pathogenetisch* handelt es sich um diastatische Prozesse; die die Verseifung der Neutralfette auslösende Lipase kann sowohl aus dem Blute, als auch aus autolytisch endocellulär entstehenden Stoffen stammen.

Anhangsweise sei das *Leichenwachs, Adipocire* erwähnt. Es besteht mikroskopisch hauptsächlich aus kugeligen, radiär angeordneten, nadelförmigen Fettsäurekrystallen, die in kleineren Herden beieinander liegen. An der Oberfläche der Fettwachsgebilde — denen ja die Epidermis fehlt — findet sich ein in kleinen Knötchen angeordnetes bindegewebiges Netzwerk, dessen Maschen dichte Schollen teils radiär angeordneter, teils amorpher feiner Fettsäurekrystallnadeln enthalten. In der Cutis sind — auch noch beim fertig ausgebildeten Adipocire — hier und da durch die Maschen der Fettschollen und Krystallbüschel hindurchziehende derbe Bündel faserigen Bindegewebes noch deutlich zu erkennen. Die der Oberfläche zunächst liegenden Faserzüge sind am dichtesten und besten erhalten; hie und da sind sie auseinandergedrängt. Die Zwischenräume sind von krystallinischen Massen, teils ungeordnet, teils in radiären Faserbündeln durchsetzt. Je mehr man in die Tiefe der Fettwachsschicht kommt, um so aufgelockerter wird das Bindegewebe, um allmählich sich in dem weitmaschigen Netzwerk des subcutanen Fettgewebes zu verlieren. Von den Zellmembranen der ursprünglichen Fettzellen sind Reste nicht mehr zu erkennen, während man an entfetteten Präparaten sehr deutlich den an Lederdurchschnitte erinnernden Aufbau des Bindegewebes der Cutis erkennen kann.

### 3. Störungen im Kohlehydratstoffwechsel

lassen sich histologisch nur als Änderungen des Glykogengehaltes verfolgen. Glykogen findet sich schon normalerweise im Gewebe, z. B. in den mittleren Lagen geschichteter Epithelien. Die Frage, ob es sich bei besonderem Glykogenreichtum um eine krankhafte Speicherung oder gesteigerte Glykogenbildung in den Zellen handelt, oder um eine degenerative Entstehung, konnte bis heute noch nicht entschieden werden. Das Glykogen findet sich für gewöhnlich nur im Protoplasma der Zellen, seltener im Kern; wo das letztere der Fall ist, dürfte es sich am ehesten um einen Entartungsvorgang handeln. Der Kern ist dann blasig geschwollen und chromatinarm. Im Zellplasma tritt das Glykogen in Form von Körnchen, Kugeln oder Schollen auf und ist hier wie auch im Kern wahrscheinlich an präexistente Zellbestandteile gebunden (ARNOLD).

In der Haut im besonderen spielt das pathologische Glykogenvorkommen eine nur geringe Rolle. HERXHEIMER konnte es erstmalig in frischen Wucherungen beim Pemphigus vegetans nachweisen. Das Auftreten von Glykogen

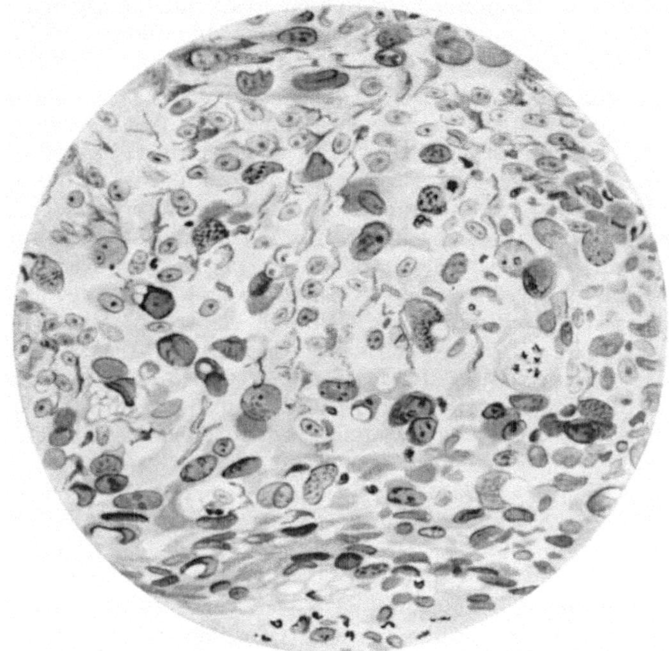

Abb. 17. Glykogen in den gewucherten Epidermiszellen bei BOWENscher Dermatose. O 290 : 1; R 290 : 1. (Nach GANS, Histologie II.)

in Zellen epithelialer Geschwülste ist allgemein bekannt. Die Bedeutung der Glykogenentwicklung in den Carcinomzellen ist allerdings noch umstritten. Besondere Erwähnung verdient das oft reichliche Vorkommen von Glykogen in Form von Schollen, Körnern und Brocken in den durch eine eigentümliche Umwandlung gekennzeichneten Stachelzellen bei der PAGETschen Krankheit (ARND) und der BOWENschen Dermatose (GANS). Es findet sich hier in den vergrößerten polyedrischen oder runden Zellen innerhalb des oft vielfach vakuolisierten Protoplasmas. Zwischen dem Auftreten des Glykogens und der Entwicklung dieser pathologischen Zellformen möchte ARND einen unmittelbaren Zusammenhang annehmen. Je stärker nämlich der Glykogenreichtum der Zellen wird, um so pagetzellenähnlicher werden sie. Dabei nimmt das färbbare Zellplasma an Menge immer mehr und mehr ab, da es durch Glykogen ersetzt wird. Nicht nur die Zellen der Epidermis, sondern auch die der Haarbälge, der Talg- und Schweißdrüsen und der großen Milchgänge sind glykogenhaltig.

Da Glykogen bereits normalerweise in der Epidermis, sowie in den Anhangsgebilden der Haut vorkommt (GIERKE, LOMBARDO u. a.), so handelt es sich vielleicht bei den Pagetzellen einfach um umgewandelte Epithelzellen der Epidermis. Ob die Glykogenspeicherung als einzige Äußerung eines abnormen Reizzustandes in Frage kommt — Beziehungen zwischen schnellem Wachstum und Glykogenauftreten wurden ja auch von WATERMAN festgestellt — bedarf noch weiterer Untersuchung.

Die Störungen im *Eisenstoffwechsel* sind — um Wiederholungen zu vermeiden — beim Pigmentstoffwechsel abgehandelt (s. d.).

## 4. Störungen im Mineralstoffwechsel.

### Verkalkungsvorgänge in der Haut[1]

unterscheiden sich pathogenetisch nicht von solchen in anderen Organen (näheres zur Pathogenese s. GANS, Histologie der Hautkrankheiten Bd. I, S. 144). Einer „Kalkgierigkeit" begegnen wir besonders dort, wo ein herabgesetzter oder träger Stoffwechsel bzw. eine Erniedrigung der Wasserstoffionenkonzentration des Gewebes durch Säureabgabe die Kalksalze leichter ausfallen läßt. Von *allgemeinen* Formen multipler Verkalkung, die mit Störungen im Kalkstoffwechsel, mit einer Kalküberladung des Blutes einhergehen, trennt man jene, die lediglich durch rein örtlich bedingte Ursachen und ohne Steigerung des Blutcalciumgehaltes entstehen. Die ersteren hat GANS in Anlehnung an die Xanthomatosis als *Calcinosis universalis* bezeichnet. Beruht die Steigerung des Kalkgehaltes auf einem vermehrten Angebot von Kalksalzen durch Abbauvorgänge, wobei fast ohne Ausnahme eine Nierenerkrankung vorhanden ist (M. B. SCHMIDT), so haben wir die *Virchowsche Kalkmetastase,* die *Calcinosis universalis metastatica* vor uns; ist das Knochensystem jedoch nicht beteiligt, liegt vielmehr, wie wir mit MARCHAND, VERSÉ u. a. annehmen, vielleicht eine konstitutionelle Störung im Kalkhaushalt des Organismus vor, so würde es sich um eine *Calcinosis universalis metabolica* handeln. Schließlich spielt noch die von M. B. SCHMIDT als „*Kalkgicht*" bezeichnete Form eine Rolle; infolge einer Veränderung des Kalkstoffwechsels findet hier eine Abscheidung von Kalksalzen in besonders disponierten Geweben statt, wie wir das ähnlich von den Uratabscheidungen bei der echten Gicht kennen.

Von diesen Formen zu trennen sind jene, wo umschriebene Gewebsbezirke aus dem Blute Kalksalze aufnehmen infolge bestimmter dystrophischer, nekrotischer oder nekrobiotischer lokaler Stoffwechselstörungen: die dystrophische Form der Verkalkung: *Calcinosis localis s. dystrophica.*

Diese Art der Verkalkung finden wir in Tumoren (Lipomen, Carcinomen, verkalkten Epitheliomen, Psammocarcinome usw. (FREI). Die Verkalkungsvorgänge haben sicherlich eine ausgedehnte regressive Metamorphose des Tumorgewebes zur Voraussetzung. Diese bereitet für die Kalkablagerung vor; sie wird wahrscheinlich durch die auftretenden Fettsäuren eingeleitet (HOFMEISTER, KLOTZ, BILKE u. a.) Während bei den Stachelzellkrebsen besonders die hyalinen und Hornperlen verkalken, sind es bei den Basalzellkrebsen meist die erweichten zentralen Geschwulstabschnitte; bei den sog. „verkalkten Epitheliomen" äußert sich die Verkalkung einmal im Auftreten homogener, stark färbbarer Massen in der Stachelzellen- sowohl wie in der Hornschicht, ferner in einer eigenartigen zarten Körnelung des Protoplasmas dieser Zellen, das wie bestäubt aussieht. DARIER hat auf Grund der Nichtfärbbarkeit der verkalkten Epitheliommassen angenommen, daß die Verkalkung hier nicht in krystallinischer Form auftritt, sondern das Gewebe in molekularem Zustand durchsetze. Atherome, Dermoid-

[1] Siehe auch Beitrag NAEGELI in diesem Bande.

cysten — diese vereinzelt gleichzeitig mit Verhornung —, chronisch entzündliches Granulationsgewebe, z. B. Tuberkulose (Kraus, Löwenbach), durch Zirkulationsstörungen oder sonstwie dystrophisch veränderte Gewebe verkalken in dieser Form (Pseudoxanthoma elasticum, Friedmann; Phleboliten, Kalkinfarkte bei der sog. Phlebosklerose (Nobl), Verkalkungsherde bei der Dermatrophia chronica idiopathica progressiva, Jessner u. a.; bei der Sclerodermia diffusa, Ehrmann, Oehme, Thibierge und Weissenbach u. a.; beim Epithelioma adenoides cysticum, Wolters, Watanabe. Schließlich seien noch erwähnt die Reste elastischer Fasern in den Striae distensae, Jadassohn. Die Kalkmassen treten dabei vereinzelt oder auch in mehreren Herden, einzelstehend oder diffus auf. Die Haut über ihnen kann sekundär durch Rötung, Schuppen-, Krustensowie Geschwürsbildung verändert erscheinen. Dies findet sich jedoch bei jeglicher Verkalkungsform.

*Histologisch* finden sich Massen von kohlen- und phosphorsaurem Kalk in Form stecknadelkopf- bis linsengroßer unregelmäßiger, teils zusammenhängender, mehr oder weniger rundlicher Herde. Sie reichen vom Papillarkörper bis in die mittlere Cutis. Dabei spielen sich die Veränderungen vor allem im Bindegewebe der Haut ab. Bei Einlagerungen in die Haut ist diese fest mit der Unterlage verwachsen. Bei ausgedehnter Verkalkung können sich größere Hautpartien infolge der Brüchigkeit des erstarrten Gewebes loslösen (Versé). Überall dort, wo die Kalkmassen an die Epidermis heranreichen, sind die Leisten verstrichen, ja die Epidermis verdünnt oder gar bis zum Einreißen gespannt. In den *jüngsten Stadien* derartiger Verkalkungen sieht man im frischen Zupfpräparat den Kalk in Form feinster glänzender Kügelchen und Körnchen den zarten Fibrillen des Bindegewebes außen angelagert. In vorgeschritteneren Fällen ist der Kalk zu größeren Massen zusammengeschmolzen oder gar zu korallenförmigen Gebilden ausgewachsen. Oft ist auch das Gewebe nach Art eines Filzes von Kalkfasern durchsetzt — Marchand hat dies treffend mit Asbest verglichen. In anderen Fällen wieder liegen die Kalkmassen in großen cystischen Hohlräumen. Die ursprüngliche Gewebsstruktur kann dabei völlig verloren gehen. Nur die vielfach gebrochenen elastischen Fasern sind — mit Kalk inkrustiert — meist deutlich sichtbar.

Die Umgebung dieser Kalkmassen ist gewöhnlich ein homogenes, oft kernarmes Bindegewebe; in langsamer und gutartig verlaufenden Fällen auch eine bindegewebige Einkapselung. Seltener kommt es zu einer *stärkeren Reaktion*; von einfachen Anhäufungen lymphocytoider Zellen oder polynucleärer Leukocyten bis zur Bildung eines richtigen Granulationsgewebes aus gewucherten fixen Bindegewebszellen, Lympho- und Leukocyten, ja Epitheloiden-, Plasma- und Riesenzellen, Fremdkörperriesenzellen, mit oft sehr zahlreichen Kernen und Kalkkörnern in ihrem Innern.

In Epidermisnähe führen die Kalkmassen zur Entwicklung einer Parakeratose, ja sogar zu Krustenbildung bis zu Einrissen, die dann von wechselnd stark wuchernden Stachelzellen umgeben sind. Staphylokokkenhaufen, Kalkbröckel, parakeratotisch verhornte Zellen, Leukocyten bilden vielfach die bedeckende Kruste.

Der chemische Aufbau der Kalkmassen ist einfach: kohlen- und phosphorsaurer Kalk mit gelegentlichen Spuren von Magnesiaverbindungen. Morel-Lavallée will daneben auch einmal schwefelsauren Kalk festgestellt haben.

## Verknöcherungsvorgänge in der Haut.

Mit den Verkalkungsvorgängen steht die Knochenbildung in der Haut in engem ursächlichem Zusammenhang, wenn sie auch, wie schon Virchow betont, sehr viel seltener ist. Nach ihrer Genese kann man *heteroplastische* und *metaplastische Knochenbildung* unterscheiden. Beide kommen in jedem Alter, auch angeboren vor, werden aber am häufigsten nach entzündlichen Veränderungen, Nekrosen (besonders Fettgewebsnekrosen), in Narben beobachtet. Auch von verkalkten Hautgeschwülsten geht Knochenbildung aus, ja sie ist hier ein häufiges Ereignis. Verkalkte Dermoidcysten der Haut enthalten oft wechselnd große, steinharte, in Cutis oder Subcutis gelegene, glatte oder feinhöckerige kugelige Gebilde, namentlich an Stelle fetaler Spalten. Die verknöcherten Retentionscysten der Haarfollikel gehören hierher. Gelegentlich sind diese verkalkten Dermoide gleichzeitig auch verhornt. Die branchiogenen Dermoide können ebenfalls verknöchern (Borst). Ossifizierte Carcinome sind ebenso wie die verkalkten, petrifizierten, bekannt. Lipome, Lymphangiome verkalken und verknöchern. Bei allen diesen handelt es sich um die sog. dystrophische Verkalkungsform: primärer Gewebstod mit sekundärer Verkalkung und hieran anschließender heterotoper Knochenbildung durch Bindegewebe. Sie ist als Ausheilung angesprochen worden und kommt im allgemeinen dort zustande, wo verkalkte Massen genügend vascularisiertes Bindegewebe reizen. Besonders differenzierte Zellen bauen den Kalk ab und es bildet sich an Ort und Stelle Knochen, der im Bindegewebe ausnahmsweise auch einmal durch enchondrale Ossification entsteht (Strassberg). Bei verkalkten Epitheliomen ist die Ausbildung von osteoidem Gewebe (Denecke, Walkhoff u. a.) sowohl in den epithelialen Anteilen als im Stroma beschrieben worden (Wilckens, Lücke, Malherbe und Chenantais u. a.). Auch völlige Verknöcherung kommt vor (Bilke).

Es handelt sich grundsätzlich um die gleichen Vorgänge, wie sie bei anderen derartigen Verknöcherungen im Gewebe auftreten. Wir kennen sie ja auch noch in verkalkenden und verknöchernden Lipomen (E. Kaufmann). Einmal wird Knochen gebildet mit Hilfe eines Knochenmarkes, das aus dem Bindegewebe des Stromas hervorgegangen sein dürfte. Andererseits werden dort, wo Epithel und Bindegewebe ineinander ohne scharfe Grenzen übergehen, typische Knochenkörperchen in das Epithel vorgeschoben (Denecke u. a.). Grundsätzlich anders zu bewerten sind jene als metaplastische Knochenbildungen aufgefaßten Hautosteome, wie sie Chiari, E. Fraenkel u. a. beschrieben haben. Zu ihnen muß man auch die gelegentlich in der Haut variköser Unterschenkel, und zwar von den erkrankten Gefäßen ausgehenden Knochenbildungen rechnen (Yamato u. a.). Als für die Pathogenese derartiger Bildungen wichtig erscheint das Auftreten von Kalkringen in der Media kleinster Gefäße.

## 5. Störungen im Pigmentstoffwechsel.

Unter den Pigmenten spielen für die Haut die Melanine die Hauptrolle. Sie alle leiten sich von Eiweiß-Abbauprodukten her und sind in den letzten 20 Jahren der Gegenstand eifrigster und erfolgreicher Forschung gewesen, die sich an die Schulen Meirowskys und Blochs anknüpfen.

Neben den Melaninen spielen die anderen Pigmente für unser Sondergebiet eine geringere Rolle. Es handelt sich einmal um solche, die sich vom *Blut- und Gallenfarbstoff* ableiten und zum anderen um jene als *Lipochrome* bezeichneten, von cyclischen Kohlenwasserstoffen abstammenden Formen.

Bei den *Melaninen* kann man morphologisch Hypo- und Hyperpigmentierungen unterscheiden. Bei den *Hypopigmentierungen* sind die histologisch sichtbaren Veränderungen sehr einfach und bestätigen eigentlich nur das klinische Bild. Bei der *Vitiligo* ist innerhalb der weißen Flecke fast jede Spur von Pigment aus der Epidermis geschwunden, ohne daß im übrigen an den Zellen mit den heutigen Untersuchungsmöglichkeiten irgendeine Störung ihres Aufbaues sichtbar wäre. In einzelnen Gruppen weniger Basalzellen, und zwar besonders auf den Spitzen der Epithelleisten, finden sich noch zarte, feine splitter- oder staubartige Pigmentkörnchen, die oft kappenförmig dem Zellkern aufsitzen. Nach der Mitte des pigmentfreien Bezirks schwinden aber auch diese und hier ist die Epidermis und meist auch die Cutis völlig pigmentfrei. Nur vereinzelt findet man in deren obersten Schicht noch jene großen, vielfach verzweigten, unregelmäßig sternförmigen, grobe Pigmentkörner tragenden Zellen, Chromatophoren, die dann, je näher man der überpigmentierten Randzone kommt, an Zahl allmählich zunehmen und auch in der mittleren Cutis sichtbar werden. Sie finden sich namentlich in der Umgebung der Gefäße, Haarfollikel und Drüsen.

Innerhalb des Epithels ist das Pigment dunkelbraun bis schwarzbraun in den Zellen der Cutis von goldgelber bis brauner Farbe.

In anderen Fällen ist der *Übergang* vom pigmentierten zum pigmentfreien Teil ein ganz plötzlicher. In der Randpartie findet sich jedoch stets eine erhebliche Zunahme an Epidermispigment, das vom Stratum basale bis manchmal in die Hornschicht hinaufreicht. Die Basalzellen sind mit Pigment oft so überladen, daß der Kern in manchen völlig verdeckt und nicht sichtbar ist.

Im allgemeinen gehen Pigmentgehalt der Epidermis und Cutis einander parallel; die Pigmentkörnchen treten dabei meist intracellulär auf; hier und da auch in Lymphspalten.

Wiederholt wurde auf *entzündliche Vorgänge* in den befallenen Hautabschnitten hingewiesen (JARISCH, BLOCH u. a.), die sich fast ausschließlich in den obersten Cutisschichten bzw. im Papillarkörper abspielten. Es fand sich eine mäßige Erweiterung der Gefäße und perivasculäre Infiltration von Lymphocyten und fixen Bindegewebszellen. Es mag sich dabei vielleicht (?) um genetische Zusammenhänge mit dem zum Pigmentverlust führenden Prozeß handeln. Die eigentliche Ursache ist jedoch noch völlig dunkel.

Entsprechend liegen die Dinge bei der Alopecia areata. Auch hier besteht ein völliger Pigmentmangel der basalen und suprabasalen Zellagen, der hier ebenso wie in den neugebildeten Haarpapillen und Haaren während der ganzen Dauer des Krankheitsprozesses bestehen bleibt und — wie das ja auch das klinische Bild lehrt — erst einige Zeit nach Einsetzen des Haarwachstums wieder ausgeglichen wird.

Hier muß auf das bemerkenswerte Verhalten vitiliginöser Hautstellen gegenüber dem von BLOCH in die Pigmentforschung eingeführten *Dioxyphenylalanin* (DOPA) kurz eingegangen werden. Es gelingt damit bekanntlich bei normaler Haut im Protoplasma einer großen Zahl von Basalzellen einen teils diffusen, teils feinkörnigen, dunkelbraunen bis grünlichschwarzen Farbstoff darzustellen, oder auch eine nur rauchgraue oder graubraune Färbung, die auch in den untersten Lagen der Stachelzellen noch auftritt, sich dann aber nach und nach verliert. Im Zentrum eines Vitiligoherdes fällt diese Reaktion jedoch völlig negativ aus; sie tritt nur dort auf, wo auf den Spitzen der Reteleisten noch einzelne pigmentierte Basalzellen liegen. Dagegen ist sie in der hyperpigmentierten Randzone viel stärker als in der normalen Haut. Zu ähnlichen Ergebnissen führen auch noch andere leicht oxydable Körper (KREIBICH u. a.). Soweit die tatsächlichen Befunde; auf ihren Wert für die Deutung der Pigmentgenese ist von BLOCH (Handb. I) bzw. MEIROWSKY (IV, 2) ausführlich eingegangen.

Bei den erworbenen sekundären Leukopathien, vor allem den *Leukodermen* im engeren Sinne (*Leucopathia syphilitica*, *psoriatica*, *Neurodermitis alba* u. a.)

ist der Pigmentschwund im allgemeinen nach Ausdehnung und Stärke geringer; er unterscheidet sich jedoch zumeist nach Art des Auftretens grundsätzlich nicht von einer beginnenden Vitiligo. Auch hier setzt der Pigmentschwund zunächst in der Epidermis ein, bleibt in den Basalzellen auf den Spitzen der Reteleisten auch hier länger erhalten. Im übrigen zeigt die Epidermis hier ebensowenig wie dort irgendwelche Störungen. In den meisten Fällen bleiben allerdings schwache Überreste des Pigmentes auch in der Epidermis erhalten, so daß eine völlige Entfärbung hier viel seltener angetroffen wird, eine Beobachtung, die mit dem klinischen Befund, der eigentlich nie die harte Weiße vitiliginöser Hautstellen erreicht, durchaus übereinstimmt.

Das Pigmentsystem der *Cutis* beteiligt sich in viel geringerem Grade an den Veränderungen wie bei der Vitiligo. Im allgemeinen finden sich auch dort, wo schließlich das Epidermispigment fast völlig geschwunden ist neben pigmenttragenden Leukocyten auch frei im Gewebe liegende Pigmentkörner sowie jene großen, wohl erhaltenen, mit dicken schwarzbraunen bis braungelben Melaninkörnern beladenen, durch ihren sternförmigen Aufbau gekennzeichneten Zellen vor, wenn auch weniger an Zahl.

Besonderes Gewicht ist auf das *Verhalten der Gefäße* in dem veränderten Bezirk gelegt worden. Wir sehen selbstverständlich dabei ab von jenen genetischen Beziehungen, die man früher zwischen Melaninbildung und Blutfarbstoff unmittelbar herstellen wollte. Für uns steht, wenigstens für das *Leukoderma lueticum* im Vordergrunde die Bedeutung der spezifischen Infektion für die Gefäßveränderung und damit auch für die Pigmentdystrophie.

Bekanntlich stehen sich auch heute noch zwei Meinungen gegenüber; die eine, vornehmlich von französischen Autoren (THIBIERGE), dann auch von UNNA vertretene, sieht im Rete pigmentosum der Syphilitiker keine vollkommene Depigmentation, sondern im Gegenteil eine echte Hyperpigmentierung infolge des luetischen Prozesses, vielleicht infolge nervöser Störungen [vegetatives und autonomes Nervensystem, centrales Nervensystem (THIBIERGE)], bei dem die scheinbare Entfärbung der Maschen nur eine Kontrastwirkung der normalen Hautfarbe darstellt. MAJEFF und auch UNNA betonen die verbreitete Hyperplasie der Endo- und Perithelien der Gefäße in dem hyperpigmentierten Bezirk und dessen völlige Unabhängigkeit von etwa gleichzeitig vorhandenen syphilitischen Papeln. Die andere Ansicht, zunächst von O. SIMON, LESSER, NEISSER und jetzt insbesondere von JADASSOHN und EHRMANN vertreten, sieht das Wesentliche des Prozesses in den weißen Flecken, die bei pigmentierten Menschen im Anschluß an, wenn auch noch so schwach entwickelte oder gar nur mikroskopisch feststellbare — nach BUSCHKE überhaupt nicht unbedingt notwendig vorausgehende — Roseolen und besonders Papeln auftreten und daher als eine unmittelbare Einwirkung der Spirochaeta pallida oder ihrer Toxine (PINKUS, LIPSCHÜTZ u. a.) auf den Zellchemismus zu betrachten sind. Inzwischen hat P. SCHNEIDER überzeugend dargetan, daß zwischen dem Schwund der pigmenttragenden Zellen im Stratum basale und dem Auftreten der Spirochäten enge Beziehungen bestehen. Überall dort, wo sich Spirochäten in größerer Zahl vorfinden, kommt es zu einer eigenartigen Umbildung der Melanoblasten, deren Zelleib „knorrig“ wird, seine Fortsätze verliert, Kugelform annimmt und schließlich abstirbt. Die freiwerdenden Pigmentkörner werden allmählich durch die normale Epithelwucherung nach außen abgestoßen.

Zu jener Auffassung hat vor allem der Nachweis deutlicher, spezifischer Infiltrationen um die hohen und tiefen Gefäße der Cutis in Fällen beigetragen, wo sich — nach einer initialen geringgradigen Pigmenthypertrophie (LIPSCHÜTZ) — der Pigmentverlust im Verlauf der Rückbildung syphilitischer Efflorescenzen entwickelte, eine Beobachtung, deren Richtigkeit auch UNNA betont. Dabei ist jedoch die andere Möglichkeit nicht ohne weiteres von der Hand zu weisen, daß es sich in solchen Fällen um eine mit Hyperpigmentierung abheilende Syphilis und nicht um einen eigentlichen Pigmentschwund handelt. Dem unbefangenen Beobachter drängt sich auf Grund der klinischen Erscheinungen der Gedanke auf, daß beide Vorstellungen zu Recht bestehen.

Für die *melaninogenen Hyperpigmentierungen* ist zu betonen, daß das Pigment, *welches sich in der Epidermis befindet, auch hier gebildet wird.* Diese zuerst von MEIROWSKY im Gegensatz zu EHRMANN u. a. vertretene Anschauung, ist jetzt nach den Arbeiten BLOCHS, MIESCHERS, KISSMEYERS u. a. restlos anerkannt. *Strittig* bleibt es nur, welcher *Natur diese pigmentbildenden Zellen* sind; ob nämlich die vielfach verzweigten, in der Epidermis gelegenen Dendritenzellen Melanoblasten (KREIBICH u. a.), ob es nervöse Zellelemente (MASSON) sind, oder ob schließlich jede Basalzelle unter Umständen zur Dendritenzelle werden kann und daher doch der ganze Pigmentbildungsprozeß auf die Basalzellen der Epiderdermis zurückgeführt werden darf. Schließlich ist es auch noch möglich, daß diese Dendritenzellen und die gewöhnlichen Basalzellen zwei genetisch durchaus verschiedene Gebilde sind. Um Wiederholungen zu vermeiden, muß hier auf BLOCH bzw. MEIROWSKY, dieses Handbuch I bzw. IV/2 verwiesen werden.

Die Hautpigmente, die vom *Blut- und Gallenfarbstoff* abstammen (Ikterus) hinterlassen nach Abklingen der Krankheitserscheinungen im allgemeinen keine Hautpigmentation. Zu einer Anhäufung von Bilirubin in den Geweben kommt es erst bei einem Ikterus, der auf Dauerschäden der Leber (Lebercirrhose) zurückzuführen ist. Dabei wird das Bilirubin zu einem bräunlichen Farbstoff umgewandelt, der jedoch chemisch kein einheitlicher Körper ist. Bilirubinogener Natur ist auch das Pigment bei der Hämochromatose (Bronze-Diabetes).

Eine Mittelstellung nimmt höchstwahrscheinlich jenes Hautpigment ein, das bei dem von NEUMANN und PICK beschriebenen Typus der GAUCHERschen Krankheit auftritt; denn nach THANNHAUSER könnte sich dieses Pigment sowohl vom Blutfarbstoff als auch von Eiweiß-Abbauprodukten (Melaninen) herleiten.

Schließlich ist noch eine besondere Art von Pigmenten zu erwähnen, die als *Lipochrome* bezeichnet werden. Sie sind nach WILLSTÄTTER und ESCHER mit gewissen pflanzlichen Farbstoffen sehr nahe verwandt (Xantophyll-Gruppe). Zu ihnen gehört jenes gelbliche Pigment, das die Hautknoten bei der *Xanthosis diabetica* kennzeichnet. Auch die nach übermäßigem Genuß von Mohrrüben, Orangen und Kürbis auftretende, erstmalig von BAELTZ beschriebene und als *Aurantiasis cutis* bezeichnete Haut-Pigmentation ist hierher zu rechnen. Diese Gelbfärbung ist histologisch in erster Linie in der Hornschicht festzustellen, die einen intensiven, diffus-gelblichen Ton aufweist. Die übrigen Epidermisschichten sind ähnlich, wenn auch erheblich schwächer gefärbt. Eine Steigerung weist die Gelbfärbung um die Schweißdrüsen-Ausführungsgänge innerhalb der Hornschicht auf. Hin und wieder finden sich in das Protoplasma der Basalzellen grobe, intensive, rötlich-gelbe Granula eingestreut. Stratum papillare, Cutisbindegewebe und Schweißdrüsenepithel sind ebenfalls diffus gelb gefärbt, doch wiederum erheblich schwächer als die Epidermiszellen. Das subcutane Fettgewebe bleibt in der Regel frei bzw. die Verfärbung tritt hier viel langsamer und viel später auf als in der Epidermis. Postmortal hingegen nimmt das Fettgewebe den gelben Farbstoff sehr stark an (DOHI und OHNO, MIYAKE).

Eine Gelbfärbung der Haut bei Schrumpfniere wird auf die Gegenwart von Harnfarbstoffchromogenen zurückgeführt (BECHER).

Die Umwandlung der roten Blutkörperchen in Pigment tritt am häufigsten im Anschluß an eine Blutung auf. Allerdings kann sich das Pigment auch aus dem von den Blutkörperchen losgelösten und die Umgebung imbibierenden Hämoglobin bilden.

Unter den *Blutpigmenten* ist für den Dermatologen eigentlich nur das *Hämosiderin* von Wichtigkeit. Man hat denjenigen cutanen Haut-Pigmentierungen, die auf dieses zurückzuführen sind, die Bezeichnung *Hämosiderosen* gegeben. Unter ihnen werden dann noch 2 Unterabteilungen unterschieden: eine als essentielle Hämosiderose bezeichnete, bei der das eisenhaltige Pigment das Hauptsymptom ist und eine zweite — accidentelle Hämosiderose —, bei der sich dieses Pigment lediglich als mehr oder weniger regelmäßiger Begleitbefund einstellt. Bei der ersten Gruppe kann man außerdem noch die durch einen örtlichen Blutzerfall entstehenden von solchen unterscheiden, wo die Pigmentation einem allgemeinen Blutzerfall zuzuschreiben ist. Zu jener ersten kann

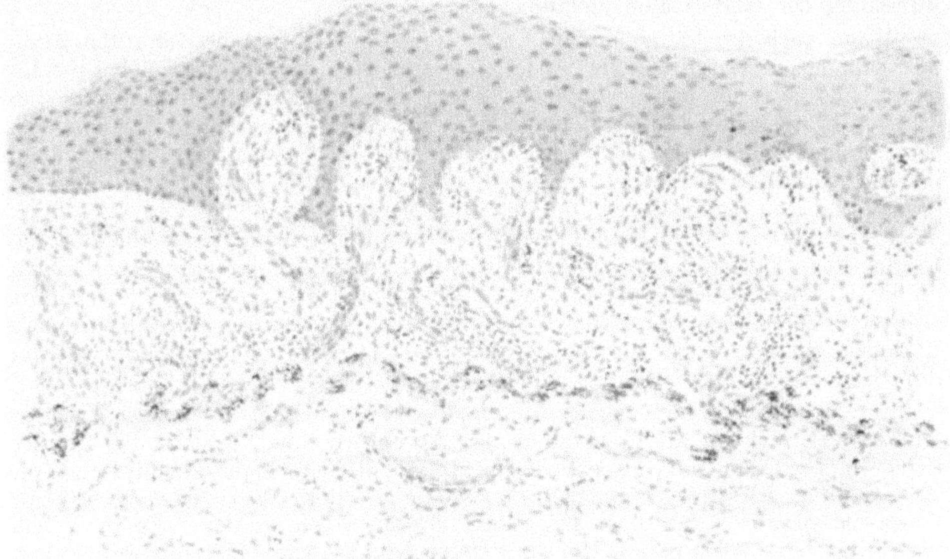

Abb. 18. Blaues Hämosiderin (und braunes Melanin) im Cutisinfiltrat bei Granuloma fungoides. Boraxkarmin-Berlinerblau-Reaktion. O 128 : 1, R 128 : 1.

man die SCHAMBERGsche Krankheit rechnen, die nach meiner Überzeugung mit der Purpura anularis teleangiectodes außerordentlich weitgehend, wenn nicht völlig übereinstimmt, sowie die im deutschen Schrifttum nicht als besondere Krankheit bezeichnete hämorrhagische Pigmentierung beim varicösen Symptomenkomplex. Nur gelegentlich mit Blut-Pigmentbildung verlaufen unter anderem die KAPOSIsche Krankheit, die verschiedenen Purpuraformen, die Röntgen- und Radium-Dermatitis. Von den allgemeinen Formen ist für uns vor allem die *Hämochromatose* erwähnenswert. Diese stellt allerdings nur ein Symptom und niemals eine eigene Krankheit dar. Der Blutzerfall ist vorwiegend intravasculär. Neben der Hämosiderose kann man bei ihr häufig auch das Auftreten eines eisen-negativen Pigments beobachten. Ob es sich hierbei um grundsätzliche Unterschiede der Pigmentbildung handelt, ist noch nicht entschieden. Makroskopisch fehlt das Pigment etwa in der Hälfte der Fälle völlig. Aussehen, Gestalt und Farbe dieser Pigmentkörner können außerordentlich wechseln. Von kleinsten, hauchartigen Körnchen bis zur Größe eines roten Blutkörperchens und darüber finden sie sich als runde oder unregelmäßig eckige, teils isolierte, teils zu Häufchen angeordnete, gelegentlich in Schichtungen auftretende Herde. Daneben finden sich auch krystallinische Gebilde.

Bezüglich der Genese dieser hämatogenen Pigmentierung sei auf die Lehrbücher der allgemeinen Pathologie verwiesen.

In der Regel finden sich die Blutpigmente entsprechend der Möglichkeit der Aufnahme von Erythrocyten nur in Bindegewebszellen, und zwar in den großen einkernigen Makrophagen und in den Reticulo-Endothelien. Ja, von mancher Seite wird die Meinung vertreten, daß lediglich diese letzteren Zellen für diese Pigmentform in Frage kämen. Die Zellen des reticulo-endothelialen Systems zerstören nicht nur die roten Blutkörperchen, sondern sie sind auch für die Bildung des Hämosiderins von Bedeutung. Dabei kann die Gegenwart des Hämosiderins die normale Melaninbildung verhindern. Umgekehrt findet sich gelegentlich bei allgemeiner Zerstörung roter Blutkörperchen auch eine Anregung der epidermalen Melanin-Genese.

Wenn auch die Fähigkeit der Epithelzellen zur Aufnahme der roten Blutkörperchen nur selten feststellbar ist, so findet sich das braunkörnige Blutpigment, und zwar meist in granulierter Form doch recht häufig in den verschiedensten Epithelzellen; daneben in den Endothelien der Capillaren und in dem sog. reticulo-endothelialen Apparat. Im Bindegewebe liegt es an drei verschiedenen Stellen entweder intracellulär in den eben erwähnten Zellen bzw. auch in langgestreckten, spindeligen und oft stark verzweigten Zellen und schließlich noch frei in den Saftspalten. Innerhalb dieser Zellen wird das Pigment rasch verarbeitet. Farbstoff-Körner und Krystalle, die jedoch außerhalb von Zellen in den Saftspalten des Gewebes liegen, bleiben oft über lange Jahre unverändert erhalten. Man darf heute mit NEUMANN und HUECK annehmen, daß sich Hämosiderin nur unter der Einwirkung des lebenden Gewebes, Hämatoidin hingegen nur in absterbendem Gewebe bildet.

Zur Gruppe der hämatogenen Pigmente ist schließlich noch das *Malaria-Pigment* zu rechnen, das sich allerdings sowohl von dem echten Melanin der Epidermis wie von dem eigentlichen Blutpigment histochemisch unterscheidet. Dieses braunschwarze Pigment, das auch in den Parasiten selbst liegt, kann als spezifisch für diese Krankheit angesprochen werden. Es muß sich dabei um ein spezifisches Umwandlungsprodukt des Hämoglobins handeln (ASKANAZY).

Anschließend muß noch auf eine gelegentlich mit einer eigentümlichen Pigmentierung der Haut (sowie auch anderer Organe) verlaufende Veränderung kurz hingewiesen werden, die *Porphyrie.* Das Wesen der kongenitalen Porphyrie erblicken BORST und KÖNIGSDÖRFFER darin, daß der intermediäre Stoffwechsel auf der phylogenetischen und ontogenetischen Entwicklungsstufe stehen bleibt, und zwar handelt es sich um einen vom hämatogenen Stoffwechsel unabhängigen Prozeß. Bei dem von den beiden Forschern untersuchten Fall Petry fanden sich auch weitgehende Haut-Veränderungen. Die histo-chemische Untersuchung der Hautschnitte aus den verschiedensten Körperregionen ergab im Ultraviolett-Licht bei Behandlung mit Alkalien sehr reichlich feinste Porphyrin-Granula in den Zellen des Coriums direkt unter der Basalschicht der Epidermis. Diese Granula lagen nur teilweise in Zellen, die als Chromatophoren angesprochen werden konnten; besonders reichlich fanden sie sich in den Papillen. Diesen Porphyrin-Granula lag kein morphologisch faßbares Pigment zugrunde. In der Epidermis lagen vereinzelt einige fluoreszierende Körnchen, ebenso im Stratum corneum. Der Gesamt-Porphyringehalt der Petry-Haut war sehr gering, was um so bemerkenswerter erscheint, als trotzdem so schwere photodynamische Erscheinungen aufgetreten waren. Entsprechende

Vergleichsuntersuchungen an menschlicher Haut haben eine rote Fluorescenz der Talgdrüsenausführungsgänge in der Nasenlabialfalte ergeben (LEHMANN, BOMMER, Eigenbeobachtung). Es handelt sich hierbei um ein Porphyringemisch, das mit dem Talg der Talgdrüsen ausgeschieden wird und auch in den talgbildenden Drüsenzellen vorkommen muß (BORST und KÖNIGSDÖRFFER). Auch die Lanugo-Wucherung auf der Nase zeigt einen auf Porphyrin hindeutenden Fluorescenzbefund. Bei dem von TESSERAUX beschriebenen, zur Sektion gekommenen Fall von schwerster Hydroa vacciniformis konnte diese rote Fluorescenz von GANS und P. MÜLLER außer an den eben angeführten Stellen auch auf dem Zungenrücken nachgewiesen werden. Sie fand sich in diesem Falle allerdings nicht in

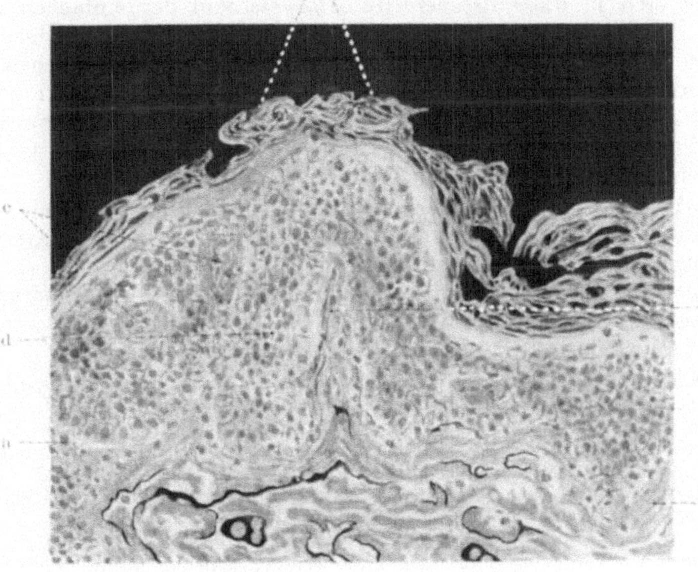

Abb. 19. Porphyrie-Haut. Unbelichtete Haut des Bauches. Sekundäres Fluorescenzbild in Glycerin-$NH_3$ (āā). Vergr. 225mal. a Porphyringranula in den obersten Zellen des Corium, dicht unter der Basalschicht der Epidermis. b Porphyringranula im Papillenlängsschnitt. c Desgleichen auf dem Querschnitt. d Auf dem Tangentialschnitt. e Vereinzelte Porphyringranula im Stratum corneum. (Nach BORST-KÖNIGSDÖRFFER.)

Hautschnitten, die Geheimrat BORST die Liebenswürdigkeit hatte, nach seinen Methoden in seinem Institut untersuchen zu lassen. An anderen Körperstellen wurden derartige Beobachtungen bisher nicht erhoben.

*Andere Fremdkörperpigmentierungen.* Der Vollständigkeit halber sei noch kurz auf jene exogenen Pigmentierungen hingewiesen, wie sie als *exogene Siderosis* in der Umgebung von in die Haut eingedrungenen kleinsten Eisensplittern (auch Kupfersalze können durch Diffusion eine Verfärbung des Gewebes hervorrufen) manchmal beobachtet werden.

Ihnen kommt im großen ganzen keine praktische Bedeutung zu. Dies ist eher bei der Ablagerung von Blei im Organismus der Fall, wie sie sich, schon makroskopisch sichtbar, am Zahnfleisch als der bekannte *Bleisaum* äußert.

*Mikroskopisch* entspricht demselben eine Ablagerung schwarzer Körnchen von Schwefelblei, die jedoch nicht im Epithel, sondern *nur im Bindegewebe*, und zwar in verschiedener Form und an verschiedenen Stellen vorkommen.

## II. Atrophie der Haut.

Der Begriff der „Atrophie“ der Haut hat, wie so mancher andere in der Dermatologie, unter dem Übermaß der Erscheinungen an Genauigkeit verloren. Gerade hier gilt es daher, den Anschluß an die allgemeine pathologische Anatomie erneut aufzunehmen. Wir bezeichnen als *echte Atrophien* der Haut nur jene Formen, die durch einen Schwund der die Haut aufbauenden Elemente bedingt sind, sei es, daß es sich dabei nur um eine Verkleinerung, eine reine Größenabnahme der einzelnen Bausteine oder aber um eine zahlenmäßige Verminderung derselben handelt. Dabei muß man allerdings berücksichtigen, daß häufig beide Formen gleichzeitig nebeneinander vorkommen, wobei zunächst die erstere und dann die zweite auftritt. Die Entstehung der letzteren geht außerdem vielfach noch auf dem Umwege über die Degeneration vor sich. Allerdings unterscheidet sich ja diese *degenerative Atrophie* von der einfachen dadurch, daß bei ihr die anatomischen, physiologischen und chemischen Eigenschaften der Bausteine eine Veränderung erleiden (VIRCHOW). Von der einfachen Degeneration wiederum läßt sich die degenerative Atrophie nach v. RECKLINGHAUSEN dadurch unterscheiden, daß bei jener alle Elemente gleichsinnig verändert sind, während bei dieser einfach atrophische mit nach Art und Ausmaß wechselnden degenerativen Veränderungen vermengt erscheinen.

Die Verwirrung wird in der Dermatologie noch dadurch vermehrt, daß mit der Bezeichnung „Hautatrophien“ allgemein auch Zustände belegt wurden, die auf einem völligen Ausbleiben der Entwicklung des Hautorganes *(Agenesie)*, auf zurückbleibendem Wachstum hinter der Norm *(Hypoplasie)* beruhen oder auf frühzeitiges, teilweises oder völliges Schwinden einer anfangs normalen Hautanlage, also eine *aplastische Bildung,* zurückzuführen sind.

Hierher gehören die allgemeinen und vor allem die umschriebenen *Hypoplasien* der Haut, bei welch letzteren in den wenigen bisher untersuchten Fällen (WECHSELMANN, CHRIST) keine nennenswerten Abweichungen vom normalen Aufbau vorhanden waren. Neben dem völligen Fehlen der Schweißdrüsen sowie einer erheblichen Verringerung der Haaranlagen und Talgdrüsen wird als auffallend erwähnt, daß die Epidermis nicht glatt verläuft, sondern nach Art einer Fältelung etwa in Abständen von je 4 oder 5 Papillen sich in kleinen Einsenkungen in den Papillarkörper hinabzieht.

Die umschriebenen Hypoplasien sind häufiger beobachtet worden. Bei diesen handelt es sich allerdings um vernarbte oder mehr oder weniger schlecht granulierende Substanzverluste, für die eine Bezeichnung Atrophie ebensowenig zulässig ist wie für die *Hypotrichia* und *Atrichia congenita,* die angeborene, gänzliche fehlende oder mangelhafte Anlage der Haare. Atrophisch waren bei den letzteren die Epidermisschichten (HOFFMANN, SCHEUER und COHN), ebenso war der Papillarkörper gelegentlich schmal oder nur schwach entwickelt (JONES und ATKINS).

Derartige Mißbildungen gehören nicht zu den Atrophien. Unter diesen darf nur ein regressiver Vorgang am völlig ausgebildeten Organ verstanden werden, also stets ein erworbener Zustand, bei dem die Verkleinerung auf einen Schwund der elementaren Bausteine zurückgeführt werden muß (ZIEGLER).

Es erscheint auch nicht angängig, mit Hautatrophien s. str. „nur jene entzündlichen Krankheitsprozesse der Haut“ zu bezeichnen, „deren Ätiologie uns unbekannt ist und die in der Atrophie ihr markantestes und nie fehlendes Merkmal besitzen“ (MÜLLER); denn eine Atrophie ist niemals ein Prozeß, sondern ein Zustand, allenfalls ein Folgezustand eines entzündlichen Prozesses. Gerade jene Atrophien der Haut, denen im allgemein pathologisch-anatomischen Sinne diese Bezeichnung in erster Linie zusteht, beginnen und verlaufen meist ohne nennenswerte Entzündung.

Unter Hautatrophien verstehen wir also *Ernährungsstörungen der Haut,* in deren Gefolge eine zahlen- oder größenmäßige Verkleinerung aller oder einzelner Bausteine eintritt. Neben der Epidermis und ihren einzelnen Zellagen, besonders der Stachelzellschicht, ist in erster Linie das elastische Gewebe daran beteiligt.

Die Hautatrophien äußern sich *klinisch* in einer *Verdünnung* und eigentümlichen *Konsistenz*veränderung der Haut; sie läßt sich dadurch leichter in Falten abheben und fühlt sich zarter an. Die *Farbe* wechselt vom blassen Weiß zum Rosa bis Tiefrot und ist bei den einzelnen in Betracht kommenden Hautkrankheiten verschieden. Es wurde oben schon erwähnt, daß auch bei den echten Atrophien entzündliche Vorgänge ursächlich vielfach beteiligt sind. Da man deren Ätiologie jedoch nicht kennt, pflegt man diese Formen als *idiopathische Hautatrophien* zu bezeichnen. Dabei muß man es häufig dahingestellt sein lassen, ob der Entwicklung der Atrophie jener Entzündungsprozeß vorausgeht oder ob er sie begleitet. Wenn überhaupt von einer Einheitlichkeit dieser idiopathischen Atrophien geredet werden darf, so eben nur insofern, als man sich über ihre sicherlich verschiedene Ätiologie noch völlig im unklaren ist.

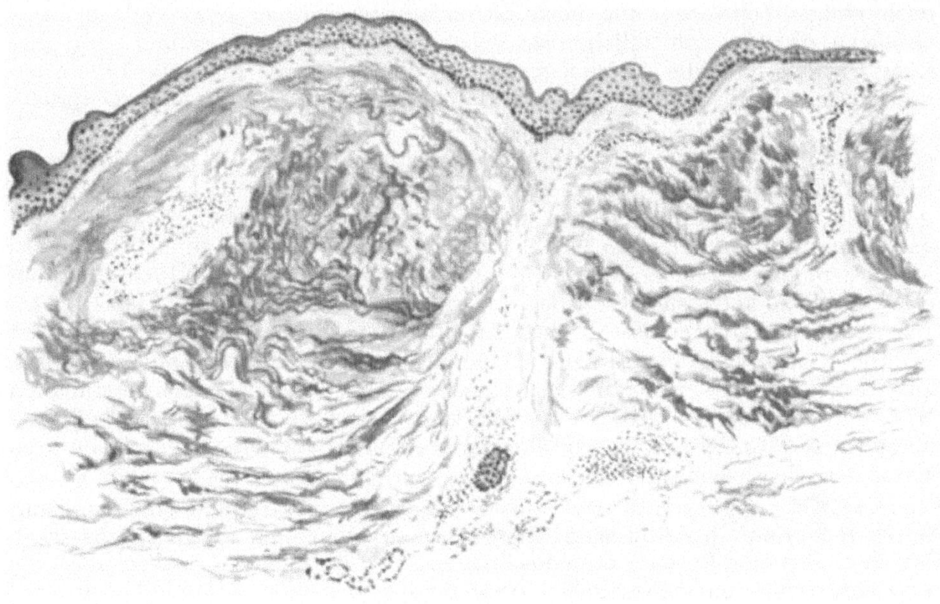

Abb. 20. Basophilie, Aufquellung, Verklumpung und Zerfall der elastischen und kollagenen Fasern bei seniler (degenerativer) Atrophie der Haut der Schläfe. 64jähr. Landfrau. Atrophie der Epidermis, Reteleisten geschwunden, Papillarkörper verstrichen. Deutlicher „Grenzstreifen". Elastische Fasern links längs-, rechts quer getroffen (kräftiges Blau), kollagene Fasern (zum Teil plumpe Schollen, mattes Graublau). Links erweitertes Blutgefäß mit sklerosierter Wandung und mäßiger Infiltration des umgebenden Bindegewebes, in der Mitte atrophischer Haarfollikel. Färbung saures Orcein, polychrom. Methylenblau. O 77 : 1; R 77 : 1. (Nach GANS, Histologie I.)

Mit der echten Atrophie darf die *narbige Atrophie* nicht verwechselt oder zusammengeworfen werden, eine Gefahr, der auch der klinisch geschulte Beobachter gelegentlich ausgesetzt sein kann. Diese narbigen Atrophien treten meist in schärfer umschriebenen Herden auf; was wir allerdings ja auch von der zu den echten Atrophien gehörigen *Anetodermia maculosa* JADASSOHNs kennen. Die narbige Atrophie ist vor allem das Kennzeichen des Lupus erythematodes, sowie gewisser tuberkulöser, syphilitischer, lepröser u. a. Krankheitsherde.

Eine in etwa befriedigende *Einteilung* der echten Hautatrophien erscheint nur durchführbar unter Berücksichtigung der zu ihr führenden *Ursachen*. Dabei mag es unbenommen bleiben als *primäre Atrophien* diejenigen zu betrachten, wo dieser Zustand durch eine im Zelleben begründete ungenügende Assimilationsfähigkeit bedingt ist und als *sekundäre Atrophien* jene, wo er durch außerhalb der Zelle gelegene, die Nahrungszufuhr behindernde Umstände hervorgerufen wird. Auf dieser Grundlage können wir unterscheiden: Physiologische

Atrophien, Inanitions- und Inaktivitätsatrophien, Atrophien durch mechanische Ursachen, vielleicht auch neurotische Atrophien und schließlich Atrophien nach toxisch-entzündlichen Prozessen. Wir bleiben uns dabei durchaus bewußt, daß auch diese Einteilung nicht allen Vorkommnissen gerecht zu werden vermag. Namentlich die Gruppe der toxisch-entzündlich bedingten Atrophien bietet mannigfache Schwierigkeiten, selbst wenn man betont, daß jene Ursachen selten unmittelbar, sondern wohl meist erst über degenerative zu atrophischen Vorgängen führen.

*Die physiologische Atrophie.* Seit COHNHEIM führt man das Einsetzen der *Altersatrophie* darauf zurück, daß ein den konstituierenden Zellen des Organismus innewohnendes, durch Vererbung übertragenes Reproduktionsvermögen (bioplastische Energie, MÖNCKEBERG) mit steigendem Alter an Energie abnimmt, nach einiger Zeit eben nur noch ausreicht, den Körper bzw. Teile in ihrer Größe zu erhalten, schließlich aber selbst dafür nicht mehr genügt. Auf dieselbe Ursache muß die physiologische Atrophie, d. h. die präsenile Involution bestimmter Organe und Gewebe, also auch der Haut zurückgeführt werden.

Bei der *senilen Atrophie* der Haut haben die mikroskopischen Untersuchungen eine einfache Form aufgedeckt, deren reinstes Bild uns an den bekleideten Körperstellen begegnet. Daneben kennen wir auch eine degenerative senile Atrophie, die vornehmlich an den den Witterungseinflüssen ausgesetzten Hautpartien auftritt, vor allem im Gesicht und im Nacken. Bei ihr finden sich neben jener Atrophie noch eine Reihe von Degenerationserscheinungen, vor allem am elastischen und kollagenen Gewebe (s. Störungen im Eiweißstoffwechsel, S. 21 f.). Im großen und ganzen ist zu betonen, daß diese Degenerationserscheinungen in ihrer Stärke von dem Alter des Trägers der Haut relativ unabhängig sind, eine Tatsache, die — wenn auch nicht geklärt — so doch wenigstens verständlich wird dadurch, daß das „Altern“ der Haut überhaupt ein noch völlig rätselhafter Vorgang ist. Mit der senilen Atrophie der Haut steht die *senile Alopecie,* in ihren Ursachen ebensowenig geklärt wie jene, wohl in engem Zusammenhang.

*Inanitionsatrophie* tritt dort ein, wo alles Brennmaterial des Organismus unter Erhaltung der Funktion seiner Organe allmählich aufgebraucht wird, bis eben diese Funktionen erlöschen (LUCIANI). Allgemeine Angaben über den Gewichtsverlust der menschlichen Haut bei der Inanitionsatrophie liegen nicht vor. Ebensowenig ist das Verhalten der Haut bei Hungeratrophie mikroskopisch untersucht worden. Man darf jedoch annehmen, daß die Veränderungen jenen bei der *Geschwulstkachexie* entsprechen, die ja durch eine relative Inanition zum Tode führt, bei der die Ernährung entweder quantitativ oder qualitativ unzureichend ist. Eine dabei zu beobachtende *Epidermisabschilferung* wird weniger auf diese Inanition, als auf die Wirkung im Blut zirkulierender toxischer Stoffe zurückgeführt (ROSANOW).

Der *Fettgehalt* der Haut bleibt bei der Geschwulstkachexie sowohl wie beim Marasmus febrilis gegenüber der Norm unverändert (TRAINA). Eine sog. Wucheratrophie des Fettgewebes, wie sie FLEMMING in Form einer Proliferation des protoplasmatischen Teils der Fettzellen bei hungernden Tieren fand, ist unter der abgemagerten Haut nicht festgestellt worden, weder bei an fieberhaften Krankheiten Verstorbenen (UNNA) noch an Tuberkulose oder Carcinom (ROTHMAN). Diese Abmagerung dürfte daher lediglich auf den Ausfall der normalen Fettzufuhr zum Panniculus hervorgerufen werden.

Was nun im besonderen die verschiedenen Arten der *Atrophie des subcutanen Fettgewebes* anbetrifft, so geht deren erstmalige Schilderung auf tierexperimentelle Arbeiten FLEMMINGs zurück. Nach ihm finden sich histologisch völlig übereinstimmende Bilder bei dem durch Hunger bei Tieren erzeugten Fettschwund

und dem durch künstliche Entzündung hervorgerufenen. Dabei lassen sich mehrere Arten von Atrophie der Fettzellen beobachten, die vielfach nebeneinander vorkommen und durch Übergänge miteinander verbunden scheinen; es ist daher recht schwer, scharfe Grenzen zu ziehen. Für die Zwecke der menschlichen Pathologie hat SCHIDACHI drei verschiedene *Grade* der Atrophie des *Fettgewebes* aufgestellt (s. o.).

Die seröse und die einfache Atrophie kommen beim Menschen im Panniculus adiposus verhältnismäßig häufig vor; aber auch die atrophische Wucherung des Fettgewebes, das Auftreten mehrerer Kerne in den verkleinerten Fetttropfen in einer atrophischen Fettzelle ist durchaus nicht selten. Im einzelnen zeigen die Untersuchungen, daß die *malignen Blastome* einen wesentlich geringeren Einfluß auf die Atrophie des Fettgewebes ausüben als die *Tuberkulose,* vor allem die chronische.

Ein *vollständiger Schwund des Fettgewebes* in der Subcutis (sowohl wie auch in den perikardialen und pararenalen Fettherden) findet sich bei der *Ödemkrankheit,* bei der ja das eigentlich Kennzeichnende nicht die Ödeme und Flüssigkeitsansammlungen sind — es wurde auch „Ödemkrankheit ohne Ödeme" beobachtet — sondern die ausgedehnte allgemeine Atrophie des gesamten Körpers mit dem ausgeprägten Fett- und Lipoidschwund.

An dieser Stelle sei noch erwähnt, daß die Abhängigkeit seniler Hautveränderungen von der *Arteriosklerose* einzelner Gefäßäste und eine dadurch bedingte Inanitionsatrophie mit Rücksicht auf die Möglichkeit der schnellen und reichlichen Bildung von kollateralen Gefäßverbindungen in der Haut wenig wahrscheinlich ist (SAALFELD).

Das Erhaltenbleiben der Zellfunktionen ist vom steten Verbrauch und der regelmäßigen Erneuerung der Lebenssubstanz der Zellen abhängig (WEIGERT). Hört dieser Vorgang einmal auf oder wird er an Intensität schwächer, so tritt eine Art Alterung der Zelle ein, eine *Inaktivitätsatrophie.* Es bestehen daher innige Zusammenhänge zwischen der senilen und der Inaktivitätsatrophie, andererseits jedoch auch enge Beziehungen zwischen dieser und der Inanitionsatrophie. Die Veränderungen sind grundsätzlich gleichartiger Natur.

Eine *Atrophie aus mechanischer Ursache* kann einerseits durch die Vermehrung der normalerweise als Wachstumswiderstände wirkenden Faktoren zustande kommen, andererseits durch äußere Momente, die eine Raumbeschränkung herbeiführen, durch Druck oder Zug usw. Dabei führt in erster Linie wohl die Zirkulationsstörung sowohl des Blutes als auch der Lymphe, wenn auch auf dem Umweg über eine erschwerte bzw. gestörte Ernährung der Gewebe zur Atrophie. Voraussetzung ist jedoch, daß diese veränderten Bedingungen einmal über längere Zeit wirksam bleiben, andererseits nicht so stark werden, daß sie eine Ernährung völlig unmöglich machen und so zur Nekrose führen.

Die *Druckatrophie* tritt am reinsten über langsam wachsenden, in der Cutis oder Subcutis gelegenen *Geschwülsten* zutage. Durch den gleichmäßigen, von innen nach außen auf alle Hautschichten ausgeübten Druck wird die Haut zum Teil komprimiert, zum Teil verdünnt. Die Oberhaut wird auf wenige Zellagen reduziert, das Leistensystem abgeflacht, um schließlich völlig zu schwinden. Dann ist der Papillarkörper zu einer flachen Platte ausgezogen. Man muß sich allerdings davor hüten, nun jedes Verstrichensein des Papillarkörpers und der Epidermis über einer heranwachsenden Geschwulst als Atrophie zu deuten. Es kommt aber auch zur Ausbildung *pseudoatrophischer* Umgestaltungen, in deren Bereich z. B. bei der Neurofibromatosis neben der Rückbildung sämtlicher Schichten der Epidermis übrigens auch die epidermale Pigmentbildungsfähigkeit leiden kann, so daß es zur Entwicklung klinisch pigmentfreier „atrophischer" Herde kommt.

Das *elastische Gewebe* wird ebenso wie das kollagene zunächst gedehnt und reißt bei Zunahme des Druckes schließlich ein. Beim Zusammenschnurren der durchgerissenen elastischen Fasern werden diese naturgemäß am Rande der Rißstelle vermehrt erscheinen; dabei liegt aber nur eine scheinbare, keine wirkliche Vermehrung vor. Diese findet sich nach Unna lediglich dann, wenn der Druck von sich ausdehnenden Blutgefäßen, insbesondere von Varicen ausgegangen war. Derartigen Bildern begegnen wir vor allem beim varikösen Symptomenkomplex. Seine atrophischen (und narbigen) Endausgänge bieten allerdings im histologischen Bilde an sich nichts Kennzeichnendes dar (Unna, Nobl). Der befallene Bezirk ist in ein hartes, homogenes, fibröses Bindegewebe umgewandelt, in welchem die Hautanhangsgebilde bis auf wenige Reste atrophischer Knäueldrüsen zugrunde gegangen sind. In demselben Maße, wie der Papillarkörper in diese derbe Umwandlung einbezogen wird, erscheint das Deckepithel auf wenige Zellagen beschränkt. Allerdings ist diese Atrophie der Epidermis häufig durch eine Hyperkeratose der Hornschicht gewissermaßen ausgeglichen. Die Atrophie der Anhangsgebilde, insbesondere der Talgdrüsen und Haarfollikel, ist uns ja auch von anderen sklerosierenden Prozessen her geläufig; erinnert sei nur an die fibrös-angiektatische Form des *Rhinophym.*

Bei den Druckatrophien leidet jedoch auch das *kollagene Gewebe*; es flacht sich zunächst entsprechend dem Drucke ab, wird dann gedehnt und schließlich immer mehr verdünnt.

Mit zunehmendem Drucke werden auch die *Blutgefäße* zunächst verlegt und schließlich völlig verstopft; zuerst schwinden die Capillaren, später die gröberen Gefäße. Es ist im übrigen nur eine Frage der Schnelligkeit und der Dauer dieser Druckzunahme, ob die Verlegung der Gefäße und die dadurch bedingte Ernährungsstörung plötzlich zur *Nekrose* führt (s. d.).

Das *Fettgewebe* wird, ebenso wie das elastische Gewebe, nur unmittelbar in der Druckzone getroffen. Die Zellen verlieren ihr Fett; die Blutcapillaren der Fettläppchen wandeln sich zunächst in lockeres zellreiches, dann in fibröses, zellarmes Bindegewebe um und verschmelzen schließlich mit dem umgebenden Bindegewebe.

Von den *Anhangsgebilden* der Haut zeigen vor allem die Talgdrüsen eine sehr geringe Widerstandsfähigkeit gegen gesteigerten Druck des Gewebes. In der Umgebung von Atheromen, Lymphangiomen, in den Knoten des Neurofibroms u. a. läßt sich dies besonders häufig beobachten. Die Talgdrüsen pflegen dabei viel schneller zu atrophieren wie die *Schweißdrüsen.* Diese letzteren zeigen sogar an Stellen, die nicht direkt vom Druck getroffen werden, Proliferationserscheinungen, Hyperplasie der Drüsen (Malherbe) und gelegentlich eine adenomartige Wucherung der Knäuel (Unna). Ebenso wie die Talgdrüsen werden die *Haarbälge* durch den Druck der heranwachsenden Tumoren zur Seite geschoben, verbogen und verdünnt; sie können sogar schließlich völlig schwinden, ebenso die Hautmuskeln.

Für den Dermatologen besonders bemerkenswert sind jene eigenartigen Druckatrophien, die bei *Hyperkeratosen* im Bereich der Follikel und auch der freien Epidermis auftreten. In solchen Fällen kann die Epidermis manchmal den Eindruck einer Atrophie allerdings auch dann machen, wenn von dieser in Wirklichkeit gar nicht die Rede sein darf. Im Vergleich zu der mächtig verbreiterten hyperkeratotischen Hornschicht erscheinen die übrigen Epidermisschichten so flach, daß sie atrophisch wirken. Eine Entscheidung ist hier manchmal außerordentlich schwer. Man muß dabei stets die normale Hautschichtung des betreffenden Körpergebiets zum Vergleich heranziehen, um sich vor Irrtümern zu bewahren. Einen gewissen Anhaltspunkt gewährt auch die Entwicklung des Leistensystems. Aber auch echte Atrophie der Epidermis kommt dabei vor; insbesondere bei den Endausgängen derartiger hyperkeratotischer Dystrophien der Haut (Porokeratosis MIBELLI, Keratosis spinulosa, Keratosis suprafollicularis (pilaris) alba et rubra, Pityriasis rubra pilaris, DEVERGIE u. a.).

In derartigen Fällen besteht die Epidermis nur noch aus wenigen Reihen verkleinerter und geschrumpfter Stachelzellen, über denen ein Stratum granulosum kaum noch zu erkennen ist. Das Stratum basale hingegen hebt sich meist deutlich ab. Die Hornschicht selbst ist bei diesen Endstadien zwar noch hypertrophisch, aber in der Regel in geringerem Grade als auf der Höhe der Veränderungen. Man trifft dabei auch unabhängig von den Ausführungsgängen der Hautanhangsgebilde an manchen Stellen auf ein eigentümliches Verhalten der Hornschicht, das UNNA als *„atrophisches Herabsteigen"* der Hornschicht bezeichnet hat. Die Epidermis-Cutisgrenze verläuft als gleichmäßig, mehr oder minder gewundene Linie; nur hie und da wird sie durch eine Reteleiste unterbrochen. Der Papillarkörper ist also meist völlig verstrichen. Dabei folgt die Hornschicht der von den Reteleisten gezeichneten Wellenlinie. Überall dort, wo die Leisten noch tiefer in den Papillarkörper hinabreichen, senkt sich die Hornschicht ebenfalls tief herab. Sie führt an solchen Stellen oft zu einer noch stärkeren Verdünnung der Epidermis, so daß Stratum spinosum und granulosum nur aus wenigen oder gar nur je einer Zellage bestehen: Atrophie des Rete durch Herabsteigen der Hornschicht.

Sehr viel häufiger trifft man eine derartige *Druckatrophie* durch hyperkeratotische Hornmassen in den *Follikeln.* Hier ist die Atrophie um so hochgradiger, je stärker die Hornbildung im Follikeltrichter auftritt. Es ist ohne weiteres einleuchtend, daß der gesteigerte Innendruck in dem einzelnen Follikel zu weitgehender Störung nicht nur der Epidermis, sondern auch der Haarsowohl als der Talgdrüsenentwicklung führen muß. Die *Talgdrüsen* sind in vielen Fällen zu kleinen Überresten zusammengeschrumpft oder auch völlig atrophiert. In manchen Follikeln finden sich keine *Haarreste* mehr, weder von früheren noch von neu entstehenden Haaren. Rückbildungsvorgänge zeigen sich auch an den erkrankten *Schweißdrüsen.* Der Porus ist von Hornmassen angefüllt, häufig erweitert; die Drüsenknäuel manchmal cystisch verändert, ihre Epithelien atrophiert. Die hyperkeratotischen Follikelöffnungen selbst sind dabei meist wechselnd stark erweitert, und zwar zeigen sie Trichter- oder Zylinderform oder kugelförmige Gestalt. Der allmählich zunehmende Druck der Hornmassen führt auch zu einer Atrophie der Epidermisschichten im Follikel. Es entsteht dann schließlich ein tief in das Corium hineinragender mächtiger Hornzapfen, an dessen unterem Ende der normal gebliebene tiefe Follikelteil als unscheinbares Anhängsel sichtbar ist. Vereinzelt wird auch der ganze Haarfollikel von den hyperkeratotischen Massen erfüllt und atrophisch. Die Hornmassen üben jedoch gleichzeitig einen Druck auf das umgebende Bindegewebe aus und dieses antwortet darauf mit entzündlichen Erscheinungen von wechselnder Stärke. Dies kann schließlich zu einem völligen Schwund des gesamten Follikels sowie der zugehörigen Talgdrüse führen, wobei dann das erweiterte und horngefüllte Ostium als flache oder stärkere Ausbuchtung der Epidermis übrig bleibt; die *Follikelatrophie* ist vollständig. Besonders gut lassen sich diese Veränderungen bei der Keratosis pilaris, aber auch bei allen anderen follikularen Hyperkeratosen verfolgen. Zu Atrophien der *Schweißdrüsen* kommt es im allgemeinen nur sehr selten. Meistens handelt es sich um eine cystische Erweiterung der Knäuel.

Die sog. *neurotische Atrophie* gehört zu den am wenigsten geklärten Kapiteln der Atrophie überhaupt. Insbesondere ist es noch durchaus unklar, ob diese Atrophie eine direkte Folge des trophischen Einflusses der Nerven ist (VIRCHOW).

Am wenigsten bestritten ist ein derartiger Zusammenhang mit dem Nervensystem bei der *Hemiatrophia faciei*; allerdings ist auch hier ein genauer mikroskopischer Untersuchungsbefund bisher noch nicht bekannt geworden.

Bei den als Trophoneurosen beschriebenen Veränderungen der Haut spielen im allgemeinen verschiedenartige Prozesse, in erster Linie Degenerationen, eine so bedeutende Rolle, daß die eigentliche Atrophie vielfach nur das Endstadium der Erkrankung darstellt. Insbesondere ist dabei noch völlig ungewiß, inwieweit wirklich rein nervöse, trophische Störungen vorliegen. FINGER und OPPENHEIM haben darauf hingewiesen, daß bei den mit der Erkrankung des Nervensystems in Zusammenhang stehenden Hautatrophien nicht nur die Haut, sondern auch die dem betreffenden Nervenbezirk angehörigen, darunterliegenden Organe (Muskeln, Knochen) mit von der Atrophie ergriffen werden.

Als „*Alopecia neurotica*" sind alle diejenigen Fälle von erworbenen Haarverlusten aufzufassen, die nachweislich im Anschluß an eine Störung des zentralen oder peripheren Nervensystems auftreten. Aber auch hier ist der Nachweis des unmittelbaren Zusammenhanges sehr schwer zu führen, wenn auch zahlreiche klinische Beobachtungen — Alopecien nach traumatischer, zentraler oder peripherer Nervenläsion, nach psychogenen Störungen — dafür zu sprechen scheinen. So geht insbesondere die oben erwähnte Hemiatrophia faciei vielfach mit linearem oder auch unregelmäßig begrenztem Haarausfall einher. Mikroskopische Untersuchungen der Kopfhaut bei diesen Formen der Atrophie sind mir nicht bekannt geworden.

Die *toxisch bedingten Atrophien* pflegen meist erst sekundär im Anschluß an degenerative Prozesse aufzutreten. Die auslösende Ursache ist dabei häufig völlig unbekannt. Auf Grund des klinischen Ablaufes und des histologischen Befundes sind wir jedoch geneigt, für die große Mehrzahl der hier in Frage kommenden Hautveränderungen toxische bzw. infektiös-entzündliche Einflüsse zum mindesten für den Beginn der zur Atrophie führenden Vorgänge anzunehmen. Als toxisch bedingte Atrophien habe ich in der „Histologie der Hautkrankheiten" zusammengefaßt: die Dermatrophia (Dermatitis atrophicans) chronica idiopathica progressiva, die Poikilodermia vascularis atrophicans, die Kraurosis vulvae, die Blepharochalasis und die Alopecia areata, alles umschriebene Atrophien. Hinzufügen könnte man die Pityriasis lichenoides chronica, insbesondere die BROCQsche Krankheit und schließlich auch noch die Pityriasis rubra HEBRA-JADASSOHN. Man muß es jedoch völlig dahingestellt sein lassen, inwieweit hier primär toxische oder erst im Anschluß an bestimmte Erreger entstehende Vorgänge eine Rolle spielen. Im Gegensatz dazu möchte man bei einer anderen mit Atrophie einhergehenden Gruppe von Hautkrankheiten primäre *dystrophische* Vorgänge annehmen, bei denen eine Beteiligung des Nervensystems im Sinne der neurotischen Atrophie vielleicht doch nicht ganz von der Hand zu weisen ist. Es drängt sich hier der Vergleich der Hemiatrophia faciei progressiva mit der *Sclerodermie* auf, in ihrer umschriebenen sowohl wie ihrer diffusen Form. Allerdings kommen wir über bloße Vermutungen hier vorläufig noch nicht hinaus. Etwas anders verhält es sich mit der atrophischen Form der *Epidermolysis bullosa*. Hier muß man die Neigung der Haut, insbesondere der Elastica, zur Atrophie auf angeborene Voraussetzungen zurückführen, über die wir allerdings genaueres ebensowenig aussagen können.

Gegenüber diesen so unklaren Prozessen in der Haut sind wir über gewisse entzündliche, in den Endstadien zur Atrophie führenden Hautveränderungen ätiologisch besser unterrichtet. *Strahlende Energie* (Röntgen und Radium) führt unter bestimmten, hier nicht näher zu erörternden Bedingungen zu einer Schädigung der Bausteine der Haut, die sich schließlich in einer dauernden

Atrophie äußert, und zwar scheint diese Wirkung der Röntgenstrahlen jeden unter jenen Voraussetzungen bestrahlten Menschen zu treffen. Anders steht es mit den nur unter gewissen Voraussetzungen zur Atrophie führenden Wirkungen *ultravioletter* Strahlen. Wir kennen diese Voraussetzungen als metabolisch-toxische von der *Pellagra* her; sie sind uns als angeborene Überempfindlichkeit beim *Xeroderma pigmentosum* bekannt. Im Zusammenhang mit intermediären Stoffwechselprodukten *(Porphyrinen)* kennen wir sie bei der *Hydroa vacciniformis*.

Haben wir es bei den eben genannten Veränderungen mit einer Atrophie zu tun, die, wenn sie einmal eingetreten ist, dauernd bestehen bleibt, so sind uns in der Hauthistopathologie andererseits auch eine große Zahl von Erkrankungen ätiologisch verschiedenster Art bekannt geworden, bei welchen diese Atrophie der Epidermis nur als eine *vorübergehende*, ja vielleicht besser nur als eine *scheinbare* bezeichnet werden darf. Es handelt sich dabei vor allem um die akuten Exantheme (Scharlach, Masern), dann aber auch die Erythrodermia exfoliativa Leiner, die Psoriasis, die Arsenmelanose und viele andere. Bei ihnen allen führt das die Hautveränderungen begleitende entzündliche Ödem zu einer *Ernährungsstörung* der Epidermisepithelien, die sich in einer in bestimmten Stadien deutlich feststellbaren *Verschmälerung der Epidermis* äußert. Diese Verschmälerung erfolgt in erster Linie auf Kosten der Basal- und Stachelzellschicht. In ihrem Bereich erscheint die Epidermis zu dem gegebenen Zeitpunkt „atrophisch" (s. Abb. 43). Allerdings gilt dies nur für einen sehr eng umgrenzten Zeitraum; mit dem Abklingen des Ödems und der Wiederherstellung regelrechter Ernährungsverhältnisse erreicht die Epidermis ihre alte normale Dicke. Man sollte daher in derartigen Fällen nicht von einer Atrophie, sondern nur von einer vorübergehenden Verdünnung bzw. Verschmälerung reden.

Derartige feine Unterscheidungen sind naturgemäß nur dem Histologen möglich. Auf seine Hilfe ist man auch für die Trennung der echten von der *narbigen Atrophie* angewiesen (näheres s. unten und bei Narben).

Der *gewebliche Niederschlag der Atrophie* zeigt sich in den befallenen Hautabschnitten durchaus nicht überall und immer gleichsinnig und gleich stark. Auf engem Raume finden wir nebeneinander einmal Schwund aller Bausteine oder einzelner, ein andermal nur eine Verkleinerung, beides in vielen Fällen begleitet von degenerativen Veränderungen, auf die an anderer Stelle ja ausführlich eingegangen worden ist (s. S. 17f.). Nicht nur Ausdehnung und Stärke der Atrophie sind dabei verschieden; wir finden manchmal auch auf engem Raume nebeneinander äußerst ungleichmäßige Verhältnisse vor, namentlich in den Epidermisschichten. Neben ausgesprochen atrophischen Abschnitten finden sich durchaus regelrecht aufgebaute, während an anderen Stellen wiederum eine deutliche Hypertrophie einzelner oder aller Schichten vorliegt, ohne daß sich im übrigen jedoch auch bei diesen irgendeine Regelmäßigkeit des Auftretens feststellen ließe (z. B. bei der Dystrophia papillaris et pigmentosa, Röntgenatrophie u. a.). Besonders deutlich wird dieser eigenartige Gegensatz hyper- und atrophischer Vorgänge bei den mit Atrophie einhergehenden Hyperkeratosen (s. oben). Hier erscheint die Hornschicht entweder im großen und ganzen nicht verändert bzw. wirklich oder scheinbar gewuchert, auf alle Fälle aber außerordentlich breit im Vergleich zu den sicher atrophischen übrigen Epidermisschichten. Eine scharfe Trennung ist hier vielfach ebensowenig möglich wie bei manchen anderen Krankheitsbildern, wo entzündlich-hypertrophische neben atrophischen, manchmal narbig-atrophischen Vorgängen verlaufen (z. B. Kraurosis vulvae).

Die Frage nach dem „Warum" dieses unregelmäßigen, ja oft willkürlich erscheinenden Verhaltens ein und desselben Organs, ja sogar einzelner Schichten bzw. Bausteine dieses Organs ist vorläufig noch nicht zu beantworten. Neben elektiv wirkenden Schädigungen auf bestimmte Gewebsteile — manchmal zeitlich und örtlich in ihrer Wirksamkeit wechselnd — hat man eine besondere Anfälligkeit, zum Teil auf Grund angeborener Schwäche der vorzugsweise befallenen Hautbezirke oder einzelner ihrer Bestandteile angenommen. Allerdings ist man auch hier über mehr oder weniger hypothetische Vermutungen bisher noch nicht hinausgedrungen. Der Stoffwechselpathologie, insbesondere in ihrer physikalisch-chemischen Richtung, harrt hier noch manche ungelöste Aufgabe.

*Histologisch* äußert sich die Atrophie der Epidermis entsprechend dem oben Gesagten in einer Verkleinerung der einzelnen Bausteine und damit Schichten oder aber in deren völligem Schwinden. Im einzelnen findet man gelegentlich eine sehr dünne, an einzelnen Stellen auch deutlich lamellär gebaute *Hornschicht*. Vielfach ist sie aber auch ebenso breit wie die darunter liegenden kernhaltigen Schichten, ja sie braucht selbst bei ausgesprochener Atrophie der übrigen Schichten im großen ganzen überhaupt nicht verändert zu erscheinen. Dieses wechselnde Verhalten der Hornschicht, insbesondere die manchmal starke Hyperkeratose, bei gleichzeitigem Schwund der Stachelschicht (z. B. Arsenkeratose, Pellagra u. a.) ist uns bis heute ursächlich noch völlig rätselhaft. In der atrophischen sowohl wie der hyperkeratotischen Hornschicht lassen sich vereinzelt noch Kerne, d. h. also eine Parakeratose feststellen, wobei dann das *Stratum granulosum* nicht sichtbar ist. In solchen Fällen darf man selbstredend nicht von einer Atrophie des Stratum granulosum reden. Dieser an sich sehr häufige Befund hängt vielmehr mit Störungen des normalen Verhornungsvorganges zusammen, über deren Ursache und Ablauf wir ja auch bis heute noch nicht hinlänglich unterrichtet sind. Als besonderes Verhalten der Hornschicht bei Epidermisatrophien ist dann noch die Entwicklung von *Hornzapfen* in einzelnen Follikeln und Schweißdrüsenausführungsgängen zu erwähnen, wie wir es insbesondere von den follikulären Hyperkeratosen her kennen. Oft ist dabei diese Hornmasse nur durch eine äußerst schmale atrophische Stachelzell- bzw. Basalzellschicht vom Corium getrennt.

Über das Verhalten des *Stratum lucidum* bzw. die eleidinhaltige Schicht bei der Atrophie der Haut ist Besonderes nicht bekannt. Ihr Fehlen bei Vorhandensein einer Parakeratose ist ja ebensowenig ein durch Atrophie bedingter Zustand wie der Mangel des Stratum granulosum. Dieses letztere kann sogar regelrecht vorhanden sein, trotz einer sehr stark entwickelten Atrophie der darunter gelegenen Stachelschicht, wie dies uns z. B. die pellagröse Haut zeigen kann.

Im *Stratum spinosum* äußert sich die Atrophie wohl am deutlichsten. Zahl und Größe der Zellen sind in wechselndem Grade vermindert. Die Zellen selbst sind klein und oft geschrumpft. Um den Kern sieht man vielfach vakuolenartige Aufhellungen. Die ganze Schicht kann dabei auf 1—2 Zellagen verringert sein. Diesem Schwunde im Deckepithel geht eine entsprechende Verdünnung der Epithelleisten parallel, ein Befund, der allerdings nicht immer vorhanden sein muß (s. unten). Im atrophischen Stratum spinosum können die *Intercellularbrücken*, die „Stacheln", zum Teil oder auch völlig geschwunden erscheinen. Diese Tatsache trotzt vorläufig noch jeder Erklärung. Es erscheint auf alle Fälle sehr fraglich, ob es sich dabei tatsächlich um einen wirklichen Schwund dieser Gebilde handelt, oder nicht vielleicht doch um Änderungen des physikalisch-chemischen Milieus, die eine färberische Darstellung zur Zeit unmöglich machen. Die weitere Möglichkeit, daß es sich überhaupt beim Sichtbarwerden dieser „Stacheln" um dem natürlichen Zustand nicht mehr entsprechende Bedingungen handelt, soll hier nicht weiter erörtert werden.

Das *Stratum basale* ist meist deutlich vorhanden, wenn auch sehr schmal. Ein begleitendes Ödem führt häufig zu Aufhellung und Quellung der einzelnen Zellen. In anderen Fällen wieder sind diese geschrumpft, abgeplattet oder spindelförmig mit halbmondförmigem Kern und Vakuolenbildung im Protoplasma. Die Grenzen zum Stratum papillare sind oft undeutlich und verwaschen.

Bei der Hautatrophie erscheint die *Epidermis als Ganzes* betrachtet verdünnt und nur noch aus wenigen Zellagen bestehend. Die Verdünnung kann dabei gleichmäßig sein, sie kann an manchen Stellen noch besonders stark hervortreten. Die Kosten dieser Verschmälerung trägt in erster Linie die Stachelschicht. Stratum basale und Hornschicht sind meist wenig oder gar nicht atrophisch, letztere sogar manchmal hyperkeratotisch (s. oben). Gelegentlich kann sogar die ganze Epidermis völlig verdrängt sein bis auf eine dünne Hornschichtlage, so daß z. B. der Endothelbelag einer Lymphcyste oder der Blutcysten beim Angiokeratoma Mibelli unmittelbar die Hornschicht berührt bzw. nur noch durch eine äußerst schmale, oft eingerissene Bindegewebsschicht von jener getrennt ist. Dabei handelt es sich hier allerdings nicht um eine echte Atrophie der Epidermis, sondern vielmehr um eine rein mechanisch bedingte Verdünnung (Druckatrophie).

Ein gewisser Unterschied besteht fernerhin im Verhalten der interpapillaren und suprapapillaren Epidermisschichten. Letztere erscheinen häufig atrophisch bzw. verdünnt auf 1—2 Zellagen, wo erstere gewuchert sind (z. B. Psoriasis vulgaris). Manchmal findet sich statt der Epidermis nur noch eine zarte parakeratotische Lamelle über dem verstrichenen Papillarkörper, womit die Hinfälligkeit einer derartigen Decke (z. B. bei der Dermatitis atrophicans) hinlänglich geklärt erscheint. Andererseits trifft man aber auch gerade hier wieder auf eine überraschende Widerstandsfähigkeit gegen Druck und Zug bzw. scherende Gewalt, die der normalen Haut kaum nachsteht.

Die *Epithelleisten* erscheinen in der atrophischen Haut lang und schmal. Sie sind spärlicher als in der Norm und reichen weniger tief in die Cutis hinab. Die Epidermiscutisgrenze erscheint dabei weniger scharf abgesetzt; sie kann mehr oder weniger völlig verstrichen, geradlinig oder leicht gewölbt sein. Dementsprechend sind die *Papillen* flach oder auch ganz verstrichen, ihre Zahl ebenfalls entsprechend vermindert. Der Papillarkörper zeigt dabei eine deutliche Streckung des bindegewebigen Netzes, und zwar kann dies so weit gehen, daß er völlig verstrichen erscheint.

Eine derartige Umgestaltung der Epidermis-Cutisgrenze kann allerdings auch durch gewisse Ödeme hervorgerufen werden. Hier erscheinen dann die Epithelleisten lang und schmal, an ihren der Cutis zugerichteten Enden spitz zulaufend. Ihre Zahl scheint geringer, ebenso die der Papillen. Es handelt sich jedoch hier um keine richtige Atrophie. Läßt das Ödem nach, so stellen sich wieder völlig regelrechte Verhältnisse ein.

In atrophischen Epidermisbezirken ist der Gehalt der unteren Epidermiszellen an Pigment schwankend. Im allgemeinen kann er sogar vermehrt sein (senile Atrophie der Haut, Striae cutis distensae u. a.). In anderen Fällen kann die Pigmentbildungsfähigkeit jedoch auch notleiden. Wir sehen dies besonders im Verlaufe der Druckatrophie über gewissen Geschwülsten (Neurofibromatosis, Naevi pigmentosi u. a.).

In atrophischer Haut ist das *Corium* im ganzen wechselnd stark verschmälert, das *elastische* und *kollagene* Fasersystem in verschiedener Stärke verändert, rarefiziert, feinfaserig dünn und zart bis völlig geschwunden. Das Bindegewebe ist dabei im allgemeinen zellarm und bei längerem Bestand der Veränderung sklerosiert. Über die gerade bei Atrophie der Haut so häufigen und ausgedehnten Störungen im physikalisch-chemischen Aufbau und Verhalten des kollagenen und elastischen Gewebes siehe Eiweißstoffwechsel (S. 21 f.).

Die glatte *Muskulatur* ist meist nicht nennenswert beeinflußt; in manchen Fällen kann sie sogar reichlicher oder zum mindesten ziemlich deutlich erscheinen.

Die *Blutgefäße* sind oft starr und erweitert, auch scheinbar vermehrt (Dermatitis atrophicans). Bei der Druckatrophie findet man sie verlegt und oft auch völlig verschlossen. Verengerung und Abnahme der Zahl der Blutgefäße wurde bei gewissen atrophischen Vitiligoformen beschrieben. In sehr vielen Fällen jedoch findet man keine besonderen Veränderungen.

Das gleiche gilt für die *Hautnerven*. Eine Neuritis degenerativa atrophica, wie sie LELOIR bei atrophischer Vitiligo beschrieben hat, ist seitdem nicht mehr beobachtet worden.

Die *Anhangsgebilde* der Haut unterliegen in atrophischen Hautabschnitten dem verschiedensten Schicksal. Oft sind sie völlig unverändert trotz Atrophie aller übrigen Hautschichten, z. B. bei der Pellagra. Im allgemeinen schwinden die Haarfollikel und Talgdrüsen häufiger und früher als die Schweißdrüsen. Sie sind in vielen Fällen zu kleinen Überresten zusammengeschrumpft oder auch völlig geschwunden. Die *Haarfollikel* werden zunächst schmäler und kürzer. Die *Talgdrüsen* erscheinen vielfach infolge einer Atrophie des Follikelepithels in schmale Epithelsäcke umgewandelt, die dann oft nur als Anhängsel des erweiterten oberen Follikelteils erscheinen (z. B. bei der Acne vulgaris). Nicht selten wird ein derartiger Epithelsack dabei von dem größer werdenden Comedo mehr und mehr abgeflacht und seitlich abgeknickt, so daß die Reste schließlich als doppelwandige flache Schale einer Seite des Comedo aufsitzen oder völlig schwinden.

Diese Talgdrüsen- und Haarfollikelatrophie wird jedoch meistens durch übermäßige Hornbildung (follikuläre Hyperkeratosen s. oben) hervorgerufen. Das Follikelepithel wird dabei zunächst stark abgeplattet, die Basalschicht nicht mehr deutlich abgrenzbar. Diese Atrophie ist um so hochgradiger, je stärker die Hornanbildung im Follikeltrichter wird. Sie kann zu einem völligen Schwund des gesamten unteren und mittleren Follikelanteils sowie der zugehörigen Talgdrüsen führen. Das erweiterte, horngefüllte Ostium bleibt dann als flache oder stärkere Ausbuchtung der Epidermis übrig, manchmal noch Reste des Haares enthaltend.

Auch an den *Schweißdrüsen* kann es durch Verhornung des Porus zu ähnlichen Rückbildungsvorgängen kommen (Lichen spinulosus, seltener bei der Ichthyosis vulgaris). Dabei kommt es jedoch durchaus nicht immer zu einer eigentlichen Schweißdrüsenatrophie. Man findet sogar vereinzelt deutliche Epithelproliferation. Gelegentlich führt allerdings die Verlegung der Ausführungsgänge zu Abflußerschwerung und zu manchmal umschriebenen cystischen Erweiterungen. Auch in sklerosierenden Prozessen der Haut (Elephantiasis) sehen wir ähnliche Schweißdrüsenveränderungen.

Das *subcutane Fettgewebe* kann bei der Atrophie der Haut völlig fehlen, besonders an Orten, wo es gewöhnlich reichlich vorhanden ist (z. B. große Labien bei Kraurosis vulvae). Bei Geschwulstkachexie sowohl wie Marasmus febrilis war allerdings das subcutane Fettgewebe unverändert (TRAINA). Durch die Atrophie des Coriums wird das subcutane Fettgewebe oft sehr nahe an die Epidermis herangerückt; das gleiche gilt für die Schweißdrüsen.

Einer kurzen Schilderung bedürfen jene als *entzündliche Atrophie des subcutanen Fettgewebes* bezeichneten eigenartigen Veränderungen, wie sie ROTHMAN, KRAUS, W. PICK u. a. im Anschluß an Entzündungsvorgänge vorfanden. Es handelt sich dabei um die bekannten, umschriebenen knoten- und strangförmigen Herde völligen Schwundes des subcutanen Fettgewebes. Dieses wird nur zum Teil durch neugebildetes Bindegewebe ersetzt. Wir finden dabei alle verschiedenen Formen der entzündlichen Atrophie, darunter auch die Wucheratrophie mit endogener Zellneubildung, Riesenzellbildung, gelegentlich auch Bildung fetthaltiger Cysten. Derartige Veränderungen stellen sich im Gefolge mannigfachster örtlicher Erkrankungsvorgänge im Bereich der Haut ein. Sie haben manchmal eine gewisse Ähnlichkeit mit den bei der Inanitionsatrophie auftretenden Bildern, besonders mit der Wucheratrophie. Gelegentlich zeigen sie auch einmal eine tuberkuloide Struktur. In ihrer Pathogenese sowohl als in ihrem klinischen Verhalten sind sie jedoch von der bei allgemeiner Abmagerung auftretenden Atrophie des Fettgewebes so verschieden, daß eine Trennung unbedingt geboten erscheint.

## III. Nekrose.

Die *Nekrose,* der örtliche Gewebstod, ist jener Endausgang einer Stoffwechselstörung (Degeneration), der überall da eintritt, wo das Gleichgewicht der Zell- bzw. Gewebstätigkeit so sehr abgeändert wird, daß eine Erholung ausgeschlossen ist. Sie ist „der irreparable oder irreversible Stillstand des Stoffwechsels der organischen lebenden Substanz" (Ernst), die schroffste Form einer Ernährungsstörung, sei es, daß sie bei rasch und plötzlich einsetzender Störung sofort eintritt, oder daß ihr die Gewebe nach vergeblichen Ausgleichsversuchen endlich doch erliegen. Im letzteren Falle geht der Nekrose ein Zustand der *Nekrobiose* voraus; diese zeigt zwar noch Zell- und Gewebstätigkeit, jedoch lediglich degenerativer Art und führt schließlich zum Gewebstod.

Dieser Zell- und Gewebstod geht mit einer mehr oder weniger schnell eintretenden Änderung der osmotischen und Permeabilitätsverhältnisse der Plasmakolloide einher, bei der die Phasengrenzen ihre Teilchenundurchlässigkeit einbüßen und zunächst kleinere, dann gröbere Teilphasen durchlassen. Für diese Umgestaltungen darf man mit v. Tschermak sowohl mechanische Voraussetzungen (Risse in der Plasmagrenzphase infolge der Spannungen, die bei der Gerinnung von Eiweißkörpern entstehen) annehmen, als auch Zustandsänderungen in den Phasengrenzkolloiden.

Die allgemeine Pathologie unterscheidet den Tod einzelner Zellen *(Mikronekrose),* Zellverbände *(partielle Nekrose)* oder aller Gewebsbestandteile *(totale Nekrose)*; sie trennt einen *trockenen Brand,* die *Mumifikation* von einem *feuchten,* der *Gangrän*; sie stellt der Kolliquationsnekrose die Koagulationsnekrose gegenüber. Die Nekrose verläuft in der Regel mit begleitender oder nachfolgender Entzündung. Dies gilt insbesondere für die Nekrosen der Haut. Trotz dieses engen Zusammenhanges sind Nekrose und Entzündung durchaus verschiedene Vorgänge; erstere ist die häufigste Ursache einer reaktiven Entzündung; andererseits kann die entzündliche Kreislaufstörung Absterben des Gewebes zur Folge haben.

Für die *Einteilung der Nekrosen* gilt das bei den Atrophien gesagte. Sie ist nur durchführbar nach ätiologischen Gesichtspunkten, wobei es unbenommen bleibt, im Sinne Unnas *direkte,* durch von außen auf die Haut einwirkende Schädigungen entstehende und *indirekte Nekrosen* zu unterscheiden, bei welchen die schädigende Ursache von innen heraus wirksam wird. Auf kausalgenetischer Grundlage kann man physikalische, chemisch-toxische, vasculäre, neurotische und infektiös-toxische Nekrosen unterscheiden. Bei dieser Einteilung ist jedoch zu berücksichtigen, daß eine scharfe Trennung nicht immer möglich sein wird; auch durch die Beziehungen und Abhängigkeiten von der Entzündung (s. oben) können die Verhältnisse im Einzelfalle sich recht verwickelt gestalten.

Auf *physikalischem* Wege entstehen Nekrosen der Haut durch mechanische, thermische, aktinische und elektrische Eingriffe. Schon bei der *Drucknekrose,* wie sie im *Decubitus* als bekanntestes Beispiel vorliegt, erweist sich die Zusammengesetztheit der zum Absterben führenden Bedingungen. Jene ist vielleicht mehr eine vasculäre Nekrose durch Behinderung der Blutzirkulation als eine rein mechanische. Mit zunehmendem Druck werden nämlich die Blutgefäße zunächst verlegt und schließlich völlig geschlossen; erst schwinden die Capillaren, dann die gröberen Gefäße. Dies gilt insbesondere für die über atrophischen Hautabschnitten entstehende Drucknekrose, wie wir sie gelegentlich in der Umgebung heranwachsender Geschwülste und ähnlichem auftreten sehen. Über den eigentlichen Decubitus s. unten.

Die traumatische Nekrose der Haut kann auf die verschiedenste Art zustande kommen, z. B. Lostrennung eines Hautstückes von der Unterlage durch stumpfe oder scharfe Gewalt mit oder ohne Einreißen der Haut und erschwerter oder verhinderter Anheilung durch Blutung oder entzündliches Exsudat. Die Möglichkeit der Entstehung einer örtlichen Nekrose rein durch Quetschung ist allerdings umstritten; man denkt auch hier mehr an vasculäre Voraussetzungen.

Größere Bedeutung kommt für die Haut den *thermischen* Schädigungen der Verbrennung und der Erfrierung zu. Ihr Zustandekommen ist weitgehendst

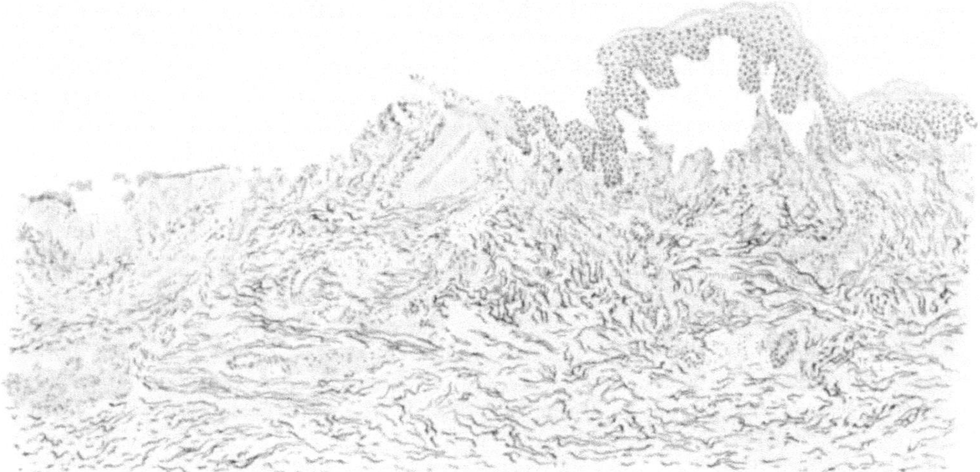

Abb. 21. Drucknekrose (Decubitus) der Haut. Verlust der Epidermis, rechts noch zum Teil abgehoben sichtbar. Saures Orcein-Polychromes Methylenblau. O 77 :1, R 77 :1.

von dem allgemeinen Zustand der betreffenden Körperpartie abhängig, insbesondere von der mehr oder weniger regelrechten Blutversorgung. Auch hier erkennen wir die Abhängigkeit der Nekroseentstehung von vasculären Bedingungen.

Temperaturen von etwa 42°, die auf längere Zeit, höhere, die auf kürzere Zeit einwirken, führen zu einer Gerinnung der Zelleiweiße und damit zum Absterben des Gewebes (Koagulationsnekrose). *Verbrennungen* dritten und vierten Grades mit Verschorfung oder Verkohlung verwandeln die Haut in eine harte, trockene, braunschwarze Masse, in deren Bereich die Gefäße durch Thrombose verschlossen sind. Bei *Erfrierungen* dritten Grades erstreckt sich die Nekrose je nach der Stärke und Dauer der Einwirkung der Kälte nur auf die Hautoberfläche, die gesamte Decke oder aber das ganze Gewebe bis auf den Knochen. Auch beim *Frostbrand,* wie man mit ERNST den dritten Grad der Erfrierung zweckmäßig bezeichnet, sind die nekrotischen Gewebsabschnitte trocken, braun und mumifiziert. Erfrierungs- sowohl wie Verbrennungsnekrose werden durch eine *demarkierende Entzündung* von der gesunden Umgebung abgetrennt.

*Histologisch* zeigt die *Verbrennung* dritten Grades, die *Dermatitis escharotica*, eine unmittelbar entstandene völlige Zerstörung der ganzen Epidermis, die abgelöst und zerrissen bzw. als solche nicht mehr nachweisbar erscheint. Die abgelösten Teile sind nekrotisch und bilden eine homogene, struktur- und kernlose Schicht, die Cutis ist darunter zu schollenartigen Massen umgewandelt, die von zerfallenden Kernen durchsetzt werden. An diesen, sowie auch an den erhalten gebliebenen Epidermiszellen läßt sich manchmal eine eigentümliche Richtungsänderung, eine „Palisadenstellung" erkennen, wie sie neuerdings u. a. wieder Delbanco beschrieben hat, der auch wieder ihre Ähnlichkeit mit der „elektrischen Strommarke" (Jellinek) betonte. Unterhalb dieses nekrotischen Bezirks sind die gequollenen kollagenen Fasern — ebenso wie in den tieferen Bindegewebsschichten (Ullmann) — miteinander zu dicken und plumpen Balken und Bröckeln fest verbacken. Die Gefäße erscheinen völlig blutleer und, ebenso wie die Schweißdrüsenknäuel, zu schmalen Strängen zusammengepreßt. Die elastischen Fasern sind zusammengedrückt, im übrigen jedoch gut erhalten (Unna).

Bei der *Verkohlung* kann schließlich die gesamte Hautdecke völlig nekrotisch sein, einschließlich Subcutis und Fettgewebe, die in wechselnd weitem Maße verschorft und geschmolzen erscheinen.

Bei der *Erfrierungsnekrose* treffen wir *histologisch* ähnliche Veränderungen. Bei den schwersten Graden sind die gesamte Haut und Unterhaut, ja sogar weite Strecken des Fettgewebes und der Muskulatur in eine strukturlose Masse umgewandelt. Besonders kennzeichnend sind die Veränderungen der quer gestreiften Muskulatur (Schmincke). Zwischen den zerstörten, in homogene kernlose Schollen umgewandelten Muskelfasern, die keinerlei Querstreifung mehr zeigen, finden sich neben entzündlichen Erscheinungen Muskelzellen mit zahlreichen Kernen, die an vielkernige Riesenzellen erinnern.

Bei der Erfrierung sowohl wie der Verbrennung entwickelt sich nach einigen Tagen eine *demarkierende Entzündung*, die schließlich zur Abstoßung der nekrotischen Gewebsteile und dann unter Granulationsbildung zur Überhäutung vom Rande bzw. von den Resten erhalten gebliebenen Follikel- oder Drüsenepithels her führt.

Nekrosen durch *strahlende Energie*. Bereits durch entsprechend lange Einwirkung des wirksamen Anteils der gewöhnlichen Lichtstrahlen auf die gesunde Haut kann es zu nekrobiotischen und nekrotischen Erscheinungen kommen. Kennzeichnend für diese Wirkung ist eine *fleckförmig* einsetzende, weitgehende Degeneration des Epidermisepithels. Sie führt zur Nekrose mit Hyperämie und Exsudation, serofibrinöser Blasenbildung, Leukocytenauswanderung aus den erweiterten und geschädigten Gefäßen mit Pyknose der Gefäßwandendothelien, Vakuolisierung ihrer Media, Blutungen ins Gewebe und stärkster ödematöser Quellung des Bindegewebes. Eingeleitet wird die Veränderung mit einer Vakuolisierung der Stachelzellen, mit deutlichem Zerfall der Zellen des Stratum granulosum zu hüllenlosen Körnchenhaufen (Ehrmann und Perutz), sowie einer Zone homogenisierter kugeliger, reichlich pigmenthaltiger Zellen mit schwer färbbarem Kern zwischen Stratum granulosum und corneum.

Noch deutlicher ist die fleckförmige Nekrose bei der *Hydroa vacciniformis* zu beobachten, bei der nicht nur die Epidermis, sondern alle Schichten der Haut in Mitleidenschaft gezogen werden. Hier leitet die primäre Nekrose das Krankheitsgeschehen überhaupt erst ein (Jesionek, Pautrier und Payenneville u. a.); sie bildet den Ausgangspunkt der Veränderung. Die Zellen bleiben zwar in ihren Umrissen noch längere Zeit deutlich erhalten, dagegen verlieren die Kerne sehr schnell ihre Färbbarkeit und das Zellprotoplasma wird vakuolisiert. Die Cutis ist ebenfalls an den nekrotischen Vorgängen beteiligt. Die Ausheilung geht von den erhalten gebliebenen Epidermisepithelien am Rande der Nekrose aus.

Nekrosen durch *Röntgen-* und *Radiumstrahlung* sind wohl ebenfalls eher als primär vasculäre Nekrosen aufzufassen, da Gefäßveränderungen bei der Entstehung des Röntgengeschwüres eine ausschlaggebende Rolle spielen (Gassmann). Auch hier ist das fleckweise Auftreten der Nekrosen bemerkenswert. (Siehe Rost und Keller, dieses Handbuch Bd. V/2.)

Im Corium zeigen sich Kernschwund und hyaline Degeneration der Fibrillen, Zerfall der Hautmuskeln, der Haarpapillen und Nerven, schwerste Veränderungen des Gefäßsystems mit ausgedehnter Thrombose und Umwandlung der Gefäßwand in eine unregelmäßig gequollene Masse, die eine stark verdickte, mit gequollenen Epithelien besetzte, stellenweise von der Unterlage abgehobene Intima umspannt. Die Anhangsgebilde gehen zugrunde. Die größeren Gefäße zeigen noch Reste einer stark aufgefaserten, ungleich dicken und oft unterbrochenen Elastica. Selbst die Arterien der Subcutis sind schwer geschädigt. Eine hochgradige vakuolisierende Degeneration hat auf die Muscularis der meisten Arterien und Venen übergegriffen. Jedoch auch hier fällt das unregelmäßig fleckförmige der Veränderung auf. Im Zentrum einer solchen Röntgennekrose sieht man unter einer, oft noch banale Eiterkokken tragenden nekrotischen Decke an Stelle der Epidermis nur noch eine homogene, strukturlose Lamelle, in die unregelmäßig blaßgefärbte Kerne eingelagert sind, darunter ein unregelmäßiges Gewirr mit Kernresten durchsetzter, aber gut färbbarer Elastinfasern. Nach der Tiefe hin sind diese von einzelnen völlig homogenen, unregelmäßig gequollenen Bindegewebsbalken durchsetzt, welche vielfach in körnige Fasern zerfallen. Das ganze bildet mit zahlreichen Leukocyten, Bindegewebskernresten, dicken Elastinfasern und kleinsten Bündeln faserigen Kollagens ein grobmaschiges Netzwerk.

Die Nekrose durch den *elektrischen Strom* schließlich ist gekennzeichnet durch die sog. „spezifische elektrische Strommarke“ (Jellinek) und Verbrennungen. Meistens finden sich Mischformen beider vor. In diesen „Strommarken“ ist die Hornschicht verschmälert und zusammengesintert (Kawamura, Riehl), die Zellzeichnung geschwunden. Zwischen Stratum corneum und den darunter liegenden Epidermisschichten finden sich Höhlenbildungen. Das kollagene Fasergewebe ist geschwollen und verklebt (Mieremet). Als besondere Eigentümlichkeit sei die Palisadenstellung der Zellen der Stachelschicht erwähnt (Jellinek), wenn sie auch nicht als spezifisch bezeichnet werden darf, da sie auch bei Hitzewirkung (s. oben) vorkommt (Schridde, Delbanco u. a.).

Eine einheitliche Auffassung der Wirkungsweise *chemisch-toxischer* Schädigungen auf die Haut ist bei der Zahl der in Betracht kommenden Stoffe nicht möglich. Chemische und physikalisch-chemische Prozesse, feste chemische Verbindungen, physikalische Zustandsänderungen, wie Gerinnung und Lösung, Quellung und Schrumpfung, spielen dabei eine Rolle. Von der Möglichkeit des Angreifens einzelner dieser Stoffe an isolierten Zell- oder gar Kernbestandteilen sei hier nur andeutungsweise gesprochen. Bei den chemisch-toxischen Nekrosen handelt es sich in erster Linie um direkte Nekrosen im Sinne Unnas. Man kann bei ihnen zwei große Gruppen unterscheiden, eine *Säuregruppe* und eine *Alkaligruppe*. Bei der ersteren handelt es sich meist um eine Ätzwirkung, die sehr schnell zum Gewebstod führt. Die Protoplasmaschädigung wird dabei meistens als Eiweißfällung offenbar (z. B. bei der *Trichloressigsäure*), oder Gerinnung mit nachfolgender Wiederauflösung unter Wasserentziehung und örtlicher Temperatursteigerung (z. B. *Schwefelsäure*). Dabei entsteht eine schwarze Verfärbung der Nekrosen infolge Umwandlung des Blutfarbstoffes. Die rauchende *Salpetersäure* wirkt ähnlich wie Schwefelsäure; sie verursacht einen zunächst breiigen, grauen bis gelblichen, nach einigen Stunden trockenen gelben Schorf, der nach 1—2 Tagen von einem leicht erhabenen, weißlichen, rötlich eingefaßten Brandhof eingerahmt wird, während sich der Ätzbezirk immer mehr vertieft, um nach einigen Wochen unter Bildung einer entsprechenden Demarkationslinie abgestoßen zu werden. Die Wirkung des Höllensteins dürfen wir uns ganz ähnlich vorstellen (Unna).

Histologisch hebt sich der weißliche Brandhof dnrch die geringere Färbbarkeit des Gewebes von dem tief gefärbten, jedoch völlig strukturlosen zentralen Ätzbezirk bzw. dessen unveränderter Umgebung deutlich ab.

Die *Carbolsäure,* als Phenol ein Alkohol (Phenylalkohol), und in streng chemischem Sinne also eigentlich keine Säure, erzeugt in der Haut des Menschen einen nekrotischen Schorf, der unter dem Bilde des trockenen Brandes der Mumifikation anheimfällt.

An den einzelnen Zellen äußert sich die Wirkung der Carbolsäure einmal durch Eiweißfällung, dann durch Wasserentziehung; sie schädigt in erster Linie das Zellprotoplasma, weniger die Kerne, und zwar die Kerne des Epithels der Form nach weniger als die der Cutis. Diese Kernveränderungen sind im Epithel durch Zertrümmern des Chromatins zu feinen und feinsten Bröckeln bei erhaltener Kernhülle (Chromatolysis) gekennzeichnet. In der Cutis sind Schrumpfungsformen vorherrschend, Chromatinabbröckelung und feinster Zerfall, Chromatorhexis (Frickenhaus).

Die *Salzsäure* führt bei genügend langer Einwirkung zu einer anämischen Nekrose der Haut.

Die *Alkalien (Laugen)* wirken ätzend, ähnlich den Säuren. Es entsteht jedoch keine trockene Mumifikation, sondern weiches matschiges Zerfallsmaterial, ähnlich einer Colliquationsnekrose, da die Alkalialbuminate Wasser anziehen, quellen, erweichen und sich lösen. Auch bei den Alkalien tritt die Wirkung teils als Eiweißfällung, teils als Eiweißlösung, teils als Verbindung mit dem Eiweiß zu salzähnlichen Stoffen ein.

Aus der reichen Zahl der ektogenen chemisch-toxischen Nekrosen erwähnen wir nur noch diejenigen durch *Insektenstiche* (Bienen, Wespen, Läuse, Flöhe u. a.). Hier handelt es sich um ausgesprochen lokale Nekrosen. Die Haut der Stichstelle und deren unmittelbare Umgebung wird in eine eigentümliche hyaline Masse umgewandelt. Eine ähnliche trockene Nekrotisierung liegt bei den sog. „keratinisierten" Gängen der *Krätzemilbe* vor, deren Entstehung augenscheinlich auf toxische Stoffwechselprodukte der Milbe zurückgeführt werden darf. Bei Insektenstichen führt dann ein entzündliches Exsudat zu einer Lockerung des Zellverbandes in der Umgebung des nekrotischen hyalinisierten Zentrums und dann zur Abstoßung oder Resorption zunächst des flüssigen, dann auch des cellulären Exsudates.

Als Beispiel *endogener, chemisch-toxischer Nekrosen* erwähnen wir einmal die meist mit Gewebsblutung einhergehende, besonders schwere, alterative Gewebsreaktion bei der *Urämie.* Allerdings geht hier die Nekrose wohl in erster Linie über die Schädigung der Gefäße (Dalché und Claude). Die Hautnekrosen entsprechen hier völlig jenen, wie sie urämisch erkrankte Abschnitte des Darmes aufweisen (Gruber).

Ein reines Beispiel endogen-toxischer Nekrosen bieten die *nekrotisierenden Urticariaformen* (Urticaria papulosa perstans necroticans, Lichen urticatus).

Gerade bei dem letzteren ist die linsenförmige, von der Hornschicht bis zu den tieferen Lagen der Stachelschicht reichende Epidermisnekrose besonders kennzeichnend (s. Abb. 41). Bei der Urticaria pap. perst. necroticans wird die gesamte Epidermis von einer umschriebenen Nekrose eingenommen, die von zerfallenden Zellen bzw. Kernresten (Pyknose) und polynucleären Leukocyten durchsetzt ist und sich bis zum Papillarkörper ausbreitet.

Eine strenge Trennung der *vasculären und neurotischen* Nekrosen dürfte praktisch kaum durchzuführen sein. Die engen Zusammenhänge von Gefäß- und Nerventätigkeit lassen eine solche vielleicht überhaupt untunlich erscheinen. Immerhin kennen wir gewisse Krankheitsbilder, bei denen die vasculäre Schädigung so sehr im Vordergrunde steht, daß eine Zusammenfassung als *vasculäre Nekrosen* gerechtfertigt erscheint. Dabei handelt es sich allerdings in den seltensten Fällen um plötzlich einsetzende, mit völligem Gefäßverschluß und schnellem Absterben der zugehörigen Gewebspartie verlaufende Vorgänge. In den meisten Fällen geht die Entwicklung ganz allmählich vor sich, so daß man von einer Art Atrophie, degenerativen Atrophie, Nekrobiose und Nekrose sprechen kann.

Der mechanischen Möglichkeiten, die zur Schädigung des Gewebes von den Gefäßen aus führen können, kennen wir viele. Organische und funktionelle Störungen mit Sitz im peripheren Kreislauf oder im Herzen als Folge nervöser oder toxischer Gefäßschädigung seien erwähnt. Arterieller Gefäßverschluß führt zu mehr oder weniger vollständiger Anämie *(Ischämie).* Verschluß des venösen Abflusses führt zu Stase, Austritt von Serum und roten Blutkörperchen, Aufhören des Gasaustausches und schließlich zum Absterben des Gewebes unter Diffusion des Blutfarbstoffes und Zutritt von Fäulniserregern *(asphyktische Gangrän)*. Auch eine rein capillare Stase kann zur Nekrose führen, was sich in der Haut besonders deutlich bei der *senilen Gangrän* an den Zehenspitzen beobachten läßt. In den meisten Fällen begleitet eine hyaline Thrombose die zur Nekrose führende Stase.

Von Gefäßwandveränderungen, die zur Nekrose führen können, sei vor allem die *Endarteriitis obliterans* erwähnt, die Hauptursache der senilen Gangrän, sowie auch der der Jugendlichen *(Thromboangitis obliterans*, Buerger*)*.

Enge Zusammenhänge zwischen Gefäßveränderung und nervöser Störung für Nekrose bzw. Gangränentwicklung zeigen die Raynaudsche Krankheit, das *Malum perforans pedis*, u. a. (näheres s. Mucha, Bd. VI/2 dieses Handbuches).

Unter den durch *Gefäßverschluß infolge Druck* entstehenden Nekrosen erwähnen wir noch die im Anschluß an Geschwülste auftretenden Hautnekrosen (bei Carcinomen, Sarkomen u. a.), wobei es unter Umständen durch den Gewebszerfall namentlich bei den letzteren zu ausgedehnten Erweichungsherden, ja sogar zur Spontanheilung der Geschwülste kommen kann.

Eine besonders eigentümliche Nekroseform ist die *Gefäßwandnekrose* beim Fleckfieber, die E. Fraenkel als das Grundlegende des Fleckfieberexanthems bezeichnet hat. Es handelt sich dabei um eine Wandnekrose der kleineren Arterienästchen, die entweder, was das häufigste ist (Fraenkel, Davidowskie), sich auf die Intima und den Endothelbelag beschränkt, oder aber auch auf die Muscularis und sogar die gesamte Gefäßwand übergreifen kann. Stets sind jedoch nur kleinere, kegelförmige Ausschnitte der Gefäßwand erkrankt; die Ausdehnung der Nekrose wechselt nicht nur bei den verschiedenen Krankheitsfällen, sondern auch in den einzelnen Abschnitten ein und desselben Krankheitsherdes. Dort, wo die Nekrose die gesamte Gefäßwand befallen hat, ist deren Zeichnung völlig geschwunden. Eine Begrenzung läßt sich nicht mehr feststellen und das Lumen, oder noch häufiger der dieses ausfüllende Thrombus stößt unmittelbar an ein perivasculäres Infiltrat.

Eine besondere Erwähnung verdient noch eine scharf abgesetzte, keilförmige Epidermisnekrose beim Zoster (Kopytowsky), deren Spitze zum Papillarkörper hinweist mit allmählichem Übergang in das unveränderte cutane Gewebe. Diesen nekrotischen Bezirk deckt meist eine Blase; er wurde aber auch ohne diese beobachtet (Hoffmann und Frieboes). Die Umgebung ist stets hochgradig entzündet.

Die *Nekrosen durch nervöse Einflüsse* (neurotische Nekrosen) sowie die ihnen zugezählten Hautkrankheiten führen in eines der umstrittensten Gebiete der Dermatologie. Die Abhängigkeit der Haut und ihrer Anhänge vom Nervensystem ist experimentell schwer anzugehen. Schon die Veränderungen, die in der Haut bei Nervenzerstörungen auftraten, kann man allein auf Traumen zurückführen, die durch die Anästhesie als solche schon ermöglicht werden. Derartige Überlegungen müssen in der Beurteilung der Genese mancher sog. neurotischer Hautnekrosen sehr zurückhaltend machen. Trotzdem darf es keinem Zweifel unterliegen, daß wir beim Zustandekommen vieler von ihnen mit *trophoneurotischen Störungen* zu rechnen haben. Vor allem gilt dies für den plötzlich einsetzenden *Decubitus* bei zentral-nervösen Schäden: die neurotische Hautgangrän, die Raynaudsche Krankheit, das Malum perforans pedis, den Herpes zoster gangraenosus, und vielleicht auch gewisse nekrotisierende Urticariaformen. Eine bislang ungeklärte Sonderstellung nimmt auch die sog. Fettgewebsnekrose des Neugeborenen ein (s. Störungen des Fettstoffwechsels). Auf Einzelheiten einzugehen, ist an dieser Stelle unmöglich.

Bei den *infektiös-toxischen*, den *bakteriellen Nekrosen* handelt es sich im Grunde genommen ebenfalls um chemisch-toxische Nekrosen. Die Bakterien wirken wohl in erster Linie durch die von ihnen erzeugten oder bei ihrem Absterben aus ihrem Körper freiwerdenden Gifte. Bei allen Infektionen werden mehr oder weniger große Zellverbände dem Untergang verfallen. Die Ausdehnung und Stärke bzw. Schnelligkeit des Unterganges wird allerdings in den einzelnen Krankheitsfällen, sogar auch bei den durch den gleichen Erreger hervorgerufenen, ganz verschieden sein, abhängig einmal von der Stärke und Dauer der Gifteinwirkung, zum anderen von der Widerstandsfähigkeit des befallenen Gewebsabschnittes bzw. Gesamtorganismus.

Die infektiös-toxische Nekrose verläuft fast regelmäßig mit einer Entzündung. Das Wechselspiel ist hier ein sehr inniges, so daß eine Trennung manchmal kaum durchführbar erscheint. Auch enge örtliche Verbindungen zwischen diesen beiden sind die Regel. In nächster Umgebung des Giftherdes treffen wir auf die Nekrose, in weiterer auf die Entzündung.

Es ist nicht möglich, auf die große Zahl der hier in Frage kommenden Veränderungen einzugehen. Im Grunde genommen dürfen wir von jedem belebten Krankheitserreger unter bestimmten Bedingungen eine nekrotisierende Wirkung erwarten. Die akuten, pyogenen Erkrankungen durch Staphylokokken oder Streptokokken gehen mit mehr oder weniger weiter Einschmelzung des Gewebes in der Umgebung der Krankheitserreger einher. Die Verflüssigung des kollagenen Gewebes ist z. B. beim *Furunkel* so ausgeprägt, daß schließlich das zerfallende Material in dem bekannten eitrigen Gewebspfropf ausgestoßen wird, meist mitsamt dem zugehörigen Haarfollikel. Beim *Ecthyma* steht die nekrotisierende Wirkung der Krankheitserreger so sehr im Vordergrunde, daß eine entzündliche Reaktion zu Anfang häufig fehlt. Jener ausgedehnte gangränöse Gewebszerfall, wie ihn in früheren Jahrhunderten der *Hospitalbrand* darbot, wie er heute noch vereinzelt als *Noma,* Wasserkrebs vorkommt, wie wir ihn von den *ulcerösen Stomatitiden* und schließlich auch gelegentlich noch von der *Haut-* und *Schleimhautdiphtherie* her kennen, sei hier erwähnt. Hier zeichnet sich die Nekrose meist durch eine unscharfe Abgrenzung des nekrotischen gegen das gesunde Gewebe, eine nur mäßige leukocytäre entzündliche Reaktion aus. Wehrlos scheint das Gewebe der Schädigung zum Opfer zu fallen und sich in eine Masse aufzulösen, in der histologisch keinerlei Zeichnung mehr festzustellen ist. Für den Dermatologen von geringerer Bedeutung sind jene Formen des Gewebszerfalles, die als *Gasbrand, Gasgangrän* usw., insbesondere im letzten Kriege zahlreich beobachtet wurden. Sie sind durch eine eigentümliche, schaumartige Beschaffenheit des Gewebes gekennzeichnet.

Histologisch handelt es sich um eine weitgehende Auflösung und Erweichung der erkrankten Gewebsabschnitte mit Verlust der Kernfärbbarkeit, hyaliner Entartung und Zerfall der Muskelfasern, seröser Auflockerung des Bindegewebes, dessen Fasern durch eine fein granulierte oder homogene Masse auseinandergedrängt sind: das ganze durchsetzt von wechselnd großen, mehr oder weniger runden Gasblasen. Wegen des völligen Fehlens von Leukocyten hat man die Veränderung als eine Art *Vergärung* aufgefaßt und daher auch als Vergärungsnekrose bezeichnet (Hitschmann und Lindenthal). An dem Zustandekommen derartiger Veränderungen sind verschiedene Erreger beteiligt (E. Fraenkel, Bacillus phlegmonis emphysemat. u. a.).

Besondere Formen der Nekrose zeigen die *Tuberkulose* und die *Syphilis*: die *Verkäsung*. Allerdings wird vielfach angenommen, daß der dichte Detritus bei Tuberkulose aus Eiweiß und Fettkörnchen, kernlosen homogenen Schollen bestehend, eingelagert in eine fibrinoid gequollene Grundsubstanz und ein echtes Fibrinnetz, einen anderen Stoff enthalte als die speckige, mehr gelatinöse, weißliche Nekrose der Syphilis (Ernst). Auf Unterschiede im Calciumgehalt veraschter Gewebsschnitte beider hat neuerdings Gans hingewiesen. Genaueres hierüber ist allerdings noch nicht bekannt. Daß neben der Gummenbildung und Verkäsung auch noch eine *angiosklerotische Nekrose* bei der Syphilis vorkommt, sowie oberflächliche Hautgangrän bei sekundärer Syphilis, tiefere bei tertiärer (ROGET) sei der Vollständigkeit halber erwähnt.

Die *Folgen einer Nekrose* der Haut sind naturgemäß völlig abhängig von deren Ausdehnung. Wir sehen hier ab von jenen Fällen, wo so weite Hautabschnitte nekrotisiert sind, daß ein Weiterleben unmöglich geworden ist. Bei den hier zu besprechenden Folgen einer Nekrose handelt es sich um umschriebene Veränderungen. So kann eine Hautnekrose fleckförmig auf wenige ganz umschriebene Epidermisabschnitte beschränkt bleiben (Nekrose bei der Dermatitis solaris, beim Lichen urticatus). Hier erfolgt die Abheilung ohne irgend eine Narbenbildung. Ergreift die Nekrose fleckförmig, zwar tiefergreifend, jedoch nur wenige Papillenspitzen (Variola, varioliforme Exantheme der Lues, Zoster), so ist trotzdem eine Abheilung ohne zum mindesten klinisch sichtbare Narbenbildung möglich, in manchen Fällen allerdings werden narbiger und nicht narbiger Ausgang nebeneinander verlaufen.

Es entwickelt sich in derartigen Fällen ein aus zusammengeschmolzenen Epithelschollen und Fibrin bestehender Schorf, der in toto oder in Bruchstücken abgestoßen wird, wobei ein kleinerer oder größerer Substanzverlust entsteht. Dieser wird von einer alsbald einsetzenden Wucherung vom Randepithel her unter Umständen glatt überhäutet, so daß eine Ausheilung ohne klinisch sichtbare Narbenbildung einsetzt.

Bei größeren Substanzverlusten nach nekrotisierenden Vorgängen erfolgt entweder eine Überhäutung vom Rande her, und zwar mit einer zarten und glatten Narbe, an der man die Ausdehnung des ursprünglich nekrotischen Bezirkes noch feststellen kann. Ist eine solche Überhäutung vom Rande her jedoch nicht möglich, bedarf es der Entwicklung eines Granulationsgewebes und evtl. plastischer Deckung oder Naht, so bleiben als Folgen der Nekrose ausgeprägtere Narbenbildungen übrig. (Näheres s. Wundheilung.)

## C. Störungen des Kreislaufs.

Störungen der Blut- und Lymphströmung der Haut, soweit es sich dabei nur um kurze Zeit dauernde und dann schnell wieder abklingende gesteigerte Füllungszustände ihrer Blut- und Lymphgefäße sowie auch der Gewebsspalten handelt, sind histologisch nicht faßbar. Soweit sie klinischer und auch capillarmikroskopischer Beobachtung zugänglich sind, haben sie durch TÖRÖK in Bd. VI/2 dieses Handbuches eine eingehende Darstellung sowie Würdigung ihrer Pathogenese gefunden, auf welche hier lediglich hingewiesen zu werden braucht.

### I. Örtliche Kreislaufstörungen.

Wir stimmen mit TÖRÖK darin überein, daß die krankhaft gesteigerte

arterielle Hyperämie

der Haut sich von der normalen in ihren „objektiv nachweisbaren Eigenschaften" nicht unterscheidet, womit zwangsläufig auch ihre Trennung von der entzündlichen Hyperämie gegeben ist. Einem schon von v. WINIWARTER gemachten, von TÖRÖK erneut aufgenommenen Vorschlage folgend, sollte man die letztere ausschließlich als „Erythem" bezeichnen.

Capillarmikroskopisch ist die kongestive arterielle Hyperämie (z. B. beim hyperämischen Dermographismus) durch das Hervortreten zahlreicher, äußerst gefüllter Capillarschlingen gekennzeichnet, in welchen das Blut beschleunigt strömt. An dieser Blutfülle hat auch der subpapillare Plexus teil. Eine vergleichsweise Übersicht über das Verhalten an ein und demselben Hautbezirk (Beugeseite des Oberarmes) gestatten die Abb. 22a und b.

„Jedenfalls ergibt sich aus dem Vergleich der zusammengehörenden Bilder, daß das Capillarmikroskop eindrucksvolle Reaktionen enthüllt, die makroskopisch gar nicht oder kaum zum Ausdruck gelangen. Dabei ist aus den Photographien noch nichts über die Strömungsverhältnisse zu entnehmen, die in der Beobachtung der Reaktion ganz wesentlich mitspielen" (Bettmann).

Der capillarmikroskopische Eindruck muß entsprechend der verschiedenen Gefäßverteilung und Ausbildung an den verschiedenen Körperstellen naturgemäß ein verschiedener sein.

Bei der

venösen Hyperämie

findet man capillarmikroskopisch zunächst die venösen Schenkel der Hautcapillaren erweitert und unter Umständen die Capillarschlingen verlängert, die Zahl der Capillaren selbst vermehrt. Dies gilt für die passive Hyperämie der Haut sowohl infolge allgemeiner wie auch lokaler Stauung. Bei der letzteren

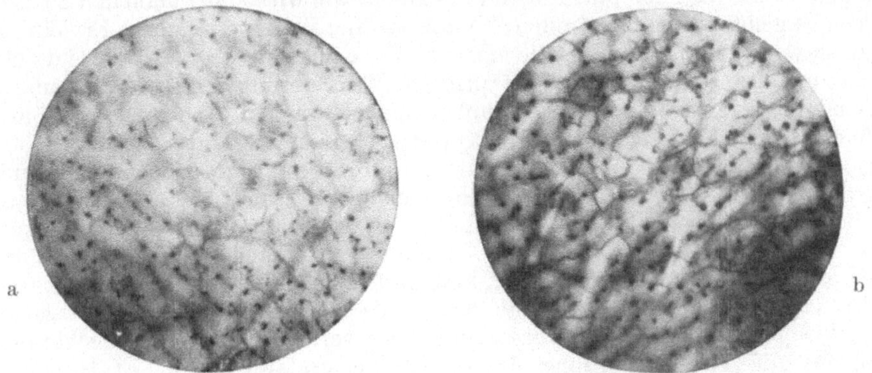


Abb. 22a u. b. Reizversuch: Oberarm, 23jährige Patientin, aufgenommen bei Vergrößerung 1 : 60. (Nach Bettmann: Klin. Wschr. 1926, Nr 44.)

soll die Verlängerung sich besonders an den venösen Schenkeln bemerkbar machen. In beiden Fällen spielen hauptsächlich mechanische Ursachen eine Rolle; Behinderung des Blutabflusses und gesteigerter Blutdruck führen zu Erweiterungen der Capillaren; vielleicht ist dabei auch die Zusammensetzung des gestauten Blutes von Bedeutung (Näheres s. Török).

Daneben kennen wir jedoch auch lokale Stauungshyperämien der Haut, die durch atonische oder spastische Zustände an den Capillaren selbst bzw. den unmittelbar zugehörigen Gefäßabschnitten hervorgerufen sind; sie zeichnen sich capillarmikroskopisch dadurch aus, daß das subpapillare Venennetz und die abführenden Schenkel der Capillaren vom Blute langsamer durchflossen werden und stark erweitert, die zuführenden (arteriellen) Schenkel hingegen verengert sind.

Als *indirekte Folgen* der venösen Hyperämie sind Veränderungen der Gefäßwände sowohl als auch des Gefäßlumens anzusehen, die bei einigen krankhaften Störungen in der Haut zur Beobachtung gelangen. Nur selten dauern venöse Stauungszustände so lange und in solcher Stärke an, daß sie zu dauernden und damit auch den Histologen zugänglichen Veränderungen führen. Wir finden derartige, bei Befallensein der kleinsten Hautgefäße als Teleangiektasien bezeichnete Erweiterungen der papillaren und subpapillaren Venen, zuweilen auch der größeren Gefäße, bei der essentiellen Teleangiektasie (Brocq) mit einer oft gewaltigen Ausdehnung der Capillaren. Es scheinen dabei, wie auch bei den vielen anderen hier in Betracht kommenden Zuständen jene Körperstellen bevorzugt, an welchen sich Stauungserscheinungen gewöhnlich zuerst bemerkbar machen. Sicherlich spielen neben der Stauung auch noch andere Momente eine Rolle, wie wir dies gerade für die exanthematische Form jener Teleangiektasien annehmen müssen. Dies trifft sicherlich auch für jene Fälle zu, wo sich die Gefäßerweiterung diffus, aber langsam fortschreitend über die ganze Körperhaut entwickelte und auch die Schleimhaut ergriff (FRICK). Wahrscheinlich spielen dabei den Tonus der Venen schädigende Momente eine Rolle, ohne daß diese immer genauer feststellbar wären.

Venöse Hyperämien sehen wir als Folgezustände, die an den Gefäßen im Anschluß an Umbauvorgänge der Epidermis und Cutis sich entwickeln, welche zu örtlichen Stauungserscheinungen führen. Sklerosierung des Bindegewebes, wie wir sie häufig in der Haut beobachten können, mag rein mechanisch zur Gefäßstauung führen. Vielleicht spielen dabei auch konstitutionelle Eigentümlichkeiten eine Rolle. Wenigstens darf man dies für die Stauungserscheinungen an den Händen und Füßen annehmen, wie wir sie bei manchen zu *Frostbeulen* neigenden Menschen finden; KYRLE hat hier Wandverdickung, Erweiterung und starke Füllung der Gefäße ebenso wie eine stets zu beobachtende Auflockerung des Endothelrohres als primäre Veränderung angesprochen und als besondere Eigentümlichkeit des funktionell schwachen Gefäßapparates angesehen. Beim *Angiokeratoma* Mibelli treffen wir im Anfangsstadium spindelförmig erweiterte Capillargefäße, die zu größeren Blutsäcken umgewandelt werden, welche oft eine ganze Papille einnehmen. Auch hier müssen wir eine örtlich umschriebene Ursache annehmen, die uns allerdings noch unbekannt ist. Schließlich kennen wir noch Stauungserscheinungen im Papillarkörper, die auf *Abschnürungsvorgänge* („kragenförmige Einschnürungen") zurückzuführen sind, welche wuchernde Epidermisepithelleisten bei den ätiologisch verschiedensten Prozessen verursachen. Hier vermag ein einfach mechanisches Moment die venöse Stauung hinlänglich zu erklären (z. B. Erythrodermia ichthyosiformis congenita, Carcinome, Tuberkulose, Blastomykose u. a.).

### Die Stase

ist für die Haut nur von geringer Bedeutung. Wir finden sie vor allem im Anschluß an thermische (sowohl Hitze wie Kälte) und chemische Einflüsse (Ätzmittel usw.). In beiden Fällen spielt wohl die Wasserentziehung eine Rolle und eine damit verbundene Eindickung des Blutes innerhalb der Gefäßwand. Eine einfache Blutstockung findet sich auch häufig bei einzelnen Formen der Purpura; überraschenderweise entdeckt man sie hier in Frühfällen oft dort, wo klinisch eine ausgesprochen hämorrhagische Natur der Erkrankung vorgelegen zu haben scheint, wie z. B. beim Meningokokkenexanthem. FRAENKEL fand in solchen Fällen an Stelle der vermeintlichen Blutung am Übergang des Papillarkörpers in die Pars reticularis eine Gruppe von Capillaren, in denen es zu einer völligen Stase gekommen war. Im übrigen fehlten jegliche exsudative Vorgänge, im Stasenbereich zeigte sich lediglich eine sehr deutliche Schwellung der fixen Bindegewebszellen.

*Spontane Stase* ist in der Haut — wir sehen hier von entzündlichen Prozessen ab, mit denen ja die Stase in enger Beziehung steht — bei *umschriebenen Ödemen* der *Basedowkranken* beobachtet (SATTLER). Sie erscheinen klinisch als große Herde harter, relieffartig hervortretender, umschriebener Hautschwellungen und stellen ein Gemisch von Ödem, Lymph- und Blutstase dar. Ihre Ursache sieht man in vasomotorischen Störungen umschriebener Blut- und Lymphgefäßbezirke, die durch entsprechende Störungen im Nervensystem hervorgerufen werden, welche ihrerseits wieder auf endocriner Grundlage beruhen sollen.

Über die im Verlauf und als Folge der Stasen auftretenden Blutungen und Nekrosen siehe später.

Auch die

## Anämie

spielt in der Haut nur eine geringe Rolle. Die allgemeine Anämie infolge Verringerung der Blutmenge oder Änderung der Zusammensetzung ist histologisch nicht faßbar. Überall da, wo die Anämie regionär umschrieben auftritt, ist sie auf eine Hemmung des arteriellen Blutzuflusses zur Haut zurückzuführen, infolge Verschlusses der zuleitenden Arterien. Wir sehen dies bei Thrombosen, hier allmählich sich entwickelnd, und bei Embolien, hier sofort auftretend (s. diese). Ebenso führt Intimawucherung und Endothelproliferation zu allmählicher Verengerung und zu Gefäßverschluß, wie wir dies von manchen chronisch-infektösen oder anderen entzündlichen Granulationsgeweben her kennen; dann aber auch von Erkrankungen der Gefäße selbst (Endarteriitis s. Thromboangitis obliterans) u. a. Beim *Naevus anaemicus* hingegen sehen wir histologisch nichts von der Norm abweichendes. Capillarmikroskopisch fand SAPHIER die Gesamtkapazität des Gefäßrohres im Verhältnis zur Norm verringert.

Ein kurzes anämisches Stadium geht dem hyperämischen beim *Pockenexanthem* voraus (RENAUT, PINKUS). Es scheint sich dabei um eine direkte Wirkung der Erreger zu handeln, und zwar — wie das ja auch von anderen akuten Exanthemen (z. B. Scharlach, Fleckfieber: DAWIDOWSKIE), her bekannt ist — nicht nur im Sinne einer Gefäßlähmung, sondern auch um arterielle oder venöse Spasmen, wenn diese letzteren auch sehr viel seltener sind.

Eine lokale spastische Anämie spielt bei gewissen Vergiftungen (Ergotin) eine Rolle, die zur *Infarktbildung* führen können; ferner finden wir sie bei der *Sklerodaktylie*, besonders aber der *RAYNAUDschen Krankheit*. In allen diesen Fällen sind naturgemäß histologisch nachweisbare Veränderungen — wenn man von der Gangrän als solcher absieht — eigentlich nicht vorhanden, eine Tatsache, die ja bei den in erster Linie auf funktionellen Störungen beruhenden Krankheitsbildern völlig verständlich erscheint. Letzten Endes sind diese auf schwere Störungen unbekannter Natur der Gefäßinnervation zurückzuführen, die sich in spastischen Kontraktionen der Arterien und Venen äußern.

Über Infarktbildung in der Haut infolge thrombotischen, embolischen oder proliferativen Gefäßverschlusses s. d.

## Thrombose.

Pfropfbildung innerhalb der Blutgefäße der Haut sehen wir unter den gleichen Voraussetzungen auftreten wie in anderen Organen. Von den Grundlagen der Thrombenbildung: Behinderung der Blutströmung, Schädigung der Gefäßwand und Veränderung der Blutbeschaffenheit scheinen für die Haut die beiden ersteren bei weitem die sinnfälligsten. So ist die *Thrombophlebopathie* (ASCHOFF) beim varikösen Symptomenkomplex in erster Linie eine Folge von Gefäßerweiterung und Stromverlangsamung; den thrombotischen Gefäßverschluß bei der *Endarteriitis obliterans,* der sog. Thromboangitis obliterans (BÜRGER) führen wir heute primär wieder auf proliferierende Vorgänge an der Gefäßinnenwand zurück (GANS, GRUBER u. a.).

Nicht nur bei derartigen Gefäßkrankheiten in engerem Sinne, sondern auch bei den verschiedensten Hauterkrankungen finden wir den oben erwähnten, von der allgemeinen Pathologie aufgestellten Grundsatz bestätigt. Es treten dabei dann häufig auch die toxischen und infektiös-toxischen Voraussetzungen der Thrombogenese stärker hervor. Vor allem naturgemäß bei der großen

Zahl der durch pathogene Mikroorganismen ausgelösten Gefäßpfropfbildungen. Gerade hier wird das enge Ineinandergreifen von Gefäßwandschädigung, Behinderung der Blutströmung und Veränderung der Blutbeschaffenheit offenbar: „Gift"wirkung im weitesten Sinne, von der Schädigung des Zelleiweißes durch Gewebszerfallsprodukte, durch physikalische und chemische Noxen bis zur mittelbaren oder unmittelbaren durch Mikroorganismen oder deren Stoffwechselprodukte. Bei den verschiedensten exogenen pyogenen Dermatosen sind die Gefäße im unmittelbaren Bereich der Erreger oder auch deren weiteren Umgebung thrombosiert; besonders deutlich wird dies z. B. beim streptogenen *Erysipel,* bei den staphylogenen *tiefen Follikulitiden* verschiedenster Art, wo vor allem die den erkrankten Haarfollikel umspinnenden Gefäße teilweise oder völlig verschlossen erscheinen, und zwar sowohl die Arterien wie die Venen, besonders aber die letzteren.

Infolge Ausschwemmung der Erreger auf dem Blutwege entstehen Thromben in den Hautgefäßen bei den *staphylogenen und streptogenen metastatischen Dermatosen,* beim *Fleckfieber,* hier meist nur in den Capillaren und Präcapillaren, dort auf das ganze Hautgefäßgebiet bis zur Subcutis verteilt u. a. Die Hautveränderungen bei der *Urämie* gehen mit Thrombosierung der Blutgefäße einher. *Erfrierung* und *Verbrennung* der Haut, *Röntgen-* und *Radiumgeschwüre,* aber auch andere „*Lichtdermatosen*" (Hydroa vacciniformis, Acne varioliformis u. a.) zeigen Gefäßverschluß durch Thromben; schließlich noch eine Reihe chronisch entzündlicher, exfoliierender Erythrodermien verschiedenster Genese.

Rein morphologisch finden sich auch in der Haut hyaline, weiße, rote und gemischte Thromben, oft die verschiedenen Formen gleichzeitig nebeneinander vor. *Hyaline* Thromben allein habe ich allerdings nie gesehen, will man nicht die bei den Frostbeulen der Haut zu Beginn und auch noch auf dem Höhepunkt der Veränderung die Gefäße ausfüllenden Haufen weißer Blutkörperchen hierher rechnen, dort nämlich, wo sie — und dies ist vielfach so — zu hyalinen Massen zusammengesintert sind. Diese Annahme wird allerdings von Hodara abgelehnt, da er zu diesem Zeitpunkt in seinen Fällen jegliche Thrombenbildung vermißte. In den späteren Stadien konnte Gans sie, ähnlich wie bei der Erfrierung, neben gemischten Thromben allerdings stets feststellen. Die *Erfrierung* der Haut bietet wohl die besten Möglichkeiten zur Untersuchnug der Thrombenbildung in diesem Organ. Schon bei den Erfrierungen ersten Grades sind so gut wie sämtliche Gefäßlumina vom Papillarkörper bis zur Subcutis hinunter durch unregelmäßige Thromben verschiedensten Aufbaues mehr oder weniger weitgehend verschlossen. Man findet einmal homogene, rein hyaline Thromben, die die kleinen Gefäße oft völlig oder auch nur wandständig, dann vielfach als kugelige Gebilde ausfüllen. Die Entwicklung aus Leukocyten und Blutplättchen ist stellenweise noch leicht erkennbar, während an anderen Stellen nur noch reine Fibrinpfröpfe vorhanden sind. Neben den hyalinen sieht man dann noch rote und gemischte Thromben, an einzelnen Stellen bald nur die eine oder andere Art, bald alle gleichzeitig auf engerem Bezirk nebeneinander vorhanden, um die Gefäße auf eine kürzere oder längere Strecke auszufüllen oder gar völlig zu verschließen. Gelegentlich sitzen sie auch nur einer Wand auf und sind von unveränderten Blutmassen umgeben, die den freien Raum des Gefäßlumens einnehmen.

*Reine Leukocytenthromben* sieht man besonders häufig und wohl auch ohne Beteiligung anderer Formen in den Hautcapillaren und auch tieferen Hautgefäßen der Randabschnitte von Röntgengeschwüren. *Rote Thromben* allein erinnere ich mich nicht gesehen zu haben.

Eine besondere Erwähnung verdienen die aus roten und weißen Blutkörperchen gemischten, wandständigen Thromben in den Venen des oberen horizontalen und den von diesen nach abwärts führenden Blutgefäßen bei der *Alopecia areata*. Man hat sie vielfach als die Ursache der Ernährungsstörung der Haarwurzeln angesehen und damit für den Haarausfall verantwortlich gemacht, obwohl sie meist nicht obliterierend sind, sondern ein zentrales Lumen offen lassen; demgemäß kann man sie als wesentliches Kreislaufhindernis nicht ohne weiteres ansehen.

Derartigen Vorstellungen möchte man bei der so reichlichen Gefäßversorgung der Haut überhaupt nur ungern Raum geben. **Infarktbildungen**, wie sie im Anschluß an Thrombosen der größeren oder kleineren Gefäße in inneren Organen fast in der Regel zu mehr oder weniger ausgedehnter Ausschaltung von Organabschnitten führen, trifft man in der Haut recht selten an. Noch seltener führen sie zu einer Zerstörung ausgedehnterer Hautbezirke. Geschieht dies doch, so naturgemäß nur in unmittelbarem Zusammenhang mit dem Absterben größerer oder kleinerer Körperabschnitte, vor allem der Extremitäten. Man muß sich auch davor hüten, Nekrosen der Haut, bei welchen die histologische Untersuchung Thrombosen aufdeckt, nun ohne weiteres auf diese ursächlich zurückzuführen. Bei der Hydroa vacciniformis z. B. sind die umschriebenen Nekrosen der Haut primär unmittelbar durch eine Gewebsschädigung bedingt, welche unter dem sensibilisierenden Einfluß des Hämatoporphyrins durch bestimmte Lichtstrahlen entsteht; die dann auftretenden Thrombosen sind Folgen und nicht die Ursachen jener Nekrosen. Eher kommen sie als solche wohl beim *Fleckfieber* in Frage, wo Kyrle und Morawetz papulonekrotische Einschmelzungsprozesse der ganzen Haut im Anschluß an Thrombose und schwerste Gefäßwandschädigungen auftreten sahen. Ähnliches ist mir bei der histologischen Untersuchung der Umgebung von Scrotalhautulcera aufgefallen, wie sie verhältnismäßig häufig bei Fleckfieberkranken sogar bis in die Rekonvaleszenz hinein vorkommen. Aber auch hier muß es noch fraglich erscheinen, wieweit nicht unmittelbare Giftwirkungen der in den Gefäßen festgehaltenen Erreger für die Entstehung der Nekrosen eine Rolle spielen. Gerade die beim Fleckfieber von Fraenkel u. a. beschriebenen primären Gefäßwandnekrosen legen solche Annahme nahe. Zu ähnlichen Überlegungen drängen jene, als multiple Hautinfarkte infolge lokaler Thrombose beschriebenen, sowie auch Ecthyma gangraenosum-artigen Hautveränderungen, wie sie im Anschluß an Masern beobachtet wurden (Morgenstern und Gruber u. a.). Ob es sich dabei allerdings auch um eine unmittelbare Wirkung des Maserngiftes handelt, oder um eine allgemein herabgesetzte Widerstandsfähigkeit gegenüber Schädigungen irgendwelcher Art, ist noch unentschieden.

Wir haben oben schon daran erinnert, daß für das Zustandekommen mancher Thromben auch in der Haut

## Embolie und Metastase

eine Rolle spielen. Embolien in die Gefäße der Gliedmaßen verursachen Kreislaufstörungen, die sich bei völliger Verlegung auch der tieferen Arterien im Fehlen des Arterienpulses, Blutleere und Infarktbildung distal des Embolus, bei unvollständigem Verschluß in einer unregelmäßig fleckförmigen Cyanose äußern. Die häufigste Ursache arterieller Embolusentstehung in der Haut bilden pyogene Allgemeininfektionen einschließlich der Polyarthritis rheumatica, ferner das Fleckfieber, seltener der Unterleibstyphus und schließlich die oben erwähnten arteriellen Thrombenbildungen. Losgerissene Blutpfröpfe sind sicherlich bei weitem die häufigste Ursache zur Embolie, dabei dürften allerdings Schädigungen der Haut kaum vorkommen, da jene meist aus den Venen stammen und mit dem Blutstrom ins rechte Herz und dann gewöhnlich (Ausnahme: offenes Foramen ovale) in den kleinen Kreislauf gelangen, wo sich dann ihr Schicksal gleichzeitig mit dem des Erkrankten entscheidet. Aus dem linken Herzen stammende Emboli gelangen mit dem arteriellen Kreislauf in die Haut; meist jedoch kommt es auch hierbei nicht zur Entwicklung eines dermatologischen Krankheitsbildes, da der Verschluß lebenswichtiger Gefäßgebiete (Gehirn) schnell zum Tode führt.

Neben Thromben- kennen wir Fett-, Geschwulst- und Bakterienembolien. Die Fettembolien spielen für die Hautpathologie allerdings keine Rolle. Mehr Bedeutung haben hingegen die *Geschwulst-* und *Bakterienembolien.* Wirklich vollständiger Verschluß des befallenen Gefäßrohres ist dabei allerdings selten; meistens stehen Erscheinungen im Vordergrunde, die nicht so sehr der mehr oder weniger vollständigen Kreislaufstörung als der Ansiedlung und Weiterentwicklung der Geschwulstzellen bzw. der belebten Krankheitserreger zur Last zu legen sind. Die allgemeine Pathologie spricht dann von *Metastase* und versteht darunter die „Verschleppung irgendwelchen pathologischen Materials von einer Stelle des Organismus an einen anderen Ort“. Als Transportwege kommen in erster Linie die Blut- und Lymphbahn in Frage. In der Dermatologie handelt es sich dabei in erster Linie um jene hämatogenen, ätiologisch und klinisch verschiedenartigsten Krankheitsbilder, deren Zustandekommen in seinem feineren Geschehen auch heute noch zu den wenigst geklärten Fragen gehört. Hier ist der Punkt, in welchen grob mechanische mit vorläufig stofflich noch sehr wenig faßbaren Vorstellungen einer „allergischen Reaktion“ zusammentreffen, damit unser Kausalitätsbedürfnis einigermaßen Genüge findet.

Die *Metastase auf dem Blutwege* spielt vor allem beim Zustandekommen der exanthemartig auftretenden Hauterkrankungen eine Rolle. Für das Ausmaß des Krankheitsbildes ist dabei die Frage von Bedeutung, ob die in den Blutkreislauf gelangenden Erreger sich im Blute vermehren können oder ob sie lediglich darin weiter befördert werden. Bei den pyogen-metastatischen Dermatosen, bei den allgemeinen Pneumokokkeninfektionen — soweit diese wirklich vorkommen — beim Unterleibstyphus u. a. müssen wir mit der ersteren, bei den Exanthemen im Anschluß an die Ausbreitung von Gonokokken, Meningokokken, Kochsche Bacillen, Spirochaeta pallida, pathogene Pilze, Trichomyceten, Blastomyceten, Aktinomyceten u. a. mit der letzteren Form rechnen. Für die Genese der entstehenden Krankheitsbilder ist dabei das Verhalten des Erregers zur Gefäßwand bzw. deren Umgebung am Orte der endgültigen Ablagerung oder Ansiedlung von einer gewissen Bedeutung. Wir müssen dabei nicht nur an rein mechanische oder topographische Bedingungen denken: Anlagerung an die Gefäßinnenwand, Einwanderung und Ansiedlung bzw. Vermehrung in den verschiedenen Gefäßwandschichten oder deren unmittelbaren und weiteren Umgebung, an den Gefäßen der Hautanhangsgebilde. Daneben spielen selbstverständlich die besonderen biologischen Eigenschaften des eingedrungenen Erregers (Ekto- und Endotoxine, schnelleres oder langsameres Absterben) eine ebenso wichtige Rolle wie die „Immunitätslage“ des Organismus. Es sei hier nur an die Verhältnisse bei der Spirochaeta pallida, beim Kochschen Bacillus erinnert. Bei der ersteren ist ihre Vorliebe für die Gefäßwand und deren nächste Umgebung geradezu der Schlüssel zum Verständnis der Pathogenese der syphilitischen Krankheitsprozesse geworden. Die Bedeutung der Toxinwirkung für den mehr oder weniger stürmischen Ablauf der Reaktion ist von der Jarisch-Herxheimerschen Reaktion her hinlänglich bekannt.

Neben belebten Krankheitserregern werden vor allem *Geschwulstkeime,* dann ektogene oder endogene *Pigmente,* schließlich körpereigene oder körperfremde *gelöste Stoffe* auf dem Gefäßwege verschleppt. Erinnert sei nur an die Argyrie, die Bismogenolembolie, gewisse andere Medikamente, Gallenfarbstoff, Blutfarbstoff, den Blei- und Quecksilbersaum. Bei den Geschwulstkeimen spielt für die *Sarkom*metastasierung die Blutbahn die Hauptrolle, während *Carcinom*metastasen zunächst auf dem Lymphwege erfolgen. Dabei ist jedoch infolge Einwucherung blastomatöser Massen in die Blutgefäßwand und Durchbruch in das Lumen auch für das Carcinom die Metastasenbildung auf dem Blutwege möglich. Auch der Weg über die Lymphbahn muß durchaus nicht immer über die Lymphdrüse selbst gehen, da zwischen den Vasa afferentia und efferentia der Lymphdrüsen eine konstante Gefäßanastomose besteht. Dieser Tatsache kommt auch deshalb noch eine besondere Bedeutung zu, weil auf diese Weise Geschwulst sowie auch belebte Krankheitskeime in die Blutbahn gelangen können, ohne daß die Lymphdrüsen beteiligt wären. Für gewöhnlich allerdings erfolgt die Carcinommetastasierung auf dem Lymphwege. Es kommt dabei in der Haut gelegentlich zu den von UNNA treffend als „*carcinomatöser Lymphbahninfarkt*“ bezeichneten Veränderungen. Es handelt sich dabei um zu kleinen Nestern und Zügen angeordnete Krebszellhaufen, die bei relativ wenig veränderter Haut in Lymphgefäßen mit deutlich sichtbarem Endothel oder auch in Lymphspalten liegen. Solche Bilder findet man allerdings nur in jüngeren Stadien der Metastasenbildung vor.

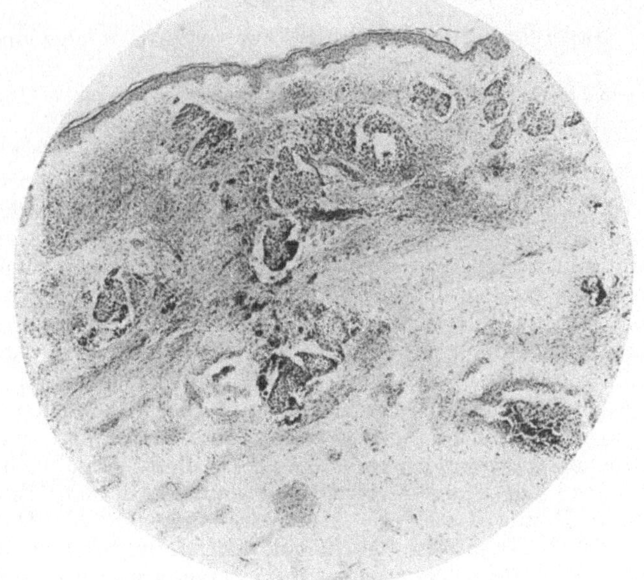

Abb. 23. Carcinomatöser Lymphbahninfarkt (UNNA). Zeiß Obj. AA. Ok. 4.

Auch unbelebte kleinste Teilchen (Kohlenstaub, Pigment), werden auf dem Lymphwege in die nächst gelegenen Lymphdrüsen abgeschleppt; für die durch die Haut eindringenden Mikroorganismen kann dieser Weg der Ausbreitung im Körper (Lymphangitis, Lymphadenitis) sogar als die Regel bezeichnet werden.

## Hämorrhagie.

Der Austritt von Blut aus den Gefäßen kann im arteriellen, venösen und capillaren Abschnitt erfolgen. Für die Hautblutungen im engeren Sinne spielen neben den letzteren und dem oberflächlichen horizontalen Netz, ferner höchstwahrscheinlich vor allem auch jene Äste eine Rolle, die das cutane mit dem subcutanen Gefäßnetz verbinden. Nach der Größe der Blutungen pflegt man kleinste bis punktförmige Petechien von den streifenförmigen Vibices, die größeren, fleckförmigen Blutungen, Ekchymosen von den flächenhaften Sugillationen und schließlich die größeren, umschriebenen Blutansammlungen, die Hämatome zu unterscheiden. Als *Purpura* bezeichnet man ätiologisch verschiedenartige, durch ihre Neigung zu Hautblutungen gekennzeichnete Hautkrankheiten (s. darüber Bd. VI/2 dieses Handbuches).

Bei *postmortalen Blutungen* sind Capillaren und kleine Hautgefäße sehr stark gefüllt, so daß z. B. die Gefäßverzweigungen, welche die Hautdrüsen umgeben, wie künstlich injiziert erscheinen. Das ganze Gewebe hat im ungefärbten Schnitt einen diffus gelblichen Ton von diffundiertem Blutfarbstoff. Die Blutungsherde sind mikroskopisch niemals einheitlich aufgebaut (HABERDA). Sie setzen sich vielmehr aus zahlreichen einzelnen Blutaustritten zusammen, die herdförmig in und unter dem Papillarkörper und um die Hautanhangsgebilde liegen. Im Gegensatz zu intravitalen Blutungen sind die Blutkörperchen nicht miteinander verbacken, sondern deutlich in ihrer scheibenförmigen Zeichnung zu erkennen, wenn auch mit undeutlichen Grenzen, da der ganze Zellkörper blaß, wie ausgelaugt erscheint.

Nach dem *Mechanismus der Blutungen* kann man die infolge einer Kontinuitätstrennung der Gefäßwände, *per rhexin* von den *per diapedesin,* durch die unverletzte Gefäßwand entstandenen unterscheiden. Eine solche Unterscheidung ist jedoch gerade in der Haut häufig kaum durchzuführen; in vielen Fällen scheinen beide Formen nebeneinander vorzukommen und es ist dann meist überhaupt unmöglich zu entscheiden, was der Gefäßwanddurchtrennung, was dem Durchtritt durch die unverletzte Wand zugeschrieben werden darf. Im allgemeinen ist man geneigt, die Blutungen per diapedesin vor allem für die bei Entzündungsprozessen auftretenden Hautblutungen anzunehmen. Bei allen übrigen Fällen ätiologisch verschiedenster Natur soll hingegen die Blutung per rhexin die Hauptrolle spielen. Dieser Annahme ist in dieser allgemeinen Fassung jedoch nicht ohne weiteres und für alle Hämorrhagien der Haut zuzustimmen. Es fehlen dringend notwendige Nachuntersuchungen, zumal jene Annahme, wenigstens für die Dermatologie, nur durch die mühevollen Untersuchungen ARNOLD SACKS anfang der 90er Jahre begründet wurde. Gerade für die eigentlichen Purpuraformen (s. Bd. VI/2 dieses Handbuches) scheinen derartige Bedenken am Platze. SACK fand damals bei den ätiologisch verschiedenartigsten Hämorrhagien der Haut an horizontal zur Hautoberfläche durchgeführten Reihenschnitten häufig eine Zerreißung der Gefäßwand, und zwar stets im *subdermalen Venenplexus* am Übergang der Hautvenen von der festen Cutis in das lockere Hypoderm. UNNA schloß sich SACKS Ansicht an, unter der Vorstellung besonders, daß hier ein schwacher Punkt im Gefäßsystem vorliege durch den plötzlichen Übergang aus der starr die Gefäße umschließenden Cutis in die lockere Subcutis. GANS gelang es bei 3 Fällen echter idiopathischer Purpura nicht, die Befunde zu bestätigen. Weder an der Corium-Cutisgrenze, noch an der Papillarkörper-Cutisgrenze — die ebenfalls als schwacher Punkt betrachtet wurde — habe ich derartige Gefäßzerreißungen gefunden.

Der *Beginn der Hautblutung* ist — wenn man von der durch grobe mechanische Gewalt entstehenden Blutung per rhexin absieht — nie sicher festzustellen. Er liegt auf alle Fälle vor dem klinischen Offenbarwerden der Hämorrhagien; denn häufig findet man — wie z. B. beim Fleckfieber — schon dort, wo klinisch noch eine reine Roseola erscheint, histologisch bereits ausgetretene rote Blutkörperchen. Für derartige erste Blutansammlungen außerhalb der Gefäßwände muß man beim Mangel anderer Erklärungsmöglichkeiten einen Austritt per diapedesin annehmen. Dies gilt wohl auch für die Mehrzahl der Purpuraformen. Daneben dürften bei ihrem Zustandekommen allgemeine (hämorrhagische Diathese), toxische und infektiös-toxische Schädigungen sowie vielleicht noch häufiger örtliche Störungen im Blutkreislauf eine gewisse Rolle spielen; denn je stärker die akute Hyperämie, je ausgedehnter die Stase, um so stärker im allgemeinen auch die Blutung, wie dies gerade auch wieder die Flecktyphuspetechie sehr wahrscheinlich macht.

Diese Abhängigkeit der Blutung per diapedesin von der Stärke der Gefäßfüllung und Gefäßerweiterung findet sich besonders deutlich bestätigt bei Masern- und Scharlachexanthemen, beim letzteren im sog. Exsudationsstadium (Rasch). Beide Formen sind gekennzeichnet durch eine außerordentlich starke Erweiterung der Blut- und Lymphgefäße der oberen Cutis, in deren Umgebung man nicht eben selten bereits bei frühzeitigster Untersuchung feinere bis gröbere Blutungsherde in der unmittelbaren Umgebung dieser erweiterten Gefäße findet. Wir kennen diesen Zusammenhang ferner bei einer Reihe von Hautkrankheiten, wo Stauungserscheinungen in den prall gefüllten oberflächlichen Gefäßen und besonders den Capillaren, in erster Linie im venösen Abschnitt, vorhanden sind. Diese Stauungserscheinungen mögen dabei durch ein entzündlich toxisches Ödem (z. B. bei der Variola, beim Zoster, beim Pemphigus foliaceus u. a.) der nächsten Umgebung oder durch einen thrombotischen Gefäßverschluß (s. dort) zustande kommen. Auf toxische Begleitumstände dieser Kreislaufstörungen möchte man die häufig recht ausgedehnten Blutungen zwischen die Epidermisepithelien sowohl als auch in die Umgebung der cutanen entzündlichen Infiltrate bei einer Reihe von Hauterkrankungen zurückführen (Jod-Bromexantheme, Skorbut u. a.). Besondere Bedeutung legt man derartigen gefäßschädigenden Einflüssen für die Genese der sog. „hämorrhagischen Diathesen“ bei (s. Bd. VI/2 dieses Handbuches).

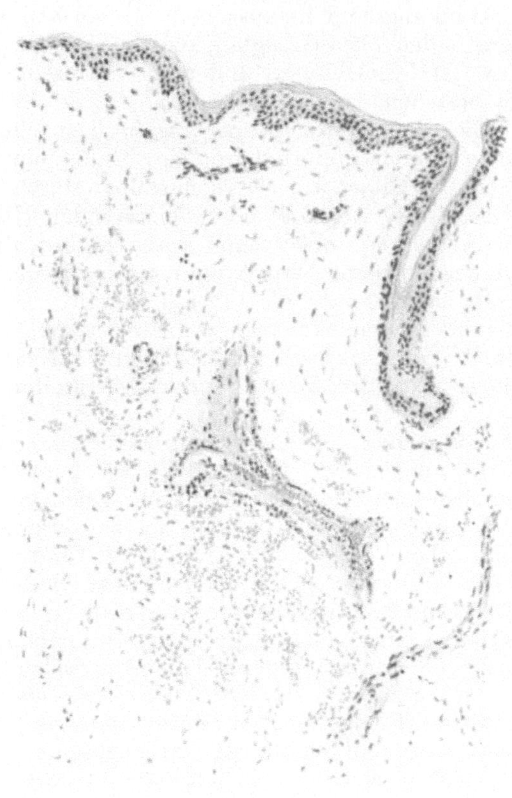

Abb. 24. Frische, vorwiegend perivasculäre Blutung bei beginnender Purpura. O 77:1; R 77:1.

In anderen Fällen gehen, wie schon kurz betont, Blutungen *per rhexin* und *per diapedesin* gleichzeitig *nebeneinander* her. Dies erscheint um so verständlicher, wenn man bedenkt, daß es schließlich bei jeder maximalen Gefäßerweiterung und Gefäßfüllung endlich zu einem Zustand kommen muß, wo die zunächst einsetzende Blutung per diapedesin dem Entlastungsbedürfnis des Gefäßes nicht mehr genügen kann. Die durch Blutstauung und häufig auch durch Wandveränderungen in ihrem geweblichen und cellulären Zusammenhang gelockerte Gefäßwand gibt dem mächtig gesteigerten Innendruck nach, sie zerreißt; durch den entstandenen Riß dringt das Blut in größerer Menge in das umgebende Gewebe.

Man hat sich vielfach darüber auseinandergesetzt, ob die in der Umgebung der Gefäße vorhandenen Zellinfiltrate, insbesondere die unmittelbar perivasculären, dem Blutaustritt gegenüber als Wall wirksam werden können, der auch bei Durchlässigkeit der Gefäßwand hemmend wirkt. Für eine derartige Ansicht scheint die Tatsache verwertbar, daß — worauf u. a. KYRLE und MORAWETZ hingewiesen haben — wir gerade bei den schwersten Fleckfieberexanthemen mit ausgedehnten Wandnekrosen, jedoch nur sehr zarten perivasculären Infiltraten jene ausgedehnten Blutungen vorfinden, die weit über den eigentlichen Erkrankungsherd hinausgehen. In solchen Fällen scheint übrigens, im Gegensatz zu dem oben Gesagten, zwischen der Entwicklung und auch der Ausdehnung des Gefäßverschlusses und dem Auftreten der Blutungen kein Zusammenhang zu bestehen.

Bei den *Blutungen per rhexin* liegt eine Verletzung der Gefäßwand vor, sei es durch unmittelbare Einwirkung einer von außen kommenden Gewalt (Schnitt, Riß u. ä.), sei es mittelbar durch Übergreifen einer einschmelzenden (Geschwüre, Nekrose) oder zerstörenden (Blastome) Gewebsveränderung oder schließlich, wie oben schon kurz erwähnt, durch Bersten der Gefäßwand dort, wo der Gefäßinnendruck die durch irgendwelche Vorgänge in ihrer Widerstandskraft herabgesetzte Gefäßwand zerreißt. Dieses letztere spielt eine große Rolle für das Zustandekommen der *Krampfaderblutungen*; wir finden es auch bei den durch Wandnekrosen geschädigten Gefäßen der Fleckfieberroseole u. a. Arrosionen der Gefäßwand durch Übergreifen pathologischer Prozesse aus der Umgebung zeigen gewisse *infektiöse Entzündungsprozesse* wie Furunkel, Aktinomykose, Madurafuß, gelegentlich auch die Hauttuberkulose. Gerade derartige, mit zahlreichen erweiterten, zum Teil auch neugebildeten Capillaren durchzogenen Granulationsgewebe zeichnen sich durch ihren Gehalt an roten Blutkörperchen aus, die die Gefäße verlassen haben und gelegentlich richtige Blutlachen, regelmäßig reichliche Blutpigmentlager aufweisen. Ähnliches kennen wir von gewissen *malignen Geschwülsten,* Carcinomen sowohl wie Sarkomen. Führt die Blutung aus dem durch die Geschwulstmassen angefressenen Gefäße nicht zu einer völligen Kreislaufunterbrechung und damit Nekrose, bleibt vielmehr die Ernährung dieser hämorrhagischen Geschwulstmassen in etwa gewährleistet, so kann es zu einer Art *Organisation* auch der ausgetretenen Blutmassen kommen; Eindringen von Fibroblasten, von frischen Capillarsprossen und schließliche Umwandlung in ein Narbengewebe, das durch den Reichtum an Blutpigment noch lange Rückschlüsse auf seine Herkunft gestattet. Bei dem sog. *KAPOSIschen hämorrhagischen Pigmentsarkom* scheinen allerdings die Blutungen neben Diapedese und per rhexin auch aus den neu entstehenden Capillarsprossen hervorzutreten. Hier erklärt sich der mangelhafte Gefäßabschluß ohne weiteres aus der Histogenese der Geschwulstmassen. Auf das Vorliegen von Blutungen per rhexin bei idiopathischer *Purpura,* die hiergegen zu erhebenden Bedenken, wurde schon früher hingewiesen.

Als *Folgen der Hautblutungen* entstehen, wenn wir von den allgemeinen Folgen: Anämie, lokale Gewebsschädigung absehen, mehr oder weniger große blaurote, nicht wegdrückbare Flecke, die innerhalb von etwa 8 Tagen jene kennzeichnende Farbenumwandlung über blau und grün bis zum Gelb durchmachen. Bei länger währenden oder wiederholten Blutungen finden wir neben frischen unveränderten roten Blutkörperchen zerfallene Blutmassen und umgewandeltes Blutpigment; Farbe und Stärke sind unabhängig von der Lage in den oberflächlicheren oder tieferen Schichten der Cutis (s. dazu VI/2 dieses Handbuches). Sie verteilen sich entweder auf bestimmte, bevorzugte Körperabschnitte oder sind auch unregelmäßig über der ganzen Haut zu finden, gelegentlich an die Follikel gebunden (*Purpura follicularis* bei Skorbut). Derartige

Hämorrhagien sind auch nach der klinisch eingetretenen völligen Rückbildung noch verhältnismäßig lange histologisch erkennbar.

Wir finden das *Blutpigment* als braungelbe, teils amorphe *(Hämosiderin)*, teils kristallinische Körnchenhaufen *(Hämatoidin)*, von denen die ersteren die bekannte Eisenreaktion mit Berliner Blau geben. Die Umwandlung in Hämosiderin tritt nur dort ein, wo unmittelbare Einwirkungen des umgebenden Gewebes möglich sind. Das Hämatoidin wird in der Haut kaum gefunden, da seine Entwicklung nur dort möglich ist, wo Gewebseinflüsse aufgehoben sind, d. h. also in den zentralen Abschnitten größerer Blutungsherde. Als weiteres Schicksal des ausgetretenen Blutes sehen wir Aufnahme in Wanderzellen. Schließlich werden die Reste kleinerer Blutmengen durch Leukocyten

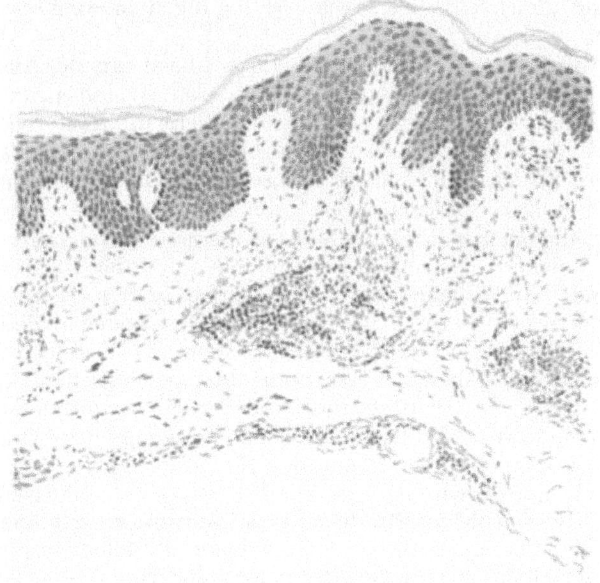

Abb. 25. Hämosiderin (Berlinerblau-Reaktion) in der Umgebung eines lymphocytoiden Infiltrates bei Hämochromatose (Bronzediabetes). Melanin in den Basalzellen. Leitz Obj. 6a, Ok. 0.

völlig abtransportiert; auf dem Lymphwege gelangen sie häufig in die zugehörigen Lymphdrüsen. In manchen Fällen finden wir aber auch im Protoplasma gewisser Bindegewebszellen des Coriums feinere und gröbere Körnchen, die die Berliner Blaureaktion nicht geben. Es handelt sich dann auch hier um eisenfreie (?) Abkömmlinge des Blutfarbstoffes, der beim Zerfall der aus den erweiterten Capillaren ausgetretenen roten Blutkörperchen frei wurde. Es handelt sich jedoch um eine ziemlich seltene Beobachtung, wie sie PIRILÄ beim *Lichen ruber* feststellen konnte. Für gewöhnlich liegt in den jüngeren Stadien das Blutpigment meist extracellulär. Nur vereinzelt findet es sich bereits in den Wanderzellen phagocytiert. Wir sehen es, teils massig, teils spärlich in gelbbraunen Körnern oder dicken formlosen Klumpen in der näheren oder auch weiteren Umgebung der Gefäße im Granulations- oder Narbengewebe; es findet sich auch wohl zwischen den einzelnen Gefäßwandschichten, sowie im normalen Bindegewebe der Umgebung, in allen Schichten des Coriums bis zur Subcutis hin. Reichen die Blutungen an die Epidermis heran, so drängen sie vielfach die basalen und auch unteren Stachelzellagen auseinander; sie beteiligen sich am Aufbau des Exsudates, so daß wir *hämorrhagische Krusten* (Ekzem, Impetigo) bzw. Pusteln oder Bläschen (Variola haemorrhagica, Zoster) vorfinden. In seltenen Fällen verläuft auch die Urticaria bzw. das urtikarielle Ödem mit einer Hämorrhagie: *Urticaria haemorrhagica.*

## II. Störungen der Säftezirkulation; Ödeme.

Unsere Vorstellungen über die Genese der Ödeme haben wiederholt grundlegende Änderungen erfahren. Neben den alten mechanischen der Filtration, Diffusion und Sekretion haben neuere Anschauungen mehr physikalisch-chemischer Natur an Boden gewonnen, die jedoch ein völliges Verstehen ebenfalls noch nicht gestatten (näheres s. Bd. VI/2 dieses Handbuches, TÖRÖK). Feststehen scheint nur, daß für das Zustandekommen der verschiedenen Ödeme verschieden und gleichzeitig wirksame Bedingungen in wechselndem Ausmaße von Bedeutung sind.

Als Ödem bezeichnen wir eine die Norm übersteigende Ansammlung von Flüssigkeit in den Gewebsspalten der Haut. Dabei sind primär die Spalten zwischen den Bindegewebsfasern befallen und nicht die letzteren. In der Regel handelt es sich dabei um die Einlagerung eines flüssigen Substrates; nur in seltenen Fällen (Sklerödem der Erwachsenen) soll ein homogenes Exsudat nicht einfach flüssiger, sondern mehr fester Art vorkommen (NOBL).

Man kann allgemein-pathologisch *mechanische* und *toxische* Ödeme unterscheiden, von welchen die toxisch-entzündlichen für die Haut bei weitem die wichtigsten sind. Ob daneben auch neurotische bzw. *angioneurotische* Ödeme zu Recht angenommen werden, wie dies von verschiedenen Seiten auch noch heute geschicht, kann hier dahingestellt bleiben, da histologisch diese Frage ja nicht zu klären ist. Für das Verständnis der mechanischen Ödeme sei daran erinnert, daß Störungen der Blutzirkulation der Haut vorhanden sein können, ohne daß sich eine krankhafte Steigerung des Wassergehaltes bemerkbar machen muß; umgekehrt können auch Ödeme der Haut sich entwickeln, ohne klinisch oder anatomisch nachweisbaren krankhaft gesteigerten Blutgehalt der Hautgefäße. Kongestive sowohl wie Stauungshyperämie können mit einem gesteigerten Austritt von Blutflüssigkeit bzw. auch zelliger Blutelemente und mit einer Ansammlung derselben in den Gewebsspalten der Haut vergesellschaftet sein. Das eine sehen wir bei der Entzündung, das andere bei den Stauungsödemen (TÖRÖK).

Stärkere ödematöse Schwellungen bleiben im allgemeinen auch *nach dem Tode* noch sichtbar, wenn sie auch an Ausdehnung und Stärke erheblich verlieren.

*Stauungsödeme,* d. h. also Ödeme infolge *mechanischer Abflußhemmung* im venösen Gefäßgebiet finden sich am häufigsten in der Haut der Unterschenkel beim sog. *varikösen Symptomenkomplex.* Diesen nahezustellen sind die verschiedenen, als Elephantiasis zusammengefaßten, im Anschluß an die verschiedenartigsten Infektionen (Erysipel, Filarien u. a.) entstehenden Ödeme (s. unten), bei welchen es im Anschluß an primär entzündliche Prozesse zu Verlegung des venösen Blut- und wohl auch Lymphstromes kommt. Wenn man allerdings aus experimentellen Untersuchungsergebnissen am Tier für den Menschen ein Urteil ableiten darf, so spielt auch der völlige Verschluß des Lymphgefäßsystems keine Rolle; hier kann die reichliche Anastomosenbildung ausgleichend wirken.

Im Anfangsstadium der Ödeme beim varikösen Symptomenkomplex spielen allerdings schon frühzeitig auch entzündliche Veränderungen eine Rolle, so daß eine Trennung: was ist mechanisch, was toxisch-entzündlich häufig kaum zu treffen sein dürfte. Selbst die Gefäßveränderungen sind bis heute einer einheitlichen Deutung nicht zugänglich geworden. Als Anfangsstadium der Venenveränderungen und damit als primäre Stauungsursache betrachtet man proliferative Prozesse der Venenwand, in deren Verlauf es zur Kreislauferschwerung, dann zur starken Erweiterung und Stauung sowie schließlich zum Flüssigkeitsaustritt aus dem Gewebe und damit zum Ödem kommt. Zu diesen Veränderungen tritt dann noch eine außerordentlich starke Erweiterung der Lymphräume und Lymphgefäße, die oft als breite klaffende Spalten und Höhlen das vielfach fibrös entartete Bindegewebe durchsetzen. Histologisch finden sich dann die gleichen Veränderungen vor, wie sie der weichen Form der Elephantiasis entsprechen (s. unten).

Nimmt eine derartige Lymphstauung stärkere Grade an, so kann sie zu bläschenartigen *Cystchen* führen (beim Lymphscrotum, bläschenartige Cysten bei sekundären Hautkrebsen, bei der KAPOSIschen Krankheit, wo sie als ,,bullöse Eruption" beschrieben wurden, WISE und ELLER), die histologisch im wesentlichen als lymphangiektatische, verschieden große, meist von wenigen Zellagen einer verdünnten Epidermis bedeckte Hohlräume erscheinen. In seltenen Fällen schloß sich ihnen eine *Lymphorrhöe* an, besonders in der Umgebung der Genitalanalregion und auch der Oberschenkel. Dabei lag manchmal nicht nur eine örtliche Lymphstauung vor, sondern unzweifelhaft ein Austritt von Lymphe auf Wegen, die mehr oder weniger unmittelbar mit den großen Lymphgefäßen des Rumpfes in Zusammenhang standen. Auch hier lagen wohl Erschwerungen im Abflußgebiet vor; jedoch war man in allen Fällen gezwungen, als direkte Ursache dieser hier nur der Vollständigkeit halber erwähnten Erkrankung eine primäre, kongenitale, anormale Bildung der lymphatischen Bahnen im Sinne LUSCHKAS anzunehmen (Näheres siehe Lymphangiektase bzw. kongenitale Mißbildungen). Ähnliche Erweiterungen der hypepidermalen Lymphgefäße zu lymphangiomatösen Gebilden, zu ,,Lymphseen", beschreiben HERXHEIMER sowie KÖBNER beim *Pemphigus vegetans.*

Mechanische sowohl wie infektiös-toxische Bedingungen spielen auch bei den beim *Erysipel* zu beobachtenden Ödemen eine Rolle, zum Teil sind sie sicherlich durch die Toxine, zum Teil aber auch durch eine Verstopfung der Lymphräume der Cutis mit dem Streptococcus Fehleisen hervorgerufen; man kann sich davon leicht an Schnitten durch die ödematös geschwollenen Randabschnitte des Erysipels überzeugen.

Für die Dermatopathologie von ungleich größerer Bedeutung sind die *chemisch bedingten Ödeme,* in erster Linie die entzündlichen, aber auch die einfach toxischen, und zwar besonders die ektogen-toxischen, vor allem deshalb, weil an ihnen das Studium zur Erforschung der Ödempathogenese das beste Untersuchungsobjekt gefunden hat und findet. Hier kann man vom frühesten Beginn an alle Übergänge in den geweblichen Veränderungen von der einfachen Brennesselquaddel bis zur Urticaria verfolgen.

UNNA fand bei unmittelbar nach ihrer Entstehung untersuchten *Brennesselquaddeln* als einzige gewebliche Veränderung eine starke Erweiterung der Lymphgefäße und Lymphspalten der unteren und mittleren Cutis. Diese erreichte ihren Höhepunkt an der unteren Cutisgrenze, war noch sehr deutlich um die aufsteigenden Gefäßäste in der Mitte und verlor sich ganz allmählich gegen den Papillarkörper hin. Während er in seinem Fall eine *Zellauswanderung* völlig vermißte, konnte sie TÖRÖK in nur 5 Minuten bestehenden Brennesselquaddeln, wenn auch ganz minimal, so doch sicher nachweisen. Neben einem Ödem, welches besonders die Papillarschicht betraf und einer Erweiterung der papillaren und subpapillaren Blutgefäße fand er hier bereits eine ganz leichte Auswanderung weißer Blutzellen. Am ausgesprochensten war diese bei Quaddeln von einstündigem Bestande. Wiederholte Reizung an derselben Stelle ergab keinen auffallenden Unterschied in der Stärke der Auswanderung. Diese war dabei durchaus nicht gleichmäßig. In manchen Papillen fehlte sie völlig oder war sehr gering, in anderen hingegen sowie an den Blutgefäßen des subpapillaren Netzes und an den Haarbalgfollikeln war sie besonders deutlich.

Für die entzündliche Entstehung der endogenen *Urticaria*-Quaddel ist VIDAL schon 1880 eingetreten. Bei der Urticaria factitia fanden WOLF, GILCHRIST, PHILIPPSON eine

Auswanderung weißer Blutzellen. GILCHRIST weist daneben ausdrücklich auf das entzündliche Ödem des Bindegewebes hin. Gegensätzliche Befunde, wie sie demgegenüber JADASSOHN und ROTHE in dem Fehlen der Zellauswanderung bei der Urticaria factitia feststellten, möchte TÖRÖK durch die Annahme erklären, daß GILCHRISTs Befunde an älteren, die JADASSOHN und ROTHEs an jüngeren Quaddeln erhoben wurden, was ja mit den Verhältnissen bei den Brennesselquaddeln übereinstimmen würde.

*Refraktometrische Untersuchungen* des Blaseninhalts der Brennesselquaddeln ergeben höhere Werte als die des Blutserums, ein Befund, den KREIBICH und POLLAND und ebenso TÖRÖK betonen und der eindeutig dartut, daß wir es hier mit einem entzündlichen Exsudat und nicht mit einem Transsudat zu tun haben, wie dies UNNA ursprünglich annahm.

Die Ödeme können sowohl beschränkt auf Epidermis und Papillarkörper wie allein im Corium auftreten; letzteres findet sich z. B. bei der *Dermatitis ambustionis erythematosa,* wo gleichzeitig mit starker Erweiterung und Füllung der Gefäße Austritt von Serum und damit Ödem erfolgt.

In der *Epidermis* äußert sich das Ödem zunächst in einer herabgesetzten Färbbarkeit der Zellkerne sowie einer Aufquellung des Protoplasmas der einzelnen Zellen. Dazu tritt — wir sprechen beim Vorherrschen dieser Veränderung von einem *intercellulären Ödem* — eine Erweiterung der Intercellularräume, im Anfang besonders in der Basal- und Stachelschicht, später auch höher steigend. Man trifft dabei das Ödem manchmal umschrieben besonders an jenen Stellen an, wo der cutane Entzündungsprozeß an die Epidermis heranreicht, manchmal jedoch unabhängig davon insbesondere in den Randzonen. In anderen Fällen (z. B. Hydroa vacciniformis, Ekzem u. a.) sammelt sich das seröse Exsudat zunächst an den Papillenspitzen, dringt von hier in die interepithelialen Saftspalten vor und drängt die Zellen auseinander. Dies führt zu einer *Lockerung des Zusammenhanges* der einzelnen Zellen. Dadurch entstehen zwischen diesen kleinere und schließlich auch größere mit Serum gefüllte Hohlräume; die intercelluläre Blasenbildnug: die Entwicklung der *Spongiose* UNNAs, des *Status spongoides* von BESNIER, hat begonnen. Zunächst sind diese kleinsten Lücken und Höhlen noch allseitig von Epidermiszellen umgeben. Teils zusammengedrängt und abgeflacht, teils spindelförmig ausgezogen, bilden sie die Wandung dieser kleinsten Höhlen, in deren Lumen häufig die faserigen Reste zugrunde gegangener Zellen und zugehöriger Fasern („Stacheln") hineinhängen. Nimmt das Ödem zu, so kommt es schließlich zur Verschmelzung mehrerer kleinerer zu einer größeren, dann auch klinisch sichtbaren Blase. Sitzt diese Flüssigkeitsansammlung tief in der Epidermis oder gar an der Epidermis-Cutisgrenze, so ragen die zugehörigen Papillen des Papillarkörpers oft völlig nackt in das Blasenlumen hinein; sie sind ödematös gequollen oder auch völlig verstrichen und abgerundet. Es kann die Flüssigkeit sich in jeder Schicht der Epidermis ansammeln. Sie kann zur Abhebung der Hornschicht sowohl als auch der darunter gelegenen Schichten, ja sogar der ganzen Epidermis führen (Näheres darüber siehe bei Blasenbildung, S. 112).

Vielfach finden sich bei ein und derselben Erkrankung die Blasen zwischen den verschiedensten Hautschichten, ja es kann sogar ein und dieselbe Blase die Schichten unregelmäßig durchtrennen, so daß z. B. beim *Pemphigus vulgaris* (KREIBICH, AUDRY u. a.) die Blasendecke in der Mitte von der Hornschicht und den obersten Teilen des Rete, in den mittleren Abschnitten von der gesamten Epidermis und an den Rändern vielleicht allein von der Hornschicht gebildet wird (s. auch Abb. 48, S. 115).

Neben der intercellulären findet sich vielfach auch eine intracelluläre Flüssigkeitsansammlung, die zunächst die Gegend um den Kern aufhellt, die Zellen bläschenförmig erweitert, dann den Kern zusammenpreßt oder gar verdrängt. Beschränkt sich dieses intracelluläre Ödem auf einen umschriebenen Abschnitt weniger Zellhaufen, so erscheinen diese Bezirke im mikroskopischen Schnitt aufgehellt. Die einzelnen Zellen sind gequollen, ihr Protoplasma feinkörnig getrübt, die Kernzeichnung verwaschen. Es entsteht damit ein *intracelluläres Ödem* (die altération cavitaire Leloir) sowohl im Protoplasma, hier häufig mit ausgedehnter Vakuolenbildung, als auch im Kern. Der befallene Epidermisabschnitt erscheint verbreitert, und zwar sowohl in den supra- wie interpapillären Abschnitten. In den Randabschnitten eines schwächeren oder überhaupt an Stellen eines länger bestehenden mäßigen Ödems kann man sich dem Eindruck nicht verschließen, daß hier eine beschleunigte *Vermehrung der Basal- und Stachelzellen* eintritt. Neben vielfach reichlicheren Mitosen macht sich dies auch in einer Vermehrung der Epithellagen der Basal- und Stachelzellschicht bemerkbar. Dies führt dazu, daß jene durch das intercelluläre Ödem an sich schon bedingte Epidermisverbreiterung noch auffallender wird. Selbstverständlich ist eine derartige Wucherung der Epidermisepithelien infolge des Ödems nur da zu erwarten, wo dieses keinen toxischen oder zum mindesten keinen die Zellvermehrung schädigenden Einfluß ausüben kann. Es handelt sich vielmehr um jene Fälle, wo der gesteigerte Zufluß von Gewebssaft sich quantitativ und qualitativ so verhält, daß er tatsächlich eine bessere Ernährung der Epithelien bedingt.

Bei *längerem Bestande* führt naturgemäß jedes Ödem zu einer weitgehenden *Störung im Aufbau* der Basal- sowohl als auch der Stachelzellschicht und schließlich auch der übrigen Epidermisschichten. Die Epidermis-Cutisgrenze erscheint an manchen Stellen dann unregelmäßig verwaschen (Psoriasis, Lichen ruber, Ekzem u. a.). Der unregelmäßige Druck des Gewebssaftes bedingt vielfach eine Umformung der Basal- und Stachelzellen zu langen und schmalen oder kurzen und flachen Gebilden. Daneben finden sich in anderen Fällen wieder jene als *ballonierende* oder *retikulierende Degeneration* bekannten Veränderungen. Auf diese braucht hier nicht näher eingegangen zu werden; sie sind bei der Besprechung der Störungen des Eiweißstoffwechsels (s. S. 14) ausführlich besprochen.

*Störungen der Ernährung* der Epidermisepithelien infolge der ödematösen Durchtränkung der germinativen Zellen führen schließlich auch zu einem *abnormen Verlauf des Verhornungsprozesses*. Über den ödematösen Abschnitten fehlen dann das Stratum granulosum und lucidum bzw. es kommt hier nicht mehr zur Entwicklung von Keratohyalin und Eleidin. Die geschwollene Stachelzellschicht geht vielmehr unmittelbar in eine Hornschicht über, deren Kerne erhalten geblieben sind. Wir haben den als *Parakeratose* bekannten, klinisch durch Schuppenbildung gekennzeichneten Zustand vor uns. Die Epidermis hat, wie sich wohl UNNA erstmalig ausdrückte, Schleimhautcharakter angenommen.

Wird das Ödem nicht stärker, klingt der Prozeß ab, so tritt eine völlige Restitutio ein. Die anfangs weit mehr in den unteren, später auch in den oberen Abschnitten der Stachelschicht vorhandenen kleinsten und größeren, mit Gewebssaft gefüllten Hohlräume werden durch die nachwachsenden und nachdrängenden, normal sich entwickelnden Epithellagen nach außen abgeschoben; sie trocknen ein, werden zu Schuppen und schließlich als solche abgestoßen. Nimmt hingegen das Ödem zu, so tritt schließlich der Gewebssaft schnell durch die entstandenen Hohlräume in die obersten Epidermisschichten. Diese, durch die parakeratotische Umwandlung an sich schon in ihrem Zusammenhalt gelockert, geben dem Flüssigkeitsdruck nach, werden abgehoben und es tritt jener als „*Salzfluß*“ bekannte Zustand stärksten ödematös-entzündlichen Nässens der Oberhaut ein. Das ausgetretene Exsudat trocknet an der Oberfläche ein und bildet mit den abgestoßenen, meist parakeratotisch verhornten Epidermisepithelien eine *Kruste*. Diese erhält durch Beimengung weißer und roter Blutkörperchen, Fibrin ein nicht nur histologisch, sondern auch klinisch kennzeichnendes Aussehen.

In ganz vereinzelten Fällen, und zwar augenscheinlich dort, wo die Epidermisepithelien an sich zu einer stärkeren Hornanbildung befähigt sind, kommt es statt zu einer Parakeratose auch wohl zu einer echten *Hyperkeratose*, wie z. B. bei der *Perniosis* der Hände und Füße.

Schließlich kann infolge des Ödems auch die *Pigmentbildung* gestört werden. Wir kennen dies von der Psoriasis, vom Ekzem, von der Neurodermitis u. a. Die Ursache dieser Störung ist noch nicht genau bekannt. Eine Auflösung der Melaninkörner kommt dabei kaum in Frage; eher dürfte es sich dabei um eine Abstoßung der Pigmentgranula mit den Epithelien nach außen und eine fehlende Neubildung handeln. Ob allerdings diese Störung in der Pigmententwicklung auf einem mangelnden Angebot der gesteigerten Eiweißvorstufen oder eine — vielleicht infolge der geänderten Wasserstoffionenkonzentration

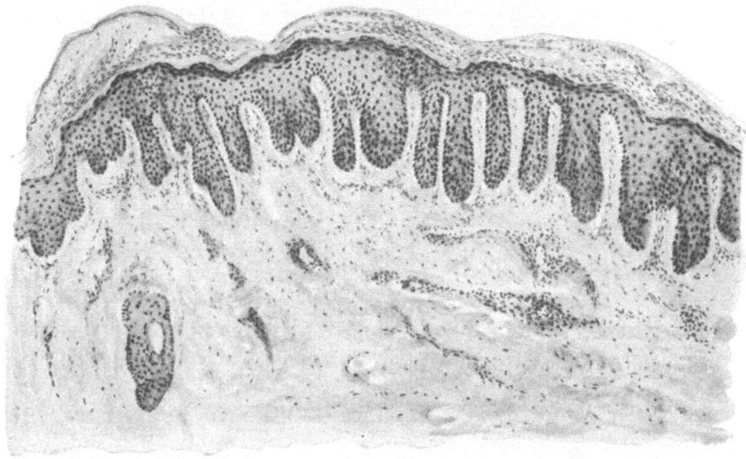

Abb. 26. Ödematöse Durchtränkung, Akanthose, Parakeratose der Epidermis bei Psoriasis (feuchte Form) (♂, 30jähr., Unterarm, Beugeseite). Seröses Exsudat zwischen den Lamellen der parakeratotischen Hornschicht. Wechselnde Breite des Stratum granulosum. Akanthose, Papillomatose, Ödem in Epidermis, Stratum papillare und perivasculärem Gewebe. Mäßige perivasculäre Zellinfiltration. Hämatoxylin-Eosin. O 77 : 1; R 65 : 1. (Nach GANS, Histologie I.)

im Gewebe entstehende — Störung im Ablauf oxydativ-fermentativer Vorgänge handelt, oder um anderes, wäre noch zu untersuchen.

Im *Corium* tritt das Ödem, wie oben schon betont, zunächst interfibrillär auf; es dehnt die Spalten und drängt die Bindegewebsfasern auseinander. Lymphgefäße und Lymphräume werden erweitert. In ihnen findet sich eine Ansammlung feinkörnig geronnenen oder auch homogenen Gewebssaftes. Das Ödem des Coriums und des stratum papillare wird im allgemeinen früher in die Erscheinung treten als das der Epidermis. Die kollagenen Bindegewebsbündel werden durch das eindringende Exsudat auf das Mehrfache ihrer Dicke verbreitert, dazu in ein lockeres weitmaschiges Gewebe umgewandelt, welches von dem ebenfalls auseinandergedrängten, im übrigen aber zunächst weiter nicht veränderten elastischen Fasernetz durchsponnen wird. Die feineren *Elastinfasern* des Stratum papillare schwinden dann zuerst; in der Cutis heben sie sich zunächst wohl noch deutlicher ab; es setzt jedoch sehr schnell eine verringerte Anfärbbarkeit der feineren Fasern ein. Auf der Höhe des Ödems ist das gesamte Elastinnetz in dem ödematösen Bezirk nur noch sehr schwer nachweisbar. Die Frage, ob es sich dabei wirklich um eine Auflösung bzw. Zerstörung oder lediglich um eine durch besondere physikalisch-chemische Eigenheiten bedingte Unmöglichkeit färberischer Darstellung handelt, ist noch zu entscheiden. Die gleichen

Überlegungen gelten für das Schicksal des *kollagenen Gewebes*. Auch bei ihm trifft man — häufig schon in leichteren Fällen — neben der Lockerung auch eine Quellung und herabgesetzte Färbbarkeit der einzelnen Bündel. Diese äußert sich vielfach in einer eigenartigen *Metachromasie* (besonders deutlich bei Behandlung mit polychromem Methylenblau). Bei längerer Dauer des Ödems kann man daneben auch einmal eine (scheinbare?) Erweichung der kollagenen Fasern beobachten, die mit einem Zerfall der Fibrillenbündel in feinere Züge und schließlich in einzelne Fibrillen einhergeht. Dadurch leidet auch die

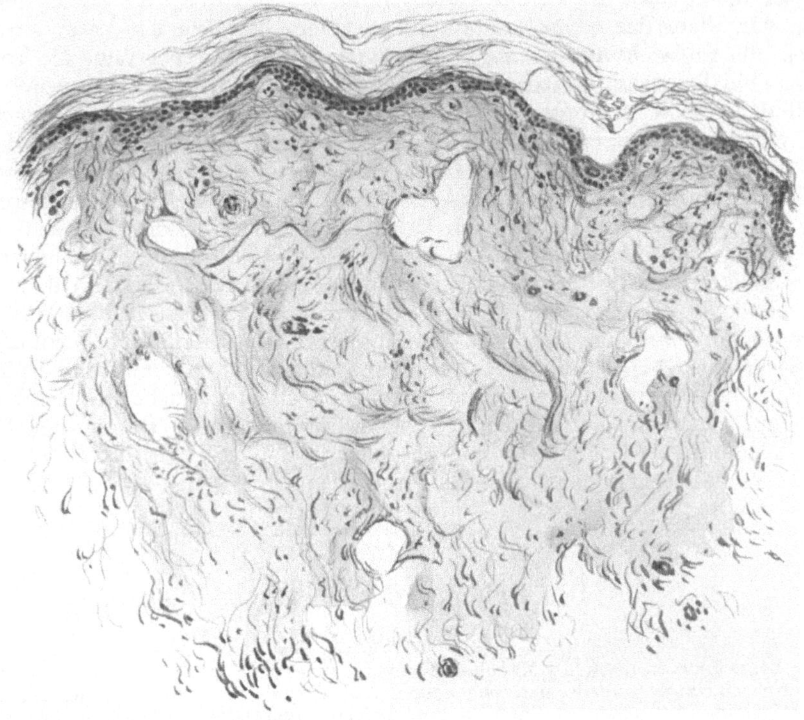

Abb. 27. Elephantiasis mollis (lymphatisches Ödem VIRCHOWS). (♂, 43jähr., Unterschenkel, Beugeseite, nach Verschluß der abführenden Lymphwege ziemlich rasch entstanden.) Das Ödem steht weitaus im Vordergrund der Veränderung; Bindegewebswucherung und Zellinfiltration noch nicht deutlich ausgesprochen. Atrophie der Stachelzellschicht und Schwund des Papillarkörpers. Hyperkeratose in lockeren Lamellen. Eisenhämatoxylin-VAN GIESON. O 128 : 1; R 128 : 1. (Nach GANS, Histologie II.)

Festigkeit des Bindegewebes; es wird abnorm brüchig und unter Umständen zerfällt es außerordentlich leicht.

Die gleichen Erwägungen scheinen mir jenen Veränderungen gegenüber am Platze, wie sie UNNA als Quellung und einfache Erweichung mit Verlust der Querstreifung und Färbbarkeit, dann als völlige Zerklüftung und schließlich völligen breiartigen Zerfall der *Muskel*bündel geschildert hat.

Der *Papillarkörper* wird durch das Ödem ebenfalls in Mitleidenschaft gezogen. Zunächst erscheinen die Papillen kolbig aufgetrieben, gelockert, manchmal sind die Bindegewebs- und elastischen Fibrillen direkt aufgefasert. Vielfach flachen sich die Papillen dann ab, ja sie können sogar völlig verstreichen. Wir finden dann statt des regelmäßigen Auf und Ab der Epidermis-Cutisgrenze eine mehr oder weniger unregelmäßige, gerade Fläche. In anderen Fällen wieder quetschen die ödematös gequollenen Papillen die interpapillaren Epithelleisten zu langen, dünnen Gebilden zusammen; sie drängen das supra-papilläre Epithel gegen die Hornschicht, verdünnen es, bringen es zum Einreißen oder Schwinden und können schließlich frei zutage liegen.

Die *Hautanhangsgebilde* im Bereiche eines ödematösen Abschnittes verhalten sich verschieden. Sie bleiben teils unberührt, teils fallen sie schon frühzeitig dem Ödem zum Opfer. Besonders hinfällig erscheinen die Talgdrüsen. Widerstandsfähiger sind die Schweißdrüsen und Haarfollikel. Das innerhalb der Epidermis gelegene Epithel dieser Gebilde nimmt, soweit es in das Ödem einbezogen ist, an den früher beschriebenen Veränderungen gleichmäßig teil.

Unter den *Folgen des Ödems* steht, wenn wir von den vorstehend geschilderten, vor allem das toxisch-entzündliche Ödem betreffenden Veränderungen absehen, die Entwicklung der als *Elephantiasis* bekannten Vorgänge im Vordergrunde. Bei längerem Bestehen eines lymphatischen Ödems (VIRCHOW) setzt eine Bindegewebswucherung ein, an der sich auch die Wandschichten der Blut- und Lymphgefäße beteiligen. Es findet sich eine wechselnd starke Hyperplasie sämtlicher Bestandteile der Haut, mit Ausnahme der elastischen Fasern und der Hautanhangsgebilde. Diese Elephantiasis entwickelt sich besonders häufig bei rezidivierendem Erysipel, beim Lymphscrotum, der Filariosis, dem varikösen Symptomenkomplex u. a. Für die *Überhäutung* der beim varikösen Symptomenkomplex fast regelmäßig vorhandenen Geschwüre bedingt das Ödem eine erhebliche Verzögerung. Das seröse Exsudat kann zusammen mit dem Stauungsödem, das sich ja so gut wie bei allen Geschwürsformen vorfindet, zu einer derartigen *Aufquellung* des Geschwürsgrundes führen, daß eine Epithelisierung unmöglich wird, obwohl die Basal- und Stachelschicht des Geschwürsrandes gut entwickelt sind. Immer wieder drängen vom Rande her flache Epithelzüge auf das Granulationsgewebe über, um dort stets durch das serös-eitrige Exsudat abgehoben zu werden und dem Untergange zu verfallen.

## Anhang.

# Die Primärefflorescenzen.

### Maculae.

Wir bezeichnen klinisch als Maculae, Flecke, kleine oder größere, von der normalen Haut durch Farbunterschiede sich abhebende, nicht erhabene Bezirke. Von dieser Ver- oder Entfärbung abgesehen, ist die Haut im übrigen unverändert. Die färberische Eigentümlichkeit kann recht verschieden sein; rote, braune, schwarze, gelbe, blaue, grüne Flecke kommen vor. Ätiologisch und histologisch handelt es sich um ganz verschiedene Befunde und auch der gleiche Stoff kann klinisch einen verschiedenen Farbeindruck hervorrufen, je nachdem er in den oberflächlicheren oder tieferen Hautschichten abgelagert ist. Die über ihm gelegenen Hautschichten wirken gewissermaßen als „Milchglasscheibe", durch welche ja auch je nach ihrer Dicke der Eindruck ein und derselben Farbe dem Auge sehr verschieden erscheinen kann.

Als *Primärefflorescenz* beherrscht die Macula so gut wie alle *reaktiv* entstehenden Hautveränderungen. Ihre Erscheinungsarten sind so reichlich, daß es nicht möglich ist, alle im einzelnen darzustellen. Ihre Hauptgebiete sind die *makulösen Exantheme*, unter ihnen besonders die roseolären Erytheme mit der *Roseola* als Primärefflorescenz. Maculae bleiben jedoch auch noch zurück nach vesiculösen und bullösen, impetiginösen und papulösen, ekzematösen und anderen Hautausschlägen. Bei ihnen allen spielen sich die Hauptveränderungen am Gefäßapparat des Papillarkörpers und der Cutis ab; dem einzelnen Versorgungsbezirk entsprechend, sind sie mehr oder weniger rund bis oval. Änderungen der Weite, des Inhaltes spielen die Hauptrolle; daher sind sie an der Leiche oder am herausgeschnittenem Hautstück nicht mehr festzustellen. Dazu treten bei längerem Bestande noch Störungen der Gefäßwand und ihrer Umgebung, die sekundär zu ödematösen, hämorrhagischen, ja selbst nekrotisierenden

Veränderungen führen können. Das sind dann bereits *Umwandlungsformen* der Maculae, die hier einer weiteren Besprechung nicht bedürfen.

Trotz der grundsätzlichen Übereinstimmung in den der Entwicklung der Roseola zugrunde liegenden Vorgängen am Gefäßapparat bestehen im einzelnen doch recht große Unterschiede, welche unter gewissen Voraussetzungen auch differentialdiagnostisch verwertbar erscheinen. Die vorwiegend plasmacelluläre, perivasculäre Zellinfiltration bei der *syphilitischen Roseola,* die durch *Bakterienembolien* hervorgerufenen Roseolen der hämatogen-metastatischen pyogenen Dermatosen, weiterhin des *Typhus* und *Flecktyphus* mit ihrem eigentümlichen Verlauf seien als Beispiele hier erwähnt.

Schließlich treten Flecke auf infolge *Stauungserscheinungen* mit vermehrter Blutansammlung in umschriebenen Gefäßbezirken (Livedo annularis u. a.). (Näheres siehe: Störungen des Kreislaufs.)

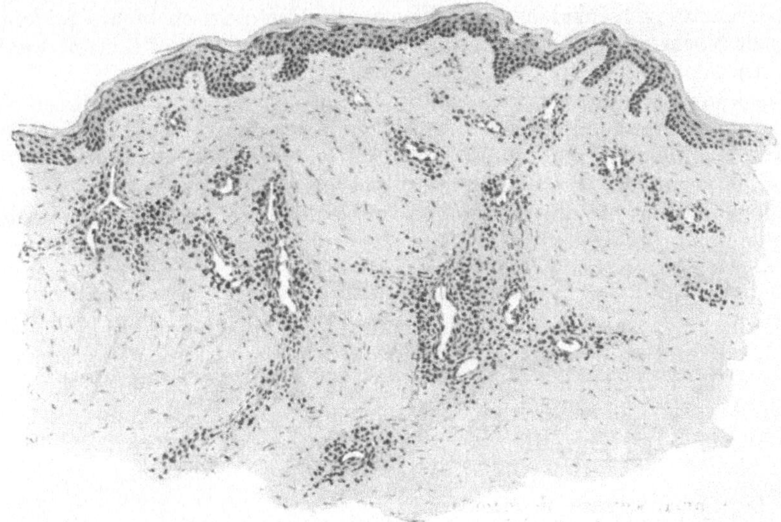

Abb. 28. Maculöses, urticarielles Exanthem bei Lues II (Roseola) (♀, 20jähr., Bauch, Exanthem seit 6 Tagen bestehend). Gefäße erweitert, Endothelien geschwollen, Ödem und perivasculäre Zellwucherung mäßigen Grades. Methylgrün-Pyronin. O 128 : 1; R 110 : 1. (Nach GANS, Histologie I.)

Bei den Maculae pflegt man ferner Hypo- und Hyperpigmentierungen *(Hypochromie, Hyperchromie)* zu trennen. Die *Leukoderme*, als welche die Bezirke verminderten Pigmentgehaltes in der Haut bezeichnet werden, kennen wir von der *Vitiligo* und den Leukodermen im engeren Sinne, wie sie bei den verschiedensten Erkrankungen der Haut (Psoriasis, Lues, Neurodermitis usw.) beobachtet werden können. Die histologisch feststellbaren Veränderungen sind sehr einfach und bestätigen eigentlich nur das klinische Bild. Innerhalb der weißen Flecke ist fast jede Spur von Pigment aus der Epidermis geschwunden, ohne daß im übrigen an den Zellen irgendeine Störung ihres Aufbaues sichtbar wäre, wenigstens nicht mit den bisherigen Untersuchungsmöglichkeiten. Mit einer Ausnahme: dem Verhalten gegenüber dem von BR. BLOCH in die Pigmentforschung eingeführten *Dioxyphenylalanin* (Dopa). (Näheres s. Störungen des Pigmentstoffwechsels.) Im Randabschnitt eines *Vitiligo*herdes finden sich zwar in einzelnen Gruppen von wenigen Basalzellen, besonders auf den Spitzen der Epithelleisten, noch zartere, feine Splitter oder staubartige Pigmentkörnchen. Nach der Mitte des pigmentfreien Bezirkes zu schwinden aber auch diese.

Hier ist die Epidermis und meist auch die Cutis völlig pigmentfrei. Nur vereinzelt findet man in deren obersten Schichten noch jene großen, vielfach verzweigten, unregelmäßig sternförmigen, grobe Pigmentkörner tragende Zellen, die *Chromatophoren.* In anderen Fällen ist der Übergang vom pigmentiertem zum pigmentfreien Teil ein ganz plötzlicher. In der Randpartie findet sich jedoch in der nicht depigmentierten Haut stets eine erhebliche Zunahme an Epidermispigment, das vom Stratum basale bis manchmal in die Hornschicht hinauf reicht. Bei den erworbenen *sekundären Leukopathien,* vor allem den Leukodermen im engeren Sinne, ist der Pigmentschwund im allgemeinen nach Stärke und Ausdehnung geringer; er unterscheidet sich jedoch nach der ganzen Art seines Auftretens grundsätzlich zumeist nicht von einer beginnenden Vitiligo.

In „farblosen" Flecken äußert sich ferner noch der *Naevus anaemicus* (VÖRNER). Es sind dies durch auffallend geringen Blutgehalt der Haut blaß bis weiß erscheinende, vereinzelt oder zu mehreren auftretende, unregelmäßig zackig begrenzte, verschieden große Flecke, die histologisch nichts zeigen, was als von der Norm abweichend angesprochen werden könnte (VÖRNER, FISCHER, Stein u. a.).

Die fleckförmigen *Hyperchromien* sind ätiologisch recht verschiedener Natur. Fremdkörperablagerungen in Gestalt von *Tatauierung* und *Argyrie,* umschriebene Anhäufung von Melanin, von hämatogenen Farbstoffen, führen zu umschriebenen Hyperpigmentierungen. Bei den ersteren handelt es sich um die Ablagerung von außen eingebrachter Pigmentkörnchen verschiedener Farbe. Hauptsächlich in den oberen Coriumschichten, und zwar sowohl intracellulär (DOHI) wie auch extracellulär (ARNING, LEWANDOWSKY). Bei der *Argyrie* finden wir die der Verfärbung zugrunde liegenden Ablagerungen ähnlich wie bei der *Ochronose,* bei dieser allerdings wahrscheinlich als Melanin, ausschließlich im bindegewebigen Teil der Haut, und zwar in erster Linie in der Elastica, während die Epidermisepithelien völlig frei bleiben. Es läßt sich eine exogene von einer allgemeinen endogenen Argyrie unterscheiden. Erwähnenswert ist die Tatsache, daß es bei den im Anschluß an den Biß der Phthirii inguinales entstehenden *Maculae coeruleae* bisher nicht gelungen ist, histologisch eine Grundlage der Pigmentierung festzustellen.

Von weitaus größerer Bedeutung sind die durch umschriebene Anhäufung von *Melanin* hervorgerufenen Flecke, wie wir sie bei den *Epheliden,* den *Lentigines,* den *Naevi spili* und *Mongolenflecken* vorfinden. Die Pigmentierung beim *Addison,* beim *Chloasma uterinum,* der *Arsenmelanose,* der *Melanosis Riehl* bzw. *Melanodermitis toxica* (E. HOFFMANN), bei der *Röntgendermatitis* gehören hierher. Bei ihnen tritt die Pigmentierung sowohl in der Epidermis wie in der Cutis auf. Dort vor allem im Stratum basale und in den tiefen Lagen des Stratum spinosum, die oftmals gewuchert sind. Hier namentlich im Papillarkörper, in den bekannten, zum Teil rundlichen, zum Teil mit langen sternförmigen Fortsätzen versehenen Zellen. Im Corium finden wir das Pigment auch bei der Ochronose (s. o.), während die Epidermis freibleibt. Auf Einzelheiten der Darstellung bei den verschiedenen Veränderungen muß hier verzichtet werden.

Das gleiche gilt für die *Hyperpigmentierungen,* welche *durch hämatogene Pigmente* hervorgerufen werden. Beim *Skorbut,* beim *varikösen Symptomenkomplex,* der SCHAMBERGschen Krankheit bzw. der *Purpura annularis, teleangiektodes Majocchi,* der *KAPOSIschen Krankheit* spielen sie eine wichtige Rolle, ebenso bei den verschiedenen als *Purpura* bekannten Erkrankungen und schließlich bei der *Pigmentcirrhose* bzw. dem *Bronzediabetes.* Diese Blutpigmente zeichnen sich dadurch aus, daß sie als *Hämosiderine* vielfach eine Eisenreaktion geben. Für Einzelheiten des Verhaltens dieser Pigmente muß ebenfalls auf den Abschnitt: Pigmentstoffwechsel verwiesen werden.

## Urtica.

Als Quaddeln bezeichnen wir flächenhafte oder mehr umschriebene, runde, ovale oder polycyclische, über die Umgebung mehr oder weniger stark hervorragende, plötzlich mit oder unter Vorangehen von Juckempfindungen aufschießende Gebilde. Sie sind von fester Konsistenz, aber eindrückbar, um nach Nachlassen des Druckes schnell die ursprüngliche Gestalt wieder anzunehmen. Ihre Farbe wechselt von rosa bis blaßrot oder auch weiß. Sie sind von äußerst flüchtigem Bestande, schwinden in der Regel nach kurzer Zeit ohne eine Veränderung der Haut zu hinterlassen.

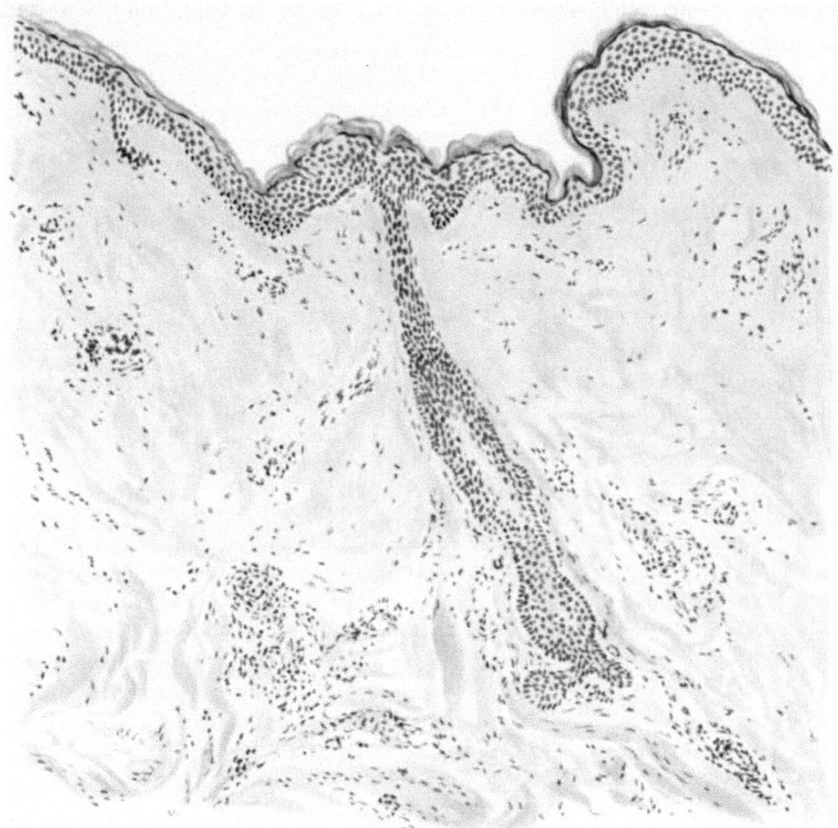

Abb. 29. Interstitielles Ödem des Papillarkörpers und der oberen Cutis. Hämatoxylin-Eosin. O 128:1; R 128:1.

Im Gegensatz zu der Buntheit des klinischen Bildes ist der histologische Befund der Urtica außerordentlich eintönig. Er gewährt keinen Anhalt für die Ätiologie der Veränderung und ist genau der gleiche, ob wir nun eine ektogene oder eine endogene Quaddel untersuchen. Unterschiede im Aufbau dürften lediglich auf den verschiedenen Zeitpunkt zurückzuführen sein, zu welchem die Quaddel aus der Haut entnommen wurde. Dieser Umstand scheint auch eine Erklärung dafür, warum so lange Zeit Meinungsverschiedenheiten über die entzündliche oder nicht entzündliche Natur der Urtica bestehen konnten. Es ist hier nicht der Ort, auf diese Frage entsprechend der allgemeinen Bedeutung näher einzugehen (s. Török, Bd. VI/2 dieses Handbuches).

Ein Vergleich des Gewebsbefundes, wie ihn unmittelbar nach ihrer Entstehung bzw. einige Zeit später gewonnene Quaddeln bieten, machten jedoch die verschiedene Auffassung der Forscher verständlich. Die unmittelbar nach ihrem Auftreten histologisch untersuchte *Brennesselquaddel* zeigt lediglich eine starke *Erweiterung der Lymphgefäße und Lymphspalten* der unteren und mittleren Cutis. Sie erreicht ihren Höhepunkt an der unteren Cutisgrenze, ist noch sehr deutlich um die aufsteigenden Gefäßäste in der Mitte und verliert sich ganz allmählich gegen den Papillarkörper hin. Eine *Zellauswanderung* ließ sich nicht feststellen (P. G. UNNA). In 5 Minuten bestehenden Brennesselquaddeln konnte sie TÖRÖK zwar gering entwickelt, aber sicher nachweisen. Neben einem Ödem, welches besonders die Papillarschicht betraf und Erweiterung

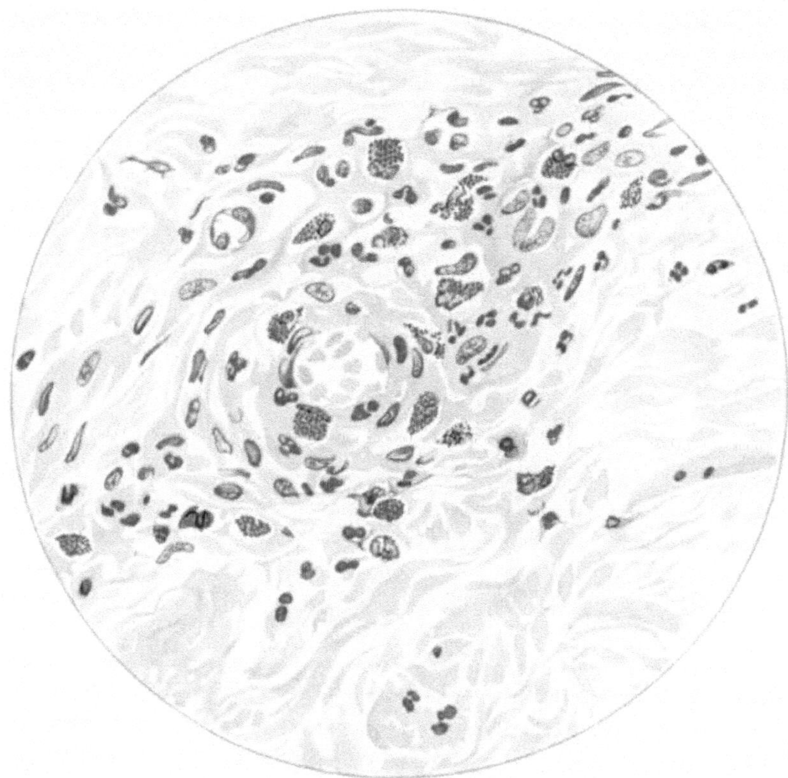

Abb. 30. Urtica perstans. Perivasculares Zellinfiltrat mit vielen Eosinophilen. Hämatoxylin-Eosin.

der subpapillaren Blutgefäße, fand sich bereits eine mäßige Auswanderung weißer Blutzellen, Lymphocyten. Diese Auswanderung war jedoch durchaus nicht gleichmäßig. In manchen Papillen fehlte sie völlig oder war sehr gering, in anderen hingegen, sowie an den Blutgefäßen des subpapillaren Netzes und an den Haarfollikeln, war sie besonders deutlich. Am ausgesprochensten fand sie sich bei Quaddeln von etwa einstündigem Bestande. Die celluläre Auswanderung kann demnach in ganz frischen Stellen urtikarieller Hauterscheinungen so gering sein, daß sie dem Untersucher nicht sichtbar wird. In länger bestehenden Quaddeln wurde sie stets erhoben. WOLF, GILCHRIST, PHILIPPSON fanden eine Auswanderung weißer Blutzellen bei der Urticaria factitia; JADASSOHN und ROTHE vermißten sie hier, eine Tatsache, die TÖRÖK durch die Annahme erklären möchte, daß GILCHRISTs Befunde an älteren, die JADASSOHNs und ROTHEs an jüngeren Quaddeln erhoben wurden. Die Urticariaquaddel wäre demnach die leichteste und flüchtigste Form der Entzündung; eine Annahme, die auch durch *refraktometrische Untersuchungen* des Blaseninhaltes der Brennesselquaddeln gestützt wird. Diese ergab nämlich höhere Werte als die des Blutserums (KREIBICH, POLLAND, TÖRÖK).

Die *Epidermisveränderungen* beschränken sich zu Anfang auf Vakuolisierung und schlechte Färbbarkeit der Zellen und Kerne umschriebener Zellgruppen. Bei längerer Dauer der Quaddel dringt das zunächst im wesentlichen auf obere Cutis und Papillarkörper beschränkte Ödem in die interepithelialen Lymphspalten ein. Es drängt diese auseinander, bildet Hohlräume und führt schließlich zur Verflüssigung eines Teiles der Zellen, so daß kleinste *Bläschen* entstehen. Durch Abhebung der gesamten Epidermis vom Papillarkörper kann es zur Entstehung größerer *Blasen*, zur *Urticaria bullosa* kommen.

Damit haben wir eine *sekundäre Umwandlungsform* der Urtica kennen gelernt, der als weitere die *persistierende Urticariaquaddel* angereiht sei. Bei dieser sind die oben geschilderten Veränderungen ausgesprochener geworden. Verschieden große und verschieden geformte, vorwiegend perivasculäre *Zellinfiltrate*, aus Lymphocyten, Mastzellen, polynucleären Leukocyten oder auch Eosinophilen und selbst Plasmazellen durchsetzen das Stratum subpapillare und die obere Cutis. Allerdings findet sich dieser Übergang vom rein serös-exsudativen zum entzündlich-infiltrativen Prozeß nur in einem Teil der Fälle. Dazu treten bei der einfach persistierenden Papel eine wechselnd starke Verbreiterung der Epidermis als *Hyperkeratose* (oder Parakeratose), *Granulose* und *Akanthose.* Diese letztere wechselt in weitem Ausmaße; Epithelleisten, wie man sie bei der Psoriasis findet (FABRY, GANS), wechseln ab mit völlig normalen (BAUM, KREIBICH, WOLTERS). Die Hyperkeratose steht in manchen Fällen so sehr im Vordergrunde, daß sogar verruköse Bilder zustande kommen (KREIBICH).

Auf die Beziehungen der Urtica zur *Papel,* insbesondere zur ödematösen Papel in ihrer oberflächlich und tief nekrotisierenden Form wird bei der Papel (s. dort) näher eingegangen. Erwähnt sei hier lediglich der Vollständigkeit halber, daß entsprechend der Gefäßschädigung und dem Auftreten des Ödems schließlich auch so gut wie jede andere Art von Primärefflorescenzen eine urtikarielle Komponente aufweisen kann.

## Die Papel.

Als Papeln bezeichnen wir steiler und flacher über die Haut emporragende, scharf umschriebene, stecknadelkopf- bis erbsengroße oder auch größere Erhebungen, deren Entstehung auf eine Zunahme fester Bestandteile des Hautgewebes zurückzuführen ist. Diese stammen einmal von den in der Haut regelmäßig vorhandenen verschiedenen Bausteinen ab, zum anderen aber können sie auch durch Austritt aus den Blutgefäßen und Ansammlung in deren Umgebung in der Haut entstehen. Die Papeln bilden sich ohne Narben zu hinterlassen nach verschieden kurzer Dauer von selbst zurück, bleiben in der Regel während der ganzen Dauer der Krankheit als Papeln bestehen oder gehen verschiedene Umwandlungsformen ein.

Am geweblichen Aufbau der Papel können sämtliche Hautschichten beteiligt sein. Es ergibt sich jedoch, daß für bestimmte Hautveränderungen jeweils auch die Beteiligung bestimmter Gewebsschichten im Vordergrunde steht. Es kann hier nicht meine Aufgabe sein, eine eingehende Darstellung aller dabei unterlaufenden Veränderungen zu geben, denn das würde ja nichts anderes bedeuten als die allgemeine pathologische Histologie der Haut auf Grund der Befunde an der Papel abzuhandeln. Hier kann es sich vielmehr nur darum handeln, in großen Zügen eine Übersicht über die verschiedenen Möglichkeiten beim Aufbau der Papel zu geben und nach *Einteilungsgrundsätzen* zu suchen, die durch eben diesen Aufbau bedingt sind.

Eine einfache theoretische Überlegung führt zu der Annahme, daß einmal in erster Linie die epidermalen Gewebsschichten die Bildung der Papel bewerkstelligen können, während die Beteiligung des Coriums völlig oder nahezu völlig zurücktritt. In solchen Fällen sprechen wir von *epidermalen Papeln,* die nun wiederum in *plane* und *follikuläre* eingeteilt werden, je nachdem der zur Papel führende Vorgang sich in der Haut oder aber am Haarbalg-Talgdrüsenfollikel- bzw. Schweißdrüsenostium abspielt. Dem letzteren kommt jedoch nur eine geringe Bedeutung zu. Die Entwicklung der epidermalen Papel führt an irgend einer beliebigen Hautstelle im allgemeinen zu planen Gebilden, während durch den gleichen Vorgang an den Ostien der Follikel oder Schweißdrüsen die akuminierte Papel entsteht.

Die gleichen Gesichtspunkte können auch für eine Einteilung der *cutanen Papeln* dienen, d. h. jener Papeln, deren Entstehung lediglich und allein auf eine Zunahme oder verstärkte Ansammlung geweblicher Elemente im Corium, in erster Linie in Papillarkörper und Cutis zurückzuführen ist. Bei den rein cutanen Papeln spielen die Epidermisveränderungen keine Rolle; zum mindesten handelt es sich nicht um eine Hypertrophie dieser Schicht. In der Regel finden wir sogar eine Atrophie, die allerdings rein passiv auf den Druck des cutanen Herdes zurückzuführen ist.

Um jedoch auch der formalen Entstehung und der Bedeutung der Ursache gerecht zu werden, soll hier eine Einteilung der cutanen Papel nach histogenetischen Gesichtspunkten versucht werden. Wir hätten dann *entzündlich-exsudative* bzw. *proliferative* cutane Papelbildung zu unterscheiden von einer *metabolisch-infiltrativen.* Die ersteren sind zurückzuführen auf Entzündungsprozesse, die beim Vorwiegen lediglich seröser Exsudation *ödematöse Papeln* bilden. Wir haben damit im Grunde genommen also nichts anderes vor uns als eine Urtica. Die Quaddel dürfte man also unter diesem Gesichtspunkt ebenfalls zu den Papeln rechnen, vorausgesetzt, daß das urtikarielle Ödem ein entzündliches ist. Klinisch allerdings liegt ein grundsätzlicher Unterschied zwischen beiden darin, daß die Urtica flüchtiger Natur ist, die ödematöse Papel jedoch über einige Zeit bestehen bleibt. In der großen Mehrzahl aller Fälle tritt außerdem bei der entzündlichen Papelbildung zu der serösen sehr schnell auch eine celluläre Exsudation. Diesen klinisch mehr akuten papulösen Bildungen stehen die infolge proliferativer Entzündung auftretenden gegenüber, die ja meistens mehr chronischer Natur sind.

Cutane Papelbildungen kommen andererseits auch dann zustande, wenn *intermediäre Stoffwechselprodukte* unter hier nicht näher zu erörternden Bedingungen in Papillarkörper und Cutis in umschriebener Form *abgelagert* werden.

Schließlich ist noch eine dritte Form der Papelentstehung möglich, die dort eintritt, wo *epidermale* und *cutane* Wucherungsvorgänge sich am Aufbau beteiligen. Hier kommt es zur Bildung der *gemischten Papel.* Je nachdem wir dabei ein Vorwiegen der epidermalen oder der cutanen Anteile treffen, werden wir von epidermal-cutanen oder cutan-epidermalen Papeln sprechen dürfen. Schließlich ergibt sich eine weitere Unterteilung dadurch, daß auch diese gemischten Papeln an beliebigen Hautstellen nach Art der planen Papeln oder gebunden an die Hautanhangsgebilde nach Art der follikulären Papeln auftreten können.

Bei den meisten Hautkrankheiten erlaubt das klinische Bild der Einzelefflorescenz dem Kenner ohne weiteres ein Urteil darüber, ob eine epidermale oder cutane, eine entzündlich exsudative bzw. proliferative oder metabolisch-infiltrative und schließlich eine gemischte Papelbildung vorliegt. Gerade hier finden wir das von Unna aufgestellte Ziel histologischer Forschung an der Haut ideal verwirklicht, klinisch mit histologisch geschultem Blick und am Mikroskop mit durch die Klinik geschärften Augen zu sehen.

Die eben erwähnten Formen papulöser Gebilde erleiden nun im Verlaufe ihres Bestehens meistens eine Reihe sekundärer *Umwandlungen.* Je nachdem dabei eine Schuppen- oder Krustenbildung, eine Eiterbläschen- oder Geschwürsbildung vorliegt, unterscheiden wir *squamöse* und *krustöse, vesiculöse-pustulöse* und *ulceröse* Papeln. Schließlich bilden sich gewisse Papeln auch ohne diese Umwandlung zurück, und hinterlassen dann eine über dem eingesunkenen cutanen Infiltrat zunächst gedehnte und daher jetzt zu weit gewordene Epidermis, die sich in Falten legt und entsprechend der Ausdehnung der cutanen Papel unter zarter Fältelung ihrer Oberfläche einsinkt. Man kann diesen Vorgang als *atrophische Papelbildung* bezeichnen.

Die verschiedenen vorstehend genannten Formen sollen nun an einzelnen Beispielen in ihrer feineren Topographie kurz klar gemacht werden. Wir beschränken uns dabei in der Beschreibung auf das Notwendigste und verweisen auf die beigegebenen Abbildungen.

## A. Die Papel als Primärefflorescenz.

### *1. Epidermale plane Papel.*

Als das klassische Beispiel der planen Papel der Epidermis gilt die *Verruca plana juvenilis* und insbesondere ihr Anfangsstadium. Wir finden hier eine

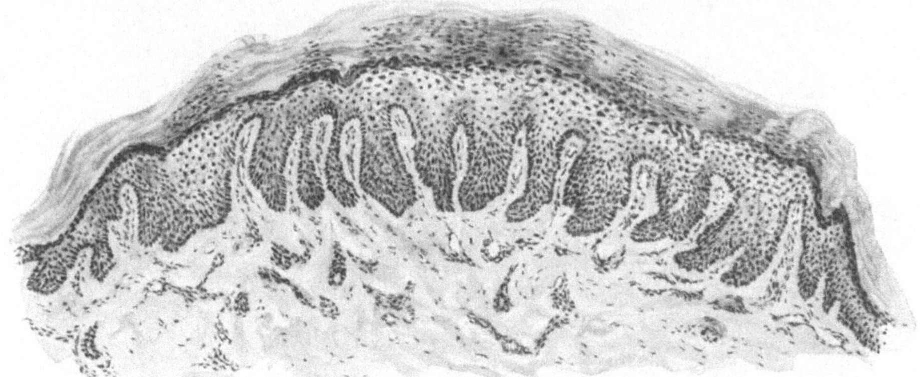

Abb. 31. Epidermale, plane Papel. Verruca plana juvenilis. (♀, 16jähr., Handrücken.) Klinisch eben sichtbare Papel. Scharf abgesetzte scheibenförmige Verbreiterung der Stachel- und Hornschicht, fleckweise Parakeratose. Umgestaltung des Papillarkörpers durch wuchernde Epithelleisten, deren Spitzen in der kennzeichnenden Weise zur Warzenmitte „abgebogen" sind. Im Corium mäßige Gefäßerweiterung. O 66 : 1; R 66 : 1. (Nach GANS, Histologie II.)

eigentümliche scheibenförmige Verdickung der Stachelzellschicht (Akanthose) mit gleichzeitiger Abflachung des Papillarkörpers. Neben der Stachelzellschicht sind Stratum granulosum und corneum von Anfang an verbreitert, letzteres zum Teil parakeratotisch. Cutisveränderungen fehlen so gut wie vollständig. An älteren Warzen spalten dann wuchernde Epithelleisten langgestreckte, schmale Papillen ab. Zahlreiche Mitosen weisen auf die starke Wucherungstendenz der Stachelzellschicht hin. In den höheren Lagen wird dies auch durch eine erhebliche Größenzunahme der einzelnen Zellen betont, nicht nur in der oberen Stachelzellschicht, sondern auch im Stratum granulosum, stellenweise sogar auch in der Hornschicht.

### *2. Epidermale follikuläre Papel.*

Die *Pityriasis rubra pilaris* (DEVERGIE) bietet eines der besten Beispiele für die *akuminierte epidermale Papel,* sei diese nun *follikulärer* oder *poraler* Natur. Entsprechend der starken Hornansammlung sind die Ostien stark erweitert, teils mehr zylindrisch, teils mehr kegelförmig. Dicke geschichtete, unmittelbar in die verdickte Hornschicht der Umgebung übergehende Hornlamellen füllen das Ostium aus. Im Follikel enthalten sie vielfach zentral ein Haar. Die Hornlamellen bilden in der Mitte der Follikelöffnungen stachelartig hervorragende Hornkegel, die entweder als comedo-ähnliche, ovale, abgerundete Kegel oder auch als formlose Hornmassen aus den Ostien hervorragen und zusammen mit der vergrößerten Stachelschicht jene für die Pityriasis rubra pilaris kennzeichnenden *Hornstacheln* bilden. In manchen Follikeln erstrecken sich diese in voller Breite bis in den Grund des Haarbalges, in anderen nur bis zum Grund des Follikeltrichters. Ähnliche Hornansammlungen finden sich auch in den Schweißdrüsenausführungsgängen. Stratum granulosum und Stachelschicht sind unter der massigen Hornschicht ebenfalls stark verbreitert. Sie sitzen einem kräftig entwickelten Stratum basale auf. Die peripilären Hornkegel

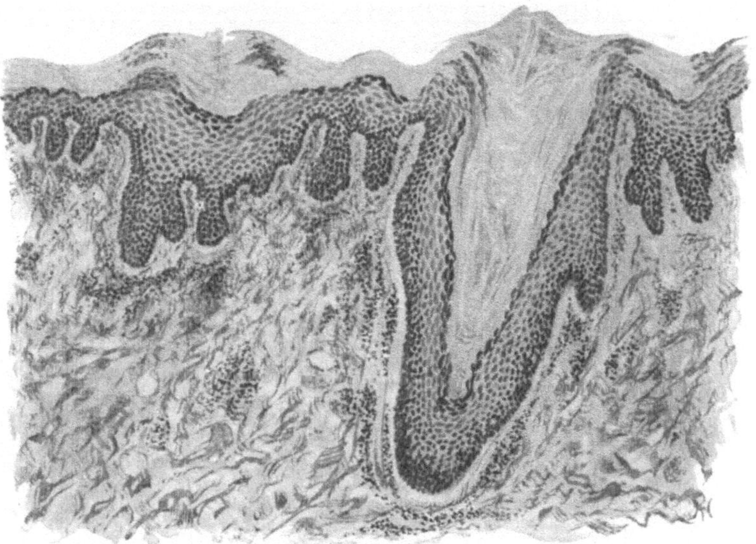

Abb. 32. Epidermale, follikuläre Papel bei Pityriasis rubra pilaris (DEVERGIE). Anfangsform. Follikuläre, periporale und „sinuöse" Papeln, erstere mit Haarresten und beginnender Hornstachelbildung. Hyperkeratose, zum Teil Parakeratose, Akanthose. Streng perivasculäre Zellinfiltration geringer Ausdehnung. Eisenhämatoxylin-VAN GIESON. O 66 : 1; R 66 : 1. (Nach GANS, Histologie I.)

sind also unmittelbar auf die außerordentlich starke Verhornung der epithelialen Follikelwandung zurückzuführen. Die Veränderungen im Corium beschränken sich in den frühesten Fällen, wo klinisch lediglich eine geringgradige perifollikuläre Rötung auf die entzündlichen Erscheinungen hinweist, auf eine mäßige Gefäßerweiterung und perivasculäre Zellinfiltration.

### *3. Cutane, entzündlich-seröse (ödematöse) Papel.*

Als Beispiel wählen wir die Papel der *Melanodermitis toxica lichenoides* (E. HOFFMANN). Histologisch ist die Epidermis im ganzen leicht verschmälert bei verhältnismäßig breiter Hornschicht. Die Stachelzellschicht erscheint unregelmäßig aufgelockert durch ein Ödem, das zum Stratum basale und dem Papillarkörper hin noch stärker wird. Das Ödem hat an der Epidermis-Cutisgrenze zur Auflockerung der Basalzellen mit Vakuolenbildung in diesen geführt. Vereinzelt zeigen sich hier kleinste Lückenbildungen. Die Epidermis-Cutisgrenze wird dadurch unscharf, die Bindegewebsfasern erscheinen aufgelockert und ödematös geschwollen, die erweiterten Gefäße von einem meist nur lockeren

Infiltratmantel umgeben, der bis in die mittlere Cutis hinabreicht. Die tiefere Cutis ist im allgemeinen nicht verändert.

Das schnell einschießende Exsudat hat jedoch den Verhornungsprozeß noch nicht beeinflussen können, die granulierte Schicht erscheint noch unverändert.

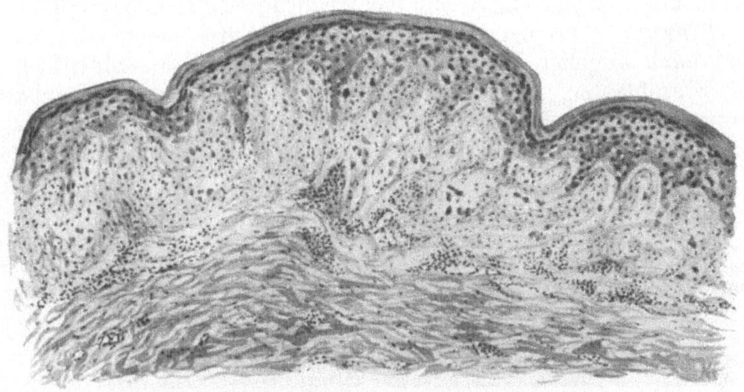

Abb. 33. Cutane, entzündlich-seröse (ödematöse) Papel bei Melanodermitis toxica lichenoides. (♂, 35jähr., Rücken.) Hyperkeratose, Ödem in Epidermis, Stratum papillare und subpapillare; stellenweise Vakuolen- und Höhlenbildung. Lockeres perivasculäres Infiltrat, zahlreiche Pigmentzellen. Häm.-Eosin. O 66 : 1, R 66 : 1. (Nach GANS, Histologie I.)

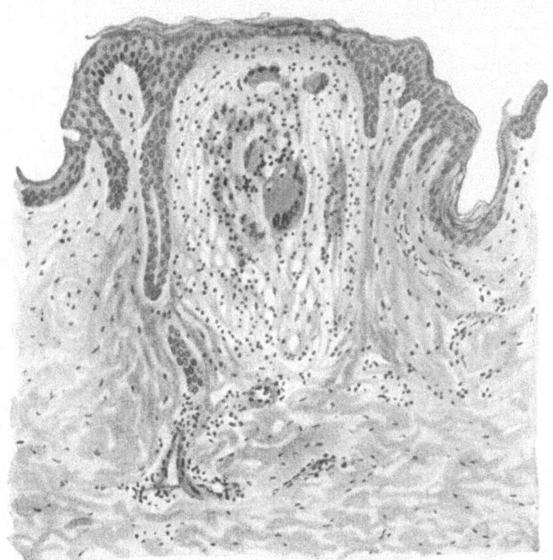

Abb. 34. Cutane, entzündlich-proliferative Papel bei Granuloma nitidum (Lichen nitidus). Umschriebenes, gegen die Cutis scharf abgesetztes tuberkuloides Infiltrat unter der vorgewölbten und abgeflachten Epidermis. Hyaline Wandverdickung der erweiterten Gefäße. O 128 : 1; R 128 : 1. (Nach GANS, Histologie I.)

### 4. *Cutane entzündlich-proliferative Papel.*

Das *Granuloma nitidum (Lichen nitidus)* bietet ein treffendes Beispiel. Die Epidermis ist bis zum Rande des gleich zu schildernden cutanen Infiltrates regelrecht aufgebaut, über diesem selbst jedoch zu einer dünnen, mehr oder weniger bogenförmig verlaufenden, aus wenigen abgeflachten Epithellagen bestehenden Platte umgewandelt. Leistenbildung und Papillen fehlen. Das Stratum basale scheint noch nicht nennenswert gestört. Die Papelbildung wird bedingt durch eine Veränderung, die sich im wesentlichen in Papillarkörper und oberer Cutis abspielt. Hier findet sich ein Infiltrat, das „geradezu einen kleinen, mit seiner Oberfläche an die Epidermisunterseite angepreßten Tuberkel" darstellt (PINKUS). Das gegen die umgebende Cutis scharf abgesetzte längsovale oder auch kugelige Infiltrat besteht so gut wie ausschließlich aus Epitheloiden, Fibroblasten, zahlreichen Riesenzellen — entweder vom LANGHANSschen Typus oder mehr Fremdkörperriesenzellen ähnelnd — und Lymphocyten, das ganze eingelagert in ein ödematös aufgelockertes Bindegewebe.

### 5. *Cutane, metabolisch infiltrative Papel.*

Beim Einzelknoten des *Xanthoma tuberosum multiplex* treten die sog. Xanthomzellen herdförmig in wechselnd großen, zunächst in der Cutis gelegenen,

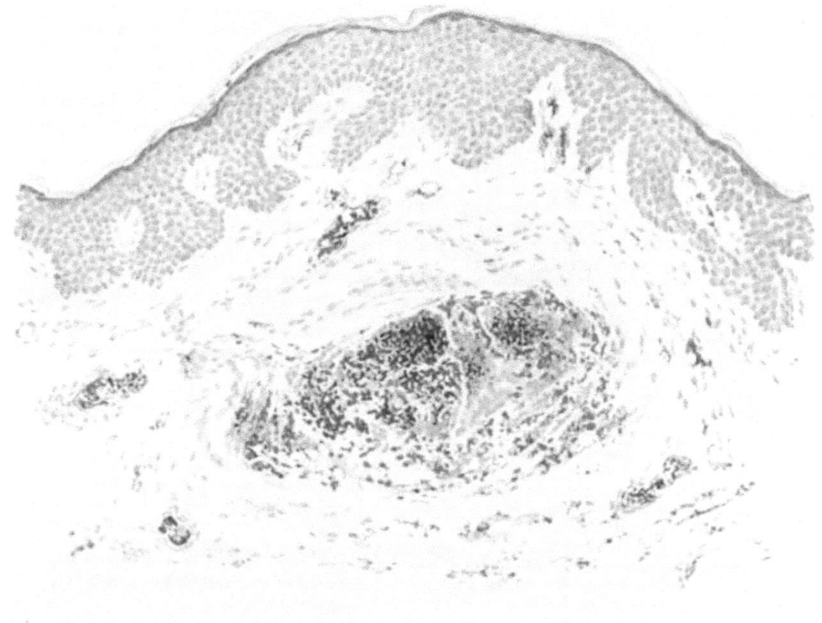

Abb. 35. Cutane, metabolisch infiltrative Papel. Xanthoma tuberosum multiplex. (Unterarm, Streckseite, 53jähr. ♂, schwerste Lipämie bei hypophysärem Diabetes.) Umschriebener Xanthomknoten der Cutis; geringe Beteiligung der Epidermis; Lipämie. Hämatoxylin-Sudan. O 147 : 1; R 147 : 1. (Nach GANS, Histologie I.)

soliden zelligen Knötchen auf, die in der Regel scharf abgesetzt und von einer Bindegewebskapsel umgeben sind. Die Umgebung derartiger Knoten und Knötchen ist meist nicht verändert. Gelegentlich können Papillarkörper und auch Epidermis einmal etwas abgeflacht oder verstrichen sein. In unserer Abbildung ist dies nicht der Fall. Die Entwicklung des einzelnen Xanthomknötchens geht von den Zellen in der unmittelbaren Umgebung der subpapillären Blutgefäße, und zwar den ASCHOFF-KIYONOschen Histiocyten aus. Diese ovalen bis rhombischen Zellen, größer als Endothelien, mit fein granuliertem Protoplasma, enthalten in diesem eine Anhäufung feinster Granula, die mit Fettfärbung darstellbar sind. Es handelt sich um eine Infiltration dieser Zellen mit einer lipoiden, doppelbrechenden Substanz, einem Cholesterin-Fettsäureester (seltener um reine Neutralfette).

### 6. *Gemischte, epidermal-cutane Papel.*

Das klassische Beispiel ist das Knötchen des *Lichen ruber planus*. Die Hornschicht ist in den vollentwickelten Papeln stets verbreitert, aber in frischen Fällen durchaus regelrecht verhornt. Dabei können in den den Epithelleisten entsprechenden Einsenkungen der Epidermis Horntrichter auftreten. Das

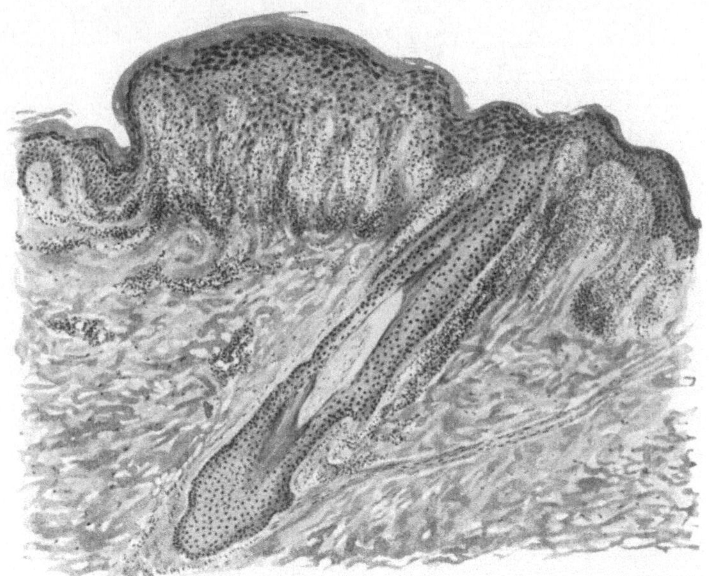

Abb. 36. Gemischte, epidermal-cutane Papel bei Lichen ruber (plane Papel). (♂, 26jähr., Oberschenkel, Beugeseite). Hyperkeratose. Fleckförmige Granulose. Akanthose. Ödem in Epidermis und Papillarkörper. Scharf abgesetztes Infiltrat im Stratum papillare, nach unten auf die Gefäße der Cutis und die obere Follikelhälfte, nach oben auf die Epidermis übergreifend. Hämatoxylin-Eosin. O 66 : 1; R 50 : 1. (Nach GANS, Histologie I.)

Stratum lucidum ist meist verbreitert, in anderen Fällen unverändert. Der Hyperkeratose parallel geht eine Verdichtung und Verbreiterung des Stratum granulosum, dessen Zellen reichlich mit Keratohyalingranula angefüllt sind. Diese Granulose ist jedoch ungleichmäßig entwickelt. Die interspinalen Räume der Stachelzellschicht sind durch ein *inter*cellulares Ödem stark erweitert. Die einzelnen Stachelzellen durch ein *intra*celluläres Ödem angeschwollen, oft auch bereits zu groben kolloiden Schollen umgewandelt. In den tieferen Lagen zeigen sich Mitosen. Alles in allem haben wir eine ziemlich gleichmäßige Verbreiterung der Stachelzellschicht, eine Akanthose vor uns. Das Ödem hat auch den Papillarkörper aufgetrieben. Es hat die gewöhnlich scharfe Epithel-Cutisgrenze unregelmäßig umgeformt. Die Basal- und unteren Stachelzellen erscheinen auseinandergedrängt, die Epithelleisten durch den Druck des Ödems und der lymphocytären Zellinfiltration verschmälert, die Papillen aufgelockert, ödematös. Die Zellinfiltration macht in der Regel ziemlich scharf im Bereich des oberflächlich horizontalen Gefäßnetzes halt.

### 7. *Gemischte follikuläre Papel.*

Als Beispiel wählen wir ein *peripilares lichenoides Syphilid* der Sekundärperiode. Unter einer hypertrophischen Hornschicht sitzt eine Stachelschicht, die stellenweise verschmälert erscheint. Das Follikelostium wird durch die hyperkeratotischen Massen unregelmäßig ausgebuchtet und erweitert. Der Haarfollikel selbst ist von einem entsprechend der Gefäßverteilung gegen die

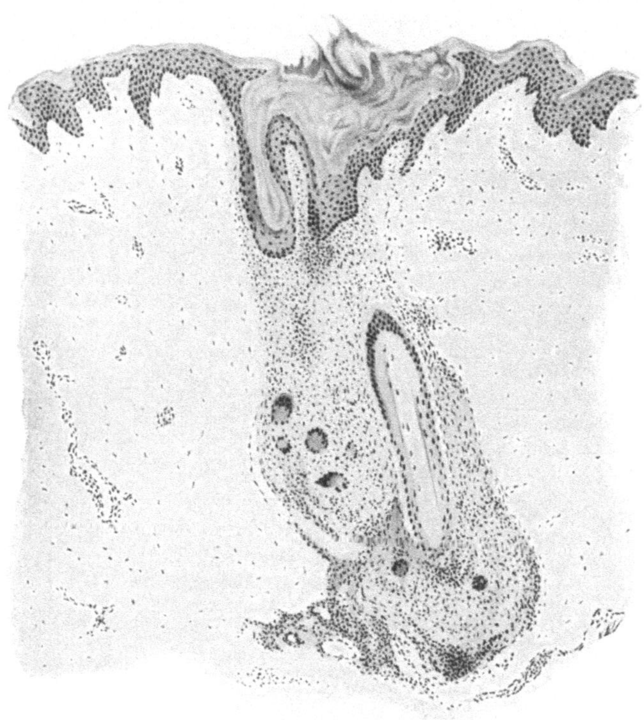

Abb. 37. Gemischte follikuläre Papel bei Lues II. Peripilares, lichenoides Syphilid (♀, 32jähr., Rücken, Infektion vor 1/2 [?]) Jahr. Hyperkeratose des Follikelostiums, Akanthose der Epidermis. Perifollikuläres, scharf abgesetztes, riesenzellhaltiges Infiltrat. O 128:1; R 100:1. (Nach GANS, Histologie I.)

Umgebung ziemlich scharf abgesetzten Zellinfiltrat völlig eingehüllt. Dieses Infiltrat besteht in der Hauptsache aus Lymphocyten, zum Rande hin aus Plasmazellen, durchsetzt mit verhältnismäßig vielen LANGHANSschen Riesenzellen.

## B. Sekundäre Umwandlungsformen der Papel.

Unter den Umwandlungsformen der Papeln erwähnen wir als erste die 1. *squamösen Formen.* Bei der voll entwickelten, frischen *Psoriasis*papel ist die Hornschicht verschieden stark verbreitert und in eine Reihe abwechselnd kernhaltiger und kernfreier Lamellen verschiedener Dicke aufgelöst. Diese verlaufen in ihren unteren Lagen der darunter gelegenen Epidermis noch eng anliegend. Sie enthalten zwischen sich wechselnd ausgedehnte, umschriebene Ansammlungen von Leukocyten. Nach der Oberfläche hin wird die Lagerung unregelmäßiger, wellen- und manchmal netzförmig. Zwischen den einzelnen Lamellen treten lange, schmale, lufthaltige Räume auf, die durch ihre optische

Wirkung die weiße Farbe der Schuppendecke bedingen. Parakeratotische Hornschichtlagen können dabei abwechseln mit regelrecht verhornten. Dementsprechend erscheinen auch Stratum lucidum und granulosum unregelmäßig entwickelt. Diese Vorgänge spielen sich über einer stets, wenn auch in wechselndem Maße gewucherten Stachelzellschicht ab. Die Verbreiterung der Stachelzellschicht ist auf zwei Ursachen zurückzuführen. Einmal auf eine gesteigerte Zellteilung, zum anderen auf ein zwar manchmal nur geringes, aber so gut wie stets vorhandenes intra- und intercelluläres, teils seröses, teils celluläres Exsudat. Der Aufbau des Papillarkörpers ist abhängig in erster Linie von den Umbildungsvorgängen in der Epidermis. Die Gefäße im papillaren und subpapillaren Gebiet sind stark erweitert und von einer an Ausdehnung erheblich wechselnden Zellinfiltration umgeben.

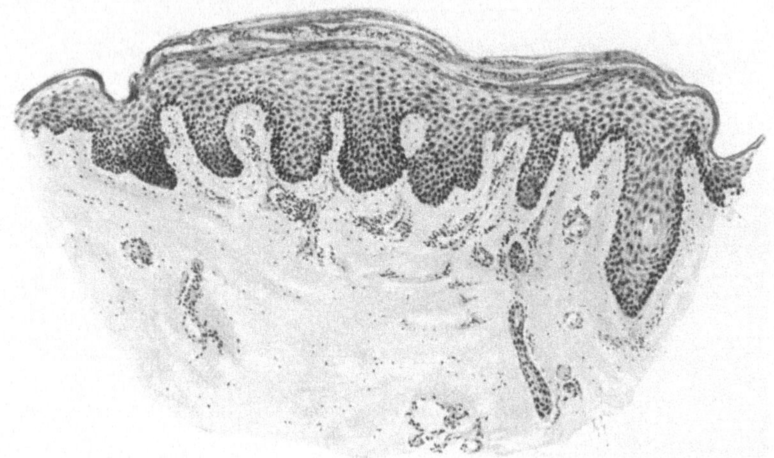

Abb. 38. Schuppende Papel bei Psoriasis vulgaris. Frische Papel (♂, 28jähr., Kreuzbeingegend). Parakeratose, Akanthose, geringe Papillomatose. Leukocytenhaufen in den in Lamellen abgehobenen oberen Epidermisschichten. Ödem. Mäßige perivasculäre Zellinfiltration in Papillarkörper und oberer Cutis. Polychromes Methylenblau. O 128 : 1; R 96 : 1. (Nach GANS, Histologie I.)

2. Die *krustösen* Papeln sind gekennzeichnet — wir beschreiben ein *krustöses Syphilid* — durch eine stärkere Zunahme des Ödems und der Exsudation. Die Intercellularräume sind erweitert. Zwischen die parakeratotischen Hornzellagen ist eine aus Fibrin, Leukocyten und Zelldetritus gebildete Masse eingelagert. Wechseln hier normal verhornende mit parakeratotisch verhornenden Lagen ab, wiederholt sich darunter die Ansammlung des serösen Exsudates, so wird die Krustenbildung immer dicker. Von der Schuppe führt also stärkere Exsudation, Auflockerung der Stachelzellschicht durch ein mit Leukocyten und Zelltrümmern durchsetztes Exsudat, herdförmige Auflösung umschriebener Epithelbezirke unter Schwund vornehmlich der Epidermisleisten zu einer Verdünnung, ja zu einem Schwund der gesamten Epidermis. Es liegt dann die eben beschriebene Kruste unmittelbar der entzündlichen Zellinfiltration der Cutis auf. Ein Abheben der Kruste muß zu *Erosionen* und vielfach auch oberflächlicher *Blutung* führen.

3. *Pustulöse Umwandlung* der Papel zeichnet sich histologisch durch oberflächliche, unter der Hornschicht liegende, mit wechselnd zahlreichen Leukocyten und oft auch einem fibrinösen Netzwerk durchsetzte Bläschen aus. Hier hat ein stürmisch einsetzendes seröses Exsudat zur Abhebung der Hornschicht,

zur ödematösen Auflockerung oder gar Einschmelzung der darunter gelegenen Epidermisschichten geführt, so daß vielfach der Übergang zur Cutis fließend und eine scharfe Grenze nicht mehr feststellbar ist. In der Cutis findet sich bei dem von uns gewählten Beispiel eines *varioliformen, sekundären Syphilides* ein nicht kennzeichnendes, in erster Linie perivasculäres Zellinfiltrat.

4. a) Eine oberflächlich *nekrotisierende Papel* finden wir bei der Prurigo simplex acuta, dem *Lichen urticatus*. Die Strophuluspapel zeigt zu Anfang alle jene Veränderungen, die wir von der einfachen Urticariaquaddel her kennen. Es treten jedoch in der voll entwickelten und länger bestehen bleibenden Papel diese urtikariellen Veränderungen in den Hintergrund zugunsten einer

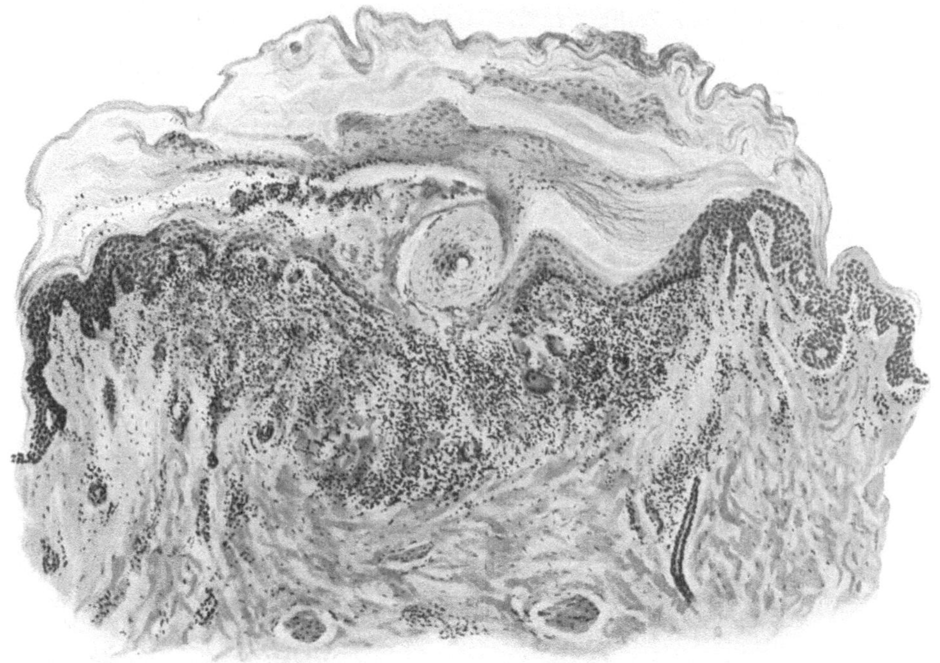

Abb. 39. Krustöse Papel bei Lues II. Lenticuläres krustöses Syphilid. (♀, 54jähr., Sternum, Infektion vor 3 Monaten.) O 66 : 1; R 60 : 1. (Nach GANS, Histologie I.)

ödematösen Auflockerung der Epidermis, die in ihrem weiteren Verlauf zu einer *umschriebenen Nekrose* der oberen Epidermisepithelien führt. Die nekrotische Scheibe besteht zum Teil aus ödematös geschwollenen Epidermiszellen, die hier und da spongiotisch auseinandergedrängt sind, aus eingewanderten Leukocyten und eingetrocknetem Serum. Sie reicht linsenförmig von der Hornschicht bis zu den tieferen Lagen der degenerierten Stachelzellschicht. Sie wird überdeckt von teils unveränderter, teils parakeratotischer Hornschicht. Die Stachelschicht in der Umgebung dieser Epithelnekrose ist ödematös geschwollen und dadurch teils verbreitert, teils schwammartig aufgelockert (Spongiose).

b) Eine andere Form einer nekrotisierenden Papel zeigt das Bild der *Urticaria papulosa perstans necroticans*. Hier wird das Zentrum von einer oberflächlichen, umschriebenen Nekrose eingenommen, die ungefähr der gesamten Epidermis entspricht, mit Ausnahme der parakeratotischen Hornschicht, die darüber noch stellenweise erhalten erscheint. Die nekrotische, an einen Follikel gebundene Gewebspartie ist von zerfallenden Zellen und Kernresten sowie

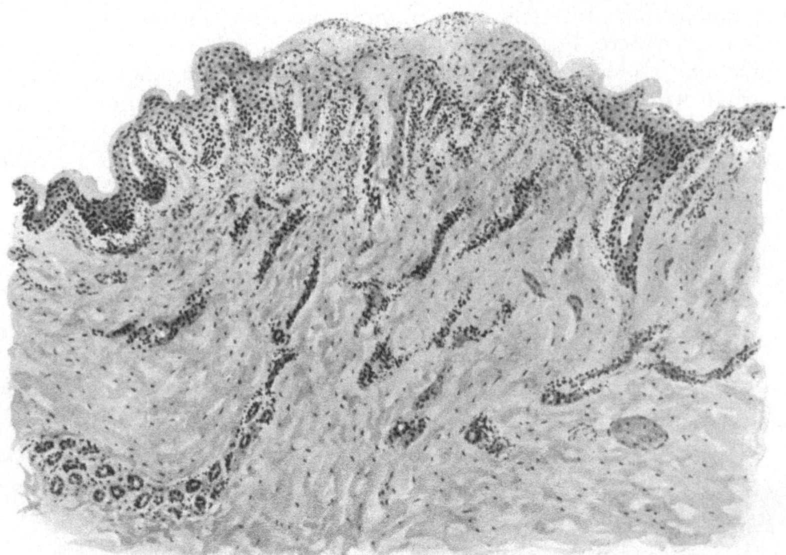

Abb. 40. Pustulöse Papel bei Lues II. Varioliformes Syphilid. (♂, 8 Mon., Oberschenkel, Streckseite extragenitale Infektion vor 10 Wochen.) O 66:1; R 66:1. (Nach GANS, Histologie I.)

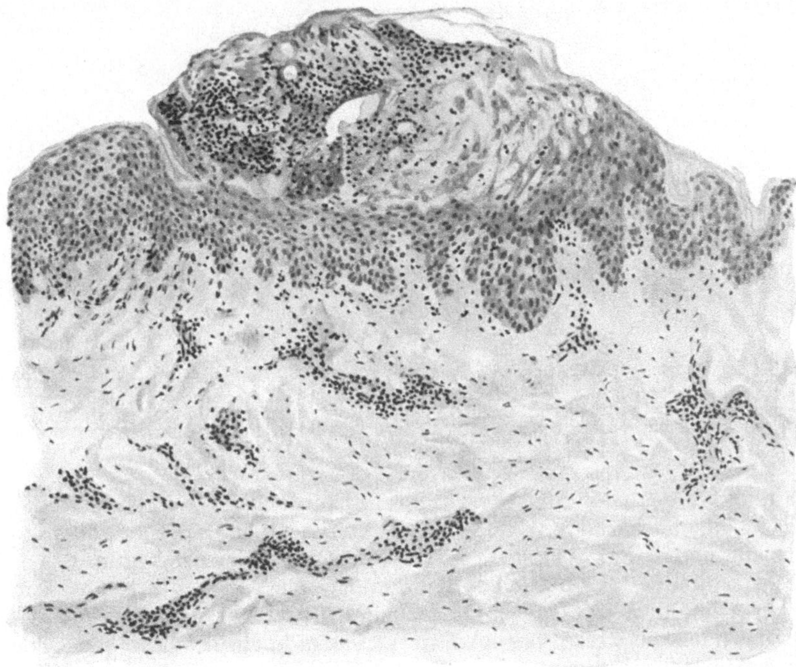

Abb. 41. Oberflächlich-nekrotisierende Papel beim Strophulus (Lichen urticatus, ♂, 8jähr., Brust). Umschriebene linsenförmige Nekrose in der ödematösen, von Leukocyten durchwanderten Epidermis. Stachelschicht in der Umgebung der nekrotischen Scheibe gewuchert, Stratum papillare und subpapillare ebenfalls ödematös und von polynucleären Leukocyten durchsetzt. Mäßige perivasculäre Zellinfiltration im Corium. O 147:1; R 137,5:1. (Nach GANS, Histologie I.)

polynucleären Leukocyten durchsetzt. Sie setzt sich zur Cutis hin bis ins Stratum papillare fort und geht dann unmittelbar über in eine celluläre Infiltration, deren genauere Beschreibung sich hier erübrigt.

5. Schließlich ist auch noch eine Rückbildung der Papeln möglich *(atrophische Papel)*. Diese wird besonders deutlich dort, wo ein meist stärker seröses und geringgradig celluläres Infiltrat zunächst zu einer Vorwölbung und Abflachung der Epidermis geführt hat, wie z. B. beim *Lichen ruber planus*. Hier führt die

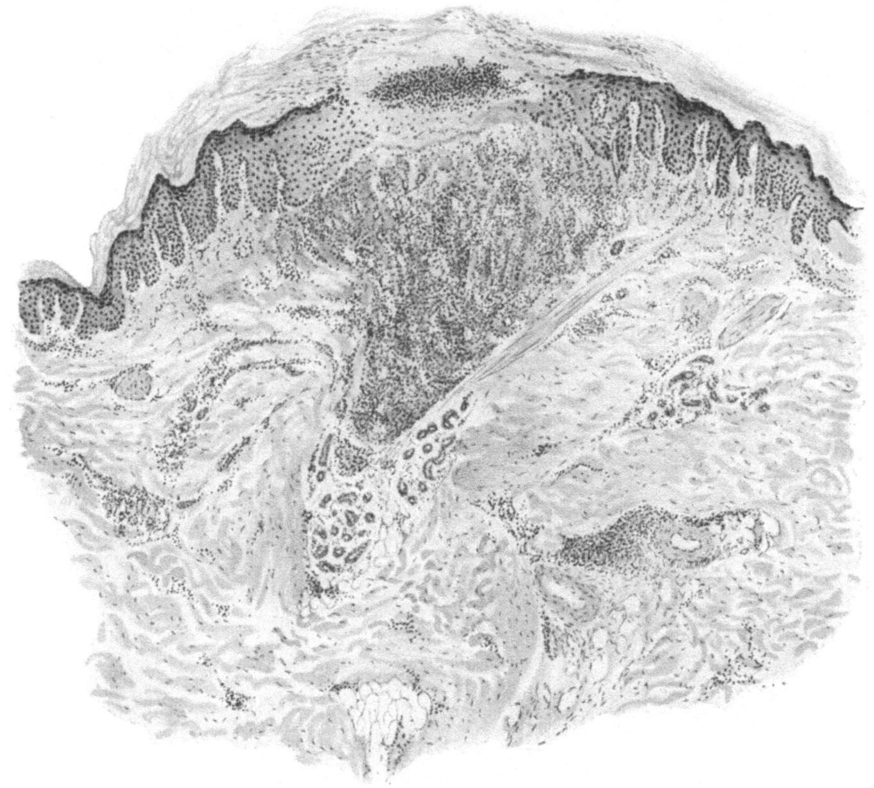

Abb. 42. Tiefe nekrotisierende Papel bei Urticaria papulosa perstans necroticans (♀, 40jähr., Oberarm, Streckseite). In der Mitte umschriebene Nekrose des Stratum spinosum unter einer parakeratotisch gewucherten Hornschicht; am Rande Hyperkeratose und Akanthose. Unterhalb der Nekrose ausgedehntes, umschriebenes Zellinfiltrat in einem ödematös aufgelockerten Gewebe. O 31:1; R 30:1. (Nach GANS, Histologie I.)

Ausdehnung und Aushöhlung der unteren Epithellagen durch das Ödem und die diesem folgende kolliquative Nekrose der Basal- und Stachelzellen zu einer Störung im statischen Aufbau. Entsprechend dem Zurückgang des Ödems, der Resorption des entzündlichen Exsudates, senkt sich die ganze verdünnte Epidermis allmählich mitsamt ihrer dicken Hornschicht nach der Mitte zu ein. Sie legt sich meist in wellenförmige Falten, was ja auch im klinischen Bilde deutlich zum Ausdruck kommt.

Von einer eingehenderen Beschreibung der ulcerösen, verrukösen und hypertrophischen Papeln glaube ich absehen zu dürfen, da sie dem Verständnis keine Schwierigkeiten bereiten dürften.

Nur auf eine einzige Erkrankung sei kurz hingewiesen, da bei ihr die Papel in ihrem histologischen Aufbau völlig aus allem herausfällt, was wir bisher besprochen haben. Es ist dies die Efflorescenz des *Molluscum contagiosum*. Das mikroskopische Bild ist so eigenartig, daß ein ähnliches bisher in der Dermatohistologie nicht bekannt geworden ist. Auf dem Durchschnitt erscheint nämlich das einzelne Knötchen als ein mehrlappiges, lediglich aus epidermalen Zellen bzw. deren Abkömmlingen bestehendes Gebilde. Der klinisch sichtbaren Delle entsprechend, sieht man im Schnitt eine bei jungen Knötchen seichtere, bei älteren tiefere zentrale Einbuchtung, die von zarten Hornlamellen überbrückt oder überzogen wird. Diese lassen sich auch in die darunterliegenden verhornten Zellmassen hinein verfolgen. Jedes Knötchen wird weiterhin durch eine wechselnde Zahl radiär gestellter, schmaler

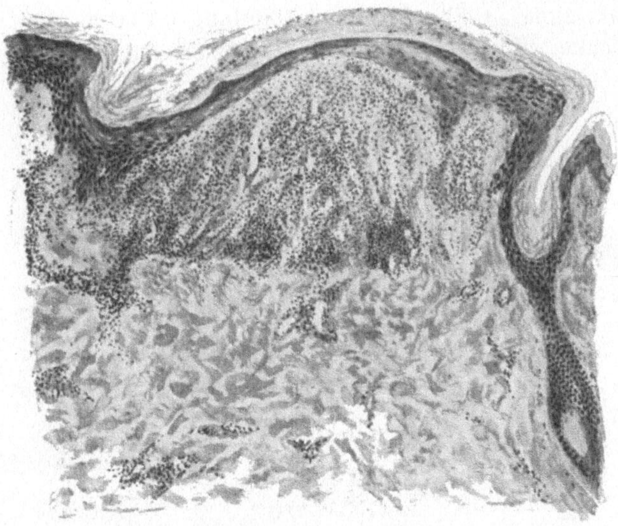

Abb. 43. Atrophische Papel. Lichen ruber (♂, 30jähr., Unterarm, Streckseite). Blasenartiger Hohlraum in der Hornschicht. Atrophie der Epidermis. Schwund der Papillarkörper-Epidermisgrenze. Aufhellung des Infiltrats und Zurückbleiben eines mit erweiterten Capillaren und Lymphspalten durchsetzten, sklerotisierten Gewebes. Neutrales Orcein-polychromes Methylenblau. O 110:1; R 90:1. (Nach GANS, Histologie I.)

Bindegewebssepten in mehrere Läppchen aufgeteilt. In diesen einzelnen Läppchen nun finden sich jene eigentümlich umgewandelten Epidermisepithelien, auf deren feineren Aufbau hier allerdings nicht eingegangen werden kann.

## Vesicula.

Als *Vesicula,* Bläschen, bezeichnen wir etwa bis zu erbsengroße, scharf umschriebene, mehr oder weniger halbkugelförmige, seltener spitze oder gedellte, über die Haut emporragende Gebilde, die meist mehrkammerig, seltener einkammerig sind. Die Bläschen enthalten eine wasserklare oder serös gelbliche Flüssigkeit, die gelegentlich auch trüb oder hämorrhagisch sein kann. Die Bläschen entstehen auf entzündlicher Grundlage und sind daher auch stets von einer entzündlichen Rötung umgeben.

Wie der Papel, liegt auch der Vesicula und Bulla histogenetisch kein einheitlicher Vorgang zugrunde. Bläschen und Blasen wurden und werden jedoch nicht mit Rücksicht auf diese Tatsache als verschiedene Grundformen krankhafter Veränderungen der Haut bewertet. Klinisch beruht die Unterscheidung dessen, was wir als Bläschen oder Blase bezeichnen, vielmehr auf einer von alters her überkommenen größenmäßigen Festlegung. Dazu tritt als weitere Voraussetzung von Bläschen dort zu sprechen, wo die Flüssigkeitsansammlung auf ein umschriebenes Gebiet innerhalb des Rete Malpighi beschränkt bleibt. Aber auch die Blase kann sich so verhalten. Das Ziel histologischer Forschung in der Haut: klinisch mit histologisch geschultem Blick und histologisch mit klinisch geschultem Blick zu sehen (G. P. UNNA), ist also hier nicht immer zu erreichen. Auch die Entzündung als Grundlage aller Bläschenbildungen muß mit dem Augenblick ihren Unterscheidungswert gegenüber der Blase verlieren, wo auch diese durch den gleichen Vorgang entsteht und das ist doch verhältnismäßig recht häufig. Es darf dabei zugegeben werden, daß die Vesicula *in der Regel* entzündlichen Ursprungs ist, die Blase (s. dort) aber auch auf andere Weise entstehen kann. Eine sichere Unterscheidung wird — wenn überhaupt — also jeweils auf Grund des histologischen Bildes möglich sein.

Bei der Besprechung des Ödems konnte eine intercelluläre, i. e. interstitielle von einer intracellulären Flüssigkeitsansammlung unterschieden werden. Den gleichen Möglichkeiten begegnen wir bei der Entstehung der Bläschen. Für eine

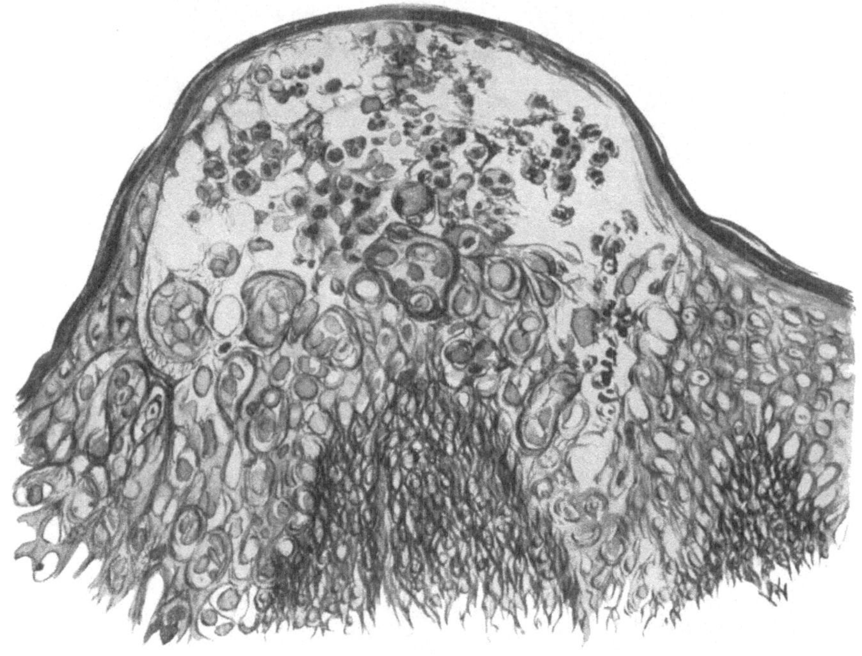

Abb. 44. Parenchymatöse (intra- und intercellul.) Bläschen bei Herpes progenitalis. (♂, 20jähr. Sulcus coronarius.) Übersichtsbild. Retikuläre und ballonierende Degeneration. MALLORY. O 645:1; R 645:1. (Nach GANS, Histologie II.)

gewisse Gruppe von Bläschen spielt dabei, zum mindesten für die Anfangsstadien, das intracelluläre, d. h. *parenchymatöse Ödem* der Epidermis die Hauptrolle. Es tritt allerdings wohl nur in ganz seltenen Fällen für sich allein auf. Meistens findet sich neben dem parenchymatösen gleichzeitig ein interstitielles Ödem vor. Wir finden als sichtbaren Ausdruck der intracellulären Flüssigkeitsansammlung in einem mehr oder weniger eng umschriebenen Bezirk jene als „altération cavitaire Leloir“ schon wiederholt eingehend beschriebene Veränderung. Sie ist histologisch leicht erkennbar an den wechselnd stark ausgedehnten, sichel- bis halbmondförmigen hellen Räumen um den Kern bei gleichzeitiger Anschwellung des Zellkörpers, gelegentlich wohl auch mit Vakuolenbildung. Dieser Zustand darf an sich durchaus noch nicht als Degeneration gewertet werden. Er ist sicherlich reversibel.

Man darf diese Veränderung nicht verwechseln mit einer, namentlich von französischen Forschern (RANVIER u. a.) beschriebenen intranuclearen Aufhellung, die sich fast so gut wie regelmäßig überall da findet, wo leichteste Reize die Epidermis getroffen haben (DARIER). Es scheint sich dabei nicht immer um ein Kunstprodukt zu handeln, wenn auch manchmal eine Unterscheidung von dem, was durch die Fixation hervorgerufen, nicht leicht sein dürfte. Auf alle Fälle spielt die Veränderung für die Bläschenbildung keine Rolle.

In vereinzelten Fällen kann man allerdings einmal im Kern das Auftreten eines unzweifelhaften intranuclearen *Ödems* beobachten. Besonders deutlich habe ich es bei Fällen von Dermatitis ambustionis bullosa gesehen, sowie bei Erysipel, wenn sehr frühzeitig untersucht werden konnte. Aber bereits dann fand sich stets daneben eine ödematöse Veränderung im Zellprotoplasma. Ich glaube daher, daß man im Gegensatz zu dem RANVIERschen von einem echten intranuclearen Ödem nur unter der letztgenannten Voraussetzung sprechen darf.

Das parenchymatöse Ödem führt zu einer Vergrößerung der einzelnen Zellen und verändert weitgehendst deren Aufbau. Es können dabei gelegentlich einmal zunächst nur Vakuolen auftreten, die zusammenfließen. Meist aber handelt es sich um eine Verbreiterung des perinuclearen Raumes, wobei das Zellprotoplasma in die äußersten Randabschnitte abgedrängt wird. Die Zelle erscheint dadurch aufgehellt. Schließlich gibt sie dem steigenden Innendruck nach, der Zellmantel — wenn dieser Ausdruck erlaubt ist — reißt ein und durch Zusammenfließen mehrerer derart umgewandelter Zellen liegt dann die zunächst mikroskopisch kleine *parenchymatöse Bläschenbildung* vor. Auch die Zellkerne sind mannigfach verändert, teils größer, teils kleiner, abgeplattet oder zerfallend, häufig nur noch schwach färbbar oder völlig geschwunden. Sie findet sich vor allem bei der *Variola,* der *Vaccine,* den *Varizellen,* den *Herpes*formen, der Maul- und Klauenseuche, meistens allerdings vergesellschaftet mit einer eigentümlichen, bei den Degenerationen bereits besprochenen Umwandlung einzelner Epithelien, der sog. *retikulären* oder *ballonierenden* Degeneration im Sinne UNNAS (siehe auch S. 14).

Bei der ersteren handelt es sich um Veränderungen die in mancher Hinsicht der altération cavitaire LELOIRS entsprechen. In dem ödematösen Zellprotoplasma entstehen kleine seröse Vakuolen, die heranwachsen, zusammenfließen und dadurch das Protoplasma der Zellen in ein netzförmiges Gerüstwerk verwandeln, an welches sich Fibrin anlagert. Der Kern bleibt dabei noch auffallend lange nachweisbar. Für die Bläschenbildung hat allerdings die *ballonierende Degeneration* weitaus größere Bedeutung. Hier verfallen in einem umschriebenen Bezirk des Zellverbandes Protoplasma sowohl wie Zellmantel und ,,intercellulare Brücken" einer Auflösung, die eine Lockerung dieses Teiles des Zellverbandes bedingt. Die auf diese Weise isolierten Zellkörper erleiden gleichzeitig eine eigentümliche ballonartige Aufquellung. Um die häufig sich amitotisch teilenden Kerne entsteht ein mit Flüssigkeit gefüllter Hohlraum, der schließlich das Zellplasma nahezu vollkommen verdrängt und die Zelle ballonartig auftreibt, während gleichzeitig die ,,Stacheln" verstreichen. Dadurch löst sich der Zusammenhang der Zellen, die schließlich ,,homogen geschwollen" mit ihren 2—4 und mehr Kernen locker in einer interepithelialen Blase liegen.

Die ballonierende Degeneration ergreift mit Vorliebe die basalen und jüngsten Stachelzellen. Daher finden wir jene Zellen als kugelrunde, zunächst nur wenig die normale Größe überschreitende, später bedeutend vergrößerte Ballons mit Vorliebe am Blasengrund und in dessen Nähe. Auf der Höhe der Bläschenbildung liegen sie hier zu lockeren Haufen geschichtet und überdecken die häufig nackt in das Blasenlumen hineinragenden Papillen.

Die seitliche Begrenzung derartiger Bläschen bilden einige Lagen teils komprimierter, teils ödematöser Epithelien, auf die zum Gesunden hin ziemlich plötzlich annähernd normale Epithelien zu folgen scheinen. Stärkere Vergrößerungen decken jedoch auch hier gewisse feine Veränderungen auf (intracelluläres Ödem, amitotische Kernteilung), die als Beginn der ballonierenden Umwandlung aufgefaßt werden dürfen. Die Blasendecke besteht je nach der Lage innerhalb der Stachelschicht aus Stachelzellen, Zellen des Stratum granulosum oder corneum, letztere häufig kernhaltig.

Die *Veränderungen der Cutis* unterhalb parenchymatöser Bläschen sind verhältnismäßig gering. Ödematöse Schwellung des Papillarkörpers und seiner Zellen, starke Erweiterung der Blutgefäße und Lymphspalten, gelegentlich Blutung aus diesen erweiterten Gefäßen.

Neben derartig typisch gebauten kommen gelegentlich auch *abweichende Bläschenbildungen* zur Beobachtung. So kann das seröse Exsudat die Bläschenwand seitlich durchbrechen oder auch die Hornschicht abheben, so daß sich kleine, sekundäre Bläschen bilden. Man kann dann neben der Hauptblase wechselnd viele kleinere Nebenbläschen feststellen. Die parenchymatöse Bläschenbildung kann gelegentlich auch an den tieferen Epithelien der Haarfollikel auftreten, und zwar auch ohne irgendeine Beteiligung der Oberfläche (z. B. beim Zoster).

Bei längerem Bestande bleibt das Ödem jedoch nicht auf das Parenchym der Epithelien beschränkt. In den meisten Fällen tritt schon frühzeitig eine intercelluläre Flüssigkeitsansammlung hinzu. Das Gewebe verliert seine Färbbarkeit. Der Zusammenhang auch der nicht durch ein intracelluläres Ödem veränderten Stachelzellen wird gelockert. Es entstehen zwischen ihnen kleinere und größere mit flüssigem Exsudat gefüllte Höhlen. Damit hat auch eine *intercelluläre Bläschenbildung* eingesetzt. Es entstehen auf diese Weise eine Reihe anfangs kleiner seröser Hohlräume, die röhrenförmig miteinander zusammenhängen, sich schnell erweitern und die Reste nicht ödematös veränderter Stachelzellen zwischen sich pressen. Teils zusammengedrängt und abgeflacht, teils spindelförmig ausgezogen, bilden sie die Wandungen dieser kleinsten Höhlen, in deren Lumen die parenchymatös ödematisierten Zellen eingelagert sind. Meistens ziehen Septen, aus komprimierten und degenerierten Epithelien bestehend, fächerförmig von der breiten Basis des Bläschens zur Decke empor. Diese Bläschendecke wird von Hornlamellen gebildet, welche aus der ursprünglichen Hornschicht bestehen. Zum Bläschen hin liegen ihr häufig einige Lagen zusammengepreßter kernhaltiger Übergangsepithelien an. Sowohl diese, wie die von hier zur Bläschenbasis herabziehenden Septen sind auf der Höhe der Entwicklung färberisch nur schwer darstellbar, wenigstens mit Kernfarbstoffen.

Bei dem *reinen interstitiellen Ödem* sind die einzelnen Epidermisepithelien jedoch nicht vergrößert; lediglich die stärkere Ansammlung von Gewebssaft zwischen den Zellen, die dadurch hervorgerufene Erweiterung der Intercellularräume zu einem unregelmäßigen weitverzweigten Kanalsystem deutet auf das Regelwidrige des Zustandes hin. Alsbald geben jedoch auch hier die einzelnen „Intercellularbrücken“[1] dem Druck der Flüssigkeit nach. Die Zellen treten zurück und lassen zwischen sich unregelmäßige, bald weitere, bald engere Hohlräume. Diese werden durch dünne Septen noch zusammenhaltender, vielfach dem Reißen naher, mehr oder weniger plattgedrückter Zellen abgetrennt. Schließlich reißen diese und dann haben wir auch kleinste Höhlenbildungen, einen Zustand, den UNNA treffend als *Status spongoides,* BESNIER als *Spongiose* bezeichnet hat.

Bei längerer Dauer wird selbstverständlich auch ein zunächst rein intercelluläres Ödem den Aufbau der einzelnen Zellen beeinflussen. Es sammelt sich besonders in den Zellen der Grenzabschnitte zum Gesunden hin, und zwar in den nicht zusammengepreßten oder lang gezogenen Zellen der Stachelschicht

---

[1] Wir benutzen hier diesen sachlich vielleicht nicht mehr zutreffenden Ausdruck, weil er kurz ist und die Verständigung sichert.

um den Kern herum eine Flüssigkeit an, der perinucleare Raum wird erweitert, es entsteht also auch hier schließlich jene altération cavitaire, die bei der parenchymatösen Bläschenbildung den Anfang der Veränderung bildet. Besonders deutlich kann man diesen umgekehrten Entwicklungsgang beim *Ekzem* verfolgen.

Die *rein interstitielle* Bläschenbildung sehen wir bei den *Masern,* bei der Dermatitis symmetrica dysmenorrhoica, bei der Quecksilberdermatitis, bei *Bläschen*bildungen der Urticaria pigmentosa, der Trichophytie und des Favus. Den interstitiellen Typus, verbunden mit einem geringeren *intracellulären* Ödem treffen wir bei der Mehrzahl aller *Bläschen*bildungen an: Ekzem, Dysidrosis, Milaria, Urticaria bullosa, Hydroa vacciniformis, Dermatitis herpetiformis. Erfrierung, Verbrennung, Röntgendermatitis, Scharlach, Fleckfieber sowie die Scabies können neben den häufigeren Blasen- auch Bläschenbildungen zeigen.

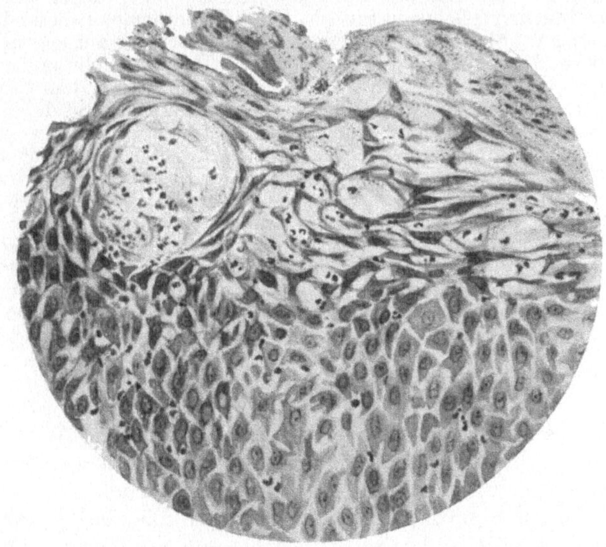

Abb. 45. Interstitielles entzündliches Ödem (Spongiose) bei Eczema crustosum. Anfangsform: Status spongoides. Interstitielles Ödem. Kleinste Höhlen- und Bläschenbildung; zum Teil mit polynuclearen Leukocyten durchsetzt. In der Epitheldecke banale Eiterkokken. Methylgrün-Pyronin. O 290:1; R 232:1. (Nach GANS, Histologie I.)

In *frischen Stadien* enthalten die Bläschen oft nur eine klare Flüssigkeit; wechselnd schnell wandern in diese zunächst serösen, später serofibrinösen Massen polynucleäre Leukocyten ein. Es bildet sich ein zartes fibrinöses Netzwerk oder feinkörniges Gerinnsel.

Das *weitere Schicksal* der interstitiellen Bläschenbildung ist verschieden und abhängig von der Entwicklung des Ödems. Überall dort, wo die Decke der Epithelhülle wenig widerstandsfähig ist, wird sie dem andrängenden Ödem nachgeben und platzen. Im anderen Falle trocknen die Bläschen aus und bilden zusammen mit Schichten oft parakeratotischer Zellen (über den Zusammenhang von Ödem und Verhornungsanomalie s. S. 31), eingetrocknetem Serum, gelegentlich auch vereinzelten Haufen späterhin eingewanderter Bakterien die bekannte *Kruste* (s. dort).

Wird das Ödem z. B. beim Ekzem jedoch nicht stärker oder läßt es nach, so werden die anfangs stets mehr in den unteren, später mehr in den oberen Abschnitten der Stachelschicht entstehenden spongiotischen Räume mitsamt ihrem serösen oder serofibrinösen Inhalt durch nachdrängendes junges, gesundes

Epithel nach oben abgeschoben; gleichzeitig damit die meist keratohyalin- und eleidinfreien und parakeratotischen Schichten. Sie trocknen ein und bilden jene auch klinisch sichtbaren zarteren oder groberen, aber vor allem meist trockenen *Schuppen* (s. dort).

Am häufigsten finden wir die umschriebene Flüssigkeitsansammlung in den verschiedenen Lagen der Stachelschicht, sie kann jedoch auch in der Hornschicht sowie zwischen Epidermis und Papillarkörper auftreten. Im letzteren Falle allerdings haben wir es dann mit einer Form der Bläschenbildung zu tun, die an die Verdrängungsblasen erinnert (s. dort), wie wir sie unter bestimmten Voraussetzungen in oder zwischen allen Schichten der Epidermis antreffen können. Auch auf diese Weise ist also eine multilokuläre Bläschenbildung möglich, indem eng nebeneinander intradermale, sub- oder intracorneale und subdermale Flüssigkeitsherde entstehen (z. B. beim Quecksilberexanthem).

Man hat die multilokuläre Bläschenbildung im engeren Sinne, wie ich sie oben geschildert habe, als in erster Linie kennzeichnend für die akuten Exantheme, insbesondere Variola und Varicellen herangezogen. Sie findet sich jedoch überall dort, wo auf engem Raume schwer schädigende toxische Stoffe zur Wirkung kommen. Ihre Entstehung ist also durchaus nicht an die Gegenwart eines lebenden Erregers gebunden. Besonders deutlich wird dies bei der multilokulären Bläschenbildung der Hydroa vacciniformis, auf deren große Ähnlichkeit mit den Vaccinebläschen ja der Name schon hinweist. Neben den typisch vacciniformen multilokulären Bläschen finden sich hier häufig am gleichen Kranken auch einfache einkammerige Bläschen und Blasen, wobei das seröse Exsudat sich zwischen Cutis und Epidermis angesammelt hat. Allerdings unterscheiden diese sich von den eigentlichen Verdrängungsblasen, die plötzlich und ohne Entzündung durch umschriebene Ansammlung größerer Flüssigkeitsmengen entstehen, ebenso wie die großen Bläschen bei der *Dyshidrosis*. Diese haben nichts oder höchst wahrscheinlich nichts mit den Schweißdrüsenausführungsgängen zu tun. Die entgegenstehenden Untersuchungen von Nestorowsky sind nicht bestätigt worden. Sie entstehen vielmehr, wie jede Vesicula entzündlicher Genese, durch das Horandrängen und Eindringen von flüssigem Exsudat zwischen die Zellen der Epidermis.

## Lückenbildung.

Neben den Bläschen müssen wir noch eine eigentümliche Art von Hohlraumbildung besprechen, die nur zum Teil auf ein Ödem, zum größeren Teil jedoch auf einen Verflüssigungsvorgang, eine „*Akantholyse*" zurückzuführen ist. Daneben kennen wir jedoch auch *rein mechanisch* bedingte Lückenbildungen.

Die Veränderung tritt meistens an der Grenze von Epidermis und Corium auf, seltener in den eigentlichen Epidermisschichten selbst, und wenn überhaupt, so immer nur in Verbindung mit jenen. Im klinischen Bilde macht sich diese Lückenbildung nicht besonders bemerkbar; dafür ist sie wohl in ihrer Ausdehnung zu geringfügig.

Rein *mechanisch bedingte* Hohlraumbildungen in Gestalt von Kanälen, die teils als einfache Stollen, teils als verwickeltes Kanalnetz, die dann meist stark verbreiterte und oft fleckweise parakeratotische Hornschicht durchziehen, kennen wir von der Scabies norvegica. Diese Netze setzen sich aus einzelnen, schräg oder wagerecht, lageweise übereinander laufenden Gängen zusammen, die durch Seitengänge miteinander in Verbindung stehen und in ihrem Innern die Ursache dieser Gänge, nämlich die *Krätzemilben* mit ihren Eiern und Faeces enthalten.

Eine andere durch mechanische Bedingungen entstehende Hohlraumbildung zeigt uns die *Hyperkeratosis universalis congenita*. Bei ihr finden sich in der zu breiten Hornplatten umgewandelten Hornschicht zahlreiche, je nach der Schnittrichtung kreisrunde bis längsovale, spiralige oder langgestreckte Lücken. In diesen lassen sich außer den Haaren auch Fettmassen nachweisen. Auf Reihenschnitten ergibt sich ein Zusammenhang derartiger Lücken mit Haarfollikel-Talgdrüsen-, gelegentlich auch Schweißdrüsenausführungsgängen. Es handelt sich also hier einfach um deren Fortsetzung im hypertrophischen Stratum corneum.

Allgemein pathologisch von größerem Interesse sind hingegen diejenigen Formen der Lückenbildung, die auf *akantholytische* oder *kolliquative* Veränderungen der Epidermisepithelien zurückzuführen sind (s. u.). Gelegentlich begleiten sie auch eine Pathologie im Verhornungsprozeß, wie uns dies von der *Arsenkeratose* her bekannt ist. Bei dieser treten in dem wechselnd stark verbreiterten Stratum corneum fleckweise mehr oder weniger rundliche, verschieden große Lücken auf, die eine zum Teil netzförmige Zeichnung darbieten und in ihren Maschen eine homogene Substanz (Eleidin) enthalten (WAELSCH).

Das klassische Beispiel akantholytischer Lückenbildung gibt uns die Hyperkeratosis follicularis vegetans, die DARIERsche Krankheit. Hier schwindet ein Teil der Stachelzellen unter Hinterlassung fibrinöser und schleimiger Fäden, während gleichzeitig dieselbe unbekannte Ursache andere Zellen lediglich ihrer Stacheln beraubt und sie zu jenen als „Corps ronds" bekannten kugeligen Bildungen umformt. Diese „Lücken", bei denen es sich also um eine eigentümliche Art von „Bläschen" handelt, werden seit BOECK als für die DARIERsche Krankheit besonders kennzeichnend angesehen. Sie erinnern manchmal an die bekannten, intercellulär entstehenden Bläschen; nur erscheint der ganze Vorgang hier schwerfälliger. Die Hohlräume sind von wechselnder Gestalt, bald nur schmale Spalten, bald mehr breit wie hoch. Sie treten in erster Linie unter Stellen starker Hornzapfenbildung auf, wobei dann das Stratum basale sich vom Papillarkörper loslöst; sie finden sich jedoch gleichzeitig auch in den übrigen Epidermisschichten. Ähnliche Befunde kann man gelegentlich einmal beim Keratoma senile treffen (FREUDENTHAL).

Ähnliche Veränderungen mit starker Betonung der Kolliquation treffen wir auch beim *Lichen ruber planus*. Hier sind dann im Bereich derartiger Lückenbildungen die basalen und auch unteren Stachelzellagen auseinander gedrängt, sie hängen vielfach nur noch mit einzelnen ihrer größtenteils verflüssigten Stacheln zusammen. Ovale bis halbkreisförmige Ausbuchtungen in der Basalschicht, abgesprengte Basal- und Stachelzellen, die hie und da in kleinen Zellverbänden im Papillarkörper losgelöst von der eigentlichen Epidermis lagern, entsprechende Störungen im Papillenaufbau, kennzeichnen diese Art der Lückenbildung. Die losgelösten Epithelien verlieren ihre Stacheln, ihr Protoplasma wird trübe und stärker acidophil, der Kern schwindet und es bleiben schließlich homogene kolloide Schollen übrig. Bei stärkerer Ausdehnung macht die Lückenbildung auch hier den Eindruck kleinster „Bläschen".

Umschriebene herdförmige Zerfallserscheinungen in der Stachelzellschicht: schlechte Kernfärbung, vakuolisiertes Protoplasma mit nachfolgendem völligem Zerfall dieser umschriebenen Zellhaufen und Entstehung kleinster Höhlenbildungen kennen wir auch bei der *Pellagra*.

Kolliquative Vorgänge: hochgradig verflüssigte Epithelien, bei der Zellen sowohl wie Fasersystem zugrunde gehen, führen zur Lückenbildung bei einigen *präcancerösen Dermatosen*, den sog. „verkalkten Epitheliomen", sowie auch bei gewissen *Melanocarcinomen*. Verlust der Epithelfaserung, Aufhellung des Protoplasmas und Aufblähung der Stachelzellen kennzeichnet ja auch die sog. „Pagetzelle". Die Lockerung der Zellen führt auch hier zur Entwicklung eines groben Höhlensystems, das sich also von der intracellulären Bläschenbildung dadurch unterscheidet, daß keine erweiterten Saftspalten vorliegen — die Lymphspalten sind in der Umgebung dieser angeschwollenen Zellen eher verschmälert —, sondern *hochgradig verflüssigte Zellsubstanzen* (UNNA).

## Bullae-Blasen.

Unter Blasen verstehen wir umschriebene Erhebungen der Epidermis von runder oder ovaler Form, die als Folge von Flüssigkeitsansammlung innerhalb oder unter der Epidermis entstehen, je nach dem Füllungszustand flach oder gespannt, meist mehr oder weniger halbkugelig rund und einkammerig, seltener mehrkammerig sind. Sie sind zunächst meist mit einem klaren Serum gefüllt, das sich späterhin durch Fibrinausscheidung, Einwanderung von Leukocyten oder auch sekundären Eitererregern trüben kann. Beim Eintrocknen oder Platzen hinterläßt die Blase eine Kruste, diese bedeckt dann eine meist oberflächliche Erosion (s. dort), die nach einiger Zeit meist ohne Narbenbildung abheilt. Nur dort, wo das Corium durch die auslösende Schädigung in Mitleidenschaft gezogen wurde, hinterläßt die Blase eine meist zarte, oberflächliche glatte Narbe. Je nach dem Auftreten innerhalb oder

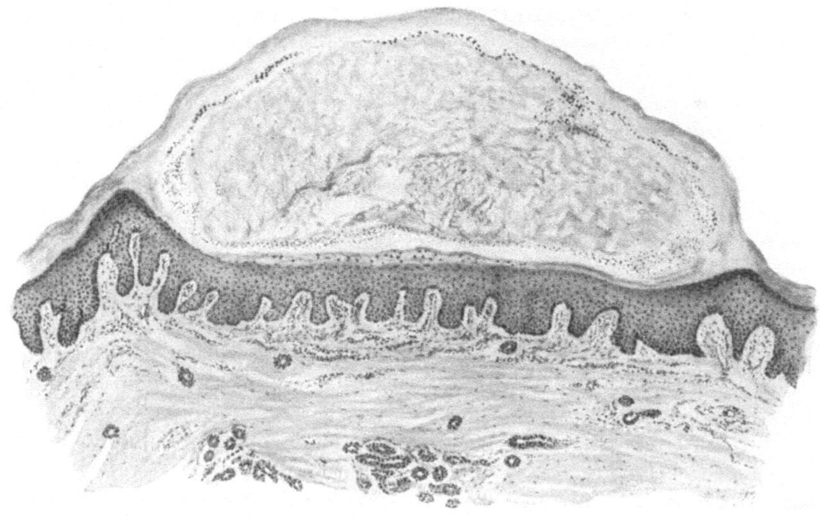

Abb. 46. Intracorneale Blase bei Epidermolysis bullosa. (♂, 12jähr., Unterarm, Streckseite, seit 12 Stunden bestehend.) Intracorneale Blase. Die jüngeren Hornschichtlagen in Decke sowohl wie Blasenboden stellenweise parakeratotisch. Stratum granulosum fehlt, Stratum spinosum ödematös und leicht gewuchert. Coriumveränderungen gering. Hämatoxylin-Eosin. O 50:1; R 40:1. (Nach GANS, Histologie II.)

unterhalb der Epidermisschichten kann man oberflächliche oder tiefer gelegene Blasen unterscheiden.

Im Vergleich zu dem verwickelten Entstehungsvorgang der Vesiculae liegen die Verhältnisse bei den Bullae, den Blasenbildungen in der Haut, sehr viel einfacher. Bei ihnen finden wir eine umschriebene Ansammlung von Gewebsflüssigkeit in oder zwischen den einzelnen Epidermisschichten bzw. zwischen Epidermis und Papillarkörper. Dabei kann die — dann meist durch eine entzündliche Reaktion entstandene — Flüssigkeitsansammlung das Primäre, die Spaltbildung als rein mechanische Verdrängungsfolge das Sekundäre sein.

Wir kennen neben diesen „*Verdrängungsblasen*" jedoch auch Formen, bei welchen zunächst die Spaltbildung einsetzt und erst weiterhin der so entstandene Hohlraum gewissermaßen ex vacuo sich mit Gewebsflüssigkeit füllt; in beiden Fällen haben wir einkammerige Gebilde vor uns. Der letzteren Form der Spaltbildung liegt eine abnorm leichte Löslichkeit (?), eine gegenüber der Norm herabgesetzte Kraft des Zusammenhaltens, eine verminderte Widerstandsfähigkeit der Epidermis bzw. Schleimhautepithelien, insbesondere der Stachelschicht, zugrunde. Man nennt diesen Zustand seit AUSPITZ *Akantholyse*. Diese akantholytische Blasenbildung findet sich vor allem bei der *Epidermolysis bullosa*. Ihre eigentliche Ursache ist noch unbekannt. Man sucht sie in einer angeborenen, vererbbaren Fehlbildung, die auf geringgradigste mechanische Inanspruchnahme der Haut eine spaltförmige Loslösung innerhalb oder unterhalb der Epidermis bewirkt. Die akantholytische Blasenbildung pflegt sich in verschiedenen Formen zu äußern. Einmal als Spaltbildung innerhalb der Epidermis, als intracorneale, subcorneale oder intradermale Blase; als solche kennzeichnet sie die *Epidermolysis bullosa hereditaria simplex*; zum anderen zwischen Epidermis und Corium, als hypepidermale Blase die Epidermolysis bullosa hereditaria *dystrophica*. Aber auch diese Regel ist nicht ohne Ausnahmen. Die Streitfrage, ob dem blasenbildenden Prozeß stets eine *Epidermolyse,* eine wirkliche Ablösung der Epidermis, oder ob ihm nur eine *Akantholyse* oder gar lediglich eine *Keratolyse*

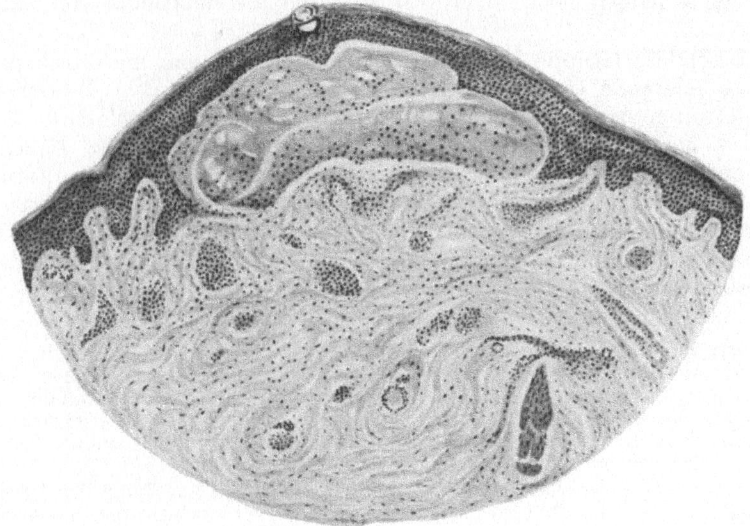

Abb. 47. Hypepidermale Blase bei Pemphigus vulgaris (♂, 65jähr., Unterarm). Ganz kleine frische Blase. Hochgradige allgemeine und örtliche Eosinophilie, starke perivasculäre Infiltration. Hämat. Eosin. O 40:1; R 40:1. (Nach GANS, Histologie I.)

(TÖRÖK) zugrunde liegt, scheint allgemein gültig einer Schlichtung wohl überhaupt nicht zugänglich.

Die gewöhnliche Art der Blasenbildung geht ohne derartige Voraussetzungen in völlig regelrecht gebauter Haut vor sich. Man darf sich die Entstehung dieser *Verdrängungsblasen* vielleicht so vorstellen, daß eine stark serotaktische Noxe plötzlich in einer umschriebenen Stelle des Gewebes wirksam wird und zu stürmischem Zufluß von serösem Exsudat Anlaß gibt. Dieses Exsudat drängt gewaltsam die Hautschichten auseinander, zwischen denen es sich entwickelt. Man hat sich den Vorgang auch so vorstellen wollen, daß das Exsuda aus dem Corium in die Intercellularräume der Basal- und Stachelzellschicht ohne nennenswerten Widerstand zu finden emporsteigen kann; erst dort, wo diese Flüssigkeit an die geschlossene Decke des Stratum lucidum und der Hornschicht stößt, wird dem Vordringen Halt geboten: das Exsudat sammelt sich an, drängt die undurchlässigen Schichten empor. Damit hat die oberflächliche Blasenbildung eingesetzt. Diese rein mechanische Auffassung mag für viele Fälle zutreffen. Wir bedürfen ihrer jedoch überall dort nicht, wo physikalisch-chemische Vorstellungen (Änderungen des Mineralgehaltes, Störungen der Isotonie und davon abhängige Ausgleichbestrebungen) uns das Auftreten umschriebener Flüssigkeitsansammlungen und damit der Blasenbildung verständlich machen. Wir müssen derartigen Vorstellungen insbesondere Raum geben für jene Arten der Blasenbildung, die wir plötzlich, „über Nacht“, auf nicht entzündlicher Grundlage sich entwickeln sehen, insbesondere beim *Pemphigus vulgaris*. Gerade hier zeigen sich in den Forschungen der letzten Jahre verheißungsvolle Ansätze zur Lösung dieser verwickelten Frage.

Eine besondere Genese wird dann noch für gewisse Verbrennungsblasen (bei Verbrennungen 2. Grades) angenommen. Hier wird die Abhebung der Epidermis auf eine plötzliche Temperaturerhöhung und eine dadurch unmittelbar herbeigeführte *Wasserdampfbildung* in der Epidermis zurückgeführt. Erst im Anschluß daran führe dann das entzündliche Ödem zu weiterer Ausbildung der Blase. Diese Ansicht, die insbesondere auch von französischer Seite vertreten wurde, scheint jedoch noch nicht restlos durch die beobachtbaren Tatsachen gesichert.

Eine besondere Gruppe bilden dann noch jene Blasen, die durch plötzlich einsetzende *scherende Gewalt* entstehen, und zwar bei *jedem* Menschen, der von ihr getroffen wird. Es sind dies einmal die sog. „*Blutblasen*“ dann die gelegentlich bei *Verschütteten* auftretenden Blasen. In beiden Fällen reißt eine tangential einwirkende Gewalt (ausgelöst durch Hammerschlag, stürzende Erdmassen usw.) die Cutis von der Subcutis ab (GANS, KÜTTNER, MARX u. a.). Bei derart entstehenden Blasen mag auch noch die plötzliche, durch die Druckverschiebung an umschriebener Stelle hervorgerufene Erhöhung des Druckes der Gewebsflüssigkeit von Bedeutung sein, wie das Versuche WEIDENFELDs und vor allem KREIBICHs wahrscheinlich machen.

Blasenartige Bildungen können ferner dann entstehen, wenn Cysten irgendwelcher Art (Lymphcysten und ähnliches) heranwachsen und an die Epidermis herankommen. Zunächst allerdings zeugt ja das stets und überall die Umgrenzung bildende Endothel von dem wahren, d. h. dem *Cystencharakter* dieser „Blasen“. Häufig jedoch gibt diese dünne Endothelschicht dem Innendruck nach. Sie reißt ein und nun flutet der Cysteninhalt unmittelbar an die Epidermis heran: wir haben eine hypepidermale Blase vor uns.

Erwähnt sei noch jener eigenartige Fall E. HOFFMANNs, wo eine durch den Druck einer Cyste verlagerte Talgdrüse als eine intraepidermale „Blase“ erschien, die histologisch mit ziemlich gut erhaltenen Talgdrüsenzellen ausgefüllt war.

Setzt die Blasenbildung in den unteren, lockeren Epidermisschichten ein, so sind die entstehenden Hohlräume oft von Zellverbänden umgeben, deren Zellen vielfach auseinandergerissen sind. Auch dort, wo so gut wie regelmäßig eine *subcorneale Blasenbildung* einsetzt (z. B. Combustio, Pemphigus pellagrosus und andere), werden meist einzelne Zellhaufen des Stratum granulosum und spinosum mit emporgehoben. An einzelnen Stellen können schmale Zellamellen die abgehobene Blasendecke mit dem Blasengrund verbinden, so daß auch hier *mehrkammerige Blasen* oder Bläschen nicht selten sind. Diese lassen sich jedoch durch das Fehlen der Spongiose stets von den „echten, interstitiell“ entstehenden Bläschen unterscheiden. Bei der sub- bzw. intracornealen Blase wird die Blasendecke von der ganzen oder von nahezu der ganzen Hornschicht gebildet. Die untersten, dem Blaseninnern zugewandten Hornzellen können dabei fleckweise kernhaltig, also *parakeratotisch* sein. Dementsprechend finden wir dann auch die obersten Lagen des Blasenbodens von parakeratotischen Hornlamellen durchsetzt; es fehlt vielfach das daruntergelegene Stratum granulosum bzw. die Entwicklung der Keratohyalingranula, so daß die parakeratotische Hornschicht stellenweise unmittelbar in die meist ödematöse oder auch leicht gewucherte Stachelzellschicht übergeht. Die Ränder der Blase sind in Fällen rein subcornealer Blasenbildung verhältnismäßig scharf gegen die Hornschicht der Umgebung abgesetzt. Dort jedoch, wo die Hohlraumbildung innerhalb der Stachelzellschicht erfolgt, kann man gelegentlich kleine *Nebenbläschen* vorfinden, die dann durch zusammengepreßte, oft säulenförmig geschichtete, schmale Septen bildende Epithelien von der Hauptblase abgeschlossen sind. Immerhin sind derartige Befunde, wie wir sie z. B. bei der *Epidermolysis bullosa* sehen, selten.

Das gleiche gilt für die *Übergangsformen der oberflächlichen zu der tiefen,* hypepidermalen *Blasenbildung,* die neben anderen ebenfalls bei der Epidermolysis bullosa beobachtet werden kann. Hier handelt es sich meist um eine an sich rein hypepidermale Hohlraumbildung, von der aus in den Randabschnitten die Flüssigkeit keilförmig in die unteren Lagen der Stachelschicht hinauf vorgedrungen ist. Im Zentrum der Blase wird dann die Blasendecke von der gesamten abgehobenen Epidermis gebildet. Am Blasenboden finden wir den ödematös geschwollenen Papillarkörper, dem nur noch hier und da wenige ödematöse, schlecht färbbare basale oder auch Stachelzellen anliegen. In den Randabschnitten jedoch wird der Blasenboden dann noch durch mehrere Lagen der Stachelzellschicht gebildet, von welcher andererseits wieder einige Schichten der Blasendecke anhaften. Kommt man sehr früh nach Entstehung der Blase

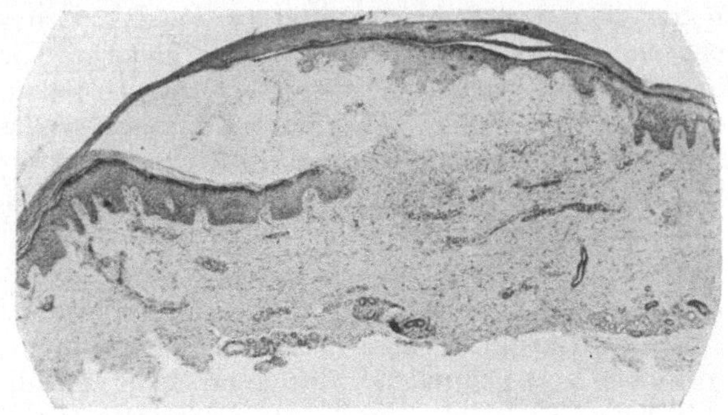

Abb. 48. Übergangsform einer oberflächlichen zu einer tiefen Blase. Links intracorneale, nach rechts übergehend in hypepidermale Blasenbildung bei Lichen ruber planus pemphigoides. Zeiß Obj. AA. Ok. 4.

zu ihrer histologischen Untersuchung, so sind diese Zellen oft kaum verändert, ein Zeichen dafür, daß wir es hier mit einem sehr plötzlich einsetzenden Flüssigkeitserguß zwischen die unveränderten Epithelien zu tun haben.

Bei der *hypepidermalen Blasenbildung* wird die Epidermis geschlossen vom Papillarkörper abgehoben. Den Blasenboden bilden die dann meist ödematös geschwollenen, in ihrem feineren Aufbau daher häufig nicht mehr deutlich erkennbaren Papillen, an welchen hier und da kleine Häufchen in Auflösung begriffener Basal- oder auch Stachelzellen hängen geblieben sind. Manchmal durchziehen Haarfollikel und Schweißdrüsenausführungsgänge diese hypepidermalen Blasen, Säulen oder Scheidewänden ähnlich, welche die Epidermisdecke stützen und mit dem Fuß tief in die Cutis eingelassen sind. In anderen Fällen reißen diese „Säulen" ein, der Oberteil des Ausführungsganges wird mit der Blasendecke abgestoßen und an der Abrißstelle kann dann die Überhäutung späterhin ebenfalls einsetzen. Die Blasendecke besteht bei diesen hypepidermalen Blasen aus der ganzen Epidermis, deren Leistensystem gleichmäßig abgeflacht ist. Die Hornschicht und ebenso das Stratum lucidum sind immer sehr deutlich, die Stachelzellschicht und das Stratum basale meist auch gut erhalten. Die einzelnen Zellen des letzteren sind wechselnd stark ödematös geschwollen und durch ein intercellulares Ödem auseinandergedrängt und abgeplattet. Nach dem Blasenrande und damit zum Gesunden hin nehmen die Basalzellen wieder ihre langgestreckte zylindrische Gestalt an. Bei längerem Bestehen der Blase verliert allerdings das Epithel der Blasendecke allmählich seine Färbbarkeit, namentlich über der Mitte der Decke. Die einzelnen Zellen sind hier zusammengepreßt, zum Rande hin eher ödematös geschwollen und vergrößert: Veränderungen, die man wohl rein mechanisch auf den Druck des Blaseninhaltes und die dadurch bedingte, über der Mitte am frühesten einsetzende Ernährungsstörung zurückführen darf.

Unter derartigen Blasen entzündlicher Genese sind *Papillar*körper und *Cutis* ebenfalls ödematös aufgelockert und geschwollen. Bemerkenswert ist der oft reiche Gehalt an weitklaffenden Gefäßen und Lymphspalten, der uns ein Verständnis für die zur Blasenbildung führenden Vorgänge gibt. Das Bindegewebe an sich kann oft völlig unverändert sein.

Vielfach finden sich bei ein und derselben Krankheit (Pemphigus vulgaris, Erysipel und andere) die Blasen zwischen den verschiedensten Gewebsschichten (AUDRY, KREIBICH u. a.). Es kann sogar ein und dieselbe Blase die Epidermisschichten unregelmäßig durchtrennen, derart, daß die Blasendecke in der Mitte von der Hornschicht und den obersten Teilen des Rete, in den mittleren Abschnitten von der gesamten Epidermis und an den Rändern vielleicht allein vom Stratum corneum gebildet wird. Auch an der gleichen Körperstelle kann der Sitz der Blase bei der gleichen Krankheit verschieden lokalisiert sein. Bei den durch lang dauernde Reibung entstehenden traumatischen Blasen der Fersengegend fand GANS z. B. das eine Mal die gesamte Hornschicht bis zum Stratum granulosum oder gar spinosum, das andere Mal nur die oberflächliche Hornschicht abgehoben; das letztere namentlich bei zarteren und jüngeren, d. h. neugebildeten Hornlagen (s. o.).

Der *Blaseninhalt* kann rein serös oder serofibrinös, homogen, fein granuliert, oder von einem dichten fibrinösen Fasernetz durchsetzt sein und bleiben. Er kann durch abgestoßene und gequollene, durch bröckelig zerfallende oder sich verflüssigende Epithelien getrübt, durch eingewanderte Leukocyten eitrig, durch eindringende Blutmassen hämorrhagisch werden. Gelegentlich zeigt er einen auffallend hohen Gehalt an Eosinophilen (10% und mehr, z. B. beim Lichen ruber pemphigoides, bei der Epidermolysis bullosa und anderen). Beim Pemphigus vegetans fand SCHÄFER *CHARCOT-LEYDENsche Krystalle* im Bläscheninhalt. Es handelt sich dabei um typische Oktaeder, die in großer Zahl frei in den Bläschen, ferner im Exsudat der Epidermisbuchten innerhalb der Vegetationen und als kleinste Gebilde innerhalb der eosinophilen Zellen lagen.

Das endgültige *Schicksal der Blasen* ist in erster Linie abhängig von ihrem Sitz. Die unmittelbar unter der Hornschicht gelegenen, subcornealen Blasen werden durch die nachwachsenden und schließlich verhornenden normalen Epithelien von der Epidermis abgehoben, sie platzen oder trocknen ein. Auch die tiefer in der Epidermis auftretenden Blasen haben das gleiche Los. Die Decke zeigt dabei, soweit sie nicht bereits zerstört ist, eine mäßige Parakeratose. Exsudat, Blaseninhalt und diese parakeratotischen Zellen trocknen beim Platzen der Blase zu einer Kruste ein.

*Subcorneale* Blasen finden wir beim Pemphigus pellagrosus, beim Lichen ruber pemphigoides und anderen; *intracorneale* Blasen bei oberflächlichen Impetigines, bei der Epidermolysis bullosa simplex und anderen; *intradermale* Blasen bei der Urticaria bullosa, beim Erysipel, bei der Erythrodermia ichthyosiformis congenita und anderen; *hypepidermale* Blasen zeigt uns der Lichen ruber pemphigoides, das Erythema exsudativum multiforme, die Dermatitis herpetiformis, der Pemphigus vulgaris; verschieden gelagerte Blasen sehen wir zu gleicher Zeit auftreten beim Erysipel, bei der Dermatitis herpetiformis und beim Pemphigus vulgaris u. a.

## Pustulae.

Als Pusteln bezeichnen wir scharf umschriebene, über die Epidermis hervorragende, mehr oder weniger gelb, blaßgelb bis braungelb aussehende Gebilde, welche eine serös-eitrige, hämorrhagisch-eitrige oder rein eitrige Flüssigkeit enthalten. Sie sind von meist runder Gestalt, teils gespannt, teils schlaff, halbkugelig erhaben oder abgeflacht und gewöhnlich von einem roten Hof umgeben. Ihre Ausdehnung wechselt von Stecknadelspitz- bis Bohnengröße und selbst darüber. Eintrocknen oder Platzen der Pustel führt zu mehr oder weniger gelber bis gelbbrauner Krustenbildung, nach deren Ablösung eine oberflächlichere Erosion oder auch tiefere Ulceration vorliegt.

Genetisch kann man zwei Entstehungsarten der Pusteln unterscheiden; einmal die primäre Pustelbildung im engeren Sinne, bei welcher von vornherein ein Gebilde mit eitrigem Inhalt vorliegt. Außerdem jedoch können Bläschen und Blasen sekundär durch Einwanderung von polynucleären Leukocyten sich in Pusteln umwandeln (Vesicopusteln). Bei diesen letzteren haben wir histogenetisch die gleichen Verhältnisse vor uns wie bei den Vesiculae und Bullae; eine genauere Darstellung erübrigt sich daher an dieser Stelle.

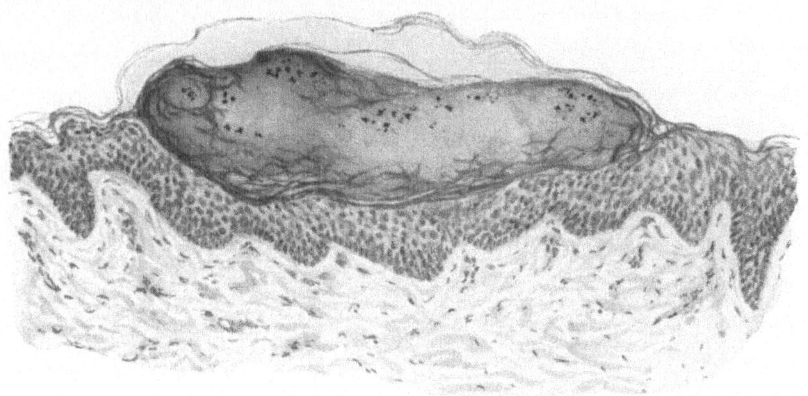

Abb. 49. Oberflächlich-epidermale, subcorneale Pustel bei Impetigo contagiosa incipiens. (♂, 3jähr., Hals.) Pustelbildung unter der Hornschicht; Ödem der Stachelzellschicht. Kokkenhaufen als schwarze Punkte in der leukocytenarmen Pustel. O 128:1; R 128:1. (Nach GANS, Histologie I.)

Bei den *primären Pustelbildungen* kann man *epidermale* und *cutane* und bei den ersteren wieder *oberflächliche,* unter der Hornschicht gelegene und *tiefe,* innerhalb des Rete auftretende Formen unterscheiden. Auch in den *Anhangsgebilden* der Haut kommt Pustelbildung vor; wir können den *follikulären,* an den Haarbalg-Talgdrüsenapparat gebundenen die *syringealen,* in den Schweißdrüsenausführungsgängen gegenüberstellen. Auch bei diesen beiden Formen lassen sich *oberflächliche* und *tiefe* Formen unterscheiden. Wir können sie als *ostiofollikuläre* bzw. *porale und periporale* an der einen, als *tiefe follikuläre* und *spirale* an der anderen Stelle unterscheiden.

Im *Hypoderm* gelegene umschriebene Eiteransammlungen bezeichnen wir nicht mehr als Pusteln, sondern als *Abscesse.* Sie werden an anderer Stelle besprochen.

*Epidermale Pusteln.* Als Beispiel epidermaler oberflächlicher Pustelbildung wählen wir die *Impetigo contagiosa s. vulgaris Unna,* die uns zwei verschiedene Arten superfizieller Pusteln zu zeigen erlaubt.

Bei der strepto- und staphylogenen Impetigo erfolgt die Pustelbildung unmittelbar *unter der Hornschicht.* Diese wird durch das flüssig-celluläre Exsudat emporgehoben und zieht über die Pustel als zartes, gleichmäßig gefärbtes Band hinweg, dessen normalerweise sichtbare feine Zeichnung durch das Zusammensintern der einzelnen Hornlamellen und Hornzellen verloren gegangen ist.

Der Pustelboden wird in der Regel von Zellen des Stratum granulosum gebildet, die jedoch innerhalb des erkrankten Bezirks ebensowenig Keratohyalinkörner enthalten wie die vereinzelt zusammen mit der Hornschicht an die Pusteldecke emporgedrängten, ödematös gequollenen und geblähten granulierten Zellen. Nach den tieferen Stachelzellschichten hin sind die Zellen unverändert, wenigstens bei den staphylogenen Formen. Bei den streptogenen scheinen jedoch, wie dies schon UNNA betont hat, die *Auflösungserscheinungen* an den Epidermisepithelien des Pustelbodens stärker entwickelt. Man findet nicht selten den ganzen epidermalen Anteil des Pustelbodens aufgelockert, die Zellen gequollen, zum Teil in kleineren Haufen frei im Exsudat. Gelegentlich wird sogar die gesamte Epitheldecke vom Flüssigkeitsstrom emporgehoben, die ödematös gequollenen Papillen ragen frei in die Pustel hinein: damit liegt dann allerdings eine tiefe epidermale Pustel vor.

Bei der staphylogenen *Impetigo* BOCKHART sind die Verhältnisse andere. Hier ist auch bereits bei den eben entstehenden kleinsten Pusteln die Hornschicht

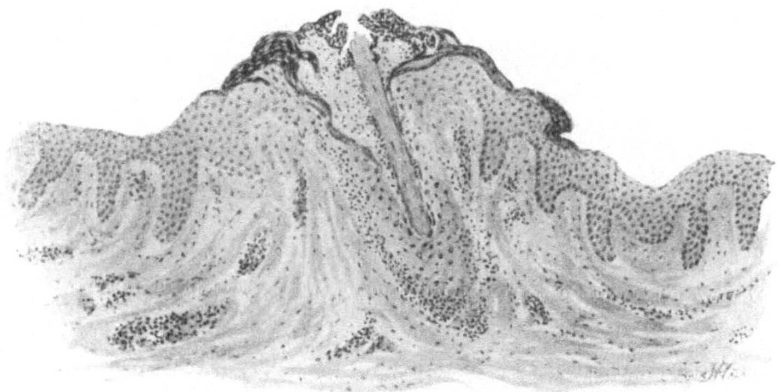

Abb. 50. Oberflächlich (ostio-)follikuläre Pustel bei Impetigo BOCKHART (♀, 32jähr., Rücken). Follikuläre Form. Beginn. Ostiofolliculitis und Perifolliculitis. Hornschicht durch Eiteransammlung emporgehoben. Follikeltrichter erweitert. Auflockerung des Strat. granulosum und spinosum durch Exsudat. Mäßige Zellansammlung um die wenig erweiterten Gefäße der Cutis und um die Follikel. Methylgrün-Pyronin. O 66:1; R 66:1. (Nach GANS, Histologie I.)

von der Stachelzellschicht durch eine mehr oder weniger linsenförmige Eiteransammlung abgehoben. Unterhalb dieses Gebildes ist das Rete gegen den Papillarkörper bzw. die Cutis scharf ausgebuchtet; die Papillen unter Umständen abgeflacht, im übrigen aber ebensowenig wie die Zellen des Rete verändert. Nur vereinzelt findet man gequollene Epithelien, und zwar meist an den Seiten der Pusteln, wo Pusteldecke und Pustelboden in mehr oder weniger schiefem Winkel zusammenstoßen.

Die Erreger — Staphylokokken oder Streptokokken — findet man zu Anfang nur unter der Unterseite der abgehobenen Hornschicht, erst nach und nach auch in den tieferen Abschnitten der Pustel. Je älter die Pustel, um so mehr überwiegt der Leukocytengehalt den an Erregern, die in den ältesten Pusteln von jenen wieder an die Pusteldecke zurückgedrängt werden (UNNA).

Reicht die einschmelzende Wirkung der Eitererreger und ihrer Toxine tiefer bzw. trifft sie ein wenig widerstandsfähiges Gewebe, so kann es zu tiefgreifenden, manchmal das ganze Corium zerstörenden Einschmelzungen kommen, wie z. B. beim Ecthyma (s. Abb. 51).

Eine *besondere Form* oberflächlicher, *epidermaler* Pusteln finden wir in den sog. *„Mikroabscessen"*, wie sie von der Psoriasis und anderen her bekannt sind. Bei diesen handelt es sich um nach Form und Aussehen wechselnde

Ansammlungen von Leukocyten, die zunächst zu 4—6, später in größerer Zahl zwischen den Epidermisepithelien liegen, vielfach in die noch weichen unteren Hornschichtlagen eindringen, diese nach oben vorwölben und so die Pusteln bilden. Nimmt ihre Zahl zu, so können sie miteinander flache, langgestreckte oder auch ovale, runde Ansammlungen bilden, wie auch wohl in mehreren Schichten übereinanderliegen. Nicht immer sind jedoch diese „Mikroabscesse" so klein; sie können auch sehr tief in die epitheliale Schicht hineinreichen und zu dem von v. ZUMBUSCH beschriebenen Bilde der *Psoriasis pustulosa* führen. Ähnliche Verhältnisse bieten die Pusteln bei der *Impetigo herpetiformis*. Auch hier sitzen sie bei ein und demselben Kranken sowohl in den oberen als wie in den mittleren und tieferen Schichten der Epidermis, ja sogar innerhalb der Epithelleisten.

Hier haben wir es dann bereits mit *tiefen epidermalen Pustelbildungen* zu tun, wie sie sich besonders kennzeichnend bei der *Variola* vorfinden. Allerdings

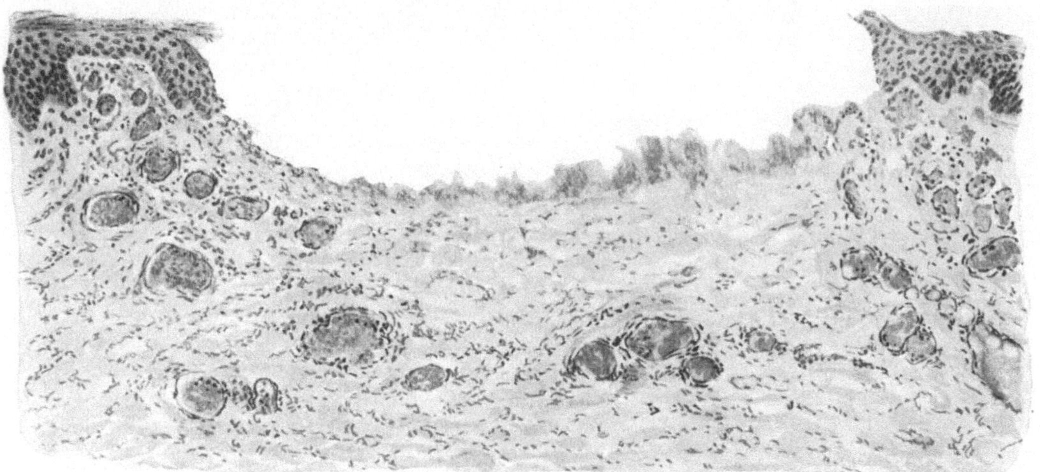

Abb. 51. Ecthyma streptogenes. (♂, 25jähr., Unterschenkel, Streckseite, nach Abstoßung der Kruste.) In der Mitte Bindegewebsnekrose, am Rande Akanthose und Ödem; Gefäße hier stark erweitert. O 128:1; R 128:1. (Nach GANS, Histologie I.)

gehört die Pockenpustel, bei welcher wir es ja zunächst mit einem reinen vesiculösen Gebilde zu tun haben, das erst etwa vom 5. Tage des Bestehens ab vereitert, eigentlich zu den sekundären Pustelbildungen. Leukocyten sind dann zwischen die ballonierenden Epithelien in das Maschenwerk der Pocke eingedrungen und haben diese so in eine Pustel verwandelt.

*Eitererreger* wurden, primär wenigstens, weder bei der Psoriasis noch der Impetigo herpetiformis noch der Variola nachgewiesen. Wir müssen hier vielleicht an ähnliche Bedingungen für das Zustandekommen der umschriebenen Eiteransammlungen denken, wie wir sie von manchen akuten Dermatitiden (Quecksilberdermatitis, Cantharidin-Dermatitis u. ä.) her kennen.

Bei der *cutanen Pustelbildung* sitzt die Eiteransammlung zwischen Epidermis und Papillarkörper bzw. in den Papillen. Derartige Befunde finden sich jedoch nur sehr selten rein vor. Meistens handelt es sich um umschriebene Eiterherde, wie wir sie oben von den oberflächlichen bis zu den tiefsten Epidermislagen und nach Schwund der trennenden Epithelbrücke vielfach unmittelbar dem Papillarkörper aufliegend angetroffen haben. Gelegentlich steigen sie auch wohl noch tiefer hinab, wie z. B. bei den Mikroabscessen der verrukösen Hauttuberkulose und anderen.

Außerordentlich häufiger ist hingegen die *follikuläre Pustelbildung*, und zwar sowohl die oberflächliche wie die tiefe. Bei der *Impetigo Bockhart* z. B. kann man, wenn ein Haar in der Mitte der Pustel saß, nicht selten beobachten, wie die Staphylokokken zwischen Haar- und Haarbalgepithel nach der Tiefe zu vordringen. In solchen Fällen findet sich neben der eigentlichen Impetigopustel auch bereits eine *eitrige Follikulitis und Perifollikulitis*. Diese Entwicklung läßt sich besonders deutlich an den Lanugohaaren beobachten, und zwar als verschieden weit in die Cutis hinabreichende *Ostiofollikulitis* und *Perifollikulitis*. Die Hornschicht ist durch die Eiteransammlung emporgehoben, der Follikeltrichter erweitert. Damit haben wir den Übergang von der rein epidermalen

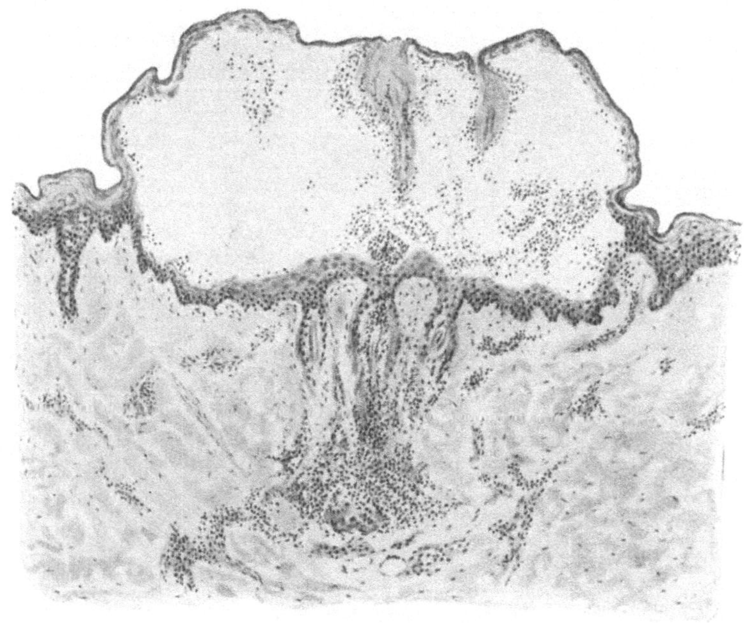

Abb. 52. Vollentwickelte epidermale Pustel bei Impetigo BOCKHART (♂, 23jähr., Unterarm, Streckseite) zwischen Stratum spinosum und granulosum, ausgegangen von einer Folliculitis und Perifolliculitis dreier, nebeneinander gelegener Haarfollikel. Pustel mäßig leukocytenreich. Eiterzellen in die Follikel hinabreichend bis zum Papillarkörper und das diesen umgebende Gewebe. Um das abgestorbene Haar Kokkenmassen. Methylgrün-Pyronin. O 66:1; R 60:1. (Nach GANS, Histologie I.)

staphylogenen Impetigo BOCKHART zu der follikulären Form vor uns. Von dieser führen wiederum — bei Tieferschreiten des Prozesses im Haarfollikel — Übergangsbilder zu den *tiefen* Follikulitiden und Perifollikulitiden, wie wir sie bei der *Sycosis coccogenes* und als noch ausgedehntere Einschmelzung schließlich beim *Furunkel* vor uns sehen. Bei der *Sycosis* coccogenes pflegt die Veränderung auf der Stufe der oberflächlichen oder tiefer gehenden Perifolliculitis meist stehen zu bleiben, während beim Furunkel es zur Entwicklung des aus einer eitrigen Follikulitis und Perifollikulitis hervorgehenden cutanen *Abscesses* kommt. Das histologische Bild der follikulär eitrigen Anfangsformen der *Sycosis coccogenes* entspricht also vollständig demjenigen der staphylogenen follikulären Impetigo. Bei der Weiterentwicklung wuchern die Kokken im Haarbalgtrichter abwärts und reichen schließlich bis zur Einmündungsstelle der Talgdrüse. Die durch dieses Vordringen ausgelöste Eiteransammlung führt zu einer kegel- bis kugelförmigen Erweiterung dieses oberen Follikelteiles. Gleichzeitig ist es jedoch auch zu Veränderungen im perifollikulären Gewebe gekommen. Zahlreiche Leukocyten durchsetzen dieses. Ein begleitendes Ödem lockert das Gewebe auf. Beim *Furunkel* schließlich, dieser tiefsten Form der follikulären Pustelbildung, läßt sich in den frühesten Stadien der Erkrankung der Weg der Kokken in die Cutis deutlich verfolgen. Man trifft dann unterhalb der Impetigopustel und zwar an der Grenze des Papillarkörpers im Haarbalg den Kokkenzylinder und in dessen Umgebung das Follikelepithel entweder von zahlreichen polynucleären Leukocyten durchsetzt oder bereits wechselnd weit eingeschmolzen. Sind die Kokken erst einmal nach Durchbrechung der Follikelwandung in die Cutis eingedrungen, so bildet sich um sie herum sehr schnell der cutane Absceß.

Eine *follikuläre* Pustelbildung finden wir ferner bei der Jod- und Bromacne, bei der Acne vulgaris, bei den verschiedenen Trichophytien sowie bei manchen Formen chronischer Infektionen durch den Kochschen Bacillus, die Spirochaeta pallida u. a.

Im Vergleich zu den follikulären Pustelbildungen sind diejenigen am *Schweißdrüsenapparat* außerordentlich selten. Allgemein anerkannt ist ihr Vorkommen eigentlich nur für die *Ausführungsgänge* (Poritis und Periporitis staphylogenes), sowie die Drüsen selbst, bei den sog. multiplen Abscessen im Säuglingsalter (Lewandowsky). Infolge des Eindringens der Staphylokokken kommt es — wenn auch durchaus nicht immer — zur Bildung *intraepithelialer periporaler Pusteln,* deren Decke von der Hornschicht, deren Grund von den abgeplatteten Stachelzellen gebildet wird, und in deren Mitte man häufig eine von Kokken vollgepfropfte, intracorneale Schweißdrüsenspirale antreffen kann. Überall dort, wo die Erkrankung auf die Cutis übergegangen ist, erscheint der Boden der Pustel eingeschmolzen und die Eiterung setzt sich in die Tiefe fort, manchmal bis zur Subcutis (Abscessus glandularum sudoripara Jadassohn). Es stehen die intraepithelialen Pusteln bei den multipeln Abscessen der Säuglinge zur Schweißdrüse in demselben Verhältnis wie die Impetigo Bockhart zum Haarfollikel (Lewandowsky).

## Squamae.

Unter Schuppen verstehen wir oberflächlichste Hornschichtlamellen, welche sich von der Epidermis abheben. Unter physiologischen Bedingungen geschieht dies ständig in geringem Grade, und zwar in dem Maße, wie von der Basalschicht her die heranreifenden und schließlich verhornenden Epithelien gebildet werden. Bei der pathologischen Abschuppung können wir verschiedene Formen unterscheiden: Umschrieben fleckförmige Abschuppung sehen wir bei manchen makulösen Exanthemen, bei der Psoriasis, der Pityriasis rosea, manchen oberflächlichen Pilzerkrankungen der Haut und anderen. Hier finden sich dann auch Pilzfäden und Sporen zwischen den einzelnen Hornlamellen. Häufig handelt es sich bei dieser Art der Schuppenbildung um kleinere, kleieförmige Abschilferungen; sie finden sich besonders bei den allgemeinen generalisierten Erythrodermien, denen sie zum Teil ihren Namen („Pityriasis") kennzeichnend aufgeprägt haben (Erythrodermia psoriatica, ekzematosa und andere, Pityriasis Hebra-Jadassohn, Pityriasis rubra pilaris Devergie und andere). Schließlich unterscheiden wir noch die an Ausdehnung zwischen diesen beiden Formen — den umschrieben fleckförmigen und allgemeinen — stehenden flächenhaften Abschuppungen einzelner Körperstellen, wie sie z. B. beim Scharlach an Handteller und Fußsohle in Gestalt von Hornmembranen auftreten.

Unna hat zwar verschiedene Arten, den *Schwielentypus* und den *schleimhautähnlichen* Typus bei der Scharlachabschuppung unterschieden. Den ersteren bezeichnet er als den häufigeren, der dadurch zustande komme, daß die gesamte Hornschicht, die ja nach ihm normalerweise aus drei Schichten besteht, einschichtig geworden sei. Die krankhaften Veränderungen beschränken sich dann völlig auf die Hornschicht, während die darunter gelegene

Körnerschicht völlig erhalten bleibt. Schwindet auch diese, so tritt damit eine unvollkommene Verhornung (Parakeratose) ein, wobei die Hornlagen nur locker ineinandergefügt sind und erhaltene Kerne zeigen: der *schleimhautähnliche* Typus. Da der Schwielentypus nach UNNA stets an Handteller und Fußsohle zu finden ist, der schleimhautähnliche hingegen seltener vorkommt, und gewöhnlich „später in die Abschuppungsform des ersteren übergeht", so liegt die Annahme nahe, daß der Schwielentypus sich erstens überall dort findet, wo an sich schon eine derbe Hornschicht besteht (Handteller und Fußsohle) und daß er zweitens dort, wo er den Schleimhauttypus UNNAs „ablöst", als beginnende Rückkehr zur Norm gedeutet werden darf.

Die histopathologische Grundlage der krankhaften Schuppenbildung ist die *Parakeratose*; sie ist auch ihre Voraussetzung, da wir ja als Parakeratose nicht nur den dabei vorhandenen abnormen Verhornungsbefund, sondern auch jenen Vorgang verstehen, der die Störung im Verhornungsprozeß darstellt. Auf diesen ist bei der Besprechung der Störungen im Eiweißstoffwechsel (s. S. 31) hingewiesen. Über das Grundsätzliche wird dort eingehend gesprochen. Hier kann es sich daher nur darum handeln, die klinischen Erscheinungsformen in ihrem histologischen Ausdruck allgemein zu erörtern.

Man kann im allgemeinen zwei grundsätzlich verschiedene Ablaufsformen der Schuppung unterscheiden, eine trockene und eine feuchte. DARIER hat als fette Form der Abschuppung noch eine dritte unterschieden, die er als in erster Linie beim seborrhoischen Ekzem vorkommend erwähnt. Wir werden in der weiteren Untersuchung jedoch sehen, daß diese fette Form im Grunde genommen nichts anderes ist als eine trockene Schuppenbildung, bei welcher sich in den zur Abstoßung gelangenden parakeratotischen Zellagen Fettkörper in wechselndem Grade vorfinden. Da auch klinisch Übergänge von den rein trockenen Formen, z. B. der Psoriasis, zu jenen fetten Formen vorhanden sind, scheint eine Trennung nicht unbedingt notwendig. Allerdings könnte man den gleichen Standpunkt schließlich auch gegenüber der feuchten Form der Abschuppung vertreten; denn wir kennen ja auch bei der Psoriasis eine succulente Schuppen- bzw. Schuppenkrustenbildung, von der sich wiederum alle Übergänge zu den wirklichen Krusten finden.

Die Erörterung geht daher am besten aus von der Psoriasis als dem klassischen Vertreter einer mit parakeratotischer Schuppenbildung einhergehenden Hautkrankheit (s. Abb. 38). Bei ihr ist die Hornschicht stets verschieden stark verbreitert und in eine Reihe abwechselnd kernhaltiger und kernfreier Lamellen verschiedener Dicke aufgelöst. Diese verlaufen in ihren unteren Lagen der darunter gelegenen Epidermis noch eng anliegend. Nach der freien Oberfläche zu wird dies unregelmäßig, wellen- und manchmal netzförmig durch Übergang einiger Fasern von einer Lamelle zur nächsten. Zwischen den einzelnen Lamellen treten lange, schmale, lufthaltige Räume auf, die durch ihre besondere optische Wirkung die weiße Farbe der Schuppendecke bedingen. Die einzelnen Hornzellen sind vielfach abnorm entwickelt, indem die Kerne als schmale, flache, stärker färbbare, oder auch ovale, schwächer färbbare größere Körper in wechselndem Grade erhalten bleiben. Die so entstandenen parakeratotischen Hornschichten wechseln beständig ab mit, namentlich in älteren Fällen, ebenfalls verbreiterten, aber vollständig verhornten Lamellen. Gerade dieses Nebeneinander scheint für die Psoriasis kennzeichnend. Auf die feineren Veränderungen in den übrigen Epidermisschichten, insbesondere auf das Verhalten des Stratum lucidum und granulosum, wurde bei der allgemeinen Besprechung der Störungen im Verhornungsvorgang hingewiesen. Ein näheres Eingehen erübrigt sich daher hier. Erwähnt sei nur noch eine besonders übermäßige Anlagerung derartiger parakeratotischer Schichten, z. B. bei der Psoriasis rupioides s. ostracea, bei gewissen Syphilisexanthemen. Sie sind oft austernschalenartig angeordnet, flach kegelförmig übereinander liegend, so daß die Epidermis auf das zehn- bis zwanzigfache verbreitert erscheint. Die stärkere Haftung dürfte auf eine serös eitrige Durchtränkung der Schuppenmassen zurückzuführen sein, was derartige Bildungen den *Schuppenkrusten* naherückt (s. u.).

Die *trockene Schuppenbildung* findet sich neben der Psoriasis und den Erythrodermien, insbesondere den chronischen, bei der *Erythrodermia desquamativa der Neugeborenen* (Leiner). Bei dieser allerdings, wie ich besonders an Fällen der Heidelberger Kinderklinik feststellen konnte, gelegentlich einmal mit *stärkerem Fettgehalt* dieser parakeratotischen Hornschichten. Damit hätten wir eine jener oben erwähnten Übergangsformen vor uns. Das klassische Beispiel dieser „fetten" Formen ist allerdings das *seborrhoische Ekzem* Unnas. Dem klinisch

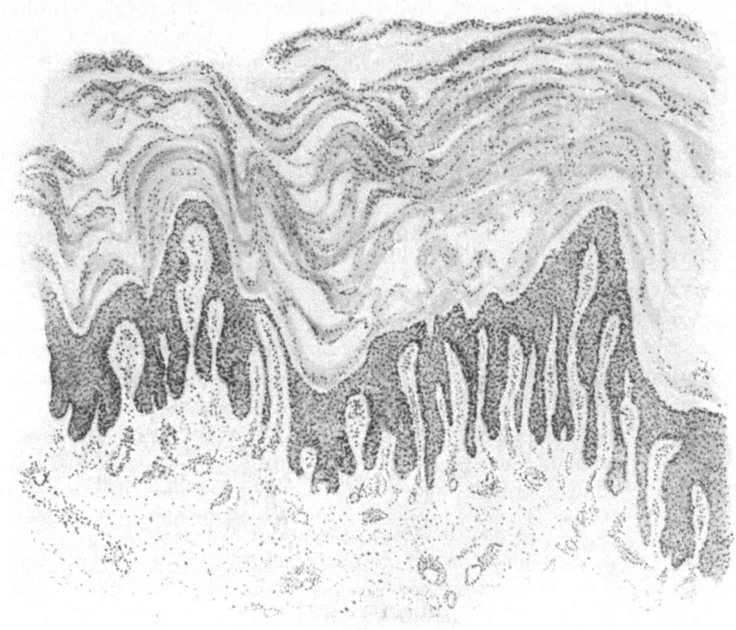

Abb. 53. Übermäßige Schuppenbildung bei Psoriasis rupioides s. ostracea (♂, 57jähr., Unterarm, Beugeseite). Mächtige Parakeratose, Papillomatose, Verschmälerung der suprapapillären, Verbreiterung der interpapillären Stachelschicht. Stark erweiterte Gefäße in Papillarkörper und Cutis; geringgradiges, perivasculares Infiltrat. O 30:1; R 30:1. (Nach Gans, Histologie I.)

vorwiegend trockenen Charakter dieser Veränderung entsprechend, tritt bei ihr die Parakeratose, daneben auch, wenn auch weniger stark, die Akanthose ganz entschieden in den Vordergrund, während im Vergleich zum Ekzema squamosum das interstitielle Ödem und damit die Bläschenbildung zurücktritt. Die Eigentümlichkeit der Schuppen des seborrhoischen Ekzems, nämlich den starken Fettgehalt, wollte Unna ursprünglich auf eine vermehrte Fettabsonderung aus den Knäueldrüsenepithelien zurückführen. Es handelt sich jedoch nicht darum, sondern um das Auftreten einer *sudanophilen Lipoidsubstanz,* wie sie Kreibich in den Endothelien der Papillargefäße, aber auch freiliegend in den Papillen, Cederkreutz auch im unteren und mittleren Teile des Stratum basale bzw. spinosum vorfand. Besonders reichlich findet sie sich allerdings im Stratum corneum und besonders in den parakeratotischen Schichten, dort in Form kleiner, hier in Form größerer Tröpfchen. Eine ähnlich starke Durchfettung der Hornschicht — zu Beginn allerdings ohne die parakeratotische

Schuppenbildung — sehen wir auch bei der Seborrhoea capitis. Erst später finden wir auch hier Schuppen.

Tritt zu der Parakeratose andererseits eine etwas stärkere seröse Exsudation, so äußert sich dies klinisch im Auftreten der *feuchten Schuppen* oder gar der *Schuppenkrusten,* von welchen noch stärkere Beimengung serösen Exsudates zur Krustenbildung führt. Das bekannteste Beispiel der feuchten Schuppe liefert das Ekzem, und zwar das Eczema squamo-crustosum. Im Grunde genommen handelt es sich um eine geradlinige Fortentwicklung und Steigerung jener Vorgänge, die die parakeratotische Verhornungsanomalie einleiteten. Diese äußert sich nämlich in ihren ersten Anfängen, wie wir früher gesehen haben, als ein intracelluläres Ödem der Übergangsepithelien, das in der untersten Stachelschicht beginnt. Die einzelnen Zellen samt ihren Kernen schwellen an, so daß bereits hier eine Verbreiterung der ganzen Stachelschicht einsetzt, ehe eine Epithelwucherung sichtbar ist. Das Ödem der Stachelzellen führt zum Schwund bzw. zu einer mangelhaften Entwicklung des Keratohyalins. Dieser Körnerschwund ist jedoch sehr wechselnd. Nimmt nun die seröse Exsudation zu, so entwickelt sich schließlich jener als *Spongiose* (BESNIER) bzw. *Status spongioides* (UNNA) bekannte Zustand, bei welchem eine dann vor allem intercelluläre Flüssigkeitsansammlung zur Entwicklung unregelmäßiger, kleinerer und größerer mit Flüssigkeit gefüllter Hohlräume führt. Tritt das Exsudat zwischen die obersten parakeratotischen Hornlagen, so haben wir damit eine *feuchte Schuppe* vor uns. Es kann dann schließlich, falls die seröse Exsudation ein gewisses Maß nicht überschreitet, ein Zustand vorliegen, der wegen seiner klinischen und auch mikroskopischen Ähnlichkeit mit der Psoriasis als *Eczema psoriatiforme* bezeichnet wird, womit ja auch ein Beweis für die enge Zusammengehörigkeit jener trockenen mit diesen feuchten Schuppenformen vorliegt. Die feuchte Schuppe ist das Kennzeichen einer großen Gruppe von Hautveränderungen, die als *Ekzematide* oder trockene Ekzeme bezeichnet werden. Von diesen Formen finden sich mannigfachste Übergänge zu den krustösen Ekzemen, was uns hier mit Rücksicht auf die Krustenbildung noch kurz beschäftigen muß.

### Crustae.

Mit der Zunahme des flüssigen Exsudates entsteht aus der Schuppe bzw. der Schuppenkruste die *Kruste.* An ihrem Zustandekommen ist neben der serösen Exsudation in erster Linie die Austrocknung beteiligt.

Krusten entstehen, wie wir eben gesehen haben, häufig infolge eines *intercellulären Ödems* stärkeren Grades. Wir werden sie daher überall dort antreffen, wo dieser Prozeß vorgefunden wird, das heißt bei einer außerordentlich großen Zahl von Hautveränderungen, die im einzelnen anzuführen sich hier erübrigt. Seltener entsteht eine Krustenbildung im Anschluß an ein *parenchymatöses Ödem* der Epidermis. Häufiger noch haben wir es gleichzeitig mit beiden Formen zu tun. Krustenbildung findet sich dort, wo *Bläschen* oder *Pusteln* platzen, wo *Erosionen* und *Exulcerationen* durch ausgeschwitztes und dann eintrocknendes Serum ihre erste schützende Decke erhalten. Bestehen diese Ausschwitzungen aus reinem Serum, so haben die Krusten eine mehr bräunliche, bei Eiterbeimengung eine hellere bis honiggelbe Farbe. Durch Beimischung von Blut werden sie dunkel bis schwärzlich-braunrot gefärbt. Nach ihrer Entfernung liegt die geschädigte Haut bald als oberflächlichste zarte Erosion, bald als mehr oder weniger tiefes Geschwür bloß. Gelegentlich entstehen kegelförmige Krustenbildungen dort, wo der zugrundeliegende Prozeß von einem Mittelpunkte aus (Haarfollikel u. ä.) nach dem Rande fortschreitet. Man spricht dann von einer *Rupia,* wie sie besonders häufig bei der Syphilis beobachtet wird (s. o.).

Bei der Krustenbildung infolge eines *intercellulären Ödems,* der Spongiose, wie wir sie besonders kennzeichnend beim *krustösen Ekzem* vorfinden, besteht diese deckende Schicht aus parakeratotischen Zellmassen, aus Leukocyten und deren Trümmern, aus Epitheldetritus und eingedicktem Serum, das entweder als homogene oder fein gekörnte Masse erscheint, in welcher zarte Netze oder körnige Ablagerungen von Fibrin mit den eben erwähnten Gebilden ein wirres Durcheinander darbieten. Die im klinischen Bilde vom Gelbgrün zum Gelb- bis Rotbraun wechselnde Farbe der Krusten ist bedingt durch den wechselnden Gehalt an Serum, an Leukocyten, abgestoßenen und parakeratotischen Epithelien, sowie entweder infolge mechanischer Ursache oder auch spontan aus den Capillargefäßen ausgetretenen Blutmassen. Eine histogenetisch ähnliche Krustenbildung findet sich auch bei den oberflächlichen *Pilzerkrankungen* der Haut, insbesondere den Trichophytien, die ja in ihrem klinischen Bilde mit den schuppenden oder krustösen Ekzemen manchmal eine gewisse Ähnlichkeit zeigen können. Hier treten dann Krusten mit Pilzfäden und Sporen auf; auch beim *Favus* kommen sie vor, wenn ein stärkeres Ödem (Favus herpeticus) zur Bläschen- und damit Krustenbildung geführt hat.

Im Gegensatz zu diesen mehr unregelmäßig begrenzten Formen zeigen die *im Anschluß an Bläschen* und *Pusteln* (Impetigo, Variola und andere) auftretenden Krusten eine mehr oder weniger scharf umschriebene Begrenzung, entsprechend der Umgrenzung jener Gebilde. Die Krusten bestehen auch hier

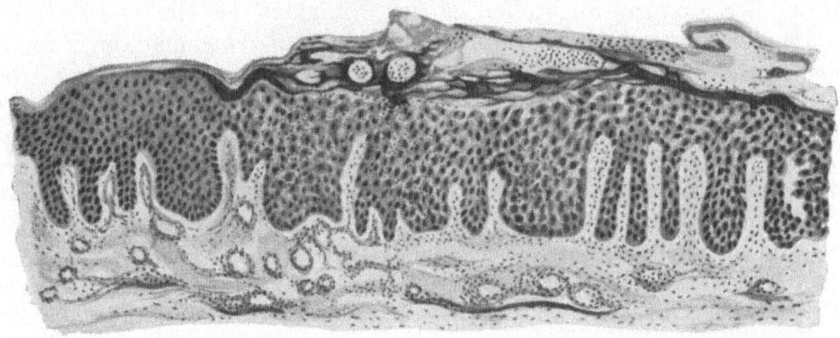

Abb. 54. Krustenbildung bei Eczema crustosum. Starke Akanthose und Spongiose, mäßige Parakeratose. Ödem in Epidermis und Cutis, erweiterte Blut- und Lymphgefäße, geringes Infiltrat, starke Leukocytenansammlung in der Epidermis. Methylgrün-Pyronin. O 66:1; R 62:1. (Nach GANS, Histologie I.)

in erster Linie aus geronnenem Serum, das in wechselnder Menge Degenerationsformen von Eitererregern und Leukocyten, Epithelzell- und Kernresten enthält. Noch ehe diese Krusten abfallen, schon wenn sie eingetrocknet sind, ist das darunterliegende Epithel bereits von einer normalen Hornschicht bedeckt. Allerdings ist das Stratum granulosum, soweit dies mit unseren heutigen Färbemitteln feststellbar ist, kaum oder nur andeutungsweise vorhanden. Darauf ist wohl das längere Bestehenbleiben eines roten Fleckes am Orte einer abgeheilten Impetigokruste zurückzuführen; auch die noch längere Zeit vorhandene Erweiterung der Blutgefäße mag dazu beitragen.

Die Kruste des *Ecthyma* weist eine mehrfache Schichtung auf. An der Oberfläche findet man meist die von reichlichen Fibrinfäden durchzogene alte Hornschicht. Die Fibrinmassen setzen sich nach unten fort und bilden hier zusammen mit zahlreichen zerfallenden polynucleären Leukocyten und Stachelzellen eine mittlere Zone. Unter dieser liegt als Übergangszone zu einem nekrotischen Bindegewebsabschnitt eine dichte Eitermasse, die in der Hauptsache aus wohl erhaltenen Leukocyten besteht und kein Fibrin enthält. Die ganze obere Schicht ist von zahlreichen Kokken durchsetzt.

Nicht eben selten finden sich innerhalb der Krusten auch *Reste der Lederhaut.* Reicht nämlich eine Gewebszerstörung (Nekrose und ähnliche) in das Corium hinab, so kann es zu einer Zerstörung des kollagenen und elastischen Gewebes kommen. Die Überreste werden dann mit dem Exsudatstrom nach oben gedrängt und gelangen so schließlich in die Kruste. Daher finden wir hier dann mitten im Epithel Gewebsreste (*kollagene, elastische Fasern*) zweifellos bindegewebiger Abkunft. Selbst in den krustösen oberflächlichen Auflagerungen, die einen unmittelbaren Zusammenhang mit den tieferen Gewebsschichten gar nicht mehr vermuten lassen, fand SCHÄFFER beim Bromoderm noch elastische Fasern, bisweilen sogar deutliche Gefäßreste. Überall dort, wo stärkere Einschmelzungserscheinungen verschiedenster Art die Lederhaut befallen (insbesondere bei den chronisch infektiösen Granulationsgewebsneubildungen, Carcinomen) können wir derartige Veränderungen antreffen; wir sahen sie auch bei den akuten, mit Gewebseinschmelzung verlaufenden Vorgängen.

## D. Die Entzündung.

Der Versuch, eine allgemeine und allseitig befriedigende Darstellung des Entzündungsbegriffes zu geben, ist namentlich im abgelaufenen Jahrzehnt so häufig angestellt und sein Ergebnis — obwohl über die morphologischen Zeichen der Entzündung im großen ganzen Einigkeit besteht — so regelmäßig als unzulänglich bezeichnet worden, daß ich es mir versagen darf, an dieser Stelle erneut diese so verwickelte Aufgabe anzugreifen; es sei in dieser Hinsicht auf das Schrifttum verwiesen (ASCHOFF, GRÄFF, HERXHEIMER, LUBARSCH, MARCHAND, RICKER, RÖSSLE, THOMA u. a.). An dieser Stelle kommt es mir vielmehr, wie ich dies ja in meiner „Histologie der Hautkrankheiten“ verschiedentlich betont habe, vor allem darauf an, das Ziel jeglicher histologischen Forschung auch hier zu erreichen, nämlich „klinisch mit histologisch geschultem Blick“ zu sehen und den histologischen Befund im Sinne des klinischen Bildes zu verstehen. Mit anderen Worten, es handelt sich darum, auch bei einer allgemeinen Betrachtungsweise der Entzündung die Übereinstimmung im klinischen Krankheitsgeschehen mit dem anatomischen Befund darzutun. Für eine derartige Darstellung scheint mir die von LUBARSCH vorgeschlagene Einteilung der „Entzündung“ in eine alterative, exsudative und proliferative Form recht zweckentsprechend, „insofern die alterative Entzündung sich in erster Linie durch Leistungsausfall, die exsudative durch stürmischen Verlauf und die produktive durch schleichenden Verlauf kundgibt“.

Dabei ist allerdings von vornherein der Hinweis notwendig, daß eine rein alterative Entzündung im Sinne LUBARSCHs, d. h. eine Entzündung, bei der „die alterativ-degenerativen Veränderungen des Parenchyms in den Vordergrund treten, während exsudative und produktive Vorgänge nur eine bescheidene Bedeutung erlangen“ an der Haut eigentlich doch wohl kaum vorkommt. Die entzündliche Reaktion ist eben doch so gut wie ausschließlich eine Funktion des Mesenchyms, und zwar des Gefäßbindegewebsapparates (BORST, DIETRICH, BERNHARD FISCHER, RÖSSLE), daher ist jede Entzündung eine „interstitielle“, und eine parenchymatöse folgerichtig nicht möglich. Da wo alterativ-degenerative Vorgänge in den Vordergrund treten, werden sie als nichts Wesentliches betrachtet, da sie auch bei anderen, ohne Entzündungen verlaufenden Alterationen vorkommen; sie sind somit Neben- oder Begleiterscheinungen des eigentlichen entzündlichen Vorgangs (HERXHEIMER u. a.). Demgegenüber betont ASCHOFF, daß Abwehrvorgänge, die in seinem Sinne als Entzündungen zu werten sind, auch primär vom Parenchym, d. h. an den Epithelien vor sich gehen. Es erscheint auch diese Stellungnahme durchaus verständlich, wenn man sich daran erinnert, daß doch gelegentlich Gewebsschädigungen in Gestalt regressiver Veränderungen an höher entwickelten Geweben, so auch an den Epidermisepithelien auftreten, bei denen die dabei freiwerdenden Gewebszerfallsstoffe selbst und unmittelbar die entzündlichen Reaktionen auslösen. Erst neuerdings hat ja auch BERNHARD FISCHER die Bedeutung der primären Gewebsschädigung für alle entzündlichen Vorgänge betont.

EBBECKE hat für den mechanischen und galvanischen Reiz nachgewiesen, daß schon in den ersten Sekunden nach der Reizung die Epithelzellen der Epidermis sich ändern, d. h. eine Durchlässigkeitssteigerung erfahren, und dies bezeichnet er ausdrücklich als das

Primäre; auf Eiweißabbaustoffe, die aus den durchlässiger werdenden Zellen ausgeschieden werden, bezieht er erst die folgenden Erscheinungen.

Als dem Dermatologen besonders einleuchtendes Beispiel sei auf die primären Epithelnekrosen bei den verschiedenen „Lichtsensibilisationskrankheiten" der Haut: Xeroderma pigmentosum, Hydroa vacciniformis, ja auf das Erythema solare bzw. die Dermatitis solaris hingewiesen. Auch die Feststellungen von GANS und SCHLOSSMANN über Permeabilitätsänderungen sowie Änderungen der aktuellen Reaktion in menschlicher Haut unmittelbar nach Lichtbestrahlung sei erinnert.

Unsere Aufgabe engt sich jedoch an dieser Stelle ein auf eine Darstellung der exsudativen und produktiven Entzündungsvorgänge an der Haut. Dabei wird sich herausstellen, wie dies ja auch dem Kliniker völlig geläufig ist, daß die exsudativen in der Regel die akuteren, die produktiven mehr die chronischen entzündlichen Reaktionen darstellen.

Beobachtungen an der äußeren Haut waren und sind die eigentlichen Grundlagen des Entzündungsbegriffes. Rubor, Tumor, Calor und schließlich auch Dolor wurden hier erstmals sicht- und fühlbar. Die enge Zusammengehörigkeit von Papillarkörper und Epidermis sind dabei dem Histologen besonders augenfällig. Sie stehen etwa in demselben Verhältnis zueinander „wie interstitielles Gewebe und spezifische Zellen der sog. parenchymatösen Organe", wobei die Oberhaut das flächenhaft ausgebildete Parenchym des Hautorgans darstellt. Diese erstmalig von JADASSOHN vertretene Ansicht — sie wurde später von KROMEYER zur Grundlage seines Begriffs der „Parenchymhaut" — geht auf Gedankengänge WEIGERTS zurück; trotz alles Bestechenden der Vorstellung hat sie sich kein Bürgerrecht verschaffen können. Die Erscheinungen der Entzündung sind auch an der Haut bunt und vielseitig; eine Darstellung etwa nach Art der allgemeinen Pathologie geht weit über den Rahmen dieses Handbuchabschnittes hinaus. Wollte man die „Entzündung" in all ihren allgemein pathologischen und histologischen Einzelheiten zur Darstellung bringen, so würde dies ein Werk für sich verlangen. Ich habe daher einen anderen Weg eingeschlagen, der auch den Notwendigkeiten der Dermato-Histologie besser gerecht zu werden versucht. Ich gebe hier lediglich eine kurze allgemeine Übersicht, die sich so weit als notwendig und möglich an Darstellungen allgemein pathologischer Richtung anlehnt. Bei allen in Betracht kommenden Fragen habe ich jedoch jeweils mich ausführlich auch über jene Erscheinungsformen im histologischen Bilde ausgelassen, die zur „Entzündung" in Beziehung stehen und für das Verständnis der Veränderungen an der Haut von besonderer Bedeutung sind. Insbesondere gilt dies für die Kreislaufstörungen und die Primärefflorescenzen, die ich in ihrem verschiedenen geweblichen Aufbau beschrieben und — was weitaus wichtiger erscheint — durch Abbildungen belegt habe. Manche oder vielleicht sämtliche dabei zu beobachtenden Veränderungen an den Zellen und am Gewebe kommen auch bei anderen in diesem Handbuchabschnitt zu besprechenden Vorgängen zur Beobachtung und werden dort ausführlich in ihrem Werdegang und den allgemein-pathogenetischen Zusammenhängen erörtert. Um daher einmal Wiederholungen zu vermeiden, und zum anderen mich nicht nur auf eine bloße Zusammenfassung von Einzelhinweisen zu beschränken, wird im Folgenden eine kurze Darstellung wenigstens dessen versucht, was den entzündlichen Vorgängen in der Haut ihr besonderes Gepräge gibt. Den *einzelnen Erscheinungsformen* an den Gewebselementen stelle ich dabei in einem anderen Abschnitt *die Gesamterscheinungen* gegenüber.

## I. Veränderungen an den Gewebselementen der Haut bei der Entzündung.

Unter Entzündung verstehen wir mit Marchand eine bestimmte Gruppe reaktiver Vorgänge an den Gefäßen und den Geweben, die sich an örtliche Schädigungen des Organismus physikalischer, chemischer oder infektiöser Art anschließen, in kausal gesetzmäßiger Weise verlaufen und im günstigen Falle zur Beseitigung der Schädigung und deren Folgen und damit zur Heilung führen.

Das Kardinalsymptom der Entzündung, die *entzündliche Hyperämie* (Rubor), ist stets auf eine Erweiterung und stärkere Füllung der kleinen Gefäße und Capillaren zurückzuführen, gelegentlich unter Auftreten von Blutungen ins Gewebe. Die *formale Genese* des ganzen Vorganges ist noch recht umstritten. Sicherlich handelt es sich dabei zunächst um eine vermehrte und beschleunigte Durchströmung des arteriellen Gefäßsystems, die unmittelbar am Orte der Schädigung einsetzt. Sie bleibt entweder auf diese beschränkt oder breitet sich schließlich auf die größeren Gefäße aus. Von der einfachen Hyperämie durch periphere Reize unterscheidet sich die entzündliche durch die Stärke und Dauer. Dabei muß betont werden, daß die Trennung jener beiden Hyperämieformen durchaus nicht immer leicht ist.

Besonders kennzeichnende Beispiele für das Verhalten der kleinen Gefäße und Capillaren zu Beginn der Entzündung zeigen das Masernexanthem, der Scharlach u. ä. Neben einer geringgradigen cellulären Infiltration der kleinen Gefäße findet sich hier zunächst nur eine allerdings oft außerordentlich starke Gefäßfüllung und Erweiterung der Capillaren des Papillarkörpers sowohl als der Cutisgefäße, was geradezu den Eindruck macht, als ob sie künstlich injiziert wären. Dabei zeigt sich eine beschleunigte Durchströmung, aber zunächst keine Stromverlangsamung. Erst im weiteren Verlauf kommt es dann zur Stase.

Über die ersten *Anfänge der Entzündung* und ihren morphologischen Niederschlag hat uns die Beobachtung im *Capillarmikroskop* in jüngster Zeit weitere Aufklärung verschafft. Es wird dabei von verschiedenen Beobachtern (O. Müller u. Mitarbeiter, Bettmann, Fr. Herrmann u. a.) immer wieder auf die Unterschiede des dünnen, arteriellen, zuführenden und des stark erweiterten, venösen, abführenden Schenkels der Capillaren hingewiesen. Bei besonders schweren Formen läßt sich dabei gelegentlich bereits die beginnende *Stase* frühzeitig erkennen. So wertvoll diese Beobachtungen auch sind, so dürfen sie doch nicht als absolut eindeutig angesehen werden, da schon normalerweise zu- und abführender Schenkel der Capillaren der Haut verschiedene Weite zeigen.

Gelegentlich kommt es frühzeitig zu *Blutungen*, nicht nur in die Umgebung der Capillaren, die bei manchen Exanthemen, wie z. B. beim Typhus und Fleckfieber (s. u.), fast die Veränderungen einzuleiten scheinen (E. Fränkel). Seltener werden derartige Hämorrhagien bei Masern- und Scharlachexanthemen beobachtet. Aber auch bei diesen trifft man gelegentlich schon bei frühzeitigster Untersuchung feinere bis gröbere Blutungsherde in der unmittelbaren Umgebung der erweiterten Gefäße. Die Hämorrhagien sind jedoch nicht auf den Papillarkörper beschränkt, wir finden sie, teils die *Gewebsinterstitien* durchsetzend, teils zu größeren Blutseen angesammelt, in allen Schichten des Coriums, von der Epidermis-Cutisgrenze bis hinunter in das subcutane Gewebe. Derartig ausgedehnte Blutungen deuten naturgemäß immer auf eine schwere Schädigung hin.

Das *entzündliche Exsudat* ist in seiner Entstehung ebenfalls noch recht umstritten. Ich brauche hier auf Einzelheiten nicht einzugehen. Es mag genügen, wenn ich auf die verschiedenen Theorien, auf die Bedeutung der Filtration, der Osmose und schließlich die physikalischen Vorgänge hinweise.

Das Quellungsvermögen des Bindegewebes (SCHADE und Mitarbeiter, L. MICHAELIS, GRÄFF), die Beteiligung der Capillarwandung selbst mit ihrer örtlich und zeitlich schwankenden Permeabilität, sind zu erwähnen. Wie weit dabei noch rein mechanisch eine größere Durchlässigkeit der Gefäßwand in Frage kommt, ist auch noch nicht endgültig entschieden; ebensowenig die oft erörterte starke Zunahme der Konzentration der Eiweißmoleküle in der Gewebsflüssigkeit durch Abgabe von den Gewebszellen. Festzustehen scheint hingegen, daß die Theorie M. H. FISCHERS: auf Säurewirkung zurückgeführte Genese des hydropischen Ödems, keinerlei Anerkennung gefunden hat. In jedem Falle dürfte der Austritt eiweißhaltiger Flüssigkeit aus den Gefäßen eine Schädigung der Gefäßwand zur Voraussetzung haben (MARCHAND).

Das *entzündliche Exsudat* verursacht den *Tumor*, ein weiteres Kardinalsymptom der Entzündung. Es besteht aus Flüssigkeit, zelligen Elementen in wechselnder Zahl und den in der Flüssigkeit gelösten festen Bestandteilen kolloider und kristalloider Natur. Durch diesen höheren Gehalt an festen Stoffen, in erster Linie Eiweißkörpern, ist das höhere spezifische Gewicht bedingt. Besonders wichtig sind in diesem Zusammenhang die Untersuchungen von TÖRÖK und VOSS über den Eiweißgehalt des Inhaltes von Erysipelblasen (4,7%), von Pemphigusblasen (4,9%), von Urticaria bullosa (2,8%). Allerdings ist zu bedenken, daß der hohe Eiweißgehalt der Pemphigusblasen nicht allein entzündlicher Natur sein dürfte.

Die histologische Darstellung des *entzündlichen Ödems* im gehärteten mikroskopischen Schnitt war vielfach irreführend. Man hat versucht, mittels vitaler Färbungen sich Aufklärung zu verschaffen. In der Hauptsache ergab sich, daß durch die Flüssigkeitsansammlung die kollagenen und elastischen Fasern und Faserbündel auseinandergedrängt werden, unter wechselnder Beteiligung der kleinen einkernigen, lymphocytoiden Zellen, zwischen denen die ortsansässigen mehr oder weniger verzweigten Bindegewebszellen sichtbar bleiben. Die Ausdehnung des entzündlichen Ödems ist nach Intensität und Extensität verschieden; auch die topographische Anordnung wechselt: sei es, daß alle Teile des Coriums davon befallen, unter Schonung der Epidermis, sei es, daß nur diese befallen oder beide und dabei schließlich auch nur einzelne, und dann meist die oberen Cutisschichten, vor allem der Papillarkörper. Manchmal ist die Umgebung der Hautanhangsgebilde, der Haarfollikel, Talg- und Schweißdrüsen bevorzugt, was sich aus der an sich reichlicheren Gefäßversorgung dieser Bezirke leicht erklärt.

Es finden dabei weitgehende Umgestaltungen der Gewebsstruktur statt, sei es, daß im Bereich des entzündlichen Ödems einzelne Papillen fingerförmig, mehr oder weniger schmal ausgezogen erscheinen, sei es, daß der Papillarkörper abgeflacht wird, die Epidermis-Cutisgrenze verstreicht und so eine mehr weniger gewellte Linie übrig bleibt bzw. unregelmäßig plumpe und breite Epidermisleisten und Papillen.

Hat das Ödem längere Zeit bestanden, so zeigen sich mehr oder weniger deutliche Quellungserscheinungen im kollagenen Gewebe sowohl als auch in den elastischen Fasern, sowie Quellung der Bindegewebszellen, die mit wechselnd großen Vakuolen durchsetzt sind. Andererseits werden die kollagenen und elastischen Faserbündel durch das Ödem aufgelockert, so daß sie nur noch in Gestalt vereinzelter, dünner, aufgesplitteter, elastischer Fasern bzw. als ungleichmäßig verwaschenes, stark aufgelockertes unregelmäßiges Netzwerk übrig bleiben. In der Epidermis verdrängt das seröse Exsudat die Zellkerne, dehnt und verzerrt die Zellgrenzen zu einem weitmaschigen, unregelmäßigen Schwamm (Spongiose). Dieser besteht dann schließlich nur aus schwer oder gar nicht färbbaren Protoplasmaresten und enthält in seinen Maschen die Reste zugrundegehender Epithelien und Leukocyten. Oder aber, es entsteht das sog. parenchymatöse, intracelluläre Ödem. (Näheres über parenchymatöses und interstitielles Ödem siehe Abschnitt Ödem.)

Die *Urticariaquaddel,* der leichteste Grad eines entzündlichen Ödems der Haut, ist bei den Primärefflorescenzen in ihrem histologischen Aufbau ausführlich beschrieben (s. dort). Zusammenfassend handelt es sich dabei um ein eiweißreiches Ödem, das in erster Linie zu einer Quellung des Papillarkörpers, zu einer Verbreiterung der interepithelialen Spalten und Aufquellung der Epidermisepithelien führt. Wie EBBECKE nachgewiesen hat, beruht die Quaddelentstehung auf einer Erweiterung und Durchlässigkeitssteigerung der Capillaren, welch letztere er auf einen primären Gewebsreiz zurückführt, der elektrisch nachweisbar ist und auch die Epidermisepithelien durchlässiger zur Stoffaufnahme und -abgabe macht.

Die erste zuverlässige Beobachtung über das entzündliche Ödem verdanken wir SAMUEL. Am verbrühten Kaninchenohr (Wasser von 54⁰) konnte er den unmittelbar betroffenen geschwollenen und geröteten Entzündungsherd von einem erst nach einiger Zeit sichtbar werdenden Entzündungshof unterscheiden. Von diesem Herd ausgehend stellte sich eine trübe Schwellung ein, die sich allmählich auf die Umgebung ausdehnte. Anfänglich besteht das entzündliche Ödem nur aus eiweißhaltiger Flüssigkeit mit nur wenigen farblosen, weißen Blutkörperchen. Die Beobachtungen wurden von MARCHAND voll bestätigt.

Von *kolloidchemischer Seite* hat SCHADE das Entzündungsproblem aufzuklären versucht. Beim Furunkel stellte er fest, daß vom Zentrum der Entzündung aus ein osmotisches Druckgefälle bis in das scheinbar unveränderte Gewebe hinein besteht. Er betrachtet daher diese osmotische Hypertonie im entzündeten Gewebe infolge eines gesteigerten Stoffwechsels als das Hauptkennzeichen der Entzündung, eine Annahme, die namentlich von MARCHAND angegriffen worden ist. Insbesondere lehnt er die osmotische Hypertonie als alleinige Ursache der Entstehung des serösen Exudates ab. Er hält die gesteigerte Durchlässigkeit der kleinen Gefäße für mindestens ebenso wichtig, weil nur sie dem kolloidalen Inhalt den Austritt erlaubt.

RÖSSLE hat nachgewiesen, daß im allergischen Organismus die Entzündungserscheinungen sehr viel schneller und heftiger verlaufen und sein Schüler GERLACH zeigte, daß diese allergischen Entzündungen von einer starken Schwellung des Bindegewebes begleitet sind. Wir kennen deren Folgen als Nekrose beim ARTHUSschen Phänomen. Diese Nekrose ist auf eine starke und manchmal völlige Kompression der capillaren kleinen Gefäße zurückzuführen, wobei der Quellungsvorgang das gesamte Gewebe einschließlich Blutgefäßen und ihrem Inhalt aussaugt und trocken legt.

Der *hämorrhagische* Charakter des entzündlichen Exsudats wird durch Blutbeimengungen bedingt, die meist durch Diapedese aus den kleinen Gefäßen entstehen. Für den Dermatologen sei als bekanntes Beispiel auf das Milzbrandödem der Haut hingewiesen. Hier sehen wir eine zellig-seröse Durchtränkung der ganzen Haut, die stellenweise hämorrhagisch infarziert erscheint. Hämorrhagische entzündliche Exsudate kennen wir auch (s. o.) vom Fleckfieber (E. FRAENKEL).

Wir finden hier ein perivasculäres Infiltrat, in schwereren Fällen auch über dieses hinausgreifend das sonst nicht veränderte cutane Bindegewebe, durchsetzt von größeren oder kleineren *Anhäufungen roter Blutkörperchen.* Der Beginn dieser Blutungen ist nicht sicher festzustellen. Er liegt auf alle Fälle vor dem klinischen Offenbarwerden der Hämorrhagien; denn häufig findet man schon dort, wo klinisch noch eine reine Roseola vorzuliegen scheint, histologisch bereits ausgetretene rote Blutkörperchen. Für diese ersten Blutanhäufungen muß man wohl — bei Mangel anderer Erklärungsmöglichkeiten — einen Austritt per diapedesin annehmen. Es scheinen bei ihrem Zustandekommen jedoch auch allgemeine oder vielleicht noch häufiger örtliche Störungen im Blutkreislauf eine gewisse Rolle zu spielen; denn je akuter die Hyperämie, je ausgedehnter die Stase, um so stärker die Blutung (DAWYDOWSKIE). Daneben dürften auch Blutungen per rhexin vorkommen, was bei den schweren Gefäßwandschädigungen leicht verständlich ist. Immerhin bleibt es auffallend, daß wir diese Hämorrhagien trotz der weitgehenden, frühzeitig vorhandenen Wandnekrosen erst nach einigen Tagen auftreten sehen. Ob hierbei tatsächlich das perivasculäre Infiltrat zunächst als abschließender Wall dient (KYRLE und MORAWETZ u.a.) oder überhaupt dienen kann, scheint noch nicht restlos klargestellt. Immerhin spricht die Tatsache dafür, daß wir hier in den schwersten Fällen mit ausgedehnten Blutungen zwar ausgedehnte Wandnekrosen, jedoch nur sehr zarte perivasculäre Infiltrate vorfinden. In solchen Fällen kommen jene Blutungen vor, die weit über den eigentlichen Erkrankungsherd hinausreichen. Zwischen der Entwicklung und auch der Ausdehnung der Thromben und dem Auftreten der Blutungen bestehen augenscheinlich keine Zusammenhänge.

In wechselnder Stärke — im übrigen ohne irgendeine prognostische Vorbedeutung etwa für die Schwere der Erkrankung — treten Hämorrhagien bei Masern, Scharlach, Erythema exsudativum multiforme und nodosum, bei der Hydroa vacciniformis auf. Prognostisch bedenklich erscheinen sie bei den pyogen metastatischen Dermatosen, beim Pemphigus.

Das *fibrinöse Exsudat* ist gekennzeichnet durch die Gegenwart des in Wasser unlöslichen, gleich dem Blutfibrin in verdünnten Alkalien und Säuren stark

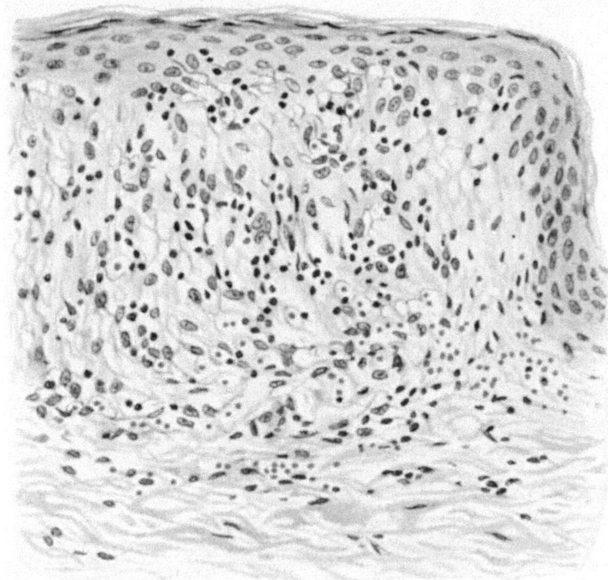

Abb. 55. Hämorrhagische Entzündung bei Erythema exsudat. multiforme, Typus Eryth. papulat. O 290:1; R 250:1.

quellbaren Exsudatfibrins. Es entwickelt sich aus feinsten Nadeln und Fäden, die miteinander zu einem dichten Filz verkleben und schließlich zu einer homogenen, stärker lichtbrechenden, hyalinen Substanz verschmelzen. Auch färberisch verhält es sich wie das Blutfibrin, ist mit letzterem also völlig identisch (Marchand). Es bildet sich im Gewebe bei allen stärkeren Entzündungsprozessen durch Ausscheidung in den von eiweißhaltiger Flüssigkeit durchsetzten Gewebsinterstitien und Lymph-, gelegentlich auch Blutgefäßen. Allerdings ist dabei eine Gefäßwandschädigung Voraussetzung. Besonders deutlich finden wir die diffuse fibrinöse Entzündung beim Erysipel, bei der Verbrennung, Erfrierung u. a.

Die „*fibrinoide Degeneration*", wie sie auch in der Dermatologie häufig geschildert wird, möchte ich nicht auf eine tatsächliche Umwandlung kollagener und anderer Bindegewebsfasern zurückführen. Es ist vielmehr mit Marchand anzunehmen, daß die schwergeschädigten Fasern des Gewebes sich auflösen und mit den umspülenden gerinnenden Eiweißsubstanzen zu einem morphologisch einheitlichen Körper verschmelzen. Es handelt sich also im Grund genommen um nichts anderes als eine Verquellung der Fasern durch Aufnahme eiweißhaltiger Flüssigkeit bis zur Erweichung und Lösung und nachträglichem Übergang in einen Gelzustand.

Die *verschorfende Entzündung* spielt in der Haut kaum eine Rolle, es sei denn, man rechnet die nicht seltenen Fälle echter Hautdiphtherie hierher. Bei dieser zeigt das Mikroskop, ähnlich übrigens auch auf den Schleimhautübergangsstellen

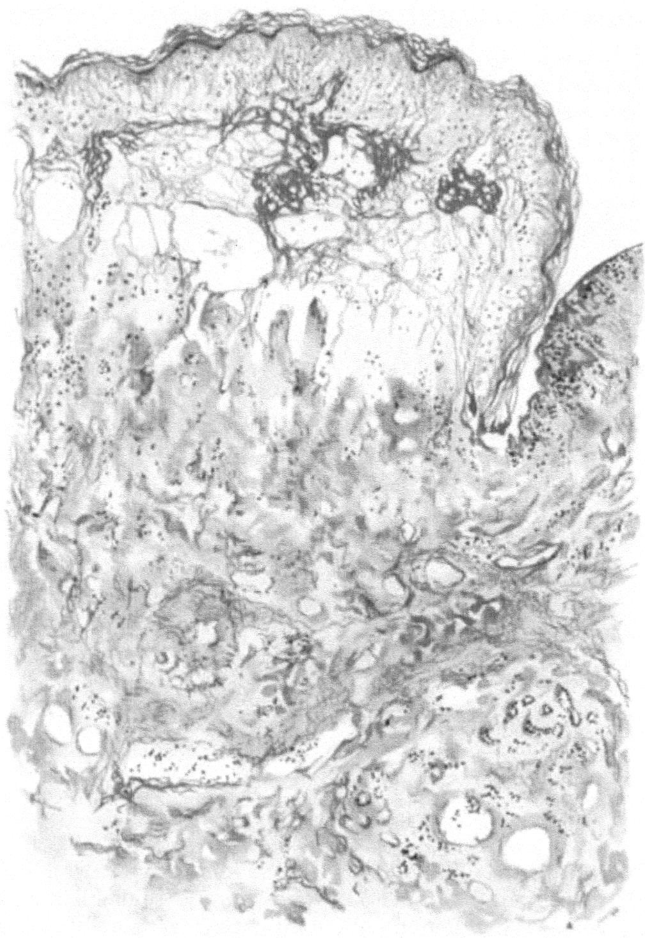

Abb. 56. Sero-fibrinöse Entzündung bei Milzbrandkarbunkel. (♂, 25jähr., Unterarm, volar.) Ödematöse Randzone. Abhebung der vakuolisierten Epidermis durch ein fibrinöses Exsudat, das sich auch auf das Corium erstreckt. Starke Erweiterung der zum Teil thrombosierten Gefäße. Mäßige Zellinfiltration. WEIGERTS Fibrinfärbung. O 66:1; R 60:1. (Nach GANS, Histologie I.)

und hier vielleicht noch häufiger, als ersten Angriffspunkt eine Epithelschädigung. Die Epidermis des Geschwürsrandes ist gewuchert und von polynucleären Leukocyten durchzogen. Der Geschwürsgrund wird von einem mit polynucleären Leukocyten, Zell- und Kerndetritus durchsetzten Fibrinnetz bedeckt. Die Cutis unterhalb der Fibrindecke ist nekrotisch; das Gewebe nicht mehr färbbar, die Zellen sind zerfallen, die kollagenen Fasern ödematös aufgelockert. Innerhalb dieses nekrotischen Abschnittes sind die Blutgefäße durch Fibrinthromben verstopft. Dringt die Nekrose auch in das Unterhautzellgewebe vor, so entwickeln sich in der Umgebung der Geschwüre sekundäre, derbe, brettharte

Infiltrationen, wie sie für gewöhnlich die *phlegmonöse* Form der Hautdiphtherie kennzeichnet.

Hier liegt von vornherein eine tiefere Durchsetzung des Unterhautzellgewebes mit Bacillen vor, wodurch ausgedehnte, fortschreitende, bretharte Schwellungen entstehen. Histologisch entspricht diesen eine fibrinöse Degeneration des Bindegewebes und hyaline Gefäßnekrose, Veränderungen, denen sekundär ein geschwüriger Zerfall der ganzen Haut folgen kann.

Als echter diphtherischer Prozeß gilt auch die Noma, der Hospitalbrand, jene Form der *Stomatitis gangraenosa,* die durch frühzeitigen nekrotischen Gewebszerfall gekennzeichnet wird.

Man kann dabei mehr oder weniger deutlich mehrere (meist drei), gelegentlich auch nur zwei verschiedene Zonen unterscheiden: eine oberflächliche zerfallende, eine in der Tiefe liegende, anscheinend noch gesunde Gewebspartie und eine zwischen diesen beiden liegende Übergangszone.

Ein dichter Filz fibrinöser Massen reicht von den oberflächlicheren zu den tieferliegenden Abschnitten der Nekrose hinab und bedingt so jenes feste Zusammenhalten, das im klinischen Bilde die Noma als einen echt diphtherischen Prozeß kennzeichnet. Oft findet sich dabei das Fibrin an der Übergangszone des nekrotischen und entzündlich infiltrierten Gewebes in Form einer dichten, wallartigen Anhäufung. Seine Fasern lassen sich aber auch noch weit ins Gesunde hinein verfolgen.

## Die Exsudatzellen.

Am *Aufbau des Exsudats* sind neben den vorhin geschilderten flüssigen Ausschwitzungen noch eine Reihe verschiedenartiger Zellen beteiligt, die man zusammenfassend als „*Exsudatzellen*" bezeichnet hat. Eine Entscheidung über ihre Abstammung und Herkunft ist oft nur sehr schwierig, manchmal auch gar nicht durchzuführen, insbesondere dann nicht, wenn wir unter den Begriff der „Exsudatzellen" neben den ursprünglich aus den Gefäßen ausgetretenen Zellen auch noch die im entzündlichen Gewebsbezirk entstehenden oder vorhandenen rechnen.

Die *Verteilung der „entzündlichen" Zellansammlung* ist recht verschieden. Häufig treten die Beziehungen zu den Hautgefäßen deutlich hervor, wobei deren Wandung oft von den Infiltratzellen durchsetzt und aufgelockert erscheint. Dabei kann man gleichmäßige und ungleichmäßige Ausdehnung auf die Gefäße aller Coriumschichten oder Bevorzugung einzelner, insbesondere der der Papillarkörper feststellen. In anderen Fällen finden wir statt mantel- oder zylinderförmiger, perivasculärer Infiltrate kappenartig und einseitig aufsitzende. Des weiteren trifft man den ganzen befallenen Abschnitt gleichmäßig oder ungleichmäßig, enger oder lockerer diffus durchsetzende Zellherde, was häufig zu einer mehr oder weniger ausgedehnten Auflockerung und auch Aufsplitterung der kollagenen und der elastischen Faserbündel bzw. Fasern führt, ohne daß diese stärkere Veränderungen erleiden müßten. Die Bevorzugung der Umgebung der Hautanhangsgebilde ergibt sich meist aus einer Vorliebe für die jene umspannenden Gefäße; recht selten sind rein perineurale Infiltrate, wie z. B. bei der Lepra nervosa oder so scharf gegen die Cutis abgesetzte, wie z. B. beim Lichen ruber planus. Ihnen kommt fast differential-diagnostische Bedeutung zu. Weniger gilt dies von jenen Erscheinungsformen, wo das entzündliche Infiltrat hoch oben im Stratum papillare auftritt und zu einer Auflockerung der Epidermis, häufig mit nachfolgender Lückenbildung (s. d.) führt.

Über eine der wichtigsten Zellformen, die *polynucleären Leukocyten,* besteht bezüglich der Herkunft im allgemeinen völlige Übereinstimmung. Sie werden seit Cohnheim wohl ausnahmslos als aus dem Blute bzw. der Blutbahn austretende und ausgetretene Zellen angesehen. Schwierigkeiten ergeben sich jedoch bei den *lymphoiden* Formen. Diese Schwierigkeiten werden noch dadurch gesteigert, daß ja bezüglich der Abstammung dieser Zellen noch keineswegs

Übereinstimmung besteht (Unitarier und Dualisten). Während EHRLICH und mit ihm eine große Zahl von Forschern die dualistische Herkunft der farblosen Blutzellen vertrat, sind MARCHAND, MAXIMOW als die bedeutendsten und entschiedensten Vertreter jener Ansicht zu nennen, die als „ursprüngliche Form der farblosen Blutzelle die ungranulierte Lymphoidzelle ansprechen".

Polynucleäre sowohl als lymphocytoide Zellen durchtreten die Gefäßwand unter entsprechender Kernveränderung, wobei es noch unentschieden ist, welchen Kräften — vor allem wohl physikalisch-chemischer Natur, Chemotaxis — wir diese Wanderung verdanken. Bei weitem die Hauptrolle spielen bei dieser *Auswanderung* die polymorphkernigen, neutrophylen Leukocyten, besonders bei allen eitrigen Entzündungen,seien diese primär vorhanden oder erst sekundär entstanden. Sie kann zu völliger Durchsetzung der Cutisabschnitte und auch der Epidermis führen und zum Auftreten der sog. Mikroabscesse (Psoriasis u. a.) oder der verschiedenen Formen von Pusteln in dieser. Die polynucleären Leukocyten lassen sich dabei häufig auf ihrem Wege von den erwähnten Gefäßen des Coriums, insbesondere des Papillarkörpers bis in die Epidermis hinein verfolgen. Besonders deutlich wird dies oberhalb ödematös entzündlich veränderter Papillenköpfe. Andererseits beteiligen sich an dem Aufbau des Exsudats der aseptischen Entzündungen ungranulierte einkernige Zellen mit basophilem Protoplasma, die im Gegensatz zur üblichen Gewohnheit besser als *lymphocytoide Zellen* denn als Lymphocyten zu bezeichnen sind, um auf diese Weise ihre verschiedene Herkunft zu betonen (MARCHAND). Kleine, rundkernige Lymphocyten sah ZIELER bei seinen Untersuchungen „über die Wirkung des konzentrierten elektrischen Bogenlichtes mit Ausschluß der Wärmestrahlen auf die Haut" auftreten. Mononucleäre Exsudatzellen schildern MÖLLER und insbesondere JANSEN bei der Untersuchung der Wirkung des Finsenlichtes auf die Haut. Zur Erklärung der Leukocytenwanderung werden heute neben der Chemotaxis, der chemischen Reizbarkeit der Leukocyten vor allem wohl physikalisch-chemische, in engerem Sinne kolloid-chemische Voraussetzungen, insbesondere das Wasserstoffionenkonzentrationsgefälle, ursächlich herangezogen (L. MICHAELIS, RÖSSLE, GRÄFF) u. a.

Unter den granulierten haben die *eosinophilen Leukocyten* für die Dermatologie insofern eine besondere Bedeutung, als ihre Vermehrung im Blute sowohl als auch in der Haut für eine ganze Reihe von Hauterkrankungen als kennzeichnend angesprochen worden ist. Es hat sich dabei herausgestellt, daß ein Parallelismus zwischen diesen beiden Formen der Eosinophilie, der hämatogenen und histiogenen, nicht besteht, daß auch von einer differential-diagnostischen entscheidenden Bedeutung nicht gesprochen werden kann. Über die *Entstehung* der eosinophilen Leukocyten herrscht noch keine Übereinstimmung. Rein histiogener sowohl als auch rein hämatogener Ursprung und schließlich beides gleichzeitig wird erörtert. Bei der örtlichen Bildung nimmt WEIDENREICH eine Umwandlung kleiner ungranulierter Lymphocyten in eosinophile Zellen an; auch mitotische Teilung soll vorkommen. Als Bildungsstätte wird andererseits seit EHRLICH für sämtliche eosinophilen Zellen das Knochenmark angesehen, von dem sie mit dem Blutstrom weitergetragen und schließlich aus den Gefäßen in das Gewebe einwandern sollen. Schließlich werden noch beide Wege als möglich hingestellt. Für die Entstehung im Gewebe, unabhängig vom Knochenmark, sprechen die Beobachtungen an Embryonen, wo eosinophile Granula tragende Zellen im Bindegewebe und insbesondere im Unterhautbindegewebe beobachtet wurden. In der großen Mehrzahl der Fälle — aber meiner Erfahrung nach an der Haut *durchaus* nicht immer — dürfte allerdings die gesteigerte Gewebseosinophilie auf einer Auswanderung aus den Gefäßen beruhen (MARCHAND, RÖSSLE). Dafür spricht auch die Tatsache, daß sie auf diesem Wege häufig beobachtet worden sind, und zum anderem, daß in den meisten Fällen von vermehrter Gewebseosinophilie auch eine Bluteosinophilie besteht.

Der Reichtum des Exsudates und des Gewebes an eosinophilen Zellen kann dabei so stark sein, daß man ein einheitliches, aus eosinophilen Zellen aufgebautes Bild vor sich hat (Martinotti u. a.). Welcher Art die Reizwirkung ist, die zu der lokalen Anhäufung eosinophiler Zellen führt, steht noch dahin. Neben der Chemotaxis hat sich neuerdings besonders durch die Untersuchungen Ebbeckes die Vorstellung Bahn gebrochen, daß ursächlich eine Reizung der Wand der kleinen Gefäße durch Stoffwechselprodukte in Frage komme, die chemotaktisch auf die Eosinophilen wirken.

Ob es sich dabei, wie Schwarz meint, um Spaltungsprodukte von Eiweißkörpern handelt, die durch besondere fermentative Einflüsse eigenartig chemotaktisch wirksam geworden sind, ist noch nicht restlos bestätigt.

Den Dermatologen interessiert das Vorkommen der Gewebseosinophilie beim Pemphigus, insbesondere beim Pemphigus vegetans (K. Herxheimer, Kreibich u. a.), der Dermatitis herpetiformis (Leredde und Perrin, Darier u. a.), der Mycosis fungoides, dem Lupus vulgaris (Jadassohn), der Lymphogranulomatose, sowie bei den meisten Carcinomen der Haut. Auch bei der Darierschen Krankheit treten sie oft reichlich auf. Das Vorkommen sehr reichlicher eosinophiler Zellen im Gewebe beim „Arthusschen Phänomen" und ganz allgemein bei der „allergischen" Entzündung (Rössle, Gerlach), im Tuberkulin reagierenden Gewebe (Jadassohn) ist erwähnenswert. Bei der Urticaria factitia fand schon Gilchrist 1908 eosinophile Zellen im Gewebe; häufig begegnen wir ihnen bei den als Folge parasitärer Schäden, vor allen epizoonotischer Natur, auftretenden entzündlichen Hautherden (z. B. bei den Zeckenstichen u. ä.), bei der Jod- und Bromacne; Kreibich stellte sie im Frühstadium des Erythema exsudativum multiforme im Exsudat der Blasen und der Cutis fest. Bei der Salvarsandermatitis sah sie Schlecht als starkes eosinophiles Infiltrat in Epidermis und Cutis, desgleichen Hoffmann bei der Hg-Dermatitis. Beim akuten Ekzem bzw. der Dermatitis wurden sie nur gelegentlich in den Bläschen beobachtet (Klausner und Kreibich, Darier), selten bei der Psoriasis (Muir). Unter den akuten Exanthemen sind sie beim Scharlach, wenn auch selten, beobachtet.

Beim Pemphigus vulgaris und der Dermatitis herpetiformis liegt vielleicht eine besondere Neigung zur Ansiedlung eosinophiler Zellen innerhalb des Hautepithels vor. Es mag sich dabei wohl um ganz eigentümliche (chemische?) Vorgänge handeln, die die Eosinophilen heranlocken und für die E. Schwarz eine aktive Tätigkeit der Epidermiszellen verantwortlich machen möchte. Die Epidermiszellen sollen durch eine gesteigerte sekretorische Tätigkeit lymphagoge und eosinotaktische Substanzen absondern; vielleicht handele es sich dabei in letzter Linie um im Blute kreisende toxische Substanzen, die einen Reiz auf die Sekretionstätigkeit der Epidermiszellen ausüben. Das Vorkommen beim Pemphigus vegetans ist nicht gleichmäßig, da auch gelegentlich gar keine eosinophilen Zellen gefunden werden, bzw. nur ganz spärliche Infiltrate (Philippson, v. Zumbusch).

Die *Mastzellen* sind gekennzeichnet durch ihren Gehalt an basophilen, metachromatischen Granula. Sie finden sich sowohl im Blut als im Gewebe und bezüglich ihrer Herkunft bzw. ihrer gegenseitigen Abstammung haben sich die gleichen Fragen erhoben wie für die Eosinophilen. Die Granula färben sich gut mit polychromem Methylenblau, Neutralrot, Kresylviolett, Pyronin. Sie lösen sich in Wasser und alkalischen Salzlösungen und stehen chemisch dem Mucin nahe (Schwenter-Trachsler). Sie werden als Sekretionsprodukte der Zellen angesehen. Meirowsky leitet sie von der Kernsubstanz ab und bringt sie mit der

Pigmentbildung in der Zelle in Verbindung. Tatsächlich sieht man nicht eben selten in den Mastzellen eng nebeneinander im Protoplasma ein und derselben Zelle gelbbraune Pigmentgranula und z. B. mit polychromem Methylenblau metachromatisch rot gefärbte Mastzellengranula. Ein zwingender Grund, diese Tatsache mit der Pigment*bildung* in Beziehung zu setzen, liegt allerdings meines Erachtens nicht vor, es kann sich ja auch um Phagocytose freier Pigmentkörner handeln.

Die Zellen selbst sollen teils aus dem Blute (Blutlymphocyten, Blutmastzellen: MAXIMOW, K. ZIEGLER) bzw. aus den Zellen des Bindegewebes (Mesenchymzellen, Gefäßwandzellen, fixe Bindegewebszellen: MARCHAND, PAPPENHEIM) stammen. Andere wieder halten Blut- und Gewebsmastzellen für durchaus verschiedene Formen (GREGGIO, WEIDENREICH, PAPPENHEIM, MAXIMOW, STERNBERG) u. a., wenn auch Beziehungen zwischen beiden für möglich erachtet werden (WEIDENREICH).

Mastzellen kommen schon normalerweise in der Haut vor, wenn auch bei den verschiedenen Tieren verschieden reichlich. Vermehrt treten sie jedoch stets als lokale Mastzellenanhäufung und nicht etwa als allgemeine Vermehrung im Blute auf, insbesondere bei chronischen Prozessen der Haut, seltener bei akuten.

Es handelt sich dabei ätiologisch um die allerverschiedenartigsten Erkrankungen, teils primär-toxischer, teils infektiös-toxischer und anderer Natur. Reichlich vertreten sind sie bei verschiedenen, vor allem chronischen Entzündungsprozessen: Rosacea, Rhinophym, chronische Röntgendermatitis, Mycosis fungoides, Tuberculosis cutis luposa, Arsenmelanose, Alopecia areata u. a.; seltener beim Scharlach oder Fleckfieber. Regelmäßig anzutreffen sind sie bei den verschiedenen Urticariaformen, nicht nur bei der Urticaria pigmentosa (s. u.); ferner beim Lichen ruber planus, der circumscripten und der diffusen Neurodermitis. Weiterhin wurden sie beschrieben bei der Acanthosis nigricans, der Poikilodermia atrophicans vascularis, der Porokeratosis Mibelli, der Acne — insbesondere der Acne varioliformis —, den Mykiden, Nävi, insbesondere Hämangiomen, RECKLINGHAUSENsche Krankheit (UNNA) u. a. Irgend ein genetisch einheitlicher Gesichtspunkt läßt sich demnach für ihr Vorkommen vorläufig noch nicht erbringen.

In eigentümlicher Form treten sie bei der Urticaria pigmentosa auf, und zwar sowohl bei der naeviformen, angeborenen als auch der erworbenen; allerdings handelt es sich dabei kaum um einen Entzündungsprozeß. Bei der angeborenen ersteren Form treten die Mastzellen in der Regel in dichten Mastzellenhaufen auf, bei der später erworbenen Form meistens mehr als perivasculäre Zellmäntel oder auch ungleichmäßig über das Infiltrat verteilt. Sie finden sich ferner in der Umgebung maligner, besonders epithelialer Tumoren, wo sie in wechselnder Zahl vorkommen.

Über die Art der Entstehung dieser Mastzellen gehen die Meinungen auseinander. Während die meisten Forscher und besonders UNNA für eine autochthone Bildung durch Aufnahme von Mastzellenkörnelung in Bindegewebszellen eingetreten sind, wurde vereinzelt auch auf eine Auswanderung aus dem Blute zurückgegriffen. Die Frage ist bis heute noch nicht restlos geklärt. MARCHAND ist auf Grund eingehender Untersuchungen zu einer einheitlichen Auffassung der Gewebs- und Blutmastzellen gekommen, und zwar sollen die großen histiogenen die älteren darstellen, aus denen die jüngeren und kleineren unter allmählicher Veränderung der Kernform hervorgehen. Es wäre damit ihr Auftreten innerhalb der Blutgefäße durch Einwanderung in diese zu erklären.

Über die Bedeutung der Mastzellen wird gestritten. Sie sollen in naher Beziehung zur Schleimbildung im Bindegewebe stehen und andererseits die Funktion haben, das Mucin für die Grundsubstanz zu liefern (STAEMMLER).

*Lymphocyten* bilden den Hauptanteil jedes sog. chronisch entzündlichen Granulationsgewebes. Man kann bei ihnen zwei Formen unterscheiden, die großen und die kleinen Lymphocyten, deren Größe allerdings erheblichen Schwankungen unterworfen ist. Über Einzelheiten siehe die Lehr- und Handbücher der allgemeinen Pathologie bzw. Hämatologie, insbesondere über die Fragen ihrer Entstehung. Heute hat die Ansicht wohl allgemein Anerkennung gefunden, daß es sich zum Teil um bewegliche Zellen handelt, die auch zur Auswanderung aus den Gefäßen befähigt sind (WEIDENREICH, MARCHAND). Neben der Auswanderung aus der Blutbahn wird jedoch auch die örtliche Entstehung im Gewebe (ARNING, KÖNIGSTEIN u. a.), und zwar sowohl aus Zellen des Mesenchyms als der Adventitia der kleinen Gefäße als möglich anerkannt. Auch hier sei bezüglich weiterer Einzelheiten ebenso wie für die Genese der Plasmazellen auf die Darstellungen der allgemeinen Pathologie verwiesen.

Wenn wir bei der *Abstammung der Plasmazellen* etwas länger verweilen, so geschieht dies mit Rücksicht darauf, daß gerade im dermatologischen Schrifttum diese Frage eine eingehende Bearbeitung gefunden hat, ich erinnere nur an den Entdecker der Plasmazellen P. G. UNNA, an die Arbeiten JADASSOHNs, MARSCHALKOs u. a. Während UNNA die Plasmazellen aus Bindegewebszellen ableitet, unter Zunahme ihres Gehaltes an „Granoplasma“ – wie er einen ubiquitären Teil des Zellprotoplasmas bezeichnete —, ist die Mehrzahl der Forscher für ihre Abstammung aus den Lymphocyten eingetreten. So schroff diese Ansichten sich ursprünglich einmal gegenüber zu stehen schienen, so hat sich doch in den letzten Arbeiten, die allerdings auch schon nunmehr nahezu 20 Jahre zurückliegen, eine Annäherung dadurch vollzogen, daß die Bindegewebszellen als indifferente Mesenchymzellen, als die Mutterzellen auch der Lymphocyten angesehen wurden. Der Streitpunkt ist heute nur noch der, ob sich aus diesen Lymphocyten dann die Plasmazellen und Plasmatochterzellen entwickeln, oder ob vielmehr erst, wie dies UNNA annimmt, die Lymphocyten aus Plasmazellen nach dem Verlust des Granoplasmas gewissermaßen als Zelltrümmer übrig bleiben. Die Ablehnung der UNNAschen, endogenen Plasmazellenbildung aus den Bindegewebs- und Endothelzellen begründet sich vor allem darauf, daß die Deutung der Befunde durch UNNA als willkürlich angesehen wird. Insbesondere hat MARCHAND sich aus allgemein histogenetischen Gründen dagegen gewandt, wenn er auch die Abstammung der Plasmazellen von den örtlichen Zellen des Bindegewebes im Sinne UNNAs zugegeben hat. Für die nahe Zusammengehörigkeit der Plasmazellen mit den Lymphocyten und eine gemeinsame Abstammung führt er außer der Übereinstimmung der Kernform und dem bei den meisten chronischen Entzündungsprozessen gleichzeitigen Vorkommen beider auch das feinere Verhalten der Protoplasmastruktur an. Er betont dabei ausdrücklich, daß als Ursprungsformen der Plasmazellen jedoch nicht nur die Lymphocyten des Blutes, sondern „der Hauptsache nach“ auch die sogenannten „indifferenten Zellen“ oder Wanderzellen des Bindegewebes in Frage kommen und anerkennt damit die histiogene Abstammung der Plasmazellen. Der Vollständigkeit halber erwähnen wir noch die PAPPENHEIMsche Anschauung, welche die gewöhnlichen Plasmazellen den großen Lymphocyten, die Plasmatochterzellen UNNAs den kleinen Lymphocyten gegenüberstellt. Die jetzt geltende Meinung darf man dahin zusammenfassen, daß es sich dabei „um eigentümliche Zellformen handelt, welche gewisse Bindegewebselemente, und zwar vorwiegend die adventitiellen und die ihnen gleichwertigen, im Gewebe verstreuten, als Histiocyten zusammengefaßten Elemente unter dem Einfluß besonderer Reize annehmen“. Von den sog. Histiocyten ASCHOFFs und KIYONOs, den Retikulo-Endothelien, unterscheiden sich die hier in Frage kommenden Zellformen vor allem dadurch, daß sie nicht vitalfärbbar und keiner Carminspeicherung fähig sind.

Das Auftreten der Plasmazellen und mit ihnen der kleinen Lymphocyten, die, wie schon gesagt, im wesentlichen das sog. chronische Granulationsgewebe bilden, wird heute einer Abwehrreaktion zugeschrieben, die gelegentlich auch bei akuten Prozessen vorkommt. Wir finden sie bei der großen Mehrzahl oder vielleicht bei so gut wie allen chronisch-entzündlichen Gewebszuständen der Haut; unter ihnen nimmt das syphilitische Granulationsgewebe die erste Stelle ein, aber auch bei der Tuberculosis cutis luposa, der Aktinomykose, beim Ulcus molle, der Lepra, dem Rhinosklerom, den banalen Wundgranulationen sowie schließlich auch in der Umgebung sowohl gutartiger als auch bösartiger, vor allem epithelialer Neubildungen werden sie gefunden. In ihrer Entwicklung läßt sich dabei eine Abhängigkeit von der Dauer des Entzündungsprozesses feststellen, und zwar trifft man zunächst auf lymphocytäre Infiltrate, in deren Randabschnitten sich dann gewöhnlich die ersten Plasmazellen zeigen. Diese machen im weiteren Verlauf eine verschiedene Entwicklung durch. Zunächst an Zahl und Größe zunehmend, verlieren sie im weiteren Verlauf mit dem Rückgang des entzündlichen Granuloms ihren Reichtum an ,,Granoplasma“ und schließlich schwinden auch die Kerne.

Eine besondere Betrachtung verlangen noch jene eigenartigen großen, einkernigen, als „große mononucleäre Leukocyten“ oder Histioleukocyten oder Monocyten bezeichneten Zellen, deren Abstammung — wenigstens zum großen Teil — vom Gefäßendothel als gesichert angesehen werden darf. Sie unterscheiden sich von den Lymphocyten durch den ovalen, nur schwach färbbaren, großen Kern und das schwach basophile, im Gegensatz zu den Lymphocyten von Granulationen freie Protoplasma. Von ihnen führen Übergangsformen zu den polynucleären Leukocyten des Blutes. Ihre Stellung im System ist noch umstritten, sowohl von seiten der Hämatologen (NAEGELI, PAPPENHEIM) als auch der Pathologen (MARCHAND, BORST u. a.). Sie gehören zu jenen Zellen, die von ASCHOFF und KIYONO auf Grund ihrer Vitalfärbbarkeit als Histioleukocyten bzw. Histiocyten bezeichnet und zu einem ,,reticulo-endothelialen System“ gerechnet wurden, das insbesondere dem intermediären Cholesterin-, Eisen- und Pigmentstoffwechsel dienen sollte. (Über Einzelheiten siehe die Lehrbücher der Hämatologie und Pathologie sowie die Monographie ASCHOFF-KIYONOS) Sie sind identisch mit den Makrophagen METSCHNIKOFFs und treten bei bestimmten fieberhaften Erkrankungen im Blut in gegenüber der Norm (2—4%) erheblich vermehrter Zahl auf. Sie werden von mancher Seite als die noch nicht differenzierten Mutterzellen der myeloiden und lymphoiden Blutzellreihen betrachtet (Stammzellenleukämie EWALD). Besondere Bedeutung verdienen sie noch dadurch, daß die epitheloiden Zellen des tuberkulösen Granulationsgewebes auf diese Endothelzellen zurückgeführt werden.

Ein besonderes Interesse erlangen sie für die Dermatologie dadurch, daß sie wahrscheinlich am geweblichen Aufbau jenes seltenen, als Leukosarkomatose bezeichneten Krankheitsbildes in der Haut beteiligt sind, von dem ich jüngst einen Fall durch STROKA und WALTHER veröffentlichen ließ.

## II. Die verschiedenen Entzündungsformen.

### 1. Die exsudative Entzündung.

Die Pathologie pflegt im allgemeinen seröse, sero-fibrinöse, serös-eitrige und rein eitrige Exsudate zu unterscheiden. Ihre besonderen Erscheinungsformen wurden bei der Erörterung der Primärefflorescenzen eingehend dargestellt, so daß an dieser Stelle der entsprechende Hinweis genügt. Sicherlich wird im

Einzelfalle je nach dem Vorherrschen des einen oder anderen Befundes eine derartige scharfe Trennung meist möglich sein; doch darf nicht vergessen werden, daß zahlreiche Übergänge zwischen den verschiedenen Formen vorkommen, genau so wie wir dies von den serös-schleimigen, schleimig-eitrigen und rein eitrigen Absonderungen der Schleimhäute kennen und wie andererseits sowohl mehr akute wie chronische, proliferative wie exsudative Gewebsveränderungen häufig auf recht engem Raume nebeneinander verlaufen.

*Eitrige Exsudate* erhalten diese Eigenschaft durch die wechselnd reichliche Beimengung von Eiterkörperchen, die ihnen die mehr oder weniger undurchsichtige, grünweiße bis grüngelbe und weißgelbe Farbe verleihen. Die obenerwähnten Übergänge zwischen den einzelnen Exsudatformen lassen sich an der Haut bei manchen Erkrankungen unmittelbar verfolgen; ein zunächst rein seröses *Bläschen* trübt sich durch die steigende Zahl einwandernder Eiterzellen, wird dann undurchsichtig und nimmt schließlich die obenerwähnte Farbe an, womit es zur *Pustel* (s. d.) geworden ist. Oft sind hier dem übrigen Exsudat degenerierende Epidermisepithelien in den verschiedenen Stadien des Zelluntergangs beigemischt.

Die mehr oder weniger gelbe Farbe kann durch Beimengung ausgetretener roter Blutkörperchen eine mehr gelbrote bis braune Tönung annehmen.

Unmittelbar treten Eiterungen nur an serösen Häuten auf; an der äußeren Haut können sie sich erst nach Beschädigung oder gar Entfernung der Hornschicht oder aber unterhalb der Hornschicht entwickeln. Je nach der verschiedenen Lokalisation der Eiterherde kann man dabei subcorneale, intraepidermale, subepidermale und follikuläre Eiteransammlungen unterscheiden, manchmal nur in Gestalt sog. „Mikroabscesse", z. B. beim Scharlach, der Blastomykose und besonders bei der Psoriasis.

Bei diesen *Mikroabscessen* handelt es sich um nach Form und Aussehen wechselnde Ansammlungen von Leukocyten, die zunächst zu 4—6, gelegentlich auch in größerer Zahl zwischen den Epithelien liegen, vielfach in die noch weicheren, unteren Hornschichtlagen eindringen und diese nach oben vorwölben. Nimmt die Zahl der Abscesse zu, so können sie miteinander flache, langgestreckte, oder auch ovale und runde Ansammlungen bilden, die auch wohl in mehreren, aus zahlreichen Zellen bestehenden Schichten übereinanderliegen. Sie finden sich auch im Stratum spinosum, reichen gelegentlich bis in die Nähe der Papillenspitzen hinab, hier die suprapapilläre Stachelschicht verdrängend und auflösend. Es ist klar, daß eine derartige Ansammlung von Eiterzellen auch das Leben der umgebenden Epithelien in Mitleidenschaft zieht. Sie führt zu degenerativer Umwandlung; die Zellen gehen zugrunde und es entstehen auf diese Weise „Suppurationsvorgänge", die vielfach an eitergefüllte epidermale Pusteln erinnern.

Alles in allem finden sich ganz allmähliche Übergänge von wenigen kleinen Herden von Leukocyten über die mehr diffusen Ansammlungen bis zu den vollausgebildeten epithelialen Abscessen und purulenten Bläschen (Haslund).

Die Epidermis entledigt sich nun dieser Leukocyten durch Abschub in die Hornschicht, in der sie schließlich zwischen den einzelnen Hornlamellen in jeder Höhe angetroffen werden. Sie haben hier ihre rundliche oder längliche Absceßform verloren und sind zu langen schmalen, scharf begrenzten Platten umgewandelt. Bei älteren ruhenden Psoriasisformen findet man dann wohl nur noch in der Hornschicht derartige Leukocytenherde als Erinnerung an die früher vorhandene lebhafte Zellwanderung durch das Epithel, während dieses selbst nun völlig frei sein kann; bei jüngeren Formen verteilen sich oft die Leukocytenherde gleichmäßig auf verhornte und nichtverhornte Epidermis.

Auch bei den follikulären und perifollikulären Abscessen bilden sich je nach der Ansiedlung der Eiterkörperchen am Ausgang, in der Mitte oder in der Tiefe des Follikels oder gar in dessen nächster Umgebung klinisch verschiedene Krankheitsbilder aus (suprafollikuläre, ostiofollikuläre, follikuläre, perifollikuläre Pusteln). Näheres darüber siehe bei den Primärefflorescenzen: Pusteln. Die Eiterkörperchen sind dabei auf ihrem Wege von den Blutgefäßen durch das Bindegewebe und auch durch die Epidermis hindurch deutlich zu verfolgen. Sie finden sich sowohl in den Intercellularräumen als gelegentlich auch innerhalb der einzelnen Zellen. Untersucht man im richtigen Augenblick, so läßt sich der Weg der Eiterzellen wie ein Ameisenzug vom Gefäß zum Orte der Anhäufung der Eiterzellen verfolgen. Es geht diese Durchwanderung mit einer Auflockerung des betroffenen Gewebes einher, die durch die gleichzeitig einsetzende seröse Exsudation, das entzündliche Ödem noch gesteigert wird. Sie führt schließlich zu jenen bekannten Erscheinungen, die als Lockerung, Abhebung der obersten Epidermisschichten — entweder unverändert oder bei langsamer Entwicklung und längerer Dauer und weniger stürmischem Verlauf der Entzündung als Parakeratose — und schließlich als Krusten- oder auch nur Schuppenbildung beschrieben sind. (Näheres siehe: Schuppen, Krusten.)

Ist die Materia peccans durch die Epidermis oder die Follikel hindurch in das Corium eingedrungen, geht daher der Marsch der Leukocyten in die Bindegewebsinterstitien, so entwickelt sich das, was wir als interstitielle Bindegewebseiterung, bei entsprechender Umwandlung der zunächst auch hier meist serös-exsudativen Entzündung in eine rein eitrige als *phlegmonöse Entzündung* bezeichnen, bei der die polynucleären Leukocyten schließlich das Bild völlig beherrschen. Die Gewebsfasern werden durch das eitrige Exsudat auseinandergedrängt, die Interstitien verbreitert; es kommt im weiteren Verlauf zur Quellung des Gewebes, der Erweichung und Einschmelzung mit fibrinöser Exsudation folgen. Ist die eitrige Entzündung mit der sog. Demarkation zum Stillstand gekommen, so wird — falls eine Abstoßung nach außen, wie etwa beim Furunkel, nicht möglich ist —, das Exsudat mitsamt den abgestorbenen Gewebstrümmern aufgesogen. Eine dann einsetzende Bindegewebswucherung führt schließlich zur Heilung.

Nicht nur am und im Bindegewebe, sondern auch in den Gefäßen selbst kommt es zu einer Reihe von Störungen (siehe später). Die *Beteiligung der Gewebszellen* macht sich schon gleich zu Beginn der entzündlichen Veränderung bemerkbar. Sie schwellen an, vermehren sich, liefern eine große Zahl einkerniger Zellen, von denen dann schließlich wieder die Bindegewebsneubildung ausgeht.

Der *Resorption* des entzündlichen Exsudates geht ein Hinfälligwerden der Exsudatzellen voraus. Dieses zeigt sich an den Leukocyten zu Beginn durch Quellung und Vakuolenbildung, Auftreten von Glykogen, schließlich Aufhellung des ganzen Zellkörpers unter Schwund der verschiedenen Granula. Endlich lösen sich die Zellen auf; die Kerne bleiben, soweit sie nicht schon vorher durch Karyolyse und Karyorhexis zerfallen sind, in kleinste Bröckel zerteilt liegen, um schließlich auch aufgesogen zu werden.

Der eitrigen Einschmelzung leisten die festeren Gewebe länger Widerstand als die lockeren. So bleiben auch die *elastischen Fasern* länger erhalten als die *kollagenen*. Aber auch diese verfallen schließlich der Histiolyse durch Quellung und Auflösung.

Als *Verkäsung* wird die Bildung einer „eigentümlich homogenen, opaken, gelblich-weißen Substanz“ bezeichnet, die vor allem die tuberkulöse, aber auch die syphilitische Granulationsgewebsbildung kennzeichnet. Allerdings tritt sie durchaus nicht bei allen tuberkulösen oder syphilitischen Hautveränderungen auf. In der Hauptsache finden wir sie bei der kolliquativen Hauttuberkulose und den gummösen tertiären Syphiliden. Bei der häufigsten Form von Erkrankungen der Haut durch den KOCHschen Bacillus, bei der Tuberculosis cutosis luposa, wird die Verkäsung nahezu vollkommen vermißt, bzw. — wenn vorhanden — nur in kleinsten umschriebenen Bezirken beobachtet.

## 2. Die produktive Entzündung.

Weniger bei den akuten, mehr bei den chronischen Entzündungsprozessen tritt der Anteil der Gewebszellen an der entzündlichen Gewebsneubildung stärker in den Vordergrund.

„*Chronisch entzündlich* sind krankhafte Vorgänge, die sowohl mit andauernder Exsudatbildung als mit vorwiegender Gewebswucherung, besonders des Gefäßbindegewebes einhergehen und sich entweder aus akuten Entzündungen oder auch ohne daß solche vorhergegangen sind, bei andauernder Schädigung der Gewebe allmählich entwickeln. Die Gewebswucherung (entzündliche Neubildung) führt einerseits zur Beseitigung der geschädigten Teile, andererseits aber auch zu ihrem Ersatz, also zu einer mehr oder weniger vollständigen Heilung oder — je nach der fortwirkenden Ursache — zu Bildung eines hinfälligen oder auch dauerhaften abnormen Gewebes, oft unter bleibender Ernährungsstörung und dauernder Schädigung der Funktion" (MARCHAND). Eine scharfe Abgrenzung der akuten und chronischen Entzündung ist unmöglich.

Bei jeder entzündlichen Gewebsneubildung handelt es sich um jene Veränderungen, die sich in einer zahlenmäßigen Vermehrung und einer Vergrößerung der Gewebszellen äußern und heute im allgemeinen als produktive bzw. proliferative Vorgänge bezeichnet werden. In engem Zusammenhang mit dieser Wucherungsfähigkeit steht die im Anschluß an jede Entzündung einsetzende Wiederherstellung, sei es, daß diese nun zum Ziele führt oder auch nicht. Die völlige Wiederherstellung ist nämlich, wenigstens bei den höheren Geweben, durchweg von dem Vorhandensein von Gewebselementen dieses selben Gewebes abhängig. Auch für das Bindegewebe wird heute allgemein anerkannt, daß seine Neubildung auf einem dem der höheren Gewebsformen entsprechenden Regenerationsprozeß beruht. In engem Zusammenhang mit dieser Proliferationsfähigkeit steht die Frage der Regeneration und Wundheilung (s. d.).

Während die Vorgänge bei der entzündlichen Neubildung der epithelialen Gewebselemente durchweg einheitlich aufgefaßt werden, liegen die Verhältnisse für die bindegewebige, entzündliche Neubildung noch recht verwickelt. Diese Frage hat insbesondere im letzten Jahrzehnt dadurch ein ganz anderes Gesicht erhalten, daß sich neue Anschauungen von einem syncytialen Mesenchymaufbau (HUECK, FRIEBOES u. a.) entwickelt haben. Die Berücksichtigung dieser Ansichten muß naturgemäß unsere Vorstellungen vom Ablauf entzündlicher Gewebsreaktionen im Bindegewebe erheblich beeinflussen. Es ist hier nicht der Ort, auf diese Fragen im einzelnen einzugehen. Zusammenfassend darf nur so viel gesagt werden, daß auch heute noch die Annahme des Auftretens selbständiger Bindegewebszellen, von denen die entzündliche Gewebsneubildung ausgeht, unerschüttert dasteht (MARCHAND). Die *Histogenese der Stützsubstanzen* und damit *die entzündliche Bindegewebsneubildung* wird auch heute noch allgemein auf das gefäßführende Bindegewebe und seine Zellen „als Hauptträger der Ernährungsvorgänge" zurückgeführt.

Die sichtbaren Veränderungen der zelligen Elemente des Bindegewebes bestehen in einer, bei den akuten Entzündungen stärkeren ödematösen Schwellung der Zellen zu großen protoplasmareichen, sich schon sehr schnell, unter vorhergehender Vergrößerung der Kerne, mitotisch teilenden Zellen. Man muß diese gewucherten Bindegewebszellen streng trennen und darf sie nicht verwechseln mit den eingewanderten Exsudatzellen.

Eine besondere Besprechung verlangt die *Entwicklung neuer Grundsubstanz* im Verlaufe des entzündlichen Wucherungsprozesses. Die Gesamtanschauung geht heute wohl dahin, daß als erstes Differenzierungsprodukt die von RANKE als „Silberfibrille" bezeichneten „Gitterfasern" anzusehen sind. Diese Fasern sollen sich später verschieden imprägnieren und, je nachdem, als kollagene oder elastische Fasern erscheinen. Sie kommen praktisch in der gesunden Haut nicht vor (RÖSSLE u. a.), entwickeln sich jedoch in manchmal erheblicher Ausdehnung bei chronischen Entzündungen und Neubildungen der Haut (ZURHELLE, BIZZOZERO, WAY und KLÖVEKORN). Diese Mutterfasern des Bindegewebes sind jedoch auch noch recht umstritten, wenn auch ihre Abstammung von den gewucherten Bindegewebszellen allgemein anerkannt wird. Strittig ist für einen Teil der Beobachter nur die Frage, ob diese Fasern intracellulär oder

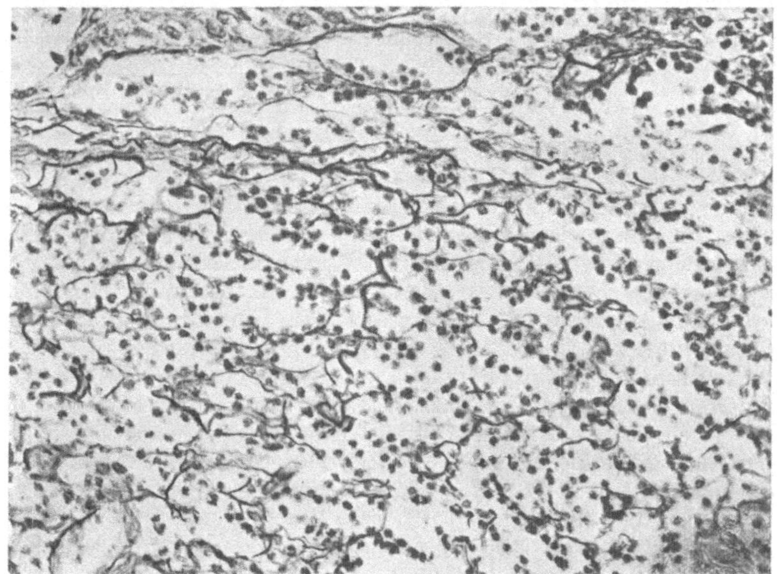

Abb. 57. Gitterfaser(„Silberfibrillen")bildung der Haut bei Lymphadenia cutis. (Nach RÖSSLE.)

intercellulär in der Grundsubstanz entstehen; eine Frage, die andererseits für die Anhänger eines syncytialen Mesenchyms (HUECK, RANKE) gegenstandslos erscheint.

Die genaue Untersuchung ergibt auf alle Fälle für die *Entstehung der kollagenen Fasern* eine Entwicklung aus ursprünglich getrennten, lediglich durch feine Ausläufer verbundenen Zellkörpern, die dann nach und nach in ein zusammenhängendes fibrilläres Syncytium mit spärlicher homogener Grundsubstanz übergehen (MARCHAND).

Die *Bildung der elastischen Fasern* entspricht im wesentlichen jener der kollagenen, wenn sie auch viel langsamer von statten geht. Dabei lagern sich die neugebildeten, anfangs sehr feinen elastischen Fasern stets an ältere Reste an, wie dies bereits PASSARGE und KRÖSING, ENDERLEN, dann auch JORES und insbesondere MARCHAND berichtet haben.

Zur Wucherung der Bindegewebszellen tritt und gleichzeitig mit dieser beginnt die *Gefäßneubildung*. Diese geht durch Sprossung junger Capillaren vor sich, die von den bereits vorhandenen Capillaren ihren Ausgang nehmen (MAXIMOW, MARCHAND). Ganz allgemein wird dabei angenommen, daß es sich um Bildung von anfangs soliden Gefäßsprossen handelt, innerhalb deren dann intercellulär durch Vordringen von Plasma und Blutkörperchen aus den bereits vorhandenen Gefäßen in diese soliden Endothelsprossen ein Lumen entsteht. Auf diese Weise werden die soliden Gefäßsprossen kanalisiert, um sich dann mit anderen, ihnen entgegenwachsenden Sprossen zu geschlossenen Netzen zu vereinen.

Ihren schönsten Ausdruck findet diese vom Gefäßbindegewebsapparat ausgehende entzündliche Gewebsneubildung in den *Wundgranulationen* an der äußeren Haut. In diesen Granulationen sehen wir eine außerordentlich reiche Entwicklung neugebildeter Gefäße. Sie liegen eingebettet in eine eiweißhaltige, flüssige Grundsubstanz, die mit neugebildeten Bindegewebszellen durchsetzt ist; aus dieser entwickeln sich dann die Bindegewebsfasern und -bündel. Die Oberfläche dieser Wundgranulationen wird vom Rande her wieder überhäutet oder auch von Resten erhalten gebliebenen Epithels. Man kann dies besonders schön bei der Untersuchung sich überhäutender, flacher Hautwunden beobachten, wie sie im Anschluß an die Operation des Rhinophym auftreten. Es läßt sich hier besonders schön feststellen, daß auch bei völlig infektionsfreien Wunden zahlreiche polymorphkernige Leukocyten und die früher erwähnten Exsudatzellen das eben beschriebene Wundgewebe durchsetzen (Lymphocyten, Histiocyten, lymphoide Zellen, Plasmazellen, Makrophagen und — bei entsprechender Tiefe der Wunde — auch in Teilung begriffene Fettzellen sowie adventitielle Zellen). Diese adventitiellen Zellen zeichnen sich ebenso wie die Reticuloendothelien und Makrophagen durch die Eigenschaft der Farbstoffspeicherung aus.

Bei der *Narbenbildung*, wie sie der Überhäutung bis in die Cutis hineinreichender Gewebsverluste der Haut in der Regel folgt, finden wir zunächst ein dichtes, faseriges Bindegewebe mit zahlreichen Blutgefäßen. Sehr bald wachsen neue Nervenendigungen hinein, während elastische Fasern anfangs fehlen. In älteren Narben ist das gesamte Bindegewebe in eine zellarme, kompakte, kollagene Fasermasse umgewandelt, die von spärlichen erweiterten Gefäßen durchzogen wird. Gelegentlich kann man auch Ansätze zur Neubildung elastischer Fasern beobachten; häufiger ist eine Wucherung der Elastica in den Grenzen zum Gesunden hin. Hier und da — namentlich bei der narbigen Ausheilung der Unterschenkelgeschwüre — kommt es in der sklerosierten Bindegewebsschicht zu Verkalkungserscheinungen sowie auch zu metaplastischer Knochenneubildung. In manchen Narben entwickelt sich eine Hypertrophie der Bindegewebswucherung, die sich klinisch als *Keloid* äußert. Erwähnenswert ist die Tatsache, daß MARCHAND im Gegensatz zu MINERVINI wirkliche Lymphgefäße mit eigenen Wandungen weder im jungen noch alten Narbengewebe je gesehen hat. Die *Anhangsgebilde* der Haut bleiben naturgemäß in dem vernarbten Bezirke — wenn überhaupt — so nur noch in spärlichen Resten erhalten. Die Epidermis besteht, entsprechend der Narbenbildung, meist nur aus wenigen Zellreihen. Darunter ist der Papillarkörper abgeflacht, bzw. sind die Papillen völlig geschwunden; es fehlt naturgemäß auch jenes zarte, gabelförmig verästelte elastische Netz, das für den Papillarkörper so kennzeichnend ist.

Eine besondere Note erhalten manche alten Unterschenkelgeschwürsnarben durch den gelegentlich ganz außerordentlich reichen Gehalt an eisenhaltigen hämatogenen Pigmenten, vor allem an Hämosiderin. Neben diesen hämatogenen Pigmenten findet sich — vor allem in den Randabschnitten alter Narben — eine starke Vermehrung von Melaninpigmenten in Gestalt von Pigmentgranula, vor allem in der Basalzellschicht der Epidermis aber auch in der oberen Cutis (Chromatophoren).

### 3. Spezifische Entzündung und tuberkuloide Gewebsstruktur.

Keine Gruppe von Krankheitserregern hat sich im Laufe namentlich des letzten Jahrzehnts eine stärkere Einschränkung bezüglich der Spezifität der durch sie gesetzten Gewebsveränderungen gefallen lassen müssen als diejenige der chronischen Infektionskrankheiten, insbesondere die der säurefesten Bacillen. Die Zeiten, wo man glaubte, auf Grund eines „typischen" Aufbaues die Zugehörigkeit eines bestimmten histologischen Bildes zu einer ätiologisch bestimmten Erkrankung annehmen zu dürfen, sind — wenigstens für die Haut — wohl endgültig vorüber. Auch hier hat sich der genügsam bekannte Satz bestätigt, daß Naturgeschehen nicht in Gruppen eingezwängt werden kann. Wir haben gerade bei den „Säurefesten" gelernt, daß von der banalsten entzündlichen Reaktion bis zum scheinbar eindeutigst aufgebauten, krankhaft veränderten Gewebsbild alle Übergänge vorkommen. Daher kann auch die Differentialdiagnose für die Gewebsveränderungen der „Säurefesten" vor ungewöhnlichen Hindernissen stehen. Unbeschadet dessen sei erwähnt, daß die sog. tuberkuloide Gewebsstruktur in der Haut am *häufigsten* durch den KOCHschen Bacillus hervorgerufen wird; JADASSOHN glaubt sie daher doch als für diese relativ typisch bezeichnen zu dürfen; es sei denn, daß es gelingt, die in den hier in Frage kommenden tuberkuloiden Gewebsstrukturen nun aber leider nur wenig zahlreich vorhandenen Erreger jeweils nachzuweisen.

Grundsätzlich ist der histologische Aufbau z. B. bei den drei Erkrankungen: Tuberkulose, Lepra und auch Lues gleichartiger Natur. Allerdings bleiben in den leprösen Herden Capillaren und Blutgefäße im Gegensatz zum nahezu gefäßlosen Hauttuberkel und den mit schwersten Gefäßschädigungen einhergehenden syphilitischen Herden dauernd und meist sehr stark erweitert erhalten. Die Aufbauunterschiede liegen jedoch weniger in Reaktionsverhältnissen der cytologischen Elemente, als vielmehr in bakteriologischen und biologischen Eigentümlichkeiten.

Grundsätzlich gilt wohl für alle chronisch infektiösen Granulationsgewebe der Satz: „Wo Bakterien sich im Körper schrankenlos vermehren, da antwortet der Organismus mit den unspezifischen Reaktionen der Entzündung; wo Bakterien unter Einwirkung von Antikörpern langsam zerfallen, wo Bakterieneiweiß durch ihre Tätigkeit abgebaut wird, da entstehen Tuberkel und tuberkuloide Strukturen (Gesetz LEWANDOWSKY)". Dieses allgemeine biologische Grundgesetz gilt im großen ganzen auch noch heute; wenn wir auch nicht mehr einzig und allein auf das Freiwerden von Bakterieneiweiß als auslösende Ursache für die Entwicklung tuberkuloider Gewebsstruktur angewiesen sind. Es spielen dabei sicherlich auch alle anderen Abbauprodukte eine Rolle, sei es, daß diese durch den Untergang des Erregers frei werden, sei es, daß sie erst durch die Wechselwirkung: Erreger-Wirtsorganismus entstehen oder vergehen. Dabei spielen die gegenseitige Einwirkung von Quantität und Qualität der fremden Noxe sowie die allgemeinen und örtlichen Immunitätsreaktionen im befallenen Organismus die Hauptrolle. Sie bieten uns überhaupt erst den Schlüssel zum Verständnis der geweblichen Umbauvorgänge in der Haut. Dabei ist wohl die Annahme notwendig, daß z. B. die durch den KOCHschen Bacillus im infizierten Körper entstandenen Abwehrkräfte diesen Bacillus aufschließen und vernichten und dabei gleichzeitig eine Noxe freimachen, welche die Bildung des tuberkuloiden Gewebes bewirkt. Es ist an und für sich ganz gleichgültig, ob es sich dabei um tote oder lebende Bacillen handelt (VOLK).

Auf die ganzen Zusammenhänge einzugehen ist hier naturgemäß unmöglich. Aber ich möchte doch noch für die Lues darauf aufmerksam machen, daß z. B. bei den mit schwersten Allgemeinerscheinungen einhergehenden, augenscheinlich durch plötzliche Einschwemmung zahlreicher Spirochäten in die Blutbahn entstehenden pustulösen, varioliformen und malignen Syphiliden, sowie manchen Fällen von Lues congenita das Gewebssubstrat vielfach ein durchaus unspezifisches, banal entzündliches ist. Wenn wir andererseits beobachten, wie bei den so außerordentlich spirochätenarmen, tertiär luetischen, tuberösen sowohl wie gummösen Krankheitsprodukten die Entwicklung dieses „spezifischen" Granulationsgewebes die Regel ist, so ist man versucht, hierin gewisse Gesetzmäßigkeiten zu erblicken (JADASSOHN).

Diese sind zwar dazu angetan, einerseits unsere Anschauungen über die „Spezifität" einer Gewebsveränderung für ganz bestimmte Erreger — wie das heute noch vielfach angenommen wird — erheblich zu erschüttern, uns andererseits aber zu zeigen, wie auch hier ein allgemein gültiges Gesetz auftaucht, das

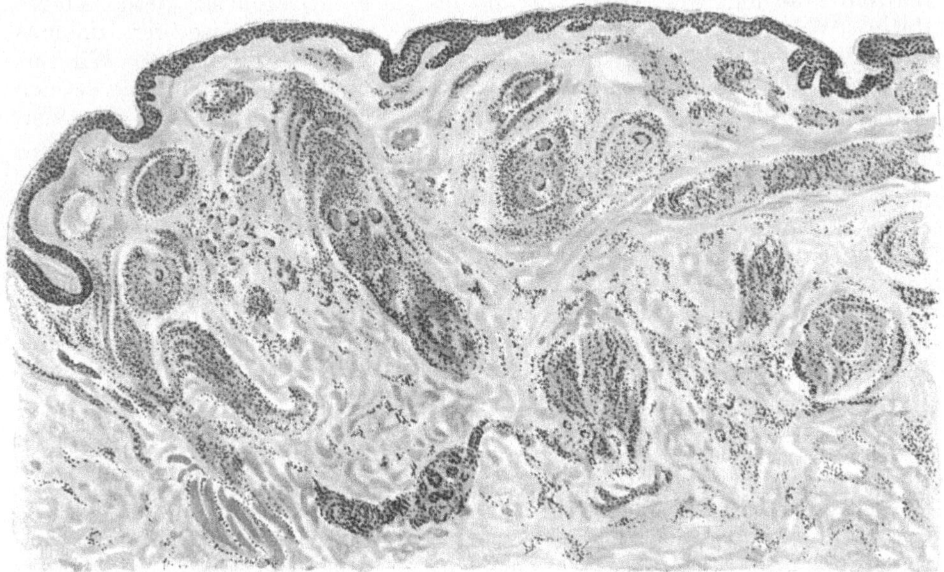

Abb. 58. Tuberkuloide Lues II. Papulöses Syphilid. Scharf abgesetzte, perivasculäre, aus Lymphocyten, Plasma-, Epitheloid- und Riesenzellen aufgebaute, „tuberkuloide" Infiltration hauptsächlich in der Cutis. O 35:1; R 35:1. (Nach GANS, Histologie I.)

seinerzeit zuerst von JADASSOHN ausgesprochen, dann von LEWANDOWSKY experimentell für die Tuberkulose erwiesen und schließlich von KYRLE für eben diese klinisch und histologisch ausführlich dargelegt worden ist.

Die *Entstehung der Riesenzellen*, der Fremdkörperriesenzellen sowohl wie der Riesenzellen in infektiösem Granulationsgewebe (Syphilis, Tuberkulose u. a.) folgt im allgemeinen den gleichen Gesetzen, die lediglich durch die Natur des erregenden Stoffes einige Besonderheiten zeigen. Die sog. tuberkulösen Riesenzellen entstehen aus sehr verschiedenen Zellen; es sind neben endothelialen Zellen der Blut- und Lymphgefäße die Reticulumzellen sowie Fibroblasten daran beteiligt. Durch Verschmelzung und durch Vermehrung bzw. Teilung dieser Zellen und ihrer Kerne kommt es zur Bildung der Riesenzellen, wobei der Vermehrung der Kerne nicht so selten eine besondere Bedeutung zukommt. In allen Fällen ist die Entstehung der Riesenzellen die Folge einer chemisch-toxischen Reizung, die jedoch nicht zu einer Vernichtung, sondern zu einer wenn auch abnormen Steigerung der Lebenstätigkeit der betroffenen Zellelemente führt.

Bei den jüngeren Riesenzellen der Tuberkulose handelt es sich um scharf umschriebene, mehr oder weniger rundlich oder unregelmäßig zackige Gebilde; die älteren stehen durch verästelte Ausläufer mit den umgebenden Gewebselementen in Verbindung. Sie zeigen sich dabei gegenüber den Verkäsungsprozessen besonders widerstandsfähig, bleiben also in dem zugrundegehenden Gewebe noch längere Zeit sichtbar, um dann schließlich auch der Einschmelzung und Aufsaugung zum Opfer zu fallen. Die Annahme einer Entstehung der tuberkulösen Riesenzellen durch Zusammenfließen von Gewebszellen geht auf LANGHANS zurück, die durch Wucherung von Gefäßendothelien wird jedoch auch heute allgemein anerkannt (MARCHAND).

Diese sog. „tuberkulösen" Riesenzellen finden sich jedoch bei so gut wie allen chronisch-infektiösen Granulationsgeweben (neben Tuberkulose und Lues bei Mykosen und Mykiden, bei Favus und Trichophyta profunda, bei Blastomykose und Granuloma coccidioides; hier enthalten sie meist mehrere Hefen. Wir kennen sie von der Sporotrichose und Leishmaniose, dem Madurafuß; alles in allem: sie sind kein Hinweis ätiologischer Richtung. Wir verwerten sie mit JADASSOHN und LEWANDOWSKY, KYRLE in erster Linie als den geweblichen Ausdruck einer besonderen allergischen Reaktionslage des Organismus.

Im Gegensatz zu den Riesenzellen in „tuberkulösem" Granulationsgewebe zeigen die *Fremdkörperriesenzellen* meist einen mehr unregelmäßigen Bau. Die Kerne sind sehr ungleichmäßig angeordnet, häufig zu größeren Gruppen vereinigt. Die Umgrenzung ist teils rundlich, teils unregelmäßig, von Fortsätzen und Ausläufern unterbrochen. Die Form des Gesamtzellkörpers ist sehr verschieden und sicherlich durch die Form des beteiligten Fremdkörpers mitbedingt. Im Protoplasma der Riesenzellen zeigt sich bei stärkerer Vergrößerung eine fein vakuläre, netzförmige Bildung; gelegentlich entwickeln sich daraus größere Vakuolen.

Für die *Entstehung der Riesenzellen* kommen sowohl mechanische (Fremdkörper verschiedenster Natur) als auch chemische Einflüsse in Frage, und zwar gilt dies sowohl für die LANGHANSsche als auch die sog. Fremdkörperriesenzellen. Daher treffen wir beide Formen gelegentlich bei ein und derselben Veränderung, ja sogar in ein und demselben Gewebsschnitt nebeneinander an. So entstehen beide wohl auf Grund *rein* chemischer Ursachen beim sog. Paraffinom, bei der Tatauierung (ARNING). Von infektiösen Ursachen nenne ich vor allem die Blastomykose, von den Mykosen den Favus.

Fremdkörperriesenzellen treffen wir besonders häufig da, wo Anhangsgebilde der Haut (Haare, Hornsubstanzen, dann auch elastische Faserreste) aus ihrem natürlichen Verbande losgelöst sind und dann frei im Bindegewebe oder auch in der Epidermis liegen bleiben. Wir finden sie daher bei der Acne vulgaris, bei den umschriebenen Einschmelzungsprozessen, wie sie im Anschluß an Lues, Tuberkulose, aber auch maligne Neubildungen im Bindegewebe sowohl als auch im Epidermisepithel auftreten. Die Fremdkörperriesenzellenbildungen um Demodex folliculorum enthaltende Haarfollikel, um alte Paraffininjektionen, um Cysticercen-Membranen der Subcutis, ferner durch Lipoidsubstanzen (Xanthome) sind bekannt. Die Bildung von Fremdkörperriesenzellen beschränkt sich jedoch keineswegs auf mesodermale Gewebe. Es sind daran auch epitheliale (endo- und ektodermale) Zellen beteiligt.

Eine eigentümliche Bildung epithelialer Riesenzellen findet man dort, wo an der Epidermis-Cutisgrenze ein plötzlich einsetzendes, umschriebenes inter- und intracelluläres Ödem zunächst mehrere zusammenhängende Epidermisepithelien von den sie umgebenden Zellen loslöst, wenn auch manchmal nur unvollkommen. Ein gleichzeitig meist vorhandenes intracelluläres Ödem führt zur „kolloiden" Degeneration, zum Schwund des Protoplasmas dieser so losgelösten Zellen, so daß schließlich ein Haufen von 20 und mehr Kernen in einem derartig geblähten Protoplasmamantel sitzt. SABOURAUD hat diese Art von Riesenzellen besonders beim Lichen ruber planus beschrieben. Sie sind jedoch meines Erachtens für diesen durchaus nicht kennzeichnend; ich habe ähnliches — wenn auch nicht so häufig und zahlreich — bei der Mycosis fungoides beobachtet. Sie gleichen in allem den ballonierend umgewandelten Zellen beim Zoster und finden sich beim Lichen ruber planus im späteren Stadium als Haufen epitheloider Zellen innerhalb lymphocytärer Infiltrate.

In diesem Zusammenhang sei nur kurz die *Phagocytose* erwähnt, und zwar insbesondere mit Rücksicht auf die Tatsache, daß auch der Epidermis phagocytäre Eigenschaften zukommen, wobei es allerdings dahingestellt bleiben muß, ob diese Leukocyten, eosinophilen Zellen, Plasmazellen, Reste elastischer Fasern tatsächlich phagocytiert werden oder aktiv in die Epithelien und die Epidermis eindringen.

## III. Epidermisveränderungen.

Die *Beteiligung der Epidermis an der entzündlichen Gewebsreaktion* ist recht verschieden. Bei den akuten, mit plötzlicher seröser oder eitriger Exsudation einhergehenden Entzündungsprozessen folgt im Anschluß an die Auseinanderdrängung der Epithelien, die Verbreiterung der intercellulären Räume (Spongiose) bis zur Bläschenbildung, meist eine Abhebung der oberen Epidermisschichten. Je tiefer in der Epidermis die schädigende Noxe angreift, um so dicker und wohl erhaltener also die das seröse Exsudat überdeckende Schicht ist, um so größer, aber auch um so widerstandsfähiger sind die Bläschenbildungen.

Die Veränderungen sind im übrigen weitgehend abhängig von der Art der Schädigung.

Bei der *Verbrennung* z. B. deren Hauterscheinungen denen bei der *Verbrühung* völlig entsprechen, findet sich als erste Folge der Hitzeeinwirkung, bei der sog. *Dermatitis ambustionis erythematosa*, histologisch anfangs bemerkenswerterweise *keine* besondere Veränderung der Epidermis; nur die äußerste Hornschicht legt sich infolge der Hitzedehnung in Falten. Dagegen ist von einem Ödem der Epidermis zu diesem Zeitpunkt noch nichts zu merken, ganz im Gegensatz zum Corium.

Hält die Hitzeeinwirkung an oder steigert sie sich, kommt es zum zweiten Grade der Verbrennung, zur *Dermatitis ambustionis bullosa*, so tritt neben dem anwachsenden Ödem der Cutis unmittelbar eine *Störung der Epidermis* ein, insbesondere der Stachelzell- und der Hornschicht. Letztere wird auf kürzere oder weitere Strecken durch ein seröses Exsudat abgehoben. In der Stachelschicht quellen die einzelnen Zellen auf; ihr Protoplasma wird feinkörnig getrübt, die Kernzeichnung verwaschen. Es entwickelt sich ein intracelluläres Ödem (Altération cavitaire, LELOIR) sowohl im Protoplasma, hier mit ausgedehnter Vakuolenbildung, als auch im Kern. Das Gewebe verliert seine Färbbarkeit; gleichzeitig lockert ein intercelluläres Ödem den Zusammenhang der einzelnen Stachelzellen. Dadurch entstehen zwischen diesen kleinere und schließlich auch größere mit Serum gefüllte Hohlräume: die *Blasenbildung* hat begonnen. Zunächst sind diese kleinsten Lücken und Höhlen noch allseitig von Stachelzellen umgeben. Teils zusammengedrängt und abgeflacht, teils spindelförmig ausgezogen, bilden sie die Wandung dieser kleinsten Höhlen, in deren Lumen die faserigen Reste zugrundegegangener Zellen hineinhängen. Nimmt das Ödem zu, geht der Zellzerfall weiter, so kommt es schließlich zur Verschmelzung mehrerer kleinerer zu einer größeren, dann auch klinisch sichtbaren Blase.

Der in der Hauptsache rein seröse *Blaseninhalt* ist oft durch ein vielmaschiges *Fibrinnetz* in unregelmäßig polygonale Felder geteilt, in welchen bei stärkerer Vergrößerung feinste runde Fibrinkörner festzustellen sind, die in den übrigen Massen des geronnenen Serums spärlicher verteilt scheinen. Polynucleäre Leukocyten sind ebenfalls darin enthalten, um so spärlicher je früher, um so reichlicher je später nach Einsetzen der Schädigung die Untersuchung stattfindet. Nach UNNA besteht bei *stärkerer* Verbrennung zweiten Grades der ganze Blaseninhalt aus dünnflüssigem Serum mit Fibrinbeimischungen, während der festere, einem Epithelbrei ähnliche Blaseninhalt den *schwächeren* Verbrennungen zweiten Grades zukommt. Bei den größeren Blasen wird die *Decke* von der abgehobenen Hornschicht gebildet, an deren Unterseite eine verschieden breite Schicht der veränderten Stachelzellen haftet. Diese Stachelzellen sind zu einer fast kernlosen, homogenen Masse verschmolzen, die kurze Fortsätze in das Blasenlumen herabsendet, wie solche auch vom Blasenboden aufragen. Hier bilden sie, nur noch an wenigen Stellen den im übrigen nackten, ödematös gequollenen und abgerundeten Papillenspitzen aufsitzend, die letzten Reste der völlig umgewandelten Stachel- und Basalzellschicht. Die blasige Abhebung beginnt also hier an der Grenze vom Stratum basale und spinosum (BIESIADECKI).

Die *seitliche Begrenzung* der Blasen ist verschieden. Einmal erfolgt der Übergang in die unveränderte Stachelschicht ganz plötzlich; nur die mangelnde Kern- und Zellzeichnung deutet auf kurze Strecken die Folgen der Hitzewirkung an. An anderen Randstellen hingegen besteht eine Übergangszone, in welcher das Epithel genau so zerklüftet und zu langen, teilweise abgerissenen Spindeln ausgezogen ist, wie zu Beginn in den kleinsten Bläschenbildungen (UNNA).

Bei der Erfrierung hingegen treten — im Gegensatz zur Verbrennung — die Veränderungen an der Epidermis weitaus zurück gegenüber denen der Gefäße, eine Tatsache, auf die als erster v. RECKLINGHAUSEN hingewiesen hat [1].

Wenn auch nicht alle Gefäße an der Thrombenbildung beteiligt sind, so weisen doch fast alle eine *Gefäßwandschädigung* auf, die sich im wesentlichen in einer hyalinen Verdickung, in erster Linie der Media kund tut, wie dies schon KRIEGE experimentell nachgewiesen hat. Derartigen experimentellen Untersuchungen verdanken wir auch unsere Kenntnisse von den feineren Veränderungen, die sich im Gewebe bei der Erfrierung abspielen. Es handelt sich dabei in erster Linie um ausgedehnte *Vakuolenbildung* in den Zellen, sowohl der Epidermis wie des Bindegewebes, daneben Pyknose und Zerfall bis zu völliger Nekrose der Zellen. An den Gefäßen führt diese Vakuolenbildung der Endothelien zu deren völligem Schwund infolge allmählicher Auflösung.

In der Mitte derart schwer geschädigter Herde ist die *Epidermis* nekrotisch geworden, vielfach von zahlreichen polynucleären Leukocyten durchsetzt, die sich auch nach dem Gesunden hin in einer hier auftretenden Demarkationslinie angesammelt haben. Je stärker die Schädigung, um so tiefer hinab reicht die Nekrose, so daß bei den schwersten Graden der Erfrierung die gesamte Cutis, Subcutis, ja sogar weite Strecken des Fettgewebes und der Muskulatur in eine strukturlose Masse umgewandelt sind.

In dieser sind die Gefäße sämtlich durch Thromben verschlossen, die Gefäßwände in homogene Zylinder umgewandelt.

Beschränkt sich die Schädigung nur auf eizelnen Abschnitte des befallenen Gewebes, während benachbarte noch lebensfähig sind und erhalten bleiben, so setzt naturgemäß von diesen aus alsbald ein *Regenerationsprozeß* ein, der selbstverständlich zunächst nur zu einer Ausschaltung und Abstoßung des Zerstörten, dann aber zu einer Deckung des entstandenen Gewebsverlustes führt. Dies geht mit einer erheblichen Wucherung der Bindegewebszellen einher. Ihr Protoplasma nimmt die verschiedensten Formen an; vielfach liegen infolge der überstürzten Zellteilung zahlreiche Kerne in einer großen Zelle zusammen. Ähnliche *riesenzellartige Bildungen* finden sich auch bei der Regeneration der quergestreiften Muskulatur.

Der *Ausheilung* des Gewebsverlustes in der Cutis entspricht ein solcher in der Epidermis. Auch hier setzt vom erhaltenen Epithel aus nach der Seite und in die Tiefe hin eine unregelmäßige Zellwucherung ein, die schließlich den Geschwürsgrund mit einer je nach dem Grade des Gewebsverlustes oberflächlicheren oder tieferen Narbe überdeckt.

Eine *Proliferation der Epidermisepithelien* finden wir — abgesehen von derartigen Regenerationen — eigentlich erst bei den chronischen Entzündungsprozessen der Haut. Bemerkenswert erscheint eine starke Vermehrung der Mitosen in den Epidermisepithelien bereits nach einem verhältnismäßig so geringen Eingriff wie 3—6 Minuten langer Reibung. Die entstehende akute Hyperämie spielt dabei wohl nur eine sehr geringe Rolle, denn eine Mitosenbildung ist bei ihr kaum bekannt (BIER, RIBBERT, FUERST). Daher liegt es näher, diese Mitosen auf eine unmittelbare Gewebsschädigung bzw. das Auseinanderrücken der Zellen zurückzuführen, was regenerationsanregend wirken

[1] RECKLINGHAUSEN, v.: Allg. Path. 348.

könnte (Terebinsky). Es ist dabei nicht ohne weiteres zu entscheiden, wieviel auf die unmittelbare Zellschädigung, wieviel auf die hierdurch ausgelöste Entzündung zurückzuführen ist, wobei noch vorher darüber zu reden wäre, inwieweit diese beiden Vorgänge überhaupt zu trennen sind.

Im Gegensatz zur einfachen Regeneration mit der gleichmäßig über den oberflächlichen Substanzverlust verteilten Epithelneubildung kommt es hier zu stärkerer Wucherung der Epidermis, zur Akanthose, oft auf das Vielfache der ursprünglichen Dicke der Epidermis. Die Reteleisten sind verbreitert, oft fingerförmig gegabelt, das Stratum granulosum verbreitert und die Hornschicht verdickt oder aber — bei mangelndem Keratohyalin — in eine breite parakeratotische Schuppe verwandelt (s. Squama). Dabei wechseln gelegentlich derart gewucherte Bezirke unmittelbar ab mit normalen, wodurch dann warzenartige Bildungen zustande kommen können. Gelegentlich nimmt die Epidermisneubildung erhebliche Ausmaße an. Es kommt zu weit in die Tiefe wuchernden Veränderungen in Gestalt atypischer Epithelsprossenbildung, wie sie sich in der Haut, z. B. bei der Tuberkulose oder aber auch bei der tertiären Lues finden. Hier wächst das wuchernde Epithel, augenscheinlich in der Richtung des geringsten Widerstandes vordringend, unregelmäßig in die Tiefe und führt dann zu Bildungen, die gelegentlich einmal fälschlicherweise als maligne epitheliale Neubildungen angesprochen worden sind.

Besonders bemerkenswert sind eigenartige *Epithelsproßbildungen*, die bei der Darierschen Krankheit wiederholt beobachtet wurden (Darier-Thibault, Bellini, Pinkus-Ledermann). Es handelt sich dabei um schlauchartige, von der Basalzellreihe ausgehende und aus Basalzellen aufgebaute Epithelwucherungen, die langsam in das umgebende Bindegewebe vordringen und bei oberflächlicher Betrachtung den Eindruck epitheliomatöser Neubildungen erwecken können. Diese, in manchen Fällen völlig fehlenden, in anderen wieder sehr zahlreich vorhandenen Epithelsprossen senden ihrerseits wieder seitliche Fortsätze aus, so daß es zu eigentümlichen, *drüsenartigen* Bildungen kommt.

Ein kurzer Hinweis noch auf die Bedeutung der Auffassung des geweblichen Aufbaues der Haut für den Ablauf dieser ganzen Prozesse. Die gleichen Fragen, die ich bei der Bindegewebsneubildung dargestellt habe, treten hier wieder auf. Hueck, Frieboes, früher schon Kromayer, haben ja Epidermis und Cutis — wenn auch in ihrer Ansicht im einzelnen verschieden — als zusammenhängende Gebilde aufgefaßt (Parenchymhaut, Kromayer; Epithelfasergerüst, Frieboes, das mit dem Bindegewebe kontinuierlich zusammenhänge, Huecks Netzsyncitium). Im großen ganzen haben diese Anschauungen keinen Anklang gefunden, so daß sich eine nähere Erörterung über die Auffassungen der entzündlichen Veränderungen unter Zugrundelegung jener Ansichten wohl erübrigt.

# E. Pathologisches Wachstum.

## I. Regeneration und Wundheilung.

Das Regenerationsvermögen der äußeren Haut, d. h. der Epidermis, ist ein praktisch unerschöpfliches; ohne Deckung mit *voller* Haut gibt es jedoch beim Menschen keine wahre Regeneration. Ein solch verwickelt gebautes Organ gewinnt selbstverständlich bei der Regeneration nicht alle seine anatomischen und physiologischen Eigenschaften wieder. Der neugebildeten Epidermis fehlen die Papillen, die Haare, die Talg- und Schweißdrüsen. Von erhalten gebliebenen Resten der Follikel- bzw. Schweißdrüsenausführungsgänge erfolgt lediglich eine Regeneration von Epidermisepithelien. Die Eigenschaft der Haut als Ausscheidungsorgan geht vollständig verloren, es bleibt nur die schützende Hornbildung; eine geordnete Lederhaut mit ihrer großen Elastizität, Schmiegsamkeit, Zähigkeit und Widerstandsfähigkeit bildet sich überhaupt nicht wieder (Bier).

Bei Verletzungen, welche nur die Epidermis (Erosio) wie auch Epidermis und Papillarkörper betreffen, tritt eine vollständige Regeneration mit restitutio ad integrum ein. Sobald jedoch die Cutis beteiligt ist (Ulceratio), erfolgt eine Ausheilung nur unter Narbenbildung.

Für die organische Vereinigung der Wundränder ist eine Trennung und Auflösung der zwischen den Zellen liegenden Stoffe des Wundgewebes erforderlich. Wieweit es sich dabei um physikalisch-chemische Vorgänge der Quellung und Auflösung oder auch rein chemischen Umbau und Abbauvorgänge handelt, ist je nach Art der Schädigung verschieden.

Zunächst wird das nekrotische Gewebe abgestoßen. In der *Demarkationszone* entwickeln sich reichliche junge Zellen, es wandern Leukocyten und Histiocyten ein, phagocytierende Zellen beschleunigen die Abstoßung. Bei der *eitrigen Gewebseinschmelzung* sind Abbauvorgänge besonders deutlich.

Bei der *Wundheilung* spielt die *Fibrinausscheidung* eine wichtige Rolle, einmal als Klebemittel der getrennten Wundflächen bei unmittelbarer Vereinigung, zum anderen als Abschluß und Abdichtungsmasse der frischen Wundoberfläche. Fehlt diese feste fibrinöse Verklebung, da seröses Exsudat und Blut zwischen die Wundränder dringen, so wird diese Masse von Fibrinnetzen ausgefüllt.

Es liegt im Wesen der durch eine Kontinuitätsunterbrechung im Oberflächenepithel geschaffenen Verhältnisse, daß ein größerer oder geringerer Teil des Randepithels zugrunde geht.

An der Grenze, bis zu welcher dies geschieht, entstehen durch *indirekte Kernteilungen* der untersten Zellschichten die ersten *neuen Epithelien* zur Deckung des Substanzverlustes.

Durch gleichartige Neubildungen in der unmittelbaren Nachbarschaft unterstützt, bilden sie einen mehrschichtigen Saum, der durch erneute Vermehrung der Zellen, die ihn zusammensetzen, unter stetem Nachschub von Zellteilungen am ehemaligen Wundrande, nach dem Wundzentrum hin vorwächst. Es werden dabei Epithelien im Überschuß gebildet, so daß selbst tiefere Defekte in kürzester Zeit ohne Verschmälerung des Randepithels ausgefüllt werden (BARDELEBEN).

Das *Keimlager* in dem vorwachsenden Saum und in der epithelialen Narbe ist *ausschließlich im Stratum basale* zu suchen. Die Keimschicht der in Regeneration befindlichen Epithelwundränder ist bis zur zweiten, ausnahmsweise bis zur dritten Zellage verbreitert.

Es erscheint heute selbstverständlich, daß das neugebildete Epithel stets von dem alten Epithel ausgeht. Dieses Deckepithel ist von allen Geweben der schnellsten und vollkommensten Regeneration fähig, eine Eigenschaft, welche sicherlich mit der unter physiologischen Bedingungen bereits gegebenen Vermehrungsfähigkeit der Epidermis verbunden ist, wie sie die dauernd stattfindende Abstoßung verbrauchter Zellen bedingt.

Bei der *Überhäutung epidermisfreier Gewebsflächen* schieben sich die Epidermisepithelien von den Wundrändern her langsam über die freie Oberfläche vor. Für die Vermehrung der Epithelien ist dabei neben der direkten auch die indirekte Kernteilung von Bedeutung, die ja, wie wir seit FLEMMING und HANSEMANN wissen, in erster Linie für die Vermehrung unter physiologischen Bedingungen in Frage kommt.

Die Epithelneubildung geht aber nicht nur in die Fläche, sondern auch in die Tiefe der Wunde, in dem vom Rande her zungenförmige Fortsätze sich in die Tiefe hinabsenken, wobei jene dünne Fibrinschicht, die schon frühzeitig die Wundflächen überdeckt, gewissermaßen als Leitschiene dient.

Die *Schnelligkeit der Überhäutung* ist dabei, wie schon betont, weitgehendst von dem Zustand der Wundflächen abhängig, so daß bei größeren Granulationsflächen, die dazu unter schlechten Ernährungsbedingungen stehen (Unterschenkelgeschwüre u. ä.) lange Wochen und Monate verstreichen können, bis die Überhäutung erfolgt ist, die zudem vielfach oft noch wenig widerstandsfähig erscheint.

An *Einzelheiten bei dem Epithelisierungsvorgang* betont MARCHAND, dem wir eine klassische Darstellung der Vorgänge bei der Wundheilung und Transplantation verdanken — eine Darstellung, die seitdem nie mehr erreicht oder gar übertroffen worden ist und der wir daher auch hier weitgehendst folgen — daß auf Durchschnitten senkrecht zur Oberfläche die Form des Epidermissaumes, der zur Deckung der Wundfläche hinzielt, etwas verschieden und oft erheblich dicker ist als es anfangs scheint.

„Selten nimmt die Dicke der Epidermis gleichmäßig bis zum freien Rande ab; meist ist gerade der äußerste Saum etwas verdickt, zungenförmig, oder es setzt sich über die Verdickung hinaus noch ein feiner Saum fort. Gegen die Unterlage ist die Abgrenzung oft sehr ungleichmäßig, indem sich in gewissen Abständen zapfenförmige Einsenkungen in die Tiefe erstrecken, welche nicht selten verästelt sind. Die Bildung dieser Zapfen steht allem Anschein nach mit dem Bau der Granulationen im Zusammenhang, in dem die Zapfen in die Vertiefungen zwischen je zwei den Gefäßbüscheln entsprechenden Erhabenheiten eindringen. Hierdurch wird der Bau der Narbe in einiger Entfernung vom Rande grob papillär, wenn auch die Oberfläche glatt ist.

Die *Epidermiszellen* sind in der Nähe des freien Randes am zartesten und kleinsten, ziemlich unregelmäßig gestaltet, mit feinen Ausläufern versehen, die die breiten, oft sehr ungleichmäßigen Intercellularspalten überbrücken. Im frischen Zustande isoliert, zeigen die jüngeren Zellen in den tieferen Schichten oft unregelmäßig verästelte Formen, hyalinen Glanz, nicht selten auch fein verteilte, glänzende Fetttröpfchen im Inneren. An feinen gefärbten Schnitten erscheinen die zarten Zellkörper mit unregelmäßigen Lücken versehen, die zu Intercellularräumen zusammentreten. Die oberflächlichen Zellen werden bereits glatter, häutchenartig, die Kerne sind jedoch noch deutlich erhalten; andere stoßen sich ab und zeigen geschrumpfte Kernreste.

Was das *Verhalten der Kerne* in den tieferen und mittleren Schichten des Epidermissaumes anlangt, so sind dieselben hell und bläschenförmig, mit sehr spärlichen Chromatinnetzen, aber großen, glänzenden Kernkörperchen versehen. Diese Kerne lassen die deutlichsten Zeichen einer starken Vermehrung durch direkte Teilung erkennen, eingeschnürte oder doppelte Nucleolen, Kerne mit beginnender Scheidewand bis zur vollständigen Abschnürung und Verdoppelung. Diese Veränderungen beschränken sich nicht bloß auf die untersten Schichten, die noch keine regelmäßige zylindrische Form besitzen. Mitosen habe ich in den Zellen des Saumes nie gefunden, wohl aber kommen solche in einiger Entfernung vom Rande, und zwar nur in der untersten Lage vor."

UNNA unterschied an dem sich über die Granulation vom Rande her ausbreitenden Epithelsaum *drei Zonen*. Die den freien Rand darstellende Zone ist nur aus Stachelzellen aufgebaut, die zunächst an der Oberfläche vertrocknen, ohne daß eine Hornfläche gebildet würde. „Auf diesen innersten Ring folgt ein zweiter nach außen, an welchem sich die Stachelschicht verdickt, bereits Leisten in die Granulationen vorschickt und an der Oberfläche verhornt. Aber diese Verhornung ist noch keine reguläre. Die Hornschicht, welche viel dicker als die normale sein kann, wird ohne Dazwischenkunft einer Körnerschicht gebildet; sie entspricht also etwa der Hornschicht der Mundschleimhaut, und dieser Teil des Saumes ist daher auch rot und durchscheinend. Darauf folgt nach außen erst eine dritte Zone des vorrückenden Epithels, bläulich-weiß und undurchsichtig, in welcher echte Oberflächenverhornung mit keratohyalinen Bildungen besteht."

Die Frage, wodurch die innige *Verbindung* der jungen neugebildeten Epidermis *mit der Oberfläche* der noch weichen Granulationen herbeigeführt wird, beantwortet MARCHAND damit, daß die Zellen mit ihrer Basis an einer sehr feinen Grenzmembran haften, welche bindegewebiger Natur ist und mit den Fibrillen des Granulationsgewebes zusammenhängt. KROMAYER faßte die besonders starken, vielfach geschlängelten Fasern der Basalzellen als „Haftfasern" auf, die zur festen Anheftung der Basalzellen an die Grenzlamelle der Cutis dienen sollten. Einen Zusammenhang zwischen jenen Protoplasmafasern und dem Bindegewebe — wie er neuerdings wieder behauptet wurde — lehnte MARCHAND ab.

Jene in die Tiefe wachsenden, oft verästelten Zapfen der neugebildeten Epidermis führen oft zu *atypischen Epithelwucherungen* (FRIEDLÄNDER). Diese spielen zwar bei der Überhäutung gesunder Granulationsgewebe keine große Rolle, wenn sie auch in länger bestehenden Granulationsflächen, besonders am Rande, nicht eben selten zu beobachten sind. Häufiger tritt dies und in stärkerem Ausmaße überall da auf, wo der normale Ablauf des Überhäutungsvorganges gestört wird, sei dies durch eine besondere Hinfälligkeit der überhäutenden Granulationen oder besonders starke mechanische Inanspruchnahme (Unterschenkelgeschwüre, Brandnarben u. ä.).

In diesem Zusammenhange sei erwähnt, daß sich derartige atypische Epithelwucherungen besonders häufig bei chronisch-infektiösen Granulationsgewebsbildungen (Syphilis, Tuberkulose, Blastomykose u. a.) vorfinden. Hier dringen dann breitere oder schmalere, vielfach verzweigte Epithelzapfen in die Tiefe. Sie führen hier häufig zur Auskleidung von Fistelgängen, so daß eigentümliche epidermisierte Höhlen entstehen, wie auch andererseits diese atypische Epidermiswucherung zur Bildung von konzentrisch geschichteten Epidermiskugeln führen kann. Gelegentlich entwickeln sich aus derartigen atypischen Epithelwucherungen *carcinomatöse Neubildungen* (Lupus-Carcinom u. a.). —

*Zwischen der glatten primären Wundheilung und der offenen besteht nur ein gradueller Unterschied und kein grundsätzlicher.*

Bei großen, offenen Wundflächen erfolgt die *Überhäutung des Granulationsgewebes* vom Rande her (s. o.), indem das Epithel sich allmählich vorschiebt und so die Wundfläche nach und nach verkleinert wird. Diese Epithelisierung geschieht jedoch nur da, wo ein gesundes Granulationsgewebe vorliegt. Irgendwie, spezifisch oder nichtspezifisch infizierte oder auch hypertrophisch gewucherte oder hydropische Granulationen erlauben dem Epithel kein Haften; es kommt daher nicht zur Epithelisierung, ehe diese Gewebe durch gesundes Granulationsgewebe ersetzt sind.

*Offene Gewebsspalten* werden durch Fibroblastenwucherung bald geschlossen. Gesteigerte Capillardurchströmung und massenhafte Neubildung junger Capillaren steigern die Blutversorgung. In dem Maße, wie sich das junge Wundgranulationsgewebe entwickelt, schwindet die Fibrinschicht, die als erster Schutz die offenen Gewebsspalten überkleidet hatte.

In diesen Wundgranulationen entspricht jedem einzelnen Wärzchen ein Gefäßbaum, von dem das Wundgewebe sich entwickelt. Die starke Hyperämie, die rege Exsudation, seröse und celluläre Elemente sind ein Hauptschutz gegen die Infektion von außen.

Die *Bildung der Wundgranulation* wird von langen spindelförmigen Zellen eingeleitet, die von den neugebildeten Gefäßen ausgehen und in fibrilläre Büschel endigen. Bei der Weiterentwicklung der kollagenen Fibrillen bleibt ein Rest des Zellkörpers mit dem Kern erhalten.

Mit dem Auftreten neugebildeter Bindegewebsfibrillen beginnt der *Anfang der Narbenbildung*. Bei der per primam heilenden aseptischen Wunde entwickelt das Bindegewebe beider Wundränder — nach vorheriger Verklebung des Defektes durch Fibrin — wuchernde Zellen, die von beiden Seiten sehr bald ineinander übergehen, so daß man die ursprüngliche Grenze nicht mehr erkennen kann (MARCHAND). Aus diesen jungen Bindegewebszellen entstehen schon nach wenigen Tagen Bindegewebsfibrillen, die eng miteinander verflochten, locker und dann aber dichter und fester werden. Ähnlich liegen die Verhältnisse bei den offen heilenden Wunden, wo jedoch eine weitgehende Abhängigkeit zwischen primärer Schädigung, deren Eliminierung unter Fibrillenentwicklung besteht.

Die Vorgänge der *Bindegewebsneubildung* sind wiederdolt auch experimentell untersucht worden. Besonders eingehend haben sich MARCHAND und auch

MAXIMOW damit befaßt, der letztere namentlich auf Grund von Untersuchungen über die entzündliche Neubildung von Bindegewebe. Da Regeneration und Wundheilung ebenfalls mit — wenn auch manchmal nur sehr geringfügigen — Entzündungsprozessen verlaufen, so ist ein Rückschluß auf die hierbei ablaufenden Vorgänge ohne weiteres gestattet.

Auch die Wundgranulationen sind ja im Grunde genommen auf nichts anderes als auf eine entzündliche Gewebsneubildung zurückzuführen. Auf die Reichhaltigkeit dieser Granulationen an neugebildeten Blutgefäßen ist schon frühzeitig und wiederholt hingewiesen worden. Von diesen Blutgefäßen geht die Bindegewebsneubildung aus (s. u.). Die neugebildeten Bindegewebszellen scheiden aus ihrem Protoplasma Fibrillen aus, die in einer eiweißhaltigen, schleimhaltigen, flüssigen Grundsubstanz eingebettet liegen (MARCHAND).

Im Granulationsgewebe finden sich Exsudatzellen verschiedener Natur, gelapptkernige Leukocyten in wechselnder Zahl, runde, lymphoide Zellen und

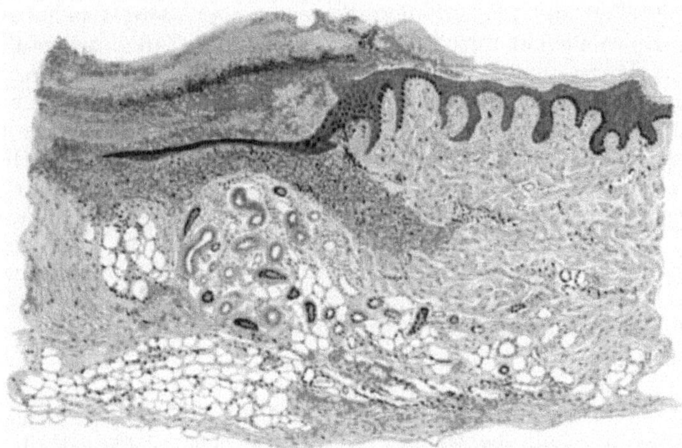

Abb. 59. Wundheilung unter dem Schorf. Vor 4 Tagen aseptisch gesetzte und aseptisch behandelte Hautwunde vom Menschen. Das Epithel wächst zwischen Fibrinschorf und dem leicht entzündlich veränderten Hautgewebe vor. (Nach W. v. GAZA.)

Lymphocyten und schließlich Plasmazellen. Außerdem finden sich große, mehr oder weniger runde oder polygonale, protoplasmareiche Zellen mit großen, zarten Kernen, die nachweislich aus Bindegewebszellen wie auch aus den Endothelien der kleinen Zellen mitotisch entstehen.

Betrifft der gesetzte Gewebsdefekt auch das *Fettgewebe*, so beteiligen sich auch die Fettzellen an der Wiederherstellung, und zwar durch Teilung.

Über das Verhalten der sogenannten *fixen Bindegewebszellen* und *der Gefäße* sind wir durch die Vitalfärbung (v. GAZA) genauer unterrichtet. Man kann danach in den Granulationen eine oberflächliche und eine tiefere Schicht unterscheiden. In der ersteren umhüllen adventitielle Zellen in einem dichten Mantel die zahlreichen neugebildeten Capillaren. Von diesen Zellen spalten sich farbstoffspeichernde Zellen in wechselnder Zahl ab, Fibrinfasern, Leukocyten, Lymphocyten und Histiocyten treten auf. In den tieferen Schichten fehlen die die Capillaren umgebenden Zellmäntel. Unter diesen adventitiellen Zellen hat man geglaubt, einen besonderen Typus als Rougetzellen unterscheiden zu müssen.

Über die *Wundheilung unter dem Schorf* sind wir neuerdings durch die Untersuchungen v. GAZAS und seines Mitarbeiters KIRCHOFF genauer unterrichtet. Der auf der Wundfläche entstehende, aus geronnenen und eingetrockneten

Exsudatmassen bestehende Schorf bildet mit dem Fibrinnetz des Wundgewebes eine feste Verbindung. Unter dem Schorf rückt das Epithel vor, wobei zunächst letzteres mit ersterem fest verbunden ist. Erst mit dem Augenblick, wo das Epithel Hornzellen gebildet hat und bei diesen die physiologische Abstoßung einsetzt, löst sich damit der Schorf von der darunterliegenden Epitheldecke ab. Grundsätzlich die gleichen Beobachtungen kennen wir von einer ganzen Zahl mit Schorfbildung einhergehender Veränderungen, u. a. der Hautdiphtherie. Ähnlich liegen auch die Verhältnisse bei der Überhäutung oberflächlicher Epidermisdefekte, wie sie nach nässenden Ekzemen, Hydroa vacciniformis, Varicellen, Acne varioliformis u. a. beobachtet werden. Bleibt bei der letzteren die Nekrose auf den epithelialen Anteil des Follikelostiums und die Epidermis beschränkt, und kommt die Erkrankung zu diesem Zeitpunkt — also ohne Narbenbildung — zur Ausheilung, so drängt sich von der gesunden Umgebung her eine schmale, wuchernde Epithellamelle zwischen Nekrose und infiltrierte Cutis. Die linsenförmige Kruste, die aus einer amorphen Masse besteht, in welche Reste von Epidermisepithelien und Leukocyten eingelagert sind, wird abgehoben und der entstandene Epitheldefekt durch die nachdrängenden Zellen ausgefüllt. Untersucht man z. B. zu diesem Zeitpunkt, so ist daher der nekrotische Bezirk allseitig von einer Lage abgeflachter Epithelien ohne Hornzellen umgrenzt.

Eine Art von *Hyperregeneration* sei noch erwähnt, wie sie gelegentlich nach akuten, meist blasenbildenden Hauterkrankungen (Lupus erythematodes, Erysipel, Dermatitis bullosa u. a.) namentlich an den Schweißdrüsen- und Follikelostien auftritt. Sie führt hier durch Verschluß dieser Ostien zu Retention des Inhalts, Sekretstauung („Talgstauung nach Dermatitis", von ZUMBUSCH). Die in die Tiefe vordringenden Epithelwucherungen führen gelegentlich zu teils soliden, teils hohlen, manchmal mit Epitheldetritus angefüllten cystenartigen Gebilden (traumatische Epithelcysten).

Über die feineren Vorgänge bei der Heilung kleiner Wunden unter dem Schorf berichtet WERNER:

Nach 18—24 Stunden ist die Wunde mit einer kuppenartig über die Ränder sich ausstülpenden Substanz gefüllt, die zahlreiche polynucleäre Leukocyten enthält, namentlich am Grunde des Schorfs; daneben kleine spindelförmige Zellen (Bindegewebszellen). Vom Rande der Epidermis her schieben sich ganze Reihen von stäbchenförmigen Kernen in die Schorfmasse hinein. Zwischen ihnen liegt ein helles, durchscheinendes Protoplasma ohne sichtbarem Zellgrenzen. In den nächsten Tagen wird der Schorf immer reichlicher von Zellen durchsetzt, indem die Zahl der eben beschriebenen Formen stark zunimmt. Die Basis ist durch den Leukocytenwall abgesetzt. Dabei ist das Stratum basale zunächst noch nicht an der Epidermisierung beteiligt. Es wachsen nur die Stachelzellen vor als eine Art von Zange, bald keilförmig, bald spitz in langgestreckten schmalen Lagen, entweder parallel zum Wundboden in den oberflächlichen Schichten oder schräg zur Oberfläche zum Corium hinunter. Das Epithel wächst keineswegs nur unmittelbar über dem Bindegewebe hin, sondern es dringt vielmehr häufig mitten durch die Schorfmassen hindurch in die Tiefe vor.

Wo *Haarbälge* mitbetroffen sind, schieben diese ganz ähnlich wie die unteren Epidermisschichten einen Zapfen in die Wundfläche hinein und beteiligen sich mit ihren obersten Schichten mit einer Art Tiefenwachstum an der Besiedlung des Schorfes. Auch das von den Seiten heranwachsende Epithel dringt gelegentlich teils in halbkugeligen Ausbuchtungen, teils in schmalen, langen, spitz zulaufenden Zapfen in die Tiefe vor. Diese Wucherungen können in das Corium hinein nach jeder beliebigen Richtung, auch rückläufig, fast parallel zur alten Epidermis stattfinden; der Zapfen ist nicht immer eine geschlossene Masse, er teilt sich oft gabelig oder gibt Seitenzüge ab.

Von *Teilungsvorgängen* ist anfangs nur wenig zu sehen. Erst gegen Ende des zweiten Tages finden sich vermehrte Mitosen, jedoch nicht im regenerierten Epithel, sondern jenseits des ehemaligen Wundrandes in der Basalschicht der alten Epidermis oder auch in der zweiten bis dritten Schicht.

Im *Bindegewebe* zeigen sich erst vom dritten Tage ab Mitosen. Um diese Zeit treten sie auch im regenerierten Epithel auf, namentlich im Stratum basale.

Das vorwachsende Epithel durchschneidet die immer dichter werdenden zelligen Verbindungen zwischen dem Corium und dem Schorfe und hebt letzteren mitsamt seinem Demarkationswall empor.

Die *Epithelien* werden allmählich stark hypertrophisch; in den untersten Schichten der neugebildeten Epidermis sind zu diesem Zeitpunkt etwas reichlichere Mitosen enthalten; sie zeigen oft Kernlappungen oder gar doppelte und dreifache Kerne. Diese Mannigfaltigkeit der Epithelformen nimmt dann allmählich wieder ab. Die untersten Zellen stellen sich senkrecht zur Basis wie im normalen Stratum basale.

Das *Bindegewebe* wächst nun auch in die neue Epidermis hinein und hebt sie empor. Da diese andererseits auch Epidermiszapfen in die Tiefe schickt, können reteleistenartige Gebilde entstehen, jedoch nie so regelmäßig wie bei der normalen Haut.

Bei längerer Dauer tritt dann ein Umbau in dem Gewebe ein, derart, daß sich allmählich elastische Fasern ausbilden, während die Blutgefäße sich zurückbilden und auch Nervenendigungen hineinwachsen. In der Art der *neuen Innervation* der Hautnarbe kommen zahlreiche Unterschiede vor, doch steht fest, daß die Regeneration nicht nur vom Rande, sondern auch von der Unterlage her erfolgt, sonst könnte nicht in vielen Fällen die Mitte sehr vollkommen, die Randzone aber sehr unvollkommen oder gar nicht innerviert sein. Zuerst wird die Druckempfindung wieder hergestellt, d. h. die nach v. FREY und HACKER am tiefsten gelegene Schicht innerviert, ihr folgt die Wärme-, dann die Kälte- und zuletzt die Schmerzempfindung. Dabei werden an ein und derselben Narbe bei den verschiedenen, oft sehr ungleich sich erhaltenden Stellen auch verschiedene Stufen der Nervenregeneration angetroffen (BIER).

Bei einfachen, glatten Schnittwunden kann es so zu einer nahezu völligen Wiederherstellung, zum mindesten ohne Funktionsstörung kommen. Liegen hingegen größere Substanzverluste vor, so kommt es zu derberen und schwieligeren Narbenbildungen, die oft hypertrophisch sind (Keloide, s. d.).

Die Frage, ob die *Neubildung der elastischen Substanz* auf Grund einer besonderen Tätigkeit der Zelle aus dieser direkt erfolgt, oder ob das elastische Gewebe durch Umwandlung der kollagenen Zwischensubstanz entsteht, ist auf Grund von Untersuchungen an embryonalem Gewebe dahin zu beantworten, daß eine direkte Abstammung der elastischen Fasern von der Zelle vorzuliegen scheint. Bei der regenerativen Bildung tritt dies jedoch weniger häufig und weniger eindeutig zutage. Die meisten Pathologen haben daher die elastischen Fasern bei der regenerativen Bindegewebsneubildung als „ein Differenzierungsprodukt" der fibrillären Grundsubstanz ohne Beziehung zu den Zellen angesehen (ZIEGLER).

An künstlich erzeugten Narben von Hunden und Kaninchen und an menschlichen Narben hat JORES festgestellt, daß nach Abschluß der Neubildung von kollagener Grundsubstanz so reichlich protoplasmatische Bestandteile im Gewebe allenthalben vorhanden sind, daß eine Bildung der elastischen Substanz aus Protoplasma leicht erklärlich ist. Die jungen elastischen Fasern entsprechen im ersten Entwicklungsstadium den protoplasmatischen, im Gewebe sich hinziehenden Linien. Aus diesem Verhalten läßt sich an sich schon die Entstehung der elastischen Fasern aus Zellen bei Regeneration des Bindegewebes mit Wahrscheinlichkeit annehmen. Die elastischen Elemente entstehen also so, daß sie aus den in gewissen Stadien außerordentlich reichlich vorhandenen protoplasmatischen Fortsätzen durch Umwandlung hervorgehen. Es liegt also kein Anlaß vor, die Fähigkeit zur Bildung elastischer Substanz einer besonderen Zellart zuzuschreiben, vielmehr besitzen alle Fibroblasten auch die Fähigkeit zur Bildung elastischer Zwischensubstanz und es scheint im wesentlichen ein gewisses Stadium der Zellentwicklung zu sein — bei der Regeneration dasjenige der Rückbildung —, welches zur Bildung elastischer Substanz führt.

Die Beziehung der regenerierten Fasern zu den alten Elementen der Nachbarschaft ist so zu erklären, daß an die Stümpfe der alten Fasern Zellen herantreten, die mit den Zellen der Narbe protoplasmatische Verbindung unterhalten und in ihrem Rückbildungsstadium zur Bildung elastischer Substanz Anlaß geben. Die Vorstellung, daß die elastischen Fasern von der Peripherie her in die Narbe einwachsen (GOLDMANN, ENDERLEN) hält JORES für unzutreffend. Er stimmt auch mit MINERVI darin überein, daß die Bildung neuer elastischer Fasern bei der Regeneration des Bindegewebes auch unabhängig von den alten elastischen Fasern vorkommt. Er hat nicht beobachtet, daß dann weiterhin die dickeren Fasern durch Zusammenlegung und Verschmelzung von dünneren entstehen. Die Faser wächst vielmehr in Länge und Dicke scheinbar aus sich, höchstwahrscheinlich durch Apposition von cellulärem Material.

Für die Regeneration der elastischen Fasern ist weniger das absolute als vielmehr das relative Alter der Narbe von Wichtigkeit (JORES). Entscheidend für die Schnelligkeit der Regeneration der elastischen Fasern ist u. a auch die Tatsache, daß es bei den Transplantationen zu einer frühzeitigen, ohne Umschweife erreichbaren Neubildung definitiven Bindegewebes kommt. Im Granulationsgewebe sah JORES keine elastischen Fasern sich bilden, auch nicht in Narben, welche noch stellenweise mit Rundzellen infiltriertes Gewebe enthielten. Elastische Fasern treten erst auf, nachdem das Bindegewebe in definitives umgewandelt ist, wo die Narbe zwar noch reich an spindeligen und sternförmigen Zellen ist, im übrigen aber aus fibrillärem Bindegewebe besteht. Erreicht sie diesen Zustand schnell, so bildet sich auch das elastische Gewebe schnell aus.

KROMAYER zählt die Dauer bis zur Entwicklung des elastischen Gewebes selbst in Narben, welche unter dem Schorf geheilt waren, nach Jahren; für die aus dem Granulationsgewebe geheilten setzt er den Zeitpunkt noch weiter.

GOLDMANN fand bei Untersuchung einer Hautpropfung bereits am 10. Tage die ersten zarten elastischen Fasern vom Rande her in das Narbengewebe eindringen, eine Beobachtung, deren Richtigkeit jedoch von JORES (s. o.) bezweifelt wird.

In Transplantationen stellte ENDERLEN den Beginn der Regeneration der elastischen Fasern nach 4 Wochen fest, nach 7 Wochen waren sie schon reichlicher und nach $^1/_2$—2 Jahren fand er gut ausgebildete Fasernetze.

Die Verteilung der elastischen Fasern in der Narbe untersuchte PASSARGE. Er fand in älteren Narben die Fasern in den oberen und seitlichen Partien am reichlichsten vor. Sie ziehen von einem Narbenrand zum andern quer herüber, jedoch liegen dicht unter dem Epithel Fäserchen, welche senkrecht gegen dasselbe emporstreben, ähnlich wie in der normalen Haut.

Dies gilt nach JORES jedoch nur für nach per primam-Heilung entstandene Narben. Er fand bei einer nach sekundärer Wundheilung entstandenen, mehrere Monate alten Narbe eine ganz gleichmäßige Durchsetzung des Narbengewebes; allerdings nicht in langen Fasern und nicht parallel der Oberfläche, sondern als kürzere, faserige Gebilde, netzförmig miteinander verbunden, aber dabei vorwiegend von oben nach unten verlaufend.

Ist etwa noch erhaltenes Cutisgewebe mit in die Narbe einbezogen, so treten um dieses herum die Fasern reichlicher auf. Schwankungen in der Zeit des Auftretens des elastischen Fasersystems sind leicht verständlich, treten doch selbst innerhalb ein und derselben Narbe an den verschiedenen Stellen ganz verschiedene Grade der Regeneration auf.

UNNA faßt die parallel den horizontal geschichteten, kollagenen Fasern verlaufenden elastischen Fasern als Regeneration auf. Ihre Menge ist sehr verschieden; in alten Narben regelmäßiger und reichlicher als in jungen. In ganz alten fand PASSARGE fast keinen Unterschied zwischen elastischen Fasern der Narbe und der normalen Haut. GUTTENBERG und KROMAYER bestätigen dies für Impfnarben.

Eine Bedingung für das Zustandekommen der Regeneration der elastischen Fasern ist, daß das neue elastische Gewebe fast immer von dem alten auszugehen pflegt und mit diesem in gewisser Verbindung steht (JORES).

Für die Beurteilung der *Regeneration der Haare* sind mehrere Voraussetzungen zu beachten. Entweder wird das Haar total aus dem Mutterboden entfernt; dann ist jede Möglichkeit einer Bildung ausgeschlossen, die überhaupt noch einmal an das Haar erinnern könnte. Oder aber es bleibt ein Haarstumpf zurück. Dann können von diesem aus sich Epithelinseln auf der Wundoberfläche bilden; es kann weiter eine Regeneration des Haares stattfinden; das Haar wächst mit den Granulationen empor, und so entsteht eine mit Haaren besetzte Narbe. Es kann aber auch unterhalb der sich schnell bildenden Narbe der Haarstumpf atrophieren oder andererseits ein Haar produzieren, das die Narbe durchwächst. Es kann endlich unterhalb der Narbe eine *Cyste* entstehen oder aber ein Haar gebildet werden, das seine Wachstumsrichtung ändert, anstatt nach der freien Oberfläche in das Gewebe unterhalb der Narbe hineinwächst und hier als Fremdkörper reizend wirkt (LEBRAM). (Rollhaarcysten s. GANS, Histologie der Hautkrankheiten Bd. 2.)

Eine *Neubildung der Nägel* findet bei völliger Zerstörung des Nagelbettes nicht mehr statt. Bei teilweiser Zerstörung erfolgt sie unvollständig und unregelmäßig. Gelegentlich soll eine vollständige Neubildung eines Ersatznagels nach völligem Verlust des Nagelgliedes an dem zurückgebliebenem Stumpf vorkommen (TULPIUS, BLUMENBACH, HYRTL u. a., zit. nach MARCHAND, eigene Beobachtung).

Die *Drüsen der Haut* sind einer Regeneration fähig, wenn nur noch Teile von ihnen erhalten bleiben. Von dem in der Tiefe ganz oder teilweise noch vorhandenen Drüsenkörper einer Knäueldrüse kann sich der Ausführungsgang wieder herstellen, indem er z. B. durch eine an der Oberfläche gelegene Granulationsschicht hindurchwächst und zur Bildung der Epidermis an der Oberfläche beiträgt. Es scheinen dabei gewisse Einflüsse des wuchernden Epidermisepithels auf in der Tiefe verbliebene Reste vorhanden zu sein, insofern als am Rande von vernarbenden Geschwüren lange Zapfen von Epidermis in die Tiefe eindringen und den hier vorhandenen Resten von Schweißdrüsen entgegenwachsen. Diese Epithelzapfen sind zunächst solide und oft viel dicker als der Ausführungsgang. Nachträglich scheint eine Kanalisation einzutreten (MARCHAND).

In der Narbe fehlt das normale Epidermis*pigment*; auch bei gefärbter Haut sind die Narben anfangs heller als die Umgebung. Abnorme Pigmentierungen werden häufig durch *Blutpigment* bedingt, welches aus älteren Blutungsherden hervorgegangen ist. Meist umsäumt dieses Pigment die eigentliche Narbe mit einem bräunlichen Hof (wie z. B. bei der luischen Narbe). In anderen Fällen (z. B. Narben nach Unterschenkelgeschwüren) pflegt das Pigment das Narbengewebe unregelmäßig zu durchsetzen.

## II. Transplantation.

Die mikroskopischen Veränderungen bei Transplantationen der Haut, von denen hier in der Hauptsache die Epidermispfropfung nach J. L. REVERDIN und die Verpflanzung großer oberflächlicher Hautlappen nach THIERSCH in Frage kommen, sind ebenfalls von MARCHAND in seiner oben erwähnten Monographie eingehend beschrieben worden, zum Teil auf Grund von Präparaten, die ihm von ENDERLEN zur Verfügung standen.

Die *Verklebung* der REVERDINschen Epidermisläppchen mit der Unterlage kommt nach MARCHAND durch Bildung einer Fibrinschicht zustande, entsprechend der direkten Verklebung frischer Schnittwunden. Sehr bald treten in der Verklebungsschicht wechselnd zahlreiche mehrkernige Leukocyten auf, stellenweise in Haufen zusammengelagert, während die anfangs noch reichlicher vorhandenen roten Blutkörperchen durch Resorption schwinden.

Die oberflächlichen *Epidermisschichten* der aufgepflanzten Haut zeigen schon in den ersten beiden Tagen starke Lockerung und Verbreiterung sowie blasige Umwandlung ihrer Zellen. In den mittleren Schichten sehen wir Schrumpfung und intensivere Kernfärbung. „Die Zellen des Stratum Malpighi sind an vielen Stellen, besonders in den interpapillären Einsenkungen, lang gezogen, schmal zylindrisch, so daß die unteren Schichten der Epidermis eine senkrecht zur Oberfläche gerichtete parallele Streifung zeigen; ihre Kerne sind ebenfalls geschrumpft, dunkler gefärbt und oft zackig. Zugleich löst sich allmählich die ganze Schicht von der Unterlage ab, so daß zwischen dieser und dem Epithel Spalten auftreten.“ Bereits im Laufe des zweiten Tages finden sich an den Stellen, wo das Epithel sich nicht von der Unterlage abgehoben hat, Wucherungserscheinungen in den tieferen Schichten mit Entwicklung zapfenartiger Gebilde. Diese senken sich in die Verklebungsschicht mehr oder weniger parallel der Oberfläche hinein oder erreichen sogar die Cutis. In der Verklebungsschicht findet man zu dieser Zeit auch kleinste abgelöste Häufchen von Epithelzellen, deutlich in Wucherung befindlich. Indessen finden sich fast gar keine Mitosen, so daß diese reichliche Vermehrung als direkte Kernteilung aufzufassen ist (ENDERLEN).

Die im Laufe des zweiten Tages in die Epidermis eindringenden Leukocyten drängen deren Zellen auseinander und sammeln sich zu kleinen Haufen in rundlichen Hohlräumen, welch letztere durch Degeneration umschriebener Epidermisepithelhaufen und seröse Durchtränkung zustande kommen.

Auch in der überpflanzten *Cutis* treten bereits in den ersten Tagen Degenerationserscheinungen und wechselnd starke Leukocyteneinwanderung auf, Veränderungen, die in unmittelbarer Abhängigkeit voneinander zu stehen scheinen (GARRÉ). Die Kerne der Bindegewebszellen schrumpfen teilweise, zum Teil bleiben sie wohl erhalten. In den tieferen Schichten der überpflanzten Cutis treten allmählich zahlreiche neugebildete Spindelzellen auf, von denen es unentschieden bleiben muß, ob sie aus der Unterlage stammen oder an Ort und Stelle entstehen. Die Bindegewebsbündel erscheinen mehr oder weniger gequollen und gelockert (MARCHAND). Allmählich nimmt das zellreiche, junge Gewebe zu; es zieht von der unteren Grenze in das Cutisgewebe hinauf und zeigt Mitosen in größerer Zahl.

Degenerationszustände mit Schrumpfung und Dunkelfärbung der Endothelkerne zeigen sich auch an den *Gefäßen* des Läppchens. Jedoch treten schon sehr bald innerhalb dieser Gefäße guterhaltene rote Blutkörperchen auf, die nach ENDERLEN frisch hineingelangt sind; ein Beweis dafür, daß bereits eine offene Verbindung der Gefäße mit denen der Unterlage besteht. Augenscheinlich kommt dies durch einander entgegenwachsende Gefäßsprossen zustande. Daneben ist jedoch auch das unmittelbare Hineinwachsen von Gefäßen der Unterlage in solche des Läppchens nachgewiesen (MARCHAND).

Die *elastischen Fasern* erscheinen in den ersten Tagen durch das in die Tiefe wuchernde Epithel und eindringende Granulationsgewebe auseinandergedrängt. Allmählich wird ihre Anordnung unregelmäßiger, sie bilden dichte Knäuel; die feinen in die Papillen ausstrahlenden Fäserchen sind zum Teil nur noch blaß färbbar, hier und da körnig zerfallen, zum Teil überhaupt nicht mehr zur Darstellung zu bringen. Allmählich kommt es auf diese Weise zu einem *Schwund der elastischen Fasern*, der allerdings keineswegs gleichmäßig fortschreitend und in allen Fällen übereinstimmend ist. In älteren, angewachsenen Transplantationsherden (60 Tage) fand MARCHAND am Rande der transplantierten Haut einen schmalen Streifen aus ziemlich starken, verflochtenen Fasern unter dem Epithel mit feineren in die Papillen ausstrahlenden, vielleicht neugebildeten Fäserchen. Nach der Mitte des Transplantates hin war der Gehalt an alten Fasern wesentlich reichlicher. Von ihnen aus schienen feine neugebildete Fasern in dem Narbengewebe in die Tiefe zu ziehen; in vier Monate alten Präparaten fanden sich sehr gut ausgebildete Papillen, die im Inneren ein kernreiches, neugebildetes Gewebe enthielten. Dicht unter der Epidermis verlief die bekannte, schmale, helle, homogene Schicht, darunter ein Netz elastischer Fasern mit feinen, büschelförmigen Ausläufern in die Papillen, in der Anordnung ganz dem alten subepithelialen Netz entsprechend.

Die ersten Anfänge einer *Neubildung elastischer Fasern* stellte ENDERLEN nach 39 Tagen fest. Sie nahmen dann zu und waren in Präparaten von $1^1/_2$- bis 2jährigem Alter sehr viel dichter. Hier war das ganze Narbengewebe unterhalb des subepithelialen Netzes von dichten Bündeln nach allen Richtungen sich durchkreuzender feiner elastischer Fasern durchzogen.

Gelegentlich werden an den überstehenden Rändern der Läppchen Teile des Cutisgewebes mit den elastischen Fasern durch das von beiden Seiten wuchernde Epithel abgetrennt, dann von diesem umschlossen, um allmählich zu verschwinden. MARCHAND schließt aus dem Verhalten der einzelnen Gewebselemente, daß die Struktur des ganzen aufgepflanzten Hautläppchens allmählich vollständig umgewandelt wird.

J. L. REVERDIN und JOHNSON SMITH hatten schon festgestellt, daß *pigmentierte Haut*, vom Neger auf weiße Haut verpflanzt, allmählich verbleicht, während sich weiße Haut nach Verpflanzung auf die Haut eines Schwarzen pigmentiert (MAXWELL, zit. nach MARCHAND). Hingegen blieben Transplantationen von Neger auf Neger immer schwarz; Negerhaut auf weiße Haut überpflanzt, verlor ihre Farbe (MAUREL). Dabei ergab sich mikroskopisch, daß die auf den Neger verpflanzte weiße Haut nach 4 Wochen im Zentrum der Epidermis noch vollständig pigmentlos war, während sich in der Peripherie zahlreiche verästelte Pigmentzellen an der Grenze zwischen Cutis und Epidermis feststellen ließen. Die auf den Weißen verpflanzte schwarze Haut erwies sich hingegen nach 6 Wochen bereits als vollständig pigmentfrei, bis auf einzelne Pigmentkörner in der Hornschicht und größere Schollen in der Cutis. Einzelne pigmenttragende Zellen fanden sich auch in der tieferen Cutis, womit wohl erstmalig bewiesen wurde, daß das Pigment von Phagocyten aufgenommen und abtransportiert wird. Diese Bestätigung obiger Befunde durch KARG wurde allerdings von G. SCHWALBE abgelehnt, da die Versuche KARGs nicht als erfolgreiche Transplantationen anzusehen seien.

Auf die tierexperimentellen Untersuchungen von CARNOT und DÉFLANDRE, sowie die unabhängig von diesen gewonnenen Ergebnissen LEO LOEBs sei nur kurz hingewiesen, insbesondere darauf, daß sie ein Übergreifen der Pigmentierung von dem transplantierten schwarzen Stück auf das weiße Nachbargewebe beobachten konnten, sowie darauf, daß schwarze Transplantate auf weiße Haut besser anheilten als weiße Transplantate auf schwarze Haut.

Bei der *Transplantation von Stücken der ganzen Haut* sind die Veränderungen, wie wir seit ENDERLEN wissen, grundsätzlich gleicher Natur wie bei den Epidermislappen. Es findet sich die Verklebungsschicht mit der Ansammlung von Leukocyten, die Abstoßung des Oberflächenepithels, allerdings stets im Zusammenhange, so daß sich die ganze Epitheldecke mehr oder weniger vollständig von dem Papillarkörper abhebt, während in der Tiefe der interpapillären Epitheleinsenkungen funktionsfähige Epithelkerne erhalten bleiben, von denen die Neubildung des Epithels ausgeht. An dieser beteiligen sich auch die Ausführungsgänge der Schweißdrüsen und Haarfollikel; ferner wuchert das Epithel der angrenzenden Haut über den Rand des transplantierten Stückes.

Die transplantierte *Cutis* verhält sich im allgemeinen ganz entsprechend den Reverdinschen oder Thierschschen Läppchen, nur mit dem Unterschied, daß entsprechend der größeren Dicke des Cutisgewebes die Bedingungen für die Erhaltung der zelligen Elemente ungünstiger sind (Marchand).

Das Verhalten des Bindegewebes in transplantierten Stücken der ganzen Haut bedarf noch der restlosen Klärung, was nach Marchand vielleicht darauf zurückzuführen ist, daß tatsächlich große Verschiedenheiten vorkommen. Einmal soll das Bindegewebe mit allen Bestandteilen ganz oder größtenteils zugrunde gehen und allmählich durch neugebildetes ersetzt werden (Enderlen), andererseits soll es ganz oder fast ganz unverändert erhalten bleiben (Krause, Braun).

In den ersten Tagen nach der Transplantation ist nach Marchand das Cutisgewebe des Lappens von zahlreichen mehrkernigen Wanderzellen durchsetzt, die von der Umgebung eindringen und sich besonders reichlich unter und in der Epidermis anhäufen. Daneben finden sich oft größere Haufen von ihnen an der unteren Grenze des Lappens sowohl als auch im Inneren. Reihenförmig angeordnet durchsetzen mehrkernige Leukocyten die Spalträume des Bindegewebes, die Hautmuskeln, Haarbälge und Schweißdrüsen und die Umgebung der kleinen Gefäße. Die Menge der einwandernden Leukocyten geht dabei nach Marchand dem Grade der Degeneration der Epidermis parallel. Sie besteht so lange jene andauert und schwindet mit dem Augenblick, wo das Epithel wieder hergestellt ist.

Die Kerne der Bindegewebszellen schrumpfen und degenerieren, und zwar am stärksten in den mittleren und oberen Teilen des Lappens (Enderlen, Marchand). Ihr Verhalten scheint weitgehend von der mehr oder weniger regelrechten Tätigkeit der Gefäße abhängig.

An manchen Stellen kommt es jedoch auch zu einer mitotischen Vermehrung der Spindelzellen. Dazu tritt an vielen Stellen ein Hineinwuchern jungen, zellreichen Bindegewebes von der Umgebung aus in den überpflanzten Lappen, wie auch andererseits junges, zellreiches Granulationsgewebe vom Rande her unter das Epithel eindringen und so das alte Bindegewebe ersetzen kann. Es ist jedoch nach Marchand wahrscheinlich, daß ein mehr oder weniger großer Teil des alten Bindegewebes in seiner ursprünglichen Form und Anordnung bestehen bleibt. Ein sehr ausgedehnter Ersatz des Bindegewebes durch junges Granulations- und Narbengewebe wird von Braun als Störung der Anheilung angesehen.

Die *elastischen Fasern* verhalten sich wie das fibrilläre Bindegewebe. Wo dieses zugrunde geht, schwinden auch sie. Das ist allerdings nur da der Fall, wo eine Störung der Anheilung vorliegt und das fibrilläre Bindegewebe durch Granulationsgewebe ersetzt wird. Erfolgt eine normale Anheilung, so ist nach Braun die Störung nur vorübergehend im Sinne einer Verlagerung zu dichten Knäueln; nach seinen Feststellungen bleibt das elastische Gewebe vollkommen funktionsfähig erhalten, eine Angabe, die derjenigen Enderlens widerspricht. Hier bedarf es noch weiterer Untersuchungen, da diese Gegensätze vielleicht daraus zu erklären sind, daß Gewebsstücke zu verschiedenen Zeiten nach der Transplantation miteinander verglichen wurden.

## III. Störungen der Differenzierung (Metaplasie).

Differenzierungsstörungen werden im allgemeinen unter der Bezeichnung der *Metaplasie* zusammengefaßt, obwohl diese letztere — namentlich bei der streng-kritischen Begriffsentwicklung, wie sie neuerdings insbesondere FISCHER-WASELS durchgeführt hat — nicht allen einschlägigen Möglichkeiten gerecht wird. Von Metaplasie sprechen wir da, wo Zellen unter Rückdifferenzierung bis zu einer indifferenten Ausgangszelle und darauffolgender Neudifferenzierung eine strukturell und funktionell völlig neue Umbildung erhalten haben (LUBARSCH). Es handelt sich, wie ORTH sich ausdrückt, um die „Umbildung eines wohlcharakterisierten Gewebes in ein anderes, ebenfalls wohlcharakterisiertes, aber morphologisch und funktionell von jenem völlig verschiedenes Gewebe". Bei dieser Umwandlung werden jedoch keine neuen Eigenschaften erworben; es treten vielmehr lediglich bis dahin verborgen gebliebene Nebeneigenschaften in den Vordergrund. Diese Änderung wird meistens hervorgerufen durch Veränderungen der Bedingungen der Funktion. Daher treffen wir auf metaplastische Vorgänge am häufigsten bei chronischen Entzündungsprozessen.

Bezüglich der allgemein pathologischen Einzelheiten sei auf die ausführliche Darstellung FISCHER-WASELS im Handbuch der normalen und pathologischen Physiologie, Bd. XIV/2, verwiesen.

Unter den verschiedenen Formen von Differenzierungsstörungen kann und muß man heute die *Dysplasien* im engeren Sinne von den Metaplasien trennen. Unter den ersteren spielt die *Akkommodation* oder *Pseudometaplasie*, „eine Veränderung der Zelle, die nur eine äußere Formveränderung, aber keine Änderung der Gewebsspezifität darstellt", auch in der Dermatologie eine gewisse Rolle. Wir finden sie namentlich an den Anhangsgebilden der Haut, den Talg- und Schweißdrüsen dort, wo nach einer Verlegung des Ausführungsganges eine Retention des Inhaltes zu Drucksteigerung und damit zur Abplattung des gewöhnlich hohen Epithels zu einem mehr flachen plattenartigen Epithel führt. In den stark abgeplatteten Epithelbändern der als Milien bekannten Hornretentionscysten sind die hier in Betracht kommenden Veränderungen besonders deutlich.

*Entdifferenzierung*, Rückschlag, Rückbildung an Zellen und Geweben (RIBBERT) ist an der Haut und ihren Anhangsgebilden nur selten beobachtet worden. Experimentell konnte MISUMI durch Gefrieren der großen analen Talgdrüsen beim Kaninchen eine Umwandlung der hellen polygonalen Epithelien in geschichtete Plattenepithelien erzielen. Diese Umwandlung hielt allerdings nur kurze Zeit an, worauf die Rückkehr zur Norm erfolgte. Es handelte sich also im Grunde um eine Zellumwandlung durch regenerative Zellwucherung. Dadurch wird der Vorgang der indirekten oder regenerativen Metaplasie ähnlich (FISCHER-WASELS).

Von einer echten Metaplasie dürfte also nur dann gesprochen werden, wenn sich ein typisch differenziertes Gewebe in ein anderes, typisch differenziertes Gewebe umwandelt. Seit SCHRIDDE unterscheidet man bei diesen Differenzierungsstörungen *prosoplastische*, progressive Formen, bei denen eine höhere Entwicklungsstufe erreicht wird und *anaplastische*, regressive Formen, wo höher differenzierte Zellen in weniger differenzierte metaplastisch umgewandelt werden. Unter diese letzteren fallen jene Beobachtungen, wo Epithel der Ausführungsgänge der Hautanhangsdrüsen sich in Epidermis umwandelt.

*Prosoplastisch* ist die Verhornung auf Plattenepithelschleimhaut, wie z. B. die Leukoplakie, die Entstehung von Plattenepithelien aus dem Zylinderepithel der Nasenschleimhaut, der Urethra. Eine bisher vereinzelt dastehende Form der Metaplasie habe ich von WALTHER und MONTGOMERY beschreiben lassen. Der Befund fand sich als warzenartige Erhebung der Hohlhand bei einer Frau.

Histologisch lagen in der oberen Cutis mächtige Querschnitte epithelialer Schläuche, deren Lichtung von schleimhaltigen Zellen begrenzt ist. An zwei Punkten hängen diese Hohlräume mit der Epidermis zusammen. Sie münden in völlig normal gebaute, intraepidermale Schweißdrüsenausführungsgänge; auch die in der Tiefe liegenden sezernierenden Drüsenanteile erscheinen unverändert. Das elastische Gewebe in der Umgebung der Epithelschläuche im Corium entspricht durchaus dem Fasermantel der ekkrinen Schweißdrüsen.

Die äußere Zellage jener Schläuche bilden Zylinderzellen, welche große Ähnlichkeit mit den Basalzellen der Epidermis besitzen. Die nach innen folgenden Schichten erinnern in ihrem Aufbau auffällig an das Stratum spinosum, in dem auch hier 3—4 Zellagen durch Intercellularbrücken miteinander verbunden sind. Nach innen von dieser Schicht folgt dann die Auskleidung des Lumens durch schleimhaltige Zellen, in 1, 2 oder 3 Lagen.

Die Form der Schleimzellen ist nicht überall die gleiche. Bei einschichtiger Lagerung ist sie eine ausgesprochen zylindrische, die sich bei Mehrschichtigkeit in eine kugelige verändert. Ihr Zelleib ist bei Hämatoxylin-Eosinfärbung völlig strukturlos, glasig und leicht basophil, und Mucinfärbungen ergeben das typische Bild der Schleimzellen. Auch die Form der Kerne und ihre Lage im Zelleib kennzeichnen diese Elemente als Schleimzellen. Meist napfförmig eingedellt und von pyknotischem Aussehen, liegen sie an die Zellwand angepreßt und lassen meist den der Lichtung zugekehrten Teil der Zelle frei. Die Zellgrenzen sind deutlich als scharfe trennende Linien zu sehen, die sich an der freien Zellseite zu einer feinen Cuticula verdichten. Die sonst an Schleimzellen erkennbaren Schlußleisten sind nicht vorhanden.

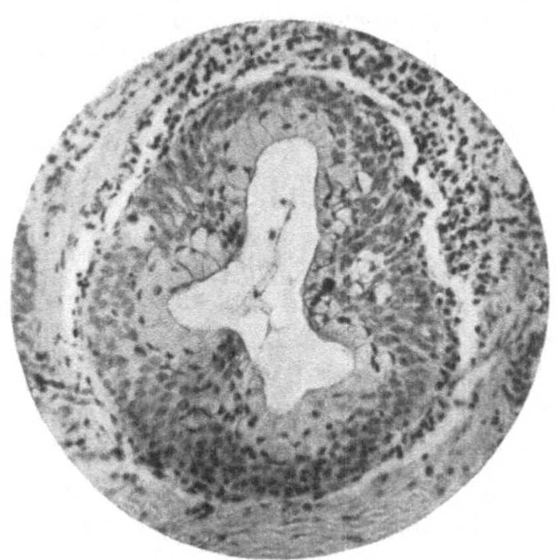

Abb. 60. Schleimepithel, durch *indirekte Metaplasie* in einem Schweißdrüsenausführungsgang entstanden. Querschnitt eines Ganges. Hämatoxylin-Eosin. O 270:1; R 270:1. (Nach M. WALTHER und H. MONTGOMERY.)

Der einzige Befund an diesen Kanälen, der auch an den Ausführungsgängen der ekkrinen Schweißdrüsen stets zu erheben ist, und der es erlaubt, die schleimhaltigen Epithelschläuche von diesen abzuleiten, sind neben der Tunica propria die spärlichen längs und zirkulär verlaufenden glatten Muskelzellen, die auf das Epithel nach außen folgen.

Nach den *anamnestischen* Angaben bestand eine kleine, das Hautniveau überragende Geschwulst seit der frühen Kindheit, vielleicht eine Warze oder eine Hornschwiele, in der Hohlhand zwischen Thenar und Hypothenar. Durch Abflußbehinderung des Schweißes infolge Verlegung der intraepidermalen Ausführungsgänge durch die stark entwickelten Hornmassen kam es zur Hypertrophie der Schweißgänge im Corium, während das höher differenzierte und damit empfindlichere Zellmaterial der aufgeknäuelten Drüsenabschnitte zugrunde ging. Es muß angenommen werden, daß das Durchtreten des Sekrets durch die Haut nur zeitweise unterbrochen wurde, so daß dieser Zustand einen wachstumfördernden Reiz darstellte und nicht in der Lage war, die Gangepithelien zu zerstören. Eine für die Entlastung wichtige Rolle spielt sicher die auch klinisch festgestellte Rhagade auf der Oberfläche der Affektion. Schnitte durch diese Gegend zeigen den Weg, auf dem der Inhalt einzelner Schläuche durch die Epidermis gelangt ist. Durch die Wechselwirkung von Druck und Entlastung innerhalb der Gänge muß man sich die metaplastische Umbildung der Wandepithelien zu Schleimzellen entstanden denken. Diese kurzdauernden Retentionen riefen gerade da diese Reaktion hervor, wo eine stärkere cystische Erweiterung oder Schlängelung des Ganges durch den Gegendruck der festgefügten Umgebung vereitelt wurde, nämlich an den fast gerade verlaufenden Schweißdrüsengängen im Corium.

Der anatomische Aufbau der Wandbekleidung der Schläuche enthält in allen Einzelheiten die verschiedenen Etappen der *indirekten Metaplasie*. Die Entwicklung einer epidermisähnlichen Struktur mit Basal- und Stachelzellschicht aus dem Epithel der Schweißdrüsenausführungsgänge, die als solche durch die Anwesenheit der äußeren Muskel- und Bindegewebsschicht sicher zu erkennen sind, muß als Entdifferenzierung, als ein Zurückgehen auf die niedere Stufe des Keimgewebes aufgefaßt werden. Damit verbunden ist die Erlangung von Potenzen, die normalerweise beim Menschen nicht in die Erscheinung treten. Es kommt zur Weiterentwicklung in anderer Richtung (anisogener Ersatz, TEUTSCHLÄNDER), zur Bildung des Schleimepithels.

Wiederholt ist eine echte Metaplasie von Epithel in Bindegewebe behauptet worden. So betrachten KROMPECHER und mit ihm MÜHLMANN, ebenso KROMAYER, JUDALEWITSCH die Entstehung von Bindegewebe aus Epithelzellen für möglich (Desmoplasie KROMAYERS). Diese Ansicht hat jedoch keinerlei Anhänger gefunden und scheint bei kritischer Bewertung der vorgebrachten Beweisgründe völlig unbewiesen (FISCHER-WASELS).

Allgemein anerkannt wird hingegen eine echte Metaplasie des erwachsenen Bindegewebes zu Knochen im Bereiche der Stützsubstanzen, wie dies als metaplastische Knochenbildung von CHIARI, E. FRAENKEL (Hautosteome) beschrieben wurde.

Es fand sich dabei eine Verkalkung und darauffolgende Verknöcherung im subcutanen Fettgewebe, wobei der Knochen im Falle FRAENKELS in Form runder Platten am Übergang der Cutis in die Subcutis eingelagert war. Es fanden sich Herde nekrotischer Fetträubchen, an deren Rand sich kalkige Infiltration, ferner alle Übergänge zu kalkhaltigem, hyalinem Knorpel und fertigem Knochen feststellen ließen. Als für die Pathogenese wichtig sei das Auftreten von Kalkringen in der Media kleinster Gefäße erwähnt, deren Lumen durch eine gewaltige Intimaverdickung erheblich eingeengt war.

In einem gewissen Zusammenhang damit stehen jene nicht eben seltenen, als indirekte Metaplasie zu bezeichnenden Knorpel- und Knochenbildungen im Bindegewebe in alten Hautnarben, namentlich bei alten Unterschenkelgeschwüren.

Ob die in einzelnen Teercarcinomen beobachteten Übergänge von Plattenepithel mit Verhornung und direkt in Spindelzellen als morphologisch verändertes Epithel, als *pseudo-sarkomatöse* Metaplasie betrachtet werden kann (GULDBERG u. a.), ist noch zu entscheiden.

## IV. Hypertrophie und Hyperplasie.

An der Haut beobachten wir sowohl eine Hypertrophie im engeren Sinne durch Volumzunahme infolge Vergrößerung der schon bestehenden Elemente, als auch eine zahlenmäßige Vermehrung der Bausteine, d. h. eine Hyperplasie; diese letztere ist allerdings seltener. Die meisten Hypertrophien der Haut haben den Charakter von Anpassungshypertrophien. Es handelt sich um sogenannte Aktivitäts- oder, allgemeiner ausgedrückt, funktionelle Hypertrophien, die durchaus im Rahmen des Physiologischen als Folge größerer funktioneller Leistung bzw. Inanspruchnahme oder auch pathologisch entstanden sein können; im letzteren Falle liegt das Pathologische des Geschehens allerdings mehr in dem Außergewöhnlichen der Veranlassung.

Die allgemeine Pathologie pflegt von hypertrophischem Wachstum dort zu sprechen, wo eine quantitative Vermehrung des Muttergewebes ohne qualitative Änderung der Morphe oder der Funktion vorliegt. Sie pflegt weiterhin die Hypertrophien in angeborene und erworbene einzuteilen. Bei den letzteren spielt nach BORST die individuelle Konstitution eine große Rolle, so daß bei gleichen Bedingungen einmal eine Hypertrophie auftritt, das andere Mal nicht: eine Feststellung, die auch für die Hypertrophien der Haut ihre Bestätigung findet. *Angeborene* Hypertrophien sind entweder bei der Geburt vorhanden oder sie entwickeln sich in den ersten Jahren. Sie sind weitgehend abhängig von hereditären Voraussetzungen (SIEMENS). Man kann bei ihnen einen allgemeinen Riesenwuchs (Elephantiasis) mit gleichmäßiger Zunahme aller Teile von einem partiellen Riesenwuchs unterscheiden. Bei ihnen allen ist die Proportion der Teile gewahrt, d. h. alle sind gleichmäßig hypertrophisch. Ihnen sind diejenigen Formen gegenüberzustellen, bei denen nur einzelne Teile allein hypertrophieren, sei dies nun im Bereiche nur der Epidermis oder nur des Corium.

Die angeborenen *Hypertrophien der Epidermis* treten hauptsächlich als Hyperkeratosen auf. Sie bilden den Hauptbestandteil der sogenannten dystrophischen Störung der Verhornung. Wir sahen sie vor allem bei der Ichthyosis, der Erythrodermia ichthyosiformis congenita, der Hyperkeratosis universalis congenita, bei allen zwar in verschiedenem Ausmaß, aber stets als *diffus* über die ganze Haut verteilte Veränderungen. In *umschriebener* Anordnung begleiten sie eine Reihe von Entwicklungsstörungen, vor allem aus der Gruppe der Naevi (systematisierte und nichtsystematisierte, teils ichthyosiforme Hornnaevi, juvenile Hauthörner, Epidermoide). Hierher zu rechnen ist vielleicht auch das Keratoma hereditarium palmae et plantae. *Hypertrophien der Anhangsgebilde* stellen die Drüsennaevi dar, die sowohl an den Talgdrüsen als auch an den Schweißdrüsen beobachtet wurden. Mit ihnen im engen genetischen Zusammenhang stehen die seltenen Haarfollikelnaevi. Zu den Hypertrophien auf angeborener Grundlage rechnen dann schließlich noch die Hypertrichosis und Onychogryphosis congenita.

Bei den eingangs erwähnten, als Elephantiasis congenita bekannten Hypertrophien einzelner Teile bzw. Gliedmaßen ist an der Wucherung weniger die Epidermis als die Cutis und Subcutis beteiligt, ja sogar das Fettgewebe (El. lipomatosa) oder schließlich nur die Lymphräume (El. lymphangiect.).

Die *erworbenen Hypertrophien* kann man in solche aufteilen, bei welchen in erster Linie *regenerative* Vorgänge eine Rolle spielen und diesen jene gegenüberstellen, die funktionelle Aktivitäts- oder Arbeitshypertrophien darstellen. Zu den regenerativen Hypertrophien zählen jene zahlreichen Veränderungen, die im Anschluß an eine irgendwie geartete Schädigung der Haut — über das Ziel der Wiederherstellung hinausschießend — zu einer Volumzunahme der einzelnen Gewebselemente führen. Je nach dem in erster Linie geschädigten und damit zur Regeneration angeregten Gewebsteil tritt einmal eine stärkere Beteiligung der Epidermis, das andere Mal eine solche der Bindegewebsanteile der Haut auf, oder gar beide zusammen sind an dem Plus des Gewebsaufbaues beteiligt.

Unter den funktionellen Hypertrophien ist die physiologischerweise als *Arbeitshypertrophie* infolge gesteigerter Inanspruchnahme auftretende Schwielenbildung (Callus) am bekanntesten. Im allgemeinen sehen wir sie nur dort, wo auch normalerweise bereits eine sehr starke Entwicklung der Hornschicht vorhanden ist, d. h. an den Handtellern und Fußsohlen. Sie findet sich, wenn auch sehr viel seltener, aber auch an anderen Körperstellen (Hand- und Fingerrücken, Knie) bei entsprechender übermäßiger mechanischer Inanspruchnahme.

Die pathologischen Hypertrophien kann man je nach ihrer Ursache in mechanisch, chemisch und entzündlich bedingte unterscheiden. Die mechanisch bedingten, wie sie hier in Frage stehen, stellen allerdings einen Gegensatz dar zu den eben geschilderten infolge gesteigerter Inanspruchnahme. Es handelt sich hier in erster Linie nämlich um die durch Kreislaufstörungen im weitesten Sinne bedingten Formen von Elephantiasis, bei welchen — soweit eine sichere Beurteilung zur Zeit überhaupt möglich ist — in der Blutstauung als solcher die Ursache der Hypertrophie zu suchen ist. Es kann sich dabei einmal um mehr oder weniger ausgedehnte, auf Abschnitte einer Extremität beschränkte Veränderungen handeln, wie wir sie beim varikösen Symptomkomplex und dessen verschiedenen elephantiastischen Ausgangsformen kennen. Es kann sich dabei aber auch ein völliger Riesenwuchs einer Extremität[1] entwickeln. Wie weit bei diesen, sowie bei den anderen, infolge chronischer Stauung entstehenden elephantiastischen Veränderungen (nach Erysipel, Filarieninfektion, über manchen Angiomen zu beobachtende Hyperkeratosen), jedoch

[1] BLOCH: Berl. klin. Wschr. **1909**, 14.

schließlich und im weitesten Sinne es sich nicht auch um chemisch, durch die abnorme Gewebsversorgung bedingte Veränderungen handelt, steht noch dahin.

Mit dieser Annahme wäre grundsätzlich eine Verbindung hergestellt zwischen den genetischen Vorstellungen für jene mechanisch und die nunmehr näher zu besprechenden, im engeren Sinne chemisch bedingten Hypertrophien. Man kann bei den letzteren eine Gruppe auf chemisch-entzündlicher Basis entstandenen von einer infektiös-entzündlich entstandenen trennen. Dabei ist der Einwand durchaus berechtigt, daß es sich auch bei diesen letzteren im Grunde um eine Auswirkung pathologischer Stoffwechselprodukte handelt, womit wir es demnach auch hier mit Hypertrophien zu tun hätten, die im letzten auf *chemische Ursachen* zurückgehen. Ich habe schon darauf hingewiesen, daß wir zu derartigen Vorstellungen vor allem bei jenen elephantiastischen Gewebsveränderungen kommen müssen, die auf einer Blut- und Lymphstauung beruhen. Chemische, zum Teil bekannte, zum Teil unbekannte Stoffwechselprodukte dürfen wir heranziehen für die Erklärung des Zustandekommens gewisser epidermaler Wucherungsvorgänge in der Haut bei Pellagra, beim Xeroderma pigmentosum, wohl auch beim sog. allergischen Ekzem. Regelwidrige Einwirkungen von innersekretorischen Organen und ihren Sekreten können herangezogen werden für die Sklerodermie, das Myxödem, die Acanthosis nigricans, schließlich auch die Psoriasis. Genauer definierbare chemische Stoffe dürften die Epidermiswucherungen beim Bromoderm und Jododerm auslösen. Die ausgedehnten, bei präcancerösen und cancerösen Veränderungen auftretenden Wucherungsvorgänge in der Haut sind wir heute berechtigt, ebenfalls auf chemische Beeinflussungen zurückzuführen.

Die *infektiös-entzündlich* bedingten Hypertrophien der Haut finden sich bei so gut wie allen über längere Zeit sich hinziehenden Dermatitiden verschiedenster Ätiologie. Einschlußkörperchen (Pocken, Vaccine, Verruga peruana, Verrucae planae et vulgares, Condyloma acuminatum), toxische Produkte anderer lebender Erreger (Tuberkelbacillen, Trichophyton- und Favuspilze, Blastomyceten und andere, Staphylokokken und Streptokokken) seien hier erwähnt, ohne auf Vollständigkeit Anspruch zu machen.

Gegenüber der Vielheit der für die hypertrophischen Vorgänge in der Haut verantwortlichen Ursachen ist der *morphologische Aufbau* aller ziemlich einheitlich wiederzugeben. An der Hypertrophie ist entweder nur die Epidermis — unter Umständen nur mit einer ihrer Schichten, insbesondere der Hornschicht — oder nur das Corium mit seinen elastischen oder kollagenen Elementen oder aber auch das gesamte Integument beteiligt. Die *Hypertrophie der Hornschicht* äußert sich teils diffus, teils fleckförmig. Sie betrifft einmal die ganze Hautdecke, zum andern beschränkt sie sich auf die Ausführungsgänge der Anhangsgebilde. Sie tritt sowohl als echte Hyperkeratose wie auch als Parakeratose auf, und auch diese beiden allein, jeweils für sich, oder aber neben und übereinander in ein und dem gleichen Gewebsschnitt. Bei der diffusen Hyperkeratose ist die Hornschicht vielfach zu wellenförmig verlaufenden, lamellär geschichteten, an den verschiedenen Körperstellen wechselnd breiten und festen Hornplatten umgewandelt. Diese enthalten gelegentlich (Hyperkeratosis universalis congenita) zahlreiche, je nach der Schnittrichtung kreisrunde bis längsovale Lücken, die Haare oder auch Fettmassen entsprechen. In anderen Fällen (Naevi hyperkeratotici) ist die Hornschicht unregelmäßig verdickt, so daß warzenartige Veränderungen auftreten, wie wir sie ähnlich auch bei der hypertrophischen Hornschicht der chronischen Röntgenhaut kennen. Fleckförmige Hypertrophie der Hornschicht, hyper- sowohl als parakeratotische und im Aufbau histologisch dem Vorherigen grundsätzlich entsprechend, führt gelegentlich zu eigentümlichen Bildungen. Beim Cornu cutaneum, beim Keratoma senile z. B. wechseln dann parakeratotische Säulen mit hyperkeratotischen Massen ab, wobei die ersteren meist suprapapillär, die letzteren interpapillär gelegen sind. Vielfach senken sie sich auch tief in die Follikel- und Schweißdrüsenöffnungen ein. Sie zeigen dann einen Aufbau, der in gleicher Form sich z. B. bei der Porokeratosis Mibelli, der Darierschen Krankheit, der Pityriasis rubra pilaris wiederfindet. In solchen Fällen ist dann der Schweißdrüsenporus oder das Ostium des Haarbalgtalgdrüsenfollikels von dichten hypertrophischen Hornmassen ausgefüllt, die mehrschichtig lamellär ineinander liegen. Der Abfall bzw. Übergang in die normal verhornte Haut der Umgebung erfolgt durchgängig ziemlich plötzlich. Vielfach führt diese Hypertrophie der Hornschicht zu mehr oder weniger ausgedehnten, teils zylindrischen, teils kegelförmigen Erweiterungen der Ostien, wie sich dies besonders schön z. B. bei der Keratosis suprafollicularis beobachten läßt. Häufig entwickeln sich aus diesen Hornmassen nach der Mitte und freien Oberfläche zu stachelartig hervorragende Hornkegel, die entweder als comedonenähnliche, ovale abgerundete Kegel, oder auch als formlose Hornmassen aus den Ostien hervorragen und jene eigentümlichen Hornstacheln bilden.

Eine gegenseitige Abhängigkeit von Hypertrophie der Hornschicht und etwa der granulierten Schicht oder auch der gesamten übrigen Epidermis läßt sich jedoch durchaus nicht immer feststellen. Oft findet sich vielmehr unter einer mächtigen Hornschicht nur ein zartes Stratum granulosum, ja granulierte Zellen können völlig fehlen, so daß die Hornschicht unmittelbar an das Stratum spinosum stößt. In anderen Fällen wieder findet sich bei hypertrophischer Hornschicht ein stark verbreitertes Stratum granulosum. Auch diese Hypertrophie kann diffus oder auch fleckförmig entwickelt sein. Dabei handelt es sich häufig nicht nur um eine zahlenmäßige Vermehrung, sondern auch um eine Vergrößerung der einzelnen Zellen, eine Veränderung, die sich auch in den verschiedenen Zellagen der oberen Stachelzellschicht zeigen kann (Verruca vulgaris).

Die Hypertrophie des Stratum spinosum, ebenso wie die der gesamten Epidermis, tritt ebenfalls sowohl diffus (Ichthyosis serpentina) als fleckförmig auf (Naevi hyperkeratotici). Es ist auch hier sowohl die Zahl als auch die Größe der einzelnen Stachelzellen vermehrt. Dabei finden sich hyperplastische Wucherungen, die gelegentlich an Neoplasmen erinnern (Epithelioma adenoides cysticum, Adenoma hydradenoides u. a.). Es entwickelt sich daraus in anderen Fällen eine erhebliche Verbreiterung (Akanthose) und Vergrößerung der Epidermisleisten, wie sie so außerordentlich häufig im histologischen Schnitt bei den verschiedenartigsten Veränderungen zu beobachten ist (Eczema curis verrucosum, Elephantiasis verrucosa, Lichen ruber verrucosus u. a.). Die Neigung zur Hypertrophie der Epidermis zeigt sich dabei in verschieden hohem Grade, manchmal in einem solchen, daß der dabei oft vorhandene atypische Charakter des Epithelwachstums den Eindruck einer malignen Neubildung erwecken kann. Die Epithelleisten wachsen, zum Teil mit benachbarten zusammenfließend, in atypischer Sprossung und unregelmäßigen Zellformen als mächtige Epithelmassen in die Breite und Tiefe. Sie umfassen hier Papillarkörper und Cutis, schnüren Teile davon ab, so daß auf dem Schnitt außerordentlich bunte, unregelmäßige und schwer deutbare Zeichnungen zu sehen sind.

Vielfach beteiligt sich auch der Papillarkörper an dieser Wucherung, sei es diffus oder ebenfalls fleckförmig umschrieben. Diese *Papillomatose* begleitet häufig die Epidermishypertrophie. Sie kann gelegentlich diese noch überdauern und bestehen bleiben, wo jene längst einer Rückbildung zum Opfer gefallen ist.

Bei den *Hypertrophien der Talg- und Schweißdrüsen* handelt es sich meistens um reine *Hyperplasien.* Es finden sich dabei sowohl an Zahl vermehrte Acini als auch zahlreiche, stark vergrößerte und verlängerte Drüsenschläuche bzw. plumpe und große Talgdrüsenkörper, wie sie z. B. die mit Talgdrüsenhypertrophie einhergehende Form des Rhinophyms aufweist.

Bei einem anderen Typus der Pfundsnase, der fibrös-angiektatischen Form, beherrscht eine *Bindegewebshypertrophie* das Bild. Diese prägt auch den Gewebsschnitten bei der PRINGLEschen und RECKLINGHAUSENschen Krankheit häufig ihren Charakter auf. Sie beherrscht das Bild vollständig bei den verschiedenen elephantiastischen Veränderungen des Körpers. Im Gegensatz zu dem hyperplastischen kollagenen Gewebe schwinden die elastischen Fasern. Die Bindegewebswucherung schreitet von den tieferen Schichten des Coriums allmählich nach oben vor.

Eine Hypertrophie der glatten Muskulatur ist selten beschrieben (Ichthyosis).

## Literatur[1].

ABRAMOW: Zur pathologischen Histologie des Masernexanthems. Virchows Arch. **232** 1921 (Lit.). — ADAMOWICZ, W.: Plasmazellen in Granulomen. Virchows Arch. **276**, 230—240 (1930). — ALEXANDER, A.: Zur Frage der Lipogranulomatosis subcutanea (MAKAI). Klin. Wschr. 8, 2138 (1929). — ALEZAIS u. PEYRON: Sur le mode de développement des tumeurs dites mixtes et des cylindromes de la région de la face. C. r. Acad. Sci. Paris **172**, No 12, 781—783 (1921). — ANITSCHKOW, N. N.: (a) Zur Lehre der feinsten Struktur der epidermalen Zellen der menschlichen Haut im normalen und pathologischen Zustande. Frankf. Z. Path. **6**, H. 3 (1911). (b) Experimentelle Untersuchungen über die Ablagerungen von Cholesterinfetten. Arch. f. Dermat. **120** (1914). — ARND: Über die PAGETsche Erkrankung der Brustwarze. Virchows Arch. **261** (1926). Lit. — ARND: Über Glykogenablagerung und infektiöse Granulome der Haustiere. Klin. Wschr. **1925**, Nr 4. — ARNING u. LIPPMANN: Essentielle Cholesterinämie mit Xanthombildung. Z. klin. Med. **89** (1920). — ARTOM, M.: Nuovo contributo allo studio delle dermatiti stafilogene vegetanti. Giorn. ital. Dermat. **66**, 1338—1348 (1925). — ARZT: (a) Zur Kenntnis des Pseudomilium colloidium. Arch. f. Dermat. **118** (1913). Lit. (b) Beiträge zur Xantomfrage. Arch. f. Dermat. **126** (1919). Lit. (c) Zur Klinik und Pathologie der Sproßpilzerkrankungen. Arch. f. Dermat. **145** (1924); **148** (1925). — ARZT, L.: Elastisches Gewebe in der Haut. Arch. f. Dermat. **118** (1913). — ASCHOFF: (a) Zur Morphologie der lipoiden Substanzen. Beitr. path. Anat. **47** (1909). Lit. (b) Zur Frage der Cholesterinverfettung beim Menschen. Dermat. Stud. **21** (1910). (c) Beitr. path. Anat. **68** (1920). (d) Zur Begriffsbestimmung der Entzündung. Beitr. path. Anat. **68**, H. 1, 1—21 (1921). (e) Vorträge über Pathologie in Japan. Jena 1925. (f) Pathologische Anatomie, 7. Aufl. Jena 1928. — ASCHOFF u. KIYONO: Die vitale Carminspeicherung. Jena 1914. — ASCHOFF u. KOCH: Skorbut. Jena 1919. — ASCHOFF-UCHINO: Verh. dtsch. path. Ges. 20. Tagg 1925. — ASKANAZY: Z. Biol. **71**, 583 (1923). — AUDRY, ST.: A propos d'une achromie zostériforme: Le mélanoblaste est-il autre chose qu'une cellule nerveuse? Ann. de Dermat. **6**, 244—247 (1925). — AWOKI, T.: Zur Pathologie der elastischen Fasern, besonders der Haut. Virchows Arch. **255** (1925).

BAKÁCZ, G.: Beiträge zur Lehre der tuberkulösen Riesenzellen. Virchows Arch. **260**, 271—286 (1926). — BARDELEBEN: Heilung der Epidermis. Virchows Arch. **163**, H. 3 (1901). — BARFURTH: Regeneration und Transplantation in der Medizin. Jena: Gustav Fischer 1910. — BECHER, E.: Untersuchungen über das Zustandekommen der gelblichen Hautfärbung bei Niereninsuffizienz. Münch. med. Wschr. **1930 II**, 1922—1923. — BECK: Über histologische Veränderungen der Haut bei Myxödem. Mh. Dermat. **24** (1897). Lit. — BECK u. KROMPECHER: Die feinere Architektur der primären Hautcarcinome. Dermat. Stud. Hamburg **1903**. — BENJAMONITSCH, E. u. L. N. MASCHKILEISSON: Zur Frage der JADASSOHNschen Anetodermia maculosa etc. Arch. f. Dermat. **154**, 611—620. — BERTI: Contribution allo studio dei cosidetti corpus coli del mollusco contagiosa. Sperimentale **79**, 477 (1925). — BERGEL, S.: Über künstliche Erzeugung verschiedenartiger Granulationsneubildungen und Zellwucherungen. Virchows Arch. **230**, 461—478 (1921). — BERTONE, G.: Autoplastische und homoplastische Hautverpflanzung. Einfluß der Hyperämie. Giorn. roy. Acad. Torino **1914**, No 11—12. — BIER: Beobachtungen über die Regeneration beim Menschen. Dtsch. med. Wschr. **43**, H. 23 (1917); **44**, H. 1 (1918); **45**, H. 1 (1919). — BIER, A.: (a) Beobachtungen über Regeneration am Menschen. Dtsch. med.

[1] Um ein übergroßes Literaturverzeichnis zu vermeiden, sei auf GANS: „Histologie der Hautkrankheiten" Berlin 1925 u. 1928, verwiesen.

Wschr. **1917, 1918, 1919**. (b) Beobachtungen über Regenerationen beim Menschen. XVI. Abh.: Die Regeneration der Haut. Dtsch. med. Wschr. **1918**, 1121, 1208. — BIGNAMI, G.: Sopra un caso raro di cosi della gotta calcica. Boll. Soc. med.-chir. Pavia **37** (1925). — BILKE: Über verkalkte Epitheliome der Haut und Verknöcherung darin. Virchows Arch. **236** (1922). — BIRCHER: Fortfall und Änderung der Schilddrüsenfunktion als Krankheitsursache. Erg. Path. **I 15** (1911). — BIZZOZERO, E.: (a) Über eine Besonderheit der Struktur der Schweißdrüsen bei einem Naevus sebaceus. Sperimentale, 26. Sept. **1912**, H. 5. (b) Sulle fibre a reticolo nella sifilide, nella tuberculosi etc. Arch. ital. Dermat. **1** (1925). — BLOCH, B.: Hautkrankheiten und Stoffwechsel. Wien. med. Wschr. **1925**, 2751—2753. — BORNEMANN, W.: Ein Fall von multipler Lymph- bzw. Chylangiektasie mit Chylorrhoe. Arch. f. Dermat. **69**, 1175 (1904). — BORST, MAX: Über Entzündung und Reizung. Beitr. path. Anat. **63**, H. 3 (1917). — BOSELLINI: Über den ps. Prozeß. Mh. Dermat. **29** (1901). Lit. — BRAMIS: Über einen eigenartigen Fall von Häutung bei einem Kinde. Dermat. Z. **3**, H. 3 (1896). — BRAULT, A.: Le glycogène dans le développement des tumeurs, des tissus normaux et des êtres organisés. Physiologie normale et pathologique. Paris: Masson & Cie. 1930. — BRAUN, W.: Über Hautpfropfung. Münch. med. Wschr. **1921**, Nr 11, 345. — BREIT, A-: Acne urticata. Arch. f. Dermat. **149** (1925). — BRUCH: Untersuchungen zur Kenntnis des körnigen Pigmentes. Zürich 1844. — BRUIN, M. DE: Einzelne Beobachtungen über Adiponecrosis subcutanea neonatorum. Nederl. Tijdschr. Geneesk. **1929 I**. — BRÜNING, H.: Muskulatur, Fett- und Unterhautzellgewebe. Handbuch der allgemeinen Pathologie und pathologischen Anatomie des Kindesalters, Bd. 2, Abt. 2, S. 1097. 1921. — BRÜTT: Eigenartige Horncystenbildung bei gleichzeitiger Hauttuberkulose. Arch. f. Dermat. **129**, 216 (1921). — BUCK, P.: Beitrag zur Kenntnis der FOX-FORDYCEschen Krankheit. Dermat. Z. **45** (1925). — BUERGER, L.: Thrombo-angitis obliterans: a Study of the Vascular Lesions Leading to Presenile Spontaneous Gangrene. Amer. J. med. Sci. **5**, 136 (1908). — BURGER, M.: Der Cholesterinhaushalt beim Menschen. Erg. inn. Med. **34** (1928).

CARNOT, P. et CL. DÉFLANDRE: Persistance de la pigmentation dans les greffes épidermiques. C. r. Soc. Biol. Paris **1896**, No 6. — CAROL: Über den Lipoidgehalt der Haut. Dermat. Wschr. **63**, H. 36 (1916). Lit. — CAROL u. VON DER ZANDE: Adiponecrosis subcut. neonat. Nederl. Tijdschr. Geneesk. **69** (1925). — CASSIERER: Die vasoneurotich-trophischen Neurosen. Berlin 1901. — CATRIN et EWING: Les altérations de la peau dans la rougéole. Arch. Méd. expér. 1891. — CATHANEO, L.: Endothelioma cutaneo. Giorn. ital. Dermat. **66**, 344 (1925). — CEDERCREUTZ, AXEL: (a) Über den Fettgehalt der Epidermiszellen bei der Parakeratose. Arch. f. Dermat. **111**, 739—742 (1912). (b) Über den Fettgehalt des Epithels der seborrhoischen Warzen. Arch. f. Dermat. **111**, 743—746 (1912). (c) Histologische Beobachtungen über die Epithelentartung im Molluscum contagiosum. Arch. f. Dermat. **115**, 385. (d) Leprastudien. Arch. f. Dermat. **128** (1920). — CEELEN: Über Myxödem. Beitr. path. Anat. **69** (1921). — CHIARI: Über die herdweise Verkalkung und Verknöcherung des subcutanen Fettgewebes usw. Z. Heilk. **1907**, Suppl.-H. — CHILESOTTI, E.: Les carcinomes calcifiés de la peau (épithéliomes calcifiés). Étude sur un carcinome de la peau primitif, multiple calcifié. Rev. méd. Suisse rom. **1904**, No 5—8. — CHRIST: Über die kongenitalen ektodermalen Defekte und ihre Beziehungen zueinander; vikariierendes Pigment für Haarbildung. Arch. f. Dermat. **116** (1913). — CIVATTE: La chimie de la peau. Ann. de Dermat. V. s. **2** (1911). — CONE, CL.: (a) Zur Kenntnis der Zellveränderungen in der normalen und pathologischen Epidermis des Menschen. Frankf. Z. Path. **1** (1907). (b) Leichenveränderungen der Epidermis. Frankf. Z. Path. **1**, H. 1 (1907). — CORNING, H. K.: Die Frage der Neubildung von Zellen im erwachsenen Organismus. Schweiz. med. Wschr. **51**, Nr 9, 193—199.

DAMMANN: Zur Pathologie der Adipositas dolorosa. Frankf. Z. Path. **12** (1913). — DARIER: (a) Dermatite herpétiforme de Duhring-Eosinophile. Soc. franç. Dermat., 11. Juni 1896. Ann. de Dermat. **7** (1896). (b) Le cancer de la dermatose de Boweni. Ann. de Dermat. **1914, 1920**. (c) Le mélanome malin mésenchymateux ou mélano-sarcome. Bull. Assoc. franç. Étude Canc. **4** (1925). (d) Mélanoses, mélanomes et mélanosarcomes. Bull. Soc. franç. Dermat. **32** (1925). — DARVIDOWSKIE: Die pathologische Anatomie und Pathologie des Fleckfiebers. Erg. Path. **20**, 2 (1924). Lit. — DEELMAIEN, H. T. u. I. P. VAN ERP: Beobachtungen an experimentellem Tumorwachstum. I. Über den Zusammenhang zwischen Regeneration und Tumorbildung. Z. Krebsforsch. **24**, 86—98 (1926). — DELBANCO: 10. Kongr. dtsch. dermat. Ges. 1908. (b) Craurosis glandis et praeputii. Verh. dtsch. dermat. Ges. Frankfurt **1908**. — DENECKE: Beitrag zur Kenntnis der verkalkten Epitheliome. Arb. path. Inst. Göttingen **1893**. Diss. Les hémosidéroses cutanées. Strasbourg 1929. — DIETRICH: Die Anfänge des Thrombus. Dtsch. path. Ges., 18. Tagg 1921. — DÖSSEKER: Kalkablagerungen, speziell sog. verkalkte Epitheliome der Haut. Arch. f. Dermat. **129**, 260 (1921). — DUBREUILH: De l'ulcus rodens Clinique et anatomie pathologique. Ann. de Dermat. **1901**, 105. — DUBREUILH et CAZENAVE: Histologie de l'épitheliome calcifié de Malherbe. Bull. Soc. franç. Dermat. **1921**, No 6, 206—208 (1921). — DUYX, E. S. VAN:

Contribution à l'Étude des naevis cystiques non pigmentés. Bull. Soc. belge Ophtalm. **1924**, No 49.

EBBECKE: Verh. dtsch. path. Ges. Göttingen **1923**. — EBSTEIN, W.: Über akute umschriebene Hautentzündungen auf angioneuritischer Basis. Virchows Arch. **174**, 198. — EHARA, I.: Einschlußkörperchen bei Herpes simplex und Zoster. Okayama-Igakkai-Zasshi (jap.) **39**, 1058 (1927). — EHRMANN u. FALKENSTEIN: Über Dermatitis atrophicans usw. Arch. f. Dermat. **149** (1925). — EHRMANN u. OPPENHEIM: Über Melanoblasten, Hemichromasie und Faserung der Epithelzellen in beiden Kondylomen. Arch. f. Dermat. **63**, 323 (1903). — EICHHOLZ, P.: Experimentelle Untersuchungen über Epithelmetaplasie. Arch. klin. Chir. **65**, 35. — EPPINGER: Biochem. Z. **127**, 107 (1922). — ERNST, P.: (a) Die Degenerationen und die Nekrose (Stoffwechselstörungen, Dystrophie). Handbuch der normalen und pathologischen Physiologie, Bd. 5. (b) Die hyaline Entartung. Handbuch der normalen und pathologischen Physiologie, Bd. 5. (c) Tod und Nekrose. Handbuch der allgemeinen Pathologie von KEHL und MARCHAND, Bd. 3, 2. Leipzig 1921. (Lit.) — ERNST, TH.: Über die ersten Stunden der Entzündung. Beitr. path. Anat. **75**, 229—258 (1926). — EWALD, FROHSE u. HENNIG: Arch. klin. Med. **138** (1922). — EWING: The epithelial cell changes in measles. J. inf. Dis. **6** (1909).

FABRY: Beitrag zur Klinik und Pathologie des Pemphigus foliaceus. Arch. f. Dermat. **70**, 183 (1904). — FAHR: (a) Zur Frage des Xanthoms. Zbl. Path. **30** (1920). (b) Über einen rasch tödlich verlaufenden Fall von Maul- und Klauenseuche beim Menschen. Dermat. Wschr. **77**, 1025 (1923). — FIOCCO, S. B.: Beitrag zum Studium der Hautgangrän. Riv. venet. Sci. med. **1912**, H. 7. — FIRKET: Zur Diagnose der strahligen Einschlüsse und Riesenzellen. Virchows Arch. **125**, H. 3. — FISCHER, M. H.: Das Ödem. Dresden 1910. — FISCHER-WASELS, B.: (a) Die Entwicklung der Geschwulstzelle. Klin. Wschr. **6**, 1025—1029, 1073 bis 1077 (1927). (b) Metaplasie und Gewebsmißbildung. Handbuch der normalen und pathologischen Physiologie, Bd. 14, 2. 1927. (c) Beitrag zur pathologischen Physiologie der Entzündung. Frankf. Z. Path. **42** (1931). — FRAENKEL, E.: (a) Münch. med. Wschr. **1915**. (b) Über heteroplastische symmetrische Knochenbildung in der Subcutis. Dermat. Wschr. **1922**, 75. (c) Über petechiale Hauterkrankungen bei epidemischer Genickstarre. Beitr. path. Anat. **63**, H. 1. — FREUDENTHAL: (a) Verruca senilis und Keratoma senile. Arch. f. Dermat. **152** (1926). Lit. (b) Zbl. Hautkrkh. **20**, 26; **27**, 469; **29**, 100, 608, 768. — FREUDENTHAL, W. u. Z. GESEROWA: Harnsäurekrystalle in Hydrocystomen. Arch. f. Dermat. **158**, 724. — FREUND, L.: Zur Anatomie der Narbengeschwülste. Arch. f. Dermat. **1901**, Festschrift für KAPOSI, 515. — FREY, K. E.: Das Psammocarcinom der Haut mit besonderer Berücksichtigung seiner Verkalkung. Frankf. Z. Path. **24**, H. 3 (1920). — FRICK: An unusal case of dilated capilaries. J. of cutan. Dis. **30**, 334. — FRIEBOES: (a) Beitrag zur Klinik und Histopathologie der gutartigen Hautepitheliome. Berlin 1912 (Lit.). (b) Dermat. Z. **31** (1920); Arch. f. Dermat. **140** (1923). — FRIEDMANN: Ein Beitrag zur Kenntnis des Pseudoxanthoma elasticum. Arch. f. Dermat. **111** (1912). — FRUGONI, C. u. G. STRADIOTTI: Experimenteller Beitrag zur Kenntnis der Fettgewebsnekrose. Berl. klin. Wschr. **1910**, Nr 9. — FUCHS: Die krankhaften Veränderungen der Haut. 1840.

GALEWSKY: Über Leukokeratosis craurosis glandis et praeputii. Arch. f. Dermat. **109**, 262 (1910). — GANS: (a) Zur Histologie der Arsenmelanose. Beitr. path. Anat. **60** (1914). Lit. (b) Keratoma periporale. 13. Kongr. dtsch. dermat. Ges. München 1923. Arch. f. Dermat. **145**. (c) Histologie der Hautkrankheiten I, II. Berlin 1925, 1928. (d) Zur Histotopochemie der gesunden und kranken Haut. Arch. f. Dermat. **161** (1930). — GARSHIN, W. G.: Experimentelle Untersuchungen über atypische Wucherungen des Hautepithels usw. Z. Krebsforsch. **24**, 492—511 (1927). — GASSMANN: (a) Histologische und klinische Untersuchungen über Ichthyosis. Arch. f. Dermat. **1904**, Erg.-H. (Lit.). (b) Untersuchungen über Ichthyosis und ichthyosisähnliche Krankheiten. Arch. f. Dermat. **1904**, Erg.-H. (Lit.). — GAST u. ZURHELLE.: Berl. klin. Wschr. **1918**, Nr 39. — GAZA, W. v.: (a) Klin. Wschr. **1924 III**, Nr 20. (b) Wundheilung, Transplantation, Regeneration und Parabiose usw. Handbuch der normalen und pathologischen Physiologie Bd. 14, 1. 1926. — GELBJERG-HANSEN, G.: Necrosis adiposa neonatorum oder die sog. Sclerodermia neonatorum. Arch. f. Dermat. **152** (1926). — GERLACH, W.: (a) Verh. dtsch. path. Ges. Göttingen **1923**. (b) Virchows Arch. **247** (1923). — GHEDINI, G.: Klinischer Beitrag zur Kenntnis der Hautaffektionen bei Influenza. Riforma med. **1911**, No 43. — GILCHRIST, C.: Experimental urticaria. Brit. med. J. **1908**. — GLASS u. KRÜGER: Weitere experimentelle Forschungsergebnisse zur „Tintenstiftnekrose" usw. Zbl. Chir. **52**, 571 (1925). — GLUGE: Anatomisch-mikroskopische Untersuchungen zur allgemeinen und speziellen Pathologie. Minden 1838. — GOLDZIEHER u. MAKAI: Regeneration, Transplantation, Parabiose. Erg. Path. **II 16** (1912). GOLLMER, E.: Fall von Erythrodermia ichthyosiformis congenitalis (BROCQ). Dermat. Z. **44**, 235 (1925). — GRÄFF, J.: Beitr. path. Anat. **70** (1922). — GREGGIO, H.: Arch. Méd. expér. **23** (1911). — GROHÉ, B.: Die Bedeutung der elastischen Fasern bei pathologischen spez. regenerativen Prozessen. Münch. med. Wschr. **40**, 1556 (1901). — GRON, K. v.: Exantheme und Haarausfall bei Grippe. Forh. nord. dermat. For. (dän.), 10.—11. Juni **1919**, 41—53 (1921). —

GRUBER: Über die Pathologie der urämischen Hauterkrankungen. Dtsch. Arch. klin. Med. **121** (1917). Lit. — GRÜN, ERNST: Zur Histologie der Gichtknoten. Arch. f. Dermat. **152**, 3—6 (1926). — GRUTZ, O.: Über eine Urticaria papulosa xanthelasmoides-ähnliche Dermatose. 14. Kongr. dtsch. dermat. Ges. 1925. — GUJO, K.: Über die sog. Verrucosis generalisata. Bull. med. Ges. Osaka **1928**, 27. Ref. Zbl. Hautkrkh. **31**, 333. — GÜNTHER: Die Lipomatosis. Jena 1920. — GUTMANN: (a) Zur Kenntnis der Amyloidosis der Haut. Dermat. Z. **38** (1923). (b) Multiple Epidermiscysten und Cystengänge an den Händen im Anschluß an eine schwere Hautentzündung. Dermat. Z. **41** (1924). (c) Über BOWENsche Dermatose. Dtsch. med. Wschr. **80**, 641, 686 (1925). (d) Ein neuer Beitrag zur Frage der örtlichen Amyloidosis der Haut. Dermat. Wschr. **89**, Nr 35, 1255 (1929). — GUTTENTAG: Über das Verhalten der elastischen Fasern in Hautnarben und bei Destruktionsprozessen der Haut. Arch. f. Dermat. **27**, 175 (1894). — GYE, W. E.: The aetiology of malignant new growths. Lancet **209** (1925).

HANAWA, S.: Zur Kenntnis des Glykogens und des Eleidins in der Oberhaut. Arch. f. Dermat. **1913**, 118. — HAMMERSCHMIDT: Histologische Befunde bei Varicellen. Beitr. path. Anat. **65**, H. 2, 346 (1919). — HANSEMANN, v.: Über den Entzündungsbegriff mit besonderer Berücksichtigung der trüben Schwellung und der fettigen Degeneration. Med. Klin. **10** (1920). — HARTZELL: Infections multiple Gangrene of the Skin. Amer. J. med. Sci., Juli **1895**. — HASLUND: Die Histologie und Pathogenese der Psoriasis. Arch. f. Dermat. **114** (1913). — HEIMANN, W.: Zur Histologie der Narben. Arch. f. Dermat. **102**, 35—82 (1910). — HERRMANN, Fr. u. E. EICKEN: Das Spodogramm der Mundschleimhaut. Arch. f. Dermat. 165 (1932). — HERXHEIMER: (a) Über den Reiz-, Entzündungs- und Krankheitbegriff. Beitr. path. Anat. **65**, H. 1 (1919). (b) Virchows Arch. **245**, 403 (1923). — HERXHEIMER, G.: Krankheitslehre der Gegenwart. Dresden u. Leipzig 1927. — HERXHEIMER, K.: (a) Über Pemphigus vegetans nebst Bemerkungen über die Natur der LANGERHANSschen Zellen. Arch. f. Dermat. **36** (1896). (b) Über Metamorphosen primärer Hautefflorescenzen. Dtsch. med. Wschr. **1913**, Nr 36. — HERXHEIMER u. HILDEBRAND: Über atypische Horngebilde. Arch. f. Dermat. **56**, 55 (1901). — HERZOG, GG.: Zur Frage der Granulocytenbildung bei der Entzündung. Zbl. Path. **31**, Nr 18, 481—485 (1921). — HEYDE, M.: Zur Kenntnis der subcutanen Fettgewebsnekrose. Dtsch. Z. Chir. **109**, 500 (1911). — HÖBER, R.: (a) Physikalische Chemie der Zelle und der Gewebe, 5. Aufl. Leipzig 1922. — HODARA: Ein Fall von Parakeratosis variegata (UNNA), Exanthema psoriasiforme lichenoides (JADASSOHN), Parapsoriasis en gouttes (BROCQ). Dermat. Wschr. **55**, 848, 877 (1912). Lit. — HOFFMANN, E.: (a) Über Quecksilberdermatitis und die zugrunde liegenden histologischen Veränderungen usw. Berl. klin. Wschr. **1902**. (b) Über weitverbreitete Hautxanthome bei hochgradiger Lipämie. Dtsch. med. Wschr. **1918**. (c) Über das knollentreibende Fibrosarkom der Haut. Dermat. Z. **43**, 1 (1925). — HUECK, W.: (a) Beitr. path. Anat. **66** (1920). (b) Über Cholesterinstoffwechsel. 20. Tagg dtsch. path. Ges. 1925.

ILJINA, A.: Über eigenartige Veränderungen des elastischen Gewebes der Haut. Venerol. (russ.) Z. **4**, 158—165 (1927). — IPLAND: Frankf. Z. Path. **16**, 441 (1915).

JADASSOHN: (a) In SCHWALBE, Lehrbuch der Greisenkrankheiten und in EPPSTEIN-SCHWALBEs Handbuch, 1909. (b) Über „Kalkmetastasen“ in der Haut. Arch. f. Dermat. **100** (1910). (c) Die benignen Epitheliome. Arch. f. Dermat. **117** (1913). Lit. (d) Schweiz. dermat. Ver. Bern, 22. Juli 1917. Korresp.bl. Schweiz. Ärzte **1919**, Nr 14. — JADASSOHN, J.: Allergie, structure histologique, nombre des microbes dans les dermatoses. Arch. dermato-syphiliogr. **3**, 3. — JÄGER, H. u. E. TRAUM: Beitrag zur Nervenregeneration in menschlichen Hautnarben. Dtsch. Z. f. Chir. **196**, 364—377 (1926). — JANSEN: Beitr. path. Anat. **41** (1907). — JAMIESON, W. A.: Dermatitis herpiformis. Brit. J. Dermat. **1898**. — JARISCH: Zur Anatomie und Pathologie der Pemphigusblasen. Arch. f. Dermat. **43** (1898). — JESSNER: Zur Kenntnis der Acrodermatitis chronica atrophicans. Arch. f. Dermat. **134**, 478 (1921). — JORES: Beitr. path. Anat. **27** (1900); **41** (1907). — JORES, L.: Einwände gegen den ASCHOFFschen Entzündungsbegriff. Frankf. Z. Path. **23**, H. 3 (1920). — JULIUSBERG: Eigentümliche, Lichenruber-ähnliche Hautveränderungen usw. Festschrift KAPOSI, Erg.-Bd. Arch. f. Dermat. **1900**; Dermat. Z. **39** (1923).

KAISER, S.: Primäre Hautgicht usw. 14. Kongr. dtsch. dermat. Ges. 1925. — KAMMER: Ein Fall von Riesenzellenxanthosarkom. Inaug.-Diss. Freiburg 1909. — KARG: Studien über transplantierte Haut. Arch. f. Anat. **1888**. — KAWAMURA: Die Cholesterinesterverfettung usw. Jena 1911. — KENEDY: Über herdförmige Amyloidentartung bei einem Falle von Dermatitis atrophicans diffusa. Arch. f. Dermat. **136** (1921). — KESER: Contribution à l'étude histol. de l'epithéliome pavimenteux (cancer de la peau). Ann. de Dermat. 8, No 2, 165—185 (1894). — KIMMELSTIEL, PAUL: Zur Morphologie der Lipoide. Krkh.forschg **5**, 403—418 (1928). — KIRCH: Klin. Wschr. **1924**, 1425. — KIRCHHOFF, J.: Die aseptische Wundheilung unter dem Schorf. Inaug.-Diss. Göttingen 1925. — KISSMEYER, A.: Über eine kleinpapulöse Form der Urticaria pigmentosa. Dermat. Z. **44** (1925). — KLAUSNER u. KREIBICH: Über exsudative Mastzellen. Arch. f. Dermat. **46**, 235 (1909). — KLEINMANN, H.: Über die Bedingungen der Kalkablagerung in tierischen Geweben. Biochem. Z. **196** (1928). —

KLENKE: Untersuchungen und Erfahrungen auf dem Gebiete der Anatomie usw. Leipzig 1843. — KLEYN: Pathologisch-histologische Studie über Epidermis-Transplantation auf das Ulcus rodens. Inaug.-Diss. Würzburg 1895. — KNOWLES: The Path. of Xanth. tub. mult. Brit. J. Dermat. **32** (1914). — KÖNIGSTEIN: (a) Über Amyloidablagerung als pathologisch-anatomischer Befund bei Dermatosen. Wien. klin. Wschr. **1921**. (b) Über Amyloidose der Haut. Arch. f. Dermat. **148**, 330 (1925). — KOGOJ, FR.: (a) Beitrag zur Ätiologie und Pathologie der Striae cutis distensae. Arch. f. Dermat. **149** (1925). (b) Über Lymphgefäßinfarkte bei Hauterkrankungen. Arch. f. Dermat. **150**, 324—332 (1926). (c) La dyskératose. Ann. de Dermat. **8**, 351—373 (1927). — KRÄMER: Über Condylome und Warzen. Göttingen 1837. — KRAUSE, ALLEN K.: The anatomical structure of tubercle from histogenesis to cavity. Amer. Rev. Tbc. **15**, 137—168 (1927). — KREIBICH: (a) Zur Pathogenese kolliquativer Blasen. Dermat. Z. **11**, 316. (b) Zur Histologie des Ulcus rodens. Arch. f. Dermat. **42**, 323 (1898). (c) Histologie des Pemphigus der Haut und Schleimhaut. Arch. f. Dermat. **50** (1899). (d) Zur Blasenbildung und Cutis-Epidermisverbindung. Arch. f. Dermat. **63**, 281 (1902). (e) Erwiderung zu TÜRK: Die Angioneurosenlehre usw. Wien. klin. Wschr. **1907**, Nr 2. (f) Arteriosklerotisch-anämische Infarkte der Haut. Dtsch. dermat. Ges. 1908. Arch. f. Dermat. **91**, 381. (g) Die Angioneurosen und die hämatogenen Hautentzündungen. Arch. f. Dermat. **95**, 405—444 (1909). (h) Über Neurodermitis alba. Arch. f. Dermat. **104**, 3, 8 (1910). (i) Angioneurotische oder toxische Entzündung? Arch. f. Dermat. **114**, 161—172 (1913). (k) Zur Anatomie des Eczema seborrhoicum und der seborrhoischen Warzen. Arch. f. Dermat. **114**, 228—232, 608 (1913). (l) Ein Beitrag zum Chemismus der entzündlichen Gefäßwand. Arch. f. Dermat. **114**, 585—588 (1913). (m) Zur Ätiologie des Molluscum contagiosum. Arch. f. Dermat. **115**, 385. (n) Über Amyloiddegeneration der Haut. Arch. f. Dermat. **116**, 285—288 (1913). (o) Lipoide und amyloide Degeneration der Haut. Arch. f. Dermat. **116**. (p) Über lipoide Degeneration des Elastins der Haut. Arch. f. Dermat. **116**, 325—328 (1913). (q) Kultur erwachsener Haut auf festem Nährboden. Arch. f. Dermat. **120**, 168—176 (1914). (r) Zellteilung in kultivierter Haut und Cornea. Arch. f. Dermat. **120**, 923—930 (1914). (s) Keratohyalin. Arch. f. Dermat. **121**, 313 (1916). (t) Zur Kenntnis der Schweißdrüsenkörperchen. Arch. f. Dermat. **124**, H. 4, 668. (u) Bindegewebsdegeneration. Arch. f. Dermat. **130** (1921). (v) Naevuscarcinom. Arch. f. Dermat. **130**, 542 (1921). (w) Mucin bei Hauterkrankung. II. Mitt. Arch. f. Dermat. **153**, 799—803 (1927). — KRITCH, N.: A. PACHMIE et P. SIDOROW: La peau dans la scarlatine: Étude histologique. Arch. Méd. Enf. **32**, 313—326 (1929). — KROMAYER: (a) Zur Histogenese der weichen Hautnaevi. Dermat. Z. **3**, H. 3 (1899). (b) Arch. f. Dermat. **62** (1902). (c) Zur Histogenese des Krebsstromas. Z. Krebsforsch. **24**, 1—9 (1926). — KROMPECHER, E.: (a) Über Ödem-Bindegewebe-Sklerose, namentlich bei Arteriosklerose. Zbl. Path. **22**, 630. (b) Der drüsenartige Oberflächenepithelkrebs. Beitr. path. Anat. **28** (1900). (c) Die feinere Architektur der primären Hautcarcinome. Dermat. Stud. Hamburg **1903**. (d) Der Basalzellenkrebs. Jena 1903. (e) Über die Beziehungen zwischen Epithel und Bindegewebe bei Mischgeschwülsten der Haut usw. Beitr. path. Anat. **44**, 94 (1908). (f) Zur Histogenese und Morphologie der Mischgeschwülste der Haut usw. Beitr. path. Anat. **44** (1908). (g) Zur Histogenese und Histologie des Krebses. Z. Krebsforschg **12**, H. 2 (1912). (h) Zur Kenntnis der Geschwülste und Hypertrophien der Schweißdrüsen. Arch. f. Dermat. **126** (1919). — KUCZYNSKI, M.: Untersuchungen über celluläre Vorgänge im Gefolge des Verdauungsprozesses. Virchows Arch. **239** (1922). — KUNITZKY u. MELCHIOR: Subcutane Lymphsackbildung und Kalkablagerung usw. Arch. f. Dermat. **123** (1916). — KYRLE: (a) Zur Entstehung der Pigmentnaevi. Arch. f. Dermat. **118**, 319—335 (1913). (b) Über spontane infektiöse Gangrän des Penis und Scrotums bei Kriegsteilnehmern. Berl. klin. Wschr. **1917**, Nr 2.

LEBRAM, FRITZ: Das Schicksal von Haaren bei der Bildung von Hautnarben. Zbl. Path. **1904**, Nr 14, 564. — LECÈNE et MOULONGUET: La cytosteatonécrose ou saponification intracellulaire du tissu cellulo-adipeux sous-cutanée. Ann. d'Anat. path. **2** (1925). — LEHMANN-FACIUS u. LOESCHKE: Münch. med. Wschr. **1926**, 1578; Klin. Wschr. **1926**, 41. — LENNHOF, C.: Beitrag zur Genese der weichen Fibrome, nebst Bemerkung über das Vorkommen von elastischen Fasern im Epithel. Arch. f. Dermat. **120**, 719—729 (1914). — LEREDDE u. PERRIN: Anat.-patholog. de la dermatose de DUHRING. Ann. de Dermat., III. s. **6** (1895). — LETTERER, E.: (a) Experimentelle Studien über Art und Entstehung des Amyloids. Zbl. inn. Med. **47**, 417—430 (1926). (b) Beitr. path. Anat. **75**, 486 (1926). LEUPOLD, E.: Mikrochemie und Genese des Amyloids. Beitr. path. Anat. **64** (1918); Erg. Path. **21**, 1 (1925). — LEVI, S.: Zur Histologie der Hautnarben. Arch. f. Dermat. **135**, 283 (1921). — LÈVY, G.: Xanthélasma et Xanthome. Ann. d'Anat. path. **2**, 247 (1925). — LEWANDOWSKY: Über Lichen spinulosus. Arch. f. Dermat. **73** (1905). (b) Zur Kenntnis der Keratosis follicularis. MORROW-BROOKE. Arch. f. Dermat. **101** (1910). — LEXER, E.: 20 Jahre Transplantationsforschung in der Chirurgie. Verh. dtsch. Ges. Chir. **1925**; Arch. f. klin. Chir. **138**, 250. — LEXER, E. u. Mitarbeiter: Die freien Transplantationen. Neue dtsch. Chir. **26 I** (1919); **26 II** (1924). — LINSER:

(a) Über verkalkte Epitheliome. Beitr. klin. Chir. **26** (1900). (b) Über verkalkte Epitheliome und Endotheliome. Bruns' Beitr. **26** (1900). — Lipschütz: (a) Weitere Beiträge zur Kenntnis des Molluscum contagiosum. Arch. f. Dermat. **107** (1911). Lit. (b) Untersuchung über die Ätiologie der Paravaccine. Zbl. Bakter. **1918**, 81. (b) Über sekundäre Paravaccine. Dermat. Wschr. **73**, 879 (1921). (d) Untersuchungen über Paravaccine. Arch. f. Dermat. **127** (1919). Lit. (e) Zur Kenntnis der Ätiologie und der strukturellen Architektonik der Warze (Verruca vulg.) Arch. f. Dermat. **148** (1925). Lit. (f) Untersuchungen über „Centrodermosen". (Entzündliche Dermatosen mit Erkrankung des Mikrozentrums.) Arch. f. Dermat. **156**, 202—225 (1928). (g) Die Einschlußkrankheiten der Haut. Wien. klin. Wschr. **41**, 84—88 (1928). — Little: Multiple cysts of the skin. Proc. roy. Soc. Med., 15. Juli **1915**. — Loeb, L.: Über Transplantation von weißer Haut auf einen Defekt in schwarzer Haut und umgekehrt am Ohr des Meerschweinchens. Arch. Entw.mechan. **6** (1897). — Loele, W.: Histologischer Nachweis oxydierender und reduzierender Substanzen innerhalb der Zelle. Erg. Path. II **16** (1913). — Löhlein, M.: Die Gesetze der Leukocytentätigkeit bei entzündlichen Prozessen. Jena: Gustav Fischer 1913. — Loeschke, H.: Vorstellungen über das Wesen von Hyalin und Amyloid auf Grund von serologischen Versuchen. Beitr. path. Anat. **73** (1927). — Löwenbach: Xeroderma pigmentosum in Mračeks Handbuch, 1903. — Lombardo: Das Glykogen der Haut. Giorn. ital. Mal. vener. Pelle **1907**. — Lorberbaum u. P. G. Unna: Das Eleidin. Dermat. Wschr. **81**, 1519 (1925). — Lubarsch: Zur pathologischen Anatomie der Erschöpfungs- und Ernährungskrankheiten. 18. Tagg dtsch. path. Ges. Jena 1921. — Lubarsch, O.: (a) Thrombose und Infektion. Berl. klin. Wschr. **1918**, Nr 10. (b) Zur Kenntnis ungewöhnlicher Amyloidablagerungen. Virchows Arch. **271**, 867—889 (1929). — Luger, A. u. E. Lauda: Über oxychromatische Veränderungen am Zellkern usw. Med. Klin. **22**, 415—417, 450—456, 493—497 (1926).

Makai, E.: Über Lipogranulomatosis subcutanea. Klin. Wschr. **7**, 2343 (1928). — Mallory u. Medler: J. med. Res. **41**, 327 (1920). — Manganotti, G.: Alterazioni istologiche delle ghiandole sudosipare nelle nefropatine. Sperimentale **80**, 125—129 (1926). — Marañon, G. u. M. Alvarez Cascos: Über die progressive Lipoiddystrophie (Lipoidystrophie cephalo-thoracica). Endokrinologie **6** (1930). — Marchand, F.: (a) Der Prozeß der Wundheilung. Dtsch. Chir. Lief. 16. Stuttgart 1901. (b) Virchows Arch. **234** (1921). (c) Die örtlichen, reaktiven Vorgänge. (Lehre von der Entzündung.) Handbuch der allgemeinen Pathologie von Krehl-Marchand, Bd. 4, 1. Leipzig 1924. (Lit.) — Margolies, A. u. F. Weidman: Statist. a. histolog. studies of Fordyces disease. (Haartalgfollikel in Lippen-Mundschlauch.) Arch. of Dermat. **3**, 723—742 (1921). — Martinotti, L.: (a) Contributo allo studio delle cisti epidermiche secundarie ad altre dermatosi. Bull. Sci. med. Bologna **9** (1921). (b) Contributio allo studio della eosinofilia istiogena cutanea. Arch. Sci. med. **46** (1923). (c) Ricerche sulla anomalie e le alternationi del processo della corneificazione etc. Giorn. ital. Dermat. **1921**, **1923**. (d) Di una particolare reazione di sostanze mucose e mucoidi che si possono silevare in diversi stati morbosi della cute. Arch. ital. Dermat. **1**, 167—171 (1925). — Masson, P.: Les cellules sur Langerhans. Leur rôle dans les échanges dermoepidermiques. Bull. Soc. franç. Dermat. **1921**, No 4, 7—13 (1921). — Matsumoto: Ein Beitrag zur Histologie der kongenitalen Schleimhautcysten an der Raphe. Dermat. Wschr. **57** (1913). Lit. — Mawas, J.: Sur les cellules dites de Langerhans et leur rôle dans la constitution des tumeurs épidermiques des paupiéres. C. r. Soc. Biol. Paris **94**, 588—590 (1926). — Maximow: (a) Entstehung, Struktur und Veränderungen des Narbengewebes. Beitr. path. Anat. **34** (1903). (b) Experimentelle Untersuchungen über die entzündliche Neubildung von Bindegewebe. Beitr. path. Anat. **5**, Suppl. (1902). Lit. (c) Über entzündliche Bindehautumbildung usw. Beitr. path. Anat. **34** (1903); **35** (1904). (d) Arch. mikrosk. Anat. **83** (1913). — Meirowsky: (a) Über den Ursprung des melanotischen Pigments der Haut und der Augen. Leipzig 1908. (b) Über 3 Fälle von circinärer Hautgangrän. Münch. med. Wschr. **1916**, Nr 37, 1322. (c) Über eine bisher unbekannte Form einer Kernveränderung an Zellen in der Umgebung von Plasmazellen. Arch. f. Dermat. **131**, 226—230 (1921). (d) Über den Pigmentierungsvorgang bei der Teermelanose des Menschen. Virchows Arch. **255** (1925). — Meves: Über Strukturen und Zellen des embryonalen Stützgewebes, sowie über die Entstehung der Bindegewebsfibrillen usw. Arch. mikrosk. Anat. **75** (1910). — Michaelis, L.: Die Wasserstoffionenkonzentration. Berlin 1914. — Miescher: Ein Beitrag zur Klinik und pathologischen Anatomie der multiplen idiopathischen Hautsarkome. Arch. f. Dermat. **128** 173—196 (1921). Lit. — Migliorini, G.: Ricerche intorno ai nevi molli ed ai tumori pigmentati. Giorn. ital. Mal. vener. Pelle **4**, **5**, **6** (1904). — Minervini: (a) Über die Ausbildung der Narben. Virchows Arch. **175**, H. 2, 238. (b) Virchows Arch. **204** (1911). — Misumi: Über Rückbildung an Talgdrüsen. Virchows Arch. **197**, 530 (1909). — Möllendorf, W. u. M. Dörle: Über die Färbung der elastischen Fasern usw. Arch. mikrosk. Anat. u. Entw.-mechan. **100**, 61—82 (1923). — Möller, M.: Bibl. med. **2** (1900). — Mönckeberg: Krehls u. Marchands Handbuch der allgemeinen Pathologie. Leipzig 1923. — Morgenstern u. Gruber: Multiple Hautinfarkte nach Masern. Z. Kinderheilk. **12**, 163 (1915). — Morone, H.:

Sulla liponecrosi sotto cutanea multipla. Clinica chir. **5**, 25—84 (1929). — Müller, Heinr.: Eine einheitliche Erklärung für die im menschlichen Körper vorkommenden geweblichen Neubildungen. Virchows Arch. **269** (1928). — Müller, Joh.: Über den feineren Bau und die Formen der krankhaften Geschwülste. Berlin 1838. — Müller, O.: Die Capillaren der menschlichen Körperoberfläche. Stuttgart 1922. — Müller, W.: Postmortale Dekomposition und Fettwachsbildung. Zürich 1913. — Murakami: Zur Kenntnis der verkalkten Epitheliome der Haut. Arch. f. Dermat. **109**, 51—78 (1911).

Naegeli, O.: Blutkrankheiten und Blutdiagnostik. 4. Aufl. Berlin u. Leipzig 1924. — Nasaroff, W.: Über die Regeneration der Nervenendapparate in den Hautnarben des Menschen. Virchows Arch. **257**, 777—804 (1925). — Nathan, E. u. Stern: Über den Mineralgehalt der Haut unter normalen und pathologischen Verhältnissen. III. Mitt. Über den Kalium-Calcium- und Wassergehalt pathologisch veränderter Haut beim Menschen. Dermat. Z. **54** (1928). — Neumann, E.: Zur Verständigung über Fragen der Entzündungslehre. Beitr. path. Anat. **64**, H. 1 (1917). — Nissl: Ein Fall von Xanthelasma usw. Beitr. path. Anat. **65** (1919). — Nobl: Der varicöse Symptomenkomplex, Phlebektasie, Stauungsdermatose, Ulcus cruris, seine Grundlagen und Behandlung, 2. Aufl. (Lit.) Wien u. Berlin: Urban & Schwarzenberg 1918. — Nösske, Kurt: Klinische und histologische Studien über Hautverpflanzung, besonders Epithelaussaat. Z. Chir. **83**, 10.

Ohno, T.: Pathologisch-histologische Studien über die elastischen Fasern in der menschlichen Haut. Arch. f. Dermat. **149**, 486—492 (1925). — Ohno, Y.: Beitr. path. Anat. **73**, 722 (1924). — Oppenheim, Moritz: (a) Vasilinoderma verricosum. Eine durch unreines Vaselin verursachte Hauterkrankung eigener Art. Arch. f. Dermat. Orig. **131**, 272—287 (1911). (b) Riesenzellentumoren nach subcutanen Einspritzungen eines Arsen-Eisenpräparates. Arch. f. Dermat. **116**, 439—446 (1913). — Oshima, T.: Über das Schicksal der homöoplastisch transplantierten Hautlappen beim Menschen. Arch. klin. Chir. **103**, 440 (1914).

Pappenheim: Kraus u. Brugsch, Spezielle Pathologie und Therapie der inneren Krankheiten, Bd. 8. 1920. — Parrisius: Capillarstudien bei Vasoneurosen. Dtsch. Z. Nervenheilk. **72** (1921). — Passarge u. Kroesing: Schwund und Regeneration des elastischen Gewebes der Haut. Dermat. Stud. **1894**, H. 18. — Pelagatti: Über Blastomyceten und hyaline Degeneration. Mh. Dermat. **25**, 157 (1897); Virchows Arch. **150** (1897). — Pels-Leusden: Über abnorme Epithelisierung und traumatische Epithelcysten. Dtsch. med. Wschr. **1905**, Nr 34, 1340. — Peruzzi, M.: Granulomi e granulomatoidi. Ricerche istologiche e studio sistematico etc. Ann. Med. nav. e colon. **1**, 129—186 (1926) — Petzold: Die Pockenkrankheit mit besonderer Rücksicht auf pathologische Anatomie. Leipzig 1836. — Pezzolini: Contributo allo studio della regeneratione del tissuto elastico nelle cicatrici. Gazz. Osp., Dez. **1901**. — Philippson: (a) Die Beziehung des Kolloidmilium (E. Wagner), der kolloiden Degeneration der Cutis (Besnier) und des Hydroadenoms (Jaquet-Darier) zueinander. Mh. Dermat. **9** (1890). (b) Erkrankungen der kleinen Hautvenen und ihre Beziehungen zu Hautkrankheiten. Arch. f. Dermat. **105**, 387 (1910). — Piccardi: Keratosis pilaris e Keratosis spinulosa. Turin 1906 (Lit.). — Pick u. Pinkus: Die echten xanthomatösen Neubildungen. Berl. dermat. Ges., 13. Juli 1909. Arch. f. Dermat. **99** (1910). — Piorkowski, F.: Cutis rhomboidalis nuchae mit kolloider Degeneration. Arch. f. Dermat. **150** (1926). — Portmann: Noma grippal. Presse méd. **1919**, No 41. — Pültz, Otto: Über eosinophile Zellen und Mastzellen in vesiculösen Hautefflorescenzen. Arch. f. Dermat. **111**, 19—40 (1912).

Radaeli: Pemfigo et Pemfigoidi. Giorn. ital. Mal. vener. Pelle **1903**. — Ramel, F.: Des relations existent entre les manifestations cliniques et histologiques de l'allergie dans certaines maladies infectieuses chroniques. Rev. méd. Suisse rom. **45**, 258—281 (1925). — Ranke, O.: Z. Neur. **7** (1911). — Rasch: Beiträge zur Histologie des Scharlachausschlages. Beitr. path. Anat. **47**, 455 (1910). Lit. — Rehn, E. u. Miyanchi: Das cutane und subcutane Bindegewebe in veränderter Funktion. Eine experimentelle und klinische Transplantationsstudie. Arch. klin. Chir. **105**, 1 (1914). — Reiss: Über spontane multiple Keloide. Arch. f. Dermat. **56**, 323 (1901). — Reverdin, A.: Transplantation de peau de grenouille sur des plaies humaines. Arch. Méd. expér. **4** (1892). — Ribbert, Hugo: Die Histologie der Blutungen und die extra- und intravasculäre Thrombose. Virchows Arch. **220**, H. 2 (1915). — Rischpler: Beitr. path. Anat. **28** (1900). — Rokitansky: Handbuch der pathologischen Anatomie, 1846. — Rössle, R.: (a) Verh. dtsch. path. Ges. **1914**, **1923**. (b) Wachstum und Altern. Erg. Path. Basel 1923. (c) Dystrophia pachydermica cutis et mucosae progressiva hereditaria. Arch. Sci. med. **50** (1927). (d) Lymphatische Leukämien. Virchows Arch. **275** (1930). — Rosenbaum: Zur Geschichte und Kritik der Lehre von den Hautkrankheiten. Halle 1844. — Rosenstern, J.: Über einen Fall von Genoderma genito-dystrophicum im Kindesalter mit dem histologischen Befund einer erheblichen Elasticaverminderung in der Haut. Z. Kinderheilk. **46**, 481 (1928). — Rosenthal, O.: Die Angioneurosen und die hämatogenen Hautentzündungen. Arch. f. Dermat. **101**, 95—118 (1910). — Rost: Experimentelle Untersuchungen über die biologische Wirkung von Röntgenstrahlen usw. Strahlenther. **6** (1915). Lit. — ROST, G. A.: Über Lipodystrophia progressiva usw. Arch. f. Dermat. **147** (1924). — RUMPEL, TH.: Über ein großfleckiges Exanthem bei grippeartigen Erkrankungen und schweren Darminfektionen. Dermat. Stud. **21** (UNNA-Festschrift Bd. 2, S. 391.)

SAALFELD: Zur pathologischen Anatomie der Haut im Alter usw. Arch. f. Dermat. **132** (1921). — SABOURAUD: (a) Sur quelques points de l'anat. pathol. du l. pl. etc. Ann. de Dermat. **1910.** (b) Étude iconogr. de la staphylo-pustule et des lésions dérivées d'elles etc. Ann. de Dermat. **6**, 417—439 (1925). — SACHS: Zur Frage der circumscripten bindegewebigen Hautveränderungen. (Sklerodermie). 14. Kongr. dtsch. dermat. Ges. 1925. — SACK, A.: Beitrag zur Kenntnis der Hautblutungen. Mh. Dermat. **17** (1893); **20** (1895). — SAMUEL, S.: Virchows Arch. **121** (1890). — SANFELICE: Untersuchungen über das Epithelioma contagiosum der Tauben. Z. Hyg. **76** (1913). — SAPHIER: Die Dermatoskopie II. Arch. f. Dermat. **132** (1921). — SASAKAWA, M.: Beitrag zur Glykogenverteilung in der Haut unter normalen und pathologischen Zuständen. Arch. f. Dermat. **134**, 418—443 (1921). — SAVATARD, LOUIS: Precancerous dermatosis of BOWEN. Brit. J. Dermat. **35**, Nr 11, 405—410 (1923). — SCHADE, H.: Die physikalische Chemie in der inneren Medizin, 1921. — SCHÄFFER: Exanthema vegetans ex uso bromi Ikonogr. dermat. (Kioto) **4** (1909). — SCHERBER, G.: (a) Beitrag zur Histologie menschlicher Sarkome. Wien. med. Wschr. **1929 I.** (b) Weitere Mitteilungen über Zellbefunde in menschlichen bösartigen Geschwülsten. Wien. med. Wschr. **1929**, Nr 33. — SCHIDACHI: Atrophie des subcutanen Fettgewebes. Arch. f. Dermat. **90** (1908). — SCHILDER: Über die amyloide Entartung der Haut. Frankf. Z. Path. **3** (1909). — SCHLECHT, H.: Über allgemeine und lokale Eosinophilie bei Überempfindlichkeit gegen organische Arsenpräparate. Münch. med. Wschr. 1913. — SCHMIDT, E.: Beitrag zur Xanthomfrage. Arch. f. Dermat. **140** (1922); Dermat. Z. **21** (1914). — SCHOCH, A.: Zur Frage der Quellung der fibrillären und interfibrillären Substanzen in der Cutis. Arch. f. Dermat. **149**, 323/330 (1925). — SCHÖNE, G.: Die heteroplastische und homoioplastische Transplantation. Berlin 1912. — SCHRIDDE, H.: Die Entwicklungsgeschichte des menschlichen Speiseröhrenepithels und ihre Bedeutung für die Metaplasielehre. Wiesbaden: J. F. Bergmann 1907. — SCHULTZ: Virchows Arch. **239** (1922). — SCHÜTZ: Ein Fall von sog. wahrem Keloid, kombiniert mit Narbenkeloid. Arch. f. Dermat. **29**, 25 (1894). — SCHÜTZE, W.: Über körnerartige Kalkablagerungen in der Haut. Dtsch. med. Wschr. **84**, 45—51 (1927). — SCHWARZ, F.: Die Lehre von der allgemeinen und örtlichen Eosinophilie. Erg. Path. **17**, 1 (1914). Lit. — SCHWENTER-TRACHSLER: Mh. Dermat. **47** (1908). — SEEMANN, G.: Über die Beziehungen zwischen Lymphocyten, Monocyten und Histiocyten, insbesondere bei der Entzündung. Beitr. path. Anat. **85** (1930). — SELLEI: Die lokalisierten und progredienten Hämosiderosen. Arch. f. Dermat. **157**, 517—522( 1929). — SERCER, ANTE: Contribution à l'étude du sclérome. Acta oto-laryng. (Stockh.) 8, 308—320 (1925). — SIEMENS: Zur Kenntnis der Xanthome. Arch. f. Dermat. **136** (1921). — SIMON, G.: Hautkrankheiten, durch anatomische Untersuchungen erläutert. Berlin 1848. — SKLAREK: Beiträge zur Kenntnis der Schwielen und Hühneraugen. Arch. f. Dermat. **85** (1907). Lit. — STRASSBERG: Über heterotope Knochenbildung in der Haut. Virchows Arch. **203** (1911). — STERNBERG: (a) Endokardis und Endophlebitis obliterans und ihr Verhältnis zur Spontangangrän. Virchows Arch. **161**, H. 2 (1900). (b) Über die elastischen Fasern. Virchows Arch. **254**, 656 (1925). — STRASZYNSKI, A.: Über histologische Veränderungen der Haut und des Unterhautfettgewebes bei Pädatrophie. Bull. Acad. Polon. Sci. et Lettoses Cl. Méd. Cracovie 1930. — STAEMLER, M.: Untersuchung über Vorkommen und Bedeutung der histiogenen Mastzellen im menschlichen Körper unter normalen und pathologischen Verhältnissen. Frankf. Z. Path. **25**, H. 3, 391—435 (1921). — SUZUKI, K.: Über die pathologisch-anatomischen Veränderungen der hämorrhagischen Pocken. Trans. jap. path. Soc. **13** (1923).

TAKASUGI, S.: Über einen Fall von kleinen Cysten usw. Arch. f. Dermat. **136**, 265—272 (1921). — TENDELOO, N. PH.: Entartung, Entzündung und Zellbildung. Krkh.forsch. **1**, 546—577 (1925). — THIEBIERGE: Sur les rélations du vitiligo et de la shiliyps. Ann. de Dermat. **6**, 128 (1905). — THIBIERGE et WEISSENBACH: (a) Xanth. tub. diss. et generalis. Bull. Soc. méd. Hôp. Paris **1911.** (b) Concrétions calcaires sous-cut. et sclérod. Ann. de Dermat. **1911.** — TOUTON: (a) Über das Xanthom. Arch. f. Dermat. **1885.** (b) Ätiologie und Pathologie der Acne. Verh. 6. Kongr. dermat. Ges. **1898.** — TÖRÖK, L.: (a) Über den Entstehungsmechanismus der Hautcyanose bei Akrocyanose, Cutis marmorata usw. Gyógyászat (ung.) **66** (1925). (b) Wesen der sog. Angioneurosen der Haut. Arch. f. Dermat. **53**, 243 (1900). (c) Die Angioneurosenlehre und die hämatogene Entzündung. Wien. klin. Wschr. **1906**, Nr 51. — TRAWINSKI: Kenntnis des disseminierten Spontankeloids. Arch. f. Dermat. **96**, 303 (1909). Lit. — TRUFFI, G.: Amyloidosi cutanea primitiva. Giorn. ital. Dermat. **1** (1929). — TRYB, ANTON: (a) Beitrag zur Kenntnis der granulierten Zellen bei den entzündlichen Prozessen der Haut. Fol. haemat. (Lpz.) **16**, 295 (1913). (b) Über eine seltene Erkrankung der Haut mit Schleimanhäufungen. Arch. f. Dermat. **143** (1923).

UNNA, P. G.: (a) Histopathologie der Haut. Berlin 1894. (b) Hyalin und Kolloid im bindegewebigen Abschnitt der Haut. Mh. Dermat. **19** (1894). (c) Basophiles Kollagen. Kollagen und Kollastin. Mh. Dermat. **19** (1894). (d) Pseudoparasiten des Carcinoms. 5. internat. dermat. Kongr. Berlin 1905. (e) Zur Kenntnis der hyalinen Degeneration der Carcinomepithelien. Dermat. Z. **1.** (f) Über den Einschluß von Elastin und Elacin in das Epithel und einem Elacinbefund bei der GILCHRISTschen Krankheit. Mh. Dermat. **41,** 77 (1905). (g) Virchows Arch. **214** (1913). (h) Vorlesungen über Allgemeine Pathologie der Haut. Mh. Dermat. **10,** 115 f. — URBACH, E. u. C. WIETHE: Lipoidosis cutis et mucosae. Virchows Arch. **273** (1929). — UTSUMI, GEN-ICHIRO: Über die pathologischen Veränderungen der sensiblen Hautnerven bei verschiedenen Krankheiten. Acta Scholae med. Kioto **7,** H. 1, 1—10 (1924).

VERSÉ: (a) Über Calcinosis universalis. Beitr. path. Anat. **53** (1912). Lit. (b) Verh. dtsch. path. Ges. Würzburg **1925.** — VETTER, H.: Zur Fettgewebsnekrose der Haut. Schweiz. med. Wschr. **55,** 631 (1925). — VÖRNER: (a) Keratoma hereditarium palmaris et plantaris. Arch. f. Dermat. **56** (1901). Lit. (b) Über Naevus anaemicus. Arch. f. Dermat. **87,** 391 (1907). (c) Weitere Beobachtungen über Keratoma palmarium usw. Arch. f. Dermat. 88 (1907). (d) Naevus anaemicus VÖRNER. Arch. f. Dermat. **121,** 368 (1916). Lit. — VOGEL, J.: Erläuterungstafeln zur pathologischen Histologie. 1843.

WAELSCH: (a) Über eine eigentümliche Form multipler infektiöser Hautgangrän. Arch. f. Dermat. **39,** 173 (1897). (b) Über Acne urticarta. Arch. f. Dermat. **72,** 349 (1904). (c) Über die Verruca senilis und die aus ihr entstehenden Epitheliome. Arch. f. Dermat. **76,** 30—54 (1905). — WAHL, ST.: Histochemische Untersuchungen über Vorkommen und Lokalisation der Lipoide in der Haut. Arch. f. Dermat. **156** (1928). — WAKABAYASHI, T.: Einige Beobachtungen über die feinere Struktur der Riesenzellen in Gumma und Sarkom. Virchows Arch. **205,** 54. — WALTHER u. MONTGOMERY: Schweißdrüsentumor mit Epithelmetaplasie. Arch. f. Dermat. **163** (1931). — WATANABE: Über das Cylindrom und das Epithelioma adenoides cysticum. Arch. f. Dermat. **140** (1922). Lit. — WATERMAN: Physikalisch-chemische Untersuchungen über das Carcinom Biochem. Z. **133,** 535 (1922). — WAY, H. C. u. G. X. KLÖVEKORN: Hautkrankheiten und Gitterfasern. Dermat. Z. **48,** 139—165 (1926). — WEBER, F. P.: A case of relapsing nonsuppurative nodular panniculitis etc. Brit. J. Dermat. **37,** 301 (1925). — WEIDENFELD, H.: Über mechanische Reizbarkeit der Haut (Dermographismus), zugleich eine Studie über Adrenalinwirkung auf der Haut. Arch. of Dermat. **99,** 229 (1910). — WEIDENREICH, Fr.: (a) Arch. f. mikrosk. Anat. **73** (1909). (b) Die Leukocyten und verwandten Zellformen. Wiesbaden 1911. — WEIL: Z. Kinderheilk. **35,** H. 1 (1923). — WEISSENBACH: Recherches ect. sur les réactions du tissu conj. ect. Ann. de Dermat. **1913.** — WERNER, R.: Experimentelle Epithelstudien. Über Wachstum, Regeneration usw. Beitr. klin. Chir. **34** (1902). — WILLIAMS: Cutis laxa. Mh. Dermat. **14.** — WINKLER: Beitrag zur Frage der „Sarkoide" (BOECK) resp. der subcutanen nodulären Tuberkulide (DARIER). Arch. f. Dermat. **77,** 3 (1905). — WIRZ, F.: Druck und Entzündung. Arch. f. Dermat. **145.** — WISE u. ELLER: Arch. of Dermat. **1923,** 611. — WOLFF: Virchows Arch. **252,** 297 (1924). — WOLTERS, M.: Über einen Fall von Naevus epitheliomatosus sebaceus capitis. Arch. f. Dermat. **101,** 197—208 (1910).

YAMATO: Über pathologisch-anatomische Befunde bei Varicen der Unterschenkel und bei Ulcus cruris. Virchows Arch. **257** (1925). Lit.

ZIEGLER, K.: Beitr. path. Anat. **36** (1904). — ZIELER, K.: (a) Zbl. Path. **18** (1907). (b) Über die bei der aseptischen Entzündung des Bindegewebes auftretenden Zellformen. Arch. f. Dermat. 85, 323—360 (1907). — ZUMBUSCH, L. v.: (a) Über zwei Fälle von Pemphigus vegetans. Arch. f. Dermat. **73** (1905). (b) Talgstauung nach Dermatitis. Arch. f. Dermat. **124,** 47 (1917).

# Diagnostik der Hautkrankheiten.

Von

G. RIEHL-Wien.

Die Symptomatologie der Hautkrankheiten in ihrer außerordentlichen Vielgestaltigkeit, umfaßt die Gesamtheit der klinisch nachweisbaren Erscheinungen und würde eingehend geschildert allein Bände füllen.

Ein großer Teil dieses Handbuches ist der Schilderung dieser Symptome gewidmet.

Dieses „Diagnostik der Hautkrankheiten" überschriebene Kapitel kann und soll nur die Aufgabe erfüllen, die für die Hautkrankheiten charakteristischen Eigenheiten der Haut selbst, an typisch sich wiederholenden Erscheinungen übersichtlich zu ordnen, ihre vielerlei Formen, die Art ihres Entstehens, Wachsens und Vergehens, ihre anatomische Struktur, ihre Gruppierung und Verteilung und die vermutlichen Ursachen aller dieser Erscheinungen, kurz — ihre Bedeutung für die Diagnose zusammenfassend darzustellen. Mit dieser Einführung in die Diagnostik soll die Orientierung durch Festlegung und Erklärung bestimmter Begriffe und Bezeichnungen erleichtert, die gegenseitige Verständigung ermöglicht und das Studium vereinfacht werden.

Es wäre unnütz und nur verwirrend, wollte man dieses Thema in allen Details literarisch belegen. Die Literaturhinweise sind in den Einzelabhandlungen des speziellen Teiles des Handbuches programmgemäß angeführt. Der Hauptsache nach sind die örtlichen, klinischen Erscheinungsformen schon seit langer Zeit bekannt und beschrieben, hier sollen nur neuere Arbeiten spezielle Erwähnung finden.

Die Symptome der Hautkrankheiten sind teils Veränderungen der Haut selbst, teils Erscheinungen, die den Gesamtorganismus, einzelne innere Organe oder Organsysteme betreffen. Die letzteren, die man gemeinhin

## Allgemeinerscheinungen

nennt, finden sich mit großer Regelmäßigkeit bei bestimmten Dermatosen, bei anderen fehlen sie oder treten sehr in den Hintergrund. Ihre Beachtung ist von großer Wichtigkeit, zumal sie uns für die Ätiologie, das Wesen und die Zusammenhänge der Krankheitsprozesse, die wir an der Haut sich abspielen sehen, mancherlei Aufklärung geben können, und für die Prognose und Therapie zuweilen ausschlaggebend sind. Diese den Allgemeinorganismus betreffende Symptomengruppe entbehrt aber meist spezieller charakteristischer Eigenart und besteht aus uns von der internen Medizin her bekannten Merkmalen, die für die Stellung einer dermatologischen Diagnose nur selten sichere Anhaltspunkte bieten. Ihre Kenntnis ist nichtsdestoweniger Voraussetzung für jeden Arzt, ist doch die Dermatologie nur ein Zweig der gesamten klinischen Medizin. Wir können hier von einer eingehenden Anführung und Schilderung der Allgemeinsymptome um so mehr absehen, als diese Symptomengruppe bei Besprechung der einzelnen Hautkrankheiten ausführliche Berücksichtigung findet.

Die biologischen Beziehungen zwischen der normalen Haut und dem übrigen Organismus sind in den letzten Dezennien ganz wesentlich geklärt und durch eingehende Studien genauer bekannt geworden. Ebenso haben die Wechselwirkungen unter pathologischen Verhältnissen durch die Fortschritte der medizinischen Wissenschaft im allgemeinen und durch spezielle Untersuchungen bei Hautkrankheiten eine Fülle von neuen Erkenntnissen zutage gefördert, welche für manche Dermatosen eine neue Beurteilungsbasis geschaffen haben. Gerade dieses hochinteressante Gebiet der Forschung wird in den letzten Jahren intensiv bearbeitet und verspricht auch für die Zukunft nicht bloß unser theoretisches Wissen zu bereichern, sondern neue, bessere Mittel und Verfahren zur Heilung der Dermatosen zu schaffen, und uns so hoffentlich dem praktischen Endziel aller ärztlichen Kunst näher zu bringen.

Wenn wir die Geschichte der Hautkrankheiten flüchtig überblicken, finden wir, daß schon die ältesten Beobachter die auffallenden äußeren Erscheinungen der Hautkrankheiten, im einzelnen die morphologischen Elemente gesehen und zu differenzieren getrachtet haben. Die Frage nach der *Ursache* dieser Erscheinungen aber hat in weit höherem Maße das Interesse der alten Ärzte erregt.

Der dem Menschen innewohnende Drang, die Erscheinungen der Umwelt in ihrem Urgrund zu erforschen, hat schon im Altertum zur Aufstellung von Hypothesen über die Entstehung der Hautkrankheiten geführt. Schlechte Mischung der Säfte, Akrimonia sanguinis, Dyskrasien verschiedener Art, später Herpetismus und Arthritismus und anderes galten als Krankheitsursache. Wir finden vielfache Beschreibungen von Hautkrankheiten in den ältesten Urkunden und speziell das alte *Testament* enthält eine Reihe von so zutreffenden Schilderungen, daß wir daraus manchmal die Diagnose zu stellen in der Lage sind. Bei den *Griechen* finden wir schon eine weitgehende Sonderung der verschiedensten Hautkrankheiten; HIPPOKRATES unterschied bereits selbständige Hautkrankheiten von symptomatischen. Seine Lehren bildeten für die römischen Ärzte CELSUS, PLINIUS und GALENUS die Grundlage und gingen zum großen Teil auch auf die *Araber* über, bei welchen sie vielfache Erweiterung fanden. Noch heute ist eine Reihe von Bezeichnungen gebräuchlich, welche aus dem Altertum stammen; so die Worte abscessus, carcinoma, clavus, elephantiasis, furunculus, impetigo, kerion, vitiligo u. a. m.

*Indischen* und *arabischen* Ärzten sind die Blattern, Masern, Elephantiasis und Lepra genau bekannt gewesen. AVICENNA, ein arabischer Arzt, kannte die Krätzkrankheit und auch ihren Erreger. Diese Kenntnisse gerieten später zum großen Teile in Vergessenheit und wurden erst im 10.—14. Jahrhundert durch die *medizinische Schule von Salerno* wieder hervorgeholt.

Die Lepra, die im Mittelalter fast ganz Europa als Epidemie überzogen hat, und zu Anfang der Neuzeit die pandemisch auftretende Syphilis absorbierten späterhin das Interesse der Ärzte fast gänzlich.

In der zweiten Hälfte des 18. Jahrhunderts begann man die Kenntnisse über die Hautkrankheiten zusammenzufassen. Das große Werk LORRYS, das 1777 in Paris erschien, stellt die erste Dermatopathologie dar. Ein Wiener Arzt, PLENCK, hat zur selben Zeit eine *systematische* Ordnung der Hautkrankheiten versucht. Er unterschied nach *rein morphologischen* Einteilungsgründen 14 Klassen von Hautkrankheiten und brachte im wesentlichen die gleiche Methode in Anwendung, wie sie die Botaniker durchgeführt hatten. PLENCKS „*Doctrina de morbis cutaneis*“ (1776) galt lange Zeit als grundlegendes Werk, trotzdem es, nur auf Äußerlichkeiten fußend, eine ganz gezwungene Zusammenstellung von pathologisch sehr weit differenten Krankheiten brachte.

Von einer *wissenschaftlichen* Dermatologie kann eigentlich erst zu Ende des 18. und Anfang des 19. Jahrhunderts gesprochen werden.

Willan 1789 und sein Schüler Bateman beschrieben in ausgezeichneter Weise eine ganze Reihe von Hautkrankheiten, vereinfachten die Nomenklatur und stellten ein übersichtliches System auf, das gleichfalls auf *morphologischen* Einteilungsgründen fußte. Ein vorzügliches Bildwerk half ihre Lehre allgemein verbreiten.

In Paris hat zu gleicher Zeit Alibert ein sog. *natürliches System* der Hautkrankheiten zur Geltung gebracht. Die Ansichten beider Schulen standen sich in vieler Hinsicht schroff gegenüber, das Interesse der Ärzte für die Hautkrankheiten wurde ein außerordentlich reges. Eine Reihe von vorzüglichen Ärzten, Biett, Cazenave, J. Wilson, Rayer u. a., widmeten sich dem Studium der Dermatologie; wir verdanken ihnen gründliche Werke und ausgezeichnete Atlanten. Auch ihre Nachfolger Hardy, Bazin, Baumes, Gibert, Devergie u. a. haben sich um die Erweiterung unserer Kenntnisse große Verdienste erworben, während die deutschen Autoren dieser Zeit den Engländern und Franzosen gegenüber zurückblieben und durch Aufstellung phantastischer Theorien und gekünstelter Einteilung große Verwirrung herbeigeführt haben. Um 1840 erreichte in Fuchs und Schönleins Werken die *naturphilosophische* Richtung und damit die Unklarheit ihren Höhepunkt.

Zu dieser Zeit ging von Wien eine neue Strömung aus. Rokitansky und Skoda *setzten an die Stelle der spekulativen die exakte naturwissenschaftliche Methode*. Das morsche Gebäude der Humoralpathologie brach zusammen, die *klinische Medizin* begann sich auf Grundlage der *pathologischen Anatomie* zu entwickeln.

Auf Veranlassung seines Lehrers Skoda widmete sich Ferdinand v. Hebra dem Studium der Hautkrankheiten. Er bemühte sich, *die klinischen Erscheinungen der Hautkrankheiten durch pathologisch-anatomische Vorgänge zu erklären*. Es gelang ihm, viele als Axiome geltende irrige Anschauungen zu widerlegen.

Es kostete schwere Kämpfe, die eingewurzelten Anschauungen der Humoralpathologie zu verdrängen, und viele von Hebras Schriften gewähren uns Einsicht in die Hartnäckigkeit seiner Gegner. Die heutige Ärztegeneration ist kaum in der Lage, sich eine richtige Vorstellung von den Schwierigkeiten zu verschaffen, die diese Umwälzung im medizinischen Denken erfordert hat, um Jahrhunderte alte, hypothetische Anschauungen, die als Axiome gegolten haben, zu besiegen, und so die epochale Leistung Hebras voll zu würdigen. Letztere aber wird jedem klar werden, welcher sich die Mühe nimmt Hebras Werke, vor allem sein grundlegendes Lehrbuch zu lesen, das übrigens auch heute noch eine Fundgrube von wertvollen klinischen Tatsachen darstellt. Leichthin hören wir immer wieder die Ansicht geäußert, Hebra habe die Beziehungen der Haut zum Allgemeinorganismus und seiner Krankheiten geleugnet und auf Grund rein äußerlicher Symptome sein System aufgebaut. Wie falsch und ungerechtfertigt dieser Vorwurf ist, wird dem sofort klar werden, der auch nur die einleitenden Kapitel liest. Als Beispiel von Hebras Reformarbeit sei hier nur sein Verdienst bezüglich der Skabies angeführt. Trotzdem man den Sarcoptes hominis schon lange kannte, trotzdem Wickmann um 1786 durch Übertragung der Milbe bei seinem Freunde Hecker die Skabieskrankheit experimentell erzeugt hatte, hielt man an dem Vorhandensein einer Krätzdyskrasie fest. Erst Ferdinand v. Hebra gelang es, durch seine 1844 veröffentlichte Arbeit diese Irrlehre endgültig auszurotten. Der von ihm erbrachte Nachweis, daß die Milben allein alle Erscheinungen der Skabieskrankheit hervorbringen, ist zum Ausgangspunkte für die Vorstellung geworden, daß tierische Parasiten Krankheitserreger für die Menschen werden können.

HEBRA hat unvoreingenommen die alten Beobachtungen und Anschauungen naturwissenschaftlich geprüft und alle unbewiesenen Hypothesen beiseite geschoben. Obwohl ihm, wie aus seinen Publikationen deutlich hervorgeht, alle älteren Beobachtungen und Meinungen genau bekannt waren, und er alle damals beschriebenen Beziehungen der Haut zu Allgemeinerkrankungen anführt, übernimmt er nur das, was er bei unbefangener Nachprüfung als richtig erkannt hat als wirkliche Tatsachen.

„Leider sind wir nur höchst selten in der Lage, den eigentlichen Zusammenhang zwischen den produzierenden Leiden des inneren Organes und dem produzierten Hautübel darzutun. Wir sehen nur das gemeinsame Vorkommen, die gegenseitige Wechselwirkung, das innige Verhältnis des einen zu dem anderen — aber den genauen Nachweis zu liefern ... sind wir heutzutage noch nicht imstande." Dieser vor 60 Jahren geschriebene Satz HEBRAS ist auch heute noch vielfach zutreffend; gerade diese Fragen harren noch der Aufklärung. HEBRA merzte auch den Irrglauben aus, daß man durch Heilung von Hautkrankheiten Krankheiten innerer Organe erzeuge, und ermöglichte dadurch eine rationelle Therapie. Seine Reformarbeit in bezug auf die Behandlung der Hautkrankheiten beruhte auf Experimenten und objektiven Beobachtungen an Lebenden. Zahlreiche wertlose, bis dahin gebräuchliche Medikamente wurden ausgeschaltet.

HEBRA ordnete die Krankheitsgruppen in ein System hauptsächlich nach pathologisch-anatomischer Grundlage, das für viele Jahre die allgemeine Anerkennung besaß.

Seine nächsten Schüler haben den Ausbau der Dermatologie in regster Weise gefördert, so daß die klinische Symptomatologie der Hautkrankheiten zu den besterforschten Teilen der Medizin gehörte.

Alle jüngeren Dermatologen sind direkt oder indirekt Schüler HEBRAS geworden und bauten auf der von ihm geschaffenen Grundlage weiter. Aus diesen Zeiten stammt ein Schatz von klinischen Beobachtungen, die weiterhin ergänzt und vervollkommnet, bis heute ihren unveränderten Wert beibehalten haben. Diese Tatsachen betreffen der Hauptsache nach klinische und anatomische Feststellungen, die in der überwiegenden Zahl von Fällen allein genügen, die Diagnose einer Dermatose sicherzustellen.

Seit HEBRAS grundlegender Arbeit hat die gesamte Medizin gewaltige Umwälzungen erfahren, die in hohem Maße unsere Auffassung über das Wesen der Krankheitsprozesse geändert und ergänzt haben, und damit wurde auch die Arbeitsrichtung der Dermatologen in andere Bahnen gelenkt im Sinne der allgemeinen Pathologie und so hat unser Fach seither den Charakter einer mehr oder minder abgeschlossenen Spezialdisziplin immer mehr abgestreift und sich zu einem die Gesamtmedizin ihrerseits befruchtenden Zweig der klinischen Pathologie ausgebildet.

Der Ausbau der Cellularpathologie, der pathologischen Histologie, die experimentelle Pathologie und vor allem Bakteriologie, Serologie, Immunitätslehre, die Erforschung der Funktionen des vegetativen Nervensystems und der Drüsen ohne Ausführungsgang, die Kolloidchemie und Toxikologie usw. haben für die Hautkrankheiten neue Standpunkte geschaffen.

Eines der dunkelsten Gebiete der Biologie, die physikalisch-chemischen Vorgänge in den lebenden Geweben betreffend, findet in den letzten Jahren den Beginn einer Aufklärung durch die Arbeiten von EPPINGER, LUITHLEN, SAXL und HERLIG, KÖNIGSTEIN, URBACH, GANS und LIEBER, SCHADE, MENSCHEL u. a. Die weitere Verfolgung dieser Arbeitsrichtung hat namentlich durch die jüngsten quantitativ-histochemischen Untersuchungen URBACHS ein neues aussichtsreiches Gebiet der Forschung eröffnet.

Das System, das HEBRA auf Grund des damaligen Wissens der pathologischen Anatomie aufgestellt hatte, hat sich als nicht mehr zeitgemäß erwiesen. Seit Jahren ist man zur Ansicht gelangt, daß es kein sicheres einheitliches Einteilungsprinzip für die Hautkrankheiten gibt, und bringt sie in lose Gruppen geordnet oder nach dem Alphabet angereiht in den Lehrbüchern zur Besprechung und auch dieses Handbuch verzichtete auf die Aufstellung eines Systems.

Trotz aller Fortschritte müssen wir daran festhalten, daß *auch heute noch für die* **Diagnosestellung** *die positiven klinischen Befunde die sicherste Grundlage* bilden.

Auf ein altes Einteilungsprinzip, das sich auf die Abhängigkeit der Hautveränderungen von inneren Ursachen bezieht, sei hier voraus hingewiesen. Die seit langer Zeit gebräuchliche Teilung der Hautkrankheiten in rein lokale und durch innere Ursachen hervorgerufene, in *idiopathische* und *symptomatische,* ist in wörtlichem Sinne nicht mehr völlig zutreffend. Vor allem kennen wir eine Reihe von Krankheiten der Haut, die als lokale Prozesse beginnen und in weiterem Verlaufe allgemeine Symptome nach sich ziehen, z. B. die Vaccine oder die Trichophytie, die Verbrennung. Andererseits können wir nicht behaupten, daß die Hauterkrankung, die wir neben Allgemeinkrankheiten finden, in jedem Falle die Folge, also ein auf Grund der Erkrankung der inneren Organe entstandenes sekundäres Zeichen der Krankheit bilden.

Der biologische Zusammenhang der normalen Haut mit dem übrigen Organismus ist in mancher Hinsicht noch nicht völlig erforscht, so daß wir den Einfluß pathologischer Störungen noch keineswegs überblicken können. Es sei nur auf die Haut als Schutz- und Entgiftungsorgan hingewiesen. Das Studium der Hormone legt den Gedanken nahe, daß auch die Haut mit ihren enormen Epithelzellenmassen sich ähnlich wie ein Organ mit innerer Sekretion verhalte, eine Eigenschaft, die von HOFFMANN mit dem Namen *Esophylaxie* belegt wurde.

Es erscheint vielmehr in manchen Fällen das Exanthem der Haut als ein koordiniertes Symptom oder sogar als die primäre Abwehrerscheinung einer durch die Haut eindringenden Noxe, die sich später im Allgemeinorganismus geltend macht. Bei den akut exanthematischen Infektionskrankheiten Scharlach, Masern, Blattern, Varicellen ist es jedenfalls fraglich, ob das Exanthem nur eine Folge der Allgemeinkrankheit darstellt.

Von einzelnen Autoren sind auf Grund des Zusammenhanges der Haut und innerem Organismus ähnliche Unterscheidungen getroffen worden. So unterscheidet DARIER „eruptive" und „nicht eruptive" Dermatosen, ohne weiterhin in seinen Schilderungen diese Einteilung genau zu verfolgen (JADASSOHN). Abgesehen von diesen Einwendungen stehen aber die Bezeichnungen idiopathisch und symptomatisch auch dermalen noch in Geltung.

Die zweite Gruppe von Symptomen bilden

### die örtlichen Veränderungen der Haut

selbst. Diese in ihrer Gesamtheit als *Morphologie* bezeichneten Erscheinungen sind die wesentlichen Stützen für die Diagnose der Hautkrankheiten und bilden das hauptsächliche Thema unseres Abschnittes.

Wir erkennen pathologische Zustände der Haut durch den Vergleich mit dem normalen anatomischen und physiologischen Verhalten der Haut.

Es wäre demnach an dieser Stelle ein Abriß der Anatomie und Physiologie einzuschalten. Da aber diesen Disziplinen Anatomie und Physiologie, sowie der pathologischen Anatomie eigene ausführliche Kapitel dieses Handbuches gewidmet sind, wollen wir uns darauf beschränken, teils durch Hinweise auf diese, teils durch einige Bemerkungen die wichtigsten Beziehungen zu den morphologischen Erscheinungen hervorzuheben.

Bei der Untersuchung von Dermatosen werden am häufigsten einige Eigenschaften der normalen Haut in pathologischer Weise verändert gefunden. Es sind dies die *Konsistenz*, die *Oberflächenbeschaffenheit* und die *Färbung*.

Die im allgemeinen weiche **Konsistenz** der Haut kann durch verschiedene Faktoren beeinflußt und in eine mehr minder harte umgewandelt werden. Die einzelnen Strukturelemente der normalen Haut — Epidermiszellen, Bindegewebsfasern, Fettgewebe, Blutgefäße, Nerven usw. — sind etwa mit Ausnahme mäßiger Hornzellenlager als weich zu bezeichnen. Eine Umwandlung oder Ersatz solcher Elemente durch pathologisches Gewebe kann eine erhebliche Konsistenzveränderung hervorrufen, z. B. carcinomatös gewucherte Epidermismassen oder pathologische Verdichtung von Bindegewebe, Einlagerung pathologischer Zellinfiltrate in die Cutis u. a.

Auch die Art der Anordnung ihrer Strukturbestandteile, welche die normale Haut befähigt, sich den weitgehenden Exkursionen der Gelenke anzupassen, kann durch pathologische Vorgänge Änderungen erleiden, welche die *Verschiebbarkeit* der Haut, ihre *Dehnungsfähigkeit* und *Elastizität* vermindert oder aufheben und zugleich ihre Konsistenz erhöhen. Eine Narbe z. B., die aus unregelmäßig verflochtenem dichtem Bindegewebe besteht, zeigt weder die Verschieblichkeit noch die Dehnbarkeit und Elastizität, wie die durch sie ersetzte normale Hautstelle sie aufgewiesen hat, auch ihre Konsistenz ist von der Norm abweichend.

Von Bedeutung sind auch die Schwankungen im *Turgor* der Haut, der hauptsächlich vom schwankenden Wassergehalt der Cutis und Subcutis abhängig ist, ferner der *Tonus* der Gewebe, der namentlich durch das Senium bedeutend herabgesetzt wird, ebenso die in den verschiedenen Lebensstufen und nach Geschlecht und Individuum sehr variable Entwicklung des *Fettpolsters*. Die Dehnbarkeit und Rückordnungsfähigkeit hängen von den erwähnten Faktoren ab und nicht, wie man früher angenommen hat, allein von der Funktion der elastischen Elemente. Wir finden unter pathologischen Verhältnissen häufig die Elastizität der Haut durch langdauernden Druck oder Dehnung der Haut so sehr herabgesetzt, daß eine Rückkehr in die normale Spannung auch nach Entfernung des dehnenden Momentes nicht mehr eintritt, so daß die Haut an solchen Partien dauernd zu weit und faltig erscheint, wie z. B. die Bauchhaut nach wiederholten Graviditäten. Nicht immer sind mechanische Einflüsse an solcher Schlaffheit und Faltenbildung schuld, wir kennen auch Zustände, in welchen wammenartiger Hautüberschuß spontan, d. h. aus uns unbekannter Ursache entsteht (Chalodermie). Schwankungen der Dehnbarkeit und Elastizität können auch auf Grund erblicher Veranlagung entstehen, z. B. Cutis laxa (besser hyperelastica), bei welcher neben abnormer Dehnbarkeit hochgradig gesteigerte Elastizität besteht, so daß die weitgedehnten Hautfalten in die Normallage rasch zurückkehren können, ein Zustand, der an die Haut junger Hunde oder Katzen erinnert, die, an einer Falte der Rückenhaut emporgehoben, wie in einem Sack hängen.

Derart veranlagte Individuen zeigen häufig zugleich eine übernormale Excursionsfähigkeit der Gelenke (Schlangenmenschen). Da auch bei solchen Menschen im späteren Alter die übermäßige Elastizität schwindet, werden sie auffallend faltig.

Verminderung der Elastizität, wie sie als Alterserscheinung regelmäßig eintritt, kann auch bei jüngeren Individuen auftreten, meist auf pathologische circumscripte Stellen beschränkt. Im allgemeinen sind durch chronische Entzündungen veränderte und namentlich verdickte Hautpartien härter, unbeweglicher und weniger elastisch.

Wenn wir die de norma bestehenden Variationen an den verschiedenen Körperregionen, die Schwankungen nach Alter und Geschlecht, sowie die Tagesschwankungen in Rücksicht ziehen, werden die pathologischen Änderungen der Konsistenz, Verschieblichkeit, Elastizität uns bemerkenswerte Symptome für die Diagnose bieten.

Wie alle Organe ist auch die Haut stets in einer physiologischen Anspannung — die muskulären Elemente der Cutis, die mit dem festen elastischen Gerüst der Cutis zusammenhängen, und die Hautgefäße geben die wesentliche Grundlage für diese Erscheinung. Alter, Geschlecht, Ermüdung oder Vollkraft äußern sich auch in dieser Richtung, ja es können an demselben Individuum schon physiologisch merkliche Schwankungen des Tonus beobachtet werden. Unter dem Einfluß niedriger Außentemperatur steigt die Hautspannung beträchtlich, die Haut wird in allen Dimensionen verkürzt und fühlt sich hart an. Unter Einfluß von Krankheiten wechselt Spannung und Turgor oft in bedeutendem Maße, was namentlich bei erschöpfenden Krankheiten ganz auffällige Differenzen bedingt. Schon bei gesunden Menschen wird Übermüdung nach anstrengenden mechanischen Leistungen oder Mangel an Schlaf deutlich kennbar; die dunkle Färbung der Lider und ihrer Umgebung, ihre faltige Oberfläche nach durchwachten Nächten sind auch den Laien bekannt. Die Spannung der Haut hängt von verschiedenen Faktoren ab, die im anatomischen und physiologischen Teil dieses Handbuches genauer beschrieben werden. Ein nicht geringer Anteil für die schwankende Beschaffenheit der Hautspannung fällt der in der Haut gespeicherten Flüssigkeitsmenge zu. Die Haut dient ja dem Organismus als Wasserreservoir, das der Konstanz der Blutzusammensetzung dient. Salz- und Wassergehalt der Haut variieren unter pathologischen Verhältnissen in weiten Grenzen — übermäßige Anreicherung mit Flüssigkeit erzeugt Ödem. Unter pathologischen Verhältnissen kann die Flüssigkeitsansammlung allgemein oder lokal in Erscheinung treten.

Es ist klar, daß die Konsistenz der Haut mit dem Spannungsverhältnis der Haut variieren muß. Für einzelne Dermatosen ist die Konsistenzänderung, sowie die verminderte Verschieblichkeit und Elastizität ein wesentliches Krankheitssymptom, ja, es gibt Krankheitsbilder, bei welchen Farbe und Form kaum vom normalen Verhalten abweichen, dagegen die Starrheit der erkrankten Hautanteile das Hauptsymptom bildet, wie wir es bei diffuser Sclerodermie, Rhinosklerom u. a. beobachten. Wie wichtig eine objektive Bewertung der Konsistenz für den Dermatologen wäre, illustriert in schlagender Weise der viele Dezennien währende Streit der Unitarier und Dualisten über die Konsistenz der Primäraffekte der Syphilis, der erst durch die Entdeckung der Spirochaeta pallida sein Ende gefunden hat.

Wir registrieren die Konsistenzänderungen durch vergleichende Bezeichnungen, z. B. die Härte mit knochen-knorpelhart, derb, mäßig derb, teigigweich, weicher als normal, leicht eindrückbar, Bestehenbleiben des Fingereindrucks usw.

Wir erkennen diese Veränderungen leicht durch Palpation und Aufheben einer Hautfalte im Vergleich mit benachbarten oder symmetrisch gelegenen Hautpartien. Bei kleineren Efflorescenzen wird der Druck unter dem Sondenknopf uns über die Konsistenz Aufklärung geben. Die in den letzten Dezennien immer mehr vervollkommneten elastometrischen Instrumente, wie sie von KRISS, ROY und BROWN, BASLER, GILDEMEISTER, MANGOLD, SCHADE u. A. angegeben worden sind, bis zu SCHMIDT-LA BAUME eignen sich vorläufig noch nicht völlig für klinische Untersuchungen.

Manche Neubildungen und entzündliche Prozesse, unter diesen namentlich solche, welche mit stärkerer Durchtränkung des Gewebes (Exsudation) oder mit Verdichtung des Bindegewebes, Hypertrophien einhergehen, verursachen deutlich tastbare härtere Konsistenz der erkrankten Cutis. Härter als die normale Haut sind immer Exsudatherde oder sonstige kleine Flüssigkeitsansammlungen in der Epidermis, wie pralle Ekzembläschen, und durch Vermehrung der Oberhautschichten entstandene Efflorescenzen (Schwielen). Weicher als die normale Haut ist die durch Ödem gelockerte Cutis oder zellreiches, stark vascularisiertes pathologisches Infiltrat in derselben.

Die Mächtigkeit des *Fettpolsters,* die für die äußeren Formen des menschlichen Körpers eine wesentliche Rolle spielt (siehe Anatomie), bedingt mannigfaltige Variation der Spannung, sie glättet die feineren Furchen und dehnt die Epidermis.

Auch die *Oberflächenbeschaffenheit* der Haut ist bei gesunden Menschen verschieden — die Sekrete der Haut (Talg und Schweiß) sind beim Kind und Erwachsenen, bei Mann und Frau nicht immer dieselben. Da die Schweißsekretion bei der Wärmeregulierung eine große Rolle spielt, sind ihre minimalen und maximalen Werte weit auseinanderliegend. In vielen Fällen wird es schwierig, die noch normalen von den pathologischen Erscheinungen genau abzugrenzen.

Die Einfettung der Haut, die durch die Zahl und Funktionsstärke der Talgdrüsen bedingt wird, ist im Kindesalter eine sehr geringe, zur Zeit der Pubertät eine mächtige und auch diese Eigenschaft ist allmählich ins Pathologische übergehend.

Die stärkere oder schwächere Ausbildung der physiologischen Furchen und Falten kann unter pathologischen Verhältnissen sehr auffällig werden, desgleichen die übermäßige oder unternormale Entwicklung der Behaarung.

Spielen bei der Sekretion der Hautdrüsen schon hereditäre und konstitutionelle Faktoren mit, so ist dies bezüglich der Produktion und Art der Hornzellenschichte noch auffälliger.

Die menschliche Haut entbehrt der im Tierreich so mannigfaltigen Schutz-, Abwehr- und Angriffseinrichtungen, die zum großen Teil aus Hornzellen aufgebaut sind. Manche pathologische Formen der Hornbildung erinnern an Bildungen niederstehender Tierarten. Der Name Ichthyosis deutet diese Ähnlichkeit an und es ist nicht zu übersehen, daß gewisse Krankheiten, z. B. Ichthyosis und Hypertrichosis, stark an das Aussehen tierischer Haut erinnern. Diese Krankheitsformen, die oft hereditär oder familiär, ja bei gewissen Volksstämmen in gehäufter Form auftreten, werden darum als *Rückschlagsbildungen* gedeutet. Sichtbare Schuppung der Hautoberfläche ist stets als eine pathologische Erscheinung anzusprechen.

Weitaus am wichtigsten ist die Beurteilung der *Farben* der pathologischen Bildungen. Für den Dermatologen ist der Gesichtssinn das wichtigste Untersuchungsmittel und darum seine verfeinerte Ausbildung für ihn besonders wertvoll und notwendig.

*Man sieht (erkennt) nur das, was man zu sehen gelernt hat.* Die Richtigkeit dieses Satzes erfahren die jungen Ärzte sehr bald an sich selbst. Die enorme Variabilität der Bilder der Hautkrankheiten und andererseits die große Ähnlichkeit vieler Symptome untereinander machen einen verwirrenden Eindruck, den der Lernende nur langsam zu überwinden vermag.

Der Mediziner muß erst *sehen,* d. h. aus dem Gesamtbild die charakteristischen Einzelheiten erkennen lernen und darum spielt beim Unterricht die Übung und *Anschauung* die größte Rolle. Es ist dies übrigens beim Hören und Tasten unter anderem ganz ähnlich.

Während wir für Größen- und Formbestimmung das metrische Maß und geometrische Figuren zur Verfügung haben, die dem Kliniker eine genaue oder annähernd genaue Feststellung ermöglichen, ist dies bezüglich der Farben nur ganz unvollkommen der Fall.

Für die Farbbezeichnung ist aber der Kliniker fast nur auf Vergleiche angewiesen, weil wir keine brauchbaren physikalischen Meßmethoden und zutreffende Namen nur in unzureichender Zahl besitzen.

Denn die Feststellung der Wellenlängen der Farben, wie sie in der Optik verwendet wird, ist praktisch undurchführbar und wäre nur von geringem Wert, weil *reine* Farben, wie sie das Spektrum des Sonnenlichts aufweist, kaum jemals an der Haut zur Beobachtung gelangen.

Was wir an der Haut sehen, sind immer *gebrochene Farben, Farbengemische*. Und gerade auf die Unterscheidung letzterer kommt es in der Dermatologie an.

Von den Farbstoffen, die wir zum Vergleich heranziehen, sind die geeignetsten gewisse Malerfarben, die konstanten chemischen Verbindungen entsprechen und den meisten Menschen von der Jugendzeit her bekannt sind. Zum Beispiel Zinkweiß, Kadmiumgelb, Ocker, Kobalt und Berlinerblau, Zinnober u. a. Der Vergleich mit Naturobjekten ist meist weniger verläßlich, z. B. Himmelblau, Rosenrot, Grasgrün usw., weil diese Färbungen schon beim Vergleichsobjekt in weiten Grenzen schwanken können. Sehr beliebt, aber noch weniger entsprechend sind die Bezeichnungen der Farbennuancen der Industrie und Mode, schon deshalb, weil diese Farben und ihre Benennungen meist nur kurze Zeit in Gebrauch bleiben und deshalb für ihre Namen bald das richtige Erinnerungsbild verblaßt. Chamoix, Chaudron, Karmoisin, Beige, Rosenholz usw. können sich nur wenige Menschen genau vorstellen. Aus diesem Grunde finden wir in der Literatur vielfach ganz ungenaue, ja unsinnige Angaben über Farben.

Einen großen Teil der Schuld für diese Verwirrung tragen aber die Ärzte selbst, weil sie sich oft nicht bemühen, zutreffende Vergleiche zu suchen und vor allem, weil sie ihren Farbensinn zu wenig ausgebildet haben und mit den optischen Eigenschaften der Farben zu wenig vertraut sind. Es sollen daher hier einige allgemeine Bemerkungen über die Farben eingeschoben werden.

Wir müssen zunächst, wie es in der Malerei und Technik geschieht, schwarz, weiß und grau als Farben gelten lassen.

Eine falsche Auffassung und Anwendung erfahren häufig die Begriffe der Bezeichnungen *hell* und *dunkel*. „Hell und dunkel“ beziehen sich auf die *Intensität* des Farbeneindrucks, den unsere Netzhaut empfängt und sind durch die wechselnde Amplitude (Wellenhöhe) der Ätherschwingungen bedingt; sie sagen daher über die Qualität der Farbe, die von der Schwingungszahl (Wellenlänge) abhängig ist, nichts aus.

Die Reihe der Farben, die das menschliche Auge wahrnehmen kann, liegt zwischen 433 und 656 Schwingungen.

Wenn wir eine Farbennuance z. B. des Rots bezeichnen wollen, können wir dies nicht durch „hell“rot oder „dunkel“rot ausdrücken, sondern müssen die Beimengung einer Farbe anderer Wellenlänge, z. B. gelb oder blau (Gelbrot, Blaurot) feststellen.

Weiß ist die Summe aller im Sonnenlicht enthaltenen Strahlen. Weiß ist somit die hellste aller Farben.

Schwarz erscheinen uns Körper, deren Oberfläche alle Farbenstrahlen verschluckt und keine Lichtstrahlen reflektiert. Schwarz erscheint uns am dunkelsten.

Mischen wir schwarze und weiße Farben, so erhalten wir *grau* in Abstufungen, die dem arithmetischen Mischungsverhältnis entsprechen.

Durch Beimischungen von Weiß zu einer bunten Farbe wird deren Helligkeit erhöht, durch Schwarz vermindert.

Die ungemischten Farben des Spektrums werden als *reine* Farben bezeichnet.

Wird einer reinen Farbe *Weiß oder Schwarz allein* beigemengt, so wird diese Farbe gebrochen und als *klare* Farbe bezeichnet, ein Terminus, den schon Goethe gebraucht. *Hellklar* bezeichnet die Anwesenheit von zugesetztem Weiß, *dunkelklar* die Beimengung von Schwarz. Enthält aber ein Farbengemisch neben der reinen Farbe Schwarz *und* Weiß, d. h. Grau, so wird es als *trübe Farbe* bezeichnet.

Der Farbenton einer reinen bunten Farbe kann auch durch Mengung mit einer zweiten bunten Farbe abgeändert werden, z. B. Blaurot, Gelbrot, Grünlichblau usw. Bei einzelnen Farben wird durch Zusatz von Schwarz oder Weiß auch eine leichte Abänderung des Tones hervorgerufen. So wird Rot bei zunehmendem Weißzusatz bläulich getönt, und Mengung von Gelb und Schwarz in bestimmtem Verhältnis ergibt Olivgrün.

Die bunten Farben lassen sich, wie die grauen, in eine *Ähnlichkeitsreihe* bringen.

Durch Mischung zweier benachbarter Farben einer solchen Reihe entsteht dann ein Farbton, der zwischen beiden steht, und so lassen sich ineinanderfließende Farbenskalen aufstellen.

Unser Auge, vorausgesetzt, daß es normale Farbenempfindlichkeit besitzt, könnte weit mehr als 100 Farbentöne in einer solchen Reihe deutlich unterscheiden.

Wenn wir bedenken, daß durch Mischung von bunten Farben untereinander und mit Schwarz, Weiß oder Grau immer neue Farbentöne entstehen — klare und trübe Reihen — wird es begreiflich, daß die Variationen fast unzählbar werden und mit eigenen Namen nicht mehr gekennzeichnet werden können.

Zur Erleichterung der Farbenbestimmung hat man vielfach Musterfarbentafeln zusammengestellt. Sie enthalten relativ wenige Farbentöne und können auch infolge ihrer begrenzten Haltbarkeit ihre Aufgabe als Testobjekte nicht voll erfüllen. Auf eine kleine Farbengruppe beschränkt, wie z. B. auf die Farben der Haut der Menschenrasse, oder auf Haarfarben, leisten solche Tafeln namentlich für Anthropologen ausreichend gute Dienste (z. B. Baslers Hautfarbentafeln).

Es ist Ostwalds Verdienst, durch zahlenmäßige Angaben der Bestandteile eines Farbengemisches die verschiedenen Farbentöne so charakterisiert zu haben, daß es gelingt, auf Grund der Formel die beschriebene Farbe wieder zu erzeugen.

Durch Anpassung der von ihm angegebenen Apparate, für die speziellen Zwecke der Dermatologie mit Einschränkung auf jene Farben, die in diesem Fache am häufigsten zur Beobachtung kommen, ließe sich diese Methode vereinfachen und unschwer durchführen.

Es wäre zu wünschen, daß auch in den medizinischen Wissenschaften, vor allem in der Dermatologie, die Möglichkeit, Farben genau zu bezeichnen, bald Eingang finden möge, wie dies in industriellen Unternehmungen, die mit Farben zu arbeiten haben, bereits geschehen ist.

Es liegen von verschiedenen Seiten eine Reihe von Hautfarbentafeln und Apparaten vor, welche größtenteils auf Grund des Ostwaldschen Systems eine wissenschaftliche Grundlage für den internationalen Austausch von Farbeneindrücken ermöglichen wollen (Memmesheimer, dort Literatur, Fischer und Saller, Leszczynski, Bellamy u. a.). Es wäre besonders wertvoll, wenn sich eine internationale Kommission mit dieser Frage beschäftigen und eine einheitliche Basis für Haut- und Haarfarben festlegen würde.

Für die Dermatologie hat die genauere Farbenanalyse deshalb größte Bedeutung, weil wir durch sie Schlüsse auf die anatomische Struktur der einzelnen Erscheinungen zu ziehen vermögen. Seit Hebra begnügen wir uns ja nicht damit, Form und Aussehen der Einzelheiten einer Dermatose zu schildern, sondern trachten zugleich, die pathologisch-anatomischen Veränderungen zu ergründen.

Einige Beispiele mögen dies veranschaulichen.

Die häufigst vorkommenden Farbennuancen sind die des Rot. Sie richtig zu beurteilen und zu benennen, hat von jeher den Dermatologen große Schwierigkeit bereitet. Ihr anatomisches Substrat ist in den meisten Fällen die Blutfarbe. Die reine Blutfarbe sehen wir aber nur selten, z. B. bei Blutaustritten oder an Granulationen usw. Die Bedeckung der mit Blut gefüllten Capillargefäße durch die Epidermis bringt schon eine Mischfarbe zustande, und zwar durch eine blaue Komponente, die durch den physikalischen Einfluß des trüben Mediums hervorgebracht wird. Bekanntlich ist die Keratohyalinschichte mit ihren, auffallendes Licht stark reflektierenden Körnern die Ursache dieser Trübung; wir sehen die unter der Epidermis sitzende Färbung immer durch diese trübe Schichte wie durch ein schwaches Milchglas.

Die einfache Hyperämie erscheint also nicht blutrot, sondern bläulichrot, rosa und bei vielen entzündlichen Krankheiten ist dies der vorherrschende Farbenton.

Wenn sich die Hyperämie mit Exsudation kombiniert, wird die oberste Cutisschichte, und vor allem die Epidermis, von dem gelblichen, entzündlichen Exsudat durchtränkt, dann wird die blaue Farbenkomponente des trüben Mediums durch die gelbe Gegenfarbe überdeckt und wir finden ein Gemisch von Rot und Gelb in verschiedenen Abstufungen.

Verdrängen wir durch Druck mit dem Finger oder mit einer Glasplatte das Blut aus den Capillaren und damit die rote Farbe, daß wird bei einfacher Hyperämie die gepreßte Stelle weiß erscheinen, wie die umgebende Haut, bei exsudativer Entzündung aber ein gelber Fleck sichtbar werden.

Durch Glasdruck nicht zu beseitigende rote Farbe stammt entweder von Blutcysten und von Blutaustritten in das Gewebe — die ja nicht verdrängbar sind — oder von anderen roten Körpern, wie z. B. Zinnober bei Tätowierungen.

Eine gelbrote Färbung kann aber auch durch Farbmischung vom Rot des strömenden Blutes mit dem Gelb geringer Mengen von Pigment in der Epidermis oder Papillarschichte bedingt sein. Ein hyperämischer Fleck, der sich in den Warzenhof erstreckt, wird dort gelb- oder bräunlichrot, in der angrenzenden unpigmentierten Haut rosarot erscheinen.

Gewisse pathologische Zellinfiltrate besitzen eine gelbe, braune oder schwärzliche *Eigenfarbe*, die durch die Epidermis durchschimmert und mit dem Rot der Vascularisation zusammen sehr variable gelbe und braunrote Farbentöne erzeugt. Dies ist z. B. bei Lupus, Syphilis, Lepraknoten der Fall.

Auch die Lederhaut ist in wechselndem Maße durchscheinend und wirkt zum Teil wie ein trübes Medium.

Liegen farbige Infiltrate tiefer in der Cutis, so wirken sie wie dunkle oder schwarze Farbe, d. h. sie erscheinen durch das trübe Medium der Epidermis und der Cutisschichten gedeckt blau. Schießpulver, Kohle, dichte Hämatome, stark pigmentierte Geschwülste, Venen der Subcutis sehen wir daher blau, und ebenso erklären sich die cyanotischen blauen oder violetten Farbentöne bei Blutstauung venöser Hyperämie usw.

Gelbe Färbungen durch Gallenfarbstoff (Ikterus) oder Carotin sind durch diffuse Tingierung der Gewebe mit gelösten Farbstoffen erzeugt; bei Xanthom und Pseudoxanthom beruht die gelbe Farbe auf Einlagerung von Degenerationsprodukten des Protoplasmas in die Zellen.

Grüne Farben beobachten wir relativ selten, z. B. bei Umwandlung des Blutfarbstoffes in Hämorrhagien oder durch Bakterienwucherung in Krusten, manchmal das Olivgrün bei Ichthyosis.

Grau in verschiedenen Nuancen bis Schwarz, kommt meist bei dicken Hornschichtanhäufungen vor: bei Ichthyosis, Acanthosis nigricans, Naevis usw. Blaugrau bei Einlagerung von Silber, Argyrie.

Annähernd Weiß bei völligem Pigmentmangel, Albinismus, Vitiligo, oder durch zwischen durchsichtigen Hornlamellen eingeschlossene Luft, z. B. bei weißen Haaren, Psoriasisschuppen.

Unsere Menschenrasse wird im Gegensatz zur gelben, rothäutigen und schwarzen Rasse als „die weiße" bezeichnet. Dieses Weiß entspricht aber keineswegs dem Weiß der Optik, es enthält bis $10^0/_0$ bunte Farbe.

Woher stammt die weiße Färbung?

Das Weiß unserer Haut beruht auf zwei anatomischen Grundlagen. Unsere Epidermis ist in hohem Maße durchscheinend. Ihre Trübung wird durch die Keratohyalinschichte, die unmittelbar unter der Hornschichte liegt, bedingt. Reflektiertes, auffallendes Licht läßt diese Schicht auf heller Unterlage weißlich erscheinen.

Aber auch die Cutis ist im blutleeren Zustande, ebenso wie andere, hauptsächlich aus Bindegewebe bestehenden Organe, wie Fascien und Sehnen weiß, wie wir dies an Querschnitten der Haut an der Leiche sehen. Eine durch die ganze Haut durchscheinende Sehne erscheint weiß. Die weiße Farbe unserer Rasse ist also der Hauptsache nach durch die weiße Cutisfärbung hervorgerufen. Bei den dunklen Menschenrassen wird das Weiß durch das reichliche Pigment der Epidermis und der Cutis verdeckt.

Die weiße Farbe der Haut enthält stets einen Anteil *roter Farbe,* der von der Füllung der oberflächlich liegenden Blutcapillaren herrührt. Der rote Anteil an der Färbung ist in weitem Maße variierend, nicht nur nach Regionen des Körpers, sondern auch nach Rasse, Sippe, Alter, Geschlecht, Individuum und dem wechselnden Füllungsgrad der oberflächlichen Blutgefäße. Das oberflächliche Capillarnetz der Haut, wie wir es an einem gelungenen Injektionspräparat sehen, gibt keine richtige Vorstellung von der Blutverteilung, da an der normalen Haut nur ein Bruchteil der Capillaren von Blut durchströmt wird, und unter Einflüssen der Temperatur und der Innervation bei gesunden und kranken Menschen stetig sich verändert.

So wird auch die Hautfarbe des einzelnen Individuums nicht immer genau die gleiche bleiben, zumal auch andere variable Faktoren an dem Aussehen, resp. der Färbung der Haut beteiligt sind.

Hierher ist der Einfluß des oben erwähnten Turgors der Haut zu zählen. Bekanntlich enthält die Cutis und Subcutis mehr oder minder große Flüssigkeitsmengen, sie dient geradezu als Wasserreservoir des Gesamtorganismus. Dementsprechend wird die Spannung der Haut und damit auch der Grad der Transparenz und ihrer Färbung verändert. Unter pathologischen Verhältnissen zeigen dies die verschiedenen Formen von Ödem.

Auch die *Oberflächenbeschaffenheit* spielt für den Gesamteindruck eine nicht geringe Rolle. Glatt gespannte oder welke, gerunzelte Oberfläche modifizieren auch die Färbung, ebenso der Grad der Einfettung der Hornschichte und die mehr oder weniger starke Entwicklung des Lanugobesatzes. Die Gesichtshaut eines gesunden jungen Menschen erscheint glatt, mattglänzend, rosig angehaucht, während die Haut eines Greises fahl, ins Graue spielend, glanzlos erscheint. Wie der Maler bemüht ist, durch Farben die wechselnden Töne der menschlichen Haut darzustellen, muß auch der Arzt alle Faktoren der Hautfärbung beachten.

Von großer Bedeutung für den Arzt, namentlich für den Internisten, ist die Gesamtfärbung der Haut, die ja bei verschiedenen Allgemeinkrankheiten bedeutend variiert und mehr Beachtung verdient, als es jetzt gewöhnlich geschieht, seit die Internisten über soviel Laboratoriumsbehelfe für die Stellung der Diagnose verfügen.

Wir wollen uns zunächst auf die Besprechung der anatomischen und physiologischen Grundlagen der Hautfärbungen beschränken.

*Pigment*[1] findet sich in wechselnder Menge in der Haut der weißen Menschen. Bekanntlich ist es an gewissen Körperregionen stärker angehäuft, so daß diese hell- bis dunkelbraun erscheinen. Aber auch an den übrigen Hautpartien fehlt das Pigment nicht vollständig. Wir finden es dann in den untersten Epidermislagen haubenförmig über dem Zellkern angeordnet.

Nach der heute allgemein angenommenen Ansicht entsteht dieses Pigment aus dem Protoplasma der Epidermiszellen selbst. Bei der Umwandlung der Epidermiszellen zu Hornzellen wandert das Pigment in die oberflächlichen Schichten, mit denen es zur Abstoßung gelangt.

Aber auch in der Cutis finden wir in meist verzweigten Zellen (Melanophoren) Pigmentkörnchen oft in großer Menge. In der *Negerhaut* sind diese Melanophoren so zahlreich, daß ihre Cutis am Durchschnitt bräunlich gefärbt erscheint.

Bei gewissen Anlageanomalien, z. B. in sog. Mongolenflecken, nävusartigen Bildungen, den blauen Naevis und bei einigen anderen pathologischen Prozessen sehen wir die Melanophoren in größerer Menge angehäuft in den verschiedenen Cutisschichten (Kriegsmelanose, Pigmentgeschwülste usw.).

Von dem trüben Medium der darüberliegenden Schichten rührt, wie erwähnt, die bläuliche Farbe solcher Stellen her.

Dieses Pigment, das einzige echte Pigment, das beim Menschen vorkommt, wird Melanin genannt und zeichnet sich vor den aus Blutfarbstoff hervorgegangenen dunklen Farbstoffen, die wir bei Dermatosen so häufig begegnen, dadurch aus, daß es kein Eisen enthält. Bei älteren aus Blutungen hervorgegangenen Pigmentflecken fehlt allerdings auch der Eisengehalt. Es kommt fast immer in Form von Körnchen verschiedener Größe und Form im Zellprotoplasma eingeschlossen vor. In geringer Menge verteilt, verursacht es gelbe, gelblichbraune (Sommersprossen), in größerer Menge braune und schwarze Färbung, die wir bei den verschiedenen Menschenrassen und pathologischen Prozessen sehen.

Bei den Tieren kommen nebstbei Farbstoffe zur Beobachtung, die auch als Pigmente bezeichnet werden, von dem Melanin aber sich wesentlich durch ihre Löslichkeit in Alkohol und Äther unterscheiden. Man nennt Zellen, welche gelbes oder rotes Pigment enthalten, Xantho- und Erythrophoren.

Außer diesen Farbstoffträgern kommen bei verschiedenen Tierklassen noch ganz ähnlich gestaltete Zellen vor, die mit Guaninkrystallen erfüllt sind.

Die Frage nach der Herkunft des Melanins ist seit Jahrzehnten Gegenstand zahlreicher Studien gewesen und in den letzten Jahren namentlich durch die Arbeiten Blochs gefördert worden.

Die alte Theorie, wonach das Pigment einen Abkömmling des Blutfarbstoffes darstellt, ist verlassen. Allgemein angenommen ist heute die Abstammung des Pigments Melanin aus dem Protoplasma der Zelle. Strittig die Frage, ob ausschließlich Epidermizellen Melanin zu erzeugen imstande sind, oder ob diese Fähigkeit auch Cutiselementen zukommt.

Es würde zu weit führen, wenn wir auf dieses Thema, das bereits Bände von Literatur füllt, hier näher eingehen wollten. Wir verweisen auf das Kapitel Pigment dieses Handbuches. Die meisten Arbeiten bewegen sich auf histologischem und chemischem Gebiete, siehe Bd. I.

Wir wollen nur einen kurzen Blick auf das Verhalten der Pigmente bei den verschiedenen *Tierklassen* werfen.

Schon bei Wirbeltieren, Vögeln, Amphibien, Reptilien und noch ausgesprochener bei niederen Tierklassen, finden wir die Färbung der Haut weit mannigfaltiger als bei Menschen.

---

[1] Kapitel Pigment und Anatomie.

Während bei den höheren Tierklassen das schwarze Pigment hauptsächlich in der Epidermis sitzt, finden wir Melanin und die übrigen Farbstoffe bei Amphibien und Reptilien vorwiegend in Zellen der Cutis eingeschlossen, die darüber liegende Epidermis manchmal völlig pigmentfrei.

Im sich regenerierenden Schwanz von Tritonenlarven findet man die Melanophoren der Cutis dunkel pigmentiert, bevor in der Epidermis Pigment aufgefunden wird.

Die von manchen Autoren geäußerte Ansicht, daß alles Pigment in der Epidermis entstehe und das in der Cutis in Chromatophoren befindliche Pigment ausschließlich aus der Epidermis eingewandert sei, kann nicht für die ganze Tierreihe als allgemein gültig angesehen werden.

Die Melanophoren niederer Tiere, wie auch die anderen Chromatophoren sind meist große Zellen mit deutlichem Kern und oft zahlreichen Ausläufern. Sie werden bei den verschiedenen Tierarten teils als im Gewebe festsitzend, teils ortsbeweglich gefunden (Wanderzellen).

Die Farbkörnchen in ihnen finden sich nicht gleichmäßig verteilt. Sie können durch *Protoplasmaströmungen* in die Ausläufer wandern oder sich im Zelleib zu großen Klumpen vereinigen. Durch diese Pigmentwanderung erscheint im ersteren Falle der Farbstoff ganz nahe an die Epidermis gerückt, da ja die Ausläufer dieser Zellen an und zwischen die Epidermiszellen reichen.

Im anderen Falle erscheint der Farbstoff in die tieferen Cutisschichten versenkt und deshalb weniger sichtbar, eine Erscheinung, die den auffallenden Farbwechsel mancher Tierarten erklärt.

Die Chromatophoren und namentlich die Melanophoren erleiden durch Licht und Temperatureinflüsse, durch chemische Reize, z. B. Sauerstoffmangel, und durch gewisse Gifte, vor allem Hormone, wie Adrenalin, Infundin, Zustandsänderungen, welche oft sehr rasch auftreten.

Die farbtragenden Zellen stehen bei manchen Tieren auch unter dem Einfluß der Innervation, wie dies durch zahlreiche Experimente an Fischen und Amphibien festgestellt wurde.

Diese Chromatophoren sind demnach nicht einfache Pigmentträger oder Ablagerungsstätten für verschlepptes Pigment, sondern Organe für den Farbwechsel, für die Anpassung an die Umgebung und funktionieren als Schutz- und Anlockungsmittel.

Wenn wir uns daran erinnern, daß bei niederen Tieren Melanin führende Zellen einen primären Bestandteil des Sehorgans bilden, muß die Bedeutung der Pigmentzellen für niedere Tiere viel höher eingeschätzt werden, als dies beim Menschen der Fall ist.

Auch das Pigment hat beim Menschen an biologischer Bedeutung vieles eingebüßt.

Die gelben und roten Pigmente der Chromatophoren sind vom Melanin wesentlich verschieden, da sie, wie erwähnt, in Alkohol und Äther leicht löslich sind. Man hat die gelben und roten Farbzellen deshalb auch Lipophoren genannt.

Funktionell sind sie, wie auch die Guanophoren, mit den Melanophoren eng verknüpft, ja wir finden bei manchen Tieren rote und schwarze Pigmentzellen innig verflochten.

Die Guanophoren, welche an Stelle des Pigmentes Guaninkrystalle enthalten, produzieren durch deren Lichtbrechungsvermögen eine Reihe von Färbungen, welche als Interferenzerscheinung anzusehen sind.

Der Silberglanz vieler Fische ist hauptsächlich durch sie bedingt und ebenso die blaugrün oder rötlich metallisch schillernden Farben, namentlich in Kombination mit gelben und roten Pigmentfarben. Eine große Rolle spielen die Interferenzfarben bei den Federn der Vögel, bei den Insekten, z. B. Schmetterlingen, wo sie die prächtigsten Färbungen erzeugen.

Obwohl dem Menschen die bunten Pigmente und das Guanin fehlen, ist in gewissem Sinne die optische Wirkung der Keratohyalinschichte der Guaninwirkung ähnlich. Sie bildet durch ihr Lichtbrechungsvermögen im auffallenden Licht eine weißliche, durchscheinende Schichte, die ähnlich wie Deckweiß die Töne der unterliegenden Farben abschwächt und modifiziert.

Der Perlmutterglanz der Schildchen bei Ichtyosis nitida und gewisser aus Epithelien bestehender Neubildungen (Molluscum contagiosum) erinnert gewissermaßen an die optische Wirkung des Guanins.

Die Verteilung der verschiedenen pigmentführenden Zellen, ihre Fähigkeit, die Farbkörnchen an die Peripherie oder gegen das Zellinnere zu dirigieren, bildet die Grundlage der so auffallenden Erscheinung des *Farbwechsels* vieler Tiere (*Frosch, Chamäleon,* Salamander), die durch verschiedene Einflüsse, wie oben erwähnt, in Erscheinung treten. Dieser Farbwechsel erfolgt unter Umständen sehr rasch oder langsam, z. B. sich der Färbung der Umgebung anpassend. Bei Fischen und vielen anderen Tieren oft auffallend rasch. Bei Kopffüßlern z. B. kann man die Hautoberfläche in wellig fortschreitender Weise verschiedenfarbig irisieren sehen.

Fast jede Tierspezies besitzt ihre Eigenart in Farbenauswahl, Verteilung und Anordnung, die regelmäßig wiederkehrend, schon äußerlich die verschiedenen Arten unterscheidet und stetig vererbt werden.

Dazu kommen noch die auffallenden Veränderungen des Farbenkleides infolge innerer und äußerer Einflüsse, wie Wechsel der Jahreszeit (Sommer- und Winterfärbung) und innere Vorgänge (Jugendfärbung, Hochzeitskleid), oft in Begleitung des typischen Haar- und Federwechsels (Mauserung).

So erscheint die Farbe der Haut und ihrer Anhänge, die im Tierreich in tausendfältiger Abwechslung uns entgegentritt, beim Menschen wesentlich vereinfacht.

Es ist kein Zweifel, daß einige Dermatosen auch durch ihren eigenartigen **Geruch** auffallen, doch ist der Geruchsinn der meisten Menschen zu wenig entwickelt, um genauere Feststellungen zu erlauben; immerhin werden ein Decubitus, eine drittgradige Verbrennung, eine Quecksilberstomatitis, ja selbst ein Pemphigus oder Masern empfindlichen Nasen schon bei Eintritt ins Krankenzimmer sich als spezifisch riechend bemerkbar machen.

# Morphologie.

## Efflorescenzenlehre.

HEBRA beginnt sein Lehrbuch mit den Worten: „Die allgemeine Decke als ein intregierender Bestandteil des Gesamtorganismus, ist keinen anderen Krankheitsprozessen unterworfen als die übrigen Organe des menschlichen Körpers.“ „Was aber bei Hautkrankheiten ganz verschieden und eigentümlich dasteht, das sind die Erscheinungen, durch welche die pathologischen Prozesse unseren Sinnen wahrnehmbar werden.“

In der Mehrzahl der Fälle setzen sich die Krankheitsbilder aus verschiedenen Einzelherden zusammen, die eine auffallende, oft wiederkehrende Gleichartigkeit ihrer Morphen und in Hinsicht auf ihre Entwicklung und Rückbildung eine gewisse Gesetzmäßigkeit erkennen lassen. HEBRA schließt daraus: „Für die Entstehung der verschiedenen Morphen ist weniger die Krankheitsursache als vielmehr die durch sie bewirkte örtliche Störung maßgebend. In der Veränderung der einzelnen Hautanteile selbst liegt der Grund für die Eigenart der Dermatosen. Pusteln oder Bläschen, Pigmentflecke usw. können durch Allgemeinerkrankung ebenso gut als durch rein örtliche Vorgänge hervorgerufen werden. Wir können demnach aus den einzelnen Erscheinungen nur selten auf das bedingende Moment schließen, sondern bedürfen stets der Würdigung sämtlicher, einer jeden Hautkrankheit zukommenden Symptome.“

Wenn wir bedenken, daß diese Erscheinungen als direkte Folgen der verschiedenartigen Krankheitsprozesse, als örtliche Reaktionsformen auf pathologische Vorgänge sich an dem kranken Organ — der Haut — unmittelbar beobachten lassen, so muß ihnen eine ähnliche Bedeutung zuerkannt werden, wie wir sie den Obduktionsbefunden bei inneren Krankheiten beimessen.

Dabei wird aber dem Dermatologen der weitere Vorteil von Nutzen, daß er die Vorgänge des pathologischen Geschehens am Lebenden beobachten, daß er weiters ihre Entstehung, ihre Ausbildung bis zum Höhestadium, sowie ihre Rückbildungsformen direkt verfolgen kann und damit nicht bloß einen einmaligen Status sondern in vielen Fällen auch ein Verlaufsbild zu erheben vermag.

Dadurch wird die Sicherheit erklärlich, mit der im Gegensatz zu anderen klinischen Disziplinen der geübte Arzt schon bei einmaliger kurzer Untersuchung die Hauterkrankung in der Regel in ihrem Wesen genau zu erkennen fähig ist, und häufig auch das ätiologische Moment sicherzustellen vermag.

Die Morphologie der Hautkrankheiten bildet dadurch für die Diagnostik die sicherste und ganz unentbehrliche Grundlage. Es ist selbstverständlich, daß sie auch den Ausgangspunkt für alle weiteren Beobachtungen und anschließenden Folgerungen bilden muß.

„Dies sind sichere, ja unfehlbare Anhaltspunkte, denn sie stammen von der Krankheit selbst her; sie sind sozusagen die Buchstaben, welche durch die Erkrankung auf die Haut geschrieben werden; unserer Aufgabe bleibt es nur, die Schrift zu entziffern" (v. HEBRA).

„Die Bedeutung der Efflorescenzen ist fundamental; sie bilden tatsächlich das Alphabet des Dermatologen, ohne dessen Erlernung niemand auf der Haut zu lesen imstande ist" (JADASSOHN).

Die Summe der an der kranken Haut gemachten Beobachtungen — also unveränderlicher Tatsachen — ist eine so große, daß gerade in der Dermatologie eine Vernachlässigung dieser Kenntnisse nur Schaden bringen würde.

F. MARCHAND sagt in seiner geistvollen Antrittsrede über die natürlichen Schutzmittel des Organismus: „Auch ist es gut, sich daran zu erinnern, daß das einmal objektiv Beobachtete einen bleibenden Wert besitzt, wenn auch die Deutungen, die Theorien wechseln."

Die morphologische Richtung im allgemeinen steht heutzutage nicht in großem Ansehen, und mancher meint — von den Gedankengängen irgendeiner neuen Forschungsrichtung beherrscht — die morphologischen Kenntnisse als nebensächlich vernachlässigen zu können.

Seit HEBRA sind nicht nur die histologischen Untersuchungsmethoden vervollkommnet worden, die Bakteriologie, Serologie, Immunitätslehre, die experimentell-biologische Richtung und viele andere Fortschritte der Medizin haben unsere Kenntnisse ganz wesentlich bereichert und für die Anschauungen über Pathogenese vielfach eine ganz neue Basis geschaffen. Alle Kliniker bedienen sich dieser Hilfsmittel um die weitere Ausbildung der Dermatologie zu fördern.

Es kann nur als ein Beweis für mangelnde Erfahrung und Einsicht gelten, wenn einzelne Autoren die morphologischen Symptome gering einschätzen und den Wert dieser objektiven Befunde nicht zu würdigen wissen.

Es sei hier ein Ausspruch BRUNO BLOCHs, dem wir bahnbrechende Arbeiten der experimentell-biologischen Richtung verdanken, wiedergegeben: „*Neben* die bisher hauptsächlich gepflegte Cellularpathologie im Sinne von VIRCHOW und HEBRA, die im Grunde genommen eine Cellularmorphologie war, ist diese ergänzend und weiterführend in der Dermatologie die funktionelle Cellularpathologie getreten".

Viele dieser wiederkehrenden Erscheinungstypen führen seit alters her schon bestimmte Namen und diese decken rein morphologische Begriffe; manche Namen sind heute in anderem Sinne gebräuchlich als zur Zeit ihrer Entstehung und vor allem entsprechen sie nicht mehr den alten nosologischen Vorstellungen. Der heute noch gebräuchliche Name „Efflorescenz" für derartige Einzelerscheinungen bildet ein Beispiel dafür.

Zur Verwertung dieser vielgestaltigen und in verwirrenden Variationen und Kombinationen auftretenden Symptome, welche die Krankheitsbilder an der Haut zusammensetzen, ist eine genaue Kenntnis der Efflorescenztypen unbedingt erforderlich.

Aus den Eigentümlichkeiten der Efflorescenzen durch genaueste Untersuchung derselben gewinnen wir am leichtesten Einblick in das Wesen des pathologischen Vorgangs und so erkennen wir zugleich mit der Feststellung der morphologischen Krankheitselemente das pathologisch-anatomische Substrat.

Diese morphologischen Begriffe und Bezeichnungen bieten uns den Vorteil, mit einem Worte bestimmte Formelemente zu charakterisieren. Sie tragen zur leichteren Verständigung bei. Darum sollen diese Typenbezeichnungen als allgemein übliche Termini nur im gleichen Sinne gebraucht und als kurze Verständigungsmöglichkeiten beibehalten werden. Sie bieten weiterhin den großen

Vorteil, dem Lernenden sichere Anhaltspunkte zu gewähren, die ihn aus dem Labyrinth der so vielgestaltigen Krankheitsbilder zu führen vermögen.

Man teilt die an der Haut auftretenden *Symptome* einer Krankheit in *subjektive* und *objektive* ein. Auf die letzteren beziehen sich die vorstehenden Bemerkungen. Sie sind durch genaue Untersuchung klar bestimmbar. Von den *subjektiven* Symptomen soll späterhin die Rede sein. Die *objektiven* Erscheinungen wollen wir zunächst etwas eingehender berücksichtigen.

Es sei hier besonders betont, daß die Efflorescenztypen in vieler Hinsicht nicht scharf abgegrenzt sind, sogar vielfach ineinander übergehen können und daher ihre Einteilung durchaus nicht mit der Exaktheit physikalischer Systeme in Parallele gestellt werden darf. Trotzdem entspricht sie dem praktischen Bedürfnis des Klinikers, der die kleinen Ungenauigkeiten selbst rasch auszugleichen erlernt.

Wir scheiden die *Efflorescenzformen* zweckmäßig in zwei Gruppen, *primäre* und *sekundäre*. Die *ersteren* sind die zeitlich vorangehenden und werden durch die *pathologischen Veränderungen* in der Haut *direkt* verursacht. Die *letzteren* kommen niemals primär zustande, sondern stellen das Resultat der *Rückbildung* und des *Ausgangs der primären pathologischen Vorgänge* dar. Eine Narbe z. B. setzt eine Kontinuitätstrennung oder einen Defekt durch Zerfall pathologischer Gebilde voraus, ist also immer als sekundäre Krankheitserscheinung zu bezeichnen.

Von *primären Efflorescenzen* unterscheiden wir folgende Typen:

| | |
|---|---|
| Fleck (Macula), | Quaddel (Urtica), |
| Knötchen (Papula), | Bläschen (Vesicula), |
| Knoten (Tuberculum), | Blase (Bulla), |
| Knollen (Phyma), | Pustel (Pustula), |
| Tumor, | Cyste (Cystis). |

# Primäre Efflorescenzen.

## Fleck (Macula).

Jene Hautveränderungen, welche sich nur durch ihre Färbung von der normalen Haut unterscheiden, weder mit einer Änderung der Konsistenz des Profils oder der Beschaffenheit der Oberfläche noch der Konsistenz einhergehen, nennen wir Flecke.

Die diffuse Verfärbung der Haut der ganzen Körperoberfläche oder großer Anteile derselben interessiert zunächst den Internisten, da sie meist als Symptom einer Allgemeinkrankheit auftritt. Solche Verfärbungen bezeichnet man als Dyschromasien, Mißfärbungen, Decoloratio usw. Beispiele dafür sind Ikterus, Morbus Addison, Bronzehaut, die Farbenveränderungen der Haut bei schweren Anämien und anderen inneren Krankheiten, wie Tuberkulose oder Carcinom innerer Organe. Ausgedehnte Verfärbungen sehen wir auch durch färbende Nahrungsmittel (Karotten) und verschiedene toxische Körper (Arsen, Trypaflavin usw.) entstehen.

Die normale Haut unterliegt in ihrer Blutfüllung bedeutenden physiologischen Schwankungen; die Schamröte (Rubor pudicitiae) und die Zornröte (Rubor iracundiae) sind Beispiele von derartigen exzessiven durch psychischen Einfluß hervorgebrachten Hyperämien, die rasch entstehen und ebenso rasch wieder schwinden können. Die auffällige Blässe der Haut, wie sie durch Angstvorstellungen hervorgerufen wird, zeigt uns, daß sowohl Gefäßerweiterung wie Verengerung zentral nervös bedingt sein können. Diese Farbenänderungen betreffen meist die Gesichtshaut, können sich aber auch weit über den Körper ausbreiten. Sie zeigen eine diffuse, nicht scharf abgegrenzte Färbung. Es sei hier erwähnt, daß die Auslösung des Rubor pudicitiae in intensivem Maße auf die geringfügigste psychische Ursache hin bei mehreren Mitgliedern einer Familie gefunden wird und manchmal durch längere Zeit bestehen bleiben kann. Eine derartig übermäßige Reizbarkeit ist wohl schon als pathologisch zu bezeichnen.

Röte und Blässe der Haut, durch den Einfluß hoher oder niederer Lufttemperatur hervorgerufen, gehören in das Gebiet der normalen Funktion der Haut als Wärmeregulator. Auch das Erythema febrile, das bei Hochfiebernden beobachtet wird, ist hier anzureihen.

Eine gewisse Schwierigkeit bietet dem Diagnostiker manchmal eine physiologische fleckige Rötung der Haut, welche durch Einfluß niederer Außentemperatur entsteht, die Cutis marmorata. Bei dieser finden wir in der diffus bläulichrot verfärbten Haut des Stammes, seltener der Extremitäten weiße, scheibenförmige Flecke von 5—15 mm Durchmesser dicht eingestreut, so daß eine netzförmige livide Zeichnung zustande kommt. Diese Marmorierung schwindet, wenn die Haut sich wieder erwärmt, und ist der Ausdruck einer ungleichmäßigen Durchströmung und Füllung gewisser Capillargebiete durch Blut. Die Ursache dieser Erscheinung ist noch nicht völlig geklärt. Die von Unna aufgestellte Hypothese, daß die weißen Flecke durch Kontraktion der zuführenden Arterienstämmchen entstehen, wodurch in ihrem Capillargebiet Anämie und in der Nachbarschaft Stauungshyperämie entstehe, ist durch Spalteholz widerlegt worden.

Eine ähnliche, aber durch ihren langen Bestand und ihre Unabhängigkeit von Temperatureinflüssen deutlich unterschiedene Fleckung, namentlich an den unteren Extremitäten häufig beobachtet, die *Livedo* hat gewebliche Veränderungen zur Grundlage und hängt ätiologisch meist mit Syphilis oder anderen Allgemeinkrankheiten zusammen.

Den Dermatologen interessieren zunächst die begrenzten Verfärbungen, die in zahllosen Variationen ein wesentliches, oft auch das alleinige Symptom des Krankheitsbildes darstellen. Als *Macula oder Fleck im engeren Sinne* bezeichnen wir also die umschriebene Farbveränderung der Haut. Die *Ausdehnung* solcher Krankheitsherde ist allerdings außerordentlich verschieden, von der eben wahrnehmbaren Größe eines Nadelstiches bis zur gleichmäßigen Bedeckung großer Hautanteile. Die Größe solcher Flecke wird am besten durch Maßeinheiten fixiert.

Die Form der Flecke ist gleichfalls vielen Variationen unterworfen. Am häufigsten finden sich runde Formen. Namentlich die Scheibenform, bei welcher die Flecke annähernd kreisförmig konturiert erscheinen; aber auch elliptische, streifenförmige, zackige und unregelmäßig begrenzte Flecke werden beobachtet. Die Beachtung der Form gibt uns häufig einen Hinweis, der differentialdiagnostisch von großem Wert ist. Sich peripher ausbreitende, d. i. wachsende Krankheitsherde zeigen fast ausnahmslos nach außen konvexe Begrenzungslinien. Daraus läßt sich bei gleichzeitigem Bestehen verschiedenartig gefärbter Flecke z. B. von roten oder braunen und weißen Flecken meist bestimmen, welche Flecke dem fortschreitenden pathologischen Prozeß ihre Entstehung verdanken.

Bei vielen aus Flecken bestehenden Exanthemen kann man beobachten, daß die ursprünglich kreisrunden maculae in gewissen Körperregionen z. B. an den seitlichen Thoraxpartien, elliptische Form annehmen. Die längeren Achsen dieser Flecke entsprechen regelmäßig der lokalen Spannungsrichtung der Hautstelle. Die elliptische Form ist durch die Dehnung der Haut in einer Richtung bedingt.

Krankheitsherde mit zackigem, streifenförmigem Kontur gehören meist Prozessen an, die stabil bleiben, d. h. nicht in die Umgebung weiterwachsen, wie z. B. Naevi. Es gibt aber auch, allerdings seltener, wachsende Flecke mit zackenförmigen Ausläufern (Erysipel) oder streifenförmige (Lymphangitis). Geradlinig begrenzte oder eckige Efflorescenzen sind fast immer das Produkt äußerer Einwirkungen (Artefakte).

Die wichtigste Eigenschaft der Flecke, die auch bei allen anderen Efflorescenzformen eine große Rolle spielt, ist die Farbe. Die verschiedenen Farben entsprechen verschiedenartigen pathologischen Veränderungen, so daß schon die Färbung einen ungefähren Hinweis auf das anatomische Substrat bildet. Die Farben, welche wir bei Flecken am häufigsten finden, sind fast weiß, fast schwarz, grau, gelb, braun, grün, blau, violett; am häufigsten aber rot, in außerordentlicher Variationsfähigkeit sowohl bezüglich der Intensität als auch der Qualität der Farbe, die durch Beimengung einer oder mehrerer anderer Farben hervorgebracht wird.

Bestimmte Farbennuancen des Rot beruhen auf uns bekannten anatomischen Veränderungen und lassen daher sichere Schlüsse zu. Es ist deshalb für den Dermatologen von größter Wichtigkeit, diese Farbennuancen differenzieren zu lernen.

Rote Flecke verdanken ihre Färbung zumeist einer Überfüllung der Blutcapillaren in den oberflächlichen Cutisschichten, *aktive oder passive Hyperämie*. Die Blutfüllung und Durchströmung der knapp unter der Epidermis liegenden Capillarnetze ist schon unter physiologischen Verhältnissen ungemein schwankend. Im Ruhestand der Haut ist der größte Teil der Blutcapillaren kollabiert. Bei erhöhter Lufttemperatur oder gesteigerter Körperwärme werden die oberflächlichen Capillaren so reich mit Blut beschickt, daß die sonst blasse Haut eine intensiv rote Färbung gewinnt. Am stärksten ist dies meist in Form diffuser Rötung an der Gesichtshaut ausgeprägt. Die durch Kälteeinwirkung erzeugte Blutleere der oberen Capillarschicht äußert sich durch extreme Blässe.

Unsere Kenntnisse über den Einfluß der Nerven auf die Hautgefäße werden im physiologischen Teil des Handbuchs genau erörtert. Hier sollen nur wenige Punkte kurz erwähnt werden, die wir bei der Beurteilung der örtlichen Hautveränderungen immer wieder heranziehen müssen.

Wir unterscheiden aktive (fluxionäre oder Wallungs-) Hyperämie von der passiven oder Stauungshyperämie. Bei der ersteren ist neben der Erweiterung der Blutcapillaren eine erhöhte Strömungsgeschwindigkeit des Blutes zu konstatieren. Die nervösen Einflüsse auf die Blutcapillaren werden am häufigsten durch Vasoconstrictoren und Vasodilatatoren vermittelt, wobei Reizung und Lähmung beteiligt sind. Der betreffende Reiz kann ausgehen vom Gefäßnervenzentrum im Zentralnervensystem oder von irgendeinem Punkte der Leitungsbahnen bis zu den Capillarwänden hin. Er kann auf dem Wege durch die sensiblen Fasern ausgelöst und auch auf dem Wege des Reflexes wirksam werden. Die Nervenbahnen des vegetativen Systems und ihre Verbindungen mit dem übrigen Nervensystem sind heute anatomisch und funktionell genauer bekannt. Störungen dieser nervösen Funktionen sind die Ursachen einer Gruppe von Krankheiten, die wir als Angioneurosen bezeichnen.

Die Theorie der nervösen Grundlage (Angioneurose) ist zeitweise wohl zu ausschließlich für die Erklärung der wechselnden Blutfüllung bei Krankheiten herangezogen worden. Durch die neueren Untersuchungen über den Bau und die Funktion der Capillarwände sind die seinerzeit von MEYER und STEINACH angegebenen Befunde über die selbständige Kontraktionsfähigkeit der Gefäßwände neuerdings bestätigt worden (siehe die Arbeiten von ROUGET, EBBECKE, KROGH, HOOKER). Der Einfluß der auf die Capillaren lokal einwirkenden Schädlichkeiten und ihrer Reaktionsfähigkeit vermag uns in vielen Fällen Aufklärung zu geben. Sicherlich sind für örtliche Störungen der Blutzirkulation die direkten Reaktionen der Gefäßwände von größerer Bedeutung, als man bisher angenommen hat.

Ein roter hyperämischer Fleck kann durch Fingerdruck, Spannung der Haut oder durch Aufdrücken einer Glasplatte (Glasdruck) völlig zum Schwinden gebracht werden. An seiner Stelle zeigt dann die Haut normale Färbung.

Die Farbe solcher durch einfache Hyperämie entstandener roter Flecke zeigt aber nicht das Rot des Blutes, sondern ist durch Beimengung eines blauen Farbtones verändert. Das durch die Epidermis durchschimmernde Blutrot wird durch das trübe Medium der Epidermis in Bläulichrot resp. Rosarot verändert. Durch die Epidermis bedeckt zeigen aus Blutgefäßen bestehende Mißbildungen oder Tumoren (Angiome, Naevi vasculosi usw.) eine intensiv rote Farbe mit mehr oder minder starkem blauen Beiton. Da sich auch bei diesen pathologischen Bildungen das Blut in vermehrter Menge in den Gefäßräumen befindet, kann es durch Glasdruck verdrängt und die Färbung zum Schwinden gebracht werden. Hierbei bemerkt man mitunter, daß einzelne rundliche oder streifenförmige Stellen auch unter der Kompression rot gefärbt bleiben. Sie entsprechen cystischen Erweiterungen der Blutgefäße, die durch Druck nicht völlig entleert werde können.

Bei vielen Krankheitsformen ist die Hyperämie durch Entzündung bedingt und mit mehr oder weniger ausgesprochener Exsudation verbunden. Die gelbliche Farbe des Exsudats, das in die Papillen oder in die Epidermis eingedrungen ist, verleiht solchen Flecken eine gelbrote Tönung, wenn das Gelb des Exsudats das Blau des trüben Mediums überkompensiert. Durch Glasdruck abgeblaßte derartige Hautstellen erscheinen dann nicht normal weiß, sondern gelb gefärbt. Blaurot und Gelbrot entsprechen demnach wesentlich sich unterscheidenden pathologisch-anatomischen Vorgängen.

Hyperämische Flecke, welche 2 cm Durchmesser nicht übersteigen und in vielen Exemplaren über größere Hautstrecken verteilt gefunden werden, nennt man *Roseolen*.

Erstreckt sich ein hyperämischer Fleck über eine größere Hautpartie, so bezeichnet man ihn als *Erythem*.

Das Wort *Exanthem*, das seit alters her gebräuchlich ist, bezeichnet über große Hautanteile verteilte, Einzeleruptionen verschiedener Efflorescenzformen, die vornehmlich bei Infektionskrankheiten zu beobachten sind; so z. B. das aus Flecken bestehende Exanthem in der Sekundärperiode der Syphilis, das gewöhnlich als Roseola syphilitica bezeichnet wird, oder die Exantheme der Rubeolen, Morbillen, Scarlatina, Variola, toxischer oder medikamentöser Art. Aber auch Knötchen, Bläschen, Pusteln usw., in derselben Weise über die Körperoberfläche zerstreut, können ein Exanthem bilden. Exanthem ist also ein Terminus, der über die Anordnung und Verteilung, nicht aber über die Efflorescenzformen Näheres aussagt. Die als Erythem bezeichneten zusammenhängenden größeren hyperämischen Flecke sind meist von einer Stelle des Körpers ausgehend.

Fleckige Exantheme sind ihrer Ätiologie nach außerordentlich verschieden. Außer den akuten Infektionskrankheiten, bei welchen ihre eigenartigen Erscheinungen oft allein die Diagnose ermöglichen, kommen bei vielen anderen infektiösen Prozessen und toxischen Krankheiten makulöse Exantheme zur Beobachtung, die zum Teil charakteristische Eigenart zeigen. Bei Typhus abdominalis, Febris exanthematica, Cholera asiatica, bei Pellagra und Lepra, bei septischen Prozessen und bei den vielartigen medikamentösen und toxischen Exanthemen spielt die das Exanthem zusammensetzende Fleckenform eine hervorragende Rolle. Balsamica, Fiebermittel, Antipyrin, Salicylsäure, Morphium, Atropin, Hg, Jod, Arsenpräparate und viele andere als Nahrungsmittel eingeführte Stoffe tierischer und pflanzlicher Abkunft, man kennt zahlreiche solche Körper, können die Entstehung makulöser Exantheme verursachen.

Flecke, welche als schmale Säume andere Efflorescenzen umgeben, heißen *Hof* oder *Halo*.

Mit freiem Auge erkennbare geschlängelte Blutgefäßchen im Bereiche einer geröteten oder normal gefärbten Hautstelle nennt man *Teleangiektasien.* Sie verdanken ihre Entstehung der Bildung von Blutcapillaren ganz besonders vergrößerten Kalibers. In dichter Anordnung bilden zarte Teleangiektasien haufig unscharf begrenzte erythemähnliche Flecke, die nur durch genauere Inspektion von einfachen Hyperämien unterschieden werden können; mitunter bilden einzelne mächtig entwickelte Gefäßchen geschlängelte rote Linien, die, wenn sie von einem Zentrum ausstrahlen, spinnenartige Figuren formieren.

Blut kann aber auch in anderer Weise zur Entstehung von roten Flecken führen, wenn es durch die Gefäßwände in die Gewebszwischenräume sich ergossen hat. Solche als *Purpuraflecke* bezeichnete oberflächliche Hämorrhagien sind von hyperämischen Flecken leicht dadurch zu unterscheiden, daß sie unter Druck ihre Farbe nicht verändern. Kleine hämorrhagische Flecke nennt man *Petechien,* in Streifenform sich ausdehnende *Vibices* und ausgedehnte, in die Tiefe reichende Hämorrhagien *Ekchymosen.*

Hämorrhagische Flecke behalten nur kurze Zeit ihre ursprüngliche intensiv blaurote Färbung; sie gehen später durch Umwandlung des Blutfarbstoffs in gelbrote, grünlichgelbe und braune Töne über.

Ausgesprochen *gelb gefärbte* Flecke, von strohgelb bis orangegelb entstehen durch Einlagerung fettähnlicher Körper oder Zelldegenerationsprodukte bei gewissen Krankheiten, z. B. bei *Xanthom, Pseudoxanthoma elasticum.* Selbst Narbengewebe kann durch Degeneration gelben Farbton zeigen.

Außerordentlich häufig sind Flecke, deren gelbe, gelbbraune bis schwarzbraune und schwarze Farbtöne durch Einlagerung von mehr oder minder viel *Pigment (Melanin)* hervorgebracht werden. Fleckige Pigmentierung kann im Embryo veranlagt, bei der Geburt oder erst später zutage treten. Sie kann auch erworben werden. Sie wird als echte Pigmentierung bezeichnet, wenn sie durch Melanin hervorgerufen ist.

Ganz ähnliche, gelbbraune bis schwarze Färbungen können aber auch durch Umwandlung des Blutfarbstoffes nach Hämorrhagien entstehen und sind dann meist als sekundäre Erscheinungen aufzufassen.

Über das Verhalten des Pigments bei den verschiedenen Menschenrassen siehe den physiologischen und anatomischen Teil dieses Handbuches.

Andererseits kommen auch *weiße Flecke* nicht selten vor, welche dem gänzlichen Fehlen des Pigments ihre Entstehung verdanken. Pigmentmangel kann als *angeborene* Eigenschaft die ganze Haut oder nur einzelne Teile betreffen. Wir sprechen von Albinismus, einer meist in Familien vererbten Anlagsanomalie, die sich unter Umständen nicht bloß auf die ganze Haut, sondern auf alle normalerweise pigmentführenden Organe erstrecken kann: „Albinimus universalis", oder aber nur die Haut und auch diese nur partienweise betreffen kann wie bei der Scheckenbildung, Albinismus partialis. Der *erworbene* Pigmentmangel wird als Leukopathie, Leukoderma oder Vitiligo bezeichnet; während der Albinismus im Laufe des Lebens keine Veränderung, speziell kein Weiterschreiten auf früher normalgefärbte Hautpartien erkennen läßt, sind bei letzteren Formen Progredienz der Herde, allmähliches Erkranken anstoßender Hautpartien oder Auftauchen neuer depigmentierter Herde und eventuell Ausheilung charakteristisch. Der Pigmentmangel kann sowohl angeboren, als erworben, nur die Oberfläche betreffen oder auch sich auf die starken Haare erstrecken, deren Papillen in der Tiefe der Haut resp. Subcutis liegen. Wir finden weiße Hautstellen zuweilen mit dunklen Haaren besetzt oder auch weiße Haare aus normal gefärbter Haut hervorragen.

Eine eigene Stellung nehmen die als *Maculae caeruleae* oder Taches ombreux bezeichneten, blaßvioletten, unter Druck sich nicht verändernden Flecke ein, die an Einbißstellen der Morpiones entstehen. Sie sind weder durch Hyperämie noch durch corpusculäre Farbstoffe bedingt, sondern, wie man annimmt, durch Einfluß eines aus den Speicheldrüsen der Pediculi pubis stammenden Sekrets auf das Blut verursacht.

Wir kennen ferner gelbe bis braune Flecke, die in ungeheurer Anzahl die Haut des Stammes besetzen und allmählich größer werdend flächenartig zusammenfließen, bei der unter dem Namen Pityriasis versicolor bekannten parasitären Krankheit. Die Kulturen des Erregers des Mikrosporon furfur finden sich in der Hornschichte der Epidermis in solcher Menge, daß sie durch ihre Eigenfarbe die Fleckung hervorrufen. In ähnlicher Weise, aber meist auf Kontaktstellen der Haut lokalisiert, finden sich diffuse gelbbraune Flecke mit scharfen Grenzen, bei Erythrasma durch einen anderen Pilz, das Mikrosporon minutissimum hervorgebracht. Wir zählen diese Hautverfärbungen, die eigentlich durch eingelagerte Fremdkörper bedingt sind, zu den Krankheiten, während wir Verfärbungen der Hornzellen durch leblose Körper sowohl in der Form eingedrungener Körnchen, als auch durch färbende Lösungen nicht zu den pathologischen Erscheinungen rechnen. Diese Pilzerkrankungen erzeugen aber außer der Färbung unter Umständen leichte Grade von Hyperämie und immer eine Alteration der Verhornung in Form stärkerer Schuppung, was mit dem Worte Pityriasis ausgedrückt wird. Die durch leblose färbende Substanzen entstandenen Hautfärbungen rechnen wir zu den Verunreinigungen. Als Beispiel seien angeführt, die Niederschläge von feinstverteilten Silber in der Hornschicht, die als Lapisflecke bekannt sind, die gelbe Verfärbung der Epidermis durch Salpetersäure (Xanthoprotein), die braunen Flecke an den Fingern der Zigarrettenraucher, die Verfärbungen an den Händen der Industriearbeiter, Handwerker, Amateure, die mit Farben und Chemikalien hantieren u. a. sind unter Umständen vom gerichtlich-medizinischem Standpunkte aus von Wichtigkeit. Es seien hier noch erwähnt die verschiedenfarbigen Niederschläge, die sich bei elektrischem Kurzschluß aus vergasten Metallteilen an der Hautoberfläche zeigen und je nach der Natur des vergasten Metalls blaue, grüne, gelbe, braune und schwarze Färbung hervorbringen.

Durch Einheilung von farbigen, unlöslichen pulverförmigen Substanzen, die künstlich durch Einstiche in die oberen Cutislagen gebracht werden, entstehen die *Tätowierungen* (Tatauierungen). Sie bilden blaue, zinnoberrote, gelbe, grüne oder weiße Flecke, durch welche die verschiedenartigen Zeichnungen hervorgebracht werden.

Durch Ausscheidung von feinsten Silberkörnchen in die Cutis, namentlich in der Nähe der Drüsen, entsteht die blaugraue Verfärbung der *Argyrie,* welche entweder in unscharf begrenzten Flecken oder als Dyschromasie über den ganzen Körper verbreitet beobachtet wird. Sie entsteht nach länger dauernder interner Verabreichung von Silberpräparaten. Manchmal tritt Argyrie als lokalisierte Erkrankung namentlich an Schleimhäuten durch langdauerndes Bepinseln mit Lapislösungen oder an der Haut der Hände von Silberarbeiten durch eingedrungene feine Silbersplitter auf. Ähnliche Verfärbungen werden auch durch Wismut hervorgerufen.

Bei allen reinen Flecken ist die Konsistenz der Haut von der normalen nicht abweichend, die Beschaffenheit der Oberfläche glatt wie an der Umgebung, ihr Niveau weder vorragend noch eingesunken.

Es soll hier aber gleich bemerkt werden, daß Einzelherde ihre Eigenschaften nicht während des ganzen Krankheitsverlaufes in gleicher Weise beibehalten, sondern sich umwandeln können. So sehen wir z. B. Krankheitsherde als Flecke beginnend, sich später zu Knötchen weiterentwickeln oder bei ihrer Rückbildung sich mit Schuppen bedecken, d. h. im ersteren Falle in eine höhere Morphe übergehen, im zweiten in sekundäre Krankheitsformen sich verändern. Durch diese allmählich vor sich gehende Formänderung, die mit dem Verlauf des zugrunde liegenden pathologischen Vorgangs innig verknüpft ist, wird begreiflich, daß wir vielfach Zwischenformen beobachten und eine scharfe Abgrenzung der Flecke nicht in jedem Falle leicht durchzuführen ist.

Für die klinische Unterscheidung ist die Beschaffenheit der Oberfläche der Flecke von großer Bedeutung. Deutlich schuppende Flecke wird man sofort erkennen. Den Beginn der Schuppenbildung aber kann man durch den Tastsinn, leises Bestreichen mit der Fingerbeere häufig früher als mit dem Auge feststellen. Es ist das manchmal von großer Wichtigkeit, da bei bestimmten Krankheiten die Flecke immer glatt, bei anderen rauh oder schuppig befunden werden. Die Maculae einer syphilitischen Roseola z. B. zeigen immer unverändert glatte Oberfläche, während die in mancher Beziehung ähnlichen Flecke der Pityriasis rosea immer eine gewisse Rauhigkeit der Hornschichte oder deutliche Schuppenbildung aufweisen.

Schon aus den erwähnten Angaben ist ersichtlich, daß die Flecke teils nur flüchtigen Bestand aufweisen können, wie z. B. durch Vasomotorenreizung oder durch akute Entzündung verursachte Erytheme, andererseits aber Flecke sehr lange Zeit bestehen können oder das ganze Leben hindurch unverändert sichtbar bleiben, wie die nach Blutungen und entzündlichen Prozessen entstehenden Pigmentierungen oder die angeborenen Mäler.

Die wiederholt versuchte Unterscheidung der Flecke durch den Namen „macule“ und „tache“ ist nicht durchgedrungen. Die HEBRAsche Bezeichnung macula ist allgemein gebräuchlich geworden.

## Knötchen (Papula), Knoten (Tuberculum), Knollen (Phyma), Quaddel (Urtica), Geschwulst (Tumor).

Eine weitere Gruppe von Efflorescenzen (Papula, Tuberculum, Phyma, Tumor, Urtica) besitzt im Gegensatz zu den nur in der Fläche sich ausbreitenden Flecken corpusculäre Gestalt, ist also dreidimensional. Alle Formen dieser Gruppe bestehen aus einem soliden, d. h. keinen mit Flüssigkeit gefüllten Hohlraum enthaltenden pathologischen Gebilde, das entweder völlig in die Haut eingebettet erscheint oder über das Niveau vorragt. Sowohl die Art des pathologischen Produktes, als auch dessen Sitz sind bei diesen Efflorescenzformen sehr verschieden, so daß sie bei näherer Untersuchung differente und charakteristische Eigenschaften erkennen lassen. Die angeführten Formbezeichnungen sind sämtlich aus alter Zeit herübergenommen.

*Papula* ist die kleinste Efflorescenzform dieser Gruppe, eine überaus häufige und meist in zahlreichen Exemplaren auftretende Type, die in Gemeinschaft mit anderweitigen Efflorescenzen oder bei gewissen Krankheiten als alleinige Form gefunden wird. Der Name Papula oder Knötchen wird für Efflorescenzen gebraucht, die von eben wahrnehmbarer Größe bis zu wenigen mm Basisdurchmesser reichen. Darüber hinausgehende Formen zählt man bereits zu den Tubercula, Knoten — eine genaue Abgrenzung ist indes nicht möglich, man spricht z. B. von groß- und kleinpapulösen Exanthemen, wie sie in charakteristischer Ausbildung im Sekundärstadium der Syphilis vorkommen.

Gewisse Formen und Größen der Papeln kehren bei bestimmten Krankheiten immer wieder, ohne indes für sie allein charakteristisch zu sein.

Die Ausbreitung in der Fläche wird als Knötchenbasis bezeichnet und die Größe ihres Durchmessers in mm angegeben. Die Höhe der Vorragung läßt sich nicht immer leicht messen und wird oft mit beschreibenden Namen bezeichnet, wobei auch die Form der Vorragung berücksichtigt wird. Der Vergleich mit einer Halbkugel, einem flachen Kugelabschnitt oder mit der Form einer Linse deutet diese Unterschiede an. Überragt das Knötchen das Niveau im Verhältnis zur Größe seiner Basis bedeutend, so bezeichnen wir die Form durch Namen wie kegelförmig, kegelstutzförmig, pyramidenförmig, prismatisch usw.

Der Ausdruck *Papillom* ist für solche stark vorragende Knötchen gebräuchlich, die mit einer oder mehreren Spitzen enden, welche häufig durch Hornlamellen gebildet werden.

Zu den Papillomen zählen gewisse Warzenformen, so Verruca dura, manche seborrhoische Warzen und vor allem die spitzen Kondylome. Es sind dies weiche Papillome (Feigwarzen), die einzeln, häufiger aber in Rasenform angehäuft oder zu hahnenkamm- und blumenkohlähnlichen größeren Massen zusammengedrängt, hauptsächlich an den Genitalien gefunden werden. Durch ihre Lokalisation sind sie meistens der Maceration ausgesetzt, während freistehende Exemplare hornige Bekleidung aufweisen. Die Ätiologie dieser am häufigsten bei an Gonorrhöe leidenden Patienten vorkommenden Kondylome, ist noch nicht völlig sichergestellt (Chlamydozoen?). Ihre Verwechslung mit breiten Kondylomen d. i. größeren syphilitischen Papeln, die maceriert und oberflächlich zerfallen in derselben Lokalisation vorkommen, zu vermeiden, ist selbstverständlich von Wichtigkeit.

Wir kennen auch papillomartige Knötchen, auf deren Kuppe ein Haar oder ein ganzes Büschel von Haaren herausragt oder ein stachelähnliches Gebilde aus konzentrisch geschichteten Hornlamellen zusammen gesetzt.

Andererseits begegnen wir häufig Knötchen, die nur ganz wenig über das Niveau vorragen, flache Knötchen mit verschiedenen Eigenarten. Die Knötchen des Lichen ruber planus z. B. sind nur Bruchteile eines mm vorragend und an ihrer Oberfläche eben. Eine Gruppe solcher Knötchen sieht aus, als wäre sie mit dem Plätteisen in ein Niveau herabgepreßt. Gerade die Lichen ruber-Knötchen zeigen in voller Ausbildung eine leichte zentrale Depression, an welcher der sonst auffallende Wachsglanz fehlt: gedellte Knötchen.

Flach vorragende Knötchen fließen manchmal rasenartig zusammen, wenn sie dicht nebeneinander aufsprießen, bilden dann förmliche Beete, was übrigens auch bei Papillomen häufig beobachtet wird (Spitze Kondylome, Acanthosis nigricans, Verrucae planae juveniles).

Bei ganz kleinen Knötchen wird die Prominenz durch den tastenden Finger manchmal leichter als durch das Auge festgestellt.

Die pathologischen Prozesse, die zur Erscheinung von Knötchen führen, können in jeder Schichte der Haut ihren Sitz haben und dieser Sitz bestimmt zum Teil auch die Form der Efflorescenz. Schon eine Anhäufung von Hornzellen, die statt normalerweise exfoliiert zu werden an der Oberfläche fixiert bleibt, kann knötchenförmige, wenn auch flache Vorragungen formieren (Schwielen).

Prozesse, welche die tieferen Schichten der Epidermis durch pathologische Vorgänge vergrößern, führen zu herdweiser Verdickung, wie wir bei Akanthose und Parakeratose sehen. Weitaus am häufigsten aber sind entzündliche Erkrankungen und exsudative Prozesse die Ursache der Knötchenbildung. Allerdings sind diese Knötchen meist nur im Beginn des entzündlichen Prozesses vorherrschend und wandeln sich bei zunehmender Exsudation rasch in Bläschen um. Entzündliche Prozesse in den Papillen und in der subpapillären Schichte bilden auch bei geringfügig affizierter Epidermis regelmäßig Knötchen.

Je tiefer im Corium ein umschriebener Krankheitsprozeß seinen Sitz hat, je mehr gesunde Hautanteile ihn nach oben hin bedecken, desto weniger steil wird das Knötchen sich über das Hautniveau erheben. Ein in die Haut eingedrungenes Schrotkorn z. B. wird in der Subcutis eingeheilt zwar gut tastbar sein, aber keine Vorragung verursachen. Sitzt dasselbe im oberen Teile des Coriums, so finden wir über ihm eine flache bis halbkugelförmige Vorwölbung.

Steil aufsteigende Ränder der Knötchen sprechen für oberflächlichen, flach in die Umgebung auslaufende Begrenzungen für tiefen Sitz des pathologischen Produkts.

Im Corium oder im Subcutangewebe sitzende ausgedehntere Infiltrate erzeugen zuweilen plateauartige Vorwölbungen (Scrophuloderma oder Sklerodermie).

Zur Feststellung der Begrenzung von Krankheitsherden in tieferen Schichten verwenden wir die Palpation, die uns über Form, Begrenzung und Konsistenz orientiert. Auch diese Feststellung ist von Wichtigkeit, da sie für das Wesen des Prozesses oft wertvolle Befunde ergibt.

Die Farbe der Knötchen zeigt ähnliches Verhalten wie bei den Flecken, nur mit der Erweiterung, daß wir Knötchen kennen, welche normale Hautfarbe zeigen (Lichen pilaris, Dyshidrosis, metastatische Carcinome, Fibrome usw.).

Die Form der *Begrenzung* der Knötchen gegen die gesunde Haut ist meist kreisförmig, kann aber auch elliptisch oder polygonal, eventuell unregelmäßig gestaltet sein. Die *Oberfläche* der Knötchen ist meist glatt und durch Dehnung der Hornschichte glänzend, häufig aber rauh mit Schuppen oder hornigen festsitzenden Auflagerungen bedeckt. Krankheiten, bei welchen solche Knötchen in größerer Menge aneinandergereiht auftreten (Lichen ruber acuminatus), bieten oft den Eindruck excessiver Rauhigkeit, die mit dem Tasteindruck verglichen werden kann, welchen wir bei der Berührung einer harten Bürste empfangen.

Die Konsistenz der Knötchen ist gleichfalls ein wichtiges Unterscheidungsmerkmal. Wir besitzen dafür keine genügenden Maßangaben, unterscheiden aber knochen- oder knorpelharte, sehr derbe oder weniger derbe Konsistenz, bis zur weichen Konsistenz der normalen Haut, ja sogar eine Verminderung der Resistenz für den tastenden Finger. Im letzteren Falle fühlen sich die Knötchen weicher an als die normale Cutis und sind mit einer Knopfsonde leicht eindrückbar.

Auch diese Konsistenzunterschiede sind in der Regel durch die Eigenart des pathologischen Prozesses bedingt und daher wichtige diagnostische Unterscheidungsmittel. Die Erfahrung lehrt uns z. B., daß die Infiltrate der Syphilis in der Regel härtere Konsistenz aufweisen als die normale Haut, während die Gewebsveränderung durch tuberkulöse Prozesse fast immer weicher als die Umgebung sich anfühlt.

Knötchen können isoliert, in unregelmäßigen Haufen gruppiert oder in Reihen angeordnet vorkommen, ihr anatomischer Sitz ist in vielen Fällen die Mündung des Haarbalgs oder der Drüsen (folliculäre Knötchen).

Ein althergebrachter Ausdruck für Knötchen *Lichen* ist später als Krankheitsname verwendet worden. Unter Lichen versteht man Hautkrankheiten, die sich ausschließlich aus kleinen Knötchen zusammensetzen. Die Knötchen der Lichenarten entstehen primär und wandeln sich im weiteren Verlaufe auch nicht in höhere Morphen um, sondern schwinden als solche, ohne Narben zu hinterlassen. Auch heute noch sind einige Krankheitsnamen: Lichen ruber acuminatus, Lichen ruber planus, Lichen scrophulosorum, Lichen pilaris, nitidus usw. gebräuchlich, obwohl wir wissen, daß ihre pathologische und ätiologische Grundlage völlig verschieden sind. Häufig wird auch der Ausdruck Lichen, lichenoides usw. als Epitheton gebraucht und dann nur als morphologische Bezeichnung z. B. Eczema lichenoides.

Knötchen können direkt auf normaler Haut entstehen oder, wie bereits erwähnt, aus vorausgegangenen Flecken.

So finden wir z. B. die jungen Eruptionen von Psoriasis in Form roter Knötchen auf gesunder Haut aufschießend oder die papillomatösen harten Warzen an den Händen, sowie die flachen Knötchen der Verruca plana juvenilis, syphilitische Papeln, Lepraknötchen, Lichen pilaris, Lichen ruber u. v. a. ohne vorausgehende fleckige Veränderung entstehen. Andererseits sind fleckige Exantheme oft Vorläufer der papulösen Eruptionen. Dies kann auch bei der sekundären Syphilis vorkommen. Bei der Form der maculo-papulösen Exantheme können wir direkt die Erhebung der Papeln aus dem Zentrum der Flecken beobachten. Die Knötchen des Lupus vulgaris schimmern anfänglich nur durch die Haut durch, ohne sie vorzuwölben, werden daher von manchen Autoren als Flecke bezeichnet, zumal ihre Konsistenz (weicher als normale Haut) klinisch nur schwer festzustellen ist (Lupus maculosus).

Zwischen Flecken und Knötchen bestehen demnach enge Beziehungen. Ein entzündlich geröteter Fleck z. B. kann durch zunehmende Exsudation sich allmählich über das umgebende Niveau erheben, ist also dann in ein Knötchen umgewandelt. Scharfe Grenzen zwischen diesen beiden Efflorescenzformen sind infolgedessen kaum zu ziehen. Durch Vergrößerung entstehen aus Knötchen Knoten. Viele Knötchenformen gehen durch Steigerung der Exsudatmenge in Bläschen über.

Die Rückbildungsformen der Knötchen gehen häufig mit Schuppung und Pigmentierung vor sich. Bei manchen Formen kommt es durch Zerfall des Gewebes zu Substanzverlusten, die bei Sitz des Knötchens in der Epidermis in Form von Erosionen, bei Sitz in der Cutis in Form von Geschwüren auftreten können, in letzterem Falle dann mit Narbenbildung abheilen. Wir kennen auch Knötchen, nach deren Schwund Atrophie zurückbleibt.

Die bei manchen Autoren übliche Unterscheidung von Papula und Knötchen, wobei erstere die vorragenden, letztere die in der Haut eingesenkten Formen bezeichnen sollen, ist nicht aufrecht zu erhalten; dagegen wird häufig ein nichtvorragendes Knötchen, das durch die Färbung kenntlich wird, auch als Fleck bezeichnet (französische Autoren z. B. Lupus maculosus). Die HEBRAsche Schule zählt solche Efflorescenzen, insofern sie eine Abweichung von der Konsistenz der normalen Haut aufweisen, zu den Knötchen.

Die Bezeichnung *Knoten,* Tuber, Tuberculum, wurde als reine Formbezeichnung häufig gebraucht. Da das Wort Tuberculum in der Medizin später als Krankheitsname (Tuberkulose) allgemein üblich geworden ist, wird das früher häufig gebrauchte Epitheton für knotenförmig (z. B. Syphilis tuberculosa) in neuerer Zeit, um Mißverständnisse zu vermeiden, nicht mehr angewendet. Erreichen knotige Efflorescenzen einen Durchmesser von 1 cm und mehr, dann werden sie als *Knollen (Tubera)* oder *Phyma* und *Tumoren (Geschwülste)* bezeichnet. Solche geschwulstartige Bildungen sitzen entweder breit auf, die bedeckenden Hautschichten vorwölbend, oder sie erheben sich mehr minder steilrandig aus der Umgebung. Knoten können sich so stark über das Niveau erheben, daß sie unter Umständen durch einen dünnen Stiel mit der Haut verbunden erscheinen. Diese Form wird als Molluscum bezeichnet (z. B. Fibroma molluscum). Durch das Gewicht des Knotens kann der Stiel in die Länge gezogen und das pathologische Gebilde in hängende Lage gebracht werden (Molluscum pendulum). Andere tiefsitzende Knoten wölben die sie bedeckende Cutis und Epidermis nur wenig über die Oberfläche vor und zeigen dann eine allmählich in das normale Niveau abfallende Begrenzung. Von der Epidermis ausgehende pathologische Prozesse, die so häufig zur Bildung von Knötchen führen, erreichen nur seltener die Größe von Knoten (Carcinom).

Knoten nehmen ihren Ausgangspunkt meist von Corium und Subcutangewebe und sind Formen, welche durch akute, oder chronische entzündliche Infiltrate,

Granulationsprozesse, Hypertrophien, Neubildungen benigner und maligner Art entstehen können.

Von akut-entzündlichen ist die häufigste der Furunkel, der als schmerzhafter roter Knoten perifollikulär beginnt und auf dem Höhestadium (2—5 cm im Durchmesser) zur Nekrose des ganzen Follikels und umgebenden Gewebes führt, das dann durch Eiterung zur Abstoßung gelangt.

Bei tiefer Trichophytie am behaarten Kopf und im Barte sind halbkugelige Knotenbildungen bis zur Größe von mehreren Zentimetern Basisdurchmessern von 1—2 cm Höhe typische Erscheinungsformen (Kerion Celsi).

Die Knotenform des Erythema multiforme wird nach ihnen Erythema nodosum genannt. Ätiologisch hängt letzteres mit Rheumatismus zusammen, während das knotige Erythema induratum Bazin eine tuberkulöse Grundlage besitzt. Auch andere chronische Tuberkulosen wie Scrophuloderma, Lupus, Lupus pernio bilden zuweilen Knoten.

Die Syphilis erzeugt Knotenformen im Primärstadium (Sklerose) und im tertiären Stadium (Gummen).

Eine Reihe von Prozessen verschiedener Ätiologie, wie Rhinosklerom, Mykosis fungoides, Lepra, Leukämie, Lymphogranulom usw. bilden gelegentlich Knotenformen, die sich zu großen Tumoren weiter entwickeln können.

Bezüglich der Färbung gilt das von den Knötchen Gesagte.

Eine besondere Form der soliden Knötchen bezeichnen wir als *Urtica* oder *Quaddel,* das sind meist flüchtige, leicht plateauartig, 1—2 mm über das Hautniveau vorspringende Knötchen von wenigen Millimetern bis zu vielen Zentimetern Flächenausdehnung mit steil abfallenden Rändern. Ihre Begrenzung ist meist rundlich, immer nach außen konvex, ihre Färbung hellrosarot oder porzellanartig-weißlich. Es ist das die auch in Laienkreisen wohlbekannte Efflorescenzform, wie sie nach Berührung von Brennesseln oder nach Insektenstichen auftritt. Durch intracutane Injektion von Flüssigkeiten können wir das Bild der Quaddel künstlich erzeugen, wie dies bei der Ausführung der Lokalanästhesie nach Schleich u. a. geschieht. Die Quaddel stellt ein akutes Ödem der oberen Cutisschichten dar, wobei die bedeckende Epidermis fast unverändert bleibt. Dieses Ödem bewirkt auch eine erhebliche Konsistenzveränderung. Quaddeln fühlen sich hart an, sind kaum faltbar, immer aber auf der Unterlage verschieblich. Die Ursache der Quaddelbildung ist meist eine toxische, teils durch Einwirkung von außen, teils auf dem Wege der Blutbahn. Die häufigste Form der Urticaria ist neben der durch giftige Pflanzen und tierische Produkte von außen her erzeugten die auf dem Wege der Blutbahnen erfolgende Einwirkung von Giften, welche namentlich aus dem Verdauungsapparat zur Aufnahme gelangen. Der Angriffspunkt für diese Gifte kann im vegetativen Nervensystem oder in den Capillarwänden selbst liegen. Lokale Quaddelbildungen sind durch vielerlei Reize hervorzurufen. Die als Urticaria factitia bezeichnete Form, die bei überempfindlichen Individuen durch geringfügige *mechanische* Hautreize entsteht, ist, wie Ebbecke gezeigt hat, vom Nervensystem unabhängig und ist als übermäßig starke Reaktion der Rougetzellen aufzufassen (L. Török und Hari 1903).

Als *Phyma* oder *Tuber* werden größere Knoten namentlich gewisser Hautregionen bezeichnet, z. B. Rhinophyma. Sie führen entweder zur unförmlichen Vergrößerung der häutigen Nase mit ungefährer Beibehaltung ihrer Form (Rhinophyma glabrum) oder zu breit aufsitzenden, halbkugeligen Geschwülsten (Rhinophyma tuberosum).

Als *Tumoren* bezeichnen wir im morphologischen Sinne geschwulstartige Formationen wie die Chirurgen, wobei auf das Wesen des Prozesses keine Rücksicht genommen ist. Klinisch ist die alte Einteilung in benigne und maligne

Geschwülste üblich. Fibrome, gewisse, mit Tumorgestalt anwachsende Granulationsprozesse, Lipome usw. werden den Tumoren mit ungünstiger Verlaufsprognose gegenübergestellt (Carcinome, Sarkome usw.), wobei die pathologisch-anatomische Struktur in erster Linie in Betracht kommt.

In der folgenden Gruppe sind die Krankheitsherde dadurch ausgezeichnet, daß sie einen flüssigen Inhalt aufweisen, der schon bei Betrachtung mit freiem Auge erkennbar ist. In diese Gruppe gehören Blase, Bulla, Bläschen, Vesicula, Pustel, Pustula, die wieder das Merkmal gemeinsam haben, daß die Flüssigkeitsansammlung in der Oberhaut ihren Sitz hat, während bei der Form, die wir Cyste, Cystis nennen, der Sitz der Efflorescenz die Cutis ist.

## Bläschen (Vesicula)

sind über das Niveau prominente oder auch im Niveau der Haut gelegene, bis 5 mm im Durchmesser haltende Efflorescenzen, in deren Inneren sich eine klare Flüssigkeitsansammlung mit freiem Auge wahrnehmen läßt. Bläschen haben ihren anatomischen Sitz immer in der Epidermis. Der Hohlraum der Bläschen sitzt in den lebenden Epidermisschichten, kann aber bis an die verhornten Schichten hinauf oder bis knapp an die Papillen herab reichen. In diesen Fällen sind die umgrenzenden Wände des Bläschenhohlraumes aus Epidermiszellen gebildet. Nur bei ganz stürmischen Exsudationsprozessen kommt es manchmal zur Zerstörung oder gänzlichen Abhebung der Basalzellen von der Papillenoberfläche. Dann bildet ausnahmsweise die letztere die untere Grenze des Hohlraumes, die Bläschenbasis. Wir unterscheiden demnach hoch- oder tiefsitzende Bläschen, die sich durch klinische Merkmale unterscheiden lassen. Der Hohlraum der Bläschen stellt gewöhnlich nicht eine einfache Cyste dar, sondern ist meist durch in die Länge gezogene Epidermiszellengruppen, welche Septa bilden, in viele kleine Kammern abgeteilt. Erst bei heftiger und länger andauernder Exsudation reißen die Septa und entstehen größere, mit Flüssigkeit erfüllte Hohlräume. Bezüglich der interessanten histologischen Details sei auf das Kapitel pathologische Histologie verwiesen. Beim Anstechen eines größeren Bläschens kollabiert dasselbe infolgedessen nicht plötzlich, der flüssige Inhalt entleert sich vielmehr ganz allmählich, ähnlich wie bei einem nassen Badeschwamm das Wasser nur allmählich absickert. Wir unterscheiden bei den Bläschen Decke, Basis, Wand und Inhalt. Je nach dem höheren oder tieferen Sitz des mit Flüssigkeit gefüllten Hohlraumes ist die Form der Bläschen ähnlich wie die der Knötchen schwankend. In der Regel finden wir sie halbkugelig vorspringen. Die Farbe der Bläschen verhält sich im übrigen wie die der Knötchen nur mit dem Unterschied, daß die meist gelbliche Farbe des Inhaltes die rote Hyperämiefarbe der Basis modifiziert und so ein Gelbrot erzeugt. Bei größeren Bläschen tritt die Eigenfarbe des Bläscheninhaltes immer dominierend auf. Seröse oder durch Blutbeimengung rötlich bis schwarzrot gefärbten Bläschen kennen wir neben solchen mit wasserhellem ungefärbtem Inhalt. Bei den meisten Bläschenarten wird der ursprünglich immer durchsichtige Bläscheninhalt im weiteren Verlauf trübe, schwach durchscheinend bis opak, undurchsichtig. Dies geschieht durch Einwanderung von Zellen und Anhäufung von Zelltrümmern oder durch Gerinnung ihres Inhaltes.

Die Decke der Bläschen wird ausnahmslos durch Epidermisschichten gebildet, die je nach dem Sitz des Hohlraumes verschiedene Mächtigkeit aufweisen können. Ein tiefsitzendes Bläschen zeigt eine Decke, die nicht bloß aus Hornschicht und Stratum granulosum, sondern auch zum Teile aus Stachelschicht gebildet wird. Dieser mächtigeren Bildung der Bläschendecke entspricht auch eine größere Resistenzfähigkeit und eine stärkere Spannung der Decke.

Solche Bläschen fühlen sich eminent hart an, während oberflächlich sitzende Bläschen oft nur die Hornschichte als Decke besitzen, die sehr leicht bei äußerer Schädigung oder auch durch Sekretionsdruck platzt und den Inhalt ausfließen läßt. Übrigens spielt auch der Exsudatdruck eine Rolle in der Konsistenz der Bläschen. Prall gefüllte Bläschen zeigen gespannte, glänzende Oberfläche. Bei Aufhören der Exsudation und Beginn der Gerinnung und Vertrocknung des Inhalts wird die Decke runzelig und sinkt ein. Es gibt Bläschen, die von vornherein eine wenig gespannte, ja sogar gefältete Decke aufweisen; daher sehr leicht zerstört werden. Die Bläschendecke ist immer dem Untergang geweiht; sie kann nach Entleerung des Inhalts sich nicht mehr mit der übrigen Epidermis verbinden. Wird die Bläschendecke spontan oder durch äußere Einwirkung verletzt und der Inhalt des Bläschens entleert, dann liegt das veränderte Rete Malpighii, die Bläschenbasis, in Form einer nässenden Fläche zutage. Da die Bläschen meist das Produkt akuter Entzündung vorstellen, wird mit dem Aufhören der entzündlichen Exsudation nach wenigen Tagen der Regenerationsprozeß der Epidermis eingeleitet und die Überhäutung der nässenden Stelle vollzogen. Die ehemalige Bläschendecke exfoliiert in Form einer Lamelle. Bläschen können sich auch, ohne zu platzen, rückbilden, dann bilden Bläschendecke und geronnener Bläscheninhalt eine zusammenhängende Masse, die nach Regeneration der Hornschicht an der ehemaligen Bläschenbasis zur Abstoßung gelangt.

Entzündliche Bläschen sind häufig wie die Knötchen von einem roten, leicht vorspringenden Saum, Halo oder Hof umgeben und meist scheint durch das Bläschen der hyperämische Grund durch.

Wir kennen Bläschen mit wasserklarem Inhalt bei Milaria crystallina und schwärzlich-rote Bläschen, die durch Bluterguß in den Hohlraum entstehen. Bei Quetschungen der Haut findet man primär mit Blut gefüllte Bläschen, sekundärer Bluteintritt wird z. B. bei Herpes zoster hämorrhagicus beobachtet. Die seitliche Begrenzung des Bläschencavums bildet mehr minder geschädigtes Rete Malpighii, von dem bei der Abheilung die Regeneration ausgeht.

In der Regel treten die Eruptionen der Bläschen in unregelmäßigen Schüben in der Nachbarschaft der erst erkrankten Stelle und zwischen den Efflorescenzen der ersten Eruption auf. Solche Hautstellen zeigen in der Regel viele rundliche, nässende Stellen, im einzelnen die nach Abstoßung der Decken restierende Bläschenbasis. Stoßen benachbarte Bläschen zusammen, so kann es auf diese Art zu ausgedehnteren, der Hornschicht beraubten Flächen kommen, wie wir dies bei Eczema madidans, nässendem Ekzem als auffallendes klinisches Stadium sehen. Solche Stellen sezernieren oft längere Zeit Exsudate, so daß dies zuweilen in Tropfenform abfließt. Bei Nachlassen oder Sistieren der Entzündung gerinnt das der Luft ausgesetzte Exsudat zu gelben, durchscheinenden, an Kirschgummi erinnernden harten Krusten.

Bei manchen Krankheiten wandeln sich die Bläschen regelmäßig in Pusteln um; da dieser Vorgang ebenso wie die spätere Krustenbildung in bestimmten Zeiten erfolgt, sehen wir z. B. bei Variola die aus der Knötcheneruption des ersten Krankheitstages hervorgehenden Umwandlungen von allen Efflorescenzen an den folgenden Tagen sich in gleicher Weise abspielen — ein charakteristisches Krankheitsbild.

Bei anderen Krankheiten erscheinen die Bläschen zeitlich unregelmäßig, das Gesamtbild wird also Vorstadien, Bläschen, Pusteln und Krusten nebeneinander aufweisen. Primäre Bläschen heilen ausnahmslos ohne Hinterlassung von Narben mit Restitutio ad integrum.

Bläschen sind sehr häufige Efflorescenzformen, sie finden sich vorwiegend bei oberflächlichen, entzündlichen Krankheiten: Herpes febrilis, Herpes Zoster, Dysidrosis, Varicellen, Variola, bei Ekzem, Dermatitis herpetiformis, Erythema multiforme, bei Arzneiexanthemen, manchmal über Urticariaefflorescenzen, auf Erysipel und Trichophytie usw.

Ein von alters her gebräuchlicher Ausdruck für Bläschenausschläge, *Herpes*, wird auch heute noch verwendet. Eine Hauterkrankung, deren höchste morphologische Stufe Bläschen darstellen, die zu gleicher Zeit in Gruppen auf gemeinsamer hyperämischer Basis auftauchen, führt den Namen Herpes. Das Alter der Bläschen ist nach den vorerwähnten Änderungen ihres Inhaltes (Trübung usw.) leicht erkenntlich. Bei der Krankheit Herpes finden wir also alle Bläschen einer Gruppe entweder mit klarem, gelbem Serum oder mit getrübtem oder vertrocknetem Inhalt ausgestattet.

## Blase (Bulla)

wird ein größeres Bläschen genannt. Die Unterscheidung von Bläschen ist nur durch die Größe bestimmt. Blasen können unter Umständen bedeutende Größe, bis zu 10 cm Basisdurchmesser und mehr aufweisen. Bezüglich Inhalt, Form, Decke, Basis sind die Blasen mit den Bläschen gleichzustellen. Blasen sehen wir bei entzündlichen Reizen am häufigsten auftreten. Am bekanntesten sind die Blasen nach Verbrühung oder Verbrennung der Haut, wo sie oft bedeutende Größe (Handgröße) erreichen und 2—3 cm vorragen. Die Blasen, die wir bei Congelatio beobachten, sind meist weniger umfangreich, entstehen im späteren Verlauf und sind meist wenig gespannt und matsch, ihre Decke ist leicht zerreißlich. Blasen bei Pemphigus variieren in der Größe bedeutend, sie können als Bläschen beginnend von 1—2 mm bis zu mehreren Zentimetern Basisdurchmesser aufweisen. Durch Einfluß von Licht entstehen bei disponierten Individuen die Blasen der Hydroa vacciniformis aestivalis; aus unbekannten Ursachen bei mechanischer Einwirkung die Bläschen der Epidermolysis bullosa (konstitutionelle vererbbare Grundlage). Auf nervöse Einflüsse werden die Blasenbildungen bei Syringomyelie, Pemphigus hystericus und Lepra bezogen.

Die Anatomie der Blasenstruktur entspricht der der Bläschen.

Eine eigene Art der Blasenbildung wird durch Druck bei Verschütteten beobachtet. Über die Genese dieser Form hat WEIDENFELD experimentelle Untersuchungen angestellt.

Auch die Blasen wandeln sich ähnlich wie die Bläschen und hinterlassen niemals Narben.

Gelegentlich entstehen aber Blasen auch über Veränderungen der Cutis, die zur Narbenbildung führen können, z. B. bei Verbrennungen, nach intensiver Strahlenwirkung (Röntgen) Erfrierung usw. Namentlich bei Verbrennungen ist die Blasenbildung nicht immer als Zeichen einer nur oberflächlichen Läsion anzusehen, da sich nicht selten nach dem Stadium der Exsudation noch Nekrose der Cutis einstellt.

Form, Größe, Konsistenz, Struktur usw. sind die gleichen wie bei Bläschen und Blasen. Die Farbe wird durch den opaken Inhalt bestimmt, der gelb bei Blutbeimengung aber braunrot bis schwarz erscheint.

## Pustel (Pustula).

Als Pustel oder Pustula bezeichnet man eine anatomisch wie das Bläschen gestaltete Efflorescenz, wenn ihr Inhalt aus Eiter gebildet wird. Die Pustel kann auf anscheinend gesunder Haut auftauchen (Sepsis), tritt aber häufig als Kombination von in der Cutis gelegenen Eiterungsprozessen auf. Der nach außen seinen Weg suchende Abceßeiter, z. B. einer Perifolliculitis, erzeugt, bevor er die Hornschicht durchbricht, eine eitergefüllte Höhle in den Epidermisschichten. Solche Efflorescenzen sind nicht als reine Pusteln zu bezeichnen, sondern als Kombination von Coriumabsceß und Pustel. Eine der häufigsten und allen Laien bekannte Efflorescenzform, die Acnepustel, gehört in diese Gruppe. Genau genommen müßte man eine Acneefflorescenz auf dem Höhepunkt ihrer Entwicklung sowohl hinsichtlich der Eiteransammlung in der Cutis wie auch bezüglich der Eiterhöhle der Epidermis als sekundären Prozeß ansprechen. Die nach Entzündung um die Haarbälge im Bart auftretenden „Pusteln“ sind in gleicher Weise zu beurteilen (Sykosis).

Häufig sieht man auch Pusteln sich aus Bläschen entwickeln, oder durch sekundäre Infektion auf andersartigen Dermatosen entstehen, wie z. B. beim Eczema pustulosum sive impetiginosum. Es gibt aber auch eine Anzahl von Krankheiten, bei welchen die Pusteln ohne Vorläufer oder auf nur ganz kurze Zeit bestehenden, anderen Efflorescenzen (wie Flecken und Knötchen) in großer Zahl aufschießend, das Krankheitsbild beherrschen. Solche Pusteln sind unter die Primärefflorescenzen einzureihen. Bei septischen Allgemeininfektionen, z. B. Endocarditis ulcerosa, finden wir Pustelaussaaten über große Hautflächen und können nur wenige Fleckchen oder Knötchen als Vorläufer der Pusteln nachweisen. Ein seltenes Krankheitsbild, die bei schwangeren Frauen vorkommende Impetigo herpetiformis, ist morphologisch dadurch charakterisiert, daß auf dem eine ältere Pustel umgebenden, breiten entzündlichen Hof 2—3 Reihen von kleineren Pustelchen auftauchen, die von Anfang an eitrigen Inhalt führen, also keine Bläschen waren. Bei der als *Impetigo* bezeichneten Krankheitsform sehen wir auf geröteter oder auch auf blasser Basis flache, matsche Bläschen entstehen, deren Inhalt schon nach wenigen Stunden völlig opak, eitrig wird. Pusteln können durch Ausbreitung in die gesunde Nachbarschaft sich vergrößern; namentlich die als Impetigo bezeichneten Formen wachsen in der Regel zu flachen, bis über 1 cm Durchmesser haltenden scheibenförmigen Efflorescenzen aus.

Der Ausdruck Impetigo dient einerseits als Krankheitsname für spezielle Krankheiten z. B. Impetigo contagiosa, andererseits wird er als Epitheton für Krankheitsbilder, bei welchen das spätere Auftreten der Pusteln (durch neue Infektion) beobachtet wird, häufig gebraucht. Wir sprechen z. B. von Eczema impetiginosum. Von manchen Autoren wird das Auftreten von Pusteln im Verlaufe einer Krankheit als *Pustulation* bezeichnet. Die Infektion von Bläschen, Knötchen, usw. durch Kratzen, also von außen her ist die häufigste Ursache für das Auftreten solcher Herde und gehört mit zum klinischen Bild vieler juckender Hautkrankheiten z. B. der Scabies.

Pusteln können aber auch die Folge septischer Allgemeininfektion darstellen (nach Endocarditis ulcerosa usw.).

Ein weiterer, schon im Altertum gebräuchlicher Krankheitsname, *Ecthyma,* bezeichnet gleichfalls eine entzündliche Dermatose, aus flachen Pusteln bestehend, welche zu größeren, scheibenförmigen Herden auswachsen und später nicht selten zu oberflächlicher Gangrän der Cutis führen (Ecthyma gangraenosum). Während die Impetigo stets mit Restitutio ad integrum ausheilt, bleiben nach Ecthyma gangraenosum oberflächliche Narben zurück. Die einzelnen Anteile der Pustelefflorescenz werden wie die der Bläschen benannt. Die Pustel heilt entweder nach Abstoßung ihrer Decke oder nach Vertrocknung ihres Inhaltes zu einer Kruste in der Weise ab, daß aus den Resten der Retezellen die Epidermis sich regeneriert und eine neue Hornschicht bildet. Erreicht letztere ihre Vollendung, so wird sie samt den darüber liegenden Krustenmassen exfoliiert. Die nosologische Bedeutung und die Ätiologie der Pusteln sind sehr mannigfaltig, so daß der Befund von Pusteln allein zu keiner bestimmten Diagnose berechtigt. Alle bekannten eitererregenden Bakterien können Pustelformen erzeugen. Am häufigsten findet man Staphylokokken und Streptokokken aber auch Bacillus foetidus, Pyocyaneus u. a. Außer den angeführten Beispielen von Pustelformen sei daran erinnert, daß das Exanthem der gefürchteten Allgemeinkrankheit Variola aus Pusteleruptionen besteht, welche aus Knötchen und aus ursprünglich wasserhellen, gedellten Bläschen hervorgehen, Bei Varicellen erfolgt die Abtrocknung und Ausheilung gewöhnlich anschließend an das Bläschenstadium und nur vereinzelte ihrer Efflorescenzen entwickeln sich zu Pusteln. Bei den Vaccinepusteln der Kuhpocken finden wir die Pusteln, die den klinischen Höhepunkt des örtlichen Prozesses bedeuten, ebenfalls aus Knötchen und Blasen hervorgehen und in der Regel zur Vereiterung der Papillarschichte, d. i. Narbenbildung führen. Pustulöse Exantheme können auch durch toxische Einflüsse verursacht sein, wie wir dies z. B. von Brom und Jod manchmal beobachten. Teerpräparate, Pyrogallol und andere irritierende Substanzen erzeugen nicht selten bei äußerer Einwirkung Pusteleruptionen. Eine Reihe von Follikulitiden, z. B. Sykosis, zeichnet sich durch Pustelbildung aus, wobei jede Pustel zentral von einem Haar durchbohrt erscheint. Pustelbildungen kommen auch im Laufe der sekundären Syphilis auf papulösen Efflorescenzen nicht selten zustande und können ein der Variola vera ähnliches Krankheitsbild darstellen, grande vérole der Franzosen. Seltener finden wir Pustelbildungen auf Grundlage tuberkulöser Prozesse und bei verschiedenartigen anderen Krankheiten, z. B. Acne varioliformis.

### Cysten (Cystis)

sind in der Lederhaut sitzende, von einer bindegewebigen Membran umschlossene Hohlräume, meist mit Epithel oder Endothel ausgekleidet, entweder flüssigen Inhalt (Blut, Lymphe, Schweiß) oder Epithelien und Hautfett enthaltend. Sie gehen aus erweiterten und abgeschnürten Teilen von Drüsen oder dem Blut- und Lymphgefäßsystem aus und hängen häufig mit ihrem Muttergewebe nicht mehr direkt zusammen. Je nach ihrer Größe und Lage der Cyste in den tieferen Schichten der Cutis oder nahe der Oberfläche, je nach ihrer Spannung und ihrem Füllungsgrad ragen die Cysten mehr minder über das Hautniveau hervor oder sind nur durch den Tastsinn in der Tiefe festzustellen. Bei ganz oberflächlicher Lage kann die Unterscheidung kleiner Cysten von Bläschen Schwierigkeiten bereiten. Cysten sind immer von einer Bindegewebsschicht umhüllt, während die Bläschen, wie erwähnt, ausschließlich in der Epidermis ihren Sitz haben.

## Sekundäre Efflorescenzformen.

Die sekundären Efflorescenzformen, das sind Krankheitserscheinungen, die aus primären pathologischen Formen durch deren Umwandlung und Rückbildung hervorgehen, besitzen für die Diagnose großen Wert, zumal sie häufig erwünschte Aufklärung über den Verlauf des lokalen Prozesses bringen. Wir zählen in diese Gruppe:

Schuppe (Squama),
Schwiele (Tylosis),
Kruste oder Borke (Crusta),
Schuppenkruste (Crusta lamellosa),
Hautabschürfung (Excoriatio),
Epidermisabhebung (Erosio),
Geschwür (Ulcus),
Eiterhöhle (Abscessus),
Schrunde (Rhagas),
Pigmentierung (Pigmentatio),
Narbe (Cicatrix),
Atrophie (Atrophia).

### Schuppe (Squama).

Physiologisch geschieht die Abstoßung der obersten Hornzellen einzeln oder in kleinen Verbänden in mit freiem Auge nicht sichtbarer Weise. Entsprechend der Anbildung neuer Hornzellen von unten her werden die obersten

Zellagen stetig eliminiert. Häufen sich unter pathologischen Verhältnissen solche Zellen in größeren Verbänden und Massen an, so bilden sich jene Auflagerungen, die wir Schuppen nennen. Da die normale Hautoberfläche glatt und mattglänzend erscheint, wird durch Auflagerung solcher Schüppchen Rauheit und mattes Aussehen hervorgerufen. Bei Schuppen ganz geringer Größe erscheint die Haut wie mehlig bestaubt, eingepudert, glanzlos, vielleicht ein wenig in Weißlichgrau verfärbt. Die Plättchen der Schuppen können aber auch bedeutendere Dimensionen erreichen, bis zu dicken harten Lamellen, zusammenhängenden, pergamentähnlichen Häutchen oder schmutzig verfärbten Auflagerungen. Beim Neugeborenen wird die Hautoberfläche von den in der Fetalzeit aufgelagerten Hornzellen, die zum Teil mit Fett aus den Talgdrüsen und mit Primärhärchen durchsetzt sind, im ersten Bade befreit (Vernix caseosa).

Sowohl die Menge der Vernix caseosa als auch die Verhältnisse der sie zusammensetzenden Elemente schwanken in weiten Grenzen. Funktionell schützt die Vernix die fetale Haut vor der macerierenden Einwirkung der Amnionflüssigkeit, und soll auch als Gleitmittel bei der Geburt eine Rolle spielen.

In den nächsten Tagen folgt eine mehr minder sichtbare lamellöse Abschuppung der Hornschicht, welche in sehr seltenen Fällen in Form zusammenhängender, großer Lamellen erfolgt (Glückshaube). Jede im späteren Leben sichtbar werdende Desquamation ist als pathologische Schuppenbildung zu betrachten.

Die Schuppen bestehen in der Regel nur aus Hornzellen mit geringen Beimengungen von Fett und Verunreinigungen von außen her. Schuppen an der behaarten Kopfhaut und in den mittleren Anteilen des Gesichts, an der Thoraxwand enthalten zuweilen größere Mengen aus den Talgdrüsen stammenden Hautfettes. Solche Schuppen finden wir bei den Sehorrhoeformen; sie sind brüchig und erzeugen beim Zerdrücken mit Zigarettenpapier einen Fettfleck. Ihr Fettgehalt kann bis 30% betragen.

Andererseits kennen wir Krankheitsprozesse, bei welchen die physiologische Abstoßung der obersten Hornzellen eingeschränkt ist und eine Ansammlung fest aneinander haftender Hornzellenschichten vorliegt, welche den kleinen, durch die feinen Furchen der Haut getrennten Feldern schildartig anhaften oder sich (bei höhergradiger Ichthyosis) zu mehreren Millimeter dicken, platten, festhaftenden, mitunter sogar an der Oberfläche papillomartig zerklüfteten Auflagerungen formieren. Die Ichthyosisschuppen sind fast völlig fettfrei. Ihre Farbe schwankt von lichtgelblich bis zu schmutziggrau, bräunlichen oder grünlichen Tönen, kann ausnahmsweise auch schwarz erscheinen, Färbungen, die nicht durch körniges Pigment veranlaßt sind. Im Gegensatz dazu finden wir z. B. bei Psoriasis, mehrere Millimeter dicke Auflagerungen von Schuppen, zwischen welchen Lufträume eingeschlossen sind, wodurch die matte weiße Färbung, die an Mörteltropfen erinnert, zustande kommt.

Schuppenbildungen in geringer Menge, aber oft eigenartiger Form sind häufig das Resultat bestimmter pathologischer Vorgänge. Bei fast allen entzündlichen Hautaffektionen, die mit Durchdringung der Epidermis mit Exsudat einhergehen, wird bei Rückbildung dieser Prozesse die neue Hornschicht durch längere Zeit hindurch noch nicht völlig physiologisch gebildet, und die Oberfläche solcher Krankheitsherde pflegt daher längere Zeit zu schuppen.

Immer sind die Schuppen der Ausdruck einer krankhaften Störung des Verhornungsvorganges, bedingt durch Ernährungsstörungen und pathologische Veränderungen der tieferen Epidermisanteile, am häufigsten bei entzündlichen Erkrankungen der Papillarschicht. Die Schuppenbildung kann durch verschiedene Ursachen bedingt sein. Die häufigste bildet die *Parakeratose.* Man findet die Stachelschicht solcher Stellen ödematös durchfeuchtet, die Keratohyalinschicht fehlt, die normale Verhornung des Zellmantels erscheint mangelhaft, dagegen findet man in den Hornzellen noch teilweise färbbare Kernreste vor, so beim Ekzem, Psoriasis und vielen entzündlichen Prozessen.

Eine zweite Form der pathologischen Bildung der Hornschicht bezeichnen wir als *Hyperkeratose*. Bei dieser finden wir die Hornzellen fest aneinanderhaftend, in vermehrter Zahl an der Oberfläche angehäuft. An der einzelnen Hornzelle finden wir keine Zeichen übermäßiger Verhornung. Sie enthält keine färbbaren Kernreste. Die ihr zugrunde liegenden Vorgänge sind noch nicht völlig aufgeklärt. In manchen Fällen finden wir hypertrophisches Wachstum des Stratum germinativum — Acanthosis —, das sich sowohl durch die Größe der einzelnen Retezellen als auch durch ihre Vermehrung äußert, als Ursache der vermehrten und unregelmäßigen Hornbildung. Schuppen begegnen wir bei zahlreichen Hautkrankheiten, bei manchen in eigenartiger Form und Menge, so daß sie zum charakteristischen Bilde dieser Dermatosen gehören. Als Folge akut-entzündlicher Vorgänge sind die auffallenden Schuppungen nach Abblassen des akuten infektiösen Exanthems auch den Laien bekannt — sie treten am Ende der Krankheit auf (Morbilli Scarlatina, Dermatitis exfoliativa RITTER u. a.). Die Übertragbarkeit der Krankheit wird meist, solange die Wiederherstellung der normalen Epidermis nicht vollendet ist, als noch bestehend angenommen. Das Endstadium der akuten Ekzeme zeigt Schuppung (Stadium squamosum), aber auch bei chronischen Ekzemen fehlen die Schuppen nicht, sie bilden vielmehr häufig dickere Auflagerungen (Eczema tyloticum), die durch frische Eruption und Krusten unterbrochen werden.

Die charakteristischen Schuppenlagen der Psoriasis haben der Krankheit den Namen „Schuppenflechte" gegeben. Eine kleiige Desquamation führt den alten Namen „Pityriasis", der späterhin als Krankheitsname mehrfach in Gebrauch gekommen ist: Pityriasis rosea, Pityriasis rubra pilaris, Pityriasis rubra HEBRA, Pityriasis versicolor, Pityriasis tabescentium usw. Auch als Epitheton wird „pityrodes", d. i. „schuppig", öfter verwendet.

Exfoliatio bedeutet gleichfalls stärker sichtbare Abstoßung von Hornschichten in Lamellenform. Wir kennen exfoliierende Erytheme, Dermatitis exfoliativa neonatorum, Pemphigus foliaceus und andere Dermatosen, bei welchen die Schuppenbildung ein wesentliches Symptom bildet.

Bei ringförmig sich ausbreitenden Herden entzündlicher Krankheiten treten die Schuppen knapp innerhalb der vorschreitenden, frisch entzündlichen Randpartien auf und formieren kreislinienförmige Zonen „Collerette", so bei Herpes tonsurans superficialis und Pityriasis rosea.

Auch bei der Rückbildung syphilitischer Infiltrate erscheint häufig typische Schuppung: papulo-squamöse Syphilide, und bei den Papeln der Flachhand und Fußsohlen ist diese Schuppenbildung so stark und so festhaftend, daß sie zur Bezeichnung Psoriasis syphilitica geführt hat.

Über nicht exulcerierten Lupusinfiltraten schuppt die Haut beim Schwund des Lupus regelmäßig: Lupus exfoliativus.

Für den Lupus erythematodes sind die fest anhaftenden, in die Drüsenmündungen hineinragenden Schuppenlagen ein charakteristisches Symptom.

## Schwielen (Tyloma)

bestehen aus fest aneinander haftenden und an der Unterlage fest sitzenden Hornzellagen, die sich spontan nicht oder wenigstens nicht sichtbar exfoliieren. Ihre Grundlage bildet häufig die erwähnte Acanthosis und Hyperkeratosis. Schwielenbildung wird oft als Folge äußerer Reizung, resp. von Entzündungsprozessen, namentlich durch Druck (traumatische Dermatitis) beobachtet.

Schon normalerweise tragen jene Hautpartien, wie Fußsohlen und Handflächen, welche durch Druck von außen am häufigsten geschädigt werden, bedeutend mächtigere Hornzellenlager als andere Körperpartien. Wir sehen bei häufigem Druck an gewissen, namentlich über Knochenvorsprüngen liegenden Hautstellen sich Schwielen entwickeln, z. B. bei Turnern, Ruderern, anderen Sporttreibenden und Handwerkern. Die Entstehung der Schwielen kann unmerklich erfolgen. Die Lokalisation solcher Schwielen ist manchmal so charakteristisch, daß sie einen Schluß auf die Beschäftigung ihrer Träger zuläßt und daher von gerichtlich-medizinischem Interesse ist (Schwielen der Tischler, Schuster usw.). Wir finden auch häufig, daß Schwielenbildung auf akut entzündlichen Reiz folgt. Ein Anfänger im Rudersport bekommt schmerzhafte Blasen an den Stellen, an welchen der trainierte Ruderer Schwielen trägt. Das übermäßige Wachstum der Epidermis und die Ausbildung der Hornschichten kann also durch entzündliche Prozesse angebahnt oder eingeleitet werden. Schwielen entstehen auch manchmal durch chemische Einwirkungen. Größe und Form der Schwielen schwanken je nach ihrer Entstehungsursache und Lokalisation, ihre Farbe ist meist ein Schmutziggraugelb verschiedener Intensität. Ihre Oberfläche kann glatt oder rissig erscheinen. Schwielen zeigen immer derbere Konsistenz als die umgebende Haut. Funktionieren an der betreffenden Hautstelle Talg- und Schweißproduktion in genügendem Maße, so erhält die Schwiele einen gewissen Grad von Biegsamkeit, anderenfalls erscheint sie hart, trocken. Auch unter dem trophischen Einfluß der Nerven finden wir Schwielenbildung bei gewissen Nervenkrankheiten als Begleitsymptom. Bei Wirbeltieren treffen wir Schwielenbildung als physiologische Schutz- und Abwehreinrichtungen. Die Schwielen werden leicht starr und spröde, und es entstehen bei weiterem Zug oder Dehnung mehr oder minder tiefe, spaltförmige Einrisse (Rhagaden), die senkrecht durch die Schwiele, mitunter bis in die Papillarschicht reichen können. Auf dem Wege dieser blutigen und schmerzenden Rhagaden kommt leicht Infektion zustande, weshalb die Schwielen von praktischer Bedeutung sind.

## Kruste. Borke (Crusta).

Auflagerungen, welche durch Gerinnung und Vertrocknung von Blut, Serum, Exsudat, Gewebssaft, Lymphe, Eiter oder Geschwürssekreten gebildet werden, nennt man Krusten. Sie stellen harte, brüchige Massen vor, die je nach ihrer Abstammung gelb, rot, grünlich, braun oder fast schwarz erscheinen. Aus Serum oder entzündlichem Exsudat entstandene Krusten sind hellgelb klar und durchscheinend, ähnlich dem Gummi der Kirschbäume. Bei längerem Liegen an der Haut siedeln sich Saprophyten in ihnen an. Durch diese, wie auch andere Beimengungen (Zellen und Zelltrümmer) werden solche Serumkrusten nach einiger Zeit trübe bis undurchsichtig. Vertrocknetes Blut bildet schwarzrote, undurchsichtige Krusten; die aus eitrigen Sekreten entstandenen Krusten sind von vornherein undurchsichtig, gelb, gelbbraun oder grünlich gefärbt oder durch Beimengung von Blut bis braun oder schwarzrot verändert. Je nach der Menge der an einer Stelle vertrockneten Flüssigkeit wird die Mächtigkeit der Krusten schwanken. Durch immer weitere Nachschübe von Serum, Blut, Eiter von der Cutis her werden die ursprünglichen Krusten in die Höhe geschoben und durch das neu gerinnende Material verstärkt, verdickt, so daß sie mitunter die Dicke von 2 cm und mehr erreichen. Die Bildung von Krusten über einer nässenden oder ulcerösen Stelle setzt ein längeres Verweilen der zur Vertrocknung gelangenden Produkte voraus. Über einem stark nässenden Ekzem z. B. entsteht keine Kruste, weil das in großer Menge gelieferte Exkret abtropft, ganz ähnlich wie sich ein Blutgerinnsel über einer kleinen Hautverletzung erst bildet, wenn die Blutung im Versiegen begriffen ist. Schreitet der das Krustenausgangsmaterial liefernde Prozeß, z. B. ein Geschwür, in die Umgebung fort, so vergrößert sich auch die Kruste in der Fläche; an der Peripherie finden wir dann dünne Krustenschichten, gegen die Mitte über den ältesten Teil des Herdes zu immer mächtigere Anhäufung. Derartige, durch langsame Schübe entstandene Krusten zeigen einen schichtförmigen Aufbau, der an die Struktur der Austernschalen erinnert, und die Form solcher Krusten wird stumpfkegelförmig. Den alten Ärzten galt diese Krustenform als besondere Krankheit, der sie den Namen *Rupia* beilegten. Bei chronisch verlaufenden Ulcerationsprozessen der tertiären Syphilis und der Lepra und zerfallenden Geschwülsten findet man die Rupia am häufigsten. Im allgemeinen gibt die Form der Krustenbasis genau die Form der nässenden oder ulcerierenden Unterlage wieder. Die Krusten haften oft so fest an der Unterlage, daß sie nur gewaltsam entfernt werden können. Da unter der Kruste die eingedrungenen Bakterien sehr gute Vegetationsbedingungen finden (besten Nährboden, Feuchtigkeit, erhöhte Temperatur und Druck), gibt dieser Umstand nicht selten Veranlassung zu Eindringen von Infektionskeimen in die Cutis, zur Entstehung regionärer Lymphangitis und Lymphadenitis oder letzten Endes zur Sepsis. Aus diesem Grunde erfordern die Krusten volle Beachtung seitens der Ärzte. Kleinkinder, namentlich Säuglinge akquirieren im Laufe von verkrusteten Ekzemen nicht selten Infektionen und gehen an Sepsis zugrunde.

Aus der Form und Mächtigkeit der Krusten lassen sich über die Natur ihrer Entstehung und über den Krankheitsverlauf manchmal wichtige Schlüsse ziehen.

Am häufigsten entstehen Krusten, wenn die gerinnbaren Flüssigkeiten, z. B. Exsudat an die Oberfläche der Haut ausgeschieden werden, also direkt mit der Luft in Berührung treten. Es kommt aber auch vor, daß zwischen Epidermisschichten exsudierte Massen zur Gerinnung und Vertrocknung gelangen, z. B. bei Bläschen; in solchen Fällen ist die Kruste von einer Hornlamelle bedeckt, die mit der Kruste (dem vertrockneten Blaseninhalt) innig verbunden erscheint. Die gelblichen Auflagerungen bei Favus entstehen durch Massenwucherung des Achorion Schönleini und Hornschuppen, sind also nicht als Krusten zu bezeichnen.

## Schuppenkruste (Crusta lamellosa).

Nicht selten erfolgt bei manchen Krankheiten die Exsudation schubweise, d. h. nach längerer Pause erfolgt neuerdings Exsudation, während eine neue Hornschichte schon in Bildung war, die nun wieder in die Höhe gehoben wird, und so entstehen Auflagerungen, welche aus übereinanderliegenden Krusten und Hornlamellen abwechselnd schichtenweise aufgebaut sind — eine Form, die mit dem Namen *Crusta lamellosa, Schuppenkruste* bezeichnet wird.

Schuppenkrusten finden sich am häufigsten bei Pemphigus foliaceus — das Epitheton erinnert an Blätterteig — und bei anderen chronisch-entzündlichen, exsudativen Dermatosen, z. B. chronischen Ekzemen.

## Hautabschürfung (Excoriatio).

Durch mechanische Gewalt entstandene Substanzverluste, welche die Oberhaut, eventuell auch die oberen Lagen der Lederhaut betreffen können, werden Kratzeffekte oder Excoriationen genannt. Ihre Entstehung ist meist bei juckenden Hautaffektionen der kratzende Fingernagel. Bei heftigem Juckreiz werden aber auch andere Mittel zur Bekämpfung der der Haut eigentümlichen pathologischen Funktion, die man Jucken nennt, herangezogen, so Reiben an benachbarten Gegenständen, wie es z. B. schon die Säuglinge tun, indem sie die juckende Hautstelle an dem Kissen reiben. Bei höheren Graden von Jucken werden von den Patienten Bürsten, stumpfe Messer usw. zum Kratzen benützt. Ja, wir kennen eigene (oft kunstvoll ausgestattete) Instrumente, „Buckelkratzer", die in besseren, aber doch an Parasiten leidenden Kreisen in früheren Zeiten regelmäßig verwendet worden sind.

Heftiges Jucken reizt unwiderstehlich zur mechanischen Zerstörung der juckenden Hautstelle; es ist, wie Hebra sagt, ein kategorischer Imperativ.

Je nach Ausdehnung, Form und Tiefe können Excoriationen sehr verschiedenes Aussehen bieten. Eine Excoriation, welche nur die Hornschichte betrifft, zeigt sich als ein von schuppigen Epidermistrümmern umsäumter Strich. Dringt die Verletzung in das Rete Malpighii ein, so bedeckt sich ihr Grund mit austretendem Gewebssaft, der zu einer gelblichen Kruste vertrocknet (nässende Excoriation). Werden die Papillenspitzen verletzt, so findet man am Grund der Excoriation pünktchenförmige Blutungen. Reicht die Verletzung unter die Basis der Papillen, so entsteht eine starke und gleichmäßig blutende Fläche. Ausgetretenes Serum und Blut vertrocknen dann an Stelle des Defektes zu einer rotschwärzlichen Kruste. Aus diesen Symptomen läßt sich also über die anatomische Lage des gesetzten Hautdefektes ein Urteil bilden.

Die Form der Excoriation, speziell der durch die Fingernägel hervorgerufenen Kratzeffekte ist zumeist strichartig und manchmal verlaufen solche Kratzstriche in parallelen Linien, die sich häufig kreuzen, der Fingerhaltung des Kratzenden entsprechend. Ebenso häufig sehen wir aber auch rundliche oder andere Formen von Excoriationen, die dann mehr der Form der primären Efflorescenzen entsprechen, welche durch das Kratzen excoriiert worden sind. Zerkratzte Bläschen bei Ekzem- oder Herpesformen zeigen fast immer kleine, scheibenförmige, nässende oder leicht blutende Excoriationen, also oberflächlichen Sitz, weil die Bläschen schon bei geringfügiger mechanischer Einwirkung zerstört werden. Bei den vorragenden, aus Ödem der Papillarschicht gebildeten Quaddeln der Urticaria betrifft der durch das Kratzen gesetzte Defekt meistens nicht bloß die Oberhaut, sondern wird hauptsächlich durch mechanische Zerreißung der ödematösen Papillarschichte gebildet, die gesetzten Substanzverluste bluten daher stärker. Über Quaddeln sieht man dann wetzsteinförmige Excoriationen zustande kommen, die im Zentrum der Quaddel bis in das Corium reichende, stark blutende Defekte aufweisen, dort auch ihre größte Breite und Tiefe erreichen. An der Peripherie der Quaddel läuft die Excoriation in einen beiderseits immer schmäler werdenden und schließlich strichförmigen, oberflächlich nur die Papillenspitzen oder die Epidermis allein betreffenden Fortsatz aus. Der kratzende Fingernagel findet am Rande der Quaddel größeren Widerstand beim Eintritt und Austritt, während die über das Niveau vorspringenden zentralen Quaddelanteile, aus ödematösem Gewebe bestehend, tiefgehend zerstört werden.

Schon aus diesen Beispielen geht hervor, daß die Form der Excoriationen manchmal wertvolle Aufschlüsse über die Form der vorangegangenen primären Hautveränderungen geben kann und uns in jedem Falle den *Sitz* der juckenden Efflorescenz anzeigt, auch wenn diese längst geschwunden ist.

Die mechanischen Verletzungen der Haut, welche die Excoriationen vorstellen, üben auf die umgebenden Hautanteile einen Reiz aus, welcher zu Hyperämie, Hämorrhagien und Entzündungserscheinungen Veranlassung geben kann. Letzteres hauptsächlich deswegen, weil zugleich mit der Verletzung auch entzündungserregende Mikroben eingeimpft werden oder sich späterhin in den excoriierten Stellen ansiedeln. Man findet darum eine tiefergehende ältere Excoriation oft von einem roten hyperämischen Hof umgeben, der unter Fingerdruck entweder gänzlich schwindet oder kleine Blutaustritte erkennen läßt. Unter der Kruste sammelt sich späterhin nicht selten Eiter an. Die Heilung der Excoriationen geschieht entweder bei den oberflächlichen Formen durch Regeneration der Epidermis samt Hornschicht, bei den tieferen durch Granulation und Vernarbung. Eine Folge der in die Cutis eingesprengten Hämorrhagien sind die oft lange Zeit sichtbar bleibenden, gelblichen bis dunkelbraunen Verfärbungen durch Pigmentablagerung. Excoriationen, welche die Papillarschicht oder das subpapillare Gewebe zerstört haben, heilen mit Hinterlassung einer weißen Narbe, die von dem erwähnten braunen Pigmenthof umsäumt wird. Erst nach Wochen schwindet diese Verfärbung völlig und bleibt nur die kleine Narbe zurück. Durch häufige Wiederholung der Excoriationen an bestimmten Hautregionen summieren sich die entzündlichen Reize und die Heilungsvorgänge werden in ihrem normalen Ablauf gestört. Es kommt daher zu chronischer Hyperämie und Entzündungserscheinungen, welche bei lange währenden juckenden Hautaffektionen einerseits zu Hyperplasie der Epidermis und Cutis, andererseits zu Atrophie der Drüsen und Haarbälge führen kann. Solche Hautstellen sind dann, namentlich in ihren obersten Anteilen verdickt, schwerer faltbar, von rauher Oberfläche und gebräunt (Pachydermia superficialis).

Eine Form der bleibenden Hautverdickung, welche namentlich infolge lange dauernden Juckens zustande kommt, wird als *Lichenifikation* bezeichnet. Da hauptsächlich die oberen Cutisanteile und die Epidermis Hyperplasie aufweisen, erscheint die normale Felderung der Haut an solchen Stellen stärker ausgeprägt, die Oberfläche erinnert an gewisse tierische Ledersorten. Übrigens können chronisch entzündliche Dermatosen verschiedener Art, auch wenn sie nicht häufig zerkratzt werden, zur Entstehung der Lichenifikation Anlaß geben.

Als *Ekzematisation* wird namentlich von französischen Autoren das vielgestaltige, durch Kratzen erzeugte Ekzem bezeichnet, bei welchem häufig auch durch Infektion der Haut mit Eitererregern Pusteleruptionen und eitrig sezernierende Stellen gefunden werden *(Pustulation)*. Das Kratzekzem ist darum sehr vielgestaltig und fast immer mit Erscheinungen der eitrigen Infektion kombiniert, ätiologisch also nicht einheitlich, trotzdem aber als charakteristisches klinisches Bild aufzufassen, wie es unter anderem für die Scabieskrankheit typisch ist. Die Anwesenheit von Milben, eitererregenden Bakterien und die mechanischen Verletzungen als Folgeerscheinungen des Juckens bilden zusammen die ursächlichen Momente für das klinische Bild der Scabies.

Für die Diagnose am wichtigsten erscheint die Verteilung der Excoriationen und ihrer Folgen an der Hautoberfläche. Sie zeigt uns, wo ursprünglich die primären, juckenden Efflorescenzen ihren Sitz hatten, und da bei manchen juckenden Hautkrankheiten die Verteilung der Efflorescenzen eine typisch wiederkehrende zu sein pflegt, so werden wir durch die Feststellung der Körpergegenden, welche Excoriationen tragen, allein schon auf die Ursache der Kratzeffekte mit Bestimmtheit hingewiesen. Daher kommt es, daß ein geübter Untersucher, mit einem Blick die Verteilung der Excoriationen übersehend, oft schon die klinische Diagnose stellen und damit auch die Ätiologie der Krankheit sicher angeben kann. Die Verteilung der Kratzeffekte bei Scabies und bei Prurigo ist für jede dieser Krankheiten so charakteristisch, daß eine Verwechslung dieser Diagnosen bei Beachtung der Verteilung der Kratzeffekte allein schon ausgeschlossen ist. Wir werden auf dieses Symptom weiterhin noch zu sprechen kommen.

## Epidermisabhebung (Erosio).

Als Erosionen werden durch macerierende Einflüsse oder durch Abstoßung der oberen Epidermislagen infolge von primären pathologischen Prozessen entstehende Epithelverluste bezeichnet. Klinisch zeichnen sie sich durch rote Farbe, Fehlen der Hautfelderung und durch Nässen aus; an den Randpartien finden sich vielfach abgehobene, zum Teil auch macerierte Epidermisreste. Am häufigsten entstehen sie durch Lockernng des Gefüges der Epidermis infolge exsudativer Vorgänge. An den Schleimhäuten bilden sich viele primäre Entzündungsformen, z. B. Knötchen, rasch in Erosionen um, so daß es nicht zur Bildung eines Bläschens kommen kann. Erosionen sind also anatomisch oberflächlichen Excoriationen gleichzustellen. Sie heilen stets ohne Hinterlassung einer Narbe aus, da sie ja nur das Epithel betreffen, nur selten findet man später an ihrer Stelle Pigmentationen.

## Geschwür (Ulcus).

Als Ulcus bezeichnen wir einen Substanzverlust der Haut, der durch Zerfall einer primären pathologischen Bildung im bindegewebigen Anteil der Haut entstanden ist. Mit der Abstoßung der nekrotischen Cutisanteile geht auch die Epidermisbedeckung verloren, so daß der Defekt offen zutage liegt. Das Geschwür unterscheidet sich von einem durch Trauma erzeugten Gewebsverlust, einer Wunde, Vulnus, wesentlich durch seine Entstehung aus einem zur Nekrose führenden primären Krankheitsprodukt. Die Begrenzung einer Wunde wird von normaler Haut gebildet, den Defekt des Ulcus finden wir von den Resten des primären pathologischen Gewebes umgeben. Gegenüber den Substanzverlusten, die wir als Erosionen kennengelernt haben, ist der Sitz des Defekts im Corium maßgebend. Erosionen betreffen nur die Epidermis. Ein Kratzeffekt, der in die Cutis eingedrungen ist, stellt eine Wunde dar, nicht durch spontanen Zerfall eines pathologischen Infiltrats, sondern durch Trauma erzeugt. Auch der Laie wird eine durch Stich oder Schnitt entstandene Kontinuitätstrennung als Wunde bezeichnen und niemals ein Geschwür nennen. Ebenso ist eine mit Granulationen bedeckte, d. h. in Abheilung begriffene Wunde nicht als Geschwür zu bezeichnen.

Einzelne Autoren rechnen die nach Verbrennung oder Verätzung entstandenen Nekrosen oder wenigstens die nach Abstoßung der Schorfe restierenden Defekte zu den Geschwüren, eine Ansicht, der wir nach der gegebenen Definition des Ulcus nicht beipflichten können.

So bestimmt und sicher die Unterscheidung von Geschwür gegenüber Wunde, Erosion und Kratzeffekt nach den erwähnten Merkmalen zu treffen ist, wird in der Praxis, namentlich bei oberflächlichen, seichten Substanzverlusten die Entscheidung manchmal nicht leicht fallen. Der Primäraffekt der Syphilis, die Sklerose z. B. beginnt als flacher Knoten, dessen Epidermis nach kurzer Zeit im zentralen Teile abgestoßen wird. Es entsteht zunächst eine Erosion, erst im weiteren Verlauf wird durch Zerfall der obersten Schichten des Cutisinfiltrats ein seichtes Geschwür, das Ulcus durum.

Auch bei anderen Prozessen sehen wir Erosionen sich in Geschwüre umwandeln, z. B. bei Ekthyma. Dies darf aber keineswegs zur mißbräuchlichen Anwendung oder Konfundierung der bestimmte Zustände bezeichnenden Termini führen.

Wir unterscheiden bei einem Ulcus Grund und Rand.

Je nach Größe, Sitz und Gestalt der zum Zerfall gelangenden primären Efflorescenz schwankt auch die Größe, Sitz und Form der Ulcerationen. Beim

Zerfalle eines tiefsitzenden Knotens wird die darüberliegende Cutis und Epidermis durchbrochen, es entsteht ein Geschwür mit steilen, fast senkrecht in die Tiefe abfallenden Rändern. Ein solches Geschwür sieht wie mit einem Locheisen ausgestanzt aus, im Gegensatz zu der oben erwähnten flachrandigen Ulceration der Sklerose. Ein Knoten, wie das aus einem einheitlichen, tiefsitzenden Infiltrat bestehende Gumma, wird beim Zerfall ein kreisförmig begrenztes Geschwür bilden, ein tuberkulöser Knoten dagegen, der aus vielen Tuberkeln zusammengesetzt ist, zeigt beim Zerfall ganz unregelmäßige, rißförmige Ulceration, seine Ränder sind buchtig, wie zernagt, und seine Tiefe ist ganz ungleichmäßig, da die einzelnen Tuberkeln und ihre Konglomerate in verschiedenen Schichten des Coriums sitzen und zu verschiedenen Zeiten zerfallen. So sehen wir auch fistelartige Gänge entstehen oder unterminierte Geschwürsränder. Form und Randpartien unterscheiden sich dann ganz wesentlich von dem gummösen Geschwür.

Der Grund der Ulcera kann mit einer klebrigen Exsudatmasse bedeckt, lackartig glänzen oder, aus Gewebstrümmern und Detritus bestehend, schmutziggrau, mißfarbig, diphtheriebelagähnlich, eventuell eitrig belegt sich präsentieren. Je nach der Natur des zerfallenden Grundgewebes und seiner Blutfüllung erscheinen Wände und Grund der Ulcerationen mehr oder minder intensiv blutrot oder bräunlich-grau gefärbt.

Bei manchen Prozessen schreitet die primäre pathologische Veränderung, während in den mittleren Anteilen bereits Ulceration eintritt, in der Peripherie weiter und ergreift benachbarte, gesunde Cutis, zerfällt dann wieder, so daß die Ulceration immer weiter sich vergrößernd, gegen die gesunde Umgebung hin fortschreitet.

So können z. B. beim gummösen Syphilid oder Tuberkuloseformen oder flachen Epitheliomen im chronischen Verlauf Geschwüre von beträchtlichem Umfang entstehen, oder es tauchen am Rande des ersten Ulcus neue Gummaknoten auf, die ihrerseits zerfallend, in festonartig angeordnete Geschwüre sich umwandeln (Ulcera serpiginosa). Es kommt auch nicht selten vor, daß nur an einem Teil der Peripherie eines zerfallenen Gummas neue Krankheitsherde entstehen, während das ursprüngliche ältere Geschwür zur Ausheilung gelangt. So entstehen die nierenförmigen Ulcera. Maligne Neubildungen zerfallen meist in unregelmäßiger Form, bilden kraterförmige, rhagadiforme oder vielfach zerklüftete, tiefreichende unregelmäßige Geschwüre, die überall von den Resten des Neoplasmas begrenzt werden. Bei der ätiologisch noch nicht geklärten Mycosis fungoides sind die Geschwüre mehr den gummösen Formen ähnlich. Diese Eigentümlichkeiten geben häufig schon einen Hinweis auf die Diagnose.

Wenn schließlich die Reste des pathologischen Gewebes zerstört und abgestoßen worden sind, beginnen von der angrenzenden, meist entzündlich irritierten Cutis her die Reparationsvorgänge, Neubildung von Bindegewebe in Form von Granulationen, die sich schließlich zur Narbe konsolidieren.

Jedes Ulcus heilt durch Narbenbildung aus. Form und Sitz dieser Narben geben uns oft nach langer Zeit noch wertvolle Anhaltspunkte über ihre Entstehung.

Geschwüriger Zerfall kann in äußerst langsamer Weise, aber auch in mehr akuter Art zustande kommen. Das Carcinomgeschwür, Röntgenulcus, Lupus exulcerans, das Ulcus cruris seien als Beispiele für die chronische Form angeführt. Das Ulcus molle oder die Zerfallsformen der Mykosisknoten als Repräsentanten der mehr akuten Verlaufsweise. Die auf Grund spezifischer Infektionen beruhenden Gangränformen, die oft in rapidem Verlauf zu großer Ausbreitung führen, wie Nosokomialgangrän, Noma, phagaedenische Ulcera erzeugen nach

Abstoßung der mortifizierten Gewebsanteile ausgedehnte Geschwüre ohne Heiltrieb und führen manchmal durch Sepsis den letalen Ausgang herbei. Glücklicherweise sind diese Formen, die in früherer Zeit, namentlich in Spitälern endemisch auftretend, zahlreiche Opfer an Menschenleben gefordert haben, heute dank der modernen Wundbehandlung fast völlig verschwunden.

Bei manchen Krankheiten stehen die Ulcerationen so sehr im Vordergrund des klinischen Bildes, daß das Wort Ulcus zur Bezeichnung der Krankheit selbst sich eingebürgert hat: Ulcus molle, Ulcus cruris, rodens, Röntgenulcus u. a.

Da bei vielen Prozessen der zentrale Anteil allein erweicht und zerfällt, erscheint der Defekt nach allen Richtungen hin durch das primäre, pathologische Infiltrat begrenzt. Die Eigenschaften dieser Reste sind häufig an den Geschwürsrändern noch in ihrer Eigenart nachweisbar und deshalb ist ihre genaue Untersuchung besonders maßgebend für die Diagnose. Das braunrote, unter Druck gelbbraun erscheinende derbe Randinfiltrat bei zerfallenen Gummen läßt die Diagnose Syphilis häufig noch mit Bestimmtheit stellen; die harte plattenförmige Infiltration des Primäraffekts der Syphilis bleibt nach Verheilung des oberflächlichen Ulcus oft noch lange nachweisbar. Bei malignen Neoplasmen sind die peripheren Anteile des ursprünglichen Tumors häufig noch charakteristisch, z. B. Carcinome durch ihre harte Konsistenz und die eingeschlossenen Epithelperlen.

Das Ulcus cruris entsteht meist auf Grund von Stauungs- und Entzündungserscheinungen, die in chronischer Folge zu Ödem und Hypertrophie der Cutis und Subcutis und Blutergüßen führen. Durch Kompression der ernährenden Blutgefäße wird dann die anämische Nekrose herbeigeführt, die die nächste Ursache der Ulcusbildung darstellt. Das Röntgenulcus, das meist erst viele Monate nach Einwirkung der Röntgenstrahlen auftritt, wird durch Umstimmung der Gewebe, vor allem Schädigung der Blutgefäße eingeleitet und stellt eine äußerst chronisch verlaufende, schmerzhafte Geschwürsbildung dar, deren Heilung erst nach langer Zeit gelingt.

## Rhagade (Rhagas).

*Rhagaden, Schrunden, Fissuren* nennen wir Einrisse in die Haut, die durch Dehnung und Zerrung entstehen. Rhagaden sind Kontinuitätstrennungen der Haut und keine Substanzverluste.

Die Dehnbarkeit der Haut des Menschen ist normalerweise nicht an allen Stellen und in allen Richtungen gleich groß, aber überall der maximalen Beanspruchung durch physiologische Gelenksexkursionen oder andere Dehnungen gewachsen. Über diese Grenze hinausgehende, namentlich rasche Zerrungen, führen zu Zerreißungen der ganzen Haut oder, wie dies bei chronischer Überdehnung der Haut der Schwangeren geschieht, zu so starker Auseinanderweichung der Cutisbündel, daß post partum eine Rückordnung der Bündel nicht mehr erfolgen kann (Schwangerschaftsnarben, Striae cutis distensae). Ohne auf die Grundlagen der Dehnbarkeit der Haut hier näher einzugehen, sei erwähnt, daß die einzige Hautschicht, die als solche fast gar nicht oder sehr wenig dehnbar ist — die Hornschichte — durch ihre Einsenkungen zwischen den Papillengruppen (Hautfelderung) normalerweise eine größere Fähigkeit, sich in die Fläche auszubreiten, besitzt als die übrigen Hautanteile und daher bei Dehnen in physiologischen Grenzen durch Entfaltung der Einsenkungsduplikaturen ihre Oberfläche bedeutend vergrößern kann, ohne selbst gezerrt zu werden. Pathologische Struktur der Hornschichte, durch Parakeratose oder Hyperkeratose bedingt, wie sie z. B. nach entzündlichen Krankheiten auftritt, mangelhafte Einfettung oder Durchfeuchtung bei gestörter Talg- und Schweißproduktion, ferner Durchsetzung mit Exsudat können die Epidermis starr machen und ihre Entfaltbarkeit so sehr einschränken, daß sie schon einem Zug innerhalb der normalen Exkursionsfähigkeit nicht mehr folgen kann und rissig wird.

Solche Einrisse betreffen aber häufig nicht bloß das Stratum corneum allein, sondern auch das Rete Malpighii und bilden dann nässende Rhagaden, die spalt- oder strichförmig senkrecht auf die Dehnungsrichtung verlaufen. An den Lippen und der Analöffnung finden wir sie radiär angeordnet, über Gelenken senkrecht zur Bewegungsrichtung.

Aber auch die Cutis verliert durch vielerlei pathologische Prozesse ihre Dehnbarkeit und erleidet Einrisse, die in derselben Richtung angeordnet sind. Solche Einrisse verletzen dann auch Blutgefäße — blutige Rhagaden. Ein solcher Spalt im Cutisinfiltrat wird von pathologischem Gewebe begrenzt. Es kommt zum Zerfall der Randpartien und dadurch erhält die Rhagade den Charakter eines Geschwürs. Eine Rhagade am ekzematösen Mundwinkel wird zunächst nässende Ränder zeigen, eventuell etwas bluten, wenn der Einriß die Papillarschichte erreicht. Der Einriß einer syphilitischen Papel an derselben Stelle wird zur Entwicklung eines rhagadiformen Geschwüres Anlaß geben, da das syphilitische Infiltrat der Wandungen leicht zerfällt und eine Narbe hinterlassen. Dasselbe gilt für gewisse Granulationsprozesse und Neubildungen.

Von großer Bedeutung sind die so häufigen Rhagaden bei chronischen Ekzemen, namentlich an den Händen, Lippen und an der Nasenöffnung. Eine auch nur oberflächlich die Papillarschicht durchdringende Rhagade bildet häufig die Eintrittspforte für pathogene Organismen. So entwickelt sich von diesen Stellen aus nicht selten Erysipel; die rezidivierende Gesichtsrose ist fast immer von Rhagaden bei chronischem Ekzem dieser Stellen ausgehend. Rhagaden an den Fingern bieten die Infektionsgelegenheit nicht bloß für Eitererreger, sondern auch für Tuberkulose, Syphilis und andere Krankheiten.

Zur Zeit als die Chirurgen durch übermäßige antiseptische Prozeduren ihre Epidermis bis zur Entstehung von Ekzemen mißhandelten, sind schwere Infektionen der Ärzte mit phlegmonösen Prozessen oder Syphilis am häufigsten beobachtet worden.

Dieser Umstand macht die oft unscheinbaren Rhagaden praktisch zu sehr beachtenswerten Erscheinungen. Wie schwierig tiefgreifende, schmerzhafte Rhagaden und Fissuren an den Übergangsstellen der Haut in die Schleimhaut zu heilen sind, ist allgemein bekannt.

## Absceß (Abscessus).

Abgeschlossene Eiterherde der Cutis oder Subcutis werden wie in der Pathologie überhaupt als Abscesse bezeichnet zum Unterschiede gegenüber den Eiterherden in der Epidermis, die wir Pusteln nennen. Die Ausdehnung und der Sitz der Abscesse hängen von der Größe und Lokalisation der primären Veränderungen ab, durch deren teilweise eitrige Einschmelzung die mit Eiter erfüllten Räume entstehen. Abscesse entstehen häufig aus knotenförmigen Krankheitsherden und sind unter dem Niveau der Haut oder dieses überragend. Bei etwas größeren Abscessen ist das Symptom der Fluktuation nachzuweisen, kleinere sind als etwas konsistentere Cutiseinschlüsse tastbar und verraten sich durch ihre Druckempfindlichkeit. Die Absceßwand besteht aus den noch nicht vereiterten pathologischen Geweben. Nach kürzerem oder längerem Bestande pflegen Abscesse der Haut die bedeckenden Schichten zu perforieren und so ihren eitrigen Inhalt nach außen zu entleeren. Am häufigsten geschieht dies längs der epithelialen Einsenkungen der Drüsen und Haare, deren reichlich vascularisierte Bälge für das Fortschreiten vor allem entzündlicher Prozesse die anatomische Grundlage bieten. Ein entzündliches Infiltrat rings um eine Talgdrüse oder einen Haarbalg entstanden, wird, wenn es zur Abscedierung gelangt, den Eiter in der Nähe des Ausführungsganges oder Haartrichters an die Oberfläche treten lassen, wobei häufig die Epidermis mit ihrer widerstandsfähigen Hornschicht eine Zeitlang ein größeres Hindernis entgegensetzt. Wir finden dann rings um den Ausführungsgang die Hornschichte durch den Eiter aufgehoben — das Bild einer Pustel wie oben erwähnt (Acnepustel oder Sykosispustel). Die Verheilung des Abscesses erfolgt immer durch Narbenbildung, während einfache Pusteln ohne solche schwinden. Zahlreiche Krankheiten der Haut, so die durch eitererregende Bakterien oder toxische Körper veranlaßten Dermatosen, können mit Bildung kleiner Cutisabscesse verlaufen, wobei die Krankheitserreger von außen her in die Cutis eingedrungen sind. Aber auch durch die Blutbahn in die Haut gebrachte Erreger sind in anderen Fällen Quelle der Abscesse, Sepsis, Variola usw. Von Hautabscessen aus findet häufig eine Infektion der Lymphbahnen statt, Lymphangitis und Lymphadenitis, die wieder zur Vereiterung kommen können (Hydrosadenitis axillaris), oder es gelangen die Krankheitserreger in den Kreislauf und führen zur Sepsis.

Abscesse der Haut brechen meist nach der Oberfläche zu durch und heilen durch Granulations- und Narbenbildung.

## Pigmentierungen (Pigmentatio)

treten als sekundäre Veränderungen bei manchen pathologischen Vorgängen häufig auf und bleiben auch nach deren Abheilung noch lange als braune Flecke sichtbar. Die Grundlage dieser Verfärbungen ist nur zum Teil Melanin, in der Mehrzahl der Fälle aber veränderter Blutfarbstoff, aus Hämorrhagien entstanden. Morphologisch als Flecke zu betrachten, stellen sie doch ein häufiges sekundäres Krankheitszeichen dar und sollen hier Erwähnung finden.

Diese Pigmentierung macht sich schon im Laufe der Rückbildung vieler Efflorescenzen geltend und verändert die ursprüngliche Farbe. Bei vielen entzündlichen Efflorescenzen nimmt die ursprünglich bläulichrote Färbung, im gleichen Maße als die akute Hyperämie schwindet, immer mehr einen gelblichen Ton an und, wenn schließlich das Rot der Hyperämie gänzlich geschwunden ist, bleibt die braune Pigmentfarbe allein zurück. Da bei knötchenförmigen Efflorescenzen zugleich auch das Infiltrat zur Resorption gelangt, ist das Endresultat ein brauner Fleck.

Solche dunkelbraune Flecke bestehen oft wochen- und monatelang und machen uns die Lokalisation der vor längerer Zeit bestandenen primären Krankheitserscheinungen erkenntlich.

Nicht selten finden wir inmitten der braunen Flecke Narben oder atrophische Stellen, durch traumatische Läsion, Ulceration oder Schwund der primären Efflorescenz hervorgerufen.

Auch die Form der sekundären Pigmentflecke ist in Hinblick auf ihre Entstehung für die Diagnose von Bedeutung, z. B. Strich- oder Wetzsteinform der Excoriationen. Die konsekutive Pigmentierung tritt nicht bei allen Individuen und bei allen Fällen der gleichen Grundkrankheit in gleichem Maße auf, ja sie hängt manchmal mit dem Arzneimittel, das zur Behandlung verwendet worden ist, zusammen, z. B. Pigmentierung nach Psoriasis oder Lichen ruber infolge von interner Arsenmedikation. Auch äußerlich verwendete Arzneimittel verursachen zuweilen Pigmentierungen nach Abheilung, z. B. Pyrogallol in der Area der ehemaligen Psoriasisherde, Chrysarobin in deren Umgebung.

Auch manche konsekutive Veränderungen der Haut, wie z. B. Pachydermie bei Prurigo oder chronischen Ekzemen finden wir häufig mehr oder minder stark pigmentiert.

Derartige sekundäre Pigmentablagerungen von primären Pigmentierungen, die meist in Form von Flecken auftreten, zu unterscheiden, bietet praktisch keine Schwierigkeit.

## Narbe (Cicatrix).

Die Regeneration verloren gegangener Gewebs- und Organteile erfolgt beim Menschen in weit geringerem Ausmaß als bei niederen Tieren. Der Ersatz von Krebsscheren, Schwänzen der Echsen usw. geschieht in so vollkommener Art, daß alle Funktionen durch die regenerierten Gewebe in vollem Maße wieder hergestellt werden.

Beim Menschen treten als Ersatzgewebe neugebildete Bindegewebsmassen, die aber weder in der Struktur noch in der Funktion an die zugrunde gegangenen heranreichen. Diesen Ersatz bilden die Narbengewebe. Und so sind auch die Narben der Haut keineswegs eine Wiederherstellung, sondern ein Surrogat, ein Ausfüllungsgewebe, dessen Struktur und Funktion die Verluste nur unvollkommen ersetzen.

Die fertige Narbe besteht aus Bindegewebsbündeln, die unregelmäßig und filzartig verflochten vom Bild der normalen Cutis wesentlich verschieden ist; alle feineren Gewebsanordnungen fehlen und deshalb sind die wichtigen Funktionen — Dehnbarkeit und Elastizität — bei Narben nicht zu finden. Die Struktur der Papillarschichte wird durch die Narbe niemals wieder hergestellt; die Verteilung der papillären Blutgefäße mit ihrer für die Ernährung der Epidermis so wichtigen Anordnung stellt sich nicht wieder ein, wenn auch die Epidermisbedeckung sich stets regeneriert. Darum fehlen der Narbe, falls sie einen Defekt der oberen Hautschichten ersetzt, die für die einzelnen Hautregionen charakteristischen Felderungen. Sind durch den zerstörenden Krankheitsvorgang Haare und Drüsen zerstört worden, so fehlen sie auch späterhin in der Narbe. Die Oberfläche einer tief reichenden Narbe ist also schon durch das Fehlen der Haare, Drüsenmündungen und der Felderung auffallend — sie ist glatt und glänzend.

Tiefliegende Narben können, wenn die obersten Cutisanteile mit der Epidermis unverletzt geblieben sind, allerdings noch Reste der letzteren aufweisen, während bei ganz oberflächlichen Narben die Mündungen der Talgdrüsen, resp. gröbere Haare erhalten bleiben können und nur die Hautfelderung fehlt.

Bekanntlich erfolgt der Regenerationsprozeß nach Beendigung der pathologischen Zerfallsvorgänge durch Granulation, d. h. durch Bildung jungen Bindegewebes, das in Gestalt von rundlichen Wärzchen aufschießt, die stark vascularisiert sind, aber noch nicht mit Epidermis bedeckt, blutrote Färbung zeigen. Diese Granulationen füllen den Substanzverlust und werden, wenn sie das Niveau der Haut erreichen, von den Rändern des Defektes oder von den zurückgebliebenen Drüsenausführungsgängen und Resten der Haarwurzelscheiden her mit Epithel überzogen, das sich als bläulichweißer Saum über die Oberfläche der granulierenden Fläche schiebt. Als erste Epidermiszellen finden sich ganz flache, den Hornzellen in der Form ähnliche Zellen, unter welchen dann die anderen Epidermislagen sich ausbilden. Bei größerer Ausdehnung des Gewebsverlustes kann die von den Rändern gegen die Mitte vorschreitende Überhäutung durch übermäßig stark wuchernde Granulation behindert werden. Es überragt dann eine Granulationsmasse das Niveau der Haut und produziert das „Caro luxurians", „wildes Fleisch" genannte knopfförmige Gebilde. Schließlich überhäutet auch eine solche vorragende Granulation und wird zu massiger Narbe — hypertrophische Narbe. Unter normalem Ablauf aber überzieht die nachschiebende Epidermis die ganze granulierende Fläche im Niveau der Haut, womit der Defekt ausgefüllt erscheint. Anfangs erscheint die junge Narbe auffallend rot und rötet sich bei jeder allgemeinen Hyperämie, z. B. bei Erhitzung oder psychischer Erregung stärker. Nach und nach blaßt die Narbe immer mehr ab und wird schließlich als weißliche, blutleere Hautstelle kenntlich. Dies geht parallel mit der Umwandlung des zellreichen Granulationsgewebes in fibröses, kernarmes Bindegewebe, das anfangs noch keine elastischen Fasern enthält, später aber von solchen durchflochten wird, während die Blutgefäße mehr und mehr veröden. So bildet die normale Narbe eine feste Verbindung mit den Rändern des ehemaligen Substanzverlustes und hält dieselben zusammen. Tiefreichende Substanzverluste heilen häufig durch an die Unterlage, z. B. Periost oder Knochen fixierte Narben aus, wodurch die Verschiebung der Stelle behindert wird, „fixierte Narbe“. Narben bleiben viele Jahre lang unverändert fortbestehen. Das Narbengewebe kann aber in zwei Richtungen von dem gewöhnlichen Verhalten abweichen. In manchen Fällen nimmt das Gewebe der schon fertigen Narbe auffallend an Masse zu, so daß die Narbe das Hautniveau überragt und eine harte, wulstige Masse bildet. Diese Hypertrophie der Narbe — schon im Granulationsstadium beginnend oder nach der Überhäutung auftretend — bedingt die kosmetisch und auch funktionell störenden Narbenstränge, die namentlich nach Verbrennungen und Verätzungen beobachtet werden. Solche *hypertrophische Narben* bilden zuweilen Bewegungshindernisse, wenn sie über Gelenken sitzen, oder behindern die freie Beweglichkeit der benachbarten Hautanteile, z. B. der Augenlider. Immer aber bleibt die Hypertrophie auf das Gebiet der Narbe beschränkt.

Der zweite, das Narbengewebe verändernde Vorgang ist die Atrophie der Narbe. Das ursprünglich im Hautniveau gelegene oder auch das schon hypertrophisch gewordene Narbengewebe schrumpft in auffälliger Weise nicht bloß in der Höhendimension, sondern auch in der Fläche, so daß die benachbarten Hautpartien herangezogen werden. So entsteht z. B. an den Lidern ein Ektropium, das eine physiologische Bedeckung des Bulbus hindert. Solche atrophische Narben vermögen in manchen Fällen Spannung und Zug nicht genügenden Widerstand entgegenzusetzen, die ehemaligen Wundränder weichen auseinander, es kommt zuweilen zur herniösen Vorwölbung der unterliegenden Organe, ja schließlich zum Zerfall oder Zerreißen der Narbe.

Es gibt solche durch Atrophie aufs äußerste verdünnte Narben, die das vordrängende Subcutangewebe gelb durchscheinen lassen und damit einer Blase ähnlich werden.

Auch stärkere Narben werden nicht selten durch Anspannung über Knochen so sehr in ihrer Ernährung gestört, daß sie nekrotisch werden — es entstehen Narbenulcera.

Die Neigung zur Narbenhypertrophie ist manchen Individuen eigentümlich, ganz ähnlich wie die Disposition zur Keloidbildung. Keloide sind harte Fibrome, die ohne vorausgegangene Verletzung entstehen und unbegrenzt in die Nachbarschaft wachsen — ein Unterschied, der sie gegenüber hypertrophischen Narben auszeichnet. Die Bezeichnung Narbenkeloid statt hypertrophische Narbe ist deshalb unzutreffend.

Wo immer wir eine Narbe treffen, zeigt sie uns an, daß an dieser Stelle früher ein Substanzverlust zustande gekommen ist. Dadurch wird die Konstatierung von Narben ein sehr wertvolles Symptom zur Unterscheidung mancher Krankheiten. Für die Diagnose ist der Befund von Narben als Endresultat eines Krankheitsbildes sehr wertvoll. Da wir wissen, welche Krankheiten zum Ausgang in Narbe führen, so gibt uns das Auffinden von Narben ein wichtiges Unterscheidungsmerkmal.

Je nach der Größe und Form des Substanzverlustes schwankt auch die Ausdehnung und Begrenzung der Narben. Die Narben nach ausgedehnter Verbrennung z. B. können große Hautanteile einnehmen, während Narben nach Follikulitiden eben sichtbare Größe haben können. Bei so geringer Ausdehnung ist es oft schwierig, die Narben zu erkennen.

Chronische Krankheitsprozesse, die nach und nach zur Zerstörung der Haut führen, zeigen unregelmäßige, siebartige oder gestrickte Narben, z. B. Bromoderma, Tuberculosis verrucosa cutis oder manche Lupusformen, während massige Infiltrate, die gleichmäßig zerfallen, auch mächtigere Narben zur Folge haben.

Ein auch diagnostisch wichtiges Moment ist die Eigenschaft mancher Krankheiten, im Narbengewebe zu rezidivieren und es teilweise wieder zu zerstören. Dies ist namentlich dem Lupus vulgaris eigen, der seine Rezidiven auch in die vernarbten Gebiete setzt und so die Heilungsprognose verschlechtert. Syphilide dagegen rezidivieren nicht im Narbengewebe. Gummen entstehen gerne am Rande von Narben und ordnen sich in serpiginöse Reihen, oder das gummöse Gewebe schiebt sich an einem Teil der Circumferenz des ersten Herdes wallartig gegen die gesunde Haut vor, während ein anderer Teil vernarbt. So entsteht die Nierenform der großen, gummösen Ulcera und ihrer Narben. Diese Form wird von manchen Autoren als für Syphilis charakteristisch angesehen. Auch andere Narben lenken durch ihre Form und Situation sofort den Verdacht auf bestimmte Krankheiten. Es sei an die Blatternarben erinnert oder an die flachen, schüsselförmigen, kleinen Narben der Acne varioliformis. Narben nach Röntgengeschwüren sind meist flach, zeigen aber die unangenehme Neigung, zahlreiche Teleangiektasien zu bilden und gelegentlich wieder zu zerfallen.

Narben selbst sind nicht pigmentführend, aber in ihrer unmittelbaren Nachbarschaft tritt oft stärkere Pigmentanhäufung auf, die im Kontrast zur weißen Narbe kosmetisch störend wirkt.

Durch sorgfältige Überwachung des Granulationsprozesses läßt sich in der Regel die Entstehung wulstiger Narben verhüten, deren Beseitigung späterhin große Schwierigkeiten bereitet (Radiumtherapie).

Überläßt man eine große Wundfläche, die so tief reicht, daß auch das Drüsengewebe zerstört ist, sich selbst, so entwickeln sich meist üppige, das Niveau der Hautoberfläche weit überschreitende Granulationen; mit einem Wort, die Regeneration des Bindegewebes geht so lange vor sich, bis eine Bedeckung mit Epithel diesen Prozeß zur Ruhe kommen läßt. Warum die Wucherung des Bindegewebes nach der erfolgten Epithelisierung sofort aufhört, ist nicht vollkommen geklärt. Man macht sich diese Erscheinung bei der Behandlung von Wundflächen zu nutzen, insoferne, als man, wenn die Epithelisierung ausbleibt, im richtigen Augenblicke, d. h., wenn die Granulationen das Hautniveau erreicht haben, durch THIERSCHE Läppchen oder BRAUNsche Propfung den Defekt deckt, um auf diese Weise eine schöne, der übrigen Haut angepaßte Narbe zu erzielen.

## Atrophie (Schwund).

Während die Narbe ein neugebildetes Ersatzgewebe darstellt, das an Stelle von Substanzverlusten der Haut gebildet wird, ist die Atrophie die Folge regressiver Vorgänge an den einzelnen Gewebselementen ohne jede Spur von Neubildung. Der Atrophie geht auch kein Substanzverlust voraus. Atrophie, bekanntlich eine mit dem Senium auftretende physiologische Erscheinung, entwickelt sich als pathologischer Vorgang meist nach Ernährungsstörungen, z. B. entzündlicher Art oder durch regressive Vorgänge an früher hypertrophisch gewesenen Bildungen, namentlich an benignen Geschwülsten. Dabei verlieren die einzelnen Gewebselemente der Cutis und des Fettgewebes an Masse bis nahe an völligen Schwund. Cutis und Subcutis von Atrophie befallen, werden immer dünner und stellen schließlich eine stark durchscheinende dünne Lamelle dar, unter welcher z. B. die größeren Venen der Subcutis so deutlich sichtbar werden, als lägen sie knapp an der Oberhaut. Mit der Atrophie verliert die Haut auch manche ihrer physiologischen Eigenschaften, ihren Turgor, ihre Dehnbarkeit und Elastizität. In manchen Fällen wird die atrophische Haut auch in ihrer Fläche verkürzt, so daß sie straff der Unterlage anliegt, ein Umstand, der auch bei der Atrophie zur Nekrosebildung Veranlassung geben kann (Sklerodermie). In anderen Fällen behält die atrophische Haut ihre Flächenausdehnung bei und bietet, nachdem ihre Dicke wesentlich verringert worden und die Elastizität geschwunden ist, ein gerunzeltes Aussehen, das mit zerknittertem Zigarettenpapier verglichen worden ist. Auch die Epidermis wird in allen ihren Lagen durch die Atrophie an Volumen vermindert, die Haare und Drüsen verschwinden (Glatze). Damit wird die Oberfläche solcher Stellen fettlos, trocken, durch die Spannung glänzend, in anderen Fällen aber schuppend oder eigentümlich verfärbt, ähnlich wie die Hornschildchen der Ichthyosis nitida. Selbst bei vorgeschrittener Atrophie zeigt die Oberhaut noch Reste der normalen Felderung, die bei Narben völlig fehlt.

Narbe und Atrophie sind ihrem Wesen nach sehr weit voneinander stehende krankhafte Erscheinungen. In praxi wird es aber zuweilen schwierig, sie voneinander zu unterscheiden, dies hauptsächlich bei oberflächlichem Sitz und geringer Ausdehnung. Dadurch, daß, wie oben erwähnt, der Prozeß der Atrophie auch im Narbengewebe vor sich gehen kann, wird die Differentialdiagnose noch erschwert.

Der Ausgang in Atrophie ist für eine Reihe von Krankheiten ein typisches Symptom, ebenso wie für andere Dermatosen Zerfall und Narbenbildung. Um so wichtiger erscheint es, beide Symptome richtig auseinander zu halten. Atrophie ist z. B. das gewöhnliche Endstadium des Lupus erythematosus, häufig der Sclerodermie und das beherrschende Symptom der Atrophia cutis propria, einer Krankheit, deren entzündliches Anfangsstadium nur kurze Zeit besteht und deshalb von den ersten Beobachtern übersehen worden ist.

Atrophische Gewebe sind weder spontan noch durch irgendein Heilverfahren in den früheren Normalzustand zu versetzen. Deshalb bleibt die Atrophie ebenso wie die Narbe ein Dauersymptom, das noch Jahre nach Abklingen der primären Krankheit von deren früheren Vorhandensein Zeugnis gibt.

Atrophie der Cutis hat aber auch auf das biologische Verhalten der Epidermis und Cutis einen störenden Einfluß, der sich manchmal in krankhafter Wucherung der Epidermis (Carcinombildung) geltend macht. Selbstverständlich ist atrophisches Gewebe durch keinerlei Heilmittel wieder in den normalen Zustand zurückzuführen.

## Erkrankungen der Schleimhaut und der Muskeln.

Da auch die sichtbaren *Schleimhäute* bei vielen Hautkrankheiten miterkranken, ist auf diese Erscheinungen stets zu achten. Die Schleimhauterkrankungen (Enantheme) können Analoga der Hauterscheinungen sein oder sie stellen, wie z. B. die Enantheme der Masern, Scharlach usw. die oft schon im Prodromalstadium noch vor den Hauteruptionen auftreten, differente Äußerungen der Allgemeinerkrankung dar.

Die Farbe des Lippenrotes unterscheidet sich schon wesentlich von jener der äußeren Haut, es ist dies durch das Fehlen der viel Licht absorbierenden Keratohyalinschichte bedingt. Auch der Mundschleimhaut fehlt normalerweise die Zellage, außerdem noch die Hornschichte. Wohl findet sich an einzelnen Stellen des normalen Zahnfleisches Verhornung mit Stratum granulosum (ORBAN).

Die äußere Erscheinung der an den Schleimhäuten lokalisierten Efflorescenzen ist oft wesentlich von den Efflorescenzen der äußeren Haut verschieden. Der Grund dafür liegt einerseits in der Differenz des anatomischen Aufbaues (Fehlen der Hornschicht usw.) und andererseits in der ständigen Befeuchtung ihrer Oberfläche, in der Maceration. So finden wir statt Bläschen oder Blasen an den Schleimhäuten meist nur erodierte Stellen und sehen syphilitische Papeln nicht mit glänzender Oberhaut, sondern mit bläulich-weißem gequollenem Epithel bedeckt oder erodiert. Bei manchen Schleimhautprozessen (Leukoplakie usw.) findet eine Wucherung des Epithels statt, die mit Umwandlung zum Typus der Epidermis einhergeht (Metaplasie). Bei solchen Fällen finden wir zu fest haftenden Belägen umgewandelte mächtige Epidermisauflagerungen, die grauweiß verfärbt sind.

Elastisches Gewebe und glatte Muskel erkranken nur in seltenen Fällen isoliert (Elastome, Pseudoxanthoma elasticum, Leiomyom). Die wenigen quergestreiften Muskeln der Haut, vor allem die mimischen Muskeln der Gesichtshaut finden wir fast immer nur bei die Cutis betreffenden Krankheiten mitbeteiligt. Die Trichinose ist vielleicht die einzige isolierte und eigenartige Erkrankungsform dieser Muskeln.

## Verlauf und Anordnung der Efflorescenzen.

Die geschilderten objektiven und subjektiven Symptome, die primären und sekundären Efflorescenzen stellen, wie wir gesehen haben, als solche nur morphologische Typen und Sensationsanomalien dar: sie sind an sich allein in der Regel weder für einen speziellen pathologischen Vorgang noch für eine bestimmte Hautkrankheit bezeichnend. Sie geben uns aber durch ihre spezifischen Eigenschaften den erwünschten Angriffspunkt zur Aufklärung ihrer pathologischen Grundlage. Die Form des Knötchens oder Bläschens allein z. B. genügt keineswegs zur Stellung einer klinischen Diagnose, da Knötchen und Bläschen, wie auch andere Efflorescenzformen durch verschiedenartige pathologische Grundprozesse hervorgerufen werden können. Für die genauere Unterscheidung der Efflorescenzformen ist außer der Feststellung ihrer Morphe eine Reihe von Eigenschaften zu untersuchen, welche uns in die Lage setzen, über den Ausgangspunkt und die Natur des pathologischen Vorgangs weitere Anhaltspunkte zu gewinnen.

Wie schon in der Einleitung hervorgehoben wurde, bieten in dieser Hinsicht Konsistenz, Oberflächenbeschaffenheit und Farbe oft markante Unterscheidungsmerkmale.

Zwei gleich große und gleichgeformte Knötchen von braunroter Farbe und glatter Oberfläche, die beide unter Druck eine braune Eigenfarbe erkennen lassen, werden wir auf Grund der Verschiedenheit ihrer Konsistenz das harte Knötchen als der Syphilis, das weiche als der Tuberkulose zugehörig unterscheiden.

Die auffällige Härte eines flachen Knotens am Genitale wird uns die Möglichkeit nahelegen, daß es sich um den Primäraffekt der Syphilis, um eine Sklerose handelt. Entzündliche Exsudation in der Cutis wird durch ihre derbere Konsistenz von einer ödematösen durch Transsudat entstandenen Schwellung zu unterscheiden sein. Die Untersuchung der Konsistenz, der Verschieblichkeit und Elastizität der kranken Hautstelle gibt uns wertvolle Hinweise auf die Art und Sitz der Erkrankung.

Ebenso ist die Prüfung der Oberflächengestaltung der kranken Stellen häufig von differentialdiagnostischem Wert. Gröbere Abweichungen von der Norm, wie Zerklüftung der Oberfläche, Auflagerung von Schuppen oder Krusten sind durch das Auge leicht festzustellen; auch für Erkennung zarterer Störungen der glatten Oberfläche eignet sich der Tastsinn; überstreicht man eine Hautstelle mit der Fingerbeere, ohne zu drücken, so kann man noch Rauhigkeit der Oberfläche konstatieren, wo das Auge keinen Unterschied findet, dies ist für die Unterscheidung von fleckigen Exanthemen von Wert, weil wir wissen, daß z. B. die Roseola syphilitica immer glatte Oberfläche besitzt, während eine ähnliche Aussaat von Flecken der Pityriasis rosea im zentralen Teil der Maculae regelmäßig Rauhigkeit oder Schuppung aufweist.

Man wird ferner immer trachten, den anatomischen Ausgangspunkt der pathologischen Efflorescenzen herauszufinden. Knötchen und Pusteln, die von einem Haar durchbohrt sind oder eine Drüsenmündung umgeben, sind als follikuläre Herderkrankungen zu erkennen.

Bezüglich der Beurteilung der Farben verweisen wir auf die obigen Angaben.

Wir haben schon mehrfach erwähnt, daß die einzelnen Efflorescenzformen manchmal ineinander übergehen, so daß im Laufe der Entwicklung z. B. aus einem ursprünglich aufgetauchten Fleck ein Knötchen, aus diesem ein Bläschen oder eine Pustel werden kann. Diese Formänderung entspricht den fortschreitenden örtlichen krankhaften Veränderungen und ist ein Symptom ihres Verlaufs.

Das erste Zeichen eines entzündlichen Vorgangs in der Haut, die Hyperämie, erscheint zunächst in der Form eines roten Flecks; kommt es im weiteren Verlauf zur Exsudation, Auswanderung von Leukocyten und Wucherung zelliger Gewebselemente, so wird die kranke Stelle sich verdicken und die Form einer Papel annehmen, bei Zunahme der Exsudation in die Epidermis kommt es zur Ansammlung von Flüssigkeit in ihren Schichten und damit zur Bläschenbildung usw. In ähnlicher Weise bringen die Rückbildungsvorgänge der pathologischen Produkte eine Reihe von sekundären Efflorescenzformen zur Ausbildung, die also gleichfalls bestimmten Stadien des Ablaufs angehörig, uns Einblick in das pathologische Geschehen gewähren. Durch die Umwandlung der Efflorescenzen entstehen Zwischenstufen, die von manchen Autoren mit eigenen Namen belegt wurden. Als solche Bezeichnungen seien einige hier genannt: Papulöses Erythem, Bläschen und Blasenerythem, pustulöses Erythem, Urticaria bullosa, Papula vesiculosa oder Seropapula, Papula pustulosa, crustosa, squamosa, Tuberculum ulcerosum, Vesicopustula usw.

Wir pflegen als für die Diagnose wichtig, darauf zu achten, welche Efflorescenzform das Höhestadium der Entwicklung bei einer bestimmten Krankheit darstellt und unterscheiden daher Krankheitsbilder, in welchen der Fleck, das Knötchen, Bläschen, die Blase oder Pustel die Acme des Prozesses bezeichnet. Der klinische Höhepunkt einer Dermatose ist nicht immer identisch mit der Acme des pathologisch-anatomischen Vorganges. Wir bezeichnen als den klinischen Kulminationspunkt eines akuten Ekzems das Stadium des reichlichen Nässens (Eczema madidans), in dem Hyperämie, Schwellung und Entleerung von Exsudat an die Oberfläche höchstentwickelt auftreten. Als anatomischen Höhepunkt einer exsudativen Entzündung gilt aber das Bläschen und dieser Höhepunkt ist in dem Momente überschritten, in dem die Bläschendecke platzt und das nässende Rete zutage tritt. Wie oben erwähnt, ist beispielsweise der alte Name Lichen für Exanthemformen gebraucht, deren höchstentwickelte Morphe das Knötchen vorstellt. Nach mehr oder minder langem Bestande dieses Höhestadiums treten regressive Veränderungen auf, welche dann zur Ausbildung der sekundären Efflorescenztypen führen. Aus einem Lichenknötchen wird aber kein Bläschen, keine Pustel.

Man hat sich auch vor Augen zu halten, daß die gleichen Efflorescenzformen durch verschiedene Ursachen entstehen können, daher für die Diagnosestellung das Vorhandensein bestimmter Morphen nicht genügt, wie dies schon HEBRA betont hat.

Für die Differentialdiagnose von Dermatosen genügt aber ebensowenig die alleinige Eruierung des ätiologischen Faktors.

In erster Beziehung sehen wir z. B. die gleichen Knötchenformen durch Tuberkulose, Syphilis, Lepra, Insektenstiche, Eitererreger, Neubildungen usw. entstanden und andererseits kann das gleiche ätiologische Moment zu sehr differenten Erscheinungen auf der Haut führen. Es sei nur an die Variabilität der Hauterscheinungen bei Syphilis, Tuberkulose, Eiterungsprozessen und Vergiftungen hingewiesen.

Eine weitere klinisch sehr auffällige Veränderung erfahren Krankheitsherde durch ihre *Ausbreitung* in die benachbarte gesunde Umgebung.

Die Vergrößerung eines Krankheitsherdes kann auf zweierlei Art vor sich gehen: durch *Wachstum* der einzelnen Efflorescenz oder durch Angliederung neuer Eruptionen: *Apposition.*

Während bei manchen Krankheiten die Efflorescenzen in der Größe und Ausdehnung ihrer Entstehung verharren, vergrößern sich bei anderen Dermatosen die ursprünglichen Efflorescenzen durch „peripheres Wachstum". Die Feststellung des peripheren Wachstums ist deshalb für die Diagnose von großer Bedeutung. Sie spielt auch bei der Ausbreitung der Krankheitsherde über größere Anteile der Hautoberfläche eine wichtige Rolle. Die Vergrößerung einer Einzelefflorescenz in der Fläche geschieht meist gleichmäßig in allen Richtungen der Radien, so daß die Abgrenzung gegen die normale Haut eine ungefähr kreisförmige Linie wird. Wir bezeichnen eine kreisförmig begrenzte Efflorescenz als scheibenförmig. Die Scheiben können durch Vorschieben ihres peripheren Anteiles sich stetig vergrößern bis auf viele Zentimeter Durchmesser. Da das Zeichen des Wachstums eine nach außen konvexe Begrenzung der Efflorescenz darstellt, so können wir auch bei einmaliger Beobachtung wachsende Krankheitsherde von stabilen leicht unterscheiden, wenn wir ihre Ränder genauer untersuchen. Ein konvex gekrümmter Kontur, von frischem Erythem gesäumt, zeigt uns z. B. an, daß der betreffende Psoriasisherd im Begriffe ist, sich weiter auszudehnen, zu wachsen. Die äußeren Randpartien eines wachsenden Krankheitsherdes besitzen stets die Eigenschaften einer frisch entstandenen Efflorescenz. Wenn einige benachbarte Krankheitsherde wachsend sich vergrößern, so kommen sie häufig zu gegenseitiger Berührung. Die beiden Scheiben fließen zusammen, an der Kontaktstelle finden wir niemals eine erhöhte Intensität der pathologischen Veränderungen und so entstehen durch Zusammenfluß von Scheibenformen im weiteren Biskuit-, Kleeblatt- und Vierpaßformen oder auch größere Krankheitsherde, deren Begrenzung durch nach außen konvexe Bogensegmente gebildet wird, ein Bild, das wir bei vielen Dermatosen, besonders aber bei der Psoriasis vulgaris sehr häufig antreffen. Die von den bogigen Rändern umschlossene Fläche erscheint gleichmäßig verändert.

Sind diese Scheiben sehr zahlreich, so fließen sie vielfach ineinander und bedecken oft große Hautpartien z. B. den halben Thorax. Das Krankheitsbild bekommt damit eine landkartenähnliche Zeichnung, der in dem Namen „Psoriasis geographica" festgehalten ist. Da die Erdteilbegrenzungen der Landkarte aber durchaus nicht aus konvexen Bogenteilen zusammengesetzt sind, ist dieser Vergleich nicht sehr zutreffend.

Bei extremen Fällen kann schließlich die ganze Hautoberfläche durch die konfluierenden Krankheitsherde bedeckt werden; es kommt zur universellen Ausbreitung.

Wir wollen hier auf die Ursache der Entstehung von Kreis- und Scheibenformen näher eingehen. Wir finden häufig die Angabe, daß sich das periphere Fortschreiten von Hauterkrankungen auf dem Wege der Lymphbahnen abspielt, eine Vorstellung, die für manche Fälle zutrifft, für die Mehrzahl der scheibenförmigen Ausbreitung aber unrichtig ist. Betrachten wir z. B. das Fortschreiten eines Erysipelherdes, so finden wir, daß seine konvexen Grenzen sich nach und nach oft an einem Tage mehrere Zentimeter weit in das Gesunde vorschieben, dabei aber der Hauptsache nach die kreisförmige Begrenzung des Herdes beibehalten, manchmal aber auch zackige Ausläufer formieren, wie die Fackeln der Sonnencorona. Die abführenden Lymphwege und die Lymphdrüsen der betreffenden Region lassen dabei keinerlei Beteiligung erkennen, ganz ähnlich wie bei Psoriasis, Erythema multiforme und manchen anderen Dermatosen. Schon klinisch ist es also falsch anzunehmen, daß die Lymphbahnen die Wege des Erysipelerregers, resp. anderer Krankheitserreger darstellen. Die Ausbreitungsweise dieser Krankheiten entspricht weder dem anatomischen Verlauf der größeren Lymphgefäße, noch der Anordnung der capillaren Lymphbahnen, die ja keineswegs von einem Punkte der Hautoberfläche radiär nach allen Richtungen gleichmäßig ausstrahlen oder in der Richtung der Ausläufer liegen, wie es sein müßte, wenn man die kreisförmige Begrenzung der Krankheitsherde durch die Wanderung der Organismen in diesen Bahnen erklären wollte.

Die Anfänge der Lymphgefäße sind uns durch MAC CALLUM bekannt geworden. Was peripher davon gelegen ist, kann nicht mehr als zum Lymphgefäßsystem gehörig angesehen werden. Die Flüssigkeit, die sich zwischen den Zellen der Gewebe, der Cutis und der Epidermis befindet, ist ebensowenig mit Lymphe wie mit Blutserum identisch. Die Gewebsflüssigkeit, deren Rolle für die Ernährung der Zellen von physiologisch wichtigster Bedeutung ist — sie führt ja, aus den Blutgefäßen stammend, den Geweben die Nährstoffe und vor allem den Sauerstoff zu und nimmt die Abbauprodukte der Zellen auf, um sie schließlich an die Lymphgefäße abzugeben —, ist in ihrer Zusammensetzung von Serum, Blutplasma und auch von der Lymphe zu unterscheiden.

Die Räume zwischen den Gewebselementen können also weder anatomisch noch funktionell als Anfangskanäle der Lymphwege bezeichnet werden; sie sind inkonstante Spalten, die einmal durch die Intracellularflüssigkeit gefüllt, deutlich nachweisbare Räume darstellen, häufig aber völlig verschwinden, wenn die Intercellularflüssigkeit fehlt, wobei die benachbarten Zellen sich eng aneinanderschließen. In diesen intercellulären Räumen, die in jedem Organgewebe vorhanden sind, den *Gewebs- oder Strukturspalten,* ist für Krankheitserreger aller Art die Möglichkeit gegeben, ungehindert nach allen Richtungen vom ursprünglichen Krankheitsherde aus, zu wandern und so die kreisförmige Begrenzung gegen das Gesunde hin zu verursachen. Dies gilt nicht bloß für die Infektionskrankheiten, die durch Bakterien oder andere Lebewesen verursacht sind, sondern auch für viele toxische Erkrankungen (Insektenstiche, Bakterienprodukte, Pyocyanose usw.) und für viele Krankheiten, deren Ätiologie und noch unbekannt ist. Selbst maligne Neubildungen wie das Carcinom schieben ihre Zellzüge in den Gewebsspalten gegen das Gesunde vor. Die Tendenz der Mikroorganismen, auf künstlichen Nährböden Kulturen in Scheibenform zu bilden, entspricht der Wachstumsform vieler Hautkrankheiten — mögen sie nun in der Cutis oder Epidermis ablaufen. Für die in der Oberhaut sich abspielenden mykotischen Erkrankungen (Favus, Trichophytia superficialis, Pityriasis versicolor, Erythrasma, Tinea imbricata usw.) ist diese Analogie sofort ersichtlich, weniger deutlich, aber immerhin erkenntlich bei vielen im Bindegewebe der Cutis verlaufenden Krankheitsprozessen. Auch hier wird die Wanderung der Krankheitserreger leicht verständlich, wenn wir an lebende, sich vermehrende Erreger (Bakterien, Plasmodien usw.) denken. Weniger leicht ist das kontinuierliche Fortschreiten eines Krankheitsagens toxischer Natur, das also keine Vermehrungsfähigkeit besitzt, zu erklären. Wir verfügen nur über Vermutungen. Durch klinische Beobachtungen ist aber sichergestellt, daß gewisse Gifte, Enzyme, Produkte der Giftdrüsen von Pflanzen und Tieren ebenso kreisförmige Progredienz der Herde erzeugen.

Die Anschauung, daß der Transport von flüssigen oder corpusculären Stoffen in den Geweben immer nur durch die Lymphbahnen erfolgt, entspricht ja keineswegs altbekannten Tatsachen.

Injiziert man einer jungen Katze in das Subcutangewebe der Rückenhaut gefärbtes, flüssiges Paraffin, so wird man dasselbe nach 1—2 Tagen unter der Haut der Bauchgegend auffinden, während in den regionären Lymphdrüsen keine Spur davon zu finden ist. Oder ein anderes bekanntes Beispiel: Eine zu kosmetischen Zwecken vorgenommene Einspritzung von Paraffin (mit zu niedrigem Schmelzpunkt) in die Cutis wird nach kurzer Zeit ein ungünstiges Resultat ergeben, da das Paraffin, der Schwerkraft folgend, in tiefer gelegene Hautpartien wandert.

Auch die Entstehung von Ringformen, die sich oft zu beträchtlicher Größe entwickeln (Erythema giganteum), wird nicht selten beobachtet. Bei den meisten der angeführten orbiculär oder annulär sich ausbreitenden Krankheiten fehlt jede Beteiligung des regionären Lymphapparates. Es gibt aber auch Fälle, in welchen neben der Ausbreitung in den Strukturspalten auch Infektion der Lymphbahnen erfolgt, z. B. bei Carcinomen und septischen Prozessen. Beim Primäraffekt der Syphilis finden wir das regionäre Wachstum und die Ausbreitung der Spirochäten in der Peripherie der Infektionsstelle regelmäßig mit der Infektion der abführenden Lymphwege und der regionären Drüsen vergesellschaftet, während bei den luetischen Exanthemen Roseola, annulärer Papeln, Gummen oder serpiginöser Gummenplaques, regionäre Lymphdrüsenschwellung fast immer fehlt.

Es gibt Krankheiten, bei welchen die Scheiben, während sie sich in der Peripherie ausbreiten, im Zentrum Involutionserscheinungen aufweisen. Die Folge dieser Erscheinung ist, daß Randpartien und Zentrum eines älteren Krankheitsherdes sich auffällig voneinander unterscheiden. Der fortschreitende periphere Anteil bildet dabei einen Ring um die zentralen Partien. Solche Krankheitsherde nennt man „annulär", „ringförmig".

Bei weiterem Fortschreiten erlangen die Ringe immer größere Durchmesser, benachbarte Ringe stoßen aneinander und ihre sich berührenden Randpartien schwinden, heilen ab, statt, wie man vermuten sollte, in intensiverer Weise sich auszuprägen. Es entstehen so bei Berührung zweier Ringe Achter-Kleeblatt- oder Vierpaßformen usw. und schließlich komplizierte Formen, schlangenförmige Bogenlinien, die sich bei genauerer Betrachtung immer als aus Kreissegmenten zusammengesetzt erkennen lassen. Da die einzelnen Bogensegmente an ihrer Außenseite die Zeichen der frischen Entstehung, an ihrer konkaven Innenseite aber die der Rückbildung aufweisen, so ist auch bei ihnen die Art der Entstehung aus ursprünglichen vollen Ringen leicht zu erkennen. Eine annulär sich ausbreitende Krankheit kann niemals universell werden.

Der zentrale Anteil kann verschiedene Formen der Rückbildung aufweisen und dadurch wird das Bild annulärer Krankheiten ein sehr mannigfaltiges. Tritt einfache Rückbildung auf, so ist das Zentrum wieder normal geworden, der normalen Haut gleich gefärbt. Bei vielen Erythemformen aber wandelt sich die ursprüngliche akute Hyperämie der frischen Efflorescenzen zunächst in passive Hyperämie um, so daß der helle, rosarote Hyperämiesaum mit dem lividen, fast violett gefärbten Zentrum scharf kontrastiert. Bei exsudativ entzündlichen Krankheiten, die in ihrem Höhepunkt zur Bläschen- oder Blasenbildung führen, wird die rückgebildete zentrale Stelle eventuell durch Trübung und Vertrocknung des Blaseninhaltes einsinken, durch Krustenbildung gekennzeichnet, die über Desquamation zum Normalwerden der Hautstelle führt. Da die Rückbildung eine gewisse Zeitspanne erfordert, finden wir z. B. bei Erythema multiforme an den fortschreitenden rosaroten hellen Ringsaum breit anschließend zunächst eine livid verfärbte, dann eine abgeblaßte, gelblich tingierte und im Zentrum evtl. schon eine normal gefärbte Hautzone.

Zuweilen treten in dem abgeheilten Zentrum der ringförmigen Efflorescenz neue Nachschübe auf, die ihrem Wesen nach den ersten Eruptionen gleichen. Diese Efflorescenzform wird mit „Iris" bezeichnet. Ein aus Bläschen bestehender derartiger Krankheitsherd heißt Herpes iris. Die annuläre Ausbreitungsform finden wir bei sehr verschiedenartigen Krankheitsprozessen; auch sie ist nur eine morphologische Besonderheit. Pilzkeime, die in der Hornschicht sich ansiedeln und weiter wachsen, zeigen ähnlich wie bei unseren Kulturen auf künstliche Nährboden meist die Tendenz, scheibenförmige oder ringförmige Herde zu bilden. Noch komplizierter wird das Bild, wenn auch die neue zentrale Eruption wieder ringförmig auswächst und so zwei oder auch mehrere konzentrisch angeordnete Ringe entstehen. Zuweilen findet man, daß eine ringförmige Plaque an einzelnen Partien nicht weiterschreitet sondern abheilt, so daß nur weiterwachsende Anteile als isolierte Bogensegmente übrigbleiben.

Eine seltene Wachstumsform finden wir bei Psoriasis und prämykotischem Exanthem manchmal in der Form, daß größere Bogensegmente auftreten, die nach beiden Seiten, der konvexen und konkaven, die Erscheinungen fortschreitender frischer Eruption aufweisen. Solche Formen sind durch Rezidiveruptionen auf Basis vorausgegangener annulärer Krankheitsherde bedingt.

Da diese Art der Ausbreitung nur einzelnen Dermatosen zukommt, ist sie nicht bloß für die Erklärung der polymorphen Erscheinungen von Wert, sondern auch für die Diagnosestellung sehr beachtenswert.

Für sich allein kann die scheiben- oder ringförmige Ausbreitung auch nicht als charakteristisches Symptom betrachtet werden, denn wir sehen sie bei akut und chronisch entzündlichen Erkrankungen, bei Neubildungen und Blutkrankheiten, bei infektiösen und toxischen Dermatosen. Auch Scheiben- oder Ringform sind nicht ausschließlich für spezielle Krankheiten charakteristisch. Die schon wiederholt angezogene Psoriasis z. B. kann in Ring- oder Scheibenform fortschreiten, ja manchmal finden wir beide Formen zugleich an unseren Patienten oder abwechselnd bei einer oder der anderen Eruption am gleichen Kranken.

Im Gegensatz zu dieser Ausbreitungsform durch Wachstum können auch *nicht wachsende* kleine Krankheitsherde, welche in Massen nebeneinander aufschießen, zur weiteren Ausbreitung der Krankheitsherde und gleichmäßigen Erkrankung größerer Hautpartien führen. Wir nennen diese Art der Vergrösserung von Krankheitsherden „Apposition". Ein Lichen ruber z. B., dessen Einzelefflorescenz immer ein kleines Knötchen vorstellt, kann schließlich durch Auftauchen immer neuer Knötchen zwischen den alten in mosaikartiger Aneinanderreihung auch zu weiter, ja zu universeller Ausbreitung führen.

Verschiedene Variationen, eventuell beide Ausbreitungsformen gleichzeitig auftretend, verändern das Krankheitsbild im weiteren Verlauf oft in typischer Weise.

Die Appositon finden wir namentlich bei Krankheiten ausgeprägt, deren Einzelherde sich selbst nicht oder nur geringfügig vergrößern, obwohl sie auch gelegentlich bei vergrößerungsfähigen Efflorescenzen vorkommt. Die meisten Lichenformen bestehen aus kleinen Knötchen (z. B. Lichen ruber planus), die zerstreut oder in kleinen Gruppen beisammenstehen. Tauchen bei späteren Schüben neue Knötchen am Rande der alten auf, so können größere Herde gebildet werden, die so dicht von ihnen besetzt sind, daß die Knötchen aneinanderstoßen, d. h. konfluieren, bis keine normalen Hautpartien zwischen den Knötchen auffindbar sind. Wir haben dann eine größere Plaque vor uns, deren Abgrenzung gegen die normale Umgebung nicht durch eine fortlaufende Linie, sondern durch Aneinanderreihung von frischen Knötchen aus Bogensegmenten zusammengesetzt erscheint, welche den Konturen der einzelnen Knötchen entsprechen. Dieses Bild besitzt Ähnlichkeit mit den Rändern von Blättern der Pflanzen, die wir als glattrandig, lappig, gekerbt, doppelt gekerbt usw. bezeichnen. Die zentralen Anteile solcher Herde erscheinen nach kurzer Zeit diffus verändert, d. h. die einzelnen Knötchen sind durch ihr enges Aneinanderrücken in der ursprünglichen Form nicht mehr erkennbar. Bei manchen Krankheiten findet bald auch eine Rückbildung der älteren Efflorescenzen statt, welche mit Niveau- und Farbenveränderungen einhergeht. So sinken z. B. die älteren Lichen ruber-Knötchen wieder in das Niveau der Haut zurück, verlieren ihre rosarote Färbung und lassen eine mehr minder intensiv braune Farbe (durch Pigmentablagerung) zurück. Solche Formen hat HEBRA mit dunklen, von Perlen umrahmten Gemmen verglichen: Gemmenformen. Im Verlauf anderer Krankheiten werden die Einzeleruptionen zwischen den älteren Knötchen in ihrer Umgebung massenhaft und dicht aneinandergereiht, daß große Hautstrecken diffus erkrankt erscheinen. Der Vergleich mit einem Mosaik, das aus lauter knapp aneinandergereihten kleinen Steinchen besteht und schließlich große Wandflächen decken kann, oder die Bedeckung einer Straße mit Granitwürfeln versinnbildlicht diese Ausbreitungsform durch „Apposition“.

Es ist begreiflich, daß als äußerste Konsequenz solche Eruptionen schließlich die ganze Haut betreffen, also gleichfalls zur universellen Ausbreitung führen können. Die Differentialdiagnose solcher universell gewordener „generalisierten“ Dermatosen ist dann äußerst schwierig. Solange wir aber noch einzelne normale Hautanteile finden, in denen sich isolierte oder an den Rändern frische Efflorescenzen nachweisen lassen, wird durch genaue Beachtung der primären Krankheitsformen die Diagnose sich leicht feststellen lassen.

Die eben beschriebenen Ausbreitungsformen geben auffallende und für die Diagnose verwertbare eigenartige Bilder, sie schließen aber einander nicht aus, so daß auch sie nur in beschränktem Masse als Charakteristica aufgefaßt werden dürfen.

Immerhin geben sie uns nähere Anhaltspunkte für die Erkennung des Verlaufs und gerade in dieser Hinsicht bietet das Studium auch dieser morphologischen Erscheinungen die Möglichkeit, das Entstehen, Werden, die Höchstentwickelung und das Vergehen der Krankheitsherde zu überblicken, den Gesamtverlauf der Krankheit zu erkennen und diagnostisch zu verwerten.

Sind wir in der Lage, eine Serie solcher Entwicklungsbilder aus dem gesamten Krankheitsbild auszulesen und ihrer zeitlichen Aufeinanderfolge entsprechend zu ordnen, dann gewinnen wir nicht bloß eine Übersicht über die vorhandenen Morphen, sondern ein meist lückenloses Verlaufsbild, das für viele Krankheiten ganz charakteristisch die Diagnose ermöglicht.

Im allgemeinen kann man sagen, daß bei vielen akuten Eruptionen, bei welchen die Entstehung der Efflorescenzen sich auf einen ganz kurzen Zeitraum (einige Stunden) zusammendrängt, z. B. bei der Variola, alle vorhandenen Efflorescenzen sich dem Beschauer ungefähr in dem gleichen Entwicklungsstadium präsentieren. Das Blatternexanthem beginnt mit Knötchen, die binnen 24 Stunden zur Eruption kommen und sich über die ganze Körperoberfläche ausbreiten. Am zweiten und dritten Tage wandeln sie sich in Bläschen um. Da nur am ersten Tage Eruption des Exanthems erfolgt, so werden an allen Efflorescenzen gleichzeitig die weiteren Umwandlungsformen zu finden sein. Bei den Varicellen dauert das Eruptionsstadium drei bis vier Tage und demgemäß findet man die Einzelherde in verschiedenen Altersstadien nebeneinander, also Knötchen neben voll entwickelten Bläschen — ein wichtiger Unterschied gegenüber Variola. Wir können also umgekehrt durch die Auffindung einer großen Zahl im gleichen Entwicklungsstadium befindlichen Efflorescenzen den Schluß ziehen, daß diese ungefähr gleichalterig sind und einer Eruption angehören. Bei Herpes Zoster z. B. finden wir im Gebiet der erkrankten Zone mehrere Herde, die im Laufe von wenigen Tagen nacheinander aufschießen. Jeder einzelne Herd enthält aber völlig gleichalterige Efflorescenzen auf gemeinsam geröteter Basis wie beim Herpes vulgaris. Die zuerst entstandene Gruppe wird gegenüber den um mehrere Tage später aufgetauchten weiter vorgeschrittene Entwicklungsphasen aufweisen. Die jüngste Gruppe Knötchen, die nächstälteren Bläschen, während an den ältesten der Inhalt der Bläschen bereits getrübt erscheint oder schon die Vertrocknung und Umwandlung in Krusten zu sehen ist.

Bei chronischen Krankheiten erfolgen die Schübe der Efflorescenzen unregelmäßig über längere Zeit verteilt, so daß wir bei Betrachtung oft alle möglichen Entwicklungsstadien unregelmäßig verteilt zu gleicher Zeit nebeneinander vorfinden, wie z. B. bei Ekzemen, wo neben frischen Knötchen und Bläschen, nässenden Stellen, Krusten- und Schuppenbildung unregelmäßig durcheinander gemengt, zu finden sind. Diese Polymorphie der Efflorescenzen gestattet den Schluß auf eine mehr protrahierte Verlaufsweise der Krankheit. Viele Hautkrankheiten sind durch eine bestimmte, uns bekannte Verlaufsweise ausgezeichnet, und so hilft diese Feststellung zur Sicherung der Diagnose. Mancherlei sekundäre Krankheitserscheinungen, Pigmentierungen, Hypertrophie, Licheninfikation, Narben, Atrophie usw. erfordern zu ihrer Entstehung längere Zeit und schwinden entweder nur langsam oder überhaupt nicht mehr. Solche Efflorescenzen geben uns den Beweis, daß vor längerer Zeit (Wochen, Monaten und Jahren) die betreffenden Hautstellen erkrankt gewesen sind. Bei der Prurigo z. B. sind auch in den eruptionsfreien Zeiten die Folgeerscheinungen des Kratzens allein, namentlich in ihrer Verteilung so charakteristisch, daß sie schon bei einmaliger Betrachtung des Kranken die Diagnosestellung zulassen.

Es ist ferner zu bemerken, daß der akute Verlauf der Einzelefflorescenz nicht immer den akuten Gesamtverlauf der Krankheit bedingt. Die entzündlichen Efflorescenzen des Ekzem z. B. zeigen eine kurze (akute) Verlaufsperiode. Durch die Wiederholung, das immer wieder Neuauftreten der gleichartigen Efflorescenzformen in dem ursprünglich erkrankten Gebiet oder an benachbarten Stellen gestaltet sich der Gesamtverlauf der Krankheit zu einem chronischen. Ekzeme können aber auch dadurch chronisch werden, daß es infolge der sich wiederholenden akuten Eruptionen nicht zur völligen Rückbildung kommt, sondern Dauerveränderungen entstehen (Pachydermie, Lichenifikation), d. i. chronisches Ekzem *κατ' ἐξοχην*. Sehr in die Augen springend ist dieser Unterschied bei Urticaria, deren Gesamtverlauf entweder akut oder auch äußerst chronisch sein kann. Selbst bei monatelang bestehender Urticaria besteht das Krankheitsbild nur aus Quaddeln, die bekanntlich ganz flüchtige Efflorescenzen darstellen; gelegentlich findet man auch Excoriationen und ihre Folgen.

Ähnlich kennen wir Ekzemkranke, die durch Jahre hindurch immer neue akute Ekzemausbrüche erleiden, wodurch der Gesamtverlauf der Krankheit eminent chronisch wird — wir nennen so verlaufende Fälle „Ekzematosis". Wir kennen auch viele Hautkrankheiten chronischer Art, bei welchen der Verlauf der Einzelefflorescenzen selbst ein chronischer ist (Psoriasis, gyrierte Syphilide, Tuberkuloseformen, Tumoren). Bei der Beurteilung des Verlaufs spielen die sekundären Krankheitsformen eine mehr oder minder wichtige Rolle.

Für den Diagnostiker lassen sich die Hautkrankheiten von vornherein in zwei Gruppen teilen, von denen die eine abheilt mit restitutio ad integrum, die andere aber mit Zerstörung der Haut, wodurch Narbenbildung oder Atrophie als bleibende Veränderung gesetzt werden. — Ein Unterschied, der sehr leicht festzustellen ist und die Differentialdiagnose wesentlich erleichtert.

Für das Zustandekommen verschiedener eigenartiger klinischer Bilder sind auch die Epidermiseinsenkungen der Haut, die Drüsen und Haarbälge maßgebend, und zwar sowohl durch ihre anatomischen als funktionellen Eigenschaften.

Zunächst sind die *Talgdrüsen* durch ihre bestimmte Verteilung an den Körperregionen und durch ihre Blutversorgung aus dem subpapillaren Capillarnetz ausgezeichnet. Da sie disseminiert angeordnet sind, verursacht ihre Erkrankung anfangs immer das Auftreten zerstreuter Herde, zwischen welchen gesunde Hautanteile liegen und ihre Erkrankungen sind auf jene Teile des Körpers beschränkt, welche Talgdrüsen besitzen. Nur dort, wo die Talgdrüsen dichter angeordnet sind, entwickeln sich gewisse Krankheitsbilder, wie z. B. Acne. Das die Talgdrüsen und Haarbälge umspinnende und ernährende Capillarnetz wird von der subpapillaren Gefäßschichte aus versorgt, ein Übergreifen von Krankheiten ist auf diesem Wege leicht möglich; wir finden deshalb Oberflächenerkrankung mit Talgdrüsenaffektionen häufig kombiniert, namentlich bei entzündlichen Prozessen. Zur Vereiterung führende periglanduläre Entzündung führt zur Perforation des Absceßinhaltes nach außen in der Nachbarschaft des Ausführungsganges durch die Epidermis, wodurch die oben besprochenen sekundären „Pusteln" entstehen.

Das Sekret der Talgdrüsen, aus zum Teil verfetteten Zelltrümmern bestehend, wird physiologisch in geringer Menge stetig an die Oberfläche entleert, es besorgt die Einfettung der Haare und der Hornschichte. Eine Alteration der Sekretion im Sinne von Überproduktion oder Verringerung wird demnach eine Schwankung in der Einfettung der Oberfläche nach sich ziehen (Sekretionsanomalie), geschieht dies in verstärktem Maße, so sprechen wir von Seborrhöe oder bei Verminderung von Asteatosis, Xerosis. Das Talgdrüsensekret, das weicher Butter in seiner Konsistenz gleicht, kann pathologisch in härterer Form oder dünnflüßig ölig geliefert werden. Im ersteren Falle wird seine Entleerung durch den Ausführungsgang erschwert, es kommt zu praller Füllung der Drüse, die dann oft als weißes hartes Cystchen durchscheint und zu tasten ist. Nicht selten verursachen im Ausführungsgang ablaufende Verhornungsanomalien Pfropfbildung (Comedonen), die zur Sekretstauung führt; durch Kompression kann der Comedo, dessen oberster Anteil häufig schwärzlich verfärbt erscheint, ausgetrieben werden, und ihm folgt das dicke, weiße Sekret — Mitesser.

Sekretionsanomalie und Comedonenbildung sind häufig die Vorläufer von Entzündungsprozessen, speziell der Acne. Bei übermäßiger öliger Talgsekretion kommt es zur Ansammlung auf der Hornschicht, die dann fettig glänzt, oder an den Haaren, welche durch das Sekret zu Büscheln aneinandergeklebt werden

(Seborrhoea oleosa). Zu dichtes Sekret lagert sich in Form von grauweißen, fettigen Schuppen auf (Seborrhoea sicca). Seborrhoische Haut disponiert, ebenso wie zu trockene, zu verschiedenen Erkrankungen.

Von den Talgdrüsen gehen epitheliale Geschwülste aus, wie Talgcysten, Adenome, Carcinome.

Auch die Schweißdrüsen können in allen ihren Teilen Ausgangspunkte von lokalen Erkrankungen werden. Das ihre Knäuel umspinnende Netz von Blutcapillaren wird von den Blutgefäßen der Subcutis versorgt, ihr Ausführungsgang von der Papillenblutbahn. Infolge des tieferen Sitzes der Drüsenknäuel in den unteren Cutislagen und im Subcutangewebe finden wir im Beginn ihrer Erkrankungen meist kleine Knötchen eventuell Abscesse, die nicht vorragen, aber tastbar sind. Ihre Abscesse nehmen häufig größeren Umfang an, wölben dann die Oberfläche knotenförmig vor und perforieren nach außen; häufig kommt es dabei zur Infektion der benachbarten Lymphdrüsen und Abszedierung (Hydrosadenitis axillaris). Ähnlich verhalten sich ihre seltenen Geschwustbildungen.

Funktionelle Störung ihrer unter direktem Nerveneinfluß stehenden Sekretion kommt als Hyperidrosis und Anidrosis vor, welche wir auf einzelne Regionen beschränkt oder allgemein auftretend kennen.

Auch die Schweißsekretion kann qualitativ verändert sein und gibt dann zu mannigfachen Erscheinungen Anlaß (Chromidrosis, Bromidrosis). Abundante Schweißabsonderung ist häufig Ursache von Maceration und Reizung sich berührender Hautpartien durch Zersetzung, Bakterienwucherung usw.

Am häufigsten sehen wir lokale Erkrankungen an den großen apokrinen Schweißdrüsen der Achselhöhle und Genito-analgegend.

Sowohl die starken Haare der Kopf- und Gesichtshaut, der Achselhöhlen und Genitalgegend, als auch die kleinen Lanugohaare sind häufig der anatomische Ausgangspunkt für lokale Krankheitsprozesse, die durch die Verteilung und Anordnung der menschlichen Behaarung charakteristische Lokalisation aufweisen. Die Haare, sowie ihre epithelialen Scheiden sind oft Sitz von pflanzlichen Parasiten, Schizomyceten und Bakterien und erzeugen wohlcharakterisierte Krankheitsbilder, Sycosis staphylogenes, Sycosis trichophytica, Favus, Herpes tonsurans u. a.

Die Haare selbst unterliegen pathologischen Veränderungen, die ihre Form, Farbe, Luftgehalt, Oberfläche, Festigkeit usw. betreffen. Bei einigen Prozessen kommt es zu übermäßiger oder zu geringer Haarentwicklung (Hypertrichosis, Oligotrichosis, Atrichie usw.). Bei Krankheiten können die Haare in einer den normalen Haarwechsel weit überschreitenden Art zum Ausfall kommen (Defluvium dispersum) oder an circumscripten Stellen abgestoßen werden (Alopecia areata), der Haarverlust kann dauernd oder nur zeitweilig in Erscheinung treten.

Auf eine genauere Besprechung der die Haare betreffenden Krankheitserscheinungen kann hier nicht eingegangen werden. Wir verweisen diesbezüglich und betreffs der Krankheiten der Nägel auf die ausführlichen Erörterungen im speziellen Teil dieses Handbuches.

Die Tendenz, in der Namensgebung womöglich die Eigenart einer Dermatose anzudeuten, hat im Verlauf der Zeit zu einer Fülle von Krankheitsnamen geführt, die geradezu verwirrend wirkt. Manche sehr alten Krankheitsnamen sind noch im Gebrauch, viele sind verschwunden und mit Fortschreiten unserer Erkenntnisse sind Synonyma eliminiert und durch zutreffendere Bezeichnungen ersetzt worden — so Tinea, Porrigo, Mentagra u. v. a. Seit längerer Zeit ist die Beifügung eines Epithetons üblich, das zur Unterscheidung von ähnlichen Formen dienen soll.

Solche Beiwörter beziehen sich auf morphologische, anatomische, physiologische oder ätiologische oder andere Momente. Wir wollen als Beispiele außer den oben schon genannten Namen und Bezeichnungen eine Anzahl der gebräuchlichsten anführen — sie sind meist leicht verständlich. Für *diskret* einzelstehend werden gebraucht: solitarius, sparsus, intertinctus, punctatus, monocarpus u. a., für zusammenhängend *confertus*: confluens, aggregatus, diffusus. Das Wort Gyrus, gyratus bezeichnet Kreissegmente, wofür auch serpiginosus häufig gebraucht wird. Scutulatus oder scutiformis heißt schild- oder schüsselförmig. Variegatus bezeichnet fleckig, laevigatus gleichmäßig gefärbt.

Auf Form und Größe beziehen sich: planus, acuminatus, papillaris, verrucosus, nodularis, linearis, marginatus, tuberosus, centrifugus, areatus, tonsurans, tumidus, fungoides, moniliformis, siccus, madidans, exulcerans, coniformis, fimbriatus u. a.

Auf Farbe: albidus, flavescens, nigricans, melanodes, coeruleus.

Auf Verlauf: inveteratus, fugax, ephemerus, volaticus, perstans neben acutus und chronicus.

Auf Alter und Geschlecht: neonatorum, juvenilis, senilis, adultorum, puerilis, virilis, muliebrum usw.

Auf Lokalisation: faciei, frontalis, larvalis, labialis, cervicalis, pectoralis, palmaris, plantaris, brachialis, abdominalis usw.

Auch das geographische Vorkommen wird häufig als Beiwort angefügt: tropicus, asturiensis, sibiricus, septemtrionalis usw.

Auf Ätiologie: hereditarius, acquisitus, uterinus, hepaticus, seborrhoicus, tuberculosus, scrophulosus, contagiosus, staphylogenes, streptogenes, lueticus, leprosus, toxicus, anaphylacticus, allergicus usw.

## Lokalisation.

Ein wichtiges und eigenartiges Verhalten zeigt die Verteilung der Krankheitsherde an der Haut — die Lokalisation. Die Erklärung der Erscheinung, daß bestimmte Dermatosen, seien sie über ausgedehnte Flächen ausgebreitet oder nur vereinzelt auftretend, häufig, ja bei manchen Krankheiten ganz regelmäßig immer ganz bestimmte Hautanteile befallen, ist nicht auf einheitlicher Grundlage zu geben. Es spielen dabei eine ganze Reihe von Ursachen eine maßgebende Rolle, und bei manchen Lokalisationsarten bleibt uns das veranlassende Moment vorläufig noch völlig unklar.

Neben Konstitution, Vererbung, Anlagsanomalien, Stoffwechsel- und hormonalen Störungen, Erkrankungen innerer Organe und Immunitätsvorgängen schaffen anatomische und funktionelle Faktoren, äußere Einwirkungen, traumatischer, chemischer, aktinischer Art, Temperatureinflüsse, Parasiten pflanzlicher und tierischer Natur u. a. direkt oder mittelbar die Grundlage für die verschiedenartigen Lokalisationserscheinungen. Wir wollen die häufigsten Lokalisationen und ihre Ursachen, soweit sie bekannt sind, anführen.

Von vornherein wäre zu vermuten, daß bei Erkrankung des Gesamtorganismus auch die Haut krankhafte Erscheinungen zeigen werde. Dies ist auch bei einer Reihe von Allgemeinkrankheiten der Fall — bei anderen aber nicht, in derselben Weise, wie auch andere Organe bei gewissen Allgemeinkrankheiten in Mitleidenschaft gezogen oder verschont bleiben können. In den Fällen, in welchen die Haut beteiligt erscheint, ist sie aber nur selten in ihrer ganzen Ausdehnung verändert, sondern zeigt nur teilweise Veränderungen. In der Regel finden wir dann über die ganze Haut zerstreute Einzelherde, die durch gesunde Hautpartien voneinander getrennt sind, z. B. bei der Variola, und auch hier sind einige Körperregionen, z. B. das Gesicht reichlicher befallen. Die im

Prodromalstadium der Variola vorkommenden Erytheme sind, obwohl durch die gleiche Krankheit erzeugt, völlig abweichend nur an gewissen Stellen (Schenkeldreieck) lokalisiert (SIMON). Bei Masern erfolgt die Eruption der Flecke und Knötchen zuerst an den Seitenflächen des Gesichtes und des Halses und verbreitet sich absteigend über den übrigen Körper; bei Scharlach vom Gesicht ausgehend — und dort die Umgebung des Mundes aussparend — überzieht die rasch konfluierende erythematöse Rötung den ganzen Körper. Bei Typhus abdominalis, Febris exanthematica, bei Sepsisformen sehen wir die spärlicheren Einzelherde hauptsächlich am Stamm und an den Beugeseiten zerstreut. Toxische Allgemeinwirkungen erzeugen Exantheme sehr verschiedener Ausbreitung und Verteilung. Chronische Infektionskrankheiten, wie die Syphilis, die Lepra bevorzugen gleichfalls bestimmte Regionen an Haut und Schleimhäuten, und zwar in gewissen Stadien der Erkrankung immer dieselben. Die ersten Exantheme der Syphilis z. B., als makulöse oder papulöse Formen auftretend, sind vorwiegend am Stamm disseminiert, während die Rezidivformen des Sekundärstadiums (Papeln) häufiger nur regionär begrenzte Hautanteile befallen (Gesicht, Flachhand, Fußsohle, Haargrenze, Mundschleimhaut usw.). Auch Blut- und Stoffwechselkrankheiten zeigen in der Lokalisation ihrer cutanen Erscheinungen häufig Eigenart — ebenso wie die verschiedenen Tumoren und lokalen Infektionskrankheiten (leukämischen Geschwülste, Mycosis fungoides, Carcinome, Sarkome, Lupus, Rhinosclerom, Acne varioliformis, um nur einige Beispiele zu nennen).

Schon die anatomischen Verhältnisse der Haut, vor allem ihre Gefäß- und Nervenverteilung, die Verteilung der epithelialen Einlagerungen, der Drüsen und Haare lassen es erklärlich erscheinen, daß Dermatosen nicht immer gleichmäßig an der Haut verteilt auftreten. Wodurch aber bei Allgemeinerkrankungen ganz bestimmte Regionen regelmäßig befallen sind, kann nicht restlos aufgeklärt werden. Offenbar ist auch die Art des Krankheitserregers dabei von bestimmenden Einfluß.

Die *symmetrische Lokalisation* von Dermatosen ist ein häufiger Befund und ein fast regelmäßiger bei disseminierten Exanthemen verschiedenster Art. Wir erklären uns diese Erscheinung der Hauptsache nach dadurch, daß die Haut ein symmetrisch angelegtes Organ darstellt und an symmetrisch gelegenen Stellen gleiche anatomische und biologische Verhältnisse vorliegen, z. B. bezüglich der Versorgung mit Blut, der Innervation, Drüsenfunktion und auch hinsichtlich der Einwirkung äußerer Schädlichkeiten die gleichen Bedingungen bieten.

Aber auch bei anderen Krankheiten, für welche wir eine lokal wirkende Ursache annehmen, finden wir so häufig Symmetrie, daß es uns eher auffällig erscheint, wenn wir eine Dermatose nur einseitig asymmetrisch lokalisiert finden.

Als Typus einer solchen sei der Herpes zoster angeführt, der nicht bloß halbseitig, sondern auch auf das Versorgungsgebiet eines peripheren Nerven beschränkt bleibt. Halbseitige Lokalisation sehen wir ferner bei Bildungsanomalien, im Embryo angelegten Krankheiten wie Naevi usw. Bei Krankheiten, welche als Folge von Störungen im Nervensystem auftreten, spricht die Symmetrie für eine im Zentralorgan sitzende Läsion, während die halbseitige Erkrankung auf eine im Verlauf der peripheren Nerven entstandene Erkrankung hinweist, wie dies für den Herpes zoster von BÄRENSPRUNG zuerst nachgewiesen worden ist.

Von den zahlreichen Lokalisationsvarietäten ist die ausgeprägte Bevorzugung der Streckseiten der Extremitäten und des Rückens ein nicht seltenes Vorkommnis. Ichthyosis, Prurigo und Erythema multiforme, Purpura rheumatica u. a. befallen mit Vorliebe diese Hautpartien und lassen die Beugeseiten der großen Gelenke unbeteiligt. Die beiden ersteren sind in erster Kindheit beginnende und meist durch das ganze Leben währende Krankheiten, während das Erythema multiforme und die Purpura rheumatica, die den Charakter einer meist akut verlaufenden Infektionskrankheit zeigen, immer im späteren Leben akquiriert werden.

Die Haut der Streckseiten der Extremitäten und des Rückens ist im allgemeinen derber als die der Beugeseiten, sowohl in ihrer Lederhaut als auch in ihrer Epidermis, vor allem der Hornzellenschichte. Bei Vierfüßlern sind diese Hautanteile der Einwirkung der Außenwelt stärker ausgesetzt, wir finden sie mit Schutzmitteln reicher ausgestattet: Dichte Behaarung meist dunkler Färbung, Hornpanzer, Schuppenschilder u. ä. machen diese Hautstellen widerstandsfähiger als die gedeckt getragenen Beugeflächen. Die Ähnlichkeit der mit Hornauflagerungen besetzten Haut eines Ichthyosiskranken mit Reptilien- und Amphibienhaut ist schon im alten Namen dieser vererbbaren Krankheit zum Ausdruck gebracht, und so wird die Ichthyosis von manchen Autoren als Rückschlagsbildung, atavistische Erscheinung aufgefaßt.

Nicht so ausgesprochen bevorzugt auch die Psoriasis die Streckseiten der Extremitäten. Andere Hautkrankheiten finden wir regelmäßig an Kontaktstellen der Haut und an den Beugeseiten allein oder vorzugsweise lokalisiert. So Eczema marginatum und Erythrasma, Acanthosis nigricans u. a. auch bei diesen Krankheiten an symmetrischen Hautpartien.

Die seit alten Zeiten bekannte Beobachtung, daß Eruptionen verschiedener Krankheiten mit Vorliebe auf vorher gereizten Hautpartien erscheinen, erklärt uns manche klinische Eigentümlichkeit. „Syphilis und Reizung" besagt, daß Syphilide der Sekundärperiode mit Vorliebe auf durch vorausgegangene krankhafte Veränderungen geschädigten Hautstellen in Erscheinung treten.

Solche Stellen sind weniger widerstandsfähig, man hat sie als „locus minoris resistentiae" bezeichnet. Sie sind gegen allerlei Reize „überempfindlich" oder „sensibilisiert", es besteht „Krankheitsbereitschaft" (Kreibich). Diese Sensibilisation kann durch allgemeine Einflüsse, durch cutane Veränderungen oder durch äußere Momente bedingt sein und daher sich auf die ganze Hautoberfläche oder nur auf einzelne Regionen erstrecken. Allgemein bekannt ist z. B. das Auftreten der Variolaefflorescenzen in dicht gedrängter Anordnung auf Hautstellen, die vor der Eruption derVariola durch Druck von Strumpfbändern und anderen Kleidungsstücken beeinflußt waren, oder auf ekzematösen Stellen usw. Durch die Kuhpockenimpfung wird eine Allgemeinreaktion hervorgerufen. Bei dem Vorhandensein eines Ekzems bei dem Impfling entstehen dort Impfpusteln. Für die Vaccination gilt aus diesem Grunde die Regel, daß Kinder, die mit Ekzem behaftet sind, der Impfung nicht unterzogen werden sollen. Papulöse Syphilide lokalisieren sich mit Vorliebe auf chronisch hyperämischen oder entzündlich gereizten Hautstellen. Aber auch andere Krankheiten, wie Pemphigus, Lichen ruber, Psoriasis lokalisieren sich auf gereizten Hautstellen häufig. Es genügt oft ein geringer Rest einer abgelaufenen entzündlichen Reizung, um Eruptionen zu veranlassen, z. B. Kratzeffekte für Psoriasis, Lichen ruber, Syphilis papulosa. Dies erklärt uns auch derartige Lokalisationen auf tätowierten Stellen. Als Gegenpart der Sensibilisierung sehen wir auch Desensibilisierung der Haut unter gewissen Umständen auftreten (Variola, Vitiligo usw.), so daß an solchen Stellen Krankheitserscheinungen ausbleiben, während die Umgebung befallen wird.

Anatomische Grundlagen für die Lokalisation verschiedener Hautkrankheiten kommen vielfach in Betracht. Follikuläre Krankheiten sind in ihrer Lokalisation an das Vorkommen von Drüsen und Haaren gebunden. Zur Pubertätszeit, in welcher Haare und Drüsen die volle Entfaltung in Funktion und Wachstum erreichen, sind follikuläre Affektionen besonders häufig, wie die Acne vulgaris, die hauptsächlich im Gesicht und an den oberen Teilen des Stammes auftritt. Manche Krankheiten sitzen an den starken Kopf- und Barthaaren, andere an den kleinen Lanugohaaren des Stammes und der Extremitäten, sind also durch ihre beschränkte Lokalisation gekennzeichnet. Erkrankungen der großen aprokrinen Schweißdrüsen finden sich nur an den wenigen Stellen ihres Vorkommens (Axillar- und Genitoanalregion).

Erfahrungsgemäß schaffen auch gewisse an der Grenze des Physiologischen stehende Eigenschaften der Haut oder krankhafte Funktionen eine Disposition für Dermatosen.

Hierher gehören die das gewöhnliche Maß übersteigende Produktion von Hautfett (Seborrhoe) und die zu geringe Einfettung der Haut derselben (Xerosis, resp. in höherem Grade die Ichthyosis, die Hyper- und Anhidrosis).

In beiden Fällen ist die Haut überempfindlich gegen äußere Reize. Als Beispiele seien erwähnt das Eczema seborrhoicum und die Acne, die sich in den talgdrüsenreichen Partien lokalisiert, sowie die Neigung zu rezidivierenden Ekzemen bei xerotischen und ichthyotischen Individuen hauptsächlich an den von der Ichthyosis freigelassenen Beugeseiten.

Bei manchen angeborenen oder im Embryo angelegten Krankheiten ist die Lokalisation durch die *embryonale Wachstumsrichtung* bestimmt. Selbst beim Erwachsenen ist die Spannungs-, resp. *Spaltrichtung* für Form und Anordnung der Efflorescenzen von Einfluß (elliptische Form mancher sonst scheibenförmiger Krankheitsherde).

Die anatomische Anordnung der größeren Blutgefäße der Haut wie auch ihre Versorgunsgebiete, wie sie von Manchot und Spalteholz genauer erhoben worden sind, kommen in den klinischen Krankheitsbildern nur selten zum Ausdruck, am meisten noch bei den Blutgefäßnävis. Der Grund dafür liegt in der weitgehenden Konfluenz der Capillarnetze. Der Verschluß einer Arterie z. B. durch einen Embolus, der an anderen Organen mit schwersten Ernährungsstörungen einhergeht (Endarterien), schädigt die entsprechende Hautstelle in der Regel nur geringfügig, weil auf dem Wege der Anastomosen für die Blutversorgung aus benachbarten Regionen gesorgt wird. Nur bei der Embolie der Arteria poplitea sehen wir zuweilen eine scharfe Abgrenzung der Gangrän nach oben, entsprechend dem Rande des Rete arteriosum articulare genu oder an den Endphalangen der Finger.

Wichtig für die Lokalisation ist aber vor allem die Lage der mächtigen Capillarnetze im subcutanen Fettgewebe, in der Papillarschichte und an den Haarbälgen und Drüsen.

Wenn wir von den seltenen nävusartigen Lymphangiomen absehen, beeinflußt das Lymphgefäßsystem die klinischen Bilder nur in geringem Maße.

Strangartige Lymphangitis zeigt uns den Weg, auf dem pathogene Organismen oder Teile maligner Tumoren von der Haut aus gegen die nächste Lymphdrüse transportiert werden und entspricht in ihrer Lokalisation den normalen Lymphbahnen.

Deutlicher wird der Einfluß des Nervensystems auf die Lokalisation von Dermatosen.

Wir kennen die Situation der Hautnerven und die Grenzen der Hautgebiete, welche von ihnen versorgt werden, durch die Voigtschen Tafeln. Herpes zoster stimmt in der Regel in seiner Ausbreitung mit den Voigtschen Nervenversorgungsfeldern genau überein. Zuweilen aber überschreitet die Zostereruption diese Grenzen. Wir finden dann in der Nachbarschaft (auch über die Medianlinie des Körpers hinaus) einzelne Zosterbläschen oder kleine Gruppen. Diese Erscheinung findet dadurch ihre Erklärung, daß auch die Nervenfelder sich stellenweise überdecken, was auch durch Prüfung der Ausfallserscheinungen nach Durchschneidung der Nervenstämme experimentell erhoben worden ist.

Da die sensiblen Nervenstämme von den vegetativen Nerven begleitet werden, findet die halbseitige oder Zosterlokalisation mancher anderer Krankheiten, welche die Funktion der Schweißdrüsen und der Blutgefäße betreffen, ihre Erklärung (halbseitiges Schwitzen).

Bezüglich der komplizierten Anordnung und Funktion der Nerven, welche die Haut versorgen, müssen wir auf die Kapitel Anatomie und Physiologie verweisen.

Ebenso bezüglich der „Metamerie" genannten Beziehungen zwischen Hautregionen und Segmenten des Rückenmarks und der nach HEAD benannten Relationen zwischen inneren Organen und gewissen Hautabschnitten.

Begreiflicherweise stehen die Schädigungen der Haut durch Einwirkung von außen her ihrer Häufigkeit nach an der Spitze.

Die den übrigen Organismus umhüllende Haut treffen äußere Schädlichkeiten in erster Linie, die Haut funktioniert ja als Schutzorgan. Die Eignung für diese Funktion ist beim Menschen in weit minderem Maße entwickelt als bei vielen Tieren.

Bei Überschreitung einer gewissen Grenze erregen von außen einwirkende Reize auf der Haut pathologische Erscheinungen, die je nach der Art der Schädlichkeit verschiedene klinische Bilder erzeugen und zunächst am Orte der Einwirkung in Erscheinung treten.

Traumen, chemische und aktinische Einflüsse, Parasiten usw. treffen zunächst die Haut, am häufigsten unbekleidete Stellen. Schon die stärkere Einwirkung der Luft und des Lichtes, strahlender Wärme auf bloßgetragenen Hautstellen kann zu akuten oder chronischen Veränderungen führen (Sonnenerythem, Seemannshaut, Heizerdermatitis usw.). Desgleichen Wasser bei langdauerndem Kontakt. Chemisch differente Körper, deren eine Unzahl mit der Haut in Berührung kommt, wirken häufig reizend und erregen Krankheiten entzündlicher Art, ja sogar maligne Neubildungen (Carcinome durch chronische Traumen, Teer, Paraffin u. a.).

Darum finden wir bei Hausarbeitern (Wäscherinnen usw.) und noch häufiger bei Handwerkern und in Industrien beschäftigten Menschen die Hände, das Gesicht und Hals, sowie andere Stellen, die immer wieder mit irritierenden Substanzen in Berührung kommen, als Sitz von Ekzemen und anderen Gewerbedermatosen.

Zu den äußeren Reizen sind auch die sich zersetzenden Drüsensekrete der Hautdrüsen zu rechnen, welche vorwiegend an sich berührenden Hautstellen zu entzündlichen Krankheiten führen, wobei Reibung, höhere Temperatur, chemische Reize der sich zersetzenden Sekrete und Bakterien mit ihren Toxinen in Betracht kommen.

Eine spezifische Stellung in bezug auf Lokalisation von Hautkrankheiten nehmen die Parasiten ein. Schon bei den pflanzlichen Parasiten ist eine Vorzugslokalisation bemerkbar. Die in den Haaren und ihrer Wurzelscheiden vegetierenden Pilze, Trichophyton, Mikrosporon, Achorion sind meist an die behaarten Regionen gebunden. Oberflächliche Trichophytie befällt mit Vorliebe unbedeckt getragene Hautstellen, während Pityriasis versicolor fast nur an bekleideten Partien vorkommt. Das Epidermophyton und Mikrosporon minutissimum erzeugen an Kontaktstellen das Eczema marginatum und das Erythrasma. Es ist anzunehmen, daß diese Pilze vorzugsweise in diesen Regionen die passendsten Lebensbedingungen vorfinden und deshalb nur an diesen Lokalisationen zu pathogener Wirkung gelangen.

Von den tierischen Parasiten bevorzugen die drei beim Menschen am häufigsten vorkommenden Pediculusarten jede ein ganz bestimmtes Territorium, es kommt nur ausnahmsweise zur Ansiedelung an anderen Stellen. Für Pediculus capitis ist die Kopfhaut, seltener die Bartregion, für Pediculus pubis der behaarte Teil des Rumpfes, speziell Genital- und Achselgegend, bei reichlicher Invasion alle mit stärkerem Lanugo besetzten Gebiete und die Ciliengegend, für Pediculi vestimentorum die von faltigen Teilen der Wäsche bedeckte Haut, Schulter- und Kreuzgegend der typische Sitz. Cimex lectularius benützt die leicht zugänglichen Hautanteile des im Bette Liegenden zur Nahrungsaufnahme, verletzt daher an den Extremitäten hauptsächlich die distalen Partien und die vordere Thoraxpartie.

Mücken, Gelsen, Bremsen, Zweiflügler u. a. verschiedener Art stechen bloß getragene oder nur ungenügend bedeckte Hautstellen und erzeugen dort Quaddeln und ihre Folgen.

Auch die Milbe — Sarcoptes hominis —, der Erreger der Krätzkrankheit, gräbt ihre Brutgänge beim Erwachsenen nur an bestimmten Hautstellen und erzeugt durch den von ihr ausgehenden Juckreiz Excorationen in typischen Lokalisationen. Von räudigen Haustieren übertragene Milben finden im Menschen nicht den optimalen Wirt und verlassen ihn nach kurzer Zeit.

Es ist also offensichtlich, daß die eigenartige Lokalisation dieser Krankheitsgruppe durch die Lebensbedingungen der Parasiten verursacht wird.

Für die juckenden Dermatosen, die zu Kratzeffekten und Kratzekzem führen, ist die typische Lokalisation geradezu das wichtigste diagnostische Merkmal.

Ein geübter Dermatologe wird nur selten bemüßigt sein, zur Stellung der Diagnose Scabies Milben zu suchen oder bei der Pediculosis vestimentorum die Anwesenheit der Parasiten in den Kleidern festzustellen, er wird durch einen Blick auf den entkleideten Kranken einen Prurigokranken oder einen Scabiesfall unter vielen mit Excoriationen bedeckten Kranken sofort herausfinden.

Erwähnenswert erscheint es, daß in seltenen Fällen bei Dermatosen, die sonst eine typische Lokalisation einhalten, die Verbreitung über die Hautoberfläche regelwidrig, ja geradezu verkehrt gefunden wird — so werden bei Ichthyosis vulgaris ausnahmsweise Flachhände und Beugeseiten am stärksten verändert. Auch bei anderen Krankheiten, die nicht so streng lokalisiert sind, aber gewisse Stellen bevorzugen, kommt atypische Lokalisation relativ häufig vor (Psoriasis).

Auf eine Anführung der Lokalisationseigenart vieler anderer Dermatosen: Epheliden, Chloasma, Morbus Addison, Morbus Darier, Acanthosis nigricans, Morbus Duhring, Acne rosacea usw. soll hier verzichtet werden, da sie im speziellen Teile des Hand buches ausführlicher beschrieben wird.

Die genaue Beobachtung der Lokalisation der Krankheitserscheinungen bildet, wie aus den angeführten Beispielen erhellt, eines der wichtigsten diagnostischen Hilfsmittel und häufig zugleich einen strikten Hinweis auf die Ätiologie.

## Subjektive Symptome.

Die *subjektiven Symptome* der Hautkrankheiten beziehen sich auf Alterationen der Nervenfunktion.

Für die Diagnose der Hautkrankheiten sind diese Symptome häufig ohne wesentlichen Belang, für den Patienten stehen sie dagegen oft im Vordergrund der Erscheinungen und erheischen dringend therapeutisches Einschreiten gegen die qualvollen Zustände.

Als Teilerscheinung von Nervenkrankheiten sind sie für den Internisten von größtem Interesse und helfen nicht selten, die Diagnose zu sichern. Ohne auf die physiologischen Verhältnisse der Hautnerven näher einzugehen, wollen wir einige markante Tatsachen kurz anführen als Ausgangspunkt für die Besprechung der pathologischen Erscheinungen.

Die ältere Anschauung, daß allen sensiblen Hautnervenfasern die Fähigkeit zukomme, verschiedenartige Reize zum Bewußtsein zu bringen (Hautsinn), mußte der Erkenntis weichen, daß für die *verschiedenen Qualitäten der Empfindung gesonderte Nervenbahnen und Nervenenden existieren.* Man nimmt vier der Qualität nach verschiedene Sinnesnerven der Haut an:

1. *Tastnerven,* deren Nervenendapparat die Geflechte in den Haarwurzelscheiden und die MEISSNERschen Körperchen bilden.
2. *Kältenerven* (Endapparat, KRAUSEsche Endkolben).
3. *Wärmenerven* (Endapparat, RUFFINIsche Körperchen).
4. *Schmerznerven* (freie Nervenenden in der Epidermis).

Jede Art der Empfindungsnerven ist in vollem Maße nur für den spezifischen Reiz erregbar.

Die Nervenenden, funktionell gleicher Art, sind über die ganze Haut zerstreut und meist in Reihen angeordnet, welche von einzelnen Zentren ausstrahlen. Die Zahl der Nervenenden einer Empfindungsqualität in 1 qcm Haut ist proportional der Sensibilität der betreffenden Hautpartie. Die zwischen den Druck-, Schmerz-, Wärme- oder Kältepunkten liegenden Hautteile sind für die entsprechenden Reize unempfindlich. So wird z. B. ein punktförmiger Wärmereiz, in dem Bereiche zwischen zwei Wärmenervenenden appliziert, nicht wahrgenommen. Elektrische Reizung dieser Nervenenden kann unter Umständen wie ein spezifischer Reiz empfunden werden. Die Haut als sensibles Sinnesorgan besteht also aus einem System von Punkten, von welchen die vier erwähnten Empfindungsqualitäten zum zentralen Nervensystem geleitet werden. Der spezifische Reiz, der imstande ist, eine Kategorie dieser Punkte zu erregen, ist unwirksam oder nahezu unwirksam bei den übrigen. Wir können uns also die Haut als Sinnesorgan ähnlich eingerichtet vorstellen wie die Netzhaut, deren Stäbchen und Zapfen für die Grundfarben spezifische Empfindlichkeit zeigen.

Zugleich mit jeder Erregung eines Nervenendapparates wird auch seine Lokalisation zum Bewußtsein gebracht. Diese Fähigkeit begründet den Ortssinn der Haut, der, wie schon WEBER mittelst des Tastzirkels nachgewiesen hat, nicht an allen Punkten der Haut gleich empfindlich entwickelt ist. Die meisten Druckpunkte finden sich an den Fingerbeeren und dort ist die Tastempfindung am höchsten ausgebildet. Wir verweisen auf die ausführliche Darstellung der Physiologie der Hautnerven in diesem Handbuch, ein Kapitel, das noch immer unklare Gebiete aufweist, während in der Pathologie der Hautnervenfunktionen noch wenig Sicherheit herrscht.

Pathologische Phänomene können sämtliche Qualitäten des ,,Hautsinnes" betreffen oder nur Teilfunktionen, sie können zur völligen Ausschaltung oder zur Abschwächung der Sensibilität, andererseits zur Verstärkung oder zur qualitativen Veränderung der Sensationen Anlaß geben.

So unterscheiden wir klinisch im Wesen Anästhesie, Hypästhesie, Hyperästhesie und Parästhesie.

Bei Anaesthesia totalis, wie wir sie bei Durchtrennung der Nervenstämme finden, ist jede Art der Empfindung geschwunden, also Tast- oder Druck-, Temperatur- und Schmerzsinn und damit auch der Ortssinn.

Die Hypästhesie kann alle Sensibilitätsarten vermindert aufweisen oder nur eine oder die andere unempfindlicher oder fehlend. So bei Syringomyelie das Fehlen des Temperatursinnes.

Lokale Anästhesie oder Hypästhesie finden wir bei Hauterkrankungen als Folge lokaler Prozesse in der Cutis oder an den peripheren Nerven (Lepra).

Als Folge einer Neuritis bei Herpes zoster, die sich im Prodromal- und Eruptionsstadium als neuralgische Schmerzempfindung oder als hochgradige Überempfindlichkeit gegen Berührung bemerkbar gemacht hat, finden wir nicht selten später Anästhesie durch lange Zeit nach Ablauf der Hauterscheinungen fortbestehend. Auf die Veränderungen der Sensibilität bei Tabes, Myelitis usw. sei hier nur hingewiesen.

Die Hyperästhesie und Parästhesie können sehr verschiedene Formen annehmen.

Gesteigerte Tast- oder Druckempfindlichkeit, die in Schmerz übergeht, oder Steigerungen von schon an normalen Individuen vorkommenden Sensationen, wie Brennen, Stechen, Ziehen, Kompressionsgefühl, Pelzigsein, Eingeschlafensein, Ameisenlaufen, Kribbeln, Kitzel, lanzinierende oder wie elektrische Schläge nur den Bruchteil einer Sekunde andauernde Schmerzempfindungen, Kälteschauer, Hitzewellen, tobende Schmerzen u. a. sind auch den Laien wohlbekannt.

Alle diese Formen können von lokalen Gewebsveränderungen ausgehen oder ohne solche entstehen, sie können ganz vorübergehend oder lange andauernd stetig oder anfallsweise regionär beschränkt oder weit ausgebreitet vorkommen.

Ein Beispiel der wechselvollen Sensibilitätsstörungen ist die BERNHARDTsche Meralgia parästhetica, die fast nur an der Außenseite der Oberschenkel älterer Leute sich lokalisiert. Sie tritt meist nach längerem Stehen auf und zeigt ein Gemisch von Sensibilitätsstörungen, die neben- und nacheinander auftreten. Heftiges Brennen mit einzelnen Stichempfindungen bei herabgesetzter Tast- und Druckempfindlichkeit wechselt mit Hyperästhesie, die zur Schmerzempfindung sich steigert, mit Kälte usw. Dabei fehlen meist sichtbare lokale Hautveränderungen außer manchmal zu beobachtender Hyperhidrosis. Jahrelang treten Anfälle dieser Neurose auf, abwechselnd mit völliger Remission. Ursache unbekannt.

Gefürchtet sind vor allem die exzessiven Schmerzen, welche als Neuralgien bekannt sind. Diese Funktionsstörungen treten objektiv nicht in Erscheinung und kommen uns nur durch die Angaben der Kranken zur Kenntnis. Die neuralgischen Schmerzen schließen sich manchmal an Neuritis an (Herpes zoster).

Die Störungen des Temperatursinnes sind als Kälte- oder Hitzeempfindungen Begleiterscheinung lokaler Erkrankung oder Symptom einer Schädigung des zentralen und peripheren Nervensystems. Die Empfindung der gesteigerten Wärme (Hitze, Brennen) ist am häufigsten bei lokalen akuten Entzündungsprozessen, Ekzem, Erysipel usw. zu finden. Die generalisierte Empfindung übermäßiger Wärme hängt fast immer von fieberhaften Allgemeinzuständen ab und ist durch die Hand des Arztes eventuell durch Messung der Temperatur der Haut nachzuweisen. Die lokale Wärmeempfindung geht bei Steigerung in Schmerzempfindung über. Auch die Kälteempfindung kann lokal oder verallgemeinert auftreten, im ersteren Falle ist sie gewöhnlich mit hochgradiger Anämie oder Cyanose verbunden und am häufigstenan den periphersten Hautanteilen (Acroasphyxie, Sclerodermie), durch Zirkulationsstörungen verursacht (RAYNAUD, Leichenfinger usw.). In seltenen Fällen wurde (bei Leprösen) Umkehrung des Temperatursinnes gefunden (Wärmereiz wird als Kälte empfunden).

Als Störungen des Schmerzsinnes kennen wir Analgesie und Hyperalgesie als Begleiterscheinung von zentral-nervösen Erkrankungen oder bei lokalen Entzündungsherden oder als Überempfindlichkeitszonen bei Erkrankung innerer Organe (HEAD).

Die wichtigste Form der Parästhesie, das *Jucken,* führt, in vehementer Art auftretend, zu konsekutiven Hautveränderungen, den schon beschriebenen Excorationen, die uns objektive Nachweise für Ort, Grad und Zeit dieses nervösen Symptoms liefern und deshalb für die Diagnose verwertbar werden. Das

Jucken ist auch eine so häufige Erscheinung, daß viele Dermatosen durch ihr Auftreten wesentlich gekennzeichnet werden.

Eine genaue Definition des Juckens (Pruritus), das zwar jedem aus Erfahrung bekannt, aber kaum zu beschreiben ist, kann vorläufig ebensowenig wie eine Erklärung seiner Entstehung gegeben werden.

Zur Erklärung der Empfindung des *Kitzelns* wird die Erregung von Tastpunkten durch schwächste mechanische Reize herangezogen. Verstärkung des mechanischen Reizes wandelt die Kitzelempfindung in Tastempfindung um (GOLDSCHEIDER). v. FREY nimmt an, daß die *Empfindung des Kitzelns und auch des Juckens durch Reflexe hervorgebracht werden,* welche von den *Tastnerven* auf die *Gefäße* übergehen, und läßt es unentschieden, ob dabei eigene sensible Gefäßnerven eine Rolle spielen. EHRENWALD glaubt, daß für das Zustandekommen des Juckens sowohl die Schmerz- wie die taktilen Empfangsapparate intakt sein müssen. Die allgemein bekannte Beobachtung, daß die Empfindung des Kitzelns namentlich leicht durch sich wiederholende schwache mechanische Reize hervorgerufen werden kann, veranlaßt KREIDL, eine *Summation von Hautreizen* für die *Kitzelempfindung* und das Mitspielen psychischer Momente für ihr Zustandekommen zu betonen. Für letztere Anschauung scheint auch die Tatsache zu sprechen, daß Kitzelempfindungen bei verschiedenen Individuen außerordentlich leicht, bei anderen nur schwierig hervorgerufen werden können, wenn auch ihre Tastempfindung gleich gut entwickelt ist, ferner das Auftreten von Kitzelempfindung bei manchen Leuten bloß durch psychische Einflüsse ohne mechanischen Reiz. Das Zustandekommen der *Empfindung des Juckens* ist für den Kliniker besonders von Interesse, ist aber bisher nicht in genügender Weise aufgeklärt. Mancherlei Umstände deuten darauf hin, daß die Empfindung des Kitzelns und die des Juckens in ihrer Wesenheit verschieden sind. Ersteres wird durch minimale mechanische Reize ausgelöst, während für letzteres wenigstens in gewissen Fällen chemische Einwirkungen angenommen werden müssen. Das Laufen eines kleinen Insekts über die Haut erregt Kitzeln durch die Wiederholung des leichten Druckreizes. Die Empfindung des Kitzelns entsteht immer durch leise und kurzdauernde Berührung der Hautoberfläche, am promptesten bei häufiger Wiederholung dieser mechanischen Irritation. So erregt eine tönende Saite oder eine tönende Stimmgabel, an die Haut anstreifend, die Empfindung des Kitzelns. Jucken aber ist durch derartige Reize nicht auszulösen. Es entsteht als Folge von Ödemen (Urticaria), exsudativen Prozessen (Ekzem), also durch pathologische Veränderungen der Struktur der Haut, aber auch durch toxische Körper, wenn sie auf oder in die Haut gebracht werden (Sekrete von Epizoen, Pflanzenhaare, Juckpulver usw. häufig noch, bevor sich eine pathologische Reaktion der Cutis oder Epidermis deutlich entwickelt hat, oder überhaupt ohne erkennbare Veränderung). Die Empfindungen des Kitzelns und Juckens sind verschiedene Erregungsarten der sensiblen Nerven und bringen sehr differente Folgeerscheinungen zustande. Durch Kitzeln wird niemand zum Kratzen veranlaßt, durch Jucken niemand zum Lachen. Jucken heftiger Art zwingt zum Kratzen, auch ohne Intervention der Psyche im Schlafe und erzeugt ein Erregungsgefühl, das höchste Unlust werden kann. Wir sehen bei längerer Dauer solche Aufregungszustände, daß die Betroffenen selbst dem Suicidium zuneigen können oder den Arzt bitten, die juckende Partie zu exzidieren oder mit Glüheisen zu zerstören. Kitzeln geringen Grades erzeugt Lustgefühle, wie das durch Kitzeln hervorgerufene Lachen. Kitzeln geht nicht in Jucken über, und es ist wohl nur eine ungenaue Differenzierung oder Bezeichnung, wenn Laien geringgradiges Jucken als Kitzeln benennen. Der Juckreiz wird durch Kratzen oder Druck gemildert. Er kann durch Schmerzempfindung abgelöst werden. Das Jucken bei Ekzem z. B. hört auf, wenn durch Kratzen die pathologische Bildung (Knötchen und Bläschen) zerstört wird. Das Jucken schwindet aber durch Kratzen nicht in jenen Fällen, wo pathologischen Veränderungen der Haut nicht die Ursache des Juckens sind, sondern eine zentral gelegene, durch die Nervenbahnen auf die Haut projizierte Erregung der sensiblen Nerven vorliegt wie bei reinem Pruritus. Eine dem Kitzeln nahestehende Empfindung, das *Kribbeln* oder *Ameisenlaufen,* finden wir häufig durch zentrale Erregung entstanden. Diese für die Pathologie der Haut wichtigen, als subjektive Krankheitssymptome bezeichneten nervösen Erscheinungen bedürfen in vieler Hinsicht noch weiterer Aufklärung.

Die Zahl der von Jucken begleiteten Hautkrankheiten ist eine sehr große — wir wollen als Beispiele die häufigsten nach ihrer Ursache anführen:

Tierische Parasiten — durch die Einstiche wird eine die Nervenenden irritierende Flüssigkeit in die Haut gebracht: Pediculi, Pulex, Cimex, Culex usw., sowie Acarus. Toxische, im Blut zirkulierende Körper: bei Ikterus, Diabetes, Gicht, Carcinose, Lymphogranulomatosis, Leukämie bei Mycosis fungoides und vielen Autointoxikationen, nach Einnahme von Alkaloiden, als Begleiterscheinung von Erkrankungen des zentralen Nervensystems. Ferner bei vasomotorischen und entzündlichen Dermatosen, namentlich solchen, die mit Ödembildung oder Exsudation einhergehen. Hierher zählen Urticaria, Ekzem, Prurigo Hebra, Morbus Duhring, Congelatio u. a. Ferner gewisse Dermatosen, für welche von manchen Autoren eine primäre Nervenerkrankung angenommen wird: Neurodermitis, Lichen chronicus Vidal. Die Fruchtfäden von Mucuna pruriens, das sog. Juckpulver, erzeugt heftiges lokales Jucken.

Dieser Gruppe stehen andere Erkrankungen gegenüber, bei welchen das Jucken primär auf normaler Haut als alleiniges Symptom auftritt: wir bezeichnen sie als Pruritus im engerem Sinne (Pruritus senilis, hiemalis, aestivalis, localis). Generalisiert oder auf bestimmte Hautregionen beschränkt, kann Pruritus zu qualvollsten Zuständen führen. Über die Ursache dieser wichtigsten juckenden Krankheit wissen wir nichts Sicheres. Schrumpfungsvorgänge in der Haut bei Pruritus senilis, Läsionen der Zentren der sensiblen und vegetativen Nerven werden zur Erklärung herangezogen. Leider sind manche dieser Formen des Pruritus nur wenig therapeutisch zu beeinflussen und bieten daher eine ungünstige Prognose. Die Differenzierung symptomatischen Juckens bei Ekzemen usw. in der Genitoanalgegend gegenüber reinem nervösem Pruritus ist von großer Wichtigkeit und um so schwieriger, als bei längerer Dauer des Pruritus die Haut durch Kratzen sehr verändert und chronisch ekzematös wird.

Von Störungen der motorischen Innervation der Haut wäre nur die Cutis anserina zu nennen, die gelegentlich nicht bloß durch thermischen Reiz sondern als Folge nervöser Krankheiten auftreten kann.

## Hilfsmethoden.

Neben der einfachen Analyse der Hauterscheinungen durch das Auge und den Tastsinn stehen für die klinische Untersuchung eine Reihe von Hilfsmethoden und -mitteln zur Verfügung, von denen wir einige schon erwähnt haben.

Für die Untersuchung, namentlich für die Differenzierung der Farbennuancen eignet sich am besten zerstreutes Tageslicht, direktes Sonnenlicht ist weniger günstig. Künstliche Lichtquellen sind um so besser brauchbar, je mehr sich ihr Licht der Qualität des Tageslichtes nähert. Unsere älteren Beleuchtungsmittel, die viel gelbes und rotes Licht enthalten, sind kaum brauchbar. Aber auch Lichtquellen mit vorwiegend violetten und ultravioletten Strahlen wie z. B. die Höhensonne, sind für die klinische Untersuchung im allgemeinen ungeeignet. In speziellen Fällen, z. B. bei der Untersuchung blasser Exantheme, können sie von Vorteil sein. Die rapiden Fortschritte in der Beleuchtungstechnik der letzten Jahre, AUERS Gasglühlicht, Acetylen, elektrische Bogenlampen und Glühkörper, Halbwattlampen usw. haben uns Lichtquellen gebracht, die sich in der Zusammensetzung ihrer Strahlenarten dem diffusen Tageslicht so sehr nähern, daß sie für die Beobachtung von Dermatosen sich sehr gut eignen. Man kann jetzt mit den sogenannten Tageslichtlampen, die durch Lichtfilter die richtige Zusammensetzung der Strahlenarten erzielen, Demonstrationen an Hautkranken auch in den Abendstunden vornehmen.

Eine kurze Erwähnung soll das WOODsche Licht finden, das fast ausschließlich ultraviolette Strahlen von der Wellenlänge 366 $\mu\mu$ enthält. Durch Vorschaltung eines für gewöhnliches Licht fast undurchlässigen Nickelglasfilters vor den Quarzbrenner einer Höhensonne kann dieses Licht für klinische Untersuchungen verwendet werden. In der Industrie wird es in Form des Analysendetektorapparates hauptsächlich zur Erkennung von Fälschungen verwendet. Das WOODsche Licht hat die Eigenschaft, Fluorescenzerscheinungen hervorzurufen, welche für bestimmte Körper charakteristisch gefärbt sind. Fast jede Papiersorte fluoresciert in eigener Weise, so daß mit Hilfe dieses Lichtes z. B. Fälschungen von Banknoten rasch erkannt werden. Fette, Kohlenwasserstoffe, Salicylsäure, Metallniederschläge und viele andere Körper, die zufällig oder durch Therapie auf die Haut gebracht worden sind, werden durch die Art ihrer Fluorescenz kenntlich. Hornzellenlagen erscheinen bläulichweiß. Die Kopfhaare schimmern wie gepudert, während die Achselhaare graublau bis violett fluoreszieren. Fingernägel und Zähne leuchten bläulichweiß, falsche Zähne erscheinen schwarz. Da dem WOODschen Licht alle roten Strahlen fehlen, erscheinen Blutungen und Teleangiektasien schwarz, ebenso pigmentierte Stellen (Chloasma, Epheliden). Hautstellen, welche einer Röntgenbestrahlung ausgesetzt waren, lassen noch nach Jahren, wenn das unbewaffnete Auge keine Farbendifferenz mehr wahrnehmen kann, noch deutliche Pigmentierung erkennen. In geringem Masse sind ähnliche Fluorescenzerscheinungen schon im Lichte der Quarzlampe bemerkbar (FUHS, BOMMER u. a.).

Die praktischen Ergebnisse der Untersuchung mittels des WOODschen Lichtes in der Dermatologie waren bis jetzt geringe. Das WOODsche Licht wird von verschiedenen Seiten zur Diagnostik von Pilzerkrankungen des behaarten Kopfes empfohlen; insbesonders sollen Mikrosporiehaare ein charakteristisches Fluorescenzlicht geben; eine solche Feststellung hätte nach durchgeführter Epilation zur Erkennung noch erkrankter Haare Wert. Von anderen Seiten wird gewarnt, die Pilzuntersuchung, die sich dem WOODschen Licht in der Diagnose weit überlegen erweist, zu vernachlässigen; bei allen Endothrix-Pilzerkrankungen und bei Favus versagt die Fluorescenzuntersuchung.

Die Verwendung von *Lupen* zum Studium der Details von Hautkrankheiten ist von jeher bei vielen Ärzten gebräuchlich.

Die Erkennung feinerer Einzelheiten und Eigenschaften an der Oberfläche der Efflorescenzen wird durch die Lupenuntersuchung wesentlich erleichtert und ist namentlich für Ärzte mit nicht normalen Visus sehr empfehlenswert. Für den Anfänger, der sich die Diagnose durch Verwendung der Lupe zu erleichtern glaubt, ist sie weniger zu empfehlen.

Da die Lupenbetrachtung nur geringe Vergrößerung gestattet, wurden schon von F. v. HEBRA Mikroskope (NACHÉ, PLÖSSL) verwendet, deren Objektive eine große Brennweite besaßen, mit welchen bis 30fache lineare Vergrößerung erreicht werden konnte. Die Untersuchung geschah bei auffallendem Licht, das durch eine Sammellinse auf das Objekt konzentriert wurde und diente namentlich zur Demonstration von Milbengängen, in denen das Weibchen und seine Eier deutlich zu sehen waren. Später wurden auch binokulare Gläser (Opern- oder Jagdgläser) mit vorgesetzten Konvexlinsen zur Beobachtung feinerer Details mit Vorteil benützt, wobei namentlich plastische Bilder erzielt wurden.

Die optische Industrie bringt in neuerer Zeit eine große Reihe für die Untersuchung der Hautoberfläche geeigneter Apparate in den Handel. Das auch für industrielle Zwecke vielfach gebräuchliche stereoskopische Präpariermikroskop mit angebauter Beleuchtungsquelle (Zeiß-Jena, Reichert-Wien), das Gelenkmikroskop nach MARTENS-SCHWARZ mit Schräglichtilluminator (Reichert-Wien), die binokularen stereoskopischen Mikroskope nach GREENOUGH (Zeiß, Reichert) mit Beleuchtungseinrichtung nach SCHEERPELTZ, die verschiedenen Fernrohrlupen und Fernrohrmikroskope mit angebauter Beleuchtungsquelle ermöglichen weitreichende Variation der Vergrößerung und des Augenabstandes. Ein recht handliches und insbesonders für die Therapie (Epilation, Verödung von Teleangiektasien) unentbehrliches, aber auch in der Diagnostik brauchbares Instrument ist die Brillenlupe der Firma Zeiß; sie besitzt ein Brillengestell als Träger, ist aber nicht mit einfachen Brillengläsern, sondern mit Miniaturfernrohren ausgerüstet; trotz zweifacher Vergrößerung beträgt die Arbeitsentfernung dieser Brillenlupe noch 20 cm. Sehr handlich ist auch die hauptsächlich für Textiluntersuchungen verwendete Leuchtlupe der Firma Zeiß.

Zur Untersuchung der Vagina eignet sich das Kolposkop nach Dr. PREISSECKER (Zeiß), das eigentlich eine binokuläre Fernrohrlupe mit Beleuchtungseinrichtung, eingebracht am LOHNSTEINschen Cystoskophalter darstellt und für Untersuchungen der Mundhöhle wurde nach dem Prinzip des Cystoskops ein Dentostomatoskop nach D. TUMARKIN-Riga (Zeiß) gebaut, welches eine ausgezeichnete Besichtigung der geschlossenen Mundhöhle erlaubt.

Ein bedeutender Fortschritt ist durch die Ausbildung des Dermatoskopes angebahnt worden. Es ermöglicht in seiner heutigen Ausgestaltung (ZEISS, REICHERT) Vergrößerungen bis 100—130mal linear und gestattet bis zu gewissem Grade einen Einblick in die Tiefe, so daß die pathologischen Erscheinungen in der Papillarschichte und oberen Cutislagen klar beobachtet werden können. Dadurch bildet das Dermatoskop gewissermaßen ein Zwischenglied zwischen makroskopischer Betrachtung und den histologischen Bildern und zeigt uns dabei Flächenbilder der lebenden Haut.

Ohne auf die Einrichtung des Dermatoskopes näher einzugehen, wollen wir hervorheben, daß durch ein einfaches oder binokulares Mikroskop geeigneter Form ein durch besondere Beleuchtungsvorrichtungen grell beleuchtetes Hautfeld, dessen Hornschicht durch Glycerin aufgehellt worden ist, zur Ansicht gebracht wird.

In diesem Gesichtsfeld erkennen wir nicht bloß die capillaren Blutgefäße, sondern sehen auch die Blutströmung in ihnen, wir erkennen ihre Formwandlungen, unterscheiden aktive und passive Hyperämie usw. Diese letztere Möglichkeit hat Internisten zum genaueren Studium der Capillaren veranlaßt (OTFRIED MÜLLER und Schüler). Verteilung des Pigments, Blutungen, Exsudation, Sekretion der Schweißdrüsen, oberflächliche Zellinfiltrate u. a. bieten dem Dermatologen besonders interessierende Beobachtungsobjekte. Makulöse und flachpapulöse Efflorescenzen ergeben für einzelne Krankheiten charakteristische Bilder (Psoriasis, Naevus anaemicus, Typhus exanthematicus). Es kann hier auf die bereits festgestellten Tatsachen nicht näher eingegangen werden, es sei aber hervorgehoben, daß wir noch weitere Aufklärungen von der Verwendung der Dermatoskopie erwarten dürfen. Für die Zwecke der klinischen Differentialdiagnose kommt das Hautmikroskop, da es neben Geschicklichkeit auch große Übung erfordert, für Anfänger kaum in Betracht. Von SAPHIER zuerst eingehend für die Dermatologie benützt, ist diese Untersuchungsmethode durch die Arbeiten von KUMER, BETTMANN u. a. ausgebildet worden.

Von der Methode, durch *Anämisierung der Haut* Einblick in die pathologischen Vorgänge zu gewinnen, ist schon oben gesprochen worden.

Es ist eigentlich verwunderlich, daß die Leistungen der Dermatoskopie in anderen Fächern der Medizin größere sind als in der Dermatologie. Jedenfalls kann die Dermatoskopie, die ja nur bis zum Papillarkörper Einblick gewährt, und da vornehmlich das Verhalten der Gefäße darstellt, die histologische Untersuchung keinesfalls ersetzen. Wichtig und neu ist die Feststellung SAPHIERs, daß beim Naevus anaemicus eine bedeutende Hypoplasie des subpapillären Gefäßnetzes vorliegt, dieser Naevus also eine anatomische Gefäßmißbildung ist; dieser Befund wurde von DIETRICH allerdings nicht bestätigt. In der Differentialdiagnose zwischen Psoriasis und ähnlichen Dermatosen (Lues, Ekzem usw.) läßt sich die Entscheidung durch diese Untersuchungsmethode treffen, insoferne, als der akanthotische Aufbau der Psoriasispapel ein ganz eigenartiges dermatoskopisches Bild ergibt (Kumer, Bettmann). Auch zur frühen Feststellung von Röntgenschädigungen der Haut wird die Capillarmikroskopie benützt.

Die Anämie kann durch Anspannen oder Pressen der Haut durch die Finger bewerkstelligt werden, wir wenden den Fingerdruck und die Hautspannung bei der Palpation an und finden dabei, daß einfache Hyperämie bis zum völligen Abblassen verdrängt werden kann. Für ungeübtere Ärzte wird die Kompression der Haut besser mit einem gläsernen Objektträger oder Plessimeter vorgenommen, weil die Anämisierung beliebig lange Zeit ausgedehnt werden kann, und die Beobachtung der blutleer gemachten Stelle durch die Glasplatte sehr erleichtert wird. Von Fasal wurde eine sich in der Praxis sehr gut bewährende Krystallglasdrucklinse angegeben, die aus einem optisch geschliffenen, oben entsprechend gewölbten Würfel von etwa 3 cm Seitenlänge besteht; man kann mit diesem einfachen Behelf die anämisierte Haut bei mehrfacher Vergrößerung betrachten.

Die durch Glasdruck erkennbaren Farbunterschiede sind von besonderem Wert, weil sie uns auf die anatomische Grundlage Schlüsse zu ziehen erlauben. Namentlich zum Nachweis von Eigenfarbe besitzenden Infiltraten der Cutis ist sie unersetzlich (Lupus, Syphilide, Leprome usw.).

Zur Prüfung der *Konsistenz* reicht in den meisten Fällen die Betastung mit den Fingern aus. Für kleine Krankheitsherde wird es dem Finger schwierig, Konsistenzunterschiede zu perzipieren. In solchen Fällen wenden wir den Druck mit einem Sondenknopf an, bei einiger Übung lassen sich auch feinere Abstufungen erkennen. Die namentlich zu physiologischen Zwecken konstruierten Apparate zur Messung der Konsistenz und Elastizität sind für den klinischen Gebrauch derzeit noch kaum verwendbar (Elastometer).

Erhöhte Konsistenz finden wir sehr häufig, wie oben erwähnt wurde. Überraschend ist oft ihre sehr bedeutende Verminderung. Bei *Palpation* mancher Flecke oder Knötchen, zuweilen auch bei Knoten erhält man den Eindruck, als ob der betastende Finger in eine Grube einsinken würde. Bei Lupusknötchen genügt mitunter ein mäßiger Druck, um den Sondenknopf in die Efflorescenz eindringen zu lassen. Bei Lupus an der Nasenscheidewand perforiert oft die Knopfsonde ohne Anwendung stärkeren Druckes den veränderten Knorpel.

Durch die Palpation können wir Geschwüste von Infiltraten in der Tiefe der Haut genau abgrenzen, ihre Form und Konsistenz bestimmen und zugleich feststellen, ob sie auf der Unterlage verschieblich sind, so daß wir ihre anatomische Lokalisation erkennen.

Durch Zug oder Aufheben einer Hautfalte, vor allem im Vergleich mit symmetrisch gelegenen normalen Stellen erlangen wir Aufklärung über Beweglichkeit, Dehnbarkeit und Elastizität und erhalten dadurch weiteren diagnostisch wichtigen Einblick. Bei vielen chronisch entzündlichen Krankheiten, bei Sclerodermie, Myxödem u. a. sind gerade diese Befunde von Bedeutung.

Einen gewissen Einblick in die pathologische Struktur von Efflorescenzen gewährt uns die *Kratzmethode*. Bei Krankheiten, die mit Verlängerung der Papillen oder Veränderung der Mächtigkeit gewisser Hautschichten einhergehen, wird ein horizontal geführter Schnitt schon im Niveau der Epidermis auf die verlängerten Papillen stoßend, die Capillaren durchtrennen und Blutung hervorbringen. Der kratzende Fingernagel z. B. verursacht in allerdings roherer Weise solche Abtragung von Efflorescenzen in horizontaler Richtung, wie wir bei Besprechung der Excorationen erwähnt haben. Zu diagnostischen Zwecken können wir uns mit einem scharfen Skalpell in horizontalen Zügen Schichte für Schichte bloßlegen. Und ähnlich wie wir an Horizontalschnitten an mikroskopischen Präparaten die einzelnen Schichten zur Darstellung bringen, kann dies am Lebenden die Kratzmethode leisten. Am einfachsten wird sie mit einem scharfen Skalpell in der Weise ausgeführt, daß man die Schichten allmählich abschabt in gleicher Weise, wie man Radierungen auf dem Papier vornimmt. Zerstören wir auf diese Weise ein Bläschen, so wird nach Abkappung der Decke eine nässende Fläche zum Vorschein kommen. Tiefsitzende kleine, mit freiem Auge nicht erkennbare Bläschen können auf diesem Wege nachgewiesen werden. Behandelt man ein Psoriasisknötchen oder eine flache Warze auf diese Art, so wird man nach Abtragung der Hornmassen sehr bald eine siebförmige Blutung (aus den Papillenspitzen) auftreten sehen, die, wenn das Messer zur Papillenbasis gelangt ist, in diffuse Blutung übergeht. Diese Methode wurde besonders von französischen Autoren ausgebaut.

Die *Untersuchung von Auflagerungen,* Schuppen, Krusten, von Bläschen- oder Pustelinhalt, resp. von Haaren und Nagelteilen kann schon bei flüchtiger Untersuchung eine wesentliche Aufklärung über die Krankheitsprodukte und ihre Erreger ergeben. Bei Schuppen ist der eventuelle Fettgehalt diagnostisch wichtig.

Durch Zerreiben einer Schuppe zwischen Zigarettenpapier erhalten wir, wenn Fett in bemerkenswerter Quantität an ihrer Zusammensetzung beteiligt ist, einen stark durchscheinenden Fleck im Papier, einen Fettfleck. Andere Methoden, um Fettgehalt nachzuweisen, sind meist viel umständlicher und eignen sich darum weniger zur raschen Feststellung (Osmiumdämpfe, Campherprobe).

Besonders wichtig ist der Nachweis spezifischer Krankheitserreger, namentlich von Spaltpilzen *in den Schuppen,* Blasendecken usw. Auch dies kann in der Sprechstunde rasch durchgeführt werden. Infolge ihres starken Lichtbrechungsvermögens sind die Pilze schon bei mäßiger Vergrößerung im Mikroskop erkennbar.

Sicherer ist der Nachweis der Pilze durch elektive Färbung. Man läßt zu diesem Zwecke einige der Auflagerungen in Essigsäure oder Natronlauge bei gelinder Erwärmung quellen, zerreibt sie zwischen zwei Objektträgern, trocknet unter Erwärmen über der Flamme und behandelt die Präparate wie Deckglaspräparate bei der Sputumuntersuchung. Färbung mit Methylenblau hebt die Pilzelemente deutlich hervor, während die Hornzellen ungefärbt bleiben. Eventuell vorhandene Leukocyten oder Epithelzellkerne, die gleichfalls gefärbt werden, unterscheiden sich durch ihre Form, so daß die Pilze unverkennbar sind. Überstreicht man einen Fleck von Herpes tonsurans oder Pityriasis versicolor mit Celloidinlösung, wie sie zum Imprägnieren von Objekten zur mikroskopischen Untersuchung üblich ist, so kann man das trockene Celloidinhäutchen nach kurzer Zeit als Lamelle abziehen. Ein solches Häutchen gibt nach Färbung mit Methylenblau eine Übersicht über die Verteilung der Pilze in der Hornschicht. Bei Betrachtung ungefärbter Präparate ist leicht eine Verwechslung mit aufgerollten Hornzellen möglich. Auch andere Färbungen lassen sich leicht durchführen.

Bläschen- oder Pustelinhalt, Sekrete oder Reizserum werden in der bekannten Weise auf Krankheitserreger untersucht. Speziell der Nachweis von Spirochäten kann im *Dunkelfeldmikroskop* sehr rasch erbracht werden und ist für die Differenzialdiagnose der Syphilis-Primäraffekte ein unabweisbares Erfordernis (s. Kapitel Syphilis dieses Handbuches). Auch die Kulturverfahren, die an anderer Stelle Gegenstand ausführlicher Erörterung sind, sollen hier nur angeführt werden.

Von bestimmendem Einfluß auf die Diagnose ist der histologische Befund.

Wir entnehmen zum Zwecke der mikroskopischen Untersuchung kleine Stückchen der kranken Haut; dies kann durch chirurgische Excision, Abtragung durch einen Scheerenschlag oder durch eigene Instrumente, Schnepper,

Stanzen usw. geschehen. Die weitere Behandlung dieser Objekte behufs Anfertigung von mikroskopischen Präparaten oder Züchtung von Mikroorganismen geschieht nach den allgemein bekannten Verfahren der Histologie und Bakteriologie. Schon der gewebliche Aufbau, die Analyse ihrer zelligen Elemente klärt in den meisten Fällen über die Natur des Prozesses auf. Die *Biopsie*, die ganz lebensfrisches Material zur Untersuchung liefert und ohne besondere Belästigung des Kranken ausgeführt werden kann, hat wesentlich zur Erkenntnis der pathologischen Vorgänge beigetragen und unser Wissen durch viele wichtige Befunde bereichert. Die charakteristischen Erscheinungen im Aufbau der Dermatosen werden im histologischen Teil des Handbuches und bei der Besprechung der einzelnen Krankheiten beschrieben werden. In jüngster Zeit werden auch mikrochemische Prüfungen der durch Biopsie gewonnenen Hautpartikel mit Nutzen ausgeführt.

Eine gewisse Bedeutung besitzen auch die nach dem Muster der polizeilichen Dactyloskopie (BERTILLON) angefertigten Abdrücke von kranken Hautstellen. Von OPPENHEIM als „Dermatotypie" beschrieben und für das Studium der Oberflächenveränderungen verwendet, wurde dieses Verfahren in erweiterter und verfeinerter Form von BETTMANN unter der Bezeichnung „Dermatographie" weiter verwendet.

Während OPPENHEIM zur Dermatotypie Druckerschwärze gebraucht, sind in den letzten Jahren eine Reihe von neuen Methoden ausgearbeitet worden, die auf eine für den Patienten angenehmere Art und Weise das Ziel erreichen. SCHÖTT benützt zur Dermatotypie Lanolin und photographisches Papier, FISCHER vereinfachte diesen Vorgang dadurch, daß er einen Lanolinabdruck auf nicht saugendem Papier mit einer 1%igen Eosinlösung färbt. Weitere Verfahren stammen von FRIEDEMANN, der den Fettabdruck der Haut erwärmten Osmiumsäuredämpfen aussetzt oder mit einer Methode durch Jod- und Silbernitrat Ähnliches erzielt.

Eine Reihe von diagnostischen Hilfsuntersuchungen, die für den Dermatologen mehr oder minder unentbehrlich sind, sollen hier kurz aufgezählt werden. Als erfolgreichste und wichtigste Untersuchungsmethode hat sich die von WASSERMANN-NEISSER-BRUCK eingeführte Seroreaktion erwiesen, die auf dem Prinzip der Komplementablenkung (BORDET-GENGOU) basiert. Eine richtige Beurteilung der Lues in diagnostischer und therapeutischer Beziehung kann heute ohne diese Methode kaum gedacht werden. Als Erweiterung und Ergänzung sind Fällungs-Trübungsreaktionen, die auf kolloidchemischen Vorgängen beruhen (MEINICKE, SACHS-GEORGI, KAHN usw.) und schließlich MÜLLERS Ballungsreaktion zur Geltung gekommen.

Eine weitere Vervollkommnung in theoretischer und klinischer Beziehung verdanken wir der *Liquoruntersuchung* (WASSERMANN, PANDY, NONNE-APELT, NISSL, Zellzählung, Goldsol- und Mastixreaktion). Ebenso geben uns häufig die Immunitätsprüfungen (Luetin, Luotestreaktion) Aufschluß über diagnostisch wichtige Zustände. Diese Untersuchungsmethoden erfahren im Programm dieses Handbuches *spezielle Besprechung*.

Das Blut in morphologischer Beziehung wird durch die in der allgemeinen Medizin üblichen Untersuchungen (Differentialzählung, Färbeindex, Oxydasereaktion, Viscosität, Gerinnungszeitbestimmung usw.) dem Dermatologen in manchen Fällen wichtige Aufschlüsse geben. Ebenso kommen chemische Blutproben auf photosensibilisierende Substanzen, Hämatoporphyrin, Blutzucker, Cholesterin, Phosphor, Kalk usw. manchmal entscheidend in Betracht. ABDERHALDENS Eiweißabbau sowie bakteriologische Untersuchungen werden in entsprechenden Fällen herangezogen.

Die in jüngster Zeit durch LOEWENSTEINS Methode mögliche Züchtung von Tuberkelbacillen aus dem kreisenden Blut verspricht weitere Aufschlüsse über die Entstehung tuberkulöser Dermatosen auf hämatogenem Wege.

Auch die Harnuntersuchung in der von der klinischen Medizin im allgemeinen geübten Weise kommt selbstverständlich in Betracht. Die klinischen Befunde von Allgemein- und Organkrankheiten werden mit den entsprechenden Feststellungen an der Haut in Relation gebracht.

Zu den wichtigsten neueren diagnostischen Hilfsmitteln gehört die in den letzten Jahren immer mehr ausgebildete Prüfung der allergischen Hautreaktionen (funktionelle Hautprüfung nach Jadassohn).

Nicht nur für die Diagnose, sondern auch für die theoretische Erkenntnis biologischer und nosologischer Fragen, sowie durch therapeutische Indikationen haben uns diese Untersuchungen eine Reihe neuer Fortschritte gebracht. Die Forschung auf diesem Gebiete ist noch in vollem Gange. Durch Pirquets Entdeckung der Cutireaktion und seine weiteren Arbeiten ist das Interesse aller Kliniker wachgerufen worden. Es haben sich eine Reihe anderer Hautproben angeschlossen, die zum Teil auch dem Dermatologen wertvollste Aufschlüsse zu geben geeignet sind. Speziell sind die neuen Erfahrungen über die Folgen von Hautreizen mechanischer (Dermographismus), chemischer, aktinischer Natur und die Antigenproben hervorzuheben.

Die Tuberkulin-, Luetin- und Trichophytinprobe sind zum Gemeingut der Dermatologen geworden, und es mehren sich unsere Erkenntnisse bezüglich der Überempfindlichkeitsreagine. Eine eingehende Besprechung dieser Ergebnisse, sowohl hinsichtlich der theoretischen Fragen als auch bezüglich der klinischen Erscheinungen sind in anderen Kapiteln dieses Handbuches nachzulesen. Auch die Rolle, welche die ätiologischen Momente in der Dermatologie spielen, wird an anderer Stelle eingehende Würdigung finden.

Eine besondere Eigentümlichkeit der Haut, die bei Nichtkenntnis zu Verwechslungen Anlaß geben könnte, soll hier erwähnt werden, es ist die sog. *schwarze Hautschrift*. Von Russen (Emdin und Kusmenko, Breitmann) wurde darauf aufmerksam gemacht, daß durch einfaches Bestreichen der Haut mit einem Kupfer- oder Silberstäbchen bei einzelnen Individuen eine schwarze Färbung der Strichstellen entsteht. Insbesonders Hauck und Dietel haben sich mit der Untersuchung dieses Phänomens befaßt und festgestellt, daß nicht — wie früher angenommen wurde — Faktoren endokriner oder vegetativer Natur diese Eigentümlichkeit hervorrufen, sondern, daß sie durch äußerliche Momente, durch Auflagerung körperfremder Stoffe bedingt ist. Stoffe, wie Zink, Kupfer, Quecksilber u. a. geben zu ihrer Auslösung Veranlassung (Emdin).

Daß außer den Infektionserregern, toxischen und äußeren Schädigungen der Haut, der konsekutiven Mitbeteiligung der Haut bei Stoffwechsel- und anderen Allgemeinerkrankungen noch manche andere Faktoren eine bedeutende Rolle spielen, ist mit ein Grund dafür gewesen, daß man die Absicht, die Hautkrankheiten nach ätiologischen Prinzipien in ein System zu bringen, aufgeben mußte.

Es gibt kein einheitliches Einteilungsprinzip und man ist zur Überzeugung gekommen, daß die Reaktionsvorgänge an der Haut mit ihren komplizierten Bedingungen sich überhaupt nicht nach den Methoden der deskriptiven Naturwissenschaften klassifizieren lassen.

Spielen doch Erblichkeitsfaktoren, Konstitution, Disposition, endokrine Drüsen und vegetatives Nervensystem, Dinge, die man heute insgesamt als „Bereitschaft" bezeichnet, und manches andere bei der Entstehung der Hautkrankheiten allein oder in Kombination mit den oben angeführten Faktoren eine ausschlaggebende Rolle.

In besonderen Fällen kommen alle aus der inneren Medizin bekannten Hilfsuntersuchungsmethoden zur Verwendung. Selbst die Röntgenuntersuchung kann in seltenen Fällen von Hautkrankheiten diagnostische Verwendung finden (Kalkablagerungen in der Haut usw.).

# Diagnosestellung.

Treffend bemerkt Darier, daß jede dermatologische Diagnose vom ätiologischen, morphologischen und pathogenetischen Standpunkte aus gestellt werden muß. Da die Ätiologie und Pathogenese vielfach noch ungeklärt sind, so bleibt oft die Morphologie der wichtigste Stützpunkt für die Diagnose.

Wenn wir einen Hautkranken untersuchen, haben wir in erster Linie als klinisch gebildete Ärzte das ganze Individuum in Betracht zu ziehen. Die Konstatierung einer Allgemein- oder Organkrankheit, eines Diabetes, einer Nephritis u. a. fällt nicht in das spezielle Gebiet des Dermatologen, ist aber trotzdem eine Notwendigkeit, die wir hier nicht näher besprechen, wohl aber voraussetzen. Zuweilen wird der interne Befund zur Aufklärung der Diagnose beitragen oder einen Zustand aufdecken, der für die Wahl der Therapie von Wichtigkeit sein kann (Nephritis, Psoriasis, Pyrogallol).

Was speziell die Untersuchung der Haut betrifft, soll eine gewisse Methode eingehalten werden, die systematisch vorgehend Vernachlässigung wichtiger Symptome ausschließt. Daß für entsprechende Belichtung gesorgt sein muß, ist selbstverständlich.

Bei der Untersuchung von Hautkranken ist aber stets darauf zu achten, daß die *Zimmerlufttemperatur* sich in einem Mittelmaß von etwa 20° C hält — höhere Außentemperatur führt zu Hyperämie, niedrige zu Anämisierung, Abblassen, resp. cyanotischen Färbungen. Bei manchen empfindlichen Individuen tritt leicht Cutis marmorata auf, deren Anwesenheit die Erkennung von maculösen Erythemen sehr erschwert.

Wenn der Internist seine Erhebungen in der Regel mit der *Anamnese* beginnt und häufig auf Grund der Angaben des Patienten erst die eventuell in Betracht kommenden Organe einer genaueren Untersuchung unterzieht, ist dies bei den Hautkrankheiten in der Regel unnötig, da wir ja das erkrankte Organ offen vor uns sehen. Die Beobachtungen der Kranken über den Beginn der Einzelerscheinungen und den Verlauf der Hautkrankheit sind meistens ganz ungenau und laienhaft, daher nicht als sichere Anhaltspunkte verwertbar. Die Erhebung einer eingehenden Anamnese erscheint meist überflüssig, da wir an der Haut selbst die Art der Veränderungen sehen und meist auch ihren Verlauf an den vorhandenen Phasen und Morphen erkennen. Dieser für den Internisten meist unerläßliche Behelf der Mitteilungen seitens des Kranken rückt demnach für den Dermatologen mehr in den Hintergrund. Wie Unkenntnis und mangelhafte Beobachtungsgabe der Laien, aber auch eine gewisse Reservatio mentalis oder, kurz gesagt, Neigung zur Lüge, die Anamnese zuweilen geradezu zur Quelle einer Irreführung machen, soll an einigen Beispielen gezeigt werden.

Konstatieren wir z. B. bei einem Schulkind Prurigo, so können wir sicher sein, daß die Mutter den Gesamtverlauf der Krankheit nicht richtig beobachtet hat und die Krankheit z. B. auf die Revaccination oder auf jüngst abgelaufene Masern zurückführt, während sie schon am Ende des ersten Lebensjahres begonnen hat.

Viele Psoriasiskranke wissen nur von ihrer letzten größeren Eruption zu berichten, während sie jahrelang alte indolente Psoriasisplaques an sich tragen. Mit der Erhebung der Familienanamnese erfährt man selten richtige Daten. Auf die Frage, ob ein Mitglied der Familie des psoriatischen Kindes an dieser Krankheit gelitten habe, wird von der Mutter verneinende Antwort gegeben, während an ihr selbst alte Psoriasisherde an den Knien vorhanden sind.

Ebenso fragt man häufig ergebnislos nach der Ursache einer artefiziellen Dermatitis, weil die Kranken die Dinge, mit welchen sie täglich hantieren, für unschädlich halten (Amateurphotographie, Blumenzucht usw.), oder nach dem

Nahrungsmittel, das einen Urticariaanfall auslöste, weil die Kranken zwar Erdbeeren und Krebse als in dieser Hinsicht verdächtig kennen, aber nicht wissen, daß beispielsweise auch Hühnereiweiß Ursache der Urticaria sein kann.

Die Beurteilung, welche Geschlechtskrankheiten in vielen Kreisen namentlich in früherer Zeit in moralischer und sozialer Richtung erfahren haben, macht es begreiflich, daß die anamnestischen Angaben so häufig unrichtig sind. Die alten Ärzte haben dieser Erfahrung in dem Satze Ausdruck gegeben: Homo syphiliticus semper mendax.

Aus den angeführten Gründen empfiehlt es sich, möglichst unbeeinflußt nach Anhören der spontan vom Patienten gegebenen kurzen Angaben zunächst durch genaue Untersuchung eine Diagnosenstellung auf Grund der objektiven Befunde anzubahnen und erst, wenn diese abgeschlossen ist, weitere anamnestische Daten zu erheben, welche dann zur Bekräftigung der Diagnose dienen können oder bezüglich Vererbung usw. verwertet werden dürfen.

Als Regel gelte es auch, wenn die Hautveränderungen nur an einer umschriebenen Hautstelle ihren Sitz haben, den Status der ganzen Haut aufzunehmen. Die Inspektion der ganzen Körperoberfläche ist an den Kliniken leicht durchzuführen. Unter anderen Verhältnissen ist sie durch stückweise Bloßlegung der Hautregionen ohne Verletzung des Schamgefühls zu erreichen und soll keineswegs vernachlässigt werden.

Vor allem wird man bei dieser Erhebung häufig Anomalien finden, welche die Träger als normale Hautbeschaffenheit ansehen, da sie dieselbe an sich immer gesehen haben. Dahin gehört die Beschaffenheit der Hautoberfläche in bezug auf Trockenheit, Schuppung oder ölige, fettglänzende Oberfläche, Glätte oder Rauhigkeit, weiche oder härtere Konsistenz, Verschieblichkeit, Behaarung usw. und vor allem der Färbung.

Übermäßige Einfettung, Status seborrhoicus, wie das Gegenteil, besondere Trockenheit, Xerosis der Haut, sind beide als das physiologische Verhalten überschreitende Anomalien häufig Ursache oder doch disponierendes Moment für Hautkrankheiten. Die allgemeine Besichtigung der Haut ist aber unbedingt erforderlich, da Erscheinungen, die keine subjektiven Beschwerden verursachen, von dem Kranken häufig übersehen werden.

So ist es sehr häufig, ja fast Regel, daß eine Roseola syphilitica übersehen wird oder (bei Frauen) der nicht schmerzende Primäraffekt am Genitale unbeobachtet abläuft.

Bei an Scabies erkrankten weiblichen Individuen findet man häufig Gonorrhoe, da Sarcoptes und Gonococcus in der Bettwärme am leichtesten übertragen werden.

Nur durch die Besichtigung der ganzen Haut gewinnt man Einblick in die Verteilung der Hauterkrankung, die so wichtige Lokalisation und wird sich ein vollständiges Bild von der Art des Fortschreitens und der Ausbreitungsweise der Krankheitsherde verschaffen können. Das Vorhandensein von sekundären Hautveränderungen wird für die Beurteilung des Krankheitsverlaufes verwertbare Befunde geben.

Erst nach diesen übersichtlichen Feststellungen gehe man daran, die Einzelheiten genauer zu untersuchen und mit Hilfe der oben angegebenen Mittel ihre Natur zu bestimmen. Es sind zunächst die primären Efflorescenzen, ihre Umwandlungs- und Rückbildungsformen aufzusuchen und in eine Verlaufsreihe zu ordnen, ihre Ausbreitungsweise und Lokalisation zu eruieren. In der Regel genügen schon diese Erhebungen zur Sicherung einer klinischen Diagnose, da die häufigsten Dermatosen charakteristische Eigenschaften aufweisen. In einem Ambulatorium wird kaum in 2 von 100 Fällen eine nähere Untersuchung durch Laboratoriumsproben behufs Diagnosestellung nötig sein.

Bei der Diagnosestellung wird insbesonders zu berücksichtigen sein, ob äußerliche, innere Ursachen oder beide für die Erkrankung der Haut maßgebend waren.

Es wird sich aber auch empfehlen, die Nebenumstände zu berücksichtigen: Der Beruf der Kranken wird oft wertvolle Aufschlüsse geben; die Hauterkrankungen auf dem Lande sind gewöhnlich ganz andere wie jene in der Stadt. Bei Bestehen eines Erysipeloides z. B. ist es leicht möglich, die Beschäftigung der Kranken zu erraten. Geographische Verhältnisse, jahreszeitliche Temperaturschwankungen, Klima, Sonnenstrahlung, Bekleidung, Sitten und Gebräuche eines Volkes spielen auch bei der Entstehung von Dermatosen eine Rolle; man wird ferner Rassen- und Vererbungsverhältnisse, Geschlecht, Alter, Lebensweise und Ernährung berücksichtigen müssen.

Um nicht Irrtümern zu unterliegen muß man sich immer vor Augen halten, daß die individuelle Reaktion auf exo- und endogene Reize eine ganz verschiedene ist und daß gleiche Ursachen differente Dermatosen erzeugen können, insbesonders darf man sich nicht durch die eine Hauterkrankung begleitenden, stärkeren und schwächeren entzündlichen Symptome täuschen lassen, denn auch sie unterliegen vielfach individuellen Einflüssen.

Trotzdem wird zur Sicherung der Diagnose oder zu Zwecken therapeutischer Indikationen eine Reihe von Untersuchungen im klinischen Betriebe regelmäßig durchgeführt.

Wir können mit voller Sicherheit Syphilis im Stadium des Exanthems klinisch diagnostizieren, unterlassen es aber in keinem Falle, den Spirochätennachweis im Primäraffekt, die serologische Diagnose und die Liquorprüfung bei generalisierter Syphilis vorzunehmen, zumal uns diese Proben über den Einfluß der Therapie und den Gesamtverlauf den nötigen Indicator bieten.

Wir verzichten auch bei sicherer Diagnose einer Pilzkrankheit, Favus, Mikrosporie, Trichophytie usw. keineswegs auf den Nachweis des Erregers durch mikroskopischen und kulturellen Nachweis.

In manchen Fällen wird die funktionelle Hautprüfung, Feststellung der Immunitätsverhältnisse u. a. Aufklärung bringen.

Zur Differentialdiagnose namentlich von Geschwüsten und geschwustähnlichen Bildungen wird uns der histologische Befund, den wir an einem excidierten Hautstückchen (Biopsie) gewinnen, sichere Grundlage geben.

Es wäre ein großer Fehler den umgekehrten Weg einzuschlagen und sofort zu den Laboratoriumsmethoden zu greifen, denn auch sie können irreführend sein. Nur im Zusammenhang mit der Klinik — die immer an erster Linie zu stehen hat — leisten die Laboratoriumsuntersuchungen Wertvolles. Insbesonders im klinischen Unterricht wird man diesen Grundsatz nicht oft genug betonen können.

Es ist auch wichtig, daß der Kliniker die Laboratoriumsmethoden — soweit es möglich ist — selbst beherrscht und selbst durchführt, da nur das klinische Urteil die Hand zur richtigen Entnahme des entsprechenden Materials führen kann. Es gehört z. B. immerhin einige Übung dazu, bei Pilzerkrankungen der Haut jenes Untersuchungsmaterial zu wählen, in dem am leichtesten der Nachweis der Pilze gelingt.

Bei Einhaltung dieses Vorgehens wird bei Erfahrenen nur ein verschwindender Teil der Krankheitsfälle diagnostisch zweifelhaft bleiben und erst durch Zuhilfenahme genauer Erhebungen aufgeklärt werden können.

So stellt die Diagnose der Hautkrankheiten einen recht komplizierten Vorgang dar; die in diesem Kapitel besprochenen Fragen können nur die Grundlagen dazu abgeben. Auch im Fache der Haut- und Geschlechtskrankheiten bedarf die praktische Erlernung der Diagnosestellung jahrelanger klinischer Übung.

Meinem ehemaligen Schüler Professor Dr. LEO KUMER, Vorstand der Dermatologischen Universitätsklinik in Innsbruck, der so freundlich war, mir bei der Korrektur zu helfen, einige Ergänzungen und das Literaturverzeichnis beizu fügen, sage ich hier besten Dank.

## Literatur.

ARCHAMBAULT u. ALBÉRIC: The modern conception of dermatology and syphilology. Canad. med. Assoc. **21**, 419 (1929). Ref. Zbl. Hautkrkh. **33**, 66 (1930). — ARZT: (a) Die Arbeitsrichtungen in der Dermatologie. Wien. klin. Wschr. **39**, 589 (1926). (b) FERDINAND v. HEBRA und die Dermatologie unserer Zeit. Wien. klin. Wschr. **39**, 1353 (1926).

BASLER: Über eine Hautfarbentafel für Europäer und mit ihr vorgenommene Untersuchungen. Z. Morph. u. Anthrop. **25**, 525 (1926). — BELLAMY: Measuring hair colors. Amer. J. physic. Anthrop. **14**, 75 (1930). Ref. Zbl. Hautkrkh. **35**, 62 (1931). — BETTMANN: (a) Capillarmikroskopische Untersuchungen bei Psoriasis. Dermat. Wschr. **83**, 1223 (1926). b) Zur Verwertung daktyloskopischer Verfahren. Z. Anat. **81**, 262 (1926). Ref. Zbl. Hautkrkh. **23**, 178 (1927). (c) Capillarmikroskopische Untersuchungen in der Dermatologie. Dermat. Wschr. **85**, 1605 (1927). (d) Über Dermatogramme und ihre Verwertung. Arch. f. Dermat. **153**, 637 (1927). (e) Über die klinische Verwertung der Capillarmikroskopie an der Lippenschleimhaut. Klin. Wschr. **1930 II** (2089). — BLOCH: Der funktionell-experimentelle Gedanke in der Dermatologie. Wien. med. Wschr. **6**, 334 (1925). — BOMMER: (a) Hautuntersuchungen in gefiltertem Quarzlicht. Klin. Wschr. **6**, 1142 (1927). — (b) Weitere Untersuchungen über sichtbare Fluorescenz beim Menschen. Acta dermato-vener. (Stockh.) **10**, 391 (1929). Ref. Zbl. Hautkrkh. **34**, 47 (1930). (c) Über sichtbare Fluorescenz beim Menschen. Acta dermato-vener. (Stockh.) **10**, 253 (1929). Ref. Zbl. Hautkrkh. **33**, 719 (1930). — BOSELLINI: (a) Per un razionale indirizzo dermatologico. Policlinico, sez. prat. **30**, 457 (1923). Ref. Zbl. Hautkrkh. **10**, 154 (1924). (b) La dermosifilopatia non muore e non è un rudero. Policlinico, sez. prat. **31**, 1026 (1924). Ref. Zbl. Hautkrkh. **15**, 339 (1925). — BROCQ: Principes généraux du diagnostic des dermatoses. Bull. méd. **36**, 67 (1922). Ref. Zbl. Hautkrkh. **5**, 136 (1922).

CAPELLI: La dermosifilografia nella scienza e nella vita. Giorn. ital. Mal. vener. Pelle **64**, 5 (1923). Ref. Zbl. Hautkrkh. **11**, 120 (1924). — COVISA: Die gegenwärtige Stellung der Dermasyphilidologie. Med. ibera **20**, 467 (1926). Ref. Zbl. Hautkrkh. **24**, 202 (1927).

DARIER: Les trois plans du diagnostic en dermatologie. Bull. Soc. franç. Dermat. **1923**, 15. Ref. Zbl. Hautkrkh. **9**, 99 (1924).

EHRENWALD: Zur Pathologie und Klinik des Juckgefühles. Z. Neur. **132**, 502 (1931). Ref. Zbl. Hautkrkh. **38**, 457 (1931). — EMDIN: (a) Der schwarze Dermographismus als eine neue Methode bei Massenuntersuchungen. Gig. i pat. Truda (russ.) **8**, 39 (1930). Ref. Zbl. Hautkrkh. **37**, 811 (1931). (b) Über den schwarzen Dermographismus. Münch. med. Wschr. **1930 II**, 2055. Ref. Zbl. Hautkrkh. **36**, 751 (1931).

FASAL: Krystallglasdrucklinse. Zbl. Hautkrkh. **20**, 276 (1926). — FISCHER: Ein neues Verfahren der Daktyloskopie. Anthrop. Anz. **5**, 49 (1928). Ref. Zbl. Hautkrkh. **27**, 254 (1928). — FISCHER u. SALLER: Eine neue Haarfarbentafel. Anthrop. Anz. **5**, 238 (1928). Ref. Zbl. Hautkrkh. **29**, 613 (1929). — FRIEDEMANN: Zwei neue einfache Hand-(Finger-) Abdruckverfahren ohne Druckerschwärze für anthropologische Zwecke. Arch. Kriminol. **84**, 234 (1929). Ref. Zbl. Hautkrkh. **31**, 574 (1929). — FUHS: Über die Verwendung des WOODschen Lichtes in der Dermatologie. Dermat. Z. **50**, 16 (1927).

GÉBER: (a) Über einen Mangel im dermatologischen Unterricht. Wien. med. Wschr. **73**, 2226 (1923). (b) Über den Mangel der dermatologischen Ausbildung. Börgyógy. Szemle (ung.) **1**, 175 (1923). Ref. Zbl. Hautkrkh. **10**, 429 (1924).

HAUCK u. DIETEL: Chemische und klinische Untersuchungen zur schwarzen Hautschrift. Zbl. Hautkrkh. **31**, 413 (1929). — HECHT: Efflorescenzen als Ausdruck einer bestimmten individuellen Hautdisposition. Arch. f. Dermat. **158**, 519 (1929). — HIGHMAN: The mechanistic era in dermatology. Arch. of Dermat. **19**, 607 (1929). Ref. Zbl. Hautkrkh. **31**, 188 (1929). — HOCHLOFF: Zur Kolloidchemie der Vernix caseosa. Zbl. Gynäk. **1931**, 1281. Ref. Zbl. Hautkrkh. **38**, 455 (1931).

KELLER: Messung der Gewebselastizität an Lebenden vom klinischen Standpunkte. Z. physik. Ther. **38**, 17 (1929). Ref. Zbl. Hautkrkh. **33**, 333 (1930). — KREIBICH: Die Lokalisation. Arch. f. Dermat. **146**, 14 (1924). — KRIEGER: Veränderungen des Kitzelgefühles der Haut bei Organerkrankungen. Würzburg. Abh. Leipzig: Curt Kabitzsch 1930. — KRÖNNIG: Über die Eichung von Fellfarben auf Grund der OSTWALDschen Methode, nach Untersuchungen am Meerschweinchen. Z. Abstammgslehre **53**, 355 (1930). Ref. Zbl. Hautkrkh. **35**, 616 (1931). — KROGH: Anatomie und Physiologie der Capillaren, übersetzt von EBBECKE. Berlin 1924. — KRZYSZTALOWICZ: (a) Entwicklung der Untersuchungsmethoden in der Dermatologie. Przegl. dermat. (poln.) **18**, 10 (1923). Ref. Zbl. Hautkrkh. **15**, 340 (1925). (b) Lehrmethoden in der Dermatologie. Liječn. Vjesn. (serbokroat.) **50**, (1929). Ref. Zbl. Hautkrkh. **31**, 188 (1929). — KUMER: Über dermatoskopische Beobachtungen bei einigen Hautkrankheiten. Dermat. Z. **34**, 127 (1921).

LESZCZYNSKI: (a) Die Methodik der Diagnostik der Hautkrankheiten. Polska Gaz. lek. **4**, 533 (1925). Ref. Zbl. Hautkrkh. **19**, 381 (1926). (b) Zur Lösung des Colorimetrieproblems in der Dermatologie. Dermat. Wschr. **92**, 6 (1931). — LOEWENSTEIN: Die Züchtung der Tuberkelbacillen aus dem strömenden Blute. Zbl. Bakter. Orig. **120**, 127 (1931).

MACCORMAC: Tradition in dermatology. Brit. J. Dermat. **36**, 235 (1924). Ref. Zbl. Hautkrkh. **14**, 316 (1924). — MACKEE: A brief outline of dermatology, especially in its relation to the practitioner of general medicine. South. med. J. **22**, 21 (1929). Ref. Zbl. Hautkrkh. **30**, 471 (1929). — MARKOV u. KISSIN: Über die Vernix caseosa der Neugeborenen. Russk. Klin. **8**, 877 (1927). Ref. Zbl. Hautkrkh. **27**, 595 (1928). — MEMMESHEIMER: Die Methoden zur Bestimmung von Hautfarben. Zbl. Hautkrkh. **36**, 1 (1931). — MEMMESHEIMER u. MATTHAEI: Beobachtungen über die Pigmentierung der Haut. Strahlenther. **35**, 339 (1930).

NÉKÁM: Die Untersuchung von Hautkranken. Orvosképzés (ung.) **17**, 310 (1927). Ref. Zbl. Hautkrkh. **25**, 311 (1928).

OELZE: Mikroskopische Neuerungen für Dermatologen. Dermat. Wschr. **75**, 875 (1922). — ORBAN: Verhornung des Zahnfleisches. Z. Anat. **94**, 459 (1931). Ref. Zbl. Hautkrkh. **38**, 452 (1931). — ORRU: Sulla genesi e funzione della vernice caseosa del neonata. Studi sassar. **7**, 65 (1929). Ref. Zbl. Hautkrkh. **33**, 331 (1930). — ORTALI: Una specialità che muore: la dermosifilopatia. Policlinico sez. prat. **31**, 924 (1924). Ref. Zbl. Hautkrkh. **14**, 316 (1924).

POTTER: What is dermatology? Long Island med. J. **23**, 282 (1929). Ref. Zbl. Hautkrkh. **31**, 471 (1929).

RIEHL: Die Bedeutung der Farben in der Dermatologie. Wien. klin. Wschr. **41**, 735 (1928). — ROZSAVÖLGYI: Zur PHILIPPSON-TÖRÖKschen diagnostischen Methode. Börgyógy. Szemle (ung.) **1**, 231 (1923). Ref. Zbl. Hautkrkh. **10**, 429 (1924).

SCHMIDT-LA BAUME: (a) Elastometrie in der Dermatologie. Arch. f. Dermat. **153**, 564 (1927). (b) Über Dermatoelastometrie. Arch. f. Dermat. **153**, 766 (1927). — SCHÖTT: Eine neue, einfache, für den Untersuchten angenehme Methode zum Abdruck von Finger- und Handflächen zur Benutzung der Erblichkeitsstudien betreffend Daktyloskopie und Blutgruppen. Uppsala Läk.för. Förh. **33**, 347 (1927). Ref. Zbl. Hautkrkh. **26**, 364 (1928). — SCHOLTZ, M.: (a) Dermatology as medical science healing art and practice of medicine. California Med. **24**, 759 (1926). Ref. Zbl. Hautkrkh. **21**, 291 (1927). — (b) Don'ts in dermatologie diagnosis. California Med. **26**, 347 (1927). Ref. Zbl. Hautkrkh. **24**, 204 (1927). — SCHOLTZ, W.: (a) Ziele und Aufgaben in der Dermatologie. Nordostdtsch. dermat. Ges. Königsberg, Sitzg. 25. Nov. 1923. Ref. Zbl. Hautkrkh. **13**, 132 (1924). (b) Über die Art der Diagnosenstellung bei Hautkrankheiten. Dtsch. med. Wschr. **50**, 797 (1924). — SCHUMACHER: Capillaroskopie und Dermatoskopie. Zbl. Hautkrkh. **11**, 377 (1924). — SELLEI: Über das Jucken. Dermat. Wschr. **80**, 774 (1925). — SIEMENS: Beobachtung und Erfahrung in der Medizin. Klin. Wschr. **8**, 2435 (1929). — STOPCZANSKI: Die Elastometrie in der Dermatologie. Polska Gaz. lek. **1929 II**, 609. Ref. Zbl. Hautkrkh. **33**, 333 (1930). — STRANDBERG: Einige Züge aus der Entwicklung der modernen Dermatologie. Hygiea (Stockh.) **89**, 672 (1927). Ref. Zbl. Hautkrkh. **25**, 787 (1928).

THIBIERGE: Réflexions sur le rôle de la clinique et le rôle du laboratoire dans le diagnostic des affections cutanées. Bull. Soc. franç. Dermat. **1923**, 20. Ref. Zbl. Hautkrkh. **10**, 155 (1924). — TOMMASI: Tendenze scientifiche ed indirizzo didattico della moderna dermatologia. Riforma med. **41**, 433 (1925). Ref. Zbl. Hautkrkh. **18**, 555 (1926). — TOUTON: Die Einstellung der HEBRAschen Lehre zur modernen Richtung in der Dermatologie. Wien. med. Wschr. **31**, 945 (1926).

VELHAGEN: Sehhilfe für den Arzt. Dtsch. med. Wschr. **57**, 1807 (1931). — VIGNE: Utilisation de la lumière de WOOD pour l'examen et le dépistage des teignes tondantes et du favus. Presse méd. **35**, 339 (1927). Ref. Zbl. Hautkrkh. **23**, 762 (1927).

WEIDENFELD: Zur Physiologie der Blasenbildung. Arch. f. Dermat. **53**, 1 (1900). — WILE: Dermatologic education. Teaching of dermatosyphilology. Arch. of Dermat. **17**, 451 u. 483 (1928). Ref. Zbl. Hautkrkh. **27**, 498 (1928). — WIRZ: Spezifitätsbegriff und Spezifitätsproblem in der Dermatologie. Med. Klin. **20**, 735 (1924).

ZAROUBINE: „Testimonium paupertatis" de la vénéréologie et de la dermatologie. Ann. Mal. vénér. **24**, 264 (1929). Ref. Zbl. Hautkrkh. **31**, 471 (1929). — ZEISLER: The changing of dermatological practice. Illinois med. J. **49**, 163 (1926). Ref. Zbl. Hautkrkh. **20**, 871 (1926).

# Amyloid der Haut.

Von

**Hans Königstein**-Wien.

Mit 24 Abbildungen.

## Einleitung.

Es ist ein bemerkenswertes, vielleicht nicht bloß zufälliges Zusammentreffen, daß zur Zeit, als die ersten spezifischen Hautveränderungen bei Amyloidose mitgeteilt wurden, auch unsere Kenntnisse vom Wesen des Amyloides nach einer Periode relativen Stillstandes durch Arbeiten auf experimentellem und klinischem Gebiete sehr nennenswerte Fortschritte erfuhren. Die experimentellen Untersuchungen Kuczynskis lenkten die Aufmerksamkeit auf den intermediären Eiweißstoffwechsel und gaben in gedanklicher und methodischer Beziehung vielfache fruchtbringende Anregungen. Den Experimenten Leupolds und Letterers danken wir Aufklärungen über die Entstehung des nur nach wenigen Richtungen hin erforschten Amyloidkörpers, während Schmiedeberg im Verein mit anderen die Konstitution des Eiweißkörpers teilweise enträtselte. Die diagnostisch wertvolle, von Bennhold aufgedeckte Beziehung zwischen Kongorot und Amyloidose gestattete im Verein mit einer verläßlichen Methode der Amyloiderzeugung beim Tier das alte Problem der Amyloidresorption auf neuer Grundlage wieder aufzunehmen. Allerdings stehen sich auf diesem abgegrenzten Arbeitsgebiete experimentelle Ergebnisse und klinische Erfahrungen teilweise noch schroff gegenüber.

Die Beobachtungen über Amyloidablagerung in der Haut, die sowohl als Teilerscheinung einer allgemeinen Amyloidose wie als lokaler Vorgang in bestimmten Organen, zu denen auch die Haut zählt, erscheint, treten aus dem engen Rahmen kasuistischer Mitteilungen heraus. Denn einerseits nimmt die Verlaufsform der generalisierten Amyloidose bei Beteiligung der Haut einen eigenartigen Charakter an und andererseits hat Freudenthal bei lokal auf die Haut beschränktem Prozeß einen Weg der Amyloidabstoßung verfolgt, den die allgemeine Pathologie wird überprüfen müssen.

Die erste Darstellung der pathologisch-anatomischen Befunde bei der wachsartigen Beschaffenheit der Organe, die viele, heute noch unbestrittene Merkmale enthält, geht auf Arbeiten Virchows zurück, die im Jahre 1853 einsetzten. Schraut und Christensen hatten schon hierhergehörige Veränderungen beschrieben und mit dem Ausdruck speckartig, den Virchow verwirft und durch wachsartig ersetzt, bezeichnet. Nachdem Meckel diese Substanz in Niere, Leber und Darm nachgewiesen hatte, fügte Virchow noch Lymphdrüsen, Schleimhäute der Harnorgane, Muskelapparat, Herz, Uterus und Knorpel als gelegentliche Sitze dieser wachsartigen Degeneration hinzu.

Virchow verlegte auch bereits den Ursprung dieser Erkrankung in die kleinsten Arterien, von denen aus später der Prozeß auf das umliegende Parenchym fortschreitet. Von der Idee ausgehend, daß der Stoff für die Amyloidbildung von außen zugeführt und auf die Organe verteilt wird, suchte Virchow allerdings ohne Erfolg Amyloid im Blut.

VIRCHOW färbte die wachsartigen Herde mit Jod und setzte Schwefelsäure hinzu. Auf Grund dieser Farbreaktionen glaubte sich VIRCHOW vor die Wahl gestellt, diese Substanz zur Stärke oder Cellulose zu rechnen, und wies ihr einen Platz, der näher bei der letzteren gelegen ist, an. Obwohl VIRCHOW die geschichteten Körperchen — Corpora amylacea — von der wachsartigen Degeneration sowohl der morphologischen Beschaffenheit wie der Färbbarkeit nach unterschied, so hielt er doch beide Gebilde für wesensgleich und der heute allgemein gebrauchte Name Amyloidose ist darauf zurückzuführen, daß die Corpora amylacea, die nach unseren derzeitigen Kenntnissen in keinem Zusammenhang mit der wachsartigen Degeneration stehen, bei Berührung mit einer Jodlösung eine blaue Farbe annehmen, während die Amyloidinfiltration sich unter gleichen Bedingungen braun und erst auf Zusatz von Schwefelsäure blau färbt.

In den 8 Jahrzehnten, die seit der Entdeckung VIRCHOWS verflossen sind, wurde seine Auffassung über Amyloid in wichtigen Punkten ergänzt, aber nur insofern korrigiert, als man Amyloid heute für einen Eiweißkörper hält und nicht mehr von Umwandlung, sondern von Infiltration des Gewebes spricht.

Die sehr ausgedehnte Literatur, die kasuistische Mitteilungen, Arbeiten über Chemie und experimentelle Untersuchungen enthält, ist in den großen Referaten und Abhandlungen von LUBARSCH (1897), SCHMIDT (1904), NEUBERG (1904), DAVIDSOHN (1908), SCHMIEDEBERG (1920–1928), LEUPOLD (1925), LETTERER (1926), NEUBAUER (1928), G. HERXHEIMER (1927), LUBARSCH (1930) kritisch gesichtet. Die folgende Darstellung von der Entwicklung und dem gegenwärtigen Stand unserer Kenntnisse über die Pathologie des Amyloides wird sich auf Wiedergabe jener Tatsachen und Hypothesen beschränken, die für das Verständnis der verschiedenen Erscheinungsformen amyloider Ablagerung in der Haut notwendig sind und zugleich als Grundlage weiterer Untersuchungen dienen können.

Als auslösende Ursachen für das Auftreten einer allgemeinen Amyloidose werden seit langem schwere, zu Kachexie führende Erkrankungen angegeben. In der ersten Reihe derselben stehen Tuberkulose sowie chronische oft im Knochen sitzende Eiterungen, dann folgen Aktinomykose, Malaria, Syphilis, Carcinom, Nephritis, Leukämie. Diese lehrbuchmäßige Aufzählung ätiologischer Momente hat in neuerer Zeit eine Änderung erfahren. Während E. LANG die Bedeutung der kongenitalen wie akquirierten Syphilis nicht wesentlich geringer als die chronischen Knochen- und Gelenkseiterungen oder tuberkulöse Prozesse einschätzt, wird derzeit (LESSER-JADASSOHN) Amyloid als Folgeerscheinung langdauernder syphilitischer Erkrankung nicht mehr besonders erwähnt. Dies kann vielleicht als ein Erfolg der neuen Behandlungsmethoden gewertet werden. BROWICZ machte auf den chronischen Dickdarmkatarrh mit folgender Amyloidinfiltration aufmerksam. An dieser Stelle verdient auch der Typhus angeführt zu werden, der um so bemerkenswerter ist, als die Autoren annehmen, daß diese auf keinen allzu langen Zeitraum ausgedehnte Erkrankung bloß den Anstoß zur Amyloidentwicklung gibt, die nach Ablauf der Grundkrankheit fortdauert. Auf diese Weise können einzelne generalisierte Amyloidosen, bei denen keine bekannten Grundkrankheit mehr nachweisbar ist, unter Berücksichtigung der Anamnese einer Erklärung zugeführt werden.

PALTAUF wies auf das Vorkommen von Amyloid bei Lymphogranulomatose hin. Wenn auch sein Fall mit Tuberkulose kombiniert war, wurde seine Auffassung durch eine Reihe tuberkulosefreier Fälle bestätigt (FABIAN E., KAUFMANN, STEIGER, SCHUGT PAUL). Im Jahre 1911 sammelte FABIAN 22 Fälle von Lymphogranulomatose, die durch Amyloideinlagerungen kompliziert waren.

BUSCHKE und LANGER raten, bei schweren gonorrhoischen Erkrankungen auf Amyloid zu achten. Zu dieser Ansicht führt die Autoren ihre klinische Erfahrung, denn das Tierexperiment sehen sie nicht als beweisend an.

G. B. GRUBER berichtet über einen Soldaten, der 24 Tage nach einer Verschüttung starb und neben den Zeichen einer Ruptur in Leber und Milz in diesen Organen sowie in der Niere reichlich Amyloid aufwies. Wenn die Auslegung von JOSÉ CRUZ, daß nach der Organzerreißung Eiweiß resorbiert wurde, anerkannt wird, würde ein Zusammenhang mit dem Unfall bestehen.

MAYER und WOLF machen auch Hungerzustände für Amyloidausfällung verantwortlich und finden in einer Arbeit H. SCHRANKS Unterstützung, der mitteilt, daß in der Nachkriegszeit die Erkrankungen der großen Bauchdrüsen an Amyloid zugenommen haben.

Unter Berücksichtigung der jetzt vorherrschenden, später noch zu besprechenden Anschauung, der zufolge Amyloidose auf eine Überschwemmung des

Organismus mit Eiweißkörpern, die nicht abgebaut werden können, zurückzuführen ist, können die verschiedenen, auch weit auseinanderliegenden Ursachen unter einem gemeinsamen Gesichtspunkt zusammengefaßt und verstanden werden.

Amyloid bevorzugt bei der Ablagerung bestimmte Organe, am häufigsten ergriffen sind Milz, Leber, Nebenniere, Darm und Niere, aber auch die anderen Organe können, wenn auch seltener, an dem Prozeß beteiligt sein. SCHMIDT vertrat noch 1904 den Standpunkt, daß bindegewebige Organe mit besonderer Funktion, z. B. Cutis, Dura mater und Fascien verschont bleiben und LUBARSCH nahm 1930 das gleiche vom Gehirn an.

Einstweilen wurde Amyloid in der Haut nicht nur als pathologisch-anatomischer Nebenbefund, sondern auch in klinisch charakteristischer Exanthemform wiederholt beobachtet, ferner in der Hirnhaut (LUBARSCH) beschrieben und auch über lokales Amyloid im Gehirn liegt eine Arbeit vor (A. W. FISCHER und HOLFELDER). Vielleicht ist es nur notwendig, Organen, die bei der Sektion an der Peripherie des Blickfeldes liegen, besondere Aufmerksamkeit zu schenken, um den bekannten Lokalisationsorten noch neue hinzuzufügen. Zu dieser Voraussage berechtigten Untersuchungen LUBARSCHs, der in letzter Zeit bei allgemeiner Amyloidose die Samenblasen nicht selten erkrankt fand. Auch isoliert kann sie Trägerin von Amyloidose sein (ERLACH, LUBARSCH, WINKELMANN).

In systematisch durchgeführten Untersuchungen fand L. PAUNZ zweimal bei typisch ausgebildeter generalisierter Amyloidose, die sich an Tuberkulose anschloß, die Carotisdrüse erkrankt, und zwar war in einem Fall bloß das Gefäßsystem, in dem anderen auch das Gewebe infiltriert; ähnliche Befunde bei Epithelkörperchen stammen von SCHILDER.

Über die Häufigkeit, mit der einzelne Grundkrankheiten bei Amyloidose vorkommen und die ziffernmäßig ermittelte Beteiligung bestimmter Organe an dem in Frage stehenden Prozeß können ältere Statistiken ein orientierendes Bild geben.

BLUM ordnete 297 Obduktionsbefunde, unter denen 221mal, also in 79% Tuberkulose die Todesursache war; in 10% waren Eiterungen, in 2,9% Syphilis, Carcinom und andere Krankheiten und in 1,4% Aktinomykose nachweisbar. Unter den erkrankten Organen stand die Milz mit 92% an der Spitze. Eine Aufstellung von LUBARSCH verhält sich bezüglich der Krankheitsursachen sehr ähnlich, andererseits ist in dem Material LUBARSCH die Milz noch häufiger erkrankt, fast ebenso oft aber auch die Nebenniere. Bei 118 Fällen ist in 67% Tuberkulose, in 14% Eiterung, in 6,8% Blastom, in 5% chronische Nierenentzündung, in 3,4% Darmaffektion und schließlich in 1,7% Lues III angeführt.

Die Erkrankung der Milz wurde in 97,4% beobachtet, dann folgt in kurzem Abstand die Nebenniere mit 95% und die Niere mit 90%.

Trotzdem die Grundkrankheiten, in deren Gefolgschaft wir die Amyloidose anzutreffen gewohnt sind, durch einige recht seltene vermehrt wurden, indem einzelne Autoren auch der Gicht und dem Myxödem die Fähigkeit zubilligen, den Eiweißstoffwechsel in einer Art zu beeinflussen, die zu einer Amyloidgerinnung führt, bleibt doch eine Gruppe von Fällen zurück, die sich dadurch auszeichnen, daß das auslösende Moment nicht ermittelt werden kann. Sehr häufig sind diese Erkrankungen noch durch ein zweites besonderes Merkmal ausgezeichnet, nämlich durch eine eigenartige Lokalisation der Amyloidherde, die in selten befallenen Organen auftreten, während die großen Bauchdrüsen, die üblichen Ablagerungsstätten, frei bleiben. In einer hier wiedergegebenen Mitteilung HUSTENs zeigte die Leicheneröffnung die Erkrankung der großen Bauchdrüsen, doch war die Anordnung eine herdförmige und die Grundkrankheit unbekannt. Gerade über derartige Beobachtungen liegen sehr genaue Berichte vor, da die Pathologen bei diesen Studien das Rätsel der Amyloidose zu lösen hofften.

Es liegt nicht in der Absicht dieser Übersicht, eine vollständige Aufzählung einschlägiger Beobachtungen zu geben, einzelne Beispiele werden über diese Probleme orientieren.

In einer Beobachtung SILVERS und LUNDBLOMS, bei der keine der hergebrachten Ursachen eine Rolle spielte, war Amyloid in Herz, Milz, Leber und Nieren angehäuft, gab aber weder Jod- noch Jodschwefelsäurereaktion, jedoch Metachromasie. Bei einem Teil dieser Fälle gelingt nur die eine oder andere Amyloidreaktion. Amyloid tritt in zahllosen Knötchen auf, die die Organoberfläche übersäen, oder sammelt sich zu großen isolierten Tumoren. Schließlich bevorzugt das Amyloid Organsysteme, wie den Respirationstrakt, oder glatte und quergestreifte Muskulatur.

M. B. SCHMIDT beschreibt rauchgrau, braun und buttergelb gefärbte Geschwülste der Nebennieren, Amyloid ist in Nieren und den tumortragenden Nebennieren ausgebreitet, im übrigen sind nur die Gefäße in Milz, Leber, Darm, Prostata beteiligt. SCHMIDT vermutet bei diesem in mehrfacher Beziehung bemerkenswerten Falle in einer Störung des Eiweißabbaues, der durch die Nebenniereninsuffizienz bedingt wird, den Anlaß zur Amyloidose. Die Ursache für die Amyloidose konnte auch bei einer Sektion LARSENS nicht erhoben werden. Das Herz war in allen Abschnitten in seinen Wandungen von Amyloid erfüllt, sonst waren noch Aorta und Cava sowie die kleinen Gefäße in der Lunge und den Nieren mit Amyloid infiltriert, Milz, Leber, Nebennieren, Pankreas, Prostata wurden in jeder Beziehung von Amyloid frei befunden.

In letzter Zeit häufen sich Veröffentlichungen über *multiple Myelome* in Verbindung mit Amyloid, die in mehrfacher Hinsicht Interesse beanspruchen, denn es wird nicht bloß die Grundkrankheit vermißt und Ablagerung an atypischen Organen beobachtet, sondern auch amyloide Infiltration in den Myelomknoten selbst.

So sah H. WEBER bei allgemeiner Amyloidose auch in den Myelomknoten Amyloid. Bei einem Kranken HUETERS fand man außer den Myelomknoten Amyloid, und zwar ausschließlich im Darm, in der Thoraxmuskulatur und im linken Schultergelenk. Überhaupt zeichnen sich die folgenden Fälle dadurch besonders aus, daß die Muskulatur von der Infiltration ergriffen ist. Ein Obduktionsbefund R. WIESNERS erwähnt multiples Myelom, Amyloid im Knochenmark und Lunge, ferner in der Muskulatur des Skelets, Herzens und Darms, außerdem im peritonealen Fett. Bei einem an multiplen Myelomen erkrankten Manne, den F. PAUL demonstrierte, wurde Amyloid außer in den Geschwulstknoten in Rippen und Wirbeln sowie in der Muskulatur des Beckens, Oberschenkels, der Zunge und des Pharynx nachgewiesen. Die Vergesellschaftung mit BENCE-JONESscher Albumosurie verleiht diesem Falle ein eigenes Gepräge, das um so bemerkenswerter ist, als zwischen den Eiweißkörpern beider Erkrankungen verwandtschaftliche Beziehungen bestehen dürften (NEUBAUER).

Diese kleine Reihe von Myelocytomen möchte ich mit einer Veröffentlichung A. GLAUS' abschließen, bei der gleichfalls eine Kombination mit BENCE-JONESscher Albumose vorlag. Die Muskulatur des Thorax, der Zunge, des Oesophagus und des Herzens bildeten die einzigen Ablagerungsstätten des Amyloids. Während die Kalkeinlagerungen, die in diesem Falle die Amyloidherde durchsetzten, als eine seltene, aber bekannte Erscheinung zu werten sind, ist eine Elastolyse, die das Krankheitsbild vervollständigte und die der Autor mit den Worten, die elastischen Fasern schmolzen wie der Schnee in der Sonne, charakterisiert, eine Eigenheit, die in ihren Beziehungen zum Amyloid noch nicht gedeutet werden kann. Denn der Annahme eines engeren Zusammenhanges widerspricht die Tatsache, daß gerade bei der generalisierten Amyloidose die elastischen Fasern der Zerstörung durch lange Zeit trotzen.

Ein besonders einleuchtendes Beispiel dafür, wie innig die Beziehungen des Amyloides zu einem Organsystem ausgebildet sein können, bringt WARREN SCHIELDS mit dem Hinweis auf eine Beobachtung über amyloide Infiltration im Bereiche der gesamten Muskulatur des Verdauungstraktes, der Blase, des Zwerchfells, des Rumpfes und Gesichtes, der Arterien und Venen und schließlich eines Fibromyoms des Uterus. In einer älteren Beobachtung LANDAUS war die Magenwand neben Gefäßen, bei WILD die quergestreifte Muskulatur der Zunge, des Zwerchfells und Herzens, die glatte Muskulatur des Darms und der Harnblase, außerdem Lunge und Lymphknoten Sitz der Infiltration.

Auch Amyloidosen mit generalisierter Aussaat und Beteiligung der Haut können, wie schon die ersten Fälle (KÖNIGSTEIN 1922) zeigten, in die Gruppe systematisierter Formen, die LUBARSCH später aufstellte, eingereiht werden sowohl in Rücksicht auf die Art der Amyloidverteilung als auch im Hinblick auf die Anordnung der Amyloidschollen zu Knötchen und den Mangel einer Grundkrankheit.

Hierher gehören auch Fälle mit knötchenförmiger Ausstreuung unter Endo- und Epikard (Steinhaus) neben Erkrankungen des Herzens, Magens und Darms, oder ausgedehnter Erkrankung der Lymphknoten oder des Fettgewebes.

Lubarsch zitierte einen Fall, der unter dem Verdachte eines Pförtnercarcinoms operiert worden war, und verzeichnete eine hochgradige Amyloidose, die ausschließlich in den verschiedensten Lymphdrüsengruppen der Bauchhöhle sowie in der Zunge, in den Gaumenmandeln, im Rachen, in einzelnen Darmabschnitten, am Genitale und Herzen in Form von Knötchen lokalisiert war. Eine Grundkrankheit fehlte. Die klassischen Färbereaktionen wiesen Abweichungen auf.

Beneke sammelte sechs Fälle von Herzamyloidose, die den Bedingungen zur Aufnahme in die Gruppe der systematisierten Amyloidose entsprechen. In einem dieser Fälle waren auch Sehnenscheiden und Gelenke so hochgradig befallen, daß sich Beneke eine Analogie mit Alkaptonurie aufdrängte.

Die Beobachtungen abwegiger Krankheitsfälle führen, wenn auch auf verschlungenen Wegen zu der vorherrschenden Vorstellung, daß eine Verschiebung des Eiweißstoffwechsels die Voraussetzung der Amyloidose bildet.

Die fast ausschließliche Ausbreitung der Amyloidose in einem Organe, das nicht zu den regelmäßig bevorzugten zählt, bezeichnet Schmidt als Organamyloidose und erblickt darin den atypischen Beginn einer Generalisation.

## Morphologie.

Amyloid gehört zur großen Gruppe der Hyaline, das sind transparente, homogene Eiweißkörper und bekommt seine Eigenart durch bestimmte Farbreaktionen, sowie die Lagerung im Gewebe. Makroskopisch zeichnen sich die amyloidinfiltrierten Organe auf der Schnittfläche durch glasige Massen in verschiedener Anordnung und Ausdehnung aus und erfahren durch die Einlagerung dieser Körper eine Vergrößerung ihres Volumens und eine Erhöhung ihrer Konsistenz. Im mikroskopischen Bilde erscheint Amyloid in Form von Balken, Schollen oder Walzen, dort, wo es die Form von Kollagen oder Muskelfasern annimmt, sind dafür äußere Bedingungen maßgebend insoferne die Ablagerung den durch Gewebsschwund freigewordenen Platz einnehmen.

Außer der *amorphen Ablagerung,* die die fast regelmäßige Gestalt ist, in der das Amyloid zur Darstellung gelangt, gibt es auch eine *krystallinische Form* des Niederschlages. Dieselbe wurde zuerst von Maximow in der Pferdeleber entdeckt und mit den nachfolgenden Worten beschrieben:

„Die Peripherie der amyloiden Scheiben war sehr schön radiär gestrichelt und diese Strichelung war durch feinste, die ganze Oberfläche der amyloiden Massen borstenförmig bekleidende Fädchen oder Nadeln bedingt. Es erhielten auf diese Weise die Schollen eine Ähnlichkeit mit krystallinisch gebauten Massen. An frischen, mit Methylviolett gefärbten Zupfpräparaten ist es ebenfalls möglich, diese krystallinisch gebauten amyloiden Massen deutlich zu sehen. Überall sah man zwischen den rein blau gefärbten Parenchymzellen dunkelrote, mit ebenfalls rot gefärbten Borsten dicht bedeckte, glänzende Amyloidschollen. In den von mir untersuchten Fällen von Menschenamyloid habe ich ebenfalls ähnliche Bilder, aber in unvergleichlich schwächerem Grade oft genug zu Gesicht bekommen."

Tschistowitsch erhob einen gleichen Befund beim Menschen in amyloidinfiltrierten Retroperitonealdrüsen und vergleicht die Gebilde mit der Bergkettenzeichnung auf geographischen Karten. Hierher zählen noch Befunde von Lorisch, Glans, M. B. Schmidt, v. Werdt und Freudenthal.

Wesentlich häufiger als beim Menschen tritt das Amyloid bei *experimenteller* Erzeugung am Tier in krystallinischer Form auf. Darüber berichten Kuczynski, Domagk, Morgenstern, Leupold und Letterer.

Nach neueren Anschauungen stehen sich krystallinische und amorphe Formen nicht schroff gegenüber, vielmehr wird ein rein amorpher Zustand nicht mehr angenommen. Neben thermischen, elektrischen und optischen Kräften wirkt eine Richtungseigenschaft mit und gibt den Ausschlag dafür, in welcher Form das Amyloid dem Beobachter erscheint. Nach einem allgemein gültigen Gesetz (Tschermak) nimmt bei Kolloiden die Neigung zur Krystallbildung mit der Abnahme des Dispersitätsgrades zu. Kuczynski glaubt, daß funktionelle Zustände der Organe auf der einen Seite eine krystallinische, auf der anderen eine amorphe Form der Amyloidausflockung bedingen, während LETTERER die Schnelligkeit, mit der die Umwandlung aus dem Sol- in den Gelzustand erfolgt, für die Art des Ausfällungsergebnisses als maßgebend erachtet.

Amyloidkrystalle wurden beim Menschen außerordentlich selten beschrieben, trotzdem können sie in diagnostischer Beziehung (FREUDENTHAL) Bedeutung gewinnen.

Die Amyloidose ist eine Erkrankung des *Gefäß-Bindegewebsapparates.* Am häufigsten erkranken die kleinen Arterien an ihren Übergangsstellen in die Capillaren, aber auch Capillaren sowie größere Gefäße sind nicht selten an dem Prozeß beteiligt. Wenn auch nicht mit gleicher Häufigkeit, so sind auch die Venen ein viel beobachteter Sitz der amyloiden Infiltration. Das Stützgewebe erkrankt in der Art, daß das Amyloid in den Saftspalten abgelagert wird. Das Stützgewebe selbst sowie die Muskulatur wird nicht in einen amyloiden Prozeß umgewandelt, sondern nur insofern in Mitleidenschaft gezogen, als amyloide Schollen im Verlaufe ihres Wachstums einen Druck auf die Umgebung ausüben und auf diese Weise Fasern des Stützgewebes und der Muskulatur zur Atrophie, eventuell zum Schwund bringen können.

Bei kombinierten Färbungen, die das Bindegewebe und Amyloid in charakteristischer Weise darstellen, erkennt man, daß zwischen Fasern und Amyloidablagerung stets eine Trennungslinie wahrzunehmen ist. Zu der gleichen Überzeugung gelangte auch LETTERER durch chemische Lösung des Amyloides und Darstellung der zurückgebliebenen Fasern. Bei der amyloiden Infiltration der Herzmuskeln konnte BENEKE das Verhalten des Amyloides zu den Muskelfasern nach jeder Richtung hin einem genauen Studium unterziehen und dabei Umschlingung und Einmauerung der Muskelelemente, niemals ebenso wie ASKANAZY aber eine Umwandlung des Muskelgewebes in Amyloid erheben.

Das gleiche Verhältnis wie zu den Bindegewebsfibrillen und den Muskelfasern besteht auch zwischen Elastica und Amyloidablagerung. Trotzdem die Beziehungen hier besonders innige sind und von SCHMIDT die Ansicht geäußert wurde, daß bestimmte lokale Ablagerungen des Amyloides gerade dort stattfinden, wo Knorpel oder Elastica in besonders reichem Maße ausgebildet ist, auch einige Färbemethoden, die als spezifisch für Amyloid angesehen werden, bis zu einem gewissen Maß ebenfalls elastische Elemente mitfärben, muß eine Umwandlung der Elastica in Amyloid in Abrede gestellt werden.

An dieser Auffassung kann auch die Annahme, daß die Elastica ebenso wie der Knorpel mit der Chondroitinschwefelsäure, die ein Hilfsmittel beim Aufbau des Amyloides zu sein scheint, in irgendeiner Verwandtschaft steht, nichts ändern. Wo die Elastica schwindet, geht sie durch Zug und Druck der auf ihr lastenden fremden Einlagerung zugrunde.

Ein Studium der einzelnen Arbeiten, die genauere Angaben über den histologischen Aufbau amyloidinfiltrierter Gewebe enthalten, ergibt, daß die einzelnen Autoren wohl nach der Menge des Amyloides und der Art des Gewebes, in welches dasselbe eingelagert wird, den Einfluß, den die Massen auf die elastischen Fasern ausüben, unterschiedlich beurteilen, nirgends jedoch von einem besonders raschen Schwund dieser Teile des Stützgewebes sprechen. VON WERDT faßt die Ansicht der Mehrheit der mit diesem Gegenstand beschäftigten Untersucher in den folgenden Satz zusammen: „In den amyloiden Massen verfallen die elastischen Fasern demselben Schicksal wie das Bindegewebe, doch scheinen sie sich etwas länger zu erhalten als die kollagenen Fibrillen.“

In den Gefäßen, die der ursprüngliche und bleibende Sitz der Infiltration sind, sieht man in der Media einen homogenen Ring, der allmählich breiter wird und Intima und Adventitia ergreift. Die elastischen Fasern, namentlich die Elemente der Elastica interna, leisten dem Druck der amyloiden Massen wesentlichen Widerstand und nicht selten kann man in amyloiden Massen an elastischen Ringen erkennen, daß an dieser Stelle ein Gefäß der amyloiden Infiltration verfallen ist.

Im Beginne der amyloiden Infiltration sehen die kleinen Arterien bei Flächenbetrachtung quergestreift aus, weil die amyloide Substanz sich aus quergestellten Spindeln und Stäbchen zusammensetzt, die an Stelle zugrunde gegangener Muskelfasern liegen und deren Gestalt annehmen (SCHMIDT).

*Das Wesen der amyloiden Erkrankung ist demnach eine Infiltration des Gewebes* und im Gegensatz zur hyalinen Entartung keine Durchtränkung der Gewebselemente. *Daher bezeichnet auch der Ausdruck Degeneration,* der von VIRCHOW eingeführt, noch immer eingebürgert ist, *nicht den wirklichen Vorgang und ist durch das Wort Infiltration zu ersetzen.*

Gelegentlich finden sich in der Literatur Angaben über Amyloidablagerung in Zellen (DÜRING). Sofern es sich nicht um Riesenzellen handelt, die, wie noch später auseinanderzusetzen sein wird, als Phagocyten bei der Resorption dieser Niederschläge in Wirksamkeit treten können, sind solche Befunde mit größter Zurückhaltung zu beurteilen. Die Anschauung, nach der Epithelzellen am Krankheitsprozeß beteiligt sind (SCHUSTER, BÖTTCHER), tritt allmählich immer mehr in den Hintergrund (WAGNER, EBERTH), ebenso wie die gleiche Deutung bezüglich der Muskelfasern. „Amyloid wird in den Saftbahnen des Bindegewebes und an der Oberfläche der adenoiden Reticulumfasern unter Imbibition eines Teiles der Cellularsubstanz abgelagert und reicht gelegentlich in die Lymphgefäße hinein.“ In diesem Satze faßt SCHMIDT seine Erfahrungen auf diesem Gebiete zusammen.

Während man früher die Erythrocyten für Aufbauelemente der amyloiden Substanz ansah und Anhäufungen amyloidmetamorphosierter Erythrocyten als Voraussetzung für die amyloide Infiltration betrachtete, ist derzeit, nachdem diese theoretische Vorstellung durch histologische Untersuchungen als irrig erkannt wurde, die Infiltrationstheorie SCHMIDTs, wenn auch verschiedenartig modifiziert, so doch in ihren wesentlichsten Bestandteilen erhalten, vorherrschend.

SCHMIDT äußert die Auffassung, daß die Amyloidbildung durch Transsudation eines Eiweißkörpers und Fällung desselben im Gewebe zustande kommt. Dabei ist ein Ferment und möglicherweise die Chondroitinschwefelsäure mit am Werke.

Da der amyloide Eiweißkörper infolge seiner Größe die Gefäßwand, wie neuerdings angenommen wird, nicht passieren kann (SCHMIEDEBERG), wird die SCHMIDTsche Hypothese dahin modifiziert, daß die Umwandlung eines Eiweißkörpers außerhalb der Gefäße vom Sol- in den Gelzustand unter Mitwirkung des reticuloendothelialen Apparates stattfindet.

Bei der Ablagerung des Amyloides im Gewebe wurden von verschiedenen Seiten die innigen Beziehungen zu den *Grenzmembranen* hervorgehoben. ASKANAZY drückt die diesbezüglichen Erfahrungen in dem Satze aus: „Der Strom, der von außen in das Lumen der epithelialen Kanäle oder von den endothelialen Kanälen (Capillaren, Venen) nach außen zieht, entäußert sich an den Grenzmembranen der Amyloidkomponenten.“ Dieses Verhalten soll durch einige Beispiele erläutert werden:

In der Nebenniere des Menschen wird Amyloid nicht nur interstitiell und pericapillar, sondern pericellulär besonders in der Rinde abgesondert (PETERS). Ebenso wird diese Substanz an der äußeren Oberfläche der Endothelzellen in den Capillaren, sowie an Muskelfasern oder Fettzellen (BENEKE) abgesetzt. Zur Erklärung dieses Verhaltens können Gesetze der Kolloidchemie herangezogen werden.

Die gleichen Gründe sind dafür maßgebend, daß wir Amyloid in der Tunica propria der Nierenkanälchen oder der Schweißdrüsen vorfinden. Auch in der Zunge, in den Milchkanälen (ASKANAZY) und der Samenblase schmiegen sich die Schollen dem Epithelüberzug an. Im Digestionstrakt sowie am Endo- und Epikard ist die Amyloidablagerung so angeordnet, daß zahllose Knötchen mit aller Deutlichkeit durch den Serosaüberzug durchschimmern. Im übrigen nimmt gerade in den Hohlorganen die glatte Muskulatur die Hauptmasse des Amyloids zwischen ihren Bündeln auf, während der eigentliche Schleimhautbelag frei bleibt.

*Ganz besonders deutlich wirkt diese Anziehungskraft an einem mit Epithel überzogenen Gewebe, wie es die Haut ist. Zu der charakteristischen Art, in der die Haut von Amyloid infiltriert wird, gehört die Anlagerung der amyloiden Massen an den Epithelsaum, wenn auch fast immer einzelne Bindegewebsfibrillen zwischen Amyloid und Epithelzellen eingeschoben sind.* Die Kenntnis dieser Verhältnisse verdanken wir zum Teil SCHILDER.

Einige Erfahrungen liegen auch darüber vor, wie weit *disponierende Momente* für die Ablagerung des Amyloids maßgebend sein können.

SCHILDER führt Fälle von allgemeiner Amyloidose an, bei denen Tumoren, namentlich Adenome und Sarkome, besonders intensiv befallen waren. Auch IPLAND kennt zwei Adenome der Schilddrüse, die die Substanz gieriger aufnahmen als die Umgebung. Hier reiht sich ein Fall von SCHMIDT an, der in einem Adenomknoten der Nebenniere günstige Bedingungen für die Amyloidablagerung vorfand. Der gleichen Auffassung schließt sich ASKANAZY an bei der Mitteilung eines Scirrhus der Mamma, sowie von zwei Fällen, bei denen Drüsenläppchen der Mamma, die sich in Wucherung befanden, bevorzugte Lokalisationsstätten des Amyloids abgaben.

MANDL ermittelte sechs Fälle mit Beteiligung der Knochen und hebt die Vorzugsstellung, die das Thoraxskelet einnimmt, besonders hervor. Bei der noch nicht sehr großen Anzahl von Erkrankungen an Lymphogranulomatose, die mit Amyloid kombiniert sind, erweist sich der Darm in hohem Maße anfällig.

Auch der Funktion der Organe wird bei der Amyloidablagerung eine gewisse Bedeutung beigemessen. ASKANAZY schreibt, bei allgemeiner Amyloidose sind fast stets die Blutgefäße der Plexus chorioidei erkrankt, hingegen die der Hirnhäute intakt. Für dieses Verhalten ist die Funktion des Plexusepithels verantwortlich. Noch verständlicher wird die Beziehung zwischen Funktion eines Organs und Amyloidinfiltration bei der folgenden Beobachtung: Eine durch Steinbildung geschädigte Niere blieb verschont, während die funktionierende Niere erkrankte.

Doch ist das bisher zusammengetragene Beobachtungsmaterial noch zu klein für bindende Schlußfolgerungen.

Unter **lokalem Amyloid** versteht man eine auf ein begrenztes Gebiet meist einem Teil eines Organes beschränkte Ablagerung. Zunächst scheint es, daß der Unterschied gegenüber der generalisierten Amyloidose nicht bloß ein quantitativer ist, daß die lokale Amyloidose mit ihrem harmlosen Verlauf sich sehr auffällig und vorteilhaft von der schweren, meist durch Kachexie zum Tode führenden, generalisierten Amyloidose unterscheidet, doch hat sich gezeigt, daß der Sitz der Amyloidose in einem inneren Organ, wie z. B. dem Herzen, die Prognose wesentlich trüber gestaltet. Auch die naheliegende Auffassung, daß der generalisierten Amyloidose eine allgemeine Stoffwechselstörung, der umschriebenen höchstens eine lokale zugrunde liegt, ist nicht immer zutreffend, da es lokale Amyloidprozesse bei einer der bekannten Grundkrankheiten gibt, andererseits aber nicht bei allen generalisierten Amyloidosen die Ursache ermittelt werden kann.

Es wurde früher von der pathologischen anatomen Seite auf einen prinzipiellen Unterschied hingewiesen, der darin besteht, daß die lokalen Prozesse sich in der Nähe des Knorpels oder elastischen Gewebes (SCHMIDT, GLOCKNER) entwickeln. Seitdem diese Annahme nicht mehr aufrechterhalten wird, erkennt man, daß im Aufbau der beiden Formen kein wesentlicher Unterschied besteht.

Als Übergänge zwischen lokalen und allgemeinen Amyloidosen können die Erkrankungen eines oder mehrerer Organe, die SCHMIDT als atypischen Beginn einer generalisierten Amyloidose ansieht oder die Beteiligung von Gewebssystemen [quergestreifte und glatte Muskulatur, Fettgewebe (LUBARSCH)] oder schließlich die Infiltration selten befallener Organe bei Freibleiben jener Lokalisationsorte, an denen die Amyloidose üblicherweise ihren Anfang nimmt, betrachtet werden.

Auch die besondere Ausbildung von Amyloid in einem Organ in tumorförmiger Gestalt, bei der Erkrankung der anderen in normaler Form kann als Verbindungsglied gelten.

Irreführend wirkt vielfach die noch immer gebräuchliche, von HERXHEIMER längst abgelehnte Bezeichnung *Amyloidtumor*. Eine derartige Bildung, die am besten als tumorförmiges Amyloid zu benennen ist (HERXHEIMER), zeichnet sich durch eine mächtige, knotig angehäufte Amyloidinfiltration in normalem oder entzündetem Gewebe aus und hat keine nachweisbare Beziehungen zu einem Blastom, die den irrigen Namen rechtfertigen würde. Aber selbst dort, wo Amyloid, wie ganz selten beobachtet, in einem Tumor eingenistet ist, liegt kein Grund vor, das Amyloid in eine andere als lokale Beziehung zu bringen, so lange die amyloide Infiltration im Gefäßbindegewebsapparat beginnt.

Von besonderem Interesse sind die lokalen Amyloidablagerungen, die auf *entzündlicher* Grundlage aufgebaut sind. Fast mit Regelmäßigkeit ist eine derartige Beziehung zwischen Trachom und Amyloid der Conjunctiva herzustellen, oder in Lymphdrüsen, namentlich in der Nachbarschaft eines Eiterherdes. WOLPERT sammelte 35 knotige Amyloidformen, von denen 29 sich auf die oberen Luftwege, den Verdauungstrakt und die Harnblase verteilen, also an Orten ihren Sitz haben, die äußeren Schädlichkeiten in erhöhtem Maße ausgesetzt sind und daher auch von Entzündungsprozessen besonders häufig aufgesucht werden können.

Für den Zusammenhang lokaler Amyloidbildungen mit Entzündungsprozessen hat sich besonders LUBARSCH und seine Schule eingesetzt. Es besteht aber auch eine Reihe von Fällen, in denen jeder Entzündungsprozeß fehlt, bei anderen ist die Entscheidung, ob die Entzündung der Amyloidablagerung vorausgeht oder derselben folgt, schwer zu treffen, doch kann nicht in Abrede gestellt werden, daß bei lokalen Amyloidprozessen entzündliche Infiltration mit oder ohne Riesenzellen eine häufigere Erscheinung sind als bei generalisierter Amyloidose. Bei örtlich beschränkten Hautamyloidosen finden sich stets geringe entzündliche Begleiterscheinungen. Ob diese lymphocytäre Infiltration der Amyloidablagerung voraus eilte und den Boden für die Ausflockung vorbereitet, oder die Reaktion des Gewebes auf den Fremdkörper darstellt, ist noch Gegenstand der Erörterung. Bei generalisierten Prozessen fehlen in der Haut Entzündungsvorgänge.

Von einem prinzipiellen Unterschied auf histologischem Gebiete zwischen allgemeiner und lokaler Amyloidose kann kaum gesprochen werden. Zunächst glaubte man zwar, daß die schon erwähnten Riesenzellbildungen der lokalen Amyloidose ein besonderes Gepräge verleihen, doch wurden diese Zellen später (SCHILDER, FISCHER, TSUNODA), wenn auch seltener bei allgemeiner Amyloidose beschrieben und es gibt lokale Amyloidosen ohne sie.

HERXHEIMER hat die Ansicht vertreten, daß bei lokaler Amyloidose häufiger Amyloid in präformierten Hohlräumen abgelagert wird und der dadurch geschaffene Kontakt mit Endothelzellen, den Bildnern der Riesenzellen, erkläre ihr Überwiegen. Bei Hautamyloidose wurden sie bisher in keiner ihrer Formen beobachtet.

Im übrigen ist auch bei lokal beschränkten Prozessen der Gefäßbindegewebsapparat Träger des Amyloides.

Der *häufigste Sitz* lokaler Amyloidentwicklung ist die *Conjunctiva,* dann der Respirationstrakt, zunächst der Larynx mit oder ohne Beteiligung der Trachea und der Bronchien. Einerseits wurde die Trachea oder die Lunge isoliert erkrankt gefunden, andererseits der ganze Respirationstrakt. Auch von Pferden, die besonders auf Diphtherietoxin mit Amyloidbildung reagieren, liegen Berichte über lokale Erkrankungen der Nase und Trachea vor. Als eine gleichfalls häufige Bildungsstelle lokalen Amyloides ist die Zunge zu bezeichnen, während Schilddrüse, Lymphdrüsen, Herz, Augenmuskulatur, Wirbelsäule, Dünndarm, Blase, Urethra, Samenblase, Tränendrüsen, Narben, benigne und maligne Tumoren seltene Lokalisationen sind.

## Chemie.

Die von VIRCHOW angestellten Farbreaktionen und die daraus auf die Natur des Amyloides gezogenen Schlüsse waren zunächst irreführend. Bald wurde jedoch von KEKULÉ, NEUBERG, HANSSEN einwandfrei Amyloid als Eiweißkörper erkannt und den Proteinen zugezählt. Nach NEUBAUER stehen nach dieser Feststellung die folgenden Fragen zur Diskussion: Handelt es sich um ein Protein, das als Resultat eines sehr komplizierten Umbauprozesses in Erscheinung tritt, oder ist es den physiologischen Eiweißkörpern nahe verwandt. Es ist ferner wichtig zu ermitteln, ob bei der Bildung des Amyloides ein Ferment mitwirkt, endlich ob die Bausteine des Amyloides aus Blut und Gewebe stammen oder von außen zugeführt werden. Dieses Arbeitsprogramm ist von einer erschöpfenden Erledigung noch weit entfernt.

Die von FRIEDREICH und KEKULÉ, KRAWKOW, NEUBERG, HANSSEN, EPPINGER und MAYEDA stammenden Analysen weichen nicht unwesentlich voneinander ab, so daß NEUBAUER die Meinung äußert, für diese Unterschiede könne nicht allein die Darstellungsart des Amyloides, die einerseits durch Pepsin-Salzsäureverdauung, andererseits auf mechanischem Wege eingeleitet wurde, verantwortlich gemacht werden, sondern das Amyloid dürfte in seiner Zusammensetzung nicht ganz einheitlicher Natur sein.

NEUBERG faßt das Amyloid als einen basischen Eiweißkörper auf, der in Rücksicht auf seinen bedeutenden Gehalt an Argynin und Lysin den Histonen an die Seite zu stellen ist. Auch EPPINGER zählt Amyloid zu den basischen Eiweißkörpern und weist in seiner Analyse auf den besonders hohen Gehalt an Tyrosin hin. Histidin fanden beide Autoren nicht, wohl aber MAYEDA.

Ein besonderes Interesse gebührt den Untersuchungen, die auf den Nachweis von Schwefelsäure gerichtet sind. ODDI und KRAWKOW bestimmten im Verdauungsamyloid Chondroitinschwefelsäure. An diese Feststellung knüpften dann zahlreiche Autoren verschiedene Hypothesen bezüglich der Amyloidbildung. So erblickt SCHMIDT in der Chondroitinschwefelsäure den Träger der klassischen Farbenreaktionen, und seine Lehre von den nahen topographischen Beziehungen zwischen Knorpel, elastischem Gewebe und lokalem Amyloid stützt sich gleichfalls auf die Annahme, daß diese Körper die notwendige Chondroitinschwefelsäure zur Verfügung stellen.

Diese Anschauung schien nun widerlegt, als HANSSEN gepaarte Schwefelsäuren in mechanisch isolierten Sagokörnern der Milz vollkommen vermißte und nun auch EPPINGER in seinem tumorförmigem Amyloid, das er aus einer Leber ausschälen konnte, einen Körper analysierte, der vollkommen schwefelfrei war. Trotzdem lebt die Lehre von der Bedeutung der Chondroitinschwefelsäure wieder auf, denn, wenn auch nicht im Amyloid selbst, so fand HANSSEN doch in amyloidinfiltrierten Organen einen erhöhten Gehalt an Chondroitinschwefelsäure, der nach LEUPOLD bei der Ausfällung des Amyloides eine Rolle spielt und ursächlich darauf zurückzuführen ist, daß das erkrankte Gewebe unfähig sei, den Sulfatschwefel auszuscheiden.

Bei der experimentellen Erzeugung von Amyloid mit Hilfe von Staphylokokken oder Terpentininjektion konnte LEUPOLD durch Verfütterung von Schwefelblumen die Ergebnisse wesentlich verbessern.

Zur indirekten Unterstützung dieser Ansicht werden noch Arbeiten angeführt, aus denen die Tatsache erhellt, daß bei schweren Tuberkulotikern Chondroitinschwefelsäure in vermehrten Mengen im Harn ausgeschieden wird (DIETL). Aus dieser erhöhten Abgabe von Chrondroitinschwefelsäure ist nicht nur auf einen erhöhten Eiweißabbau zu schließen, sondern die schweren Phthisiker sind zugleich auch die Kandidaten für die Amyloidose. Schließlich führt SCHMIEDEBERG für diese Hypothese noch die Färbung mit Jodschwefelsäure ins Treffen, die auf einer Kohlehydratbeimengung beruht. Dieser Kohlehydratbeimengung einem Hyaloidin verdankt die vielumstrittene Chondroitinschwefelsäure ihre Abstammung.

Woher das Amyloid stammt, hat SCHMIDT in seiner Infiltrationstheorie beantwortet; es erfolgt keine Umwandlung des Organeiweißes, sondern eine Ausscheidung des Eiweißkörpers aus dem Blut. Die gleiche hypothetische Auffassung vertreten SCHMIEDEBERG und LEUPOLD. Nur leitet der erstere das Amyloid direkt von den Eiweißkörpern des Blutes ab, während LEUPOLD die Vermittlung eines im Blute kreisenden Präamyloids in Anspruch nimmt. Zur Stützung dieser Hypothese wird die Bildung von Antikörpern gegen Amyloidlösungen (RAUBITSCHEK) und der Nachweis von Abbaufermenten, der im Blute bei chronischen Eiterungen durch das Dialysierverfahren von ABDERHALDEN gelingt, angeführt.

LETTERER hingegegen ist der Ansicht, daß das Präamyloid nicht aus dem Blute stammt, weil seine Molekulargröße den Durchtritt durch die Gefäßwand nicht zuläßt. Die Globuline liegen gelöst in den Reticuloendothelien und werden von dort aus für die Ausfällung zur Verfügung gestellt. Dabei wirken nach der Ansicht der einen Autoren Fermente (SCHMIEDEBERG, KUCZYNSKI, DOMAGK), nach der der anderen Säuren (FRANK) mit.

Zur Frage der Amyloidabstammung seien noch die Resultate, zu denen SCHMIEDEBERG gelangt, angeführt: „Der Umstand, daß das genuine Sagokörnchenamyloid im wesentlichen die gleiche Zusammensetzung wie die Serumglobuline hat und alle Eiweißreaktionen, namentlich auch die Schwefelblei- und MILLONsche Probe gibt, spricht gegen seine Entstehung durch Spaltung des Eiweißmoleküls oder weitgehende Abspaltung seiner Komponenten.“ „Wenn aber das Amyloid aus dem Globulin und Serum-Albuminen nicht durch eine fermentative Spaltung der letzteren und nicht aus einem Spaltungsprodukt gebildet wird, so darf man schließen, daß seiner Entstehung das Gegenteil zugrunde liegt, eine verhinderte Spaltung.“

## Färbung.

In Gemeinschaft mit dem morphologischen Verhalten der Schollenbildung und der charakteristischen Lagerung im Gewebe sind gewisse Farbreaktionen die sicheren Kennzeichen des Amyloides. Im Lugol nimmt Amyloid dunkelbraune Farbe an, die auf Zusatz von Schwefelsäure über Dunkelrot, Schmutziggrün in Blau übergeht. In einer Gentiana- oder Methylviolettlösung färbt sich Amyloid leuchtendrot im Gegensatz zur Blaufärbung des übrigen Gewebes. In eine Farblösung nach VAN GIESON gebracht, erscheint Amyloid braungelb, während das oft differentialdiagnostisch abzugrenzende Hyalin ein intensives Rot annimmt. Die eben angeführten Färbungen, von denen keine einzige absolut spezifisch ist, also weder durch den positiven Ausfall unfehlbar Amyloid anzeigt noch durch den negativen ausschließt, haben in ihrer Gesamtheit praktische Beweiskraft. Im übrigen sind die bei den einzelnen Färbungen mitreagierenden Substanzen durch andere Methoden leicht auszuschließen. Diese 4 Reaktionen bilden die bewährten klassischen Hauptfärbemethoden, von denen die Metachromasie von vielen als die zuverläßlichste bezeichnet wird. In neuerer Zeit ist noch eine größere Reihe von Farbstoffen geprüft worden, unter denen sich nur Kongorot einen dauernden Platz erobert hat.

Herxheimer empfiehlt Fett Ponceau, womit Amyloid einen hellroten Farbenton annimmt, der sich deutlich von dem dunkleren Rot der Fettsubstanz abhebt und erinnert dadurch an Meckel, der zu den ersten Beschreibern des Amyloides zählt und dasselbe den Fetten, namentlich den Cholesterinen nahestellte. Ein ähnlicher Standpunkt wird auch von Beneke Vater und Sohn vertreten, die eine wesentliche Komponente der Amyloidmasse für ein Lipoid halten und die Färbung dieses Körpers mit Schwefelsäure für die Richtigkeit dieser Ansicht ins Feld führen. Hingegen verlegt Letterer wohl mit Recht die Ursprungsstelle des Fettes ins Serum, aus dem es bei der Ausfällung des Amyloideiweißkörpers mitgerissen wird.

Im Laufe der Zeit wurden die verschiedensten Amyloidfarbstoffe herangezogen, ohne jedoch einen Fortschritt zu bringen. Erst Bennhold baute auf einem Gedanken, der sich nach mehreren Richtungen hin als fruchtbar erwies, eine neue Färbung auf, die sich einbürgerte und vor den alten Methoden den Vorteil der Beständigkeit vorauszuhaben scheint.

Griessbach beobachtete, daß *Kongorot* beim Menschen ohne jede Gefahr intravenös eingespritzt werden kann und daß 4 Minuten nach der Injektion von 10 ccm einer 1%igen Lösung eine homogene Mischung von Plasma und Farbstoff eintritt. Schon nach 10 Minuten beginnt eine Entfärbung des Plasmas, die nach 24 Stunden ihr Ende erreicht hat.

Während Griessbach diese Erkenntnis für eine Methode zur Bestimmung der Blutmenge ausnützte, legte Bennholds sich die Frage vor, ob man aus dem langsameren oder schnelleren Verschwinden des Farbstoffes aus dem Blut Schlüsse auf die normale oder gestörte Funktion bestimmter Organe ziehen kann. Das Verfahren Bennholds besteht nun darin, 4 und 60 Minuten nach erfolgter Injektion Serum zu gewinnen, um die Farbstoffmenge in demselben calorimetrisch zu bestimmen. Normale Fälle geben vergleichbare Ausgangswerte.

Ausgedehnte Untersuchungen führten zu den folgenden für die Amyloidforschung bemerkenswerten Feststellungen: „Das Kongorot verläßt die Blutbahn, indem es offenbar die geschädigten Capillarendothelien passiert und verankert sich in der angrenzenden amyloiden Substanz. Die amyloid entarteten Organe scheinen fast wie ein Filter auf das zirkulierende kongorothaltige Plasma zu wirken.“ Diese außergewöhnliche Aufnahmefähigkeit des Amyloids für Kongorot wurde von Bennhold nicht bloß aus dem raschen Schwinden des Farbstoffs aus dem Serum erschlossen, sondern an den amyloidinfiltrierten Organen eines Falles, der kurz nach der Injektion starb und seziert wurde, mit überzeugender Deutlichkeit festgestellt.

*Dieses Farbstoffbindungsvermögen ist in so hohem Maße den Amyloidmassen eigen, daß mit dieser Beobachtung ein charakteristisch und diagnostisch verwertbares Merkmal entdeckt war.* Eine für die Klinik praktisch verwertbare Farbstoffbindungsreaktion (F. B. R.) kommt dann in Frage, wenn bei der angegebenen Untersuchungsmethode innerhalb der ersten Stunde nach der Injektion eine Entfärbung des Serums um mindestens 60% festzustellen ist, ohne daß große Mengen des Farbstoffes im Urin auftraten. Eine Farbstoffabnahme von über 60% innerhalb der ersten Stunde ist beweisend für Amyloid.

Bennhold, Strasser, Seyderhelm, Lampe, E. Schönberg und J. Rosenblatt bemühten sich um den weiteren Ausbau dieses Verfahrens namentlich im Hinblick auf die Differentialdiagnose gegenüber Nierenaffektionen, denn es zeigte sich, daß auch bei Nephrosen der Farbstoff rasch aus dem Blute schwindet. Der abnorm schnelle Schwund aus dem Blute Tubulärnierenkranker auch ohne

Amyloid beruht offenbar darauf, daß der Farbstoff bei dieser Erkrankung nur abnorm locker oder nur unvollständig an die Plasmakolloide gebunden wird (BENNHOLD). Er erscheint in diesen Fällen im Harn. Er fehlt aber in dieser Ausscheidung, wenn er zugleich auch von Amyloid zurückgehalten wird. Daher kann in allen jenen Fällen, in denen neben der Niere auch andere Organe Amyloid enthalten, diese Probe auch bei bestehenden nephrotischen Zeichen die Diagnose Amyloid fördern (STRASSER).

K. NARBESHUBER bestätigt im allgemeinen die angeführten Ergebnisse und fügt noch hinzu, daß geringe Amyloidmengen durch diese Probe nicht festgestellt werden können.

Auch die vielumstrittene Frage der Resorbierbarkeit des Amyloides, über die beim Kranken noch keine exakten Beweise vorliegen, glaubt STRASSER auf Grund einer interessanten Beobachtung in Erörterung ziehen zu können.

Aus den Experimenten HERZENBERGS geht hervor, daß bei gesunden Tieren das injizierte Kongorot völlig wieder ausgeschieden wird und Amyloid die einzige Substanz ist, die vital gefärbt wird. Das gleiche Verhalten gegenüber Amyloid zeigt auch Trypanblau.

Es war nun naheliegend, das elektive Bindungsvermögen des Amyloides für Kongorot zugunsten einer spezifischen Amyloidfärbung im Schnitte auszuwerten. Werden Schnitte, die kurze Zeit mit 1%iger Kongorotlösung beschickt wurden, in Lithium carbonicum getaucht und in 80%igem Alkohol differenziert, so gelingt es, Präparate zu erhalten, in denen Amyloidschollen mit besonderer Klarheit und Schärfe durch einen roten Farbenton von der Umgebung abgehoben sind.

GUSTAV GERSTEL erzielte vor kurzem mit einer 14%igen wässerigen Lösung von Neutralrot Bilder, die er den Kongorotfärbungen ebenbürtig an die Seite stellen zu können glaubt.

Der Ausfall der einzelnen klassischen Färbemethoden kann nicht nur bei verschiedenen Fällen abweichen, sondern im selben Organ, sogar im gleichen Schnitt können einzelne Teile der Amyloidablagerung bezüglich ihrer Farbaufnahme im Gegensatz zu anderen stehen. Diese Eigenart, die LUBARSCH vor kurzem als Launenhaftigkeit bezeichnete, suchte M. B. SCHMIDT teilweise durch das wechselnde Alter zu erklären und beruft sich auf Experimente, bei denen in die Bauchhaut von Tieren verpflanzte Amyloidorgane in gleicher Weise Änderungen der Färbbarkeit erfuhren (LITTEN, GRIGORJEFF), doch ist das Alter der Substanz nicht der allein maßgebende Faktor, daneben laufen auch primäre Verschiedenheiten mit.

Eine *Darstellung der Färbbarkeit des Amyloides* zerfällt in einen Teil, der die *praktischen*, zur Diagnose verwertbaren und zum großen Teil gesicherten Ergebnisse aufzählt und in einem Abschnitt, in dem *Probleme* aufgerollt werden, welche den chemischen Aufbau des Amyloides zum Inhalt haben und die vom Studium der Farbreaktionen eine Förderung erhoffen.

Es taucht die Frage auf, ob die einzelnen Farbreaktionen nach vorangegangenen Einwirkungen auf den Amyloidkörper gleichmäßig reagieren oder ob die eine beeinflußt wird, die andere unberührt bleibt. Aus diesbezüglichen Versuchen schließen die Autoren, je nach dem Ergebnis, auf einen einheitlichen Grundkörper, an dem die Farbreaktionen gebunden sind, oder auf die Zusammensetzung aus mehreren Komponenten, von denen jede einzelne selbständig Farbe annimmt und abgibt.

Fettlösungsmitteln beeinflussen in keiner Weise die Färbbarkeit des Amyloides und LEUPOLD empfiehlt daher, Alkohol als bestes Fixierungsmittel, da dadurch die histologische Verwendbarkeit am besten erhalten bleibt, doch hat sich gezeigt, daß auch nach Vorbehandlung der Stücke in einer Lösung von Formalin oder Sublimat oder in einer Fixierungsflüssigkeit nach den Angaben von MÜLLER oder HELLY ebenfalls distingte Färbungen bei sorgfältigerer Schonung des Grundgewebes erzielt werden.

Säuren ändern, wenn auch nicht in sehr auffälliger Art, die Jodreaktion, LEUPOLD konnte aber auch in den Ablauf der Jodschwefelsäurereaktion eingreifen. Der Ausfall der Jodschwefelsäurereaktion ist bekanntlich ein wechselnder, auch entwickelt sich gelegentlich die Schlußfarbe erst als Endglied einer Farbenskala. Da es LEUPOLD gelang, durch oxydierende Säuren bei schlecht reagierendem Amyloid die nächsthöhere Stufe in der Farbenskala zu erreichen, so spricht er die aufeinanderfolgenden Farben, die man mit der Jodschwefelsäure erhält, als verschiedene Stufen einer Oxydation an, und zwar mit um so größerer Berechtigung als reduzierende Mittel, wie Zink und Salzsäure, den umgekehrten Ablauf in der Farbenreihe bewirken. Aus sehr mühevollen Versuchen erkannte LEUPOLD, daß die mannigfachen Eingriffe, die die Jod- und Jodschwefelsäurefärbung verändern oder aufheben ohne Einfluß auf die Methylviolettreaktion bleiben und nimmt daher an, daß das Amyloideiweiß aus verschiedenen Gruppen besteht, die einer Grundsubstanz beigemengt sind.

HANSSEN hob mit Alkalien die Schwefelsäurereaktion, durch Verdauung in Peptinsalzsäure, auch die Jodreaktion auf. Die Methylviolettreaktion blieb erhalten. Mit der Auffassung, daß er eine jodaffine Gruppe aufgefunden habe, stellt er sich auf die Seite jener Forscher, welche für die Zusammensetzung des Amyloides aus mehreren Gruppen eintreten.

SCHMIDT bildete sich auf Grund der Untersuchungen von KRAWKOW die Meinung, daß Amyloid der Beimengung von Chondroitinschwefelsäure die charakteristische Farbreaktionen verdanke, da KRAWKOW an der isolierten Säure die Methylviolett- und gelegentlich auch die Jodreaktion mit Erfolg anstellte. Nach Abspaltung dieser Säure ändert sich nicht das optische, sondern bloß das tinktorielle Verhalten und es entsteht ein Körper, welchen KLEPS als achromatisches Amyloid bezeichnet. Bei Erwähnung des SCHMIDTschen Standpunktes muß auf den Streit verwiesen werden, der über die Bedeutung der Chondroitinschwefelsäure für den Amyloidkomplex geführt wird und der derzeit noch nicht entschieden ist. Jedenfalls sei der einstweilen noch rein hypothetische Charakter aller auf diesem interessanten und vielversprechenden Arbeitsgebiet gezogenen Schlußfolgerungen besonders betont.

SCHULTZ erzielte mit Kresylviolett Metachromasie und schließt daraus auf die Chondroproteinnatur des Amyloides, die gleiche Metachromasie erhielt er auch an den Bildungsstellen elastischen Gewebes. Hiemit scheint wieder eine Brücke zwischen Amyloid, Chondroitinschwefelsäure und elastischer Substanz geschlagen. Zugleich wurde auch eine Erklärung für die Tatsache gefunden, daß bei spezifischen Amyloidfärbungen, durch Methylviolett, Kongorot, Neutralrot auch elastische Fasern gleichzeitig dargestellt werden.

KUCZYNSKI betrat einen anderen Weg, prüfte die üblichen Reaktionen an schwach abgebautem Casein und gelangte zu, wenn auch wenig haltbaren, charakteristischen Färbungen. MISLOWITZER und KLEINMANN setzten auf Veranlassung LUBARSCHs diese Arbeit fort. Eiweißkörper wurden unter Anwesenheit verschieden stark wirkender Elektrolyte gefällt, damit auf diese Weise ihr Dispersitätsgrad beeinflußt werde. Die Autoren stellten Präparate her, an denen Kongorot- oder Schwefelsäurereaktion mit gewissen Vorbehalten als gelungen anzusehen war. Die Färbungen waren denen bei Amyloid zwar nicht völlig gleich, aber weitgehend ähnlich. Alle diese Versuche zielten dahin, den Amyloidkörper in nahe verwandtschaftliche Beziehungen zum Casein zu stellen.

## Experimentelle Erzeugung von Amyloid am Tiere.

Entsprechend den klinischen Erfahrungen, nach denen Amyloid häufig in der Gefolgschaft langdauernder Eiterungen in Erscheinung tritt, versuchten die ersten Experimentatoren, und zwar mit Erfolg bei Tieren in gleichartiger Weise die Amyloidbildung einzuleiten.

BIRSCH-HIRSCHFELD (89) erzielten durch subcutane Eiterungen, KRAWKOW (96) durch Injektion von Staphylococcus pyogenes aureus Amyloid; sie bildeten die Vorläufer für DAVIDSON, der seine Versuche in großem Maßstabe an Kaninchen, Meerschweinchen und Mäusen ausführte und den Standpunkt vertrat, der einstweilen aufgegeben wurde, daß die Anwesenheit der Milz, die durch ein Ferment zur Ausfällung des Amyloids beiträgt, eine notwendige Voraussetzung für das Gelingen des Versuches sei. LUBARSCH verwendete außer Staphylococcus pyogenes aureus auch Bacillus pyocyaneus, Bacillus pneumoniae Friedländer und Streptokokken. Ihm schloß sich später DANTSCHAKOW, DOMAGK, FRANK u. a. mit Experimenten an, aus denen auf die Einwirkung von lebenden oder toten Bakterien oder ihrer Kulturfiltrate mit oder ohne Eiterbildung auf die Entstehung von Amyloid gefolgert werden kann. FRANK ist wohl der letzte, der den Bakterien, und zwar mit Unrecht, eine allein ausschlaggebende Rolle bei der Entstehung der hier besprochenen Krankheit zubilligt und der auch den Versuch macht, die schon überwundene Lehre von der Umwandlung roter Blutkörperchen in Amyloid zu erneuern.

Auch Injektionen von Terpentinöl durch CZERNY, LUBARSCH und NOVAK waren noch von dem Gedanken geleitet, Eiterungen, wenn auch nicht bakterieller Natur, zu erzeugen.

Andere Wege verfolgte dann LUBARSCH, als er Geschwülste transplantierte und SCHEPILEWSKY, der Labferment einverleibte. Wenn auch bei diesen Operationen am Tier Infektionen und damit bakterielle Einwirkungen nicht ausgeschlossen werden konnten, so waren sie doch auch nicht bei jedem erfolgreichen Versuch anzunehmen.

Bisher waren es vorzugsweise Proteine, die aus Bakterienleibern, Eiter oder Geschwulstzellen stammten, mit denen Amyloid bei Tieren hervorgerufen wurde. Diese Ergebnisse legten LETTERER die Idee nahe, nicht Nucleoproteide, sondern andere Eiweißkörper zu versuchen, doch hatte er zunächst mit Eiweiß, das aus Bierhefe, Mais oder Serum stammte, keine Erfolge.

Beim Studium cellulärer Vorgänge, die sich im Laufe der Verdauung abspielten, entdeckte KUCZYNSKI Amyloid bei Mäusen, die mit eiweißreicher Nahrung, mit Käse, Milch oder Hühnereiweiß gefüttert worden waren. Diese Art der Ernährung führte zwar keineswegs immer zur Amyloidose, doch wurden die Erfolge um so zahlreicher, je länger die Fütterung anhielt. Nach Injektion von Eiweißlösungen erzielte KUCZYNSKI Amyloid regelmäßig und in höherem Grade als bei Fütterungsversuchen.

Nach der Ansicht KUCZYNSKIs ist für die Bildung des Amyloids das Kreisen abbaubedürftiger Eiweißkörper im Blute die notwendige Voraussetzung und auch Eiterungen, die bisher als sehr wesentliche Ursachen in Betracht kamen, führen gleichfalls auf dem Wege der Eiweißüberschwemmung zur Amyloidose. Die Milz ist für die Entwicklung des Prozesses nicht notwendig. Interessanterweise werden bei der Amyloidbildung jene Orte, in denen wie in Milzfollikeln gesteigerter Eiweißabbau stattfindet, bevorzugt. Diese Tatsache erinnert an die schon von VIRCHOW bekanntgegebene Erfahrung, daß bei der Leiche die mächtigsten Amyloidmassen in Lymphknoten gefunden werden, die dem Entzündungsherd am nächsten liegen.

Sehr vorsichtig abgebautes Casein leistet dieselben Dienste, während tiefere Abbaustufen versagen. Aus den eben angeführten Resultaten sowie aus farbanalytischen Studien, bei denen am präparierten Casein ähnliche Farbreaktionen wie am Amyloid gewonnen wurden, schließt KUCZYNSKI auf weitgehende Verwandtschaft zwischen tryptisch abgebautem Casein und Amyloid und erblickt „in der Regel“ im Körpereiweiß die Ausgangssubstanz des Amyloids. In Krystallbildungen, die KUCZYNSKI im Gewebe der Experimentaltiere findet und für Amyloidausfällungen ansieht, glaubt er einen weiteren Beleg für seine Theorie vorgebracht zu haben.

STRASSER, KARZAG, PAUNZ und NEMETH, ASCHOFF-UCHINO, LETTERER, JAFFÉ bestätigen die Befunde von KUCZYNSKI, wenn sie auch nicht alle in gleich hohen Perzentsätzen positive Ergebnisse erzielten und ASCHOFF-UCHINO auch Infektion der Stichkanäle feststellten. Die aus den Einstichen gezüchteten Bakterien konnten zwar zur Amyloidbildung am Tiere verwendet werden, doch blieb die Caseininjektion bezüglich der Zahl der erzielten Erfolge und der Ausdehnung des Prozesses überlegen.

KUCZYNSKI hat durch seine Arbeit die Frage nach der Bedeutung des intermediären Eiweißstoffwechsels für das Amyloidproblem ins Rollen gebracht, und eine Methode zur Amyloiderzeugung angegeben, welche nicht nur den Vorteil hat, die früher gebräuchlichen an Sicherheit zu übertreffen, sondern die auch die erwünschte Möglichkeit bietet, durch Aussetzen der Behandlung den Prozeß abzubrechen.

Verfüttert man gleich nach Beginn der Nutroseinjektionen Cholesterin mit fettreichem Brei, so können die Tiere gegen die Krankheit geschützt werden (JAFFÉ, KLINGE und WACKER). RABL fütterte Mäuse cholesterinreich, sauer oder abwechelnd sauer und alkalisch und berichtet über Amyloidbefunde.

Bei Mäusen, die mit Teer gepinselt wurden, tritt gelegentlich Amyloid in der Leber und Milz auf. MEYER, auf den diese Versuche zurückgehen, ist der Meinung, daß die hämolytische Wirkung des Teers insoferne verantwortlich ist, als der starke Eiweißzerfall durch Untergang der roten Blutkörperchen die Amyloidausfällung bedingt.

Weitere Fortschritte auf dieser unter so günstigen Voraussetzungen bereits eingeschlagenen Bahn, die zur Erforschung der Amyloidgenese hinleitet, verdanken wir LETTERER. LETTERER transplantierte amyloidinfiltrierte Mäuseorgane, teils Organe, die zwar noch keine Anzeichen der Amyloidinfiltration aufwiesen, aber von gespritzten Mäusen stammten und daher eine Amyloidbereitschaft erwarten ließen, und schließlich gesunde Organe. Auch infolge dieses Eingriffes entwickelte sich Amyloid, und zwar zuerst in der Milz, später auch in der Leber und Niere der Wirtstiere. Diese Versuchsanordnung ahmt bis zu einem hohen Grade die natürlichen Vorgänge bei der Amyloiderkrankung des Menschen nach, da beiderseits zerfallenden Eiweißkörpern die ursächliche Rolle zufällt.

An die Organtransplantation LETTERERs knüpfte JOSÉ CRUZ an. Vorweggenommen sei, daß bei Transplantationsversuchen die Frage der gleichzeitigen Infektion des Operationsgebietes nicht in die Waagschale fällt, da bei anderen Operationen die gleichen Bedingungen vorherrschen, ohne daß je Amyloidose beobachtet wurde. Übertragen wurden Leber, Nieren, Milz, Herz, Lunge auf Mäuse. Fiel bei der Verwendung von Implantaten die Wahl auf Organe von Rindern, Schweinen, Pferden, dann starben alle Tiere in den ersten Tagen nach der Operation, aber auch bei der Transplantation von Kaninchenorganen war die Sterblichkeit größer als bei Organüberpflanzungen der eigenen Art. Immerhin überlebten von 45 Mäusen, denen Kaninchenorgane in die Bauchhöhle versenkt wurden, 31, 30 Tage die Operation. Bei Eigentransplantation waren es 43 von 52 und von diesen bekamen 14, also 32,5%, Amyloidose, wobei die Leberimplantation die besten Erfolge zeitigte, die der Lunge die ungünstigsten. Bei allen erkrankten Tieren war die Milz beteiligt.

Die Resultate bei der Übertragung von Rattenorganen waren noch günstiger, doch war die Gesamtzahl der Versuche zu gering, um mit Berechtigung Zahlenverhältnisse zu ermitteln. Hingegen führten Kaninchenorgane nur in 6,4% zur Amyloidose.

Das auf die angegebene Weise erzeugte Amyloid gab Metachromasie und färbte sich mit Kongorot. Jod- und Jodschwefelsäurereaktion waren stets negativ. In Rücksicht auf den negativen Ausfall einzelner Reaktionen verweist CRUZ auf LEUPOLD, der nur der Metachromasie, eventuell der Kongorotfärbung ausschlaggebende Bedeutung zumißt.

Von Bedeutung für Probleme allgemeiner Natur ist die Tatsache, daß die Transplantation arteigener Organe in einem höheren Perzentsatz zu Erfolgen führte als die artfremder.

Außer den Transplantationsversuchen, die, wie eben auseinandergesetzt, auch von JOSÉ CRUZ später eine Bestätigung erfuhren, machte LETTERER mit Eiweißlösungen verschiedener Art und Konzentration, namentlich aber auch mit abgebauten Eiweißkörpern, Versuche. Das Auftreten des Amyloids ist, wie aus den Ergebnissen dieser Versuche geschlossen werden kann, von der Konzentration der Eiweißlösung nicht abhängig und im Gegensatz zu KUCZYNSKI konnte LETTERER auch mit weitgehenden Abbaustufen des Caseins noch Amyloidablagerung erzielen.

Nach LETTERER ist die Amyloidbildung überhaupt kein Vorgang, der an die Einverleibung eines bestimmten Eiweißkörpers gebunden ist, und er vertritt den Standpunkt, daß die Auslösung zur Amyloidbildung nicht unbedingt von injizierten Eiweißkörpern ausgehen muß. Im Sinne dieser Gedankenrichtung und unter Berücksichtigung der Aufgabe, die dem Schwefel bei der Amyloidbildung zugemessen wird, injizierte LETTERER Schwefeldiasporal mit dem Erfolge, daß unter 12 Tieren drei an Amyloid erkrankten. Den Einwand einer Beteiligung des Dispersionsmittels an dem Ergebnis widerlegt LETTERER durch die vollkommen negativen Erfahrungen bei Verwendung von Eisen im selben Dispersionsmittel. In der gleichen Art wie Schwefel wirkt auch kolloidales Selen (LETTERER) oder Kieselsäureverbindungen (MURATA und YOSHIKAWA) und intravenös einverleibte Kohle oder Silberkohle (ARNOLD WISSELINK).

Die Amyloiderzeugung gelingt mit verschiedenen Eiweißkörpern und völlig eiweißfreien Mitteln, welche die Wirkung von Proteinkörpern haben. Alle die genannten Substanzen rufen Hyperglobulie hervor; auf der anderen Seite verlaufen die Erkrankungen, die erfahrungsgemäß als Grundkrankheit angesehen werden, ebenfalls mit Hyperglobulie. LETTERER hält daher die Globuline für die Muttersubstanz des Amyloids. Die vermehrten Globuline strömen unter normalen Bedingungen ins Blut ab, aber bei Amyloidose treten sie aus den Zellen aus und werden im Bindegewebe präzipitiert. Damit steht im Einklang, daß bei caseingespritzten Mäusen die Globuline vermehrt sind, so lange keine Amyloidose sich ankündigt. Bei Amyloidose fehlt die Vermehrung. Die Kräfte, welche die Eiweißkörper, die zur Amyloidbildung bestimmt sind, aus dem Sol- in den Gelzustand überführen, wirken noch im Dunkel.

Domagk hat sich nicht der Eiweißmethode bedient, sondern injizierte Kokken intravenös und erzielte schon nach Minuten Amyloidose. Das Amyloid lagert sich in der Nachbarschaft phagocytierender und eiweißspaltender Zellen in Milz und Leber ab. Diese Zellen sind histologisch durch Größenzunahme von Kern und Protoplasma gekennzeichnet. Wenn diese Annahmen Bestätigung finden, hätten wir eine histologisch wahrnehmbare Gewebsveränderung als Auftakt zum komplizierten Spiel der Amyloidbildung.

Domagk versuchte auch, den bisher ausständigen Beweis für die bei Amyloidose angenommene Eiweißüberschwemmung auf chemischem Wege zu bringen. Dies gelang ihm bei Mäusen mit Amyloidose. Der Reststickstoff und der Stickstoff nichtlöslicher Eiweißsubstanzen war weit mehr erhöht, als es durch die Kokkenmenge erklärt werden konnte, und stammt wahrscheinlich aus untergehenden Leukocyten und endothelialen Zellen.

So anziehend die auf anatomischem, chemischem und experimentellem Boden gewonnenen neuen Erkenntnisse das Studium des Eiweißstoffwechsels und seiner Beziehung zur Amyloidose auch gestalten, so darf nicht vergessen werden, daß die meisten Befunde am Nagetier, dessen Eiweißbedarf nicht ohne weiteres mit dem des Menschen identisch ist (Strasser), erhoben wurden und daß die unzweifelhaften Analogien mit den Vorgängen am kranken Menschen nicht sehr zahlreich sind.

## Resorption.

Für Virchow war Amyloid ein Caput mortuum im Gewebe, er stellte die theoretische Möglichkeit der Resorption zwar nicht in Abrede, aber den Beweis dafür, daß der Vorgang sich beim Menschen in ausgedehntem Maße abspiele, hielt er nicht für erbracht und lehnt die Experimente von Litten, der amyloidführende Organe in die Bauchhöhle versenkte und an diesen Stellen die Entstehung eines an Riesenzellen reichen Granuloms bemerkte, mangels Analogien mit den natürlichen Vorgängen im menschlichen Körper ab.

Ljubimow modifizierte diese Versuchsanordnung in der Weise, daß er Amyloidstücke in Celloidinröhrchen subcutan einführte, und gelangte zu gleichen Ergebnissen. Stefanowitsch injizierte Hühner und Kaninchen mit Aureuskulturen. Setzte er, nachdem er Amyloid nachgewiesen hatte, die Behandlung aus, so kam es zu Rückbildungen, wobei entzündliche Reize unterstützend wirkten. Aber auch diese Methode hielt einer Nachprüfung mit Hinzufügung notwendiger Kontrollen nicht vollkommen stand, Dantschakow verbesserte das gleiche Verfahren und wählte paarige Organe des Kaninchens zur Untersuchung, um stets über die notwendige Kontrolle zu verfügen. Er konnte zwar Abblassen der Farbreaktion und Phagocytose beobachten, doch kein Schwinden großer Amyloidansammlungen.

Von Rählmann liegt ein ähnliches Experiment beim Menschen vor. Der Autor excidierte aus einer lokalen Ablagerung in der Bindehaut ein Stück und sah dann den Rest schwinden.

Auch auf diesem Gebiete verdanken wir Kuczynski Anregungen, vor allem bot seine Methode der Amyloiderzeugung die Handhabe, die Schädlichkeit, die die Störung des Eiweisstoffwechsels bedingt, jederzeit auszusetzen. Nach seiner Ansicht erfolgt die Resorption durch allgemein humorale und regionär-celluläre Vorgänge. Das Amyloid wird in Lymphknoten und in der Milz durch Zellen lymphocellulären und plasmacellulären Charakters, später in der Leber durch Zellen, die dem Endothel entspringen, resorbiert. Der Vorgang der Resorption spielt sich in folgender Weise nach Aussetzen der Caseininjektion ab. Die massigen Amyloidringe, die um die Milzknötchen auf der Höhe des Experimentes angeordnet sind, werden beim beginnenden Abbau von feinen Kanälchen durchsetzt. Randwärts sieht man viele kleinste Bruchstücke jodophiler Substanz sich allmählich in der Pulpa verlieren. Die Jodreaktion bleibt bei der Lockerung des Amyloids erhalten. In die Hohlräume zwischen den Amyloidbalken dringen zahlreiche Plasmazellen ein, die den Amyloidschollen dicht angelagert sind und gelegentlich feinste Fortsätze hineinsenden. Die Plasmazellen erfahren mancherlei Änderungen der Form und Struktur, enthalten jedoch niemals corpusculäres Amyloid; sie resorbieren durch enzymatische Vorgänge das Amyloid. In der Leber verläuft der Abbau ähnlich wie er bei lokalem tumorförmigen Amyloid beschrieben wurde. Die den Amyloidklumpen benachbarten Endothelzellen schwellen an und erhalten ein leicht basophiles Plasma. Die Zellen können zusammenfließend eine Amyloiddruse umschließen oder eine einzelne Zelle verwandelt sich in eine Riesenzelle und nimmt eine oder mehrere Drusen auf. In diesen Zellen sieht man der Kernbucht eingelagert Trichiten zu einer homogenen Masse verschmelzen. Während das eingelagerte Amyloid meist verblaßt, geben andere Amyloidoklasten noch vorübergehend deutliche Jodreaktion.

Den Experimenten KUCZYNSKIS haften noch einzelne Fehler an, auf die andere Autoren, die sich mit der gleichen Frage beschäftigen, aufmerksam machten.

LETTERER erklärt, daß auch er von allgemeinen biologischen Gesichtspunkten aus das Vorkommen einer Amyloidresorption zugebe, doch bezweifelt er die Beweiskraft der bisher vorgebrachten Methoden. KUCZYNSKI ging von der Voraussetzung aus, daß nach Caseininjektion sich mit einer gewissen Gleichmäßigkeit Amyloid in den Organen ablagert und einzelne Stichproben genügen, um über den Stand der Entwicklung Aufschluß zu erhalten. Diese Kontrollen scheinen unzureichend zu sein. Im übrigen glaubt LETTERER ähnliche histologische Befunde, wie sie KUCZYNSKI als Zeichen der Resorption vorbringt, auch im Anfangsstadium der Amyloidose gesehen zu haben und möchte außerdem die plasmacellulären Vorgänge in der Umgebung der Amyloidschollen eher als Fremdkörperreaktion wie als Resorptionserscheinungen deuten.

Die Fremdkörperriesenzellen bei Sagomilz sind schon im Jahre 1910 Gegenstand einer Untersuchung von WALTER FISCHER gewesen, der zunächst die Frage erörterte, ob nicht Verwechslungen mit LANGERHANSschen Riesenzellen stattfinden in Rücksicht auf die vielen Fällen von Amyloid zugrunde liegende Tuberkulose. Er fand nun neuerlich äußerst zahlreiche Fremdkörperriesenzellen bei allgemeiner Amyloidose in der Milz, ohne daß irgendwo Zeichen von Tuberkulose nachgewiesen werden konnten. Diese Riesenzellen gehen anscheinend aus Gefäßendothelien oder Gefäßwandzellen hervor und umschließen Amyloidklötze. FISCHER erblickt in diesen Erscheinungen Abbauvorgänge ähnlich denjenigen, welche KUCZYNSKI bei experimenteller Amyloidose beschrieben hat, verhehlt sich aber nicht, daß denselben namentlich bei Fortbestand der Grundursache keine weitgehende praktische Bedeutung im Sinne einer Resorption zukommt.

Bei dieser Gelegenheit sei darauf verwiesen, daß *Riesenzellen,* namentlich bei lokaler Amyloidose keine Seltenheit sind und von vielen Autoren als Reaktionserscheinung auf die Einlagerung von Amyloid, namentlich in Lymphgefäßen (SCHMIDT) gedeutet werden.

MORGENSTERN ergänzte die von KUCZYNSKI geübten Kontrollen, indem er in Hinblick auf Unsicherheit und Ungleichmäßigkeit der Amyloidausbildung in jedem einzelnen Falle vor Abschluß der Caseinbehandlung den Stand der Amyloidentwicklung durch Augenschein feststellte. MORGENSTERN, der diese Versuche im Auftrage LUBARSCHS ausführte, gelangte zu einer vollen Bestätigung der Ergebnisse KUCZYNSKIS. Die ersten Rückbildungserscheinungen sah er an der Leber. Es sind Reaktionserscheinungen an Endothelzellen und fixen Bindegewebselementen in der Nachbarschaft des Amyloids. Allmählich sammeln sich um einen Amyloidherd syncytielle Zellen, Polyblasten, und bilden ein Granulom, in dem auch Riesenzellen nicht fehlen. Größere Amyloidmassen werden zerteilt. Auf diese Weise vollzieht sich im Verlaufe von vier Monaten die Resorption bis zum vollständigen Verschwinden und der Wiederherstellung des normalen Gewebes. In den großen Herden tritt eine bindegewebige Organisation an die Stelle der Amyloidanhäufung. Der Reaktion der Zellen, welche die Resorption offenkundig übernehmen, geht eine Abschwächung der Farbreaktion, und zwar zunächst der Jodreaktion und später der Metachromasie voraus. In diesem Lichte würde das achromatische Amyloid (KLEBS) die ersten Zeichen der Auflösung aufweisen.

Den Experimenten am Tier können begreiflicherweise nur wenige hierhergehörige *Beobachtungen am Menschen* an die Seite gestellt werden.

WICHMANN hält (1893) unter der Voraussetzung, daß die Grundkrankheit zur Ausheilung gelangt, eine Resorption für möglich, erwähnt mit Vorbehalt Amyloidosen nach Lues oder Osteomyelitis, stützt seine Auffassung aber hauptsächlich auf beweisende Befunde von RÄHLMANN, denen später ein gleichartiges Ergebnis KRÜCKMANNS an die Seite trat.

RÄHLMANN und KRÜCKMANN excidierten aus einem Amyloidtumor der Conjunctiva einen Keil und bemerkten nach einiger Zeit ein völliges Verschwinden des restlichen Tumors, daß die durch den Eingriff angeregte Proliferation der Zellen die Beseitigung der Tumorreste übernommen hat.

WALDENSTRÖMS führte an Menschen Versuche aus, welchen allen Anforderungen, die man an ein gelungenes Experiment stellen kann, genügen. Er nahm bei 10 Kranken, bei denen allgemeine Amyloidose festgestellt war, zu wiederholten Malen mit einer geeigneten Punktionsnadel Stücke aus der Milz und Leber und konnte bei 10 Fällen einen Rückgang und bei 3 Patienten ein Schwinden der Amyloidose mit dieser Methode beobachten.

MÉTRAUX schildert die Krankengeschichte eines Mädchens, bei der mit 13 Jahren eine Osteomyelitis auftrat, die nach zweijährigem Bestand zu klinisch wahrnehmbarer Amyloidose führte. Im 5. Jahre der Erkrankung machte sich eine allgemeine Besserung geltend und zugleich wurde ein Schwinden des Amyloides beobachtet. Während die Leber früher hart und stumpfrandig war und den Rippenbogen handbreit überragte, ist sie jetzt so weit rückgebildet, daß ihr Rand unter dem Rippenbogen verschwunden ist. Im 6. Jahre nach Beginn der Erkrankung wies nur noch eine positive Kongorotreaktion auf das Vorhandensein der Amyloidose hin. Im 7. Jahre Rezidiv und Tod. Bei der Leicheneröffnung wurde in Leber, Milz, Nieren und Nebennieren makroskopisch Amyloid erkannt. Histologisch wurden in Milz und Leber Rückbildungserscheinungen festgestellt und mit den folgenden Worten beschrieben: „Neben völlig unverändertem Amyloid von gewöhnlichem Typus enthält sie Herde, die von zartem Granulationsgewebe durchwachsen sind und in denen das Amyloid fein aufgeteilt ist, ja stellenweise geradezu feinkörnig ‚zerfällt'. Phagocytose von Amyloid in KUPFFERschen Sternzellen, einzelne Mitosen derselben. Isolierte Verfettung der KUPFFERschen Sternzellen in den amyloidfreien Gebieten." Diese Befunde stimmen mit den Ergebnissen der Tierversuche weitgehend überein, decken sich jedoch mit den klinisch festgestellten Rückbildungen nicht, sondern bleiben zurück.

Die Schlußfolgerungen, zu denen MÉTRAUX gelangt, sind die folgenden: Bei klinisch zeitweilig geheilter Amyloidose fanden sich in Leber und Milz celluläre Vorgänge, die im Sinne einer Resorption des Amyloides gedeutet werden müssen. Da die erwähnten histologischen Befunde aber in einem starken Mißverhältnis stehen zu dem klinisch beobachteten hochgradigen Schwunde der amyloiden Substanz ist anzunehmen, daß bei der Resorption der menschlichen Amyloidose humorale, physikalisch-chemische Kräfte eine wichtigere Rolle spielen als die lokalen cellulären Vorgänge. Ob eine schwere Amyloidose beim Menschen zur völligen Ausheilung gelangen kann, wissen wir noch nicht mit Sicherheit. Aus dem beschriebenen Falle geht hervor, daß sich die Resorption des Amyloides nur langsam vollzieht und daß in Leber und Nieren eine Heilung mit Defekten eintreten kann, während in der Milz eine Restitutio möglich ist.

Im übrigen sind auf Grund der Arbeiten von NEUBERG und LEUPOLD, die beide in der Lage waren, Amyloid aufzulösen, die theoretischen Voraussetzungen für die Resorption des Amyloides vom Standpunkt des Chemikers gegeben. Wenn auch nicht so schnell wie gewöhnliches Eiweiß, so gelingt es doch, in einer Salzsäure-Pepsinlösung oder durch Trypsin Amyloid zu verdauen oder dasselbe nach einer vorausgegangenen Kaliumpermanganat-Oxydation und daraufolgenden Barytwasserbehandlung im Schnitt zu lösen. Da sich im Ablauf des Stoffwechsels Parallelen zu diesen Ergebnissen in vitro finden, tritt LEUPOLD in die Reihen jener Autoren, welche Amyloid für rückbildungsfähig halten.

Die bisher vorliegenden experimentellen Untersuchungen und klinischen Beobachtungen beim Kranken reichen für ein abschließendes Urteil noch nicht aus. Immerhin gewinnt man den Eindruck, daß sich Vorgänge abspielen, die eine Resorption einleiten und kleinere Ablagerungen beseitigen können, daß jedoch noch keine Anhaltspunkte vorliegen, die die Rückbildung ausgedehnter Amyloidherde glaubhaft machen.

## Serologische Untersuchungsmethoden.

In den Lehrbüchern der internen Medizin, die das Krankheitsbild der generalisierten Amyloidose nicht zusammenhängend abhandeln, sondern die Symptome der Amyloidose bei den einzelnen erkrankten Organen beschreiben, wird die Prognose dieser Erkrankung nicht absolut ungünstig gestellt und damit die Möglichkeit einer Rückbildung zugegeben, wenn das treibende Moment wegfällt. Die Verläßlichkeit des Urteils über eine erfolgte Resorption fällt und steigt mit der Sicherheit, auf die die Diagnose aufgebaut wird.

Die bisher ins Treffen geführten diagnostischen Schwierigkeiten scheinen seit Einführung der Kongorotprobe teilweise behoben zu sein (STRASSER). Es stehen uns noch 2 weitere Untersuchungsverfahren zur Verfügung, die bisher noch keine entsprechende Beachtung gefunden zu haben scheinen. Amyloid ist ein körperfremdes Eiweiß und es gelingt, mit Amyloidlösungen Kaninchen zu sensibilisieren und ein Serum zu gewinnen, welches noch in starker

Verdünnung durch das Antigen präzipitiert wird (KRAWKOW). Tierisches und menschliches Amyloid verhalten sich einem spezifischen Serum gegenüber gleich. Diese Reaktion wurde von RAUBITSCHEK auch an Patienten ausgeführt.

Mit einem aus Leukocyteneiweiß hergestellten Antigenextrakt gelang es LOESCHKE, bei Patienten mit chronischer Eiterung im Serum Präcipitation zu erzielen. Diese Reaktion zeigt zwar nur die Sensibilisierung des Organismus gegen Leukocyteneiweiß an, ist jedoch bei Amyloidkranken besonders massig. Sie wurde von STEINERT, der sie nachprüfte, für diagnostische Zwecke empfohlen.

## Amyloid im Tierreich.

Bei *Tieren* ist nach E. JOEST die Amyloidose wesentlich seltener als beim Menschen, denn unter 4013 Sektionen und ebensoviel Organuntersuchungen konnte diese Erkrankung nur 7mal festgestellt werden. Sie wurde bei allen Haustieren und einigen wilden Tieren beobachtet. Am häufigsten ist sie beim Pferd. Es werden im allgemeinen die gleichen Organe befallen wie beim Menschen, doch steht beim Pferd in der Reihe der am häufigsten befallenen Organe die Leber an erster Stelle. Beim Rind hingegen Niere und Nebenniere. Zu den Grundkrankheiten zählen chronische Eiterungen, chronische Pleuritis und Perikarditis, Orchitis, Phlebitis, Nephritis interstitialis chronica, zu Kachexie führende Masernerkrankung; hingegen ist Tuberkulose als veranlassende Ursache selten. Häufig erkranken Pferde, die zur Serumgewinnung verwendet werden (PALTAUF, H. J. ARNDT-Marburg). Auch die Ernährung übt einen Einfluß aus, insofern mit Schlempe gefütterte Pferde, mit Hafer ernährte Schafböcke leichter erkranken. Lokale Amyloidose wurde in der Nasenhöhle sowie in tuberkulösen Bildungen erkannt.

# Klinik.

## Allgemeine Amyloidose.

Bei der folgenden Darstellung der durch amyloide Ablagerungen in die Haut entstandenen Exantheme behalte ich die übliche Einteilung in allgemeine und lokale Amyloidosen bei. Durch die Beteiligung der Haut an der allgemeinen Amyloidose entsteht ein Exanthem, über dessen Häufigkeit noch nichts ausgesagt werden kann, da es bisher bei den Internisten, die die günstigste Gelegenheit haben, generalisierte Amyloidosen zu beobachten, fast noch keine Beachtung gefunden hat, das jedoch so charakteristisch ist, daß gelegentlich auf Grund der Hautuntersuchung Schlüsse auf das interne Leiden gezogen werden können.

Fall 1[1]. Frau B.

Diagnose. Polyserositis, Nephrosis (Nephritis).

60 Jahre alt. Anamnese der Familie und der Kinderjahre ohne Befund. Mit 55 Jahren Ausschlag am Nacken, der aus kleinen Wimmerln bestand und einige Monate dauerte. 2 Jahre später rote und blaue Ringe um die Augen, die immer wieder verschwanden, dann traten Streifen am Halse auf, die später bis zur Brust herabreichten. Gleichzeitig wurde Patientin beim Essen von Blasen im Munde belästigt, die manchmal bluteten. Seit 2 Jahren sehr schwach.

Status. Frische Blutungen an den Lidern, namentlich an den lateralen Winkeln, um den Mund und an der Zunge, auch am Thorax in seinen oberen Anteilen vorne und hinten, an Kopf- und Genitalhaut. Mundschleimhaut verdickt, erodiert.

Zeichen von Herzinsuffizienz.

Harn. Albumen $5^0/_{00}$.

Blut. Sahli 110, Erythrocyten 5500000, Leukocyten 10450.

Im Verlauf nahm die Eiweißmenge zu ($12^0/_{00}$); wiederholt hyaline, fein- und grobgranulierte Zylinder. Die Blutungen wechselten. Ödeme an den Beinen, Anasarka.

Unter den Erscheinungen der Herzinsuffizienz trat der Tod ein.

[1] Demonstration Wiener dermatol. Gesellschaft, Februar 1921.

Hautbefund. Die ausgedehnte Hautaffektion erstreckt sich auf die Gegend des Schultergürtels, des Halses, Nackens und der Brust. Der Hauptsache nach beginnt sie in der Höhe der Rippenbogen, ergreift in diffuser Ausbreitung die vordere Thoraxfläche und setzt sich in zwei breiten Bändern, die symmetrisch angeordnet sind, über die Seitenteile des Halses auf die Kopfhaut fort. Die Ohren, gabelförmig umgriffen, bleiben selbst verschont. Halsgrube, Schultern, Nacken in geringerem Grade beteiligt. Die genannten Partien (Abb. 1) zeigen viererlei Veränderungen in verschieden starker Ausbildung. Sie sind von kleinen transparenten Efflorescenzen bedeckt, die auf pigmentierter Basis sitzen und bei deren Betrachtung man in Unsicherheit bleibt, ob es sich um Knötchen oder Bläschen handelt[1].

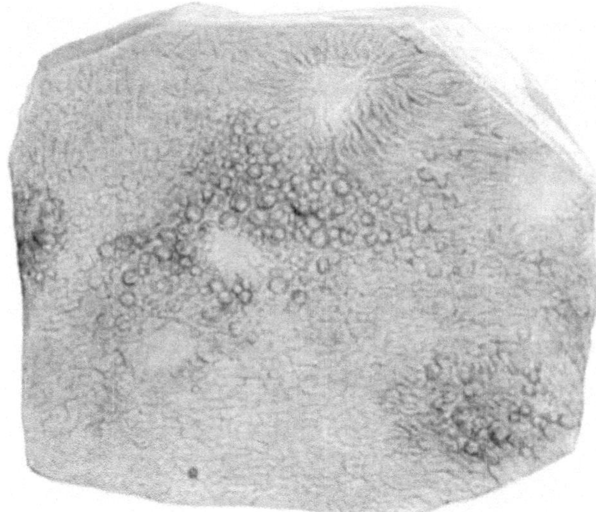

Abb. 1. Partie aus der Brusthaut. Fältelung der Haut, durchscheinende Knötchen, Blutungen, Narben.

Die Efflorescenzen selbst sind, wie die normale Haut, gefärbt und glitzern wie Perlen auf dunklem Grunde.

Ferner weist die erkrankte Haut namentlich auf der Brust alle Zeichen schwerster Atrophie auf.

Das dritte Merkmal sind zahlreiche frische und alte Blutungen. Diese Blutungen entstehen spontan, sind aber auch durch leichteste Quetschung der Haut im Krankheitsbereich jederzeit zu erzeugen.

Endlich zahlreiche, polycyclisch begrenzte Narben.

Obduktionsbefund (Dozent Dr. TH. BAUER) (gekürzt). Haut über Brustbein und Hals von bunter Färbung, teils bräunlich übergehend ins Violette, nur wenige Stellen mit normalem Kolorit. Stellenweise stecknadelkopfgroße Bläschen, anderwärts diffuse Abhebung der Epidermis. Weiche Schädeldecken sehr succulent, besonders subcutanes Fett- und Bindegewebe in eine breiig-braune Masse umgewandelt.

Reichlicher Ascites: Weingelbe, klare Flüssigkeit, in welcher viele Tausende weißlicher, weizenkornartiger Gebilde suspendiert sind (über deren Herkunft und Bedeutung zunächst nichts ausgesagt werden kann[2]. Beim Abpräparieren der Haut und Muskulatur vom Brustkorb bleibt an den Zwirnhandschuhen eine eigentümliche, klebrige Masse zurück, die anscheinend nur dem Fettgewebe zugehört. Am linken Rande der Zunge mehrere zackige Substanzverluste.

Beide Lungen wenig lufthaltig, eigenartig fest in den Oberlappen, sowie durch Kompression vollständig luftfrei an den Unterlappen. Auf der Pleura vereinzelt weißliche

---

[1] In der ersten Publikation habe ich diese Efflorescenzen auch als Blasen bezeichnet, weil es gelang, durch Anstechen eine geringe Serummenge zu entleeren. Dieselbe stammt aus den erweiterten Räumen, die noch bei Wiedergabe der histologischen Befunde gewürdigt werden.

[2] Es handelt sich um Fett, über dessen besondere Entstehungsart sich der Prosektor einen Bericht vorbehalten hat.

knorpelharte Verdickungen. Herz in allen Anteilen beträchtlich vergrößert, von ungewöhnlich derber Konsistenz. Myokard dunkelbraun, eigentümlich glänzend und homogen. Vergrößerung und Erweiterung beider Höhlen, Kranzgefäße leicht geschlängelt. Intima der Aorta beetartig verdickt. Nieren von höckeriger Oberfläche, derb, blaß, graurötlich, Verschmälerung der Rinde. Nebennieren o. B. Milz von entsprechender Größe, sehr derb, auf der Schnittfläche matter Glanz, dunkelblauviolett. Leber, Konsistenz ein wenig herabgesetzt; Zeichnung auf der Schnittfläche undeutlich.

*Diagnose.* Chronische Nephritis, zum Teil embolische Schrumpfniere mit hochgradiger Hypertrophie des Herzens. Ungewöhnlich weitgehende Amyloidose des Herzens, der Milz und der Haut, sowie des gesamten Fettgewebes, der Lungen. Beiderseitiger Hydrothorax, Hydroperikard und Ascites.

Die histologische Untersuchung der Organe bestätigte in vollem Umfang den makroskopischen Befund und gab so typische Bilder, daß sich ihre nähere Beschreibung hier erübrigt.

Es sei nur hervorgehoben, daß die Untersuchung der Zunge und Nasenschleimhaut (ein Präparat der Nasenschleimhaut wurde im Atlas von BAUER und BECK abgebildet), wenn auch in geringem Umfang, eine Amyloidansammlung ergab, so daß die Annahme, daß hier eine Amyloidose der Mundschleimhaut die klinischen Symptome bedingt habe, gerechtfertigt ist.

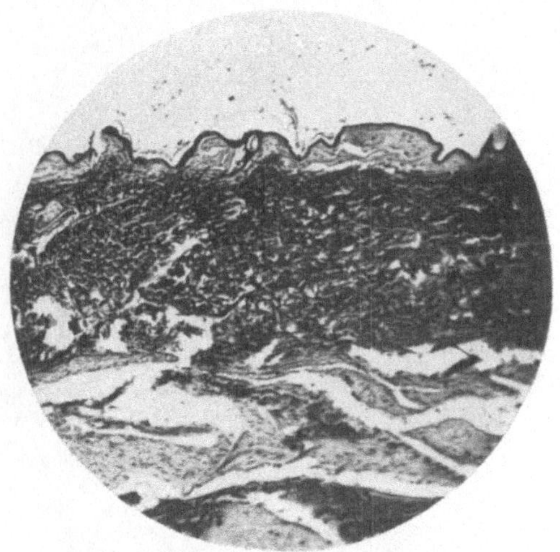

Abb. 2. Mikrophotographie. Schnitt durch die Brusthaut. Breiter Amyloidstreifen unter der verdünnten Epidermis. Färbung nach VAN GIESON.

**Brusthaut.** Schnitte, welche durch die Haut, die darunterliegende Milchdrüse und ein Stück des M. pectoralis geführt wurden, belehren uns über die Lokalisation des Amyloids. In dieser Hautpartie ist außer der oberen Cutisschicht bloß das Fettgewebe und in unbedeutendem Maße auch das Drüsengewebe Sitz der Erkrankung. Das Amyloid bildet in der obersten Cutisschicht nicht isolierte Inseln, sondern ein breites, gleichmäßiges Band, welches geradlinig gegen den darunterliegenden Teil des Stratum reticulare abschließt und, von vereinzelten direkten Kontaktstellen abgesehen, durch einen dünnen Bindegewebsstreifen von der Epidermis getrennt ist. Die Epitheldecke ist verdünnt, stellenweise vorgewölbt, läßt jedoch Drüsenleisten nicht gänzlich vermissen (Abb. 2).

Unter teilweiser Verwischung ihrer Konturen sind die Amyloidschollen zu einer Masse verschmolzen, die zahlreiche, nach allen Richtungen verlaufende Spalträume enthält. Sehr auffällig sind diese Spalträume besonders durch einen Endothelbelag, der einen Teil derselben vollständig auskleidet. An der Leichenhaut finden sich etwa ebensoviel Spalträume, welche einen regelmäßigen Endothelbelag besitzen als solche, welche denselben entbehren, während in zu Lebzeiten excidierten und unter günstigeren Bedingungen fixierten Hautstücken die Endothelauskleidung noch reichlicher auftritt.

Die Hautdrüsen liegen unterhalb der erkrankten Zone in normalem Bindegewebe und sind hier nicht in Mitleidenschaft gezogen. Die Gefäße sind in typischer Weise allerorts erkrankt. Die Elastica ist in diesen Partien stärker geschädigt und fehlt im subepithelialen Amyloidbereich fast gänzlich.

Die Milchdrüse ist entsprechend dem Alter der Patientin auf eine spärliche Anzahl von Drüsenausführungsgängen, die in einem schmalen Bindegewebsbett in mäßiger Entfernung voneinander verteilt sind, rückgebildet. Einzelne Drüsenausführungsgänge, die das charakteristische Zylinderepithel tragen, sind von einem Amyloidring umgeben, dessen Breite etwa der Höhe des Epithelbelages entspricht. Das Amyloid zwängt sich in gleicher Weise wie bei den Schweißdrüsen, die an anderer Stelle Erwähnung finden, zwischen Epithelsaum und Elastica. Auch einzelne Arterien der Milchdrüse sind erkrankt, während die zahlreichen sichtbaren Nerven verschont geblieben sind.

Die Milchdrüse ist auf der dorsalen und ventralen Seite mit Fettpolstern bedeckt, die eine kurze Besprechung erfordern. Das Fettgewebe ist in isolierte Lappen getrennt, die teils unverändert geblieben sind oder die für Wucheratrophie charakteristische Zellvermehrung enthalten, teils infiltriert sind. In den erkrankten Lappen ist das für die Aufnahme der Fetttröpfchen bestimmte Netz nur in beschränktem Umfang durch Amyloidfasern nachgeahmt. Der übrige Anteil des Lappens besteht aus einer zusammenhängenden Amyloidmasse, in welcher vereinzelte Fettzellen und Zellengruppen eingegossen erscheinen.

Der M. pectoralis ist frei von Amyloid im Gegensatz zu *den Muskeln der Extremitäten*. Seine Fasern sind verschmälert, doch ist die Querstreifung erhalten und es fehlen Zeichen fettiger oder hyaliner Degeneration, so daß einfache Atrophie vorliegt.

Die **Kopfhaut**, deren klinische Untersuchung durch den sehr dichten Haarwuchs erschwert war, so daß die Erkrankung zu Lebzeiten nicht festgestellt worden war, erwies

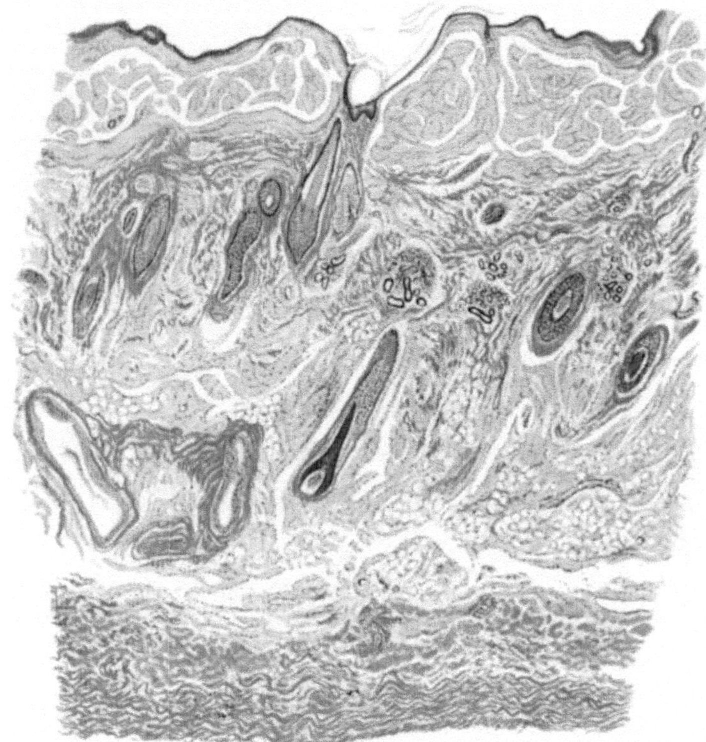

Abb. 3. Fall B. Kopfhaut, van Gieson, amyloide Infiltration aller Cutisschichten. Amyloid gelb.

sich bei der Sektion in sehr weitgehendem Maße als pathologisch, indem das subcutane Gewebe beim Ablösen vom Schädeldach in eine bröcklige Masse zerfiel. Während wir bei der Schilderung anderer Präparate von einer Infiltration des Gewebes geringeren oder höheren Grades sprechen können, geben wir bei Betrachtung der Kopfhaut die Tatsachen richtiger wieder, wenn wir die Lage, welche die Anhangsgebilde und das restliche Stützgewebe in der Amyloidmasse einnehmen, beschreiben. Die Kopfhaut ist in allen Cutisschichten bis zur unverändert gebliebenen Galea durch eine zusammenhängende Amyloidmasse ersetzt, die von unverletzter Epidermis überzogen wird und in der Bruchstücke der Haut eingemauert wurden (Abb. 3).

Die Epidermis besteht selten aus 1—2, meist aus mehreren Epithellagen, ist meist an der Grenzlinie zur Cutis glatt, doch erhebt sie sich gelegentlich zu Drüsenleisten.

Zwischen Epidermis und Amyloidmasse ist, wie erwähnt, als Rest des Stratum papillare ein schmaler Bindegewebsstreifen eingeschaltet, der nur gelegentlich durch Amyloidschollen, die mit dem Epithel in direktem Kontakt stehen, unterbrochen ist. Haare sind meist, wie aus Querschnitten zu entnehmen ist, in eine Bindegewebsscheide eingepackt, doch zeigen günstige Längsschnitte, die einen Überblick über das ganze Haar gewähren, auch eine Infiltration des bindegewebigen Haarbalgs und der Haarpapille. Trotzdem die Ernährung der Haare, da auch die Capillaren erkrankt sind, sehr ungünstig ist, sieht man neben Kolbenhaare neugebildete Haaranlagen.

Das gleiche gilt auch für die Schweiß- und Talgdrüsen, doch fehlt bei diesen Gebilden häufiger stellenweise die schützende Auskleidung. Eine Einteilung der Cutis ist auf Grund der Beschaffenheit des Bindegewebes, da die Haut durch Amyloid ersetzt ist, unmöglich, doch geben die eingelagerten Gebilde Hinweise, aus denen auf die substituierte Schicht geschlossen werden kann.

Außer als Belkeidung der Anhangsgebilde treten Bindegewebsbündel nur noch in Begleitung der großen Gefäße der tiefen Subcutis und als spärliche Züge im Stratum reticulare auf.

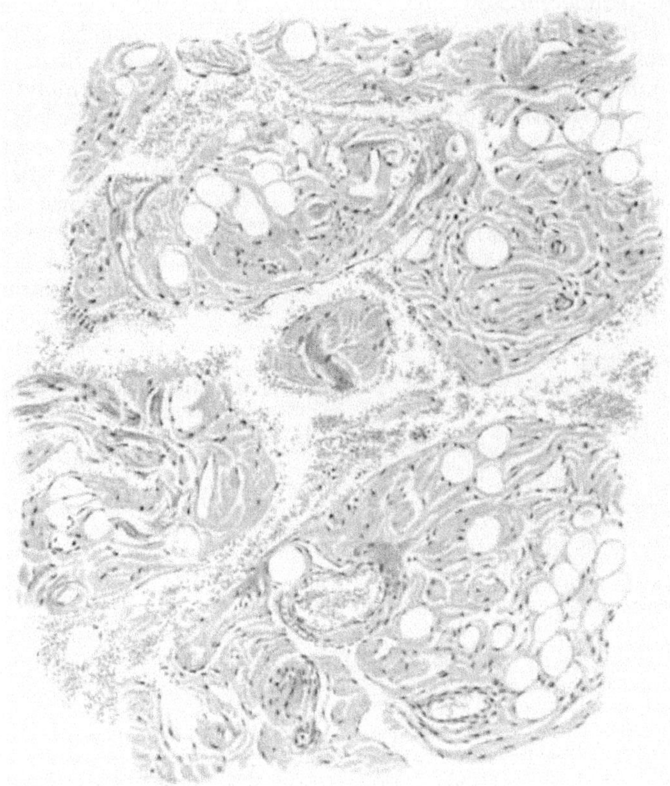

Abb. 4. Fall B. Kopfhaut, Paraffinschnitt, van Gieson, Amyloid gelb, endothelähnlicher Belag der Brocken, Amyloid infiltriertes, in Brocken zerfallenes subcutanes Fettgewebe.

Die in der Brusthaut erwähnten, endothelbekleideten Spalträume finden sich auch in der Kopfhaut nur in noch größerer Anzahl wieder und beschränken sich hier nicht auf die oberflächlichen Amyloidschichten, wenn sie daselbst auch zahlreicher sind, sondern finden sich über die gesamte Amyloidmasse verteilt. Im subepithelialen Gebiete, in welchem die Spalten näher aneinander gerückt sind, erscheinen die Verbindungsbrücken vielfach durchtrennt, so daß das Gewebe in kleine Brocken zerfallen ist (Abb. 3). In der Tiefe ist der Zerfall in der Art eingetreten, daß größere Amyloidstücke, aus ihrem Zusammenhang gelöst, selbständige Inseln im Gewebe darstellen (Abb. 4). Auch diese Inseln tragen einen Endothelbelag an ihrer Umgrenzung. Was bedeuten diese Spalträume? Solange man annimmt, daß es sich um präformierte Räume handelt, haben wir zwischen Blut- und Lymphgefäße zu entscheiden. Das Studium der Hautgefäße hat mich belehrt, daß es schwer fällt, den Verteilungsplan der Spalträume mit dem der Gefäßnetze der verschiedenen Hautschichten in Übereinstimmung zu bringen.

Wir haben daher diese Spalträume seinerzeit als Lymphgefäße aufzufassen. In den 10 Jahren, die seit Publikation dieses Falles verflossen sind, drängte sich mir beim Studium der Literatur, namentlich der lokalen Ablagerung, noch eine 3. Erklärungsmöglichkeit auf, welche den tatsächlichen Verhältnissen am nächsten zu kommen scheint. Durch die allmählich immer mehr zunehmenden Amyloidmassen wird das Wirtsgewebe, in dessen Spalten die Massen Platz nehmen, auseinandergerissen und zerdrückt. Die länglichen flachen Zellen, die wie Endothelzellen aussehen und die bald in zusammenhängender Reihe, bald vereinzelt große Lücken freilassend, der Oberfläche der Blöcke angepreßt aufliegen, können durch Druck veränderte Bestandteile des Grundgewebes sein. Die Anwesenheit von Blutkörperchen in diesen Spalträumen bedarf angesichts der sehr weitgehenden Umwandlungen, die in diesem Gewebe unter der Einwirkung ortsfremder Massen stattgefunden haben, keiner weiteren Erklärung.

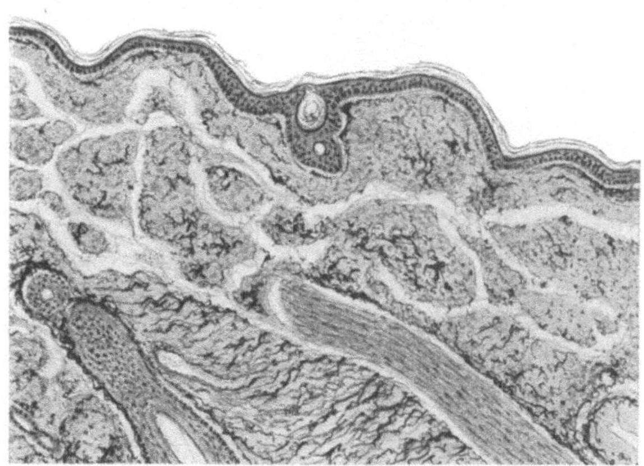

Abb. 5. Fall B. Elastica namentlich in den tieferen Hautschichten trotz Amyloidinfiltration erhalten.

Entsprechend den zu Lebzeiten sowohl spontan auftretenden wie leicht erzeugbaren Blutungen sieht man auch histologisch zahlreiche größere Extravasate.

Gleichlaufend mit der Substituierung anderer Gewebsbestandteile geht auch die des Fettgewebes vor sich. Wie in einzelnen Lappen der Brusthaut ist hier das gesamte Fettgewebe (Abb. 4) nach Schwund der Bindegewebssepta in Amyloidmassen umgewandelt, welche durch Spalträume in meist scharfrandig begrenzte Teile zerlegt sind. Die Amyloidbrocken enthalten in verschiedener Anzahl Hohlräume für Fettzellen und sehen durchlocherten Käsestücken nicht unähnlich. Die Membranen der Fettzellen sind vielfach erhalten.

**Elastica.** Im Gegensatz zu der weitgehenden Zerstörung des kollagenen Gewebes steht in auffallender Weise die Erhaltung großer Teile der elastischen Stützsubstanz (Abb. 5), denen auch der sonst unerklärliche Zusammenhalt der substituierten Kopfschwarte zu danken ist. Die zarten Fasern, welche das subepitheliale Netz bilden, haben sehr gelitten, hingegen sind stärkere Bündel, die im Stratum reticulare parallel zur Oberfläche verlaufen, erhalten, wenn auch in geringerer Menge und weniger innig verflochten als in der Norm. Desgleichen werden auch die Haare von elastischen Netzen umsponnen, die noch Fasern an die Talgdrüsen abgeben. Hingegen fehlen die elastischen Stützen im subcutanen Gewebe und sind in Gesellschaft der kollagenen Substanz zugrunde gegangen.

Zu beachten ist die im Obduktionsprotokoll verzeichnete Bemerkung, daß das Kopfhaar dunkel, sehr dicht und lang war, also in keiner Weise durch die sehr weitgehende Substituierung der Haut gelitten hatte. Dieser Eindruck, der bei der Betrachtung der Kopfhaut gewonnen wurde, wird durch die histologische Untersuchung ergänzt und bestätigt, die über wohlerhaltene Papillenhaare berichtet und auch Zeichen des Haarwechsels auffindet.

**Zusammenfassung des Falles B.** Möglicherweise standen die „Wimmerln“ am Nacken, die vor 5 Jahren auftraten, um angeblich nach Monaten wieder zu verschwinden, mit dem jetzigen Ausschlag bereits in Zusammenhang, jedenfalls bestanden die Streifen am Halse, denen bald Veränderungen auf der Brusthaut folgten, zur Zeit der Aufnahme seit 3 Jahren und ebensolange die Neigung zu Blutungen, sowie die Schleimhautveränderungen.

In einem 2. Falle werden wir eine universelle Aussaat von Knötchen kennen lernen. In diesem Falle ist die Affektion wenigstens in klinisch nachweisbarer Form auf die vordere Thoraxpartie, Hals, Schulter, rückwärtige Wangenpartien beschränkt. Die starke Beteiligung der Kopfhaut wurde erst bei der Leichenöffnung erkannt. Die Frage, ob auch an anderen Partien der Haut Amyloidablagerung stattgefunden hat, kann mangels eigener, darauf gerichteter Untersuchungen nicht entschieden werden, doch ist die Wahrscheinlichkeit auf Grund der Erfahrungen, die am Obduktionstisch gewonnen wurden, groß, denn sowohl subepitheliale, wie cutane Einlagerungen können ohne klinisch wahrnehmbare Veränderungen verlaufen und erst vom Prosektor aufgedeckt werden (SCHILDER).

Die mattglänzenden, teils durchsichtigen, kleinen Efflorescenzen verleihen der Haut ein charakteristisches Aussehen, das um so deutlicher hervortritt, als die Efflorescenzen, die selbst wenig gefärbt sind, sich von einem dunkelpigmentierten Grunde abheben.

Mit der Knötchenaussaat, die für die amyloide Infiltration der oberen Hautschichten kennzeichnend ist, vergesellschaften sich noch Erscheinungen, die wenigstens zum Teil durch die besondere Intensität des Infiltrationsprozesses erklärt werden können. Wenn das Nierenleiden auch eine Disposition für Hautblutungen schafft, so bleibt doch die Beschränkung derselben auf die erkrankten Partien auffällig und die Annahme, daß die durch die Infiltration gesetzten Gefäßstörungen ergänzend hinzutraten oder allein maßgebend waren, wird nicht von der Hand zu weisen sein.

Die Zertrümmerung des Gewebes und die Aufnahme von Gewebssaft in den entstandenen Spalten hat die Entscheidung, ob die Hautefflorescenzen als Knötchen oder Bläschen anzusprechen sind, um so mehr erschwert, als die Amyloideinlagerung allein den Efflorescenzen Transparenz verleiht. Diese Transparenz ist ein für alle Formen der Hautamyloidose, bei denen Amyloid dicht unter das Epithel gerückt ist, ein charakteristisches Merkmal. Bei lokalem Amyloid kann es durch hyperkeratotische Auflagerungen verdeckt werden.

Die Atrophie der Haut ist hier keine primäre genuine Erscheinung, dagegen spricht die relativ gute Erhaltung des elastischen Gerüstes und der Mangel einer für diese Erkrankung typischen Infiltration, sondern durch die Ausbreitung wachsartiger Einlagerungen hervorgerufen. Auch sind eigene sowie fremde Bemühungen, bei idiopathischer Atrophie Amyloid nachzuweisen, erfolglos geblieben, bis auf eine Mitteilung KENNEDYS, die noch später bei der Abhandlung des lokalen Amyloids zur Sprache kommt, bei der aber Zweifel über die Zugehörigkeit zum Amyloid bestehen. Jedenfalls tritt das Exanthem, welches der Einlagerung von Amyloid seine Entstehung verdankt, bei Fall B. in 2 Formen auf: als diffuse, gleichmäßige, alle Schichten durchdringende Einlagerung, die zum Schwund eines Teiles des Stützgewebes führt und das Bild der Atrophie erzeugt, und als Aussaat transparenter Knötchen. Die Knötchen entstehen überall dort, wo das subepidermal gelegene Amyloid die Epidermis in Gestalt kleiner Halbkugeln oder Papeln vorwölbt und durch die vedünnte Epithellage durchschimmert. Es ist im Wesen dieses Infiltrationsprozesses gelegen, daß beide Formen dort kombiniert miteinander in Erscheinung treten, wo die Infiltration die tiefen und oberflächlichen Schichten in dargestellter Mächtigkeit ersetzen. Die ausgedehnte gleichmäßige Infiltration ist der höhere Grad der Erkrankung.

Ob die Atrophie das Endstadium eines sklerodermieartigen Prozesses ist, über den spätere Autoren (LUBARSCH u. a.) berichten, läßt sich nicht entscheiden.

Die Haut der Brust und des Kopfes ist in verschiedenem Ausmaße befallen. Bei der Brusthaut, deren Erkrankung als mittelschwer angesehen werden kann, sind deutlich 2 Abarten der amyloiden Infiltration zu unterscheiden. Die Neigung zur Ablagerung in den Bindegewebsspalten des subepithelialen Raumes führte zur Entwicklung eines Amyloidstreifens in der oberen Cutisschicht, während die von den Capillaren ausgehende Erkrankung im Fettgewebe zur Ausbildung kam. Die Infiltration des Fettgewebes begnügt sich entweder mit der Herstellung von Abgüssen kleinerer oder größerer Abschnitte des Capillarnetzes, welches das Stützgewebe der Fettzellen bildet, oder endigt mit Bildungen von Platten, in denen noch einzelne Fettzellen eingeschlossen sind. Dieser vorgeschrittene Grad der Infiltration ist bei B. die Regel. Ganz gleichartige Veränderungen fanden sich auch an beliebigen anderen Fettpartien des Körpers.

In der Kopfhaut hat die Ausbildung des Prozesses ihren denkbaren Höhepunkt erreicht, indem alle Schichten gleichmäßig durch Amyloid substituiert sind. Dieses Stadium ist mit einer Bröckligkeit des Gewebes verbunden, die makroskopisch und mikroskopisch zum Ausdruck kommt.

Bemerkenswert ist noch, daß die Amyloidablagerung auch in ihrer höchsten Entwicklung ohne Auslösung von Reaktionserscheinungen verlief und daß ebensowenig histologische Anzeichen eines Resorptionsvorganges zur Beachtung kamen. Auch Riesenzellen wurden sowohl in den Infiltraten der Haut wie der inneren Organe vermißt.

Während die Atrophie der Haut, die transparenten Knötchen und die Blutungen durch die Amyloidinfiltration erklärt werden können, stößt ein genauerer Aufschluß über die Entstehung der Narben auf Hindernisse. Ich habe früher einen Zusammenhang dieser Narben mit amyloider Infiltration abgelehnt, nach den noch später zu erwähnenden Beobachtungen bei lokaler Amyloidose kann ich eine derartige Beziehung nicht mehr mit gleicher Sicherheit in Abrede stellen.

Zu wenig Beachtung wurde zu Lebzeiten der Patientin den Symptomen an der Mundschleimhaut geschenkt, doch hat nachträglich die Untersuchung die Amyloideinlagerung wenigstens für die Zungen- und Nasenschleimhaut erwiesen. Über die Muskulatur unterrichtet nur eine spärliche histologische Angabe.

Wesentliche Merkmale dieses Falles, die ihn auch aus der Reihe der gewöhnlichen Formen generalisierter Amyloidose herausheben, sind neben der Erkrankung der Haut die Beteiligung der Schleimhaut, der Skeletmuskulatur des Herzens und des gesamten Fettgewebes. Die Milz war erkrankt, als Ursache der Amyloidablagerung kann die Nephritis angesehen werden.

Durch vorstehende Beobachtung vorbereitet, konnten wir den folgenden Fall bereits am Krankenbett diagnostizieren und die notwendigen Untersuchungen mit der erforderlichen Genauigkeit durchführen.

Adolf Kl. 6. 7. 22 bis 10. 9. 22. 60jähriger Patient, Familienanamnese belanglos. Abgesehen von Halsentzündungen, die in seine Kindheit fallen, bis vor zwei Jahren gesund, damals Gesichtsrotlauf, mit dem er auch jenes Leiden in Beziehung bringt, das ihn, allmählich zunehmend, ins Spital brachte.

Zuerst traten Schmerzen von stechendem Charakter in der rechten, dann in der linken Schulter auf, diese Beschwerden schritten langsam auf Ober- und Unterarme weiter und befielen in den letzten Monaten auch die Hände.

Zu den Schmerzen in den Händen gesellten sich vor kurzem auch Störungen der Greifbewegungen, namentlich mit dem Daumen, Zeige- und Mittelfinger. Die Hilflosigkeit des Patienten wird durch zunehmendes Schwächegefühl, das zuerst an den unteren Extremitäten bemerkbar wurde, noch erhöht.

Vor einem Jahre zeigten Schmerzen, die beim Kauen harter Speisen besonders lebhaft wurden, eine Erkrankung der Mundhöhle an. Die Schleimhaut war nach Angabe des Leidenden verdickt und stellenweise wund, während die Zunge von zahlreichen tiefen Einkerbungen durchzogen war.

Die Affektion der Haut fand trotz ihrer sehr bedeutenden Ausdehnung bisher nur sehr geringe Beachtung.

*Status praesens.* Die mächtig verdickte Zunge weist entsprechend den Zahnreihen tiefe Einkerbungen auf und kann wegen ihres vergrößerten Umfanges nur wenig bewegt werden, wodurch auch die schwerfällige und undeutliche Sprache bedingt ist. Die Wangenschleimhaut zeigt zahlreiche, derbe, weiße Knötchen von Hirsekorngröße, die vielfach erodiert und schmerzhaft sind.

Die Inspektion der inneren Nase, des Rachens und Kehlkopfes ergibt bei der klinischen Untersuchung nichts Krankhaftes.

Organe des Thorax ohne klinischen Befund.

Darmschlingen stark gebläht. Milz und Leber nicht palpabel.

Im Harn Spuren von Albumen, im Sediment ziemlich reichlich hyaline Zylinder. Blutbefund vom 8. 7.: Erythrocyten 4 800 000, Leukocyten 12 600, Sahli 75; Polynucleäre 73,5%, Lymphocyten 19%, Mononucleäre und Übergangsformen 5,5%, Eosinophilie 2%.

Wa.R. sowie provokatorische Tuberkulininjektion negativ.

*Neurologischer Befund* (Primärer Infeld). Aus der allgemeinen Abmagerung, die besonders den Rumpf und die oberen Gliedmaßen betrifft, mit hochgradiger Steigerung der mechanischen Muskelerregbarkeit (Wulstbildung am Pectoralis) einherging, im allgemeinen aber nicht mit Parese verbunden war, trat die einzelner Muskelgruppen besonders stark hervor. Beiderseits war der Pronatorwulst und die gesamte kleine Handmuskulatur atrophisch, besonders stark der äußere Anteil des Daumenballens. Die Parese der atrophischen Muskulatur war nicht gleichmäßig und ging in ihrer Stärke der Atrophie nicht parallel. Der Händedruck aber war schwach, besonders rechts. Im atrophischen Teil des Daumenballens besonders rechts bestand Entartungsreaktion, deutlich träge Zuckung bei direkter galvanischer Reizung mit Anodenprävalenz und allgemeiner Herabsetzung der Erregbarkeit. Eine Störung der Haut- und Gelenkempfindung ließ sich nirgends nachweisen, ebensowenig eine fehlerhafte Koordination. Die großen Nervenstämme zeigten sich auf Druck in normaler Weise empfindlich. Druckschmerzhaftigkeit bestand nur in der kleinen Handmuskulatur. Pseudobabinski (inkonstant) war nur links auslösbar. Der P.S.R. und A.S.R. rechts etwas geringer.

*Hautbefund.* Die Veränderungen der Haut sind hauptsächlich im Gesicht, auf der Kopfhaut, am Halse, in der Streck- und Beugeseite der Ellbogen, an den Fingern und der Volarfläche der Hände lokalisiert und breiten sich in der Schulterblatt-, Hüft- und Kreuzbeingegend aus und nehmen den Anus, die Symphysengegend mit den anschließenden Partien auf der Innenseite der Oberschenkel ein. Sie ergreifen ferner das Genitale, die Kniegegend, in geringem Grade die Unterschenkel und in stärkerem Ausmaße die Streckseite der Füße.

Die Efflorescenzen, welche den Ausschlag zusammensetzen, haben die Form von Papeln oder Knötchen, deren Maße in allen Abstufungen zwischen Stecknadelkopf- und Bohnengröße wechseln. Sie sind kreisförmig oder oval, selten polycyclisch begrenzt. Ihre Oberfläche ist flach oder halbkugelig vorgewölbt, nicht schuppend, ihre Farbe entspricht vielfach der der Umgebung, während andere Efflorescenzen braun bis dunkelschwarz gefärbt sind.

Sofern die Efflorescenzen nicht durch einen dunklen Farbenton hervorstechen, sind sie wenig auffallend und hauptsächlich durch ihren perlmutterartigen Glanz und ihre starke Transparenz erkennbar. Die letztgenannte Eigenschaft gibt den Efflorescenzen ein ungewohntes Gepräge und ist stellenweise so deutlich, daß Zweifel darüber aufkommen, ob die Efflorescenzen als Knötchen oder Blasen anzusprechen sind.

Die Knötchen stehen teils einzeln über größere Flächen zerstreut, meistens aber sind sie zu scharf umschriebenen Herden von Guldenstück- oder Handflächengröße zusammengedrängt. Die Anordnung der Efflorescenzen zeichnet sich fast stets durch außerordentliche Symmetrie aus.

Auf der Haut des schwach behaarten Kopfes sind vereinzelte hanfkorngroße Knötchen mit unauffälligem Farbenton ausgestreut.

Die Haut der Schläfen (Abb. 6) ist bis zu den Augenbrauen mit stecknadelkopf- bis traubenkerngroßen Knötchen mit teils flacher, teils halbkugelig gewölbter Oberfläche und gelegentlich etwas dunklerem Farbenkolorit bedeckt. Die kleineren Knötchen besitzen einen perlmutterartigen Glanz und verleihen der Haut dort, wo sie dicht gedrängt stehen, ein chagriniertes, an Lichen vidal erinnerndes Aussehen und rufen durch ihre Derbheit für den darüber tastenden Finger das Gefühl eines Reibeisens hervor. Einzelne, bis kirschkerngroße Knötchen stehen symmetrisch über den beiden Stirnhöckern.

Die Augen sind von einem an der unteren Peripherie bis 4 cm breiten Kranz dicht stehender, tiefdunkelbrauner, meist flacher Papeln umgeben. Auch die Augenlider sind bis an den Wimpernrand herab dicht mit kleinsten, glitzernden Knötchen bedeckt. Die umgebende Haut, sowie kleine im Krankheitsherd ausgesparte Stellen zeigen keinerlei Veränderungen. Ein Übergreifen des Prozesses auf die Conjunctiva hat in klinisch nachweisbarer Form nicht stattgefunden.

Das Lippenrot trägt zahlreiche kleinere und größere Knötchen, die an einzelnen Stellen auf die angrenzende Haut übertreten.

In der Submaxillargegend rechts liegt ein fünfkronenstückgroßer Herd aus dichtstehenden Knötchen dunkler Farbe zusammengesetzt. Diesem Herd entspricht auf der anderen Seite ein etwas kleinerer.

Quer über den Hals zieht in der Höhe der Schlüsselbeine ein 4—5 cm breiter, mehrfach unterbrochener Streifen. Die ihn zusammensetzenden Knötchen wechseln in ihrer Größe innerhalb der bereits mehrfach erwähnten Variationsbreite und stehen nicht allzu dicht, wobei die kleineren unter ihnen durch einen opalen Glanz ausgezeichnet sind.

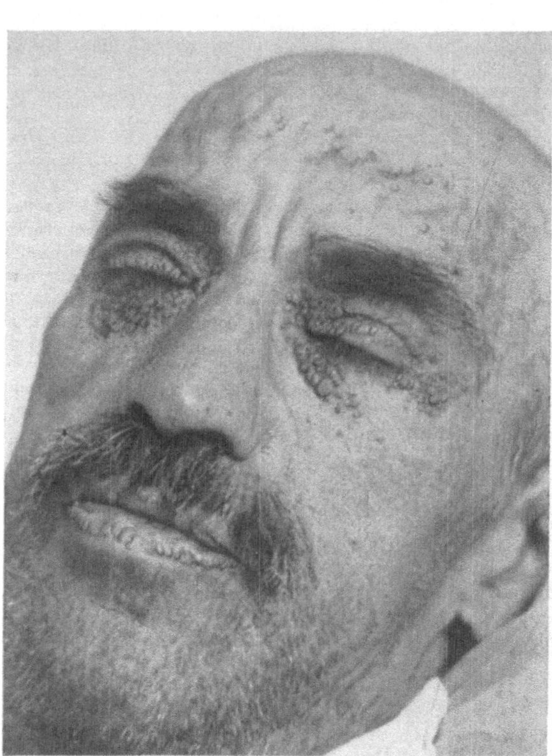

Abb. 6. Photographie A. Kl. Knötchen über den Stirnhöckern, Kranz tief dunkelbrauner Papeln, der die Augen umgibt. Kleinste Knötchen auf den Augenlidern, durchscheinende Knötchen am Lippenrand. (Photographie von TH. SUSSMANN.)

Über dem Brustbein ein guldengroßer Herd.

In der oberen Bauchpartie sieht man beiderseits zahlreiche, zerstreut stehende Efflorescenzen, die in den Flanken zu symmetrisch gelegenen, großen Herden zusammenrücken.

Die ausgesprochensten Veränderungen betreffen die Genital- und Analgegend und die anschließenden Partien (Abb. 7). Der Krankheitsherd setzt sich hier zwei Querfinger oberhalb der Symphyse mit einer geradlinigen, horizontalen Begrenzung gegen die normale untere Bauchhaut ab, schließt das ganze Genitale, sowie die Dammgegend ein und erstreckt sich auch auf der Innenseite der Oberschenkel beiderseits nach abwärts. In der Dammgegend vereinigt sich dieser Herd mit Plaques in der Glutaeal- und Kreuzbeingegend, während große Knötchenansammlungen in beiden Hüftpartien nur noch einen lockeren Zusammenhang aufrechterhalten.

Die Efflorescenzen im Symphysendreieck, sowie an den Oberschenkeln sind relativ groß, besonders nahe aneinander gerückt und von mattem Glanz, und während sie in den zentralen Partien eine dunkelbraune bis kohlschwarze Farbe angenommen haben, sind sie in den peripheren Partien hell und durchscheinend.

Auf der Penishaut und am Scrotum sind die Knötchen kleiner und weniger pigmentiert. Die Glans sowie das innere Präputialblatt sind von Erscheinungen frei.

In der Kreuzbein- und Glutaealgegend sind die Knötchen weniger dicht ausgesät, drängen sich jedoch am Übergang in die Analhaut wieder aneinander. Die Analhaut (Abb. 7) selbst ist stark verdickt, gewulstet, springt kammartig vor und ist noch überdies durch zahlreiche Querfurchen geteilt; die schon normalerweise vorherrschende Pigmentierung ist bis zum Höchstausmaß gesteigert.

Die Einzelefflorescenzen in den großen Herden der beiden Hüftgegenden sind flach, voneinander gut isoliert und zeigen wieder jenen opaleszierenden Glanz, der entfernt an Lichen ruber erinnert. Ein ähnliches Bild bietet auch die Haut über beiden Schulterblättern und dem Humeruskopf.

Sehr intensiv sind auch die Hände befallen (Abb. 8), und zwar sitzen hier sehr derbe, kleinste, bei entsprechendem Lichteinfall glänzende Efflorescenzen, die an der Volarseite sowie an den Seitenflächen der Finger wie an Schnüren aufgezogenen Perlen gleichen. Auch die Handfläche ist sehr dicht besetzt mit Efflorescenzen, die ihr eine außerordentlich rauhe Beschaffenheit verleihen.

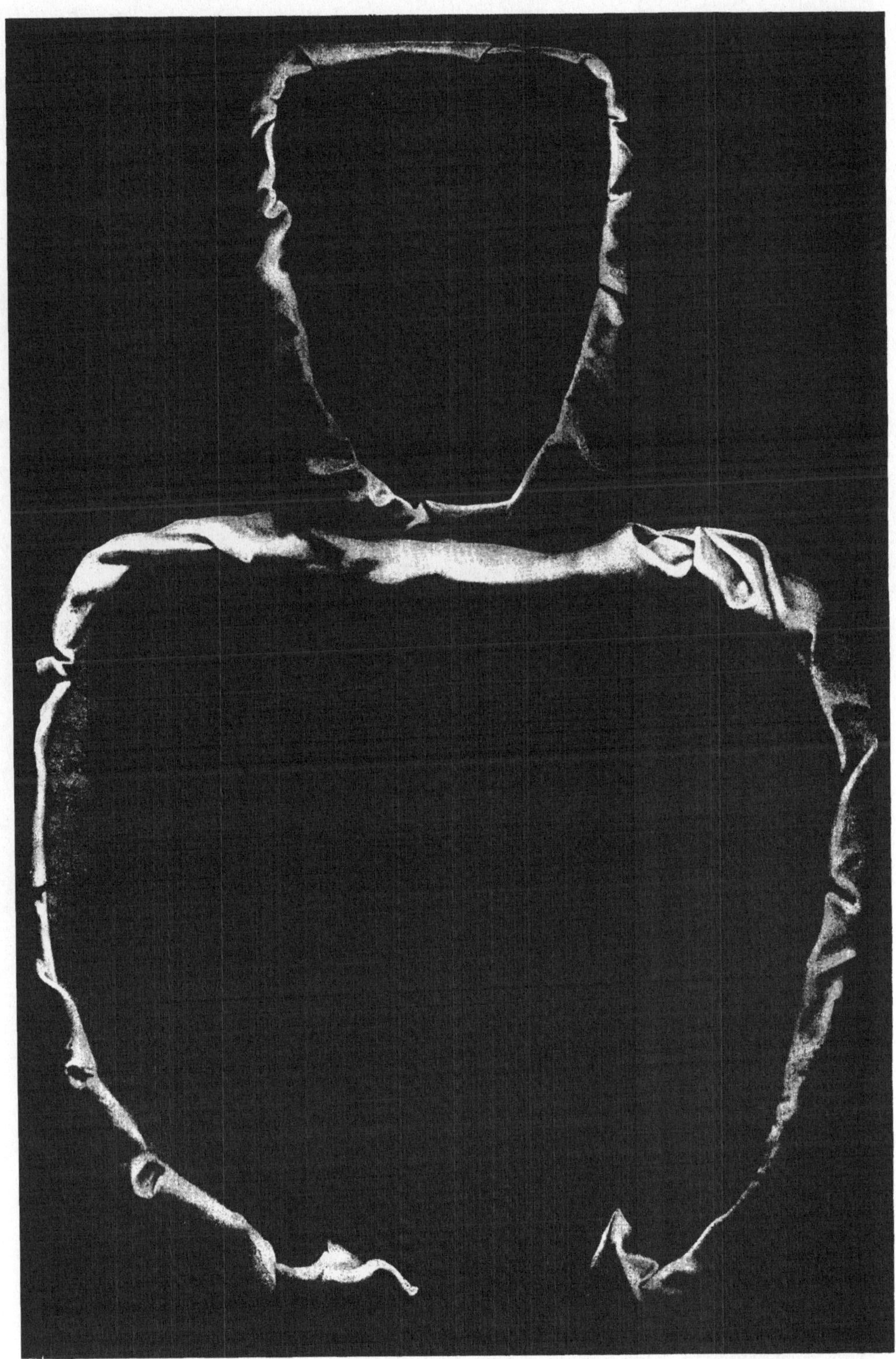

Abb. 7. Moulage A. Kl.: a Analgegend, b Genitale, Symphyse, Oberschenkel.

Umschriebene, scharf gegen die Umgebung abgesetzte Herde, in denen meist größere, dicht aneinander gerückte Knötchen enthalten sind, die im umgekehrten Verhältnis zum Grade ihres wechselnden Pigmentgehaltes die für diesen Prozeß charakteristische Transparenz aufweisen, liegen oberhalb der Handgelenke auf der Ulnarseite, sowie in beiden Ellbeugen. In den letztgenannten Herden wird durch Quer- und Längsfurchen der Eindruck der Lichenifikation der Haut noch verstärkt.

Auf beiden Unterarmen tastet man zahlreiche, bohnengroße, unter der Haut gelegene, den tieferen Partien angehörende Knötchen, über denen die Haut frei verschieblich ist.

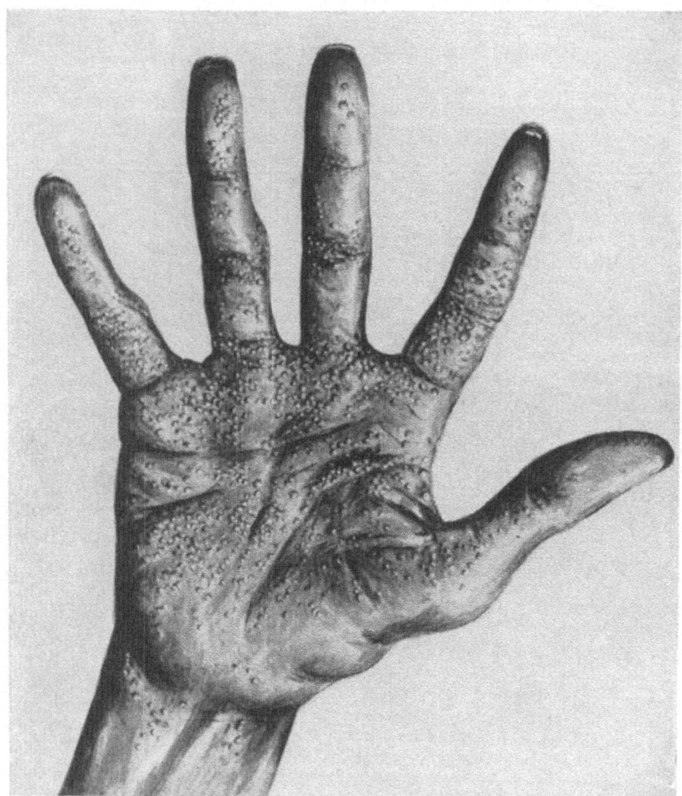

Abb. 8. Fall A. Kl.: Photographie der Hand nach einem Aquarell.

Ähnliche, scheinbar der Fascie zuzuzählende Einlagerungen liegen in größerer Anzahl über beiden Tibien und wölben hier die straff gespannte Haut vor.

Auf der Streckseite beider Ellbogen bilden stärker pigmentierte Efflorescenzen solide Herde.

An den unteren Extremitäten stehen die Knötchen in den Kniekehlen lockerer, während sie an der Außenseite der Unterschenkel einen umschriebenen Bezirk von Handtellergröße in etwas gedrängterer Form einnehmen.

Schließlich fällt noch beiderseits über dem Riß ein Herd aus großen, dunklen Papeln auf, der zapfenförmige Fortsetzungen auf den Unterschenkel sendet und im Zusammenhang mit einem streifenförmigen Herd steht, der über die Beugesehne der großen Zehe verläuft (Abb. 9).

In der linken Achselhaut tastet man einen mit derselben verschieblichen faustgroßen Tumor, der sich nur wenig vorwölbt und weder auf Druck noch spontan schmerzhaft ist.

*Zusammenfassung.* Die Elemente des Ausschlages sind Knötchen oder Papeln von Stecknadel- bis Bohnengröße mit glatter, flacher oder gewölbter Oberfläche. Die wesentlichste Eigenschaft dieser Efflorescenzen, die auch dem Ausschlag sein auffallendes und charakteristisches Gepräge aufdrücken, sind derbe Konsistenz, opaler Glanz und Transparenz.

Die Efflorescenzen stehen selten einzeln, meist über größere Flächen ausgestreut oder sie sind zu Herden von scharfer Begrenzung zusammengefaßt. Die Haut in der Umgebung der Efflorescenzen zeigt keinerlei Veränderungen. Die kleineren Efflorescenzen sind immer pigmentarm und verursachen, über größere Flächen ausgesät, ein eigentümliches Glitzern der Haut oder erinnern, auf umschriebenem Gebiete enger gestellt, an Bilder von Lichen ruber oder Vidal. Die Durchsichtigkeit ist den großen Efflorescenzen vorbehalten und bedingt für sich allein die Ausnahmestelle der Dermatose.

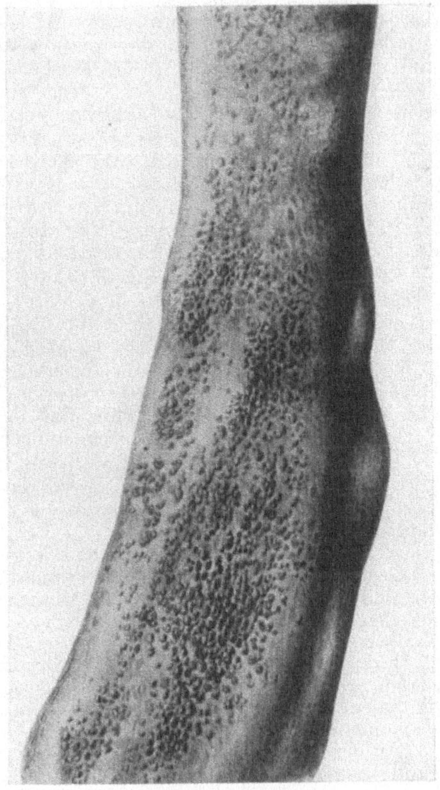

Abb. 9. Fall A. Kl.: Photographie des Fußrückens nach einem Aquarell. Neben den Hautpapeln sieht man auf der Innenseite des Unterschenkels Vorwölbungen, die durch Knoten der Fascie hervorgerufen werden.

Decursus morbi. Ileuserscheinungen, pneumonische Herde in beiden Unterlappen, beschleunigten den Eintritt des am 10. 9. erfolgten Endes.

Im Laufe der zweimonatigen Beobachtung änderte sich das Bild der Dermatose weder im Sinne einer Rückbildung noch eines Fortschrittes.

*Klinische Diagnose.* Bei einem 60jährigen Mann setzten angeblich im Anschluß an ein Gesichtserysipel, das vor zwei Jahren ablief, Schmerzen in beiden Schultern und den oberen Extremitäten ein, gleichzeitig wurde eine sehr reichliche Aussaat von derben Knötchen über ausgedehnte Hautpartien, die keine subjektiven Beschwerden verursachten, bemerkt. Etwas später gesellten sich noch Schmerzen beim Kauen, die durch Erosionen der verdickten Mundschleimhaut bedingt waren, sowie Darmstörungen und allgemeine Kachexie hinzu. Klinisch wurde Atrophie einzelnerMuskelgruppen beobachtet, ohne daß es möglich war, die Entscheidung, ob der Muskelschwund neurogen bedingt oder als idiopatisch aufzufassen war, zu treffen. Die Darmerkrankung trat unter dem Bilde einer Peritonitis mit Ileussymptomen in Erscheinung. Die histologische Untersuchung der Haut ergab in derselben Ablagerung von Amyloid, ermöglichte die Diagnose allgemeine Amyloidose der Organe und vermittelte eine Erklärung der angeführten Krankheitssymptome.

*Obduktionsbefund* (*Dozent Dr.* Bauer): Muskulatur atrophisch. Starre der Zunge, sowie wächsernes Aussehen derselben in der Gegend der Spitze, ein kirschkerngroßer Knoten in ihrer Mitte. Knötchen im Verlauf des ganzen Oesophagus. Lobulärpneumonie im rechten Mittel- und Unterlappen, sowie im linken Unterlappen, singuläre Knötchen im rechten Oberlappen. Seröse Atrophie des subepikardialen Fettgewebes und braune Atrophie der Muskulatur. Transparente Knötchen am Endokard des linken erweiterten Vorhofes, sowie zahlreiche, dicht zusammenliegende Knötchen an den Venen der Extremitäten und der Vena cava inferior. Knötchen an beiden Hohlvenen unmittelbar vor ihrer Einmündung. Mächtige Verdickung des ganzen Gastrointestinaltraktes, vereinzelte Geschwüre und Knötchen sowohl im Magen als auch im Darm bis herab zum Anus. Gleichartige Aussaat von Knötchen in der Blasenschleimhaut. Leber und Nieren ohne Befund. Atrophie der Milz. Geringer Hydrocephalus internus. Die unter der Haut tastbaren Knötchen liegen bei Präparation aller Schichten an perifascialem Bindegewebe aller Muskelgruppen.

*Histologischer Befund. Lunge*: Die mittleren Arterien von Amyloidringen umfaßt, arealweise sind die Alveolen mit cellulärem und flüssigem Sekret erfüllt und geben so das charakteristische Bild der Lobulärpneumonie.

*Zunge.* Der ganze subepitheliale Bereich ist von rundlichen Amyloidknollen eingenommen, welche einerseits miteinander konfluieren, andererseits tiefenwärts die Muskulatur verdrängen und zur Atrophie bringen. Das Amyloid legt sich in Form einer Schlinge zunächst im Halbkreise an das Perimysium und schließt sich nach und nach zu einem Ring. Allmählich wird der Ring dicker und umschnürt die Muskelfaser, so daß sie atrophisch wird. Derselbe Vorgang, der sich an der einzelnen Muskelfaser präsentiert, zeigt sich auch bei Muskelbündeln. Kleine und mittlere Gefäße erweisen sich als erkrankt.

*Magen.* Die Schleimhaut des Magens ohne Besonderheiten, die Wand zeigt eine beträchtliche Dickenzunahme, dieselbe beruht auf einer knotenförmigen Ablagerung von Amyloid, und zwar größtenteils in der Subserosa, zum Teil in der angrenzenden längsverlaufenden Muskulatur. Die subserösen Knoten sind von homogen scholliger Beschaffenheit, während das Strukturbild der intramuskulären Ablagerung ein völlig abweichendes ist. Hier zeigt das Amyloid eine netzförmige den perimuskulären Spalträumen entsprechende Anordnung und am Querschnittsbild ist die Muskelfaser im Zustande der Atrophie in die Maschen des Netzwerkes eingefügt. An Partien veränderter Muskeln grenzen normale Zonen an, so daß hier von einer herdförmigen Verteilung des Amyloids gesprochen werden kann.

*Dünndarm, Jejunum.* Die Schleimhaut ist nahezu ganz einer Verdauungsnekrose anheimgefallen. In der Submucosa sind sämtliche arterielle Gefäße von einem breiten Mantel scholligen Amyloids umgeben. Die Muskulatur zeigt auffallend reichlich Substituierung von Muskelfasern und Bündeln durch Amyloid. Das Amyloid durchsetzt auch die Subserosa und läßt sich auch in das Fett des Mesenterialansatzes hinein verfolgen. Besonders deutlich ist die Knötchenform der amyloiden Infiltration in der Subserosa zu erkennen.

*Ileum.* Die Ablagerung ausschließlich in Form circumscripter Knötchen in der Subserosa und der angrenzenden Muskulatur.

*Oesophagus.* Auch hier ist die Infiltration eine ähnliche wie in den übrigen Partien des Magen-Darmtraktes. Doch erfolgt die Ablagerung des Amyloides hier hauptsächlich in die Muskulatur selbst und nur ausnahmsweise in das subepitheliale und periösophageale Bindegewebe. In diesem Organe sind insbesondere die reichlich vorhandenen Nervenstämme von Amyloid eingeschlossen, ohne daß das Nervengewebe selbst mit den gewöhnlichen Färbemethoden Degenerationserscheinungen erkennen ließe.

Die Knötchen, welche makroskopisch von der Schleimhautseite her erkennbar waren, sind auf die bereits erwähnten, bis in die Submucosa reichenden Amyloidinseln zurückzuführen und treten durch die Desquamation des verdauten Oberflächenepithels noch deutlicher hervor.

*Herz,* Vorhof. Ähnlich wie an der Serosa des Peritoneums und der Pleura zeigen sich hier makroskopisch an miliare Tuberkel erinnernde Knötchen, die sich als Amyloideinlagerungen im Endokard entpuppen. In den Muskelschichten liegen ungewöhnlich große Amyloidschollen in Form von Knoten, doch sind auch Verbindungsbrücken zwischen den einzelnen Knollen hergestellt. Der Umfang dieser Herde bringt es mit sich, daß die angrenzende Muskulatur wieder reaktive Degenerationserscheinungen im Sinne von Atrophie und Zerfall erkennen läßt. Die intermuskulären Bindegewebssepten, welche mit dem subendokardialen Gewebe im Zusammenhang stehen, zeigen den Beginn einer streifenförmigen amyloiden Infiltration.

An den Herzmuskelzellen zeigen die Kerne groteske Gestaltsänderungen, und auch das Protoplasma zeichnet sich durch das Fehlen der Querstreifung ähnlich wie bei der von den Franzosen beschriebenen Segmentation fragmentaire aus. Die kleineren Coronarästchen sind ebenso wie die Gefäße anderer Organe am Amyloidprozeß beteiligt.

*Vena cava superior.* In der Cava superior schimmern durch die Intima hirsekorngroße Knötchen durch, welche mikroskopisch aus homogenen Amyloidschollen bestehen.

*Leber.* In der Leber fällt das völlige Fehlen der Amyloidablagerung auf. Es läßt sich eine Stauungshyperämie mit beginnender Atrophie der Läppchenzentren feststellen.

*Schilddrüse.* Das Bild der Struma colloides, Amyloidablagerung bloß in der Wand einzelner Gefäße.

*Nieren.* Dieselben zeigen keine Amyloidveränderungen, aber auch keine Zeichen bestehender oder abgelaufener Nephritis, doch ergeben sich die Veränderungen beginnender Arteriosklerose, sowie Bilder parenchymatöser Degeneration der Tubuli.

*Milz.* Die Milz ist von Amyloidablagerung in jeder Form frei. Ebenso die *Nebenniere.*

*Das Zentralnervensystem* sowie die *Nervenstämme* zeigten makroskopisch keine Veränderungen. Der Befund am Zentralnervensystem war bis auf die Anhäufung von Fettpigment in den Nervenzellen, ziemlich reichlicher Entwicklung von Corpora amylacea, besonders an der Peripherie des Rückenmarkes negativ. Amyloid wurde sowohl in den Meningen wie auch an den Gefäßen vermißt.

Dagegen wiesen die *peripheren Nerven* Einlagerung von Amyloid ins Epineurium, zum Teil an den Gefäßen, teils auch frei im epineuralen Bindegewebe liegend auf. Die Amyloidentwicklung war jedoch auch im Arm- und Beingeflecht sehr gering und verursachte nirgends sekundäre Veränderungen der Nervenfasern, selbst im Beckengeflecht, an welchem eine stärkere Entwicklung dieser Substanz, welche zu einem Auseinanderdrängen der Nervenbündel führte, beobachtet wurde, erwiesen sich die Markscheiden sowohl bei Markscheidenfärbung in Gefrierschnitten nach SPIELMEYER als auch bei Fettfärbung intakt.

*Skeletmuskulatur.* Ähnlich wie dies bereits von der quergestreiften Muskulatur der Zunge und der glatten Muscularis des gesamten Darmtraktes verzeichnet wurde, ist auch die Skeletmuskulatur hochgradig amyloidinfiltriert. Die Muskelbündel sind durch mächtige Klumpen von Amyloid, welche das Perimysium internum erfüllen, auseinandergedrängt, die Muskelfasern selbst sind zum Teil verschmächtigt, so daß man neben normal breiten ganz schmale Fasern antrifft. Sie zeigen ungleiche Färbbarkeit, bei starker Vergrößerung vermissen wir an einzelnen Fasern die Querstreifung. Hie und da sind auch ganz homogene, wie hyalin aussehende Muskelfasern anzutreffen. Die Sarkolemmkerne sind nur an einzelnen Stellen etwas vermehrt, haben jedoch ihre normale Stäbchenform sowie ihren Chromatinreichtum behalten. Im Zwischengewebe ist das Amyloid vorherrschend.

Es handelt sich also um eine Einlagerung von Amyloid ins Bindegewebe des Perimysium internum mit konsekutiver einfacher Atrophie der contractilen Substanz.

*Harnröhre.* Sowohl in der Submucosa, wie im Bereiche des Corpus cavernosum zeichnen sich die Amyloidansammlungen dadurch aus, daß sie in Scheiben auftreten, die von einem schmalen Bindegewebsring eingeschlossen werden. Diesem liegen häufig unmittelbar Gefäßräume an. Im Zentrum der Amyloidschollen sind Capillaren und Zellkerne enthalten. Die Amyloidscheiben erreichen nirgends das Epithel, sondern sind stets durch Bindegewebsstreifen von demselben getrennt. Außer in der eben erwähnten Form liegen im Corpus cavernosum Amyloidschollen auch dicht dem Endothelbelag von Gefäßräumen an und folgen als Band den geschlängelten Linien des entleerten Blutraumes. Die Bündel der Tunica albuginea sind durch zahlreiche, unregelmäßige Amyloidanhäufungen auseinander geschoben.

*Harnblase.* In der Harnblase sind hauptsächlich die Faserhaut und die Muskelschichten infiltriert, während sich die Veränderungen der Tunica propria mucosae auf die Gefäße beschränken. Die Bündel der Faserhaut sind zum größten Teil durch ein Band ersetzt, das aus geschlängelten Amyloidstreifen gewoben ist, die in Wellenlinien zum Teil parallel miteinander verlaufen, zum Teil netzförmig verschlungen sind.

In der Muskelschicht sind in gleicher Weise wie im Darm Muskelfasern und Bündeln von Amyloidschlingen eingeschnürt, während zu gleicher Zeit größere Amyloidansammlungen in dem Bindegewebsstreifen Gruppen von Muskelbündeln auseinanderschieben. Diese Einlagerungen in die Muskulatur sind das Substrat jener Knötchen, die bereits makroskopisch im Innern der Blase wahrnehmbar waren. Die nichtinfiltrierte Schleimhaut bildet einen über den Knötchen gelegenen Überzug.

*Prostata.* Während das Stroma der Prostata unverändert gefunden wird, sind mittlere und größere Gefäße von breiten Amyloidringen eingescheidet.

**Haut.** Zur histologischen Untersuchung wurden sowohl vom Lebenden wie von der Leiche aus den meisten Krankheitsherden Stücke entnommen, die auch die tieferen Gewebsschichten miterfaßten. Die Fixierung erfolgte je nach der Größe der zugeschnittenen Gewebsscheiben in absolutem Alkohol, in einem Alkohol-Formol-Gemisch nach SCHAFFER, in Sublimat (HELLY) oder 5%igem Formol. Die einzelnen Fixierungsflüssigkeiten gaben für die Färbbarkeit einzelner Gewebsbestandteile günstige Vorbedingungen, für die Darstellung von Amyloid gebührt jedoch keiner derselben ein Vorzug vor der anderen und es wurde auch die Erfahrung gemacht, daß das Amyloid der Haut in Paraffinschnitten, mit der gleichen Verläßlichkeit wie in Gefrierschnitten durch mikrochemische Reaktionen darstellbar ist.

Wir haben daher zwar beide Methoden verwendet, von der Paraffineinbettung jedoch mit Rücksicht auf die vielen Vorteile, die sie bezüglich Feinheit und Haltbarkeit der Schnitte bietet, überwiegend Gebrauch gemacht. Die Beständigkeit der Färbung scheint, eine richtige Technik, bei der hauptsächlich auf Säurefreiheit aller Reagenzien zu achten ist, vorausgesetzt, von Art und Alter des Amyloides abzuhängen. Denn in einem unserer Fälle blieben Präparate seit 10 Jahren vollkommen unverändert, während in einem anderen nach kurzer Zeit nicht nur die Metachromasie im fertigen Präparat erloschen war, sondern auch in frischen Schnitten, die aus alten Paraffinblöcken oder aus in der Fixationsflüssigkeit gehaltenen Material hergestellt wurden, nicht mehr hervorgerufen werden konnte. Hingegen blieb auch hier die charakteristische Färbung bei Behandlung nach VAN GIESON unverändert erhalten.

Zum Nachweis des Amyloides wurde eine Jodlösung, gelegentlich in der vorgeschriebenen Kombination mit Schwefelsäure, ferner Gentianaviolett oder Methylviolett in stärkster Verdünnung, sowie die Färbung nach VAN GIESON und die Kongorotfärbung verwendet, wobei zum Studium feinerer Details den letztgenannten Farblösungen der Vorzug gebührt. Die mit Anilinfarbstoffen behandelten Schnitte differenzieren wir nicht mit Säure, um ihre Haltbarkeit zu verlängern.

Im übrigen jedoch sind die morphologischen Eigenarten des in Form von homogenen Schollen und Klumpen abgelagerten Amyloids so hervorstechend, daß diese Substanz, nachdem ihre Natur durch mikrochemische Reaktionen festgestellt war, mit jeder beliebigen Färbung leicht erkennbar dargestellt werden konnte. In den mit Hämatoxylineosin gefärbten Übersichtspräparaten z. B. ist Amyloid meist schinkenrot oder auch graurötlich gefärbt, auf jeden Fall von den eosinophilen Gewebsbestandteilen mit voller Sicherheit abzugrenzen.

Eine Unterscheidung war namentlich gegenüber Hyalin und Schleim nötig. Während bezüglich Hyalins ohne spezifische Färbung eine Täuschung um so eher möglich ist, als nach der Ansicht der Autoren (LUBARSCH, SCHICHICEK, KRAUSE, STEINHAUS, SCHILDER, LITTEN, PICHINI) Hyalin und Amyloid bei krankhaften Prozessen gleichzeitig vorkommen und auch ineinander übergehen können, scheint mir eine Verwechslung mit Schleim in Rücksicht auf die schollige Beschaffenheit unserer Ablagerung unwahrscheinlich. Immerhin ist das Verhalten gegenüber Metachromasie gebenden Anilinfarbstoffen kein Vorrecht des Amyloids, sondern auch dem Schleim eigentümlich.

Von Färbungen zur Darstellung des Hyalins wurden außer dem VAN GIESON-Gemisch noch eine von WEIGERT modifizierte GRAM-Methode, sowie Säurefuchsin und Pikrinsäure nach UNNAs Vorschlag herangezogen, während Mucicarmin und Kresylechtviolett, sowie Thionin zur Auffindung von Schleim dienen sollten.

Auch Braunfärbung nach LUGOL ist nicht nur amyloideigentümlich, auch Glykogen und Cholesterin reißen diesen Farbstoff in gleicher Weise an sich. Doch sind diese Beziehungen nicht von praktischer Bedeutung, da Glykogen durch seine intracelluläre Lagerung ausgezeichnet ist und Cholesterin infolge seiner Alkohollöslichkeit die Einbettungsprozesse nicht überdauert. Immerhin ergibt sich aus den angeführten Tatsachen die Notwendigkeit, zur Erkennung der Amyloidose neben Farbenreaktionen auch das morphologische und topographische Verhalten heranzuziehen.

Außerdem benützten wir zur Sichtbarmachung des elastischen Netzes die Angaben von UNNA-TÄNZER, sowie WEIGERT, ferner bildeten wir Kombinationen verschiedener Methoden und schließlich machten wir noch von Färbungen mit Hämatoxylin-Eosin, polychromem Methylenblau und Methylgrün-Pyronin Gebrauch. Bezüglich der elastischen Fasern ist zu erwähnen, daß die spezifischen Färbungen meistens deswegen unnötig sind, weil dieselben auch bei der Gentiana-Violett-Färbung, die das Amyloid darstellt, in elektiver Weise zur Anschauung gebracht werden.

Das Amyloid gab in den Hautstücken ebenso wie in den inneren Organen alle 3 charakteristischen Reaktionen und änderte auch auf Zusatz von Schwefelsäure nach Vorbehandlung in einer Jodlösung in erwarteter Weise seine Farbe. Auch wies das Amyloid die morphologische Beschaffenheit dieser Substanz auf, die in homogenen, glasig aussehenden Schollen, Balken und Klumpen von verschiedener Form und Größe im Gefäßbindegewebsapparat, nach einzelnen Autoren auch in den Lymphgefäßen abgelagert wird. Durch Anhäufung in den Gewebsspalten verdrängt und unterdrückt das Amyloid allmählich das Nachbargewebe. Die Kenntnis dieser Tatsache hat auch dazu geführt, die alte Bezeichnung amyloide Degeneration fallen zu lassen und den sich hier abspielenden Vorgang als Infiltration zu benennen.

Eine Voraussetzung für die Amyloidbildung ist die Zirkulation eines kolloid gelösten Eiweißkörpers, der in den Bindegewebsspalten unter Einwirkung von gepaarten Schwefelsäuren, die daselbst eine Vermehrung erfahren, ausgefällt wird. Mit Benützung moderner Begriffe kann man auch von einer Überführung des Sol- in den Gelzustand sprechen. Jedenfalls erfolgt auch nach unseren Präparaten in der Haut sowie in den inneren Organen die Ausflockung des Eiweißkörpers, d. h. die Bildung von Amyloid ausschließlich in den Bindegewebsspalten, und zwar in amorpher Form. Ablagerung in den Zellen, über die gelegentlich berichtet wird, haben wir nie gesehen. Krystallbildungen, wie sie MAXIMOW in der amyloidinfiltrierten Leber von Pferden, FREUDENTHAL bei lokaler Hautamyloidose, KUCZYNSKI u. a. bei Mäusen beobachten konnten, fehlten.

Die Amyloidschollen nehmen die Farbe — gleichgültig, welche ihnen angeboten wird — nicht alle mit der gleichen Intensität an und es bestehen daher in einer Amyloidansammlung mancherlei Farbenabstufungen. Von verschiedenen Autoren (DAVIDSOHN, HANSEMANN) wird bezüglich des Amyloides der inneren Organe erwähnt, daß auch nahe beieinander liegende Amyloidmassen der gleichen Region sich den 3 charakteristischen Reaktionen gegenüber ungleich verhalten. Bestimmte Partien, welche einwandfrei die Jodreaktion geben, zeigen keine Metachromasie und umgekehrt. Diese Eigenart wird mit dem unterschiedlichen Alter einzelner Amyloidteile und der wechselnden Zusammensetzung des Amyloides, dessen chemische Formel noch nicht vollkommen feststeht und vielleicht wandelbar ist, erklärt. Speziell die Jodschwefelsäurereaktion soll erst auf der Höhe der Amyloidwirkung ausführbar sein und bei jugendlichen Stadien fehlen. Diese Eigentümlichkeit des Amyloides haben wir zwar an den inneren Organen gemerkt, in der Haut selbst spielt sie nur eine untergeordnete Rolle und namentlich kamen nie Herde von Amyloid zur Beobachtung, bei denen eine der genannten Reaktionen nicht zumindestens in einem Teil der Anhäufung ausführbar waren. Die Kongorotfärbung scheint durch besondere Konstanz ausgezeichnet zu sein.

Amyloid ist in allen Schichten der Cutis in wechselnder Anordnung und Menge verteilt. Zu dem Deckepithel steht es in Beziehungen, die so regelmäßig wiederkehren und auch in anderen Organen Analoga finden, daß sie als gesetzmäßig bezeichnet werden können. Aber auch das Verhalten des Amyloidinfiltrates den Anhangsgebilden gegenüber und die Art der Ablagerung im Fettgewebe weist ebenso wie die Infiltration der Gefäße und die Anlagerung an die Elastica charakteristische Züge auf.

Das Ausmaß der hervorgerufenen Zerstörung und Formveränderung der Gewebe ist von der Ausdehnung und Örtlichkeit des Infiltrates abhängig. Über diese Vorgänge wird bei der Besprechung einzelner Gewebsstücke Aufschluß gegeben werden. Hier seien nur noch einige Bemerkungen über den Aufbau der Infiltrate vorausgeschickt.

Die kleinen Amyloidteile haben Knollen, Walzen, Schollen oder Balkenform, treten zerstreut und isoliert auf oder bilden nahe aneinander gedrängt kleinere oder größere Inseln von kugeliger oder elliptischer Gestalt oder ausgedehnte diffuse Infiltrationen, die von schmäleren oder weiteren Spalten durchzogen werden. Die Moleküle des Amyloides vereinen sich auch zur Bildung von Bändern und Netzen. In Amyloidinseln sind häufig Bindegewebsfasern und -bündeln, elastische Fasern, Capillaren, mehr oder weniger veränderte Bindegewebskerne, Pigment und Fettzellen eingeschlossen. Doch werden diese Einschlüsse um so seltener, je mächtiger und scheinbar je älter die Amyloidansammlung ist.

Aus zahllosen Schnitten, die eine Übersicht über die verschiedensten Hautpartien geben, heben wir einige typische Befunde hervor, die Eigenart des Befundes scheint durch die anatomische Besonderheit des Hautbezirkes, in dem die Erkrankung lokalisiert ist und das Alter der klinischen Erscheinungen beeinflußt zu sein.

**Kleine Herde.** Die überwiegende Menge des über die Hautschichten verteilten Amyloides ist in den obersten Abschnitten der Cutis angesammelt. Dicht aneinandergedrängte, runde, ovale, wurstförmige oder ganz unregelmäßig gestaltete Amyloidschollen sind zu scharf begrenzten Inseln vereinigt. In diesen Herden, die meist eine ovale, selten eine kugelige Gestalt haben, verlaufen schmale Schlitze, ohne sichtbaren Inhalt und ohne Wandbekleidung. Diese Herde nahmen in der Übergangszone zwischen Stratum reticulare und Stratum papillare ihren Ausgang und nähern sich dem Deckepithel in verschieden weitgehendem Grade (Abb. 10). Über den kleinsten Herden ist das zarte Geflecht des Stratum papillare erhalten und auch die Drüsenleisten entsprechen der Norm ebenso wie die einzelnen Schichten der Epidermis. Die Mehrzahl der Knoten jedoch dehnt sich im Stratum papillare aus und führt zu einem Schwund der Epidermiszapfen, so daß sich ein glattes, verdünntes Deckepithel wie eine Schale über die Knoten legt.

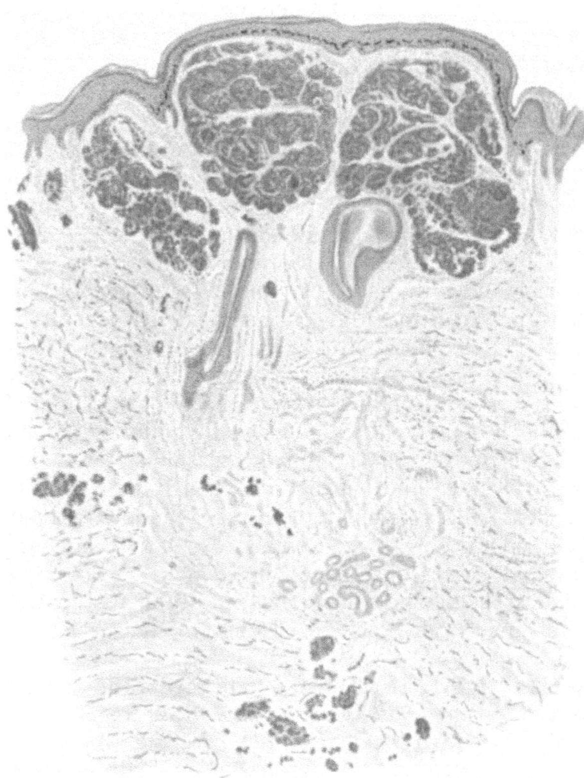

Abb. 10. A. Kl.: Kleines Knötchen Paraffineinbettung, Färbung mit verdünnter Gentianaviolettlösung, Amyloidschollen leuchtend rot. Elastica elektiv gefärbt.

Während normalerweise die Bindegewebsbündel des Stratum papillare ein lockeres Geflecht bilden und von der Basis der Papille gegen die Spitze verlaufen, ziehen über den infiltrierten Partien die restlichen Fasern parallel zur Epidermiscutisgrenze.

Der Pigmentgehalt schwankt je nach der Art des untersuchten Knötchens, ist jedoch niemals hochgradig.

Das Amyloid ist meistens zu soliden, gut begrenzten Knoten angeordnet, doch sieht man auch im Stratum papillare und reticulare vereinzelte kleine Schollen, welche die Größe von weißen Blutkörperchen nicht weit überschreiten. In mit Gentianaviolett gefärbten Schnitten erinnern diese Schollen an Spritzer, die von roter Tinte herrühren.

Bündel der Musculi arrectores pilorum sind mit Amyloid in der Weise infiltriert, daß einzelne Schollen zwischen die Fasern eingeschoben wurden.

Die tieferen Schichten des Stratum reticulare und subcutaneum sind nicht in der gleichen Art und in dem gleichen Ausmaße wie die höheren Bindegewebsschichten ergriffen. In diesen Gewebslagen finden sich zwar sehr zahlreiche größere und kleinere Schollen zwischen den groben Bindegewebsbündeln eingelagert, sie ordnen sich jedoch selten zu größeren Herden an.

Das subcutane Fettgewebe ist meist von der Infiltration verschont. Dort, wo Einlagerungen ins Fett vorkommen, beschränken sie sich auf kleine, weit zerstreute Bezirke, in denen die Ablagerung in Form kleiner Knollen erfolgt. Diese sind zu Häufchen aufgeschichtet oder zu kleinen Ketten aneinandergereiht, zwischen die Fettzellen gelagert. In diesen beginnenden Stadien ist es leicht zu erkennen, daß das Amyloid im Gefäßbindegewebsapparat der Läppchen abgelagert wird und sich bloß um die Zellmembranen legt, ohne dieselben zu substituieren.

Selten reichen Amyloidschollen an die Ausführungsgänge der Schweißdrüsen heran und in diesen Präparaten erweisen sich die Umhüllungen der Drüsengänge als intakt.

Das elastische Gewebe ist auseinandergedrängt und zerrissen. Zwischen den Amyloidschollen der oberflächlichen Herde liegen einzelne abgebrochene, horizontal oder senkrecht verlaufende elastische Spieße oder Netzteile. Dort, wo die Kuppe des Amyloidknotens der abgeflachten Epidermis sehr nahegerückt ist, fehlen in dem trennenden Bindegewebe die gegen die Papillenspitze strebenden Reiser des subepithelialen Fasernetzes entweder gänzlich oder einzelne Fäserchen sind umgebogen und parallel zur Oberfläche zwischen Epidermis und Amyloid eingepreßt. An Stellen, an denen die eingelagerten Knoten von der Epidermis zurückweichen, liegen von der Unterlage abgerissene Netzteile. Auch sieht man an den seitlichen Randpartien der Knoten Schollen, die in die Maschen erhaltener Netzteile eingefügt sind.

In den tieferen Schichten des Stratum reticulare und subcutaneum ist eine Schädigung des elastischen Netzes durch die Einlagerung nicht wahrnehmbar.

**Stück aus der Analgegend.** Dieses Stück zeichnet sich dadurch aus, daß die amyloide Infiltration der Hauptsache nach nicht in den oberflächlichen Bindegewebsschichten, sondern in den tieferen Geflechten erfolgte. Im Stratum papillare kam es nur zur Entwicklung kleinerer Herde, die weit auseinander liegen. Die Epithelzapfen sind etwas verbreitert und verlängert und es besteht geringgradige Hyperkeratose, sowie reichlichere Pigmentanhäufung in der unteren Epithelreihe der Epidermis.

In diesen Präparaten fällt die außerordentlich starke Erweiterung der Capillaren und kleinsten Gefäße in allen Schichten auf. In den tieferen Teilen des Stratum reticulare, namentlich aber in der Subcutis tritt die Mitbeteiligung der kleinen Gefäße am amyloiden Prozeß besonders deutlich hervor. Teils sind in die Media der Gefäßwand Schollen eingelagert, teils wölben sie die Intima gegen das Gefäßlumen vor.

Das Stratum subcutaneum und die angrenzende Lage des Stratum reticulare sind in diesem Präparate der eigentliche Sitz der Infiltration, und es finden sich daselbst solide Herde sowie vereinzelte Schollen. Auch treten die Beziehungen zu den Haaren deutlicher hervor, indem Amyloidschollen in bindegewebigen Haarbälgen angetroffen werden.

Das Fettgewebe ist in diesen Hautpartien nur spärlich entwickelt; wo es angetroffen wird, sieht man Läppchen, die durch eingeschobene Amyloidschollen von allen Seiten umgeben und aus ihrem Zusammenhange gerissen sind. Die Schollen berühren die Membranen der randwärts stehenden Fettzellen, wobei die Membranen deutlich sichtbar bleiben. Vielfach treten die Schollen an mehreren Stellen an ein Läppchen heran. Die Einkreisung ist eine unvollständige und an der freien Seite bleiben Bindegewebsfasern oder Capillaren ungeschädigt erhalten. Das gleiche Schicksal wie Zellnester kann auch einzelne Fettzellen ereilen. Dieselben liegen dann entweder mit erhaltener Umhüllung zwischen den Amyloidschollen oder, wenn diese zugrunde gegangen ist, bleibt in einem Amyloidknoten ein kreisförmig begrenzter Hohlraum, der den Fetttropfen enthielt, zurück.

*Die Elastica ist vielfach trotz massiger Einlagerungen auffallend wenig geschädigt* und auch bei hoch an das Epithel heranragenden Herden sieht man

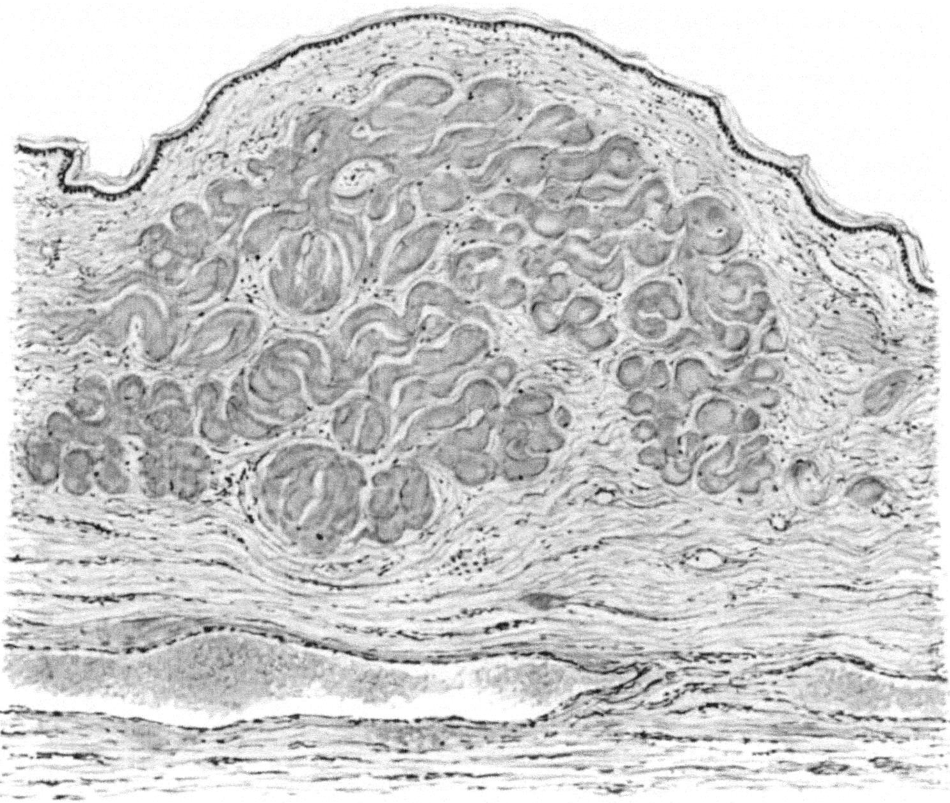

Abb. 11. A. Kl.: Haut des Scrotums, Färbung mit Kongorot. Höchstgradige Verdünnung der Epidermis. Amyloidschollen in der Wand einer Vene.

an gelungenen Präparaten ein subepitheliales Fasernetz, dessen feinste, aufwärtsstrebende Ästchen die Wurzelfüßchen der basalen Epithelzelle umspinnen. Besonders widerstandsfähig sind namentlich die stärkeren elastischen Bänder, die parallel mit den kollagenen Bündeln des retikulären Gewebes verlaufen.

**Hodenhaut.** Die normale Scrotalhaut weist einige Besonderheiten auf, an die vor Besprechung der pathologischen Veränderungen kurz erinnert werden soll. Die Epidermis ist dünn und das Stratum granulosum sowie lucidum fehlen, während der Pigmentgehalt ein erhöhter ist. Die Cutis erhebt sich zu kleineren und größeren Papillen, eine weitere Besonderheit der Haut ist ihr Reichtum an Muskulatur, die sich in 2 Schichten ordnet, und zwar in eine schmälere, aus quer verlaufenden Bündeln zusammengesetzte, die in der Cutis gelegen ist und in eine breitere, aus kräftigeren, längsgerichteten Bündeln gebildete subcutane. Auf diese Muskelschicht kommt ein lockeres, fettloses Unterhautgewebe, dem sich jene Lamelle anschließt, welche in die Tunica vaginalis übergeht.

In seiner Hauptmasse liegt das Amyloid in den obersten Cutisschichten subepithelial (Abb. 11) im Bereiche eines breiten Bandes, das bereits vereinzelte Muskelbündel einschließt, im allgemeinen jedoch höher als die obere Muskelschicht gelegen ist. Die Amyloidherde haben meist Kugelform, liegen nur auf kurzen Strecken locker nebeneinander oder sind durch schmale, senkrecht locker nebeneinander oder sind durch schmale, senkrecht zur Oberfläche ziehende Bindegewebsbalken getrennt, meist konfluieren sie und bilden einen zusammenhängenden Streifen, über dem das Epithel ohne wesentliche Erhebungen hinwegzieht. Die pigmentierte Epidermis ruht auf einer Bindegewebslage, die sehr dünn ist, aber nirgends von dem darunterliegenden Amyloid durchbrochen wird. Der ersten Reihe meist zusammenhängender Amyloidherde schließt sich tiefer unten mitten in der Muskelschicht in der Höhe der Drüsen eine zweite an, die gleichfalls aus großen, aber weit auseinanderliegenden Herden besteht, welche die Muskelbündel weit auseinanderdrängen. Unter den tiefer gelegenen Herden befinden sich auch solche, die nicht, wie es durchschnittlich der Fall ist, aus plumpen Schollen zusammengesetzt sind, sondern aus konzentrisch angeordneten, schmalen Amyloidbändern. In der Mitte sieht man gelegentlich Schweißdrüsen, während andere Drüsengruppen in einem einfachen Amyloidring liegen, der sie locker umschließt.

Während bei den eben beschriebenen Einhüllungen eine Infiltration der Drüsenbestandteile vermieden wird, findet dieselbe an anderen Drüsen statt, bei denen Schollen zwischen Membrana propria und Epithel eingedrungen sind und diese verursachen, daß die über den Schollen sitzenden Epithelzellen niedriger sind als die benachbarten.

Die Infiltration beschränkt sich in dieser Schicht nicht bloß auf die Bildung von Knoten und Knäueln, sondern ergreift auch die Muskelbündel in der Art, daß auf einem Querschnitt ein äußerst dichtes Netzwerk sichtbar wird, in dessen engen Maschen verschmächtigte Muskelbündel eingeklemmt sind.

Haare und Talgdrüsen sind nur sehr spärlich vorhanden und dann gelegentlich in Amyloidmassen eingepanzert und im Zustande der Atrophie. In der fettlosen Subcutis und ihrer Muskelschicht hat keine Amyloidablagerung stattgefunden, nur die hier reichlich verzweigten größeren Gefäße unter ihnen, besonders auch die Venen zeigen Infiltration in Form herdförmiger Einlagerungen in die Media oder unter das Endothel. Die Elastica verhält sich in den oberen Partien des Stratum papillare und reticulare wie bei den kleinen Hautstücken und ist in den tieferen Cutisschichten nicht verändert.

Auffällig in diesem Präparat ist noch eine Unterschiedlichkeit in der Färbbarkeit einzelner Amyloidmassen.

Man sieht Schollen, die ihrem morphologischen Verhalten nach als Amyloid zu erkennen sind, unspezifisch gefärbt, mitten in charakteristisch gefärbten Partien liegen.

**Haut des Mons veneris.** An jenen Hautpartien, an denen die klinischen Erscheinungen am deutlichsten ausgesprochen waren, erfolgte auch die Amyloidablagerung im reichsten Ausmaße und hatte die auffallendsten Änderungen der Architektur und Struktur der Haut zur Folge. Schon mit freiem Auge kann man am gefärbten Präparat die Verteilung des Amyloides übersehen, da im nach VAN GIESON gefärbten Schnitt die gelben Flecke, welche die Amyloidlager kennzeichnen, sich deutlich vom roten Bindegewebe abheben, während bei metachromatischer Färbung rote Herde auf schwachblau gefärbtem Grunde aufleuchten.

Am Mons veneris ist Amyloid in größter Menge in den obersten Cutisschichten aufgestapelt, darauf folgt auf dem Hautdurchschnitt ein schmales, von fremden Einlagerungen relativ freies Band, dann die Zone, in welcher die Querschnitte der von Amyloid eingeschlossenen Haare und Drüsen liegen. Diese Schicht schließt fast ohne Übergang an die Subcutis an, deren Gewebsbestandteile im weitesten Umfang durch Amyloid verdrängt wurden. In den obersten Lagen des Stratum reticulare und im Stratum papillare ist Amyloid zu dichtstehenden Hügeln (Abb. 12), die sich nach oben bald zu einer Spitze formen, bald mit einer breiten Kuppe abschließen, aufgetürmt. Ganz selten ist die sonst breite Basis eingeschnürt, so daß eine Amyloidkugel auf schmalem Hals der Haut wie ein Fibroma pendulum aufsitzt. Die Epidermis folgt als eng anliegender Überzug den Erhebungen und Einsenkungen.

Die Täler, die hier entstehen, sind sehr schmal und reichen meist bis zu jener Linie herab, auf der die Basis der Amyloidherde ruht, nur selten liegt die Talsole höher. Auf dem tiefsten Punkt der Einsenkung bildet meist ein Follikel den Stützpunkt für die hochgewölbten Epidermisbogen, die auf der Höhe der Kuppe

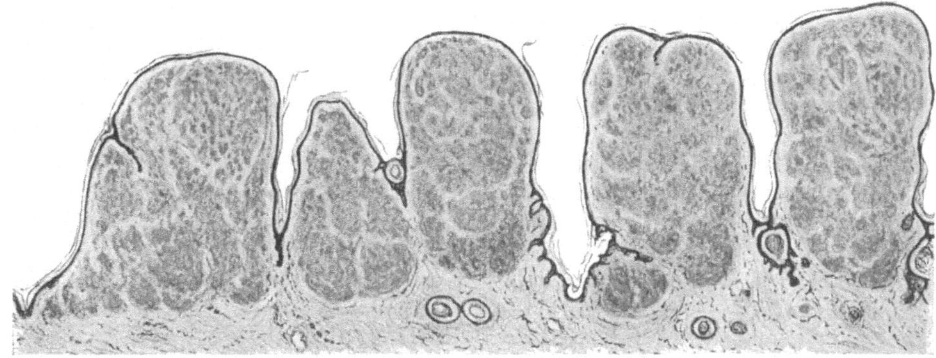

Abb. 12. Fall A. Kl.: Haut vom Mons veneris, kuppenförmige Abhebung der verdünnten Epidermis.

sowie an den Abhängen bis auf eine Zellage, die aus kubischen oder auch abgeplatteten Zellen besteht, reduziert sind. Nur beim Übergang ins Epithel der Haartrichter nimmt die Epidermis wieder an Dicke zu und bildet auch Epithelzapfen.

In den Epidermiszellen ist Pigment angesammelt, das auf den absteigenden Schenkeln in der Richtung gegen die Basis zunimmt.

Das Amyloid, welches die Kuppen ausfüllt, ist nur selten durch einen schmalen Gefäß und Elastica führenden Bindegewebsstreifen geteilt, stellt meist eine solide Masse dar, in der spärliche längliche Kerne, Capillaren und gelegentlich einzelne, mit gelbem Pigment erfüllte Zellen eingeschlossen sind. An einzelnen Stellen sind auch auf der Höhe der Vorwölbung Bindegewebsfasern zwischen Amyloid und Epithel eingeschoben, doch ist meist der Kontakt ein unmittelbarer. An den absteigenden Schenkeln drängen häufiger auch dickere Bindegewebsbündel das Amyloid vom Epithel ab.

Wie aus dieser Beschreibung ersichtlich, sammelt sich das Amyloid in regelmäßig angeordneten, soliden Herden und nur selten schließen sich an der Basis noch einzelne, kleine, in die Cutis versenkte Inseln an. Die Erhebungen sitzen einer grobmaschigen Lage des Stratum reticulare auf, welche nur in geringerer Menge wabig aussehende Amyloidschollen zwischen den Bündeln aufgenommen hat.

In der Höhe der Talg- und Schweißdrüsen reihen sich Amyloidscheiben von kreisrunder oder ovaler Begrenzung in verschieden großen Zwischenräumen aneinander. In diesen Scheiben sind zentrale oder exzentrische Querschnitte von Haaren oder Haargruppen sowie Durchschnitte von Talg- und Schweißdrüsen mit den zuführenden Gefäßchen eingeschlossen.

Während nun in einem Teil der Fälle das Haar außer vom intakten bindegewebigen Haarbalg noch von einem weiteren Bindegewebsring eingehüllt bleibt und auf diese Weise durch einen Wall gegen die Amyloidmasse abgegrenzt erscheint, dringt an anderen Stellen Amyloid bis an die äußere Wurzelscheide vor, und zwar entweder bloß mit einem vorgestreckten Ausläufer oder allseitig durch konzentrische Einengung. Die direkte Anlagerung ist der seltenere Vorgang.

Das Fettgewebe ist in seiner ganzen Ausdehnung ergriffen. Die horizontalen und vertikalen Bindegewebssepta, welche die Stütze für die Fettläppchen bilden

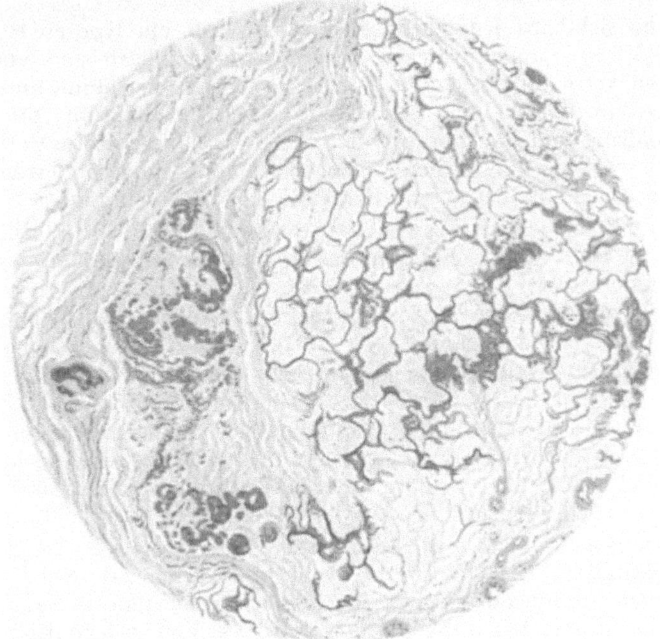

Abb. 13. A. Klinger: Haut aus der Gegend des Mons veneris, Paraffinschnitt, Färbung mit verdünnter Gentianaviolettlösung. Amyloide Infiltration des Gefäßbindegewebsapparates in subcutanen Fett. Amyloidgitter, Anschwellungen in den Knotenpunkten, Infiltration eines Septums. Amyloid leuchtend rot.

sind in ihren Grundformen erhalten, wenn auch reichliche Amyloidschollen ihre Bündeln auseinanderdrängen und zur Atrophie bringen. Auch die größeren Gefäße sind in Mitleidenschaft gezogen, während die Elastica, die hier verläuft, unverändert ist.

Die Fettläppchen selbst zeigen ein verschiedenes Verhalten. Häufig sieht man im Bereiche der Fettläppchen das gewohnte Netzwerk mit Maschen, deren Weite in physiologischen Grenzen schwankt. Während die grobe Konstruktion dieses Netzwerkes, welches die Fetttropfen beherbergt, den Regeln zu entsprechen scheint, weisen seine Bestandteile die folgenden pathologischen Merkmale auf.

Die Fasern geben die charakteristischen Amyloidreaktionen, sind vielfach etwas dicker und erfahren häufig in den Knotenpunkten Anschwellungen. Ein mit Tinte auf Löschpapier gezeichnetes Netz, dessen Linien an vielen Punkten auseinandergeflossen sind, veranschaulichen am deutlichsten das hier vorliegende Bild (Abb. 13).

Durch Vermehrung und Verbreiterung dieser Anschwellungen und durch Verdickung der Amyloidbänder kommen alle Übergänge zu jenen Stadien zustande, bei denen das Gitterwerk eines Läppchens verwischt und der betreffende Bezirk von Amyloidschollen gänzlich ausgefüllt ist (siehe Fall B, Abb. 4). In der Reihe der Übergangsformen gehört die Entstehung glomerulusartiger Schlingen, sowie die Bildung geschlängelter Guirlanden, die größere Lappen einrahmen.

Den groben elastischen Bändern, die zu Maschen vereinigt und in der Tiefe der Subcutis versenkt sind, liegen nicht selten Amyloidschollen an, wie sich sowohl an längs- wie quergetroffenen Spiralen feststellen läßt. Außerdem sieht man kleine Amyloidklumpen, die in ihrem Zentrum einen quergetroffenen elastischen Stab einschließen.

**Haut ohne sichtbare Knötchen.** Nur selten liegt ein Knoten subepithelial im Papillarkörper. Lange Strecken des Stratum papillare sind von fremden Einlagerungen verschont, trotzdem ist die Epidermis verdünnt und überzieht als einreihiges Deckepithel die Lederhaut. Auch im Stratum reticulare sind breite Amyloidringe um Haarquerschnitte oder Drüsen vereinzelte Vorkommnisse und auch die zwischen die groben Bindegewebsbündel abgesonderten Amyloidschollen sind sowohl in bezug auf Zahl und Größe beschränkt.

Hingegen ist das Subcutangewebe in ausgedehntem Maße infiltriert, und zwar sind vereinzelte, häufiger größere Amyloidmassen zwischen den Bündeln der Septa eingenistet.

Im Fettgewebe hat die Infiltration die Netzstruktur des hier verzweigten Gefäßbindeapparates nachgeahmt.

Die Elastica ist im allgemeinen reduziert und man sieht Bilder, die der Hautatrophie zugehören, ohne daß jedoch ein klarer anatomischer Zusammenhang zwischen dieser Schädigung und den Amyloidansammlungen erweisbar wäre. In besonderem Umfang sind mittlere und größere Gefäße erkrankt, und zwar nicht bloß herdförmig, sondern im ganzen Umfang, so daß meist ein mehr oder weniger vollständig mit Endothel ausgekleidetes Amyloidrohr vorliegt.

**Tumorförmiges Amyloid der Haut.** Die Haut über der Geschwulst war klinisch unverändert. Die Geschwulst stellt eine durch zahlreiche, quer- und längsverlaufende Bindegewebssepta in Abschnitte getrennte Fettmasse dar. Der Infiltrationsprozeß hat unter intensiver Mitbeteiligung der mittleren Gefäße das Fettgewebe in der bereits an anderer Stelle beschriebenen Art ergriffen und auch die Bindegewebssepta durch reichliche Einlagerung grober Schollen zwischen die Bündel erfaßt, während in der eigentlichen Cutis nur zerstreute, kleine, subepitheliale Herde oder Amyloidringe um Haare und Drüsen angetroffen werden.

Die Epidermis ist auch ohne unmittelbare Schuld subepithelialer Ablagerungen atrophisch. In der Subcutis konnte ich einen Nerven verfolgen, dessen Fasern, wie im Querschnitt zu beobachten, in den äußerst engen Maschen eines Amyloidgitters steckten.

**Zusammenfassung der makroskopischen und mikroskopischen Organbefunde.** Die makroskopische und mikroskopische Untersuchung der Organe führte zu dem Ergebnisse, daß im Falle Kl. eine allgemeine Amyloidose vorlag mit sehr reichlicher Ablagerung von Amyloid und mit einer von der Regel abweichenden Auswahl der befallenen Organe. *Während die großen Bauchdrüsen, die als Hauptdepot,* in dem die Amyloidablagerung beginnt, *angesehen werden unbeteiligt, waren, betraf die Aussaat den gesamten Digestionstrakt, von der Zunge angefangen bis zum After, das Herz und das Venensystem, Blasen und Urethralschleimhaut, die Skeletmuskulatur, das Fettgewebe und die Haut.*

Wie schon aus der Aufzählung der erkrankten Organe zu schließen ist, bekundet die Amyloidablagerung eine ausgesprochene Neigung zur Ausbreitung über größere Flächen nahe unter dem Deckepithel, wofür die Hohlorgane und die Haut die günstigen Vorbedingungen bieten. Im Darmtrakt sowie in der Blase sucht das Infiltrat durch Ausbreitung in der Subserosa, zum Teil in der Mucosa den Kontakt mit der Oberfläche, liegt im Vorhof und den großen Venen unter dem Endothel, während in der Haut der Papillarkörper vielfach der bevorzugte Ablagerungsort des Prozesses ist.

Die Erkrankung der Muskulatur ist eine um so höhergradigere, als alle Abarten dieses Gewebes in den Prozeß einbezogen wurden, und zwar die glatte Muskulatur im Verdauungstrakt, in den abführenden Harnwegen, an den Gefäßen und in der Haut mit ihren Anhangsgebilden, die quergestreiften Bündel sowohl in der Zunge als in der Skelet- und besonders angeordneten Herzmuskulatur.

Die Muskulatur ist ein Mischgewebe, das aus Bindegewebsfasern und contractiler Substanz zusammengesetzt ist und in welchem die Amyloidgerinnung, den allgemeinen Regeln folgend, in den Spalten des bindegewebigen Anteils zustande kommt. Daher sind die atrophischen Veränderungen der eigentlichen Muskelsubstanz, die in ein amyloides Maschennetz eingeschmiegt wird, sekundärer Natur.

Eine besondere Bedeutung kommt sowohl in pathologischer wie klinischer Beziehung der Infiltration der Skeletmuskulatur zu, da dieser pathologische Vorgang sehr selten ist und in diesem Fall die Ursache von Paresen darstellt, deren Genese klinisch schwer zu enträtseln war. Denn da die Untersuchung des Zentralnervensystems negativ ausfiel und die nachgewiesene Amyloidanlagerung an die peripheren Nervenstämme geringfügig war und nicht zu Degeneration führte, mußte die Veranlassung für die Parese in der Skeletmuskulatur selbst gesucht werden, wo sie in der reichlichen Einnistung von Amyloid auch gefunden werden konnte.

Während über lokale Amyloidose in der Zunge öfter (Grosz, Heiler, Schilder, Schönhof, Freckmann, Ziegler, E. Kaufmann-Johanni) berichtet wird, schließen wir nach einer Publikation von Hueter auf das seltene Vorkommen dieser Substanz in der Skeletmuskulatur.

Auch den Amyloidbefunden in Blase und Urethra scheint, soweit uns die Literatur zugänglich war (Salomin, Luksch, Herxheimer), ein Seltenheitswert zu gebühren.

In Rücksicht auf mehrere, von den Regeln abweichende Befunde bei unserem Fall bestehen Analogien zu Beobachtungen von Steinhaus, Wild, Benke und Böhning, die sich auf eine Amyloidose des Zirkulations-, des Digestionsapparates und der Muskulatur beziehen. Auch dort erfolgte eine Beschränkung des Prozesses auf einzelne Organe unter Verzicht auf die ständigen Lieblingslokalisationen der Amyloidose in den Bauchdrüsen. Später folgten noch Fälle von Lubarsch u. a., die hier an geeigneter Stelle noch Erwähnung finden werden.

Zwischen den erwähnten Fällen und dem unseren besteht noch insoferne eine Übereinstimmung, als nirgends jene Erkrankungen vorhanden waren, die wie Tuberkulose, chronische Eiterungen, maligne Tumoren, Nephritis usw. ätiologisch für den abnormen Stoffwechsel, der zur Amyloidbildung führt verantwortlich zu machen sind.

**Zusammenfassung des histologischen Hautbefundes.** Die charakteristischen Züge der Amyloidose in der Haut lassen sich in den folgenden Zügen kurz zusammenfassen:

In allen Krankheitsherden bildet das Amyloid subepitheliale Inseln, in der überwiegenden Mehrzahl der Fälle ist die obere Cutisschicht der Hauptsitz der Ablagerung. Die Entwicklung der Herde beginnt in der Übergangszone zwischen Stratum papillare und reticulare und, da sie am straffen Bindegewebe des Stratum reticulare ein Widerlager finden, dehnen sie sich gegen die Epidermis zu aus, die entweder gleichmäßig emporgehoben oder in verschiedenem Ausmaße vorgewölbt wird.

In die tieferen Schichten der Haut dringt das Amyloid häufig in Begleitung der Haare und Drüsen vor und zeigt auch hier wie an der Hautoberfläche die Neigung, an die epithelialen Gebilde heranzutreten.

Auch das Fettgewebe ist ein Lieblingssitz der amyloiden Infiltration, die hier unabhängig von der höherer Schichten erfolgt, so daß keine gesetzmäßigen Beziehungen zwischen der Ausbreitung des Prozesses im cutanen und subcutanen Hautgewebe bestehen.

Während aber in der eigentlichen Lederhaut das Amyloid in den Saftspalten des Bindegewebes abgeschieden wird und die Erkrankung der kleinen Gefäße bloß eine gleichgestellte Begleiterscheinung darstellt, nimmt die Infiltration des subcutanen Fettes von den reich verzweigten Capillaren ihren Ausgang.

Die mittleren Gefäße, unter denen die Venen zahlreich vertreten sind, erkranken meist herdförmig, und zwar entsprechend den allgemeinen Erfahrungen im Bereiche der Media und Intima. Amyloidschollen legen sich an elastische Fasern an oder umschließen dieselben, doch erweist sich die Elastica als widerstandsfähig und ist nur im Bereiche großer, lange bestehender Amyloidansammlungen schwer geschädigt. An Nerven wurde wiederholt Erkrankung zuführender Gefäße, sowie Einscheidung beobachtet.

An Hautstücken, die keine klinisch wahrnehmbaren Veränderungen aufwiesen, bestand trotzdem eine histologisch nachweisbare, ausgedehnte Amyloidinfiltration, doch breitete sich dieselbe hauptsächlich im subcutanen Gewebe aus, während die Erkrankung der höheren Cutisschichten unter Einhaltung der in ausgebildeten Krankheitsherden bevorzugten Lokalisation nur angedeutet war.

Die stärkere Entwicklung der oberflächenen Knoten scheint allmählich die klinische Erscheinung zu bedingen, doch werden wir noch Präparate kennen lernen, die die Aufstellung eines Gesetzes untunlich erscheinen lassen, denn Amyloidose kann bloß in den tiefen Schichten abgelagert mit Knötchenbildung einhergehen und in den oberen Lagen eingenistet ohne klinische Symptome verlaufen.

Es besteht nach diesen Erfahrungen auch die Möglichkeit, daß der Prozeß im Capillargebiete der Subcutis beginnt oder zumindesten dort rascher höhere Entwicklungsgrade erreicht, andererseits werden wir bei den sogenannten lokalen Amyloidosen eine ausschließliche Lokalisation in den subepithelialen Hautpartien kennenlernen und die Frage, ob hier der gleiche Körper vorliegt, zu diskutieren haben.

Die Beobachtung der abseits vom Krankheitsherde liegenden Hautstücke ist noch in anderer Beziehung aufschlußreich. Wir haben schon bei einzelnen Krankheitsherden angemerkt, daß die Epidermis auch an Stellen, an denen der Druck der sich ausdehnenden Amyloidmassen wegfällt, verdünnt ist. Diese Erscheinung tritt hier besonders an scheinbar gesunden Hautstellen sowie über dem im Fettgewebe gelegenen Amyloidtumor deutlich hervor.

Während wir also an vielen Hautstücken die Einwirkung des Druckes, den die Amyloidmassen auf die Epidermis ausüben, schrittweise deutlich verfolgen können, überzeugen wir uns hier, daß auch andere Vorgänge, etwa Ernährungsstörungen, die gleichen Folgen nach sich ziehen.

Die hervorstechendsten Merkmale dieses Falles sind kurz zusammengefaßt: Atypische Lokalisation der Erkrankung, Mangel einer Grundkrankheit, Infiltration der Mundschleimhaut, der quergestreiften und glatten Muskulatur, der Muskulatur des Herzens, Ausbreitung des Prozesses in Form von Knötchen, an einer Stelle Ansammlung der Amyloidmassen zu einem Tumor.

An einer klinisch gesunden Hautstelle breitet sich der amyloide Prozeß in bedeutendem Ausmaße ausschließlich im subcutanen Gewebe aus. Dieser Befund gibt uns die Erklärung dafür, daß Amyloidosen der Haut, auch wenn sie schon eine gewisse Entwicklung erreicht haben, klinisch nicht wahrgenommen werden müssen. Vielleicht wird uns künftig der Palpationsbefund, die Rücksichtnahme auf Steigerung der Hautkonsistenz oder die Wahrnehmung atrophischer Erscheinungen über die Anwesenheit von Amyloid belehren.

Im Jahre 1929 hat LUBARSCH von einem höheren Blickpunkt aus die atypischen Fälle von Amyloidose geordnet und den Begriff der systematisierten Amyloidosen geschaffen. Fünf Eigentümlichkeiten verleihen diesen atypischen Amyloidosen eine gewisse Gesetzmäßigkeit. Bevorzugte Organe bleiben verschont, während die Ablagerung gerade mit besonderer Reichhaltigkeit in selten befallenen Organen erfolgt (Herz, Lunge, Muskulatur, Haut). Die Ablagerung wählt die Form von Knötchen und Knoten. Die Farbreaktionen entsprechen nicht vollkommen den aufgestellten Regeln. Schließlich werden die allgemein bekannten Grundkrankheiten vermißt.

LUBARSCH stellte als Beitrag zur Kenntnis ungewöhnlicher Amyloidablagerungen 3 Fälle zusammen, von denen zwei auch in der Haut Amyloid aufwiesen, der eine mit, der andere ohne klinisch nachweisbare Symptome. Die Hautveränderungen des einen Falles werden in der Krankengeschichte nur gestreift und es liegt keine ins Detail gehende Beschreibung vor. Zusammenfassend wird der Zustand der Haut als Sklerodermie bezeichnet. Die histologischen Befunde der Haut, die gleichfalls nicht sehr ausführlich wiedergegeben sind, unterscheiden sich nicht wesentlich von dem bisher Bekannten. Hingegen ist der Sektionsbefund mit besonderer Genauigkeit niedergelegt und belehrt uns über alle jene Erscheinungen, die LUBARSCH zur Aufstellung dieser Krankheitsgruppe veranlaßten und es wird sich zeigen, daß LUBARSCH Abweichungen im Verlaufe der generalisierten Amyloidose besonders betont, die den Fällen von ausgedehnter Hautamyloidose bei Generalisation des Prozesses (KÖNIGSTEIN) ein besonderes Gepräge verleihen. Die relativ häufige Kombination von systematisierten Amyloidosen mit spezifischen Hauterscheinungen läßt es wünschenswert erscheinen, bei allen atypischen Amyloidosen auch am Sektionstisch die Haut zu berücksichtigen, da Einlagerungen vorhanden sein können, die sich der klinischen Erkenntnis entziehen.

Der andere Fall, bei dem die Amyloidablagerung nicht zu klinisch wahrnehmbaren Veränderungen geführt hat, wird an geeigneter Stelle, wo die Befunde pathologischer Anatomen, denen kein klinisches Bild gegenübersteht, erwähnt werden, seinen Platz finden.

**LUBARSCH, Fall I.** (In Rücksicht auf die Bedeutung dieses Berichtes ist derselbe, soweit er nicht gekürzt wurde, wörtlich wiedergegeben.) Es handelt sich um einen beim Tode etwa 54jährigen Mann, der im Alter von 46 Jahren im Anschluß an eine Verschüttung im Kriege an Lähmungen verschiedener Muskelgruppen erkrankte, später traten Verdauungsbeschwerden auf. Starrheit der Muskulatur, Schluckbeschwerden und eine, wie es schien, durch eine Gewächsbildung bedingte Unbeweglichkeit der Zunge bildeten die bemerkenswertesten Erscheinungen dieser Krankheit. Die Diagnose wurde auf Myotonie, Sklerodermie und Zungenkrebs gestellt.

Die Leichenöffnung mit anschließender mikroskopischer Untersuchung hatte nun das überraschende Ergebnis, daß eine allgemeine Amyloidablagerung von ganz ungewöhnlicher Großartigkeit und Lokalisation in Verbindung mit einem „Amyloidtumor" der Zunge bestand, also eine Verbindung von örtlich beschränkter oder örtlich besonders stark ausgeprägter und verallgemeinerter Amyloidablagerung.

Die ungewöhnliche Lokalisation und die Neigung zu umschriebenen Anhäufungen der Amyloidablagerungen fiel schon für das bloße Auge, besonders in Haut, Verdauungsschlauch, serösen Häuten, Herz und Körpermuskulatur auf. Vor allem an den serösen Häuten und den Därmen war eine ganz ungewöhnliche Starrheit vorhanden, die den Teilen ein geradezu gegerbtes Aussehen gab und an den Hohlorganen ihr Zusammenfallen nach Eröffnung verhinderte (z. B. Herzvorhöfe). Es ist ohne weiteres klar, daß wohl sämtliche in den letzten Jahren beobachteten Krankheitserscheinungen hierauf zurückzuführen sind: die Unbeweglichkeit, die als Sklerodermie gedeutete Hauterkrankung, die Verdauungsstörungen.

*Anatomische Diagnose* (gekürzt). Starke allgemeine Abmagerung und Blutarmut. Ausgebreitete Sklerodermie. Hautgeschwüre in der Gegend des rechten Darmbeinkammes. Starkes, teils diffuses, teils knotiges Amyloid der Zunge. Ausgedehnte Amyloidose der Körpermuskulatur, der Herzmuskulatur, des Epi- und Endokards. Ausgedehnte Amyloidose der Rachen- und Speiseröhrenwand, des Zwerchfelles, des Magens und Darmes, der Harnblase, Prostata, Samenbläschen, des Hodens und Nebenhodens, der Nebennieren, zahlreicher Lymphknoten, der Pleura und Lungen, des Bauchfelles und der harten Hirnhaut. Kalkplättchen der weichen und harten Rückenmarkshaut. Katarrhalische Bronchitis, Lungenödem vorwiegend rechts.

Haut im allgemeinen, besonders aber am ganzen Rücken sowie an den Streckseiten der Gliedmaßen auffallend derb und lederartig, nicht in Falten abhebbar. Die zähderbe Beschaffenheit der Haut fällt schon bei Führung der üblichen Sektionsschnitte an Kopf und Rumpf auf, auch bei Entnahme von Hautstückchen zur mikroskopischen Untersuchung aus Rücken und unteren Gliedmaßen. Harte Hirnhaut auffallend derb und fest; ebenso die harte Rückenmarkshaut. Die Muskulatur überall, vornehmlich auch die des Bauches, des Zwerchfelles, dünn, aber sehr fest und eigentümlich stumpf und trocken. Beide Herzbeutelblätter derb und lederartig, Herz im ganzen etwas starr, besonders auffallend die Vorhöfe. Die Wandungen sind so starr und steif, daß sie nach dem Aufschneiden nicht wie gewöhnlich zusammenfallen. Die gleiche Starre und Derbheit wird auch an den Wandungen des gesamten Digestionstraktes, der Harnblase und des Harnleiters sowie an der Schleimhaut des Mundes und Rachens wahrgenommen.

**Mikroskopische Untersuchung.** Herz. In dem Epikard, das mit gröberen fibrinösen Fetzen und zottigen Erhebungen bedeckt ist, sind die Bindegewebsfasern durch glasige Balken und Stränge stark auseinandergedrängt, ebenso die Fettgewebszellen. Die im Epikard liegenden Arterien sind außerordentlich stark durch Einlagerungen in die Media verdickt. Bei einigen größeren Arterien ist die Hauptmasse der glasigen Knoten und Balken, die vielfach zusammenhängende Ringe bilden, vorwiegend auf die Adventitia beschränkt und die Media nur gering beteiligt. In größeren Blutadern ist dagegen die Einlagerung ausschließlich in der Media. Diese glasigen Massen geben die Amyloidreaktion, wenn auch nicht in ganz gleichmäßiger Weise. Am schwächsten fällt die Gentianaviolettreaktion aus, ist aber immerhin deutlich. Auch die Jodreaktion ist im ganzen schwach. Dagegen ist die Jodschwefelsäurereaktion außerordentlich stark. Sehr gut ist auch die Kongoreaktion. Fast alle amyloiden Gefäße, Schollen und Balken werden durch Sudan leicht oder auch stark rosarot gefärbt.

Die Herzmuskulatur ist in großer Ausdehnung auseinandergedrängt, die Herzmuskelfasern außerordentlich stark verdünnt und das dazwischenliegende Bindegewebe durch viele rundliche und spindelige Zellen auseinandergedrängt, zwischen denen nun noch sich große homogene glasige Schollen und Balken finden, die stellenweise eine schmale Lichtung erkennen lassen. Daneben sieht man, daß auch viele Arterien und Venen von derartigen glasigen Klumpen und Balken eingenommen sind. Am schwächsten sind im allgemeinen die Blutadern betroffen. Die Amyloidreaktionen verhalten sich genau so wie in den Arterien. In der Mitralklappe teils zarte, teils gröbere amyloide Streifen.

Aorta, Brustteil. Geringe lipoide Sklerose der Intima; starke Lipoidablagerung in den Fasern der Media.

Aorta, aufsteigender Teil. Fast gar keine Sklerose und kein Amyloid.

Bauchteil. In der Adventitia etwas stärkere Amyloidablagerung in Arterien.

Becken- und Oberschenkelarterien. Starke amyloide Balken- und Schollenbildung in der Media.

Kranzschlagadern des Herzens. Geringe Amyloidablagerung in der Media.

Obere und untere Hohlvene. Ohne Amyloid.

Lungen. Amyloide Schollen und Stränge, die aber nicht deutlich an Gefäße gebunden sind. Fast sämtliche Arterienäste mit sehr starkem Mediaamyloid, während die Intima frei ist und die Adventitia weniger stark befallen erscheint. Auch in den Alveolarwänden meist starke Amyloidablagerung. An manchen Stellen finden sich auch solide amyloide Knoten. Die Pleura diaphragmatica zeigt besonders starke amyloide Balken- und Knotenbildung.

Bronchiale Lymphknoten, frei von Amyloid. Die Kapsel von zahlreichen Entzündungsherden durchsetzt mit sehr starker Amyloidablagerung in den Schlagaderästen in ähnlicher Weise wie in Lunge und Herz.

Luftröhren- und Speiseröhrenschleimhaut sind insoweit gleichartig verändert, als in der Schleimhaut selbst keine Amyloidablagerung sich befindet, dagegen Unterschleimhaut und Muskulatur in ungewöhnlich großartiger Weise von amyloiden Strängen, Knötchen und amyloiden stark verengten Schlagadern durchsetzt ist. Die Jodreaktion ist im allgemeinen schwach, stellenweise aber, und zwar nur an festen Balken und Knötchen grünlich.

Schilddrüse. In einigen größeren Schlag- und Blutadern des Zwischengewebes und der Kapsel deutliche starke Amyloidablagerung. Jodreaktion schwach. Jodschwefelsäure sehr stark.

Zunge. In den nicht knotig verdickten Teilen findet sich Amyloid nur in größeren Schlagadern und Blutadern und stellenweise zwischen stark verdünnten, etwas lipoidhaltigen Muskelfasern. Das Amyloid hier ziemlich stark lipoidhaltig. Im knotig verdickten Teil sind dagegen die Veränderungen sehr viel großartiger und reichen bis unter das Epithel. Man kann hier auch die noch deutlich als Blutgefäße, besonders Arterien erkennbaren amyloiden Knötchen und die zwischen stark verschmälerten Muskelfasern liegenden groben amyloiden Balken unterscheiden, die vielfach die Form der Muskelfasern besitzen, aber doch auch nicht selten ein mehr welliges, faseriges Aussehen haben. An den im allgemeinen nur spärlich vorhandenen Fettzellen sieht man an den Begrenzungsflächen deutlich Amyloidreaktion.

Subepithelial geringe Rundzellenansammlungen. Die Jodschwefelsäurereaktion ist überall sehr stark und von ausgesprochen grünlichem Farbton. Die Gentianaviolettreaktion ist hier stärker als in den meisten anderen Organen.

Gaumenmandeln. Lymphatisches Gewebe mäßig stark entwickelt. Hier keine Amyloidablagerung, dagegen ist in den größeren Arterien des Grundbindegewebes starke Amyloidablagerung vorhanden und mehr noch in der anliegenden quergestreiften Muskulatur, wo aber im Gegensatz zu den Verhältnissen in der Zunge die amyloiden Stränge nur in den breiten intermuskulären Bindegewebssträngen liegen.

Rachenwandbefunde im wesentlichen mit denen der Speiseröhre übereinstimmend.

Harte Hirnhaut. Im ganzen zellarm mit starken, zackigen, breiten Kalkablagerungen in den Fasern und reichlichen amyloiden Strängen und Amyloidablagerungen in Media von Blutadern und Schlagadern.

Gehirn und Rückenmark. Ohne wesentliche Veränderungen. Kein Amyloid im Hinterlappen und Stiel. Epithelkörperchen und Zirbeldrüse ohne wesentliche Besonderheiten, kein Amyloid.

Zwerchfell. Starkes Arterien- und knötchenförmiges Amyloid, besonders reichlich auch zwischen den Muskelfasern gelegene amyloide verzweigte Balken, die starke Fettfärbung und zum Teil grünliche Jodreaktion geben.

Milz. Nach vielem Suchen und Untersuchung zahlreicher Schnitte in einigen Bälkchenarterien Amyloid, das eine grünlichblaue Jodreaktion gibt.

Nebennieren. Unregelmäßige Lipoidablagerung in der Rinde, am stärksten in der äußersten Schicht. Nirgends Amyloid, dagegen in Bindegewebs- und Fettkapsel sehr mächtige Ablagerung strangförmigen Amyloids und in den Kapselarterien. An Zellen des Fettgewebes ähnlich wie in der Zunge deutliche Amyloidreaktion.

Nieren. Kleine Schrumpfherde dicht unter der Kapsel mit Schwellung der gewundenen Kanälchenepithelien. Kapselverdickung, stellenweise hyaline Thromben in Glomeruluscapillaren, vereinzelt Amyloid an Vasa afferentia der Glomeruli. Dieses Amyloid ist stark lipoidhaltig, gibt ziemlich starke Gentiana-, keine Jod- und geringe Jodschwefelsäurereaktion, starke Kongofärbung.

Prostata. Zum Teil sehr stark, aber recht ungleichmäßig verteiltes Amyloid. Dort, wo dicht aneinanderliegende und stark erweiterte Drüsenbläschen vorhanden sind, sind die Amyloidablagerungen im ganzen gering und in stärkerer Weise auf Arterien beschränkt, deren Innenhaut verdickt ist, während die Media starke Amyloidablagerung aufweist. Dazwischen bestehen auch deutliche Rundzellenansammlungen um die Drüsen herum. Nach der Kapsel zu und in der unmittelbaren Umgebung zwischen quergestreiften Muskelbündeln ist dagegen die Amyloidablagerung sehr stark, stark lipoidhaltig und in Blutgefäßen auf Media und Adventitia beschränkt. Auch finden sich hier vielfach noch amyloide Stränge und Knötchen. Reaktion bei Gentianaviolettfärbung. Jod und Jodschwefelsäure stark im allgemeinen gleichmäßig.

Samenbläschen. Sehr starke Amyloidablagerungen im wesentlichen in ähnlicher Weise wie in der Prostata.

Hoden. In der verdickten Kapsel sehr reichliche Amyloidablagerungen, vorwiegend in der Arterienmedia und in Form von größeren Balken und Klumpen, stellenweise auch im Hodengewebe. Dort, wo größere bindegewebige Streifen zwischen den Kanälchen liegen, Amyloidablagerung an Arterien und Venen.

Nebenhoden. In Kapsel und in dem verbreiterten und vielfach von Rundzellen stark durchsetzten Bindegewebe sehr reichlich amyloide Gefäße und Stränge. Auch hier starke Bevorzugung von Media und Adventitia in der Amyloidablagerung. Das Amyloid auch hier ebenso wie im Hoden lipoidhaltig. Jodreaktion schwach, Jodschwefelsäurereaktion sehr stark, teils braunschwarz, teils grünlich bis schmutzig violett.

Harnblase. Schleimhautbindegewebe frei von Amyloid. Sehr starke Amyloidablagerung an den Schlag- und Blutadern der Unterschleimhaut und besonders großartig in Form von dicken Klumpen und Balken mitten in der Muskulatur und in Form von gewellten Fasern im Zwischenbindegewebe.

Harnleiter im wesentlichen gleichartig.

Leber. Im interlobulären Bindegewebe sehr stark verdickte Schlagadern, die ziemlich ausnahmslos starke Amyloidablagerung in Media und Adventitia zeigen. Die Blutadern sind vollkommen frei, ebenso überall die Capillaren. Die Gentianareaktion ist schwach, die Jodschwefelsäurereaktion ist stark in gleichmäßigem braunschwarzen Farbton. Die Jodreaktion schwach.

Gallenblase. Schleimhaut im wesentlichen unverändert. In der Muskelschicht amyloide Schlag- und Blutadern mit deutlicher Bevorzugung der Adventitia. In der Serosa große Schlagaderäste mit starker Innenhautverdickung und ungemein mächtiger Amyloidablagerung in Adventitia und Media.

Magen, Dünn- und Dickdarm. Fast überall gleichmäßig verändert, derartig, daß die Schleimhaut fast überall frei von Amyloid ist, während in der Unterschleimhaut alle Schlag- und Blutadern großartigste Amyloidablagerung zeigen, vorwiegend in den Arterien, besonders stark aber auch in den Muskelschichten, die von großen amyloiden Strängen und Klumpen durchsetzt sind, stellenweise in so großer Ausdehnung und solchen Formen, daß es den Eindruck macht, als ob das Amyloid sich an Stelle der Muskulatur gesetzt hätte. Hier ist auch vielfach die Amyloidablagerung in der Serosa sehr stark und auch die Fettzellen von amyloiden Ringen umgeben. Im Magen ist insofern eine Besonderheit vorhanden, als die Schleimhaut hier an einzelnen Stellen stark atrophisch ist und hier auch zwischen den Drüsen dicht neben kleinen Lymphknötchen grobe hyalin-amyloide Knötchen sich finden. Jodreaktion ziemlich schwach, Jodschwefelsäure zum Teil grasgrün, zum Teil schwarzviolett, überall das Amyloid stark lipoidhaltig. Im Ileum und Jejunum die Schleimhaut ganz amyloidfrei.

Haut. Epidermis im ganzen dünn. Das subepidermale Bindegewebe meist dickfaserig, zellarm mit mäßig viel Lipoidablagerungen in den Bindegewebszellen und in unregelmäßigen Abständen auftretenden, dicht unter dem Epithel gelegenen größeren Amyloidklumpen und Strängen, von denen einzelne deutlich um amyloide Blutgefäße herum gruppiert sind. Verhältnismäßig wenig Mastzellen. Im Unterhautgewebe wieder sehr reichlich amyloide Arterien und Venen und Amyloidreaktion an den Begrenzungsflächen der Fettzellen. Die Reaktionen: Jodschwefelsäure schmutzig violett, Jod zum Teil grünlich. Gentianaviolett schwach. Wenig Mastzellen. Vereinzelt hämosiderinhaltige Zellen in der Umgebung von Schweißdrüsen, etwas reichlicher im Unterhautgewebe.

Muskulatur des Bauches, Oberschenkels, Rückens, Kehlkopfes und Rachens ist im ganzen sehr gleichartig verändert. Die Amyloidablagerungen im wesentlichen ebenso wie im Zwerchfell; knötchen- und balkenförmig mit sehr starker Beteiligung der Schlagaderaußen- und Mittelhaut; vielfach aber auch in Form dünnerer, welliger Stränge im intermuskulären Bindegewebe, das meist mäßig viel Mastzellen enthält. Die Jodreaktion ist hier auch stellenweise grünlich, die Jodschwefelsäurereaktion sehr bunt, von bordeauxrot bis schwarzviolett schwankend; die Gentianareaktion sehr unregelmäßig, meist schwach, an einzelnen Stellen aber auch gut ausgeprägt. Überall ist das Amyloid lipoidhaltig, aber unabhängig vom Lipoidgehalt der Muskeln, so daß neben völlig lipoidfreien Muskelfasern stark lipoidhaltiges Amyloid liegt. Die Muskelfasern selbst von sehr ungleichmäßiger Dicke, oft stark verdünnt.

Sehnen und Gelenkkapsel (Kniegelenk). Stellenweise ist das straffe Bindegewebe auseinandergedrängt durch amyloide Balken; die Arterien im wesentlichen wie überall amyloid verändert. Reaktionen hier ohne Abweichungen.

Die Übereinstimmung im allgemeinen Krankheitszustand der beiden letztangeführten Fälle ist in vielen Richtungen eine außerordentlich weitgehende. Auch der Kranke Lubarschs litt unter Unbeweglichkeit und Starre der Skeletmuskulatur und der Zunge, Verdauungsstörungen ergänzten das Krankheitsbild. Die Muskulatur des Herzens ist in beiden Fällen in hohem Grade in Mitleidenschaft gezogen.

In meinem Falle springen auf dem Endokard, sowie auf der Serosa des Peritoneums und der Intima der großen Venen kleinste, an Tuberkel gemahnende Knötchen in größter Anzahl vor. Dieses Phänomen fehlt bei Lubarsch, dort sind die größeren Gefäße besonders stark ergriffen, aber meist in der Media und in der Adventitia.

Die Hohlvene ist bei Lubarsch frei von Amyloid.

Bezüglich der Muskulatur besteht vollständige Gleichheit.

In der Lunge sind bei Lubarsch außer den Gefäßen auch noch die Alveolarwände ergriffen.

In der Schilddrüse beiderseits nur Erkrankung der Gefäße.

In der Zunge reicht das Amyloid bei mir überall bis an das Epithel, bei Lubarsch nur dort, wo Knoten zur Entwicklung kamen.

Milz, Leber, Nebenniere frei.

Während bei uns das Amyloid in der Prostata auf die Gefäße beschränkt ist, erwähnt Lubarsch auch zwischen den quergestreiften Muskelbündeln dieses Organes Amyloidablagerungen in Strängen und Knötchen.

In beiden Fällen ist die Schleimhaut der Harnblase unverändert, hingegen die Muskulatur in stärkster Weise infiltriert.

Besonders deutlich ist die Übereinstimmung im Verdauungstrakt. Die Schleimhaut bleibt von der Amyloideinlagerung unberührt, während Muskulatur und Subserosa großartigste Infiltration aufweisen.

Hingegen unterscheidet sich im Falle Lubarschs der klinische Hautbefund wesentlich von dem unserigen, insoferne Knötchen nirgends wahrgenommen werden und nur eine besondere Derbheit und ein maskenartiges Aussehen im Gesicht die Aufmerksamkeit erweckte. Nach den Abbildungen der histologischen Präparate zu schließen, ist die Amyloidablagerung keine hochgradige. Ob die Derbheit der Haut ausschließlich oder im Verein mit anderen Veränderungen oder überhaupt nicht Folge der Amyloidablagerung war, kann mangels näherer Angaben nicht bestimmt werden.

**Fall Mollow.** Ein 60jähriger Mann klagt über Bauchschmerzen unbestimmter Art, die von Obstipation begleitet sind. Die Zunge ist wesentlich vergrößert und führt zu Störungen beim Sprechen und Schlucken. Auch der Gang ist behindert. Ein weiteres Zeichen der Muskelerkrankung ist ein reliefartiges Vorspringen derselben, namentlich an den Extremitäten.

Auf der Bauchhaut sind kleine, über die Oberfläche hervorspringende Knötchen zu sehen, welche der Haut ein rauhes Aussehen verleihen.

Leber und Milz o. B.

Es wird die Verlegenheitsdiagnose Paralysis agitans sine agitatione gestellt.

Die *Obduktion* ergibt mäßiges Emphysem, Vergrößerung des Herzens, Verdickung der Muskulatur, fibröse Verdickung der Mitral- und Tricuspidalklappen, mäßige Arteriosklerose. Leber und Milz o. B.

*Pathologisch-anatomische Diagnose.* Amyloidosis generalisata musculorum, Adenoma gland. suprarenalis d. Emphysema pulmon.

*Histologisch* fand sich Amyloid überall, wo Muskelfasern existieren.

Eigenartig ist die Amyloidablagerung *in der Haut,* wo sie hauptsächlich in den tieferen Schichten der Cutis und Subcutis entlang den elastischen Fasern ihren Sitz hat. Die Fettzellen in diesen Gebilden sind atrophisch. Geringe Mengen von Amyloid sind auch im Gebiete der Musculorum arrectorum pylorum und der Membrana propria der Schleimdrüsen abgelagert. Bemerkenswert sind die Angaben über die elastischen Fasern. Dieselben fehlen teilweise gänzlich, teilweise zeigen sie Zeichen der Degeneration. Die kollagenen Fasern verdickt.

Einer brieflichen Mitteilung des Autors entnehme ich noch die ausdrückliche Anmerkung, daß die Amyloidablagerung in der Haut nirgends bis zur Epidermis heranreichte. Trotzdem ist die Epidermis merklich verdünnt, die Papillen wenig ausgebildet, stellenweise abgeplattet. Mäßige Hyperkeratose, unbedeutende perivasculäre Infiltration in den oberen Schichten des Stratum papillare.

Die parenchymatösen Organe sind vollkommen frei von Amyloid, besonders stark sind die in autonomen Bewegungen sich befindenden Muskeln, Zwerchfell, Zwischenrippenmuskeln, Zunge und Herz ergriffen.

Den vorgenannten Fällen reiht sich die bisher nur kurz wiedergegebene Beobachtung MOLLOWs an, in der wiederum die Erkrankung eines Organsystems, und zwar der Muskulatur neben der Haut auffällt.

Trotzdem, wie schon hervorgehoben, das Amyloid in der Haut nirgends die leicht erkennbaren Stellungen unter der Epidermis bezogen hat, wurde ein Knötchenausschlag klinisch festgestellt.

Sehr aufschlußreich ist auch ein Beitrag, den G. GERSTEL zur Frage der systematisierten Amyloidosen liefert. Auch hier brachte erst die Sektion die erwünschte Aufklärung.

52jährige Frau. Angeblich trat plötzlich 2 Jahre vor dem Tod eine Anschwellung der Zunge und Kiefer auf, der Mund steht offen, Speichel fließt ab. Im Gegensatz dazu entwickelt sich eine Verhärtung der Halshaut nur allmählich. Kräfteverfall, Diarrhöen, Zeichen von Herzschwäche.

Aufnahmebefund. Zunge in ihrer Gesamtheit gleichmäßig verhärtet und geschwollen, so daß der Mund nicht geschlossen werden kann.

Im Bereiche des Halses auf die oberen Brustpartien übergreifend ist die Haut in allen Schichten starr. Hautblutungen über beiden Schlüsselbeinen.

Klinische Diagnose. Krebs am Mundboden.

Der Prosektor (L. PICK) stellte bereits bei der makroskopischen Betrachtung die Diagnose: Atypische Amyloidose. Aus der anatomischen Beschreibung hebe ich nur die Angaben, die sich auf die Amyloidablagerung beziehen, hervor.

Diffuse amyloide Makroglossie. Schwere Amyloidose der Halshaut, des lockeren Zellgewebes am Halse, der Halsmuskulatur, der oberen und mittleren Speiseröhre. Amyloidose in der Pars pylorica des Magens, einer Anzahl von Dünndarmabschnitten; fast gleichmäßige Amyloidose des ganzen Dickdarms und der Gekröseplatte.

Unter den sehr ausführlich niedergelegten mikroskopischen Befunden interessiert vor allem die Beschreibung der Hautpräparate. Die Epidermis ist vielfach blasig abgeschoben, dort, wo sie anliegt, wird sie durch klumpige Anhäufungen von Amyloid in Form kleiner Hügel vorgebuckelt. In der Umgebung nicht selten frische Blutungen. In der eigentlichen Cutis und Subcutis Amyloid in den Gefäßen und im Bindegewebe in reichlichster Menge.

Während die Erkrankung der Muskulatur und der Haut Ähnlichkeit mit Befunden aufweist, die bereits bei vorangegangenen Fällen angeführt werden, so fehlt andererseits hier die Beteiligung des Herzmuskels und der Lunge.

Bezüglich der Haut besteht eine sehr weitgehende Übereinstimmung mit dem ersten Fall LUBARSCHs, nur dürfte bei GERSTEL die Infiltration der tieferen Schichten stärker ausgesprochen sein.

Die von PICK vorgeschlagene Bezeichnung, Pseudosclerodermia amyloides und Pseudomyotonia amyloides scheint mir in glücklicher Weise unseren gegenwärtigen Kenntnissen Rechnung zu tragen und die gebotene Abgrenzung gegen bekannte Krankheitsbilder zu treffen. Die knötchenförmige Anordnung der Ablagerung, das Freibleiben der großen Bauchdrüsen, der Mangel einer Grundkrankheit, abweichende Farbreaktionen im Verein mit der Bevorzugung bestimmter Organe sichern diesem Fall einen Platz unter den systemisierten Amyloidosen. Das ungewöhnliche Befallensein der Zunge ist ein charakteristisches Symptom (KÖNIGSTEIN, LUBARSCH, GOTTRON).

In dem Dezennium, das seit der Publikation meiner 2 ersten Exantheme bei generalisierter Amyloidose verflossen ist, konnten noch 3 weitere hiehergehörige Beobachtungen gesammelt werden. Ein sechster Fall Gottron im Nachtrag.

Von diesen 5 Fällen wiesen 3 einen Knötchenausschlag auf, einer außerdem Hautatrophie, die ebenso wie die Knötchen auf Amyloideinlagerung bezogen werden mußte, während in 2 knötchenfreien Fällen die Diagnose Sklerodermie gestellt worden war und die Rolle, die dem Amyloid bei der Entwicklung dieser Dermatose zufiel, nicht vollkommen geklärt werden kann.

Um das Bild der Hautamyloidose, das bisher nur auf Grund spärlicher klinischer Erfahrungen gezeichnet wurde, möglichst zu vervollständigen, ist es angezeigt, auch die vereinzelten Anmerkungen pathologischer Anatomen über Amyloid in klinisch normaler Haut zu berücksichtigen.

Die Pathologen haben wohl unter dem autoritativen Einfluß Schmidts, der der Haut die Fähigkeit zur Amyloideinlagerung absprach, diesem Organ bei der Sektion generalisierter Amyloidablagerung nur wenig Aufmerksamkeit geschenkt.

Pospelow konnte 1882 bei Leichen mit Amyloidose der inneren Organe die zur Erörterung stehende Substanz in der Haut finden, aber auch bei 2 Lebenden gelang die Diagnose generalisierte Amyloidose durch Hautuntersuchung zu bestätigen, ohne daß jedoch ein charakteristischer klinischer Befund erhoben wurde.

Die Haut hatte in diesen Fällen ein porzellanartiges, weißlichblasses Aussehen und wies eine nicht eindrückbare Schwellung auf. Angaben über Färbung und Lagerung des Amyloides sowie über Beziehungen desselben zu Veränderungen der Haut, die am Lebenden oder an der Leiche wahrgenommen wurden, konnte ich nicht finden und es kann daher nichts darüber ausgesagt werden, ob die eigenartige Beschaffenheit der Haut mit der Amyloidablagerung im Zusammenhang steht.

Hayem, Eberth und Kyber widmeten dem Fettgewebe besonderes Interesse und kamen übereinstimmend zu der Ansicht, daß das Fettgewebe zu den Organen gehört, die nur selten und meist nur bei vorgeschrittener allgemein ausgebildeter Amyloidose erkranken und auch dann nur in beschränktem Ausmaße. Kyber hebt ausdrücklich hervor, daß er die amyloide Degeneration fast überall, wo sich in Brust- und Bauchhöhle Fett vorfindet, antraf, hingegen im Panniculus adiposus der Haut gänzlich vermißte oder nur undeutliche Reaktionen erhielt.

Als erster führte Neumann den Amyloidnachweis in der Bauchhaut, und zwar nicht bloß im subserösen Anteil, sondern auch im subcutanen Gewebe, in dem nicht bloß die Gefäße, sondern auch die Membranen der Fettzellen erkrankt waren.

Gegen alle Erwartungen fand sich im übrigen bei der Sektion einer an Tuberkulose gestorbenen Kranken keine ausgedehnte und schwere Amyloidose der Organe, vielmehr beschränkte sich der Prozeß auf bescheidene Anfänge in den Milzfollikeln und auf einzelne Gefäßveränderungen in der Niere. Makroskopisch zeigte das atrophische Fettgewebe der Haut nichts Auffälliges und erinnerte keinesfalls an die speckähnliche Beschaffenheit, welche Hayem bei gleichartiger Erkrankung des Fettgewebes in den Körperhöhlen bemerkt hatte.

Mit der Beobachtung von Amyloid in den Membranen der Fettzellen befand sich Neumann in Übereinstimmung mit Hayem und Eberth, aber in Widerspruch zu der herrschenden Ansicht, nach der Amyloid bloß in den intercellularen Substanzen abgelagert wird. Durch die Annahme, daß die Membran der Fettzellen bindegewebiger Natur sei, wurde nach seiner Auffassung dieser Gegensatz beseitigt. Demgegenüber glaube ich gezeigt zu haben, daß nicht die Membran der Fettzelle Amyloid aufnimmt, sondern daß das feine Capillarnetz, welches die Zelle umspinnt, der Krankheit anheimfällt. Meine Auffassung deckt sich mit der jetzt vielfach betonten Annahme, nach der Amyloid sich den Fettzellen auf Grund physikalisch-chemischer Gesetze anschmiegt.

Erst Schilders systematische Untersuchungen an der Leichenhaut vermittelten uns nähere Kenntnisse über Amyloid in der Haut. Er hatte unter 14 Fällen 7 positive Ergebnisse. Der Sektionsbefund der positiven Fälle weicht weder bezüglich der Entstehungsursache des Amyloids noch der inneren Befunde von der Norm ab. Unter verschiedenen Hautstellen gebührt der Haut der Achselhöhle und des Kopfes der Vorrang. Die Ausdehnung der Infiltration war im allgemeinen gering, denn nur dreimal war das Bindegewebe der Cutis erkrankt, darunter einmal in etwas ausgedehnterem Maße und in Verbindung mit dem Fettgewebe der Subcutis. Häufiger sind Drüsen und Haarbälge allerdings nur in der Haut der Achselhöhle und des Kopfes (hier am reichlichsten) betroffen. Doch beschränkt sich auch hier der Prozeß auf die Anlagerung von Schollen an diese Gewebe.

Auch Schilder erwähnt die Beziehungen der Amyloidablagerung zum Hautepithel. Amyloidbalken liegen dicht unter ihm, gelegentlich durch einige Bindegewebsfasern getrennt. An einzelnen Stellen ist es verdünnt oder auch abgefallen. Im geringeren Grade als das Stratum papillare ist das Stratum reticulare ergriffen, in welchem einzelne Schollen teils zu den Gefäßen, teils zum Bindegewebe in Beziehung stehen. Um die Fettzellen der Subcutis sind bald schmälere, bald breitere Amyloidringe gelegen. Sowohl am Haarbalg wie an den Talg- und Schweißdrüsen ist Amyloid zwischen Elastica und Epithel eingelagert. Nach Schilder besitzt das Amyloid in der Haut die gleiche Affinität zur Elastica wie in den Glomerulis und in der Lunge.

Schilder ist es auch gelungen, einzelne über Amyloid in der Literatur zerstreute Angaben zu sammeln. Wichmann fand gelegentlich amyloiddegenerierte Gefäße in der Haut, während Demel Andeutungen amyloider Infiltration in den Schweißdrüsen aufdeckte.

Später erschien eine Mitteilung von Askanazy über Amyloid in der *Mamma* und die Abhängigkeit der Amyloidablagerung von der Organfunktion.

Unter 41 Erkrankungen an allgemeiner Amyloidose konnte Askanazy 10mal ein Übergreifen des Prozesses auf die Milchdrüse, einmal auf die Hautgebilde der Areola feststellen. Allerdings zählt er auch Fälle hierher, bei denen in der Brustdrüse bloß die Capillaren, das Fettgewebe oder die Muskulatur infiltriert waren. Es ist interessant und von unseren eigenen Beobachtungen bestätigt, daß das Amyloid dicht unter dem Epithel abgelagert und nach außen durch die elastische Scheide begrenzt wird, und der Autor weist auf die Ähnlichkeit, die bezüglich der Art der Ablagerung in der Haut und Mamma besteht, hin.

Eine Abhängigkeit zwischen Menge der Amyloidablagerung und der physiologischen Organfunktion konnte nicht festgestellt werden, hingegen spricht der Autor pathologischen Funktionsstörungen eine Rolle zu.

Da Askanazy nur einen umschriebenen Hautbezirk untersuchte, sind bis jetzt nur die Mitteilungen Schilders für eine Berechnung über die Häufigkeit von Hautinfiltraten bei allgemeiner Amyloidose zu verwerten. Danach sind Ablagerungen geringer Amyloidmengen nicht selten.

Eine 66jährige Frau, die Lubarsch sezierte, leidet seit einem Jahre an Blutflecken und Blasen im Munde, hervorgerufen durch das Kauen; solche Flecke treten auch am Körper auf. Einige Monate vor der Spitalsaufnahme verschleppte Grippe, Eiterblasen auf Kopf und Beinen, Haarausfall, Milzschwellung. Außer Blutungen keine Veränderungen der Haut.

Klinische Diagnose: Purpura thrombopenica, Cystopyelitis, Bronchitis, Myodegeneratio.

In Leber, Milz und Nieren nur geringe Amyloidablagerung. Starke Amyloidose in der Muskulatur des Herzens, der Zunge, des ganzen Verdauungstraktes, der Körpermuskulatur und Lungen. In der Haut unter der Epidermis Amyloid in Klumpen und Streifen, das mit Jodschwefelsäure eine weinrote Farbe gibt. Eine eingehendere Beschreibung der pathologischen Vorgänge, die sich in der Haut abspielen, liegt nicht vor. Nach dem beigefügten Bilde eines mit Jodschwefelsäure gefärbten Hautschnittes erscheinen zumindestens streifenförmige Einlagerungen in tieferen Schichten der Cutis nicht ausgeschlossen.

Dieser Fall fügt sich mühelos der Gruppe der systematisierten Amyloidosen ein durch das Hervorstechen der vielfach erwähnten 5 Eigenarten, der atypischen Lokalisation, dem Freibleiben der Bauchdrüsen, der knötchenförmigen Ansammlung, der Abweichung in der Färbbarkeit und dem Mangel einer Grundkrankheit.

Zu betonen ist wieder die Kombination der Hauterkrankung mit der der Muskulatur aller Arten und der Mundschleimhaut.

Ein Überblick über die gesamten Befunde, die von Klinikern und pathologischen Anatomen stammen und sich auf die Amyloidablagerung in der Haut beziehen, belehren uns darüber, daß bisher in allen Fällen ausgedehnter Ablagerung in der Haut, besonders wenn dieselbe zu klinischen Erscheinungen Veranlassung gab, eine ungewöhnliche Abart der Amyloidentwicklung vorlag. Andererseits wird in einer relativ großen Zahl von Fällen, die in üblicher Weise verlaufen, wenn auch in geringer Menge und ohne zu sichtbaren Veränderungen zu führen, Amyloid in der Haut abgeschieden.

Die Aussaat transparenter, dichtstehender, derber Papeln ist ein sehr verläßliches Erkennungszeichen, doch kann die amyloide Infiltration, wie erwiesen wurde, auch das Bild der Hautatrophie hervorrufen. Wieweit eine sklerodermatische Beschaffenheit der Haut als ein Folgezustand amyloider Ablagerung aufzufassen ist und eventuell als das Anfangsstadium einer späteren Atrophie anzusehen ist, bedarf noch weiterer Aufklärung durch neue Belege. Doch haben wir bereits jetzt das neue Krankheitsbild, Pseudoscleroderma amyloides (L. Pick) kennengelernt.

Jedenfalls kennen wir Veränderungen der Haut, die mit Sicherheit, und andere, die nur vermutungsweise die Diagnose Amyloid der Haut bei generalisierter Amyloidose ermöglichen.

Eine eigene Besprechung bedarf noch die Frage, warum Amyloidansammlungen im Stratum subpapillare und papillare nicht immer Vorwölbungen und damit charakteristische Papeln bedingen. Der Vergleich der einzelnen Präparate macht es nicht wahrscheinlich, daß nur quantitative Unterschiede maßgebend sind und die Anhäufung, sobald sie eine bestimmte Schwelle überschreitet, die sichtbare Prominenz bildet. Bei mäßigen Ablagerungen dürften die letzten Gründe auch in der Beschaffenheit des Gewebes zu suchen sein. So kann ein straffes Stratum reticulare einer darüber gelegenen Amyloidansammlung den nötigen Widerhalt bieten, um bei allmähligem Wachstum die obersten Schichten vorzuwölben.

In der Annahme von der Mitwirkung des Gewebes, in dessen Spalten das Amyloid niedergeschlagen wird, bei der Formung von Hauteffloreseenzen werde ich durch die Mitteilung Mollows bestärkt, der über Knötchen berichtet, trotzdem Amyloid nur in den tieferen Schichten anzutreffen war.

Die diagnostische Bedeutung der makroskopischen und mikroskopischen Untersuchung der Haut bei Fällen, die amyloidverdächtig sind, ist um so höher einzuschätzen, als der atypische Verlauf der Erkennung der Krankheit unerwartete Hindernisse entgegensetzt.

## Lokale Hautamyloidose.

### Einleitung.

Bei den spezifischen Hauterscheinungen im Gefolge generalisierter Amyloidose erfüllt das Amyloid gleichzeitig alle Hautschichten, bevorzugt die oberen Lagen oder infiltriert ausschließlich das subcutane Gewebe. Welche Form die Ablagerung auch immer wählt, unter allen Umständen erfolgt dieselbe im Gefäßbindegewebsapparat und unter Berücksichtigung der Grenzmembranen. Die Reaktionserscheinungen, die die fremden Massen auslösen, sind relativ gering und beschränken sich auf die Druckwirkung der allmählich anwachsenden Einlagerungen, denen besonders die Elastica lange hartnäckig Widerstand leistet. Nicht in jedem Falle gelingen alle Farbenreaktionen, doch sind sie in der Mehrzahl der Beobachtungen durchführbar und die Kongorotfärbung hat bisher noch nicht versagt.

Im Hinblick auf die kleine Zahl der bekanntgewordenen Erkrankungen kann man annehmen, daß die verschiedenen Arten des Ausschlages noch keineswegs erschöpfend erfaßt wurden. Das transparente Knötchen spielt bei der Erkennung der Krankheit die führende Rolle. Der Weg zur Diagnose ist mit voller Klarheit vorgezeichnet und durch kein Hindernis verlegt. Auch bedeutet die Miterkrankung der inneren Organe, zu deren Erkennung uns die Erfahrungen von 8 Jahrzehnten zur Verfügung stehen, ein wertvolles Hilfsmittel. Die Forschung der Zukunft wird sich in erster Linie mit den mannigfachen noch unbekannten Bildern zu beschäftigen haben, unter denen der spezifische Ausschlag auftreten kann, um die Gelegenheiten zu vermehren, bei denen die Veränderungen der Haut einen Wegweiser für das innere Leiden bilden.

So klar und durchsichtig wie bei der allgemeinen Amyloidose, spielen sich die Vorgänge bei der lokalen Amyloidose nicht ab. *Wir verstehen unter lokaler Amyloidose die Infiltration der Haut in beliebiger Ausdehnung* und erfassen mit dieser Bezeichnung sowohl umschriebene Einlagerungen wie exanthematische Aussaaten unter der Voraussetzung, daß die Amyloidose ausschließlich die Haut befällt.

Während bestimmte umschriebene Amyloidausscheidungen nach Erfahrungen, die sich hauptsächlich auf Untersuchungen FREUDENTHALs aufbauen, in gut charakterisierten, vorgebildeten Hautveränderungen erfolgen und jede Erörterung über die Reihenfolge der Vorgänge überflüssig machen, muß die Frage, ob andere exanthematische oder circumscripte Aussaaten sich auf unberührter oder bereits veränderter Haut ausbreiten, eingehend geprüft werden; denn in dem Zeitpunkt, in dem wir diese Amyloidausbreitung antreffen, ist dieselbe bereits in Gesellschaft von lymphocytären Elementen und bestimmten Epithelveränderungen und wir haben zu entscheiden, ob wie bei anderen Organen eine Entzündung den Boden für die Ablagerung vorbereitet oder ob die begleitenden Gewebsveränderungen die Antwort auf die Amyloideinlagerung wiedergeben. Die 3. Auslegungsmöglichkeit, nach der beide Vorgänge sich mit gleicher Berechtigung von derselben Schädlichkeit ableiten lassen und zueinander im Verhältnis der Koordinaten stehen, scheint mir die günstigsten Aussichten auf Anerkennung zu besitzen.

Sind die Amyloidexantheme selbständige Krankheitsbilder oder bekannte Dermatosen, die durch Amyloideinlagerungen eine Abwandlung erfahren haben? Das Urteil darüber ist innig verknüpft mit der noch ausständigen Entscheidung über die primäre oder sekundäre Natur der Amyloideinlagerung.

Die Beobachtungen über lokales Hautamyloid sind bereits so mannigfaltig und zahlreich, daß zum Zwecke eines eingehenden Studiums eine Einordnung in gesonderte Gruppen notwendig geworden ist; wie weit jedoch diese Einteilung ihre Berechtigung behält, werden erst noch größere Erfahrungen lehren.

Die *erste Gruppe* umfaßt jene Exantheme und umschriebene Efflorescenzen, die in ihrer mikroskopisch feststellbaren Zusammensetzung des Gewebes alle Regeln befolgen, die für die Amyloidose der inneren Organe Geltung haben und die auch bei den metabolischen Hautausschlägen ihre Auswirkung gefunden haben. Die Hautveränderungen, die dieser Gruppe angehören, stimmen weitgehend mit den Exanthemen bei allgemeiner Amyloidose überein und sind durch das Freibleiben oder die Beteiligung der inneren Organe abzugrenzen. Die Amyloideinlagerung gibt den Anstoß für die Entwicklung des Ausschlages.

Die *zweite Gruppe* ist derzeit die umfangreichste, zu ihr zählen jene Exantheme, deren Kenntnis auf eine vorbildliche Studie GUTMANNs zurückgeht. Wir kennen bereits eine beträchtliche Anzahl nicht unwesentlich voneinander abweichender Erscheinungsformen dieses Exanthems und können je nach ihrer Ähnlichkeit mit bestimmten Dermatosen eine weitere Gliederung vornehmen, die noch durch Ausschläge besonderer Eigenart vermehrt wird.

Das gemeinsame Bindeglied nicht nur der in dieser Gruppe vereinten Ausschläge, sondern überhaupt aller Amyloidexantheme bildet ein derbes, oft transparentes amyloidhaltiges Knötchen.

Dieses Grundelement weist jedoch bei der 2. Gruppe Eigenarten auf, die sehr charakteristisch sind und eine Sonderstellung begründen. Die Abweichung liegt in einer eigenartigen Lagerung der Schollen, ferner darin, daß der Prozeß zu den Gefäßen und der Elastica eine andere Einstellung hat und schließlich auch die Färbbarkeit der Einlagerung nicht den üblichen Erfahrungen entspricht. Das hiehergehörige Knötchen ist außerdem durch eine Hyperkeratose, die die Amyloidansammlung in der Haut überwölbt, ausgezeichnet.

Gerade die Zerstörung der Elastica im Bereiche der Ablagerung gibt Anlaß zu einer Erörterung, ob der Ausdruck Infiltration hier berechtigt oder die beschriebenen Massen ein Degenerationsprodukt der geschädigten Elastica vorstellen.

Diese Besonderheiten können Zweifel erwecken, ob die Massen, die bei diesen Exanthemen abgeschieden werden, in jeder Beziehung mit jenem Eiweißkörper identisch sind, den wir als Amyloid bezeichnen. Aus den Arbeiten über experimentelle Amyloiderzeugung wissen wir, daß Abbauprodukte des Caseins sehr weitgehende Ähnlichkeiten mit Amyloid aufweisen können. Geringe Änderungen in der Zusammensetzung des zur Gerinnung gelangten Eiweißkörpers könnten die hervorgehobenen Unterschiede erklären und zugleich den ketzerischen Charakter dieser Auffassung mildern.

Trotz dieser Bedenken wurde die Bezeichnung Amyloid beibehalten, da der Ausdruck „amyloidähnlicher Körper", den manche Autoren verwenden, Verwirrung erzeugen könnte und beim gegenwärtigen Stand unserer Kenntnisse eine derartige Differenzierung nicht von ausschlaggebender Bedeutung ist. Denn unsere nächste Aufgabe muß darin bestehen, alles zu sammeln, das geeignet ist, die Lehre von der Hautamyloidose auszubauen, während Ausscheidungen, die evtl. notwendig werden können, einem späteren Zeitraum vorbehalten bleiben.

In die *dritte* und letzte *Gruppe* fallen die sekundären Einlagerungen in bestehende circumscripte Hautprozesse. Das Tatsachenmaterial, das dieser Besprechung zugrunde liegt, wurde zum größten Teil von FREUDENTHAL beigebracht. Demselben Verfasser verdanken wir auch die Untersuchungen über den Abtransport des Amyloides, die diese Abhandlung abschließen.

## Gruppe I.

### Die Amyloidansammlung erfolgt den Regeln entsprechend im Gefäßbindegewebsapparat und erfaßt alle Schichten der Cutis.

Über die Hauterkrankung dieses 2jährigen Kindes wurde schon in meiner ersten Mitteilung 1921 berichtet.

Als das Kind ins Spital gebracht wurde, hatte es bereits zu Hause 7 Wochen gefiebert, an starker Atemnot gelitten und war im Ernährungszustand beträchtlich heruntergekommen. Der Hautausschlag wurde von den Angehörigen erst seit 14 Tagen beobachtet.

Status praesens. 87 cm langes Kind von mäßigem Ernährungszustand. Starkes Ödem an beiden Unterarmen und Händen. Pupillen sehr weit, reagieren prompt. Zunge belegt. Rachen ohne Befund. Am Hals keine tastbaren Drüsen. Über den Lungen die Erscheinungen einer Lobulärpneumonie.

Auf *der Haut des Thorax* besteht in seinem ganzen Umfang ein Exanthem, das aus etwa linsengroßen, bräunlichroten Papeln, die dicht aneinandergestellt sind und zum Teil konfluieren, zusammengesetzt ist. Die Haut, die zwischen weit auseinanderliegenden Efflorescenzen sichtbar wird, erweist sich als normal. Einzelne Efflorescenzenschuppen. Ein gleiches Exanthem findet sich auch an beiden Unterschenkeln, doch sind die Efflorescenzen hier nicht so dicht gedrängt.

*Die klinische Diagnose* lautete: Pneumonia bilateralis chronica.

Zu einer Aufklärung des Hautausschlages konnte ich zur Zeit, als das Kind starb, nicht gelangen. Am meisten erinnerten die Efflorescenzen noch an entzündliche Granulationsgeschwülste, an Lues oder Tuberkulose, doch bot weder der interne Befund noch die biologische Untersuchung eine Stütze für diese Annahme.

Nach dreitägigem Spitalaufenthalt erfolgte der Tod des Kindes.

*Obduktionsbefund.* Chronische interstitielle und Indurativpneumonie in beiden Lungenunterlappen, dem linken Oberlappen und den hinteren Partien des rechten Oberlappens. Bronchiektasien und eitrige Bronchitis. Frische, kleine Blutungsherde in beiden Lungen.

Ein hanfkorngroßer älterer Absceß in der linken Niere. Chronischer Milztumor. Degeneration des Myokards und der Leber. Hufeisenniere.

Der Prosektor fand keine Anhaltspunkte für allgemeine Amyloidose, wurde aber auch durch die Angaben des Klinikers nicht in diese Richtung gelenkt.

Zunächst blieb die Art des Ausschlages ein Rätsel, dessen Lösung erst ermöglicht wurde, als der erste Fall eines spezifischen Exanthems bei generalisierter Amyloidose zu meiner Kenntnis gelangte und mir die Ähnlichkeit im Aufbau der Efflorescenzen auffiel.

Der Leiche wurden kranke Partien der Thoraxhaut und der Unterschenkel entnommen und in Paraffin eingebettet.

Die Epidermis ist von normalem Aufbau und zeigt eine entsprechende Verhornung. Die Zellen sind gut färbbar, scharf begrenzt und nur an vereinzelten Stellen durch ein intercelluläres Ödem in der Weise auseinandergedrängt, daß kleine Lücken entstanden sind, doch ist in Rücksicht darauf, daß die Haut der Leiche entnommen wurde, der Verdacht einer postmortalen Entstehung nicht von der Hand zu weisen. Auch die Epithelzapfen sind, wie es der entnommenen Hautstelle angepaßt ist, ausgebildet. Die basalen Epithelzellen zeigen mäßige Pigmentanhäufung.

Nirgends auch an großen Serien ist eine Vorwölbung der Epidermis als Ausdruck der klinisch wahrnehmbaren Knötchen zu bemerken. Auch in der Cutis vermißte ich das ererwartete celluläre Substrat für die klinischen Erscheinungen.

Erst nach Kenntnisnahme des ersten Amyloidfalles (Fall B., erster Teil) fand ich, daß das ganze Stützgewebe verändert ist. Besonders deutlich ist dies in den tieferen Cutisschichten zu erkennen, wo an Stelle der kollagenen Bündel große, homogene Blöcke liegen, die durch schmale Spalten getrennt werden. Die Massen schließen vereinzelte, veränderte Zellen, sowie normal geformte ein, die auch gelegentlich, aber keineswegs regelmäßig bis an den Rand hinausgerückt sind, ohne jedoch eine regelmäßige Bekleidung der Spalten zu bilden. Auch in den höheren Schichten des Stratum reticulare und im Stratum papillare ist die fibrilläre Struktur des kollagenen Gewebes geschwunden und hat einer homogenen Platz gemacht. Immerhin zeigen hier die Balken und Schollen eine Anordnung, die ungefähr der des Bindegewebes entspricht. Es steht diese Verteilung der homogenen Massen im Gegensatz zu der gleichmäßigen Infiltration, die wir bei hochgradiger Amyloidentwicklung in der Haut bei Allgemeinerkrankung angetroffen haben.

Schweißdrüsen sind reichlich vorhanden, normal gebildet und in die homogenen Massen eingelassen, ohne von einem Ring normalen Bindegewebes umgeben zu sein. Einzelne kleine Gefäße der tieferen Schichten zeigen eine homogene Wand, während die meisten unverändert sind. Das Fettgewebe ist bloß durch spärliche Lappen vertreten und zeigt zwischen den Läppchen eine starke Vermehrung protoplasmaarmer Zellen. Einzelne Bindegewebssepten sind durch homogene Streifen ersetzt.

Die Elastica ist namentlich in den höhergelegenen Anteilen geschädigt, insoferne die subepitheliale Guirlande zerrissen und die auftrebenden Reiser im Papillarkörper häufig gänzlich geschwunden sind. In den tieferen Lagen des Stratum reticulare sind die Fasern auseinandergedrängt und die Maschen erweitert. Im übrigen aber hat nirgends Gestalt und Färbbarkeit der elastischen Fasern eine Änderung erfahren.

Die Umfärbung alter Schnitte, die zu dem Zwecke erfolgte, um die mikrochemischen Reaktionen der homogenen Massen zu erkennen, hat folgende Ergebnisse gezeitigt. Mit Gentianaviolett, Methylviolett und Methylgrün nahm ein Teil der homogenen Schollen und Streifen eine rote Färbung an, die in scharfem Kontrast zu der bläulich gefärbten Umgebung stand, und ich hielt mich für berechtigt, da Schleimfärbungen mit Hämatoxylin, Kresyl-Echtviolett, Mucicarmin negativ ausfielen und auch das morphologische Verhalten der Substanz entschieden dagegen sprach, Amyloid anzunehmen.

Dieser Auffassung muß ich nach eingehenderer Beschäftigung mit diesem Gegenstand noch einige Untersuchungsergebnisse und Schlußfolgerungen hinzufügen, aus denen sich ergibt, daß neben Amyloid noch eine andere Substanz im Gewebe eingenistet sein könnte. Im VAN GIESON-Gemisch haben viele Blöcke eine ausgesprochene Vorliebe für Fuchsin. Bei dieser Färbemethode erscheint Amyloid und Kolloid gelb, während eine leuchtendrote Farbe auf Hyalin hinweist. In die gleiche Richtung deutet auch die Beobachtung, daß die homogenen Massen die Anordnung der Bindegewebsbündel nachahmen und nirgends von gesundem fibrillärem Bindegewebe durchzogen werden. Dadurch wird der Eindruck einer Umwandlung der Grundsubstanz, die im Gegensatz zu einer interfibrillären Einlagerung steht, hervorgerufen.

Es könnte sich also neben amyloider Infiltration um eine *hyaline Degeneration* des Bindegewebes handeln. Hier ist auch der Ort hervorzuheben, daß Amyloid und Hyalin nicht nur häufig nebeneinander angetroffen werden, sondern daß einzelne Autoren im Hyalin auch eine Vorstufe des Amyloides erblicken. Mit dieser Auffassung wäre auch die Metachromasie, welche die erste Entwicklungsstufe des Amyloides auszeichnet, vollkommen vereinbar.

Einer nach jeder Richtung befriedigenden Aufklärung dieses Falles steht jedoch der Mangel an frischem Untersuchungsmaterial entgegen. Es scheint mir jedoch sehr wahrscheinlich, daß hier sowohl Hyalin als Amyloid vorliegt.

Für die Entscheidung, daß hier ein lokaler Amyloidprozeß in der Haut und keine generalisierte Amyloidose vorliegt, war neben dem klinischen Befund auch das Obduktionsergebnis ausschlaggebend. Nun läßt sich der Einwand erheben, daß die Leichenorgane nur makroskopisch beurteilt und, von der Haut abgesehen, nicht der histologischen Beurteilung zugeführt wurden. Dadurch könnten geringgradige Amyloidinfiltrationen der Beobachtung entgangen sein. Diese Tatsache kann nicht in Abrede gestellt werden, doch hat die Erfahrung gelehrt, daß gerade bei den generalisierten Amyloidosen mit Heranziehung der Haut die Ablagerungen in den inneren Organen so außergewöhnlich massig sind, daß sie auch einer Betrachtung, die sich bloß des freien Auges bedient, nicht entgehen kann. Außerdem entspricht auch die kurze Dauer der Todeskrankheit einer solchen Annahme nicht.

Aber auch die Angabe der Eltern, daß der Ausschlag erst 14 Tage vor der Spitalaufnahme einsetzte, ist mit unseren Vorstellungen über die Entstehung eines Amyloidexanthems schwer vereinbar. Wir können, ohne dem Sachverhalt einen Zwang anzutun, mit einer gewissen Wahrscheinlichkeit vermuten, daß in einer schlecht beleuchteten Wohnung und bei ungenügender Pflege der Ausschlag der Aufmerksamkeit der Umgebung entging und seine Entstehung auf einen früheren Zeitraum zurückzudatieren ist. Für denjenigen allerdings, der sich berechtigt fühlt, bei der experimentellen Amyloidose gewonnene Ergebnisse ohne Einschränkung auf den Menschen zu übertragen, würde ein noch so kurz bemessener Zeitraum, der der Amyloidentwicklung zuerkannt wird, keine Überraschung bilden.

Eine immer wiederkehrende Eigentümlichkeit, die allen Amyloidexanthemen, gleichgültig ob sie als lokale Affektion oder Symptom einer universellen Erkrankung aufzufassen sind, gemeinsam ist, stellt das Knötchen dar, das das Merkmal auch dieses Ausschlages war.

Der Widerspruch, der darin liegt, daß dem Knötchen im histologischen Präparat keine Vorwölbung entspricht, ist nicht ohne weiteres restlos aufzuklären, findet aber ein Analogen im Falle Mollows. Dieser Autor, der im ersten Teil erwähnt wird, beschreibt bei allgemeiner Amyloidose Knötchen der Haut und vermißt im Schnitt nicht nur die Vorwölbung, sondern findet die Ablagerung überhaupt nur in den tiefen Cutisschichten.

Stellt der eben beschriebene Fall infolge der Verbindung von Amyloid und Hyalin kein Musterbeispiel dar, so wird diese Gruppe von Hautamyloidosen durch die anschließend wiedergegebene Beobachtung Freunds in ihrer reinsten Form vorgeführt.

Es handelte sich hier um einen 57jährigen Mann, in dessen Anamnese Nierenerkrankung verzeichnet ist (vorgestellt 5. 6. 30).

Hautveränderungen seit einem halben Jahr, von geringem Jucken begleitet. An den Streckseiten der Arme einzelne, rundliche, blaurötliche, leicht schuppende Flecken und ebensolche, einer Livedo racemosa-ähnliche Streifen. An den unteren Extremitäten, besonders am rechten Unterschenkel stecknadelkopf- und hanfkorngroße Knötchen und Knoten, die, meist follikulär beginnend, an vielen Stellen zu Gruppen aggregiert oder zu über zweischillingstückgroßen, deutlich erhabenen, scharf begrenzten Platten und flachen Tumoren konfluieren. Die Farbe dieser Efflorescenzen ist eine eigenartig gelbrote, auf Glasdruck bleiben scharf begrenzte, hellgelbbraune Flecke von gleicher Größenausdehnung zurück. Die Oberfläche ist glänzend, glatt, kuppenförmig hervorragend, bei den größeren Platten leicht gebuckelt. Konsistenz sehr derb. In der Mitte der Vorderfläche der rechten Tibia eine kinderflachhandgroße, lividrote, erhabene Hautstelle, die im Zentrum eine größere, unregelmäßig begrenzte Narbe nach in letzter Zeit geheilter Ulceration zeigt. Starke Varicenbildung.

Schrumpfniere (wahrscheinlich sekundär).

*Histologische Untersuchung eines Knotens.* Das Epithel ist bis auf wenige Zellagen verdünnt, gestreckt, die Reteleisten vielfach geschwunden. Amyloid in kleineren, meist aber großen und auch so ausgedehnten Klumpen abgelagert, daß nur vereinzelte Bindegewebsbündel zwischen den Massen, die bis an das Epithel hinauf und an die Grenze des subcutanen Gewebes in die Tiefe reichen, freibleiben. Die etwas größeren Blutgefäße der Haut haben reichlich Amyloid in der Wand. Die Schweißdrüsen sind von Amyloidringen, die sich zwischen Epithel und Membrana propria einschieben, eingeschlossen. Zellinfiltration in der Cutis.

Mit Lugol, VAN GIESON, Gentianaviolett ist eine spezifische Färbung zu erzielen, mit Kongorot[1] in der Originalmischung von BENNHOLD färben sich die Schollen gleichfalls elektiv und behalten den Farbstoff bei der Differenzierung.

BENNHOLDsche intravenöse Kongorotprobe negativ. Allgemeinbefinden gut.

Im Dezember 1931 demonstrierte FREUND den Patienten zum zweitenmal, weist auf den guten Allgemeinzustand des voll arbeitsfähigen Kranken und den nochmals negativen Ausfall der BENNHOLDschen Probe hin. Der Zustand der Haut hat sich nur insoferne geändert, als einzelne neue Knoten zu den alten hinzu kamen, während Rückbidungserscheinungen nicht verzeichnet wurden.

Ausdehnung und Aufbau der pathologischen Veränderungen dieses Falles unterscheiden sich in keinem wesentlichen Punkte von jenen, die wir bei spezifischen Hautprozessen in Gesellschaft allgemeiner Amyloidose kennen gelernt haben. Der gute allgemeine Zustand und die negative Kongorotprobe 2 Jahre nach Beginn der Hauterscheinungen machen es recht unwahrscheinlich, daß hier eine ausgedehnte Amyloidose innerer Organe vorliegt, außerdem erkrankt bei den mit Hauterscheinungen komplizierten generalisierten Amyloidosen, soweit wir heute wissen, vorzugsweise die Skeletmuskulatur. Unter diesen Umständen ist auch die Annahme, daß die Allgemeinerkrankung sich der klinischen Wahrnehmung entzieht, nicht stichhaltig. Doch, wenn in einem späteren Zeitpunkt sich trotzdem noch Amyloid in inneren Organen ablagert, dann wäre für die vorliegende Hautkrankheit die Bezeichnung Organamyloidose zutreffend, womit SCHMIDT die Ausbreitung in einem atypischen Organ bezeichnet, das mit der Infiltration den anderen weit vorauseilt.

In wenn möglich noch einwandfreierer Weise wird die hier geschilderte Abart lokaler Hautamyloidose durch einen in allerletzter Zeit demonstrierten Fall MATRAS dargestellt.

43jähriger Mann. Im Bereiche des linken Augenbrauenwulstes eine seit etwa 5 Jahren bestehende und im Laufe dieser Zeit nur geringfügig gewachsene, scharf umschriebene, ovaläre Plaque von etwa 3 cm im Längs- und $1^1/_2$ cm im Breitendurchmesser, oberflächlich flach prominierend, von gelblich-bräunlicher Farbe und transparenter Beschaffenheit.

*Histologischer Befund.* An dem in toto excidierten Hautstück ist die Epidermis verschmälert, der Papillarkörper vollkommen verstrichen. Das Bindegewebe der Cutis ist mit Ausnahme der in die normale Haut übergehenden Randpartien ersetzt durch strukturlose, homogenisierte, eosinrote, im VAN GIESON-Präparat gelb gefärbte Schollen, welche nur durch die weit in die Tiefe sich erstreckenden Follikel voneinander getrennt sind. Stellenweise sind dieselben im Schnitt ausgefallen und es entstanden unregelmäßig begrenzte Lücken.

Die Elastica erscheint durch die Aufsplitterung und Auseinanderdrängung von seiten dieser homogenen Massen rarefiziert; subepithelial stellenweise verklumpte, resorcinophile Fasern haufenweise zusammengedrängt. Die Wand der innerhalb dieser veränderten Areale liegenden Gefäße gleichfalls betroffen und in strukturlose Ringe umgewandelt. Die Talg- aber auch die Schweißdrüsen sind ringsum von den scholligen, homogenen Massen umgeben, die da und dort bis in das subkutane Fettgewebe sich hinein erstrecken.

Allenthalben vereinzelte kleinzellige Infiltrate im Anschluß an die Gefäße, Drüsen und Follikel.

---

[1] Die Station des Prof. OPPENHEIM stellte mir gefärbte und ungefärbte Schnitte in liebenswürdiger Weise zur Verfügung, wofür ich auch an dieser Stelle danke.

Bei Gentianaviolettfärbung von Gefrierschnitten zeigt sich in allen angeführten Lokalisationen eine intensive metachromatische Rotfärbung. Bei der Behandlung von Schnitten oder Gewebsstücken mit *Lugol*scher Lösung nehmen diese Stellen eine dunkelrostbraune Färbung an, mit Kongorot erscheinen sie leuchtend rot gefärbt.

Dem histologischen Verhalten zufolge handelt es sich um echtes, primär aufgetretenes Amyloid in der Haut, das einen ausgesprochen infiltrativen Charakter zeigt und durch die isolierte, plaqueförmige Erscheinung als besonders beachtenswert auffällt.

Die 5jährige Dauer der Efflorescenz bei vollkommenem Wohlbefinden des Patienten berechtigt uns, eine allgemeine Amyloidose auszuschließen. Im übrigen entspricht der mikroskopisch wahrnehmbare Aufbau des Gebildes, sowohl bezüglich der Art der Infiltration, wie der Färbbarkeit der Schollen allen Anforderungen, die an eine echte Amyloidose gestellt werden können.

Die Anzahl der Fälle, die dieser Gruppe eingeordnet wurde, ist noch sehr klein. Während meine Beobachtung durch die Beimengung von Hyalin die leichte Übersichtlichkeit einbüßt, aber durch das Sektionsergebnis mit größter Wahrscheinlichkeit von der allgemeinen Amyloidose abgetrennt wird, bietet die von Freund und Matras alle charakteristischen Merkmale, die diese Form der lokalen Hautamyloidose auszeichnen.

Soweit unsere Kenntnisse, die bisher an anderen Organen gewonnen wurden, reichen, bestehen zwischen dem Gewebsaufbau der allgemeinen und lokalen Amyloidose keine prinzipiellen Unterschiede, denn für beide Arten gelten dieselben Regeln bezüglich Färbbarkeit der Substanz, ihrer Ablagerung im Gewebe und der Reaktion der Umgebung auf den Druck der fremden Massen. Die Erkrankung kleiner Gefäße, die Anschmiegung des Amyloides an Membranen und Zelloberflächen und schließlich die lange Widerstandskraft der Elastica gegen die andrängenden Ablagerungen, diese Erscheinungen, die wir bei der allgemeinen Amyloidose kennen lernten, finden wir bei der lokalen wieder. Der häufigere Fund von Riesenzellen und die etwas ausgedehntere entzündliche Infiltration bei örtlichen Prozessen fallen nicht in die Waagschale, außerdem kann zumindestens die lymphocytäre Infiltration durch Einwirkung äußerer Umstände erklärt werden und geht nach Ansicht einzelner Autoren in vielen Fällen der Amyloidablagerung voraus. Riesenzellen wurden übrigens bisher bei keiner Art von Hautamyloidose gefunden.

In diesem Lichte gesehen repräsentieren die Fälle dieser Gruppe die reinste Form lokaler Hautamyloidose. Auch besteht kein Zweifel, daß Amyloid in vorher normale Haut ausgefällt wird und die gleichzeitig bemerkten Gewebsveränderungen als Folgezustände zu werten sind. Schließlich sei noch erwähnt, daß der intensive Juckreiz, der bei der folgenden Gruppe eine die klinischen Erscheinungen beherrschende Rolle spielt, sowohl bei der allgemeinen wie bei dieser Form lokaler Amyloidose fast vollständig fehlt.

## Gruppe II.

### Amyloidosis localis cutis nodularis et disseminata (Gutmann). Lichen amyloidosus (Freudenthal).

Die Mehrzahl der bisher bekannten Beobachtungen über lokale Hautamyloidose können unter obiger Bezeichnung zusammengefaßt werden. Bei dem Bestreben, die nun folgenden Hautveränderungen mit bekannten Exanthemen zu identifizieren oder wenigstens mehr oder weniger weitgehende Ähnlichkeiten herauszuheben, wird von allen Autoren an das klinische Bild des Lichen Vidal, der Prurigo oder eines Lichen ruber erinnert. Dort, wo bei der Differentialdiagnose zwischen mehreren der genannten Krankheiten geschwankt wird, liegt das Auffallende an einem allen eigentümlichen Merkmal. Dieser Umstand scheint mir die Annahme zu bekräftigen, daß die Fälle von Lichen amyloidosus selbständige Krankheiten sind und nicht bekannte Dermatosen, die nach Einlagerung von Amyloid ein geändertes Antlitz tragen. Mit diesem Hinweis ist zugleich auch die Frage angeschnitten, ob die Amyloidinfiltration die Krankheit einleitet oder einem Entzündungsprozeß folgt.

Einzelne Ausschläge sind soweit eigenartig und auffällig, daß die Beschreiber auf eine Anlehnung an bekannte Dermatosen verzichten. Die Einzelefflorescenz, die das Exanthem zusammensetzt, ist ein wohl charakterisiertes Knötchen, das nicht nur ein gemeinsames Merkmal der in dieser Gruppe vereinigten Hautkrankheiten bildet, sondern überhaupt allen bekannten exanthematischen Hautamyloidosen einen gut erkennbaren Stempel aufdrückt. Diese Efflorescenzen sind sehr derb, unterscheiden sich in ihrer Farbe nicht auffällig von der umgebenden Haut, wölben sich halbkugelig vor oder laufen konisch zu. Die Stärke der Hyperkeratose schwankt, vom Alter der Efflorescenz und von mechanischen Momenten abhängig, in weiten Grenzen; je geringer sie ist, um so eher schimmert die Einlagerung durch die Decke und verleiht den Knötchen ein transparentes Aussehen.

Im histologischen Aufbau weichen die Knötchen in einigen Punkten von jener Norm ab, die für Amyloideinlagerung im allgemeinen aufgestellt wird und die wir bei den bis jetzt geschilderten Hauterkrankungen auch bestätigt haben, doch kehrt gerade diese Eigenart bei allen zum Lichen amyloidosus gezählten Hautprozessen wieder und gewinnt dadurch die Bedeutung eines diagnostischen Kennzeichens.

Der Beweis für die Zugehörigkeit zur lokalen Amyloidose wird durch langjährige klinische Beobachtung, durch die Sektion und dem entsprechenden Ausfall der intravenösen Kongorotprobe erbracht.

In der folgenden Darstellung wurden die Krankheitsbilder aus didaktischen Gründen nach ihrer klinischen Ähnlichkeit zusammengestellt ohne Rücksicht auf das Datum der Veröffentlichung und ohne daß diese Einteilung Anspruch auf Dauer erhebt.

Dem *Zeitpunkt* nach erfolgten die Veröffentlichungen in nachstehender Reihe: Lindwurm (1918), Gutmann (1923), Königstein (1923), Juliusberg (1923), Freudenthal (1926), Maschkilleisson und Sirhin (1928), Truffi (1929), Jukeliss (1929), L. Isaak (1929), Rusch (1930), Oppenheim-Wiener (1930), N. S. Wedroff (1930), W. L. L. Carol (1931). Bei dieser Aufzählung wurde nur der erste Fall jedes Autors berücksichtigt, im übrigen ist zu bemerken, daß die Publikation Lindwurms zu wenig Einzelheiten enthält, so daß ihre Einteilung sehr erschwert ist, ferner daß Juliusberg seinen Fall schon 1900 als Lichen ruber-ähnliche Hautveränderung veröffentlichte und erst nach Kenntnisnahme der Publikation von Gutmann den lokalen Hautamyloidosen zuzählte.

Gutmann hat in einer klassischen Arbeit diesen Typus der Hautamyloidose als erster ausführlich geschildert und die Reihe jenen Beobachtungen eröffnet, die bei oberflächlicher Beurteilung Anlaß zu Verwechslungen mit Lichen Vidal geben können.

### *Fälle, die durch besondere Ähnlichkeit mit Lichen Vidal auffallen.*

Fall Gutmann. 1. Eine 25jährige, im übrigen gesunde Frau leidet seit 4 Jahren an einem an den Extremitäten lokalisierten Ausschlag, der außer gelegentlichem Juckreiz keine Beschwerden verursacht. Am stärksten sind die Unterschenkel befallen, während der Prozeß an den oberen Extremitäten eine viel geringere Ausbildung erfahren hat. Finger, Hände bleiben verschont und die Aussaat, die sich auf die Streckseite beschränkt, nimmt gegen die Schultern hin ab. Die Unterschenkel sind mit kleinen, aber meist nur wenig erhabenen Efflorescenzen von schmutziggrauer oder schmutziggelblicher, bzw. bräunlicher Farbe übersät. Die Efflorescenzen haben einen Durchmesser von wenigen Millimetern, sind rundlich oder eckig und meistens scharf gegen die Umgebung abgesetzt, sie sind teils plan, kugelig oder konisch geformt. Ihre Konsistenz ist derb, ihre Oberfläche meist glatt, von fast lichenartigem Glanz und trägt ein feines Grübchen. Nur die Minderheit der Efflorescenzen schuppt in feinen, weißlichen Lamellen. An vielen Stellen stehen die Efflorescenzen so dicht, daß sie nur durch schmalste Furchen voneinander getrennt sind, und doch findet weder Confluens der Knötchen noch Bildung von Plaques statt. An anderen Stellen sind die Knötchen über größere Partien zerstreut; sie haben nach der Ansicht des Verfassers durchwegs einen perifollikulären Sitz.

Es handelt sich, schreibt der Autor weiter, um eine Hyperkeratose, bei der Hornschildchen in muldenförmigen Vertiefungen, deren Grund eine annährend rauchgraue Farbe erkennen läßt, sitzen. Ein weiteres Merkmal der beschriebenen Dermatose ist eine eigenartige Pigmentierung, die nicht bloß auf das Verbreitungsgebiet der Efflorescenzen beschränkt ist. Durch ungleichmäßige Verteilung des Pigments gewinnen diese Partien ein scheckiges Aussehen.

Im Bereiche der Hyperkeratose findet sich in der Cutis ausnahmslos Amyloid, dessen Natur durch die Jodreaktion, die Gentianaviolett- und VAN GIESON-Färbung sichergestellt ist, während die Jodschwefelsäurereaktion nicht vollständig befriedigt.

Nach oben grenzen die Amyloidmassen an das Epithel, während sie nach der Tiefe zu eine Linie nicht überschreiten, die durch die Spitzen der erhalten gebliebenen Retezapfen gezogen ist. Die Epithelzapfen wurden zum Schwinden gebracht, wobei der Druck der sich ausbreitenden Hornmassen mit dem der Amyloideinlagerungen in Konkurrenz tritt. Jedenfalls erfolgt keine Vorwölbung der Cutis durch das Amyloid, sondern die Prominenz ist durch die Hornlamelle gebildet. Das Amyloid sitzt in den Maschen des Bindegewebes oder vielleicht auch in Lymphspalten und -räumen.

Die elastischen Fasern leiden in noch viel höherem Grade als die Bindegewebsfasern und sind bei stärkerer Ausbildung vollständig zugrundegegangen. Eine geringe lymphocytäre Ansammlung begleitet die Amyloidablagerung, findet sich aber auch in der Tiefe der Cutis.

In der Trias Hyperkeratose-Amyloidablagerung-Pigmentbildung erblickt der Verfasser das Besondere seines Falles. Der Annahme, daß bei dieser vollkommen gesunden Patientin die Amyloidablagerung auf die Haut beschränkt bleibt, ist kein Gegengrund entgegenzuhalten. Ob die Amyloidablagerung oder die Hyperkeratose das Primäre ist oder ob beide Veränderungen Folgezustände einer gemeinsamen Ursache sind, bleibt unentschieden.

In dieser Arbeit, die hier im Auszug wiedergegeben wurde, hat GUTMANN bereits alle wesentlichen Eigenschaften dieses Typus in klarer und eindeutiger Art bekanntgegeben, so daß er selbst und andere Untersucher später unsere Kenntnisse hauptsächlich nur noch durch die Beschreibung mannigfacher klinischer Erscheinungsformen bereichern konnten.

Aus GUTMANNs Aufklärung der feineren Anatomie möchte ich als besonders charakteristisch die Veränderungen des epithelialen Anteils hervorheben, die als Gegenstücke zu den vorher beschriebenen anzusehen sind. Dort Verdünnung der Epidermis, die auch die Retezapfen einbüßt, beim Typus GUTMANN Acanthose und Hyperkeratose, und zwar ist die Verdickung der Hornschicht so beschaffen, daß eine Platte oder Linse entsteht, die seitlich eingefalzt ist, während die untere konvexe Fläche die Epidermis eindrückt. Wenn sich diese Eigenart auch nicht in allen Knötchen findet, so habe ich sie doch in keinem meiner Fälle vermißt.

Unmittelbar nach GUTMANN habe ich meinen ersten Fall des gleichen Typus beobachtet.

Krankengeschichte Albin (eigener Fall 4). 64jähriger Patient. Die Familienanamnese ist ohne Belang. Vor vier Jahren begann bei dem Patienten ein stark juckender Ausschlag an den unteren Extremitäten und breitete sich langsam auf andere Körperstellen aus, namentlich über die Genitocruralfalten, Teile der Oberschenkel, über die Kreuzbeingegend und die Oberarme.

Der intensive Juckreiz, der die Krankheit begleitet, steigerte sich namentlich an den Unterschenkeln gelegentlich bis zu einer solchen Höhe, daß Pat. die Haut mit eisernen Instrumenten bearbeitete, wodurch später mit Narben abheilende Substanzverluste entstanden.

Status praesens. Die Hautaffektion ist derzeit an den Extremitäten, und zwar vorwiegend an den unteren, ferner in der Gegend der Cruralfalten, des Kreuzbeins und des Unterbauches, sowie an den oberen Extremitäten lokalisiert. Am intensivsten sind die Unterschenkel ergriffen. Daselbst ist die Affektion ziemlich symmetrisch angeordnet und ergreift beiderseits mit Freilassung eines Teiles der lateralen Fläche die gesamte Circumferenz. Über den Schienbeinen (Abb. 14) und in ihrer nächsten Umgebung sind dichtstehende, bis linsengroße, dunkelbraune Papeln zu sehen, die sich gegenseitig abplatten und eine flache oder leicht gewölbte Oberfläche aufweisen.

Unter den Efflorescenzen fallen einzelne durch deutliche Transparenz auf. Alle sind von besonders derber Konsistenz. Mitten zwischen diesen dichtgedrängten Papeln sind kleinere Partien der Haut blendend weiß, narbig verändert. In den angrenzenden Partien sind die Efflorescenzen etwas lockerer gestellt, gelegentlich zwischen den Papeln freibleibende Hautpartien zeigen eine außerordentlich deutliche Chagrinierung sowie reichliche Pigmentanhäufung.

Auf der Innenseite der Oberschenkel sind die Efflorescenzen in mehreren, kinderhandgroßen Herden vereinigt. Überall sind hier die erkrankten Partien durch eine sehr deutliche Lichenifikation ausgezeichnet.

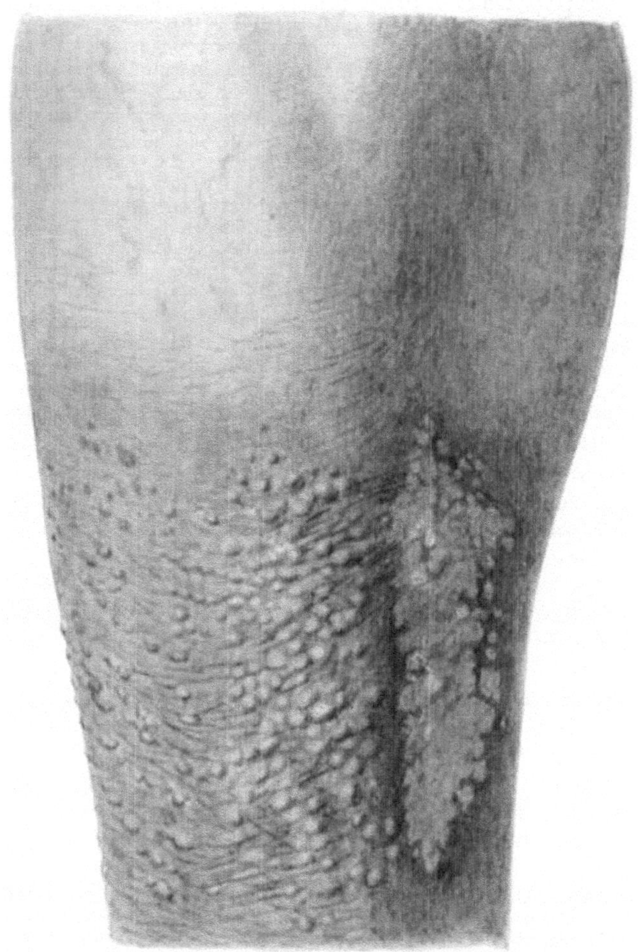

Abb. 14. Fall Albin, lokales Amyloid, Lichen amyloidosus am Unterschenkel. Ähnlichkeit mit Lichen Vidal.

Noch schärfer tritt diese Lichenifikation in den Inguinalgegenden und in der Unterbauchgegend hervor, woselbst eine Anzahl guldenstückgroßer Plaques von schmutzigbrauner Farbe und scharfer Begrenzung die Veränderung der Haut darstellt. Ähnliche Plaques finden sich noch in den Kniekehlen und auf der Beugeseite der Ellbogen.

Hingegen sieht man in der Umgebung des Anus und auf der Außenseite der Oberarme, der Ellbogen und der Streckseite der Unterarme flache, mattglänzende, runde oder polygonal gestaltete Papeln von Hirsekorngröße, denen sehr zahlreiche, kleinere, durchsichtige, an der Basis gleichartig geformte Knötchen in lockerer Anordnung ohne scharfe Abgrenzung beigemischt sind. Die dazwischen liegenden und unmittelbar angrenzenden Hautpartien pigmentiert und lichenifiziert (Abb. 15).

Von gleicher Beschaffenheit sind auch die ziemlich symmetrisch in den Flanken ausgestreuten Papeln und Knötchen.

Im Laufe der Monate traten neue Krankheitserscheinungen namentlich in den Flanken hinzu, die jedoch flüchtiger Natur waren.

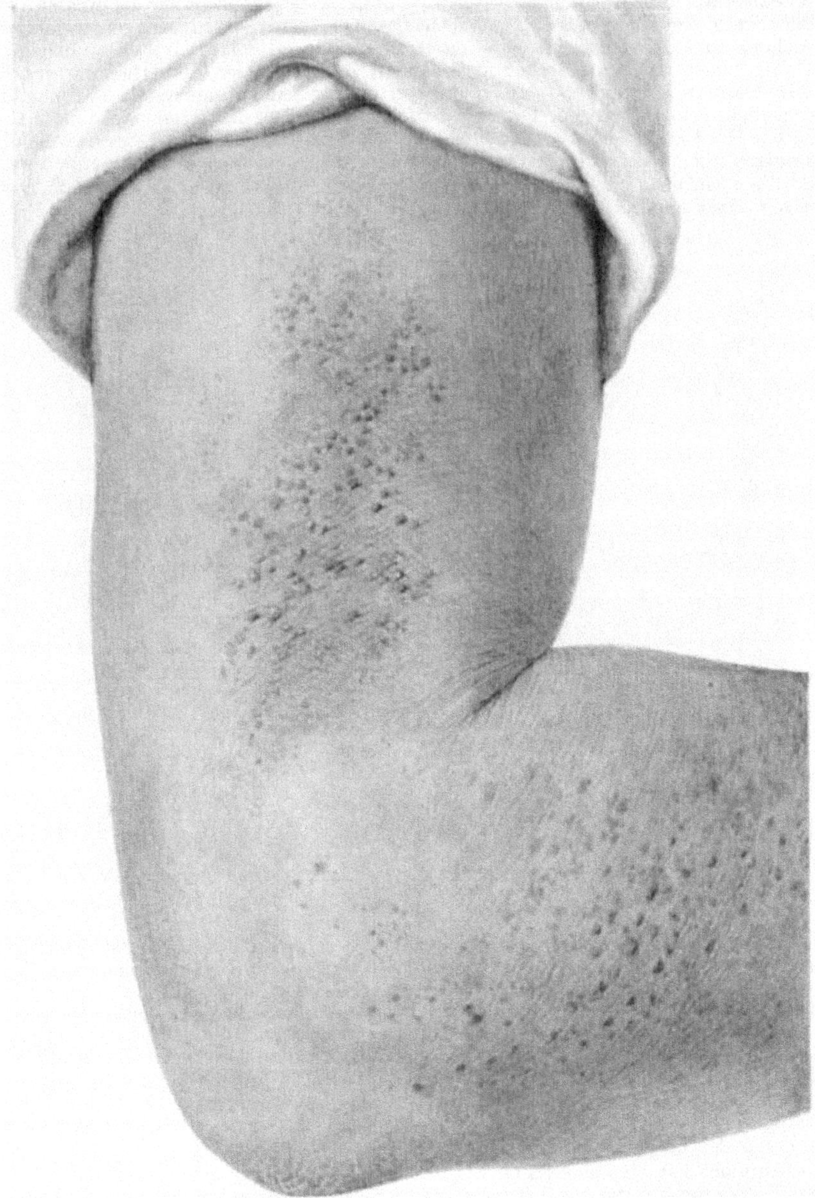

Abb. 15. Fall Albin: Obere Extremität, Knötchen, dazwischen liegende Haut lichenifiziert, pigmentiert.

Bei der internen Untersuchung interessierte uns vor allem die Frage, ob eine allgemeine Amyloidose vorliegt. Das Ergebnis aller auf eine diesbezügliche Feststellung hinzielende Bemühungen war ein vollkommen negatives, auch die Kongorotprobe nach Bennhold, die auf dem Gedanken aufgebaut ist, daß die Amyloid infiltrierten Organe intravenös zugeführtes Kongorot binden und dadurch eine rasche Entfärbung des Serums herbeiführen, fiel nicht zugunsten der Annahme allgemeiner Amyloidose aus; denn nach der von BENNHOLD angegebenen Zeit (eine Stunde) war die Entfärbung des Serums bloß in normalem Ausmaße (18%) vorgeschritten.

Wir haben auch in Anlehnung an BENNHOLD, der Gelegenheit hatte, die inneren Organe bei allgemeiner Amyloidose 20 Stunden nach einer intravenösen Kongorotinjektion zu untersuchen, und in denselben eine makroskopisch und mikroskopisch wahrnehmbare Rotfärbung konstatierte, in der entsprechenden Zeit nach der Einverleibung des Farbstoffs ein Hautstück excidiert. In demselben konnte jedoch eine vitale Färbung durch Kongorot nicht erkannt werden. Dieser Mißerfolg ist vielleicht durch die mangelhafte Durchblutung der Haut erklärlich. Zugleich ist aber auch zu bedenken, daß bei diesen lokalen Ablagerungen mit Kongorot in wässeriger Lösung keine guten Färberesultate erzielt werden.

Alle diese Erfahrungen zusammen lassen wohl die Annahme einer allgemeinen Amyloidose mit einer an Sicherheit grenzenden Wahrscheinlichkeit ausschließen.

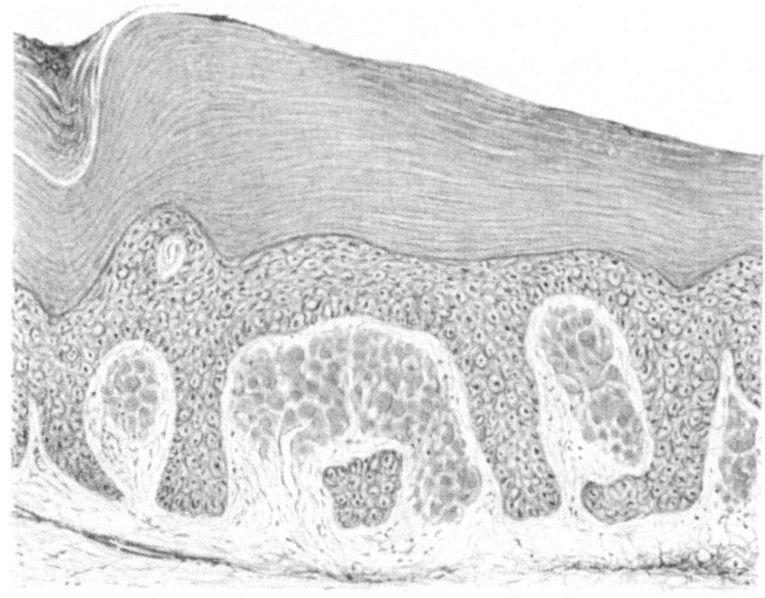

Abb. 16. Lichen amyloidosus, Färbung mit verdünnter Gentianaviolettlösung, Amyloid leuchtend rot. Hyperkeratose, Acanthose. Amyloidschollen im Papillarkörper.

In den histologischen Präparaten fallen zweierlei Prozesse auf: zunächst die Amyloideinlagerung und zweitens eine Reihe von Veränderungen, die sich als Acanthose, Hyperkeratose (Abb. 16) und retikulierende Kolliquation des Epithels definieren lassen und im Verein mit geringer entzündlicher Infiltration der Cutis das Bild des chronischen Ekzems zusammensetzen. Während die Vorgänge der zweiten Gruppe in den einzelnen Hautstücken sehr auffallend wechseln, insofern bald die eine, bald die andere Veränderung allein oder kombiniert auftritt, findet die Amyloidablagerung in allen Hautstücken auch in der Narbe in vollkommen gleicher Art und Ausdehnung statt und stellt einen konstanten Befund im ständigen Wechsel der entzündlichen Veränderungen dar. Deswegen schicke ich die Beschreibung der amyloiden Einlagerungen voraus.

Das Amyloid hat eine homogene Struktur und nimmt in Lugollösung einen dunkelbraunen Farbenton an, der nach Zusatz von Schwefelsäure in Blau übergeht. Die Metachromasie ist ebenso typisch wie die Gelbfärbung im VAN GIESON-Gemisch. Die einzelnen Schollen sind meist rund oder wurstförmig, verschieden intensiv gefärbt und dicht aneinandergedrängt zu soliden kleinen Häufchen. Zwischen ihnen liegen zahlreiche, stark verzweigte Pigment- und veränderte Bindegewebszellen, gelegentlich wird eine Amyloidinsel durch einen zarten, guterhaltenen Bindegewebsstreifen geteilt.

Die Herde füllen die Papillen größtenteils aus und reichen nach oben häufig bis an die basalen Epithelzellen heran und werden nur seitlich gegen die Epithelzapfen durch schmale Bindegewebszüge abgegrenzt, gegen die Cutis überschreiten sie nur selten eine durch die Spitze der verlängerten Retezapfen gezogene Gerade.

Die Amyloidhaufen liegen in den Nischen, die durch die Epithelzapfen begrenzt werden, in einer Reihe und nur ganz vereinzelt ist eine Amyloidinsel an das Ende eines Epithelzapfens ins Stratum reticulare verlagert.

Außer den papillären Inseln findet sich nirgends Amyloid, speziell wurden die Lieblingslokalisationen bei allgemeiner Amyloidose, die Umgebung der Drüsen und Haare, sowie das Fettgewebe und die Gefäße vergebens daraufhin erforscht. Amyloid ist nur dort angesammelt, wo auch andere Veränderungen vorhanden sind, doch geht die Amyloidbildung insoferne nicht vollständig mit diesen Veränderungen parallel, als nicht sämtliche Papillen im Bereiche der Epithelerkrankung infiltriert sind, doch wurde in keinem kranken Hautstück Amyloid vermißt.

Daraus ergibt sich der Schluß, *daß die Amyloidablagerung nicht notgedrungen zu der wiederholt erwähnten Transparenz der Knötchen führt. Diese Erscheinung ist wohl durch die Amyloidablagerung bedingt, aber von der Menge derselben und von der Dicke der darüberliegenden Oberhaut abhängig.*

Während wir in einer narbigen Partie noch Amyloid antrafen, war ein klinisch normales Hautstück aus der Umgebung eines Krankheitsherdes frei von Amyloid, sowie sonstigen Veränderungen.

Von der zweiten Gruppe der Veränderungen ist zunächst eine ausgesprochene Verlängerung gelegentlich Verbreiterung der Retezapfen zu verzeichnen.

An einzelnen Knötchen besteht mit oder ohne Zusammenhang mit dieser Acanthose eine Hyperkeratose, bei der die Hornlamellen zu einem Blättchen aneinander gepreßt sind, welches an den beiden Kanten in die Epidermis eingekeilt ist. Hyperkeratose wird jedoch auch ohne Einfalzung beobachtet.

An manchen Präparaten sind an circumscripten Stellen die tieferen Epithelzellen des Rete durch schmale Spalträume getrennt, meist ganz aus dem Zusammenhang gerissen oder noch durch Epithelfasern miteinander verbunden. In den höheren Schichten des Rete liegen vielkammerige Hohlräume, die durch ein Netz von Fäden, welche aus dem ausgezogenen Protoplasma der Epithelzellen hervorgegangen sind, geteilt werden. Gelegentlich ist im Anschluß an diese Veränderungen die Hornschichte durchbrochen und es kam zur Bildung einer kleinen Borke.

Neben der retikulierenden Degeneration sieht man in tiefen Retezellen auch vereinzelte Vakuolenbildungen, andererseits begleiten parakeratotische Bildungen gelegentlich den geschilderten Prozeß.

Im allgemeinen liegt das intercelluläre Ödem in etwas höheren Schichten der Epidermis; es wurde jedoch auch zwischen den Basalzellen beobachtet, so daß dann die nahen Amyloidschollen vom Flüssigkeitsstrom ergriffen, zwischen die untersten Zellen hineingeschoben werden.

Dort, wo die retikulierende Kolliquation Platz gegriffen hat, fehlt das in den Basalzellen anderer Stellen mäßig entwickelte Pigment gänzlich.

Zwischen und unterhalb der Amyloidinseln liegt ein Infiltrat, das aus protoplasmaarmen Zellen, denen vereinzelte polynucleäre Leukocyten oder Mastzellen beigeordnet sind, zusammengesetzt ist. Eine vornehmliche Anordnung desselben um Gefäße oder Drüsen ist nicht zu erkennen.

Bis auf ein Ödem in jenen Papillen, die kein Amyloid enthalten, ist das kollagene Gewebe normal, die Fasern schwanken in ihrer Dicke in physiologischen Grenzen und zeigen keine Abweichung in ihrer Färbbarkeit. Nur zwischen den Schollen und in ihrer unmittelbaren Umgebung sind sie verlagert, behalten aber auch hier ihre Färbbarkeit bei.

In den Papillen, die mit Amyloidschollen erfüllt sind, *fehlt bis auf vereinzelte aufwärtsstrebende Reiser die Elastica gänzlich,* während sie in benachbarten, amyloidfreien Papillen, aber auch in Papillen, die nur zur Hälfte mit Amyloid beladen sind, im verschont gebliebenen Anteil in normaler Zahl und Ausbreitung gefunden werden. Auch das in den tieferen Cutisschichten gelegene Netz ist nicht verändert und zeigt hier ebensowenig wie an anderen Stellen weder Quellung, Verklumpung und Verbreiterung der Fasern noch eine Änderung gegenüber saurem oder basischem Orcein.

Drüsen, Gefäße und das spärliche Fettgewebe sind nicht verändert.

Der Kranke blieb vom Juli 1923 bis zu seinem Tode, der am 2. 2. 28 erfolgte, in unserer Beobachtung.

*Obduktionsbefund.* Hochgradiges substanzielles Lungenemphysem, eitrige Bronchitis, Bronchiolitis, partielle Anwachsung der Lunge. Exzentrische Hypertrophie des rechten Herzventrikels. Aneurysma partiale der hinteren Herzwand des linken Ventrikels, hochgradige Atherosklerose der Aorta mit aneurysmatischer Erweiterung in der Aorta abdominalis und Parietalthromben daselbst. Atherosklerotische Schrumpfnieren. Cholelithiasis. Stauungshyperämie in Milz, Leber, Nieren.

Es ist selbstverständlich, daß bei der Sektion nicht nur alle Organe makroskopisch auf Amyloid untersucht, sondern daß auch die histologischen Methoden in weitestem Ausmaße herangezogen wurden. *Amyloid konnte jedoch in keiner Form gefunden werden, so daß der letzte Beweis für die ausschließliche Lokalisation des Amyloids in der Haut,* der bis zu diesem Augenblicke ausstand, *als erbracht angesehen werden kann.*

Während der langen Beobachtungszeit und bei der Sektion konnten wir sehr zahlreiche Knötchen und gesunde Hautstücke zur histologischen Verarbeitung entnehmen, hauptsächlich zu dem Zweck, um Beginn und Ausbreitungsart des Amyloides zu studieren.

In klinisch gesunder Haut haben wir Amyloid im Gegensatz zu anderen Autoren nicht gefunden, vielleicht deshalb, weil der Prozeß unseres Falles schon zum Stillstand gekommen war.

Die Ausbreitung der Infiltration, die an den soliden Papeln über den Schienbeinen verfolgt wurde, findet niemals in wesentlichem Ausmaße nach der Tiefe zu statt, vielmehr dehnen sich die Knötchen durch Zuwachs von

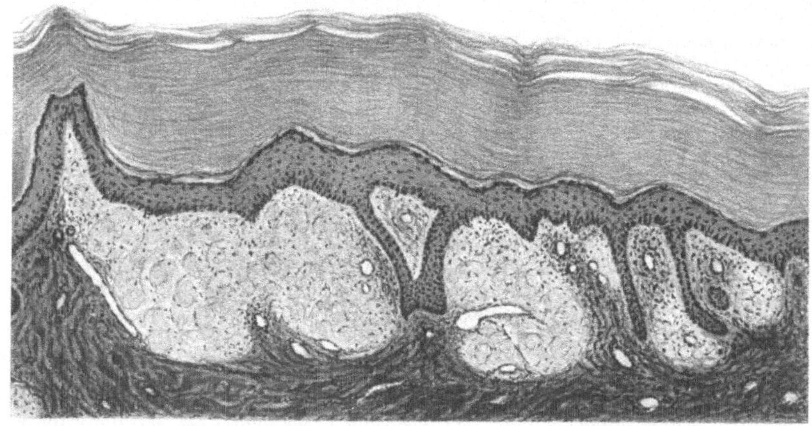

Abb. 17. Lokales Amyloid, alter Herd, die Ausdehnung erfolgt nach den Seiten und führte zum Schwund eines Epithelzapfens. Färbung nach VAN GIESON.

Schollen seitlich aus und bringen evtl. benachbarte Epithelleisten zum Schwund (Abb. 17).

Ferner stellte sich heraus, daß die retikulierende Degeneration keine ständige Begleiterscheinung ist, sondern die Epithelveränderung sich vielfach auf Acanthose und Hyperkeratose beschränken.

Klinisch sieht diese Krankheit einer stellenweise verrukösen Form des Lichen Vidal ähnlich, unterscheidet sich aber, vom histologischen Befund abgesehen, durch das stets unveränderte Bild, durch die Transparenz einzelner Knötchen und dadurch, daß die Veränderungen der Haut auf keine Therapie auch nur vorübergehend ansprechen.

Handelt es sich vielleicht um eine Lichenifikation, die durch die Einlagerung von Amyloid in eine von der Norm abweichende Verlaufsform gedrängt wurde? Diese Frage ist derzeit kaum mit voller Sicherheit in bejahendem oder verneinendem Sinne zu beantworten, doch glaube ich, daß bei sekundärer Einlagerung Efflorescenzen nachweisbar sein müßten, die der ursprünglichen Dermatose entsprechen und noch kein Amyloid enthalten. Derartige Feststellungen konnten bei darauf gerichteten Bemühungen nicht gemacht werden.

Der in der Flanke beobachtete Ausschlag dürfte eine auf heftiges Scheuern zurückzuführende Dermatitis gewesen sein.

Die nächste Krankengeschichte stimmt in mehrfacher Beziehung mit der soeben wiedergegebenen überein, nur sind außer den unteren Extremitäten auch die oberen befallen.

Eigene Beobachtung (5). J., 74jähriger Mann. Aufgenommen am 16. 11. 29. Anamnese ohne Belang. Beginn der Hautaffektion vor neun Jahren mit intensivem Jucken. Das Exanthem ist an den Extremitäten, namentlich an den unteren, in der linken Achselhöhle und in der Kreuzbeingegend lokalisiert und zeichnet sich im allgemeinen durch symmetrische Anordnung aus. Die intensivste Ausbreitung hat an den Unterschenkeln stattgefunden, wo der Ausschlag fast die ganze Peripherie des Beines einnimmt. Über die Tibiakante verläuft beiderseits ein etwa zweifingerbreiter, aus einzelnen, glänzenden, weißen Narben zusammengesetzter Streif.

Die übrigen Partien der verdickten und trockenen Haut sind mit meist dichtstehenden, hirsekorn- bis linsengroßen Papeln bedeckt, die die Farbe der Haut aufweisen und vielfach hyperkeratotisch sind. Stellenweise stehen die Papeln in kurzen Reihen, die senkrecht zur Achse des Fußes verlaufen. Dort, wo zwischen den Papeln größere Hautpartien ausgespart bleiben, sind dieselben deutlich lichenifiziert und dunkel pigmentiert.

Die anderen erkrankten Hautpartien unterscheiden sich von den eben erwähnten Prädilektionsstellen an den Unterschenkeln nur dadurch, daß die Papeln weniger dicht stehen und die Lichenifikation der Haut stärker in den Vordergrund tritt.

Von dem geschilderten Exanthem zu trennen sind noch zweierlei Hautveränderungen: eine Vitiligo mit Hyperpigmentierung der Ränder in der Gegend des Genitales, sowie eine blaurötliche Verfärbung der Haut beiderseits auf der Innenseite der Oberschenkel, anschließend an das Poupartsche Band. Im Bereiche dieser Verfärbung ist die Haut stark verdünnt.

Bei der Differentialdiagnose ist Lichen Vidal und Lichen ruber verrucosus in Erwägung zu ziehen.

Im Verlaufe seines Spitalaufenthaltes erkrankte Pat. an einem *Erysipel,* das am linken Unterschenkel ablief. Nach Heilung desselben war insofern ein wesentlicher Unterschied im Aussehen der Haut zu bemerken, als die Papeln des erkrankten Beines wesentlich abgeflacht und weniger rauh erschienen.

Zu der schon von Gutmann aufgestellten Trias charakteristischer Veränderungen, der Acanthose, Hyperkeratose und der Amyloidablagerung in den Papillenköpfen, möchte ich nach Studium *der histologischen Präparate* als vierte regelmäßig anzutreffende Eigenart des Prozesses die Zerstörung der Elastica im Papillenkopf gelegentlich auch noch in der Nachbarschaft hinzufügen.

Die Hauptmasse des Amyloids war an den gewohnten Stellen abgelagert, einzelne Schollen oder kurze Ketten fanden sich an den Haarpapillen, an den Talgdrüsen und zwischen den Fasern der Muskeln, die zur Aufrichtung der Haare dienen.

Als wir Kongorotlösungen nach den Vorschriften von Bennhold zur Amyloidfärbung verwendeten, hatten wir fast bei allen Fällen von Lichen amyloidosus durchwegs Mißerfolge, im Gegensatz zu der schönen und distinkten Färbbarkeit der eingelagerten Massen bei der Amyloidosus metabolica und den lokalen Amyloidosen der Gruppe I. Die von Freudenthal, der ebenso wie Gutmann mit den Resultaten nach Bennhold unzufrieden war, ausgearbeitete Modifikation brachte einen vollen Erfolg sowohl an frischen Schnitten wie an alten.

Wir haben ferner *klinisch gesunde Hautpartien in der Umgebung eines Krankheitsherdes,* ein Stück aus der *Schläfenhaut,* die weitab von jeder Veränderung sich befindet, einen *Narbenteil* und schließlich Gewebsteile aus den *atrophischen Hautstellen* an den Oberschenkeln entnommen. In keinem dieser Präparate konnten Amyloidschollen an ihrer spezifischen Farbreaktion oder an ihrem morphologischen Verhalten festgestellt werden außer in der vernarbten Haut. Die Narben sind wohl der Endausgang von Verletzungen, die durch Kratzen hervorgerufen werden.

Der Ablauf des Erysipels übte keinen Einfluß auf die Amyloidablagerung aus, die klinisch festgestellte Abflachung der Knötchen ist durch Abstoßung der Hornmassen, die unter der Einwirkung der erysipelatösen Entzündung erfolgte, hervorgerufen worden.

Nach diesen Erfahrungen ist das Hautamyloid ein Körper von großer Beständigkeit, der mechanischen Eingriffen und entzündlichen Prozessen erfolgreich Widerstand leistet.

Auch bei diesem Krankheitsfall ist eine gewisse Übereinstimmung mit Lichen Vidal nicht in Abrede zu stellen, doch ist die hier zu bemerkende Erstarrung der Krankheitserscheinungen das Anzeichen einer eigenen Krankheit.

In den beiden folgenden Fällen beschränkt sich der Ausschlag auf die unteren Extremitäten, in einem Falle auf den linken Unterschenkel, also auf jene Körperteile, die am häufigsten von der Krankheit befallen werden. Die Beschreibung der Gewebsveränderungen bietet Gelegenheit, Einzelheiten über die Lage des

Amyloides hinzuzufügen und die Entstehung der Gewebsspalten im Bereiche der Amyloidablagerung zu erörtern.

GUTMANN. II. 46jähriger Patient. Das Hautleiden bestand bereits seit sechs Jahren. Sehr heftiger Juckreiz. Sitz des Leidens ist die innere und äußere Seite des linken Unterschenkels, auf der zahllose derbe, nirgends konfluierende, flache oder halbkugelige Papeln, die die Größe eines doppelten Stecknadelkopfes haben, teils auf schmutzig gelbbrauner, lichenifizierter, teils auf normaler Haut ausgestreut sind.

Histologischer Befund. Die Papillen stellenweise verstrichen und dadurch ist der Sitz des Amyloids in eine tiefere Schicht des Stratum papillare verlegt.

GUTMANN. II. 43jähriger Mann, bei dem das Leiden vor 13 Jahren mit intensivem Jucken an den unteren Extremitäten begann. Die Juckattacken spielten sich zunächst auf klinisch unveränderter Haut ab, doch entwickelten sich relativ bald kleine, rote Knötchen, aus denen langsam derbe Knoten entstanden.

Das Eigentümliche dieses Falles liegt in der lockeren Anordnung der Knötchen, die nirgends konfluieren oder zu einer Gruppe gefügt sind und nur am rechten Oberschenkel ein schmales Band bilden, wobei jedoch zwischen benachbarten Efflorescenzen ein Zwischenraum freibleibt. Zwischen den Knötchen und auch außerhalb ihres Bereiches Lichenifikation der Haut.

Wie schon aus der makroskopischen Beschreibung zu erwarten war, sind die Knötchen von einer mächtigen Hornmasse überzogen, die im Zentrum den bedeutendsten Dickendurchmesser hat und sich beiderseits nach der Peripherie zu verschmälert. Die Hyperkeratose ist meistens mit einer deutlichen Acanthose, an der auch die Reteleisten teilnehmen, verbunden, doch gibt es auch Stellen, an denen die Epidermis fast geradlinig verläuft und das Rete auf wenige Lagen platter Zellen beschränkt ist, in einem älteren Knötchen steht die Cutis an einer umschriebenen Stelle nach Schwund des Stratum Malpighi mit der Hornschichte in unmittelbarer Berührung.

Banale Entzündung mäßigen Grades.

Besondere Aufmerksamkeit schenkt GUTMANN Spaltbildungen zwischen Epidermis und Cutis, die er im Gefrier- wie Paraffinschnitt klaffen sieht und die er nicht für Kunstprodukte hält, weil die Cutisseite mit einem Fibrinbelag bedeckt ist.

Im Zentrum der Efflorescenzen mit Beschränkung auf das Stratum papillare liegt Amyloid, das die verschiedenen Farbreaktionen, wenn auch nicht durchwegs gleichmäßig, gibt.

GUTMANN hebt die vielfachen Übereinstimmungen dieses Krankheitsbildes mit der Lichénification chronique nodulaire PAUTRIER hervor und stellt den Fall meiner Beobachtung (4), die an Lichen Vidal erinnert, an die Seite.

Besonders bemerkenswert ist in der nächsten Beobachtung die bestimmte Angabe, daß sehr heftiges anhaltendes Jucken dem Auftreten des Ausschlages 20 Jahre vorausging, sowie die Auffindung von Amyloidschollen unter intakter Epidermis. Der letzten Bemerkung gleichlautende Befunde stammen noch von FREUDENTHAL, der diesem Ergebnis besondere Aufmerksamkeit schenkte, Schläfenhaut untersuchte und durch die Wahl einer so weitabliegenden Hautpartie dem Verdacht begegnete, ein Hautstück herangezogen zu haben, das trotz gesunden Aussehens noch im Bereich der Veränderungen gelegen war und von MASCHKILLEISON. *Gerade dieses Zusammentreffen von starkem Juckreiz und Amyloid bei klinisch intakter Haut rückt die Auffassung von der primären Einlagerung des Amyloides ins Diskussionsbereich.*

Eine wichtige Angabe bezieht sich auf die Lagerung von Amyloid in der Nähe kleiner Gefäße.

Auch vom klinischen Gesichtspunkte aus ist der 4. Fall GUTMANNS wertvoll, da *transparente Knötchen* beobachtet wurden und damit ein alter Befund von mir bestätigt wird, den ich auch bei der lokalen Amyloidose für pathognomonisch halte.

GUTMANN. IV. Die Frau, über die GUTMANN berichtet, war zur Zeit der Beobachtung 74 Jahre alt und litt seit 27 Jahren an heftigem Jucken, aber erst 20 Jahre nach Einsetzen der subjektiven Beschwerden traten am rechten und nach weiteren sechs Jahren am linken Unterschenkel Knötchen auf. In sehr charakteristischer Weise ist die Streckseite des Beines über der Tibia mit sehr derben, rauhen, stark verhornten, schmutzig grauweißen Knötchen bedeckt, die stellenweise so dicht stehen, daß sie sich gegenseitig abplatten. Unter ihnen nimmt man auch gelblich gefärbte, jüngere Papeln wahr, die Transparenz aufweisen. Zugleich ist die Haut verdickt und stärker gefeldert.

Wenn es auch die Vergesellschaftung von Amyloidablagerung und Veränderung der darüber gebreiteten Epidermis als Regel gelten kann, so tritt doch gelegentlich, wie GUTMANN bekannt gibt, Amyloid, und zwar in der unmittelbaren Umgebung von Gefäßen unter völlig intakter Epidermis auf. Dieser Befund ist nach zwei Richtungen hin von Bedeutung, da er für die primäre Infiltration einer intakten Haut, sowie für die Mitbeteiligung der Gefäße an dem Prozeß verwertet werden kann.

An dieser Stelle will ich nur betonen, daß die letzte durch eine Abbildung unterstützte Angabe deswegen keine volle Beweiskraft hat, weil die sehr beengten räumlichen Verhältnisse es bedingen, daß namentlich bei erweiterten Capillaren einmal ein Amyloidklumpen in die Nähe eines Gefäßes gerückt wird.

GUTMANN beschäftigt sich nochmals eingehend mit den das Epithel von der Unterlage abhebenden Spalträumen. Sie enthalten rote Blutkörperchen, Leukocyten und Fibrin und werden gelegentlich von jungem Bindegewebe ausgefüllt, das von der am unteren Rand anschließenden Cutis gebildet und vorgeschoben wird. Die den Spalt abdeckende Epidermis ist in ihrem Zellbestand vermindert und birgt in ihren zusammengeschrumpften Reihen verklumpte Kerne und vacuoläre Degenerationen des Protoplasmas. Diese Angaben genügen, um ein postmortales Kunstprodukt auszuschließen, und machen die Annahme, daß sekundäre Entzündungsprozesse mitspielen, wahrscheinlich.

Die Transparenz der Knötchen, die so weit geht, daß Zweifel darüber entstehen können, ob eine solide Papel oder ein Bläschen vorliegt, wird auch von FREUDENTHAL in einem Falle hervorgehoben, der als mustergültiger Vertreter dieser Abart des Lichen amyloidosus gelten kann. Auch hier enthält die Schläfenhaut Amyloid, allerdings neben einem nicht unbeträchtlichen Infiltrat und einer Schädigung der elastischen Fasern.

FREUDENTHAL. VII. 67jähriger Mann. Affektion an beiden Unterschenkeln. Besteht seit kurzer Zeit, geringes Jucken. Auf der Innenseite des linken Unterschenkels, ferner über der Tibia des gleichen Beins und auf der Innenseite des rechten Unterschenkels kleinere und größere Herde von blaßgrünlichgrauer oder bräunlichroter Farbe, die aus kleinlinsengroßen Knötchen bestehen, die an dem einen Herd schwer zu erkennen sind, weil sie durch Confluens in der Plaque fast verstrichen sind, während sie an anderer Stelle durch ihren Glanz oder durch Verhornung hervorstechen. Bemerkenswert ist die Angabe des Autors, daß einzelne Efflorescenzen transparent erscheinen und an kleine Bläschen erinnern.

Histologisch typisches Bild. Hyperkeratose, dort, wo Amyloid bis an das Epithel reicht, Parakeratose, Epidermis verbreitert, Epithelleisten zu schmalen, pigmentbeladenen Zapfen ausgezogen oder verstrichen. Amyloid in großen Mengen im Papillarkörper. Lymphocyten.

*Normalhaut.* Schläfe: Ziemlich erhebliches Infiltrat, elastische Fasern verringert, Amyloid in verhältnismäßig großen Mengen in lockeren Haufen im Papillarkörper.

Soweit bisher aus dem Studium der Literatur und auf Grund eigener Erfahrungen ein Überblick zu gewinnen ist, gehören die meisten Fälle von Lichen amyloidosus in die eben geschilderte Gruppe, die zunächst an Lichen Vidal erinnert, aber durch mangelndes Zusammenfließen der Efflorescenzen, die auch selbst gewisse Eigenarten aufweisen und dadurch, daß das Krankheitsbild keinem Wechsel einzelner Erscheinungen unterworfen ist, ihre Selbständigkeit wahrt. Hierher zählen auch die Beobachtungen von L. ISAAK, P. RUSCH, OPPENHEIM-WIENER und W. L. L. CAROL über lokale Hautamyloidose, die durchwegs die unteren Extremitäten betrafen.

Außerhalb des deutschen Sprachgebietes wurde bisher der Amyloidose der Haut nur wenig Beachtung geschenkt, doch liegt aus den Kliniken in Padua und Moskau je eine Arbeit vor, in der alle Fragen, die sich auf diesen Gegenstand beziehen, sehr eingehend unter Heranziehung des Schrifttums behandelt und eigene Beobachtungen über Lichen amyloidosus durch Abbildungen unterstützt wiedergegeben werden.

G. TRUFFI (Padova) schildert einen Knötchenausschlag, der seit 30 Jahren bei einem Manne, der zur Zeit der Beobachtung 60 Jahre zählte, an den Extremitäten entwickelt war. Die Papeln zeichnen sich dadurch aus, daß sie, wenn auch ziemlich dicht gestreut, doch isoliert voneinander stehen. Nach den Abbildungen zu schließen, entbehren sie auch der charakteristischen Transparenz nicht, doch wird dieselbe von dem Autor nicht betont. Die Beschreibung des histologischen Bildes deckt sich mit der Darstellung, die wir GUTMANN verdanken. TRUFFI tritt mit besonderem Nachdruck für die Aufstellung einer selbständigen Hautkrankheit ein.

Der gleichen Auffassung pflichtet auch Maschkilleison (Moskau) bei und stützt sich dabei auf einen Amyloidnachweis in einer Hautpartie, die nicht nur klinisch symptomfrei war, sondern auch ein so geringes lymphocytäres Infiltrat zeigte, daß das Gewebe vom histologischen Standpunkt aus gleichfalls als unverändert bezeichnet werden konnte.

Der Ausschlag ist weiter ausgedehnt, als es den durchschnittlichen Beschreibungen entspricht, weist aber im übrigen volle Übereinstimmung auf, die Feststellung von Amyloid in den Gefäßen der Cutis hingegen deckt sich nicht mit den allgemein bekannten Merkmalen, die den feineren Aufbau der Amyloidknötchen kennzeichnen und würde, einwandfrei bestätigt, ein wichtiges Charakteristicum der Amyloidablagerung auch für die Zusammensetzung des Lichen amyloidosus sicherstellen und eine Brücke zur Gruppe I des lokalen und metabolischen Amyloides schlagen.

L. N. Maschkilleisson. 61jähriger Mann. Seit 20 Jahren stark juckender Ausschlag, der sich allmählich von den Unterschenkeln aus auf den Rumpf und die oberen Extremitäten ausdehnte. In typischer Weise sind die Unterschenkel am stärksten ergriffen, die Haut ist verdickt, trocken lichenifiziert und dicht mit derben, schuppenden oder aufgekratzten Knötchen, die alle Farbenübergänge zwischen hellrosa, braun und bräunlichrot spielen, bedeckt.

Die Papeln konfluieren nicht, sondern bleiben stets abgrenzbar: Am rechten Unterschenkel undeutlich abgegrenzte, glänzende, depigmentierte, atrophische Hautpartien ohne Ausschlag.

In der Hüftgegend, am Rumpf und den oberen Extremitäten stehen die Knötchen weniger dicht und ihre Farbe weicht seltener von der der Umgebung ab.

In der histologischen Beschreibung erwähnt Maschkilleisson neben den wohlbekannten Veränderungen ein Amyloid in den Gefäßwandungen des mittleren Derma sowie Spaltbildungen zwischen Epidermis und Derma in Infiltrationsbezirken. Erweiterte Gefäße zwischen den Amyloidblöcken. Die Farbreaktionen deuten alle auf Amyloid. Nur auf Zusatz von Schwefelsäure ändert die Jodfärbung ihr Aussehen nicht. Mit Kongorot färben sich die Blöcke leicht rosa. Maschkilleisson selbst hält den Ausfall dieser Reaktion für negativ.

Ein Hautstück aus einer Schulterpartie, in deren Bereich keine Efflorescenzen gesessen hatten, zeigte normalen Aufbau des epithelialen Anteils, geringe, aber charakteristische Amyloidinfiltration in den Papillen. Das Infiltrat ist so gering, daß es nach Maschkilleissons Meinung als normaler Hautbestandteil zu werten ist.

Die Probe nach Bennhold ergab nicht nur keine Anhaltspunkte für eine generalisierte Amyloidose, sondern auch die Hautinfiltrate bleiben nach der intravenösen Injektion der Kongorotlösung ebenso ungefärbt wie in den Fällen G und K.

Gleichfalls in der Moskauer dermatologischen Gesellschaft demonstrierte Jukellis eine 42jährige Frau, die seit 3 Jahren an der Streckseite der Extremitäten sowie am Rumpf einen dem Lichen Vidal-ähnlichen Ausschlag bemerkte, der mit Pruritus universalis vergesellschaftet war. Dieser Fall stimmt mit dem Maschkilleissons in klinischer Beziehung weitgehend überein.

### *Abweichungen vom Typus Lichen Vidal.*

An die Lichen Vidal-artigen Hautamyloidosen schließen sich zwanglos zwei Beobachtungen Freudenthals an, die eine neue Form dieser Krankheit verkörpern, zugleich aber die vielfach erwähnten Grundelemente enthalten.

Die Knötchen stehen nicht durchwegs isoliert, sondern sie konfluieren zur Bildung kleiner Tumoren. Daneben treten Pigmentflecke, die sich zu Netzen verbinden, in den Vordergrund. Beide Erscheinungen führen in den Papillenköpfen zu Amyloidose und unterscheiden sich überhaupt in histologischer Beziehung nicht von den vorhergehenden Fällen. Im 2. Falle haben sich außerdem an beiden Unterschenkeln exulcerierte Spinalzellenepitheliome räumlich in so unmittelbarer Nähe der anderen Veränderungen ausgebildet, daß es schwer fällt, einen Zusammenhang abzulehnen. Diese Beziehungen werden noch interessanter, da Freudenthal nicht nur in einem dieser Epitheliome Amyloid findet, sondern außerdem — wie noch an einer anderen Stelle auseinandergesetzt werden wird — den Nachweis führt, daß das Vorkommen von Amyloid in Epitheliomen nicht zu den ganz großen Seltenheiten zählt.

Der erste Fall bietet auch die erwünschte Gelegenheit, zur Frage der Resorption des Amyloides Stellung zu nehmen.

Freudenthal. V. 53jähriger Mann. Nieren- und Blasenleiden, vor einem Jahr Geschwür am linken Unterschenkel. Varicen beiderseits.

Hautveränderungen bestehen mindestens seit 4 Jahren und werden von einem manchmal geradezu unerträglichen Juckreiz begleitet. Die Hautveränderungen sind ausschließlich an den unteren Extremitäten, und zwar am dichtesten im unteren Drittel des linken Unterschenkels lokalisiert und sind charakterisiert durch eine eiegenartige Vergesellschaftung von Pigmentablagerungen und papulösen Efflorescenzen.

Die Papeln sind blaßrot, mattglänzend, derb, flach erhaben und erreichen Hirsekorn- bis Linsengröße. Im unteren Drittel des linken Unterschenkels im Gebiete ihrer stärksten Ausbreitung sind die Knötchen größer, deutlicher infiltriert, und durch eine besondere Neigung zur Confluens bilden sie übermandelgroße, plumpe, baumartig verästelte Plaques von blaßrosa Farbe, die sehr derb sind und eine Höhe von 2 mm erreichen (Abb. 18). Die Oberfläche dieser Plaques ist durch dicht beieinanderstehende, spitze oder eingedellte Hornpfröpfe, die zu einem zierlichen Netzwerk weißlicher Leisten zusammentreten, ausgezeichnet.

Die zweite Art der Veränderungen, die Pigmentablagerung, erfolgt in Form stecknadelkopf- bis kleinlinsengroßer, rundlicher oder zackiger Flecken von dunkelbrauner oder schmutziggraublauer Farbe, die mitunter isoliert stehen, meist aber durch kleine Ausläufer zu einem Netz verbunden sind, welches in seinen Maschen teils normale und schwach hyperpigmentierte Haut oder die erwähnten Papeln und Plaques einschließt.

Während die linke Kniekehle ein ähnliches Bild bietet, finden sich an den Oberschenkeln mehr oder weniger dichtstehend jene Papeln, die als Einzelefflorescenz das Wesen der Hautamyloidose kennzeichnen.

Nach einem Intervall von mehr als einem Jahr ist eine sehr wesentliche Veränderung des klinischen Bildes zu verzeichnen, die nach Freudenthal auf stellenweise Rückbildung der Amyloideinlagerungen zu beziehen ist. Einzelne, fast tumorartig vorspringende Gebilde am linken Unterschenkel sind, wie ein Vergleich mit einer früher angefertigten Moulage einwandfrei ergibt, ohne sichtbare *Narbe* verschwunden, ebenso ist in der linken Kniekehle zumindestens eine so weitgehende Abflachung eingetreten, daß die früher erhabenen Stellen jetzt einem älteren Lichen Vidal-Herd gleichen.

Bemerkenswert sind ferner an den Oberschenkeln an Stelle papulöser Elemente braune oder blassbraunrote, infiltrierte Flecke, außerdem bohnen- bis fast pfenniggroße, runde, livide, leicht atrophische Herde.

Veränderungen im meist gleichbleibenden Aussehen des Lichen amyloidosus werden nach meinen eigenen bis jetzt gemachten Erfahrungen gewöhnlich durch mechanische Insulte, deren Ziel die Hyperkeratosen sind, hervorgerufen. Auch die weißen, glänzenden Narben über den Tibien möchte ich als das Endergebnis gewaltsamer Eingriffe, welche die gequälten Patienten gegen das unerträgliche Jucken unternehmen, erklären. Auch ein Erysipel, das über einem Lichen amyloidosus am Unterschenkel ablief, führte vorübergehend zu einer Abflachung der Papeln. Die Amyloideinlagerung aber blieb überall, auch in der Narbe unberührt erhalten.

Das restlose Verschwinden von Tumorbildungen, das Freudenthal hier zum erstenmal bekanntgibt, könnte am ungezwungensten durch Resorption erklärt werden, wobei die Vorstellung mitspielt, daß mit dem Abtransport auch zugleich die Ursache für die Hyperkeratose beseitigt wird. Der letzte Beweis für den tatsächlichen Ablauf eines solchen Rückbildungsvorganges durch die histologische Kontrolle, der bei diesem Falle, wie Freudenthal erwähnt, aus äußeren Gründen nicht erbracht werden konnte, wird bei einer anderen Gelegenheit nachgeholt werden müssen. Denn es gibt wohl kein anderes Organ, das so geeignet ist, den Resorptionsvorgang zu verfolgen wie die Haut.

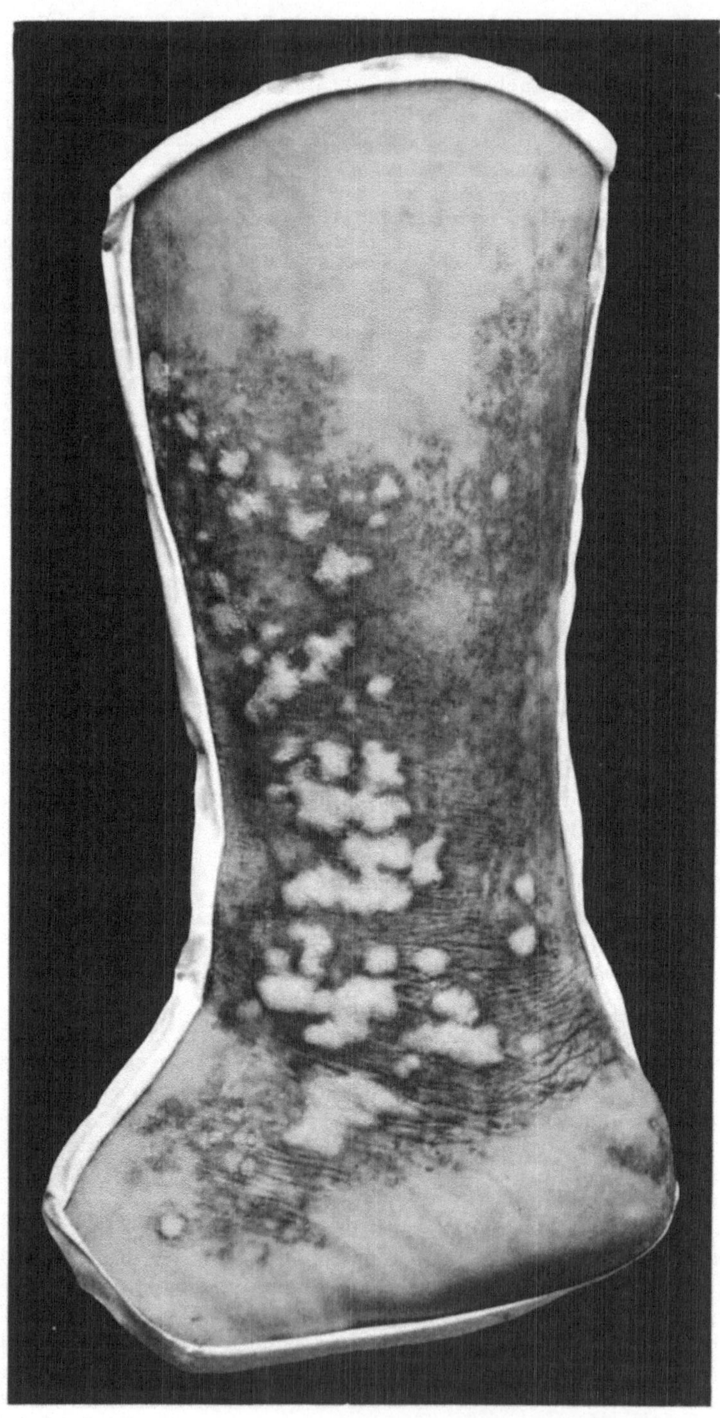

Abb. 18. FREUDENTHAL, Fall V. Linker Unterschenkel und Fuß, Innenseite.

Normalhaut der rechten Schläfe. Elastica eigenartig, nicht unbeträchtliches Lymphocyteninfiltrat perivasculär. Amyloid in geringer Menge.

Livide, anscheinend etwas atrophische Plaque des linken Unterschenkels: Kleiner Riesenzellenherd mit rand- und zentralständigen Kernen etwas unter akanthotischer Stelle, im Nachbarpräparat Amyloid nachweisbar.

In einer pigmentierten Stelle ist das Bild kein einheitliches, namentlich bezüglich des Amyloidgehaltes und der Epithelveränderungen, nur die Elastica ist, wenn auch im wechselnden Ausmaße, überall zerstört. In dem der Masche zugewendeten Teil des Pigmentfleckes ist Amyloid nur in sehr geringer Menge vorhanden, fehlt im mittleren Drittel, um in der äußeren Randpartie zugleich mit einer sehr ausgesprochenen Acanthose und Hyperkeratose in reichlicher Menge wieder zu erscheinen.

Das Pigment sitzt in der Basalzellenschichte und im obersten Papillarkörper.

Freudenthal. 6. 53jähriger Mann. Wiederholt Ausschlag, später Geschwüre an den Beinen. An beiden Unterschenkeln an der Vorderseite überhandtellergroße Ulcera mit flachbogigem, blaßrotem, derbem, wallartig erhabenem Rand. Außerdem finden sich zahlreiche, derbe, blaßblaurote, bohnengroße Knötchen, die ähnlich wie im Falle 5 zu verzweigten Plaques zusammenfließen und auf der Oberfläche vielfach im Zentrum eingedellte Hornpfröpfe tragen. Die Plaques reichen bis an den Ulcusrand heran und sind von Pigment eingesäumt, während kleinere Knötchen teils von Pigment eingeschlossen, teils überzogen werden. Dicht unter dem rechten Ellbogen längs der Ulnarkante sowie auf der Außenseite des rechten Oberschenkels linsen- bis erbsengroße, derbe, flache, rot- bis bläulichrote, gruppierte oder konfluierte Knötchen, hyperkeratotisch oder licheninfiziert, auch schuppend.

Die beiden Ulcera erwiesen sich histologisch als typische Spindelzellenepitheliome, doch während die Krebsgeschwulst links von Amyloid frei bleibt, sind rechts einzelne Amyloidschollen in der Tiefe zwischen Epitheliominseln eingestreut. Die erhabenen Plaques mit Hornpfröpfen sind neben einer starken Hyperkeratose und Acanthose durch stark erweiterte Follikelöffnungen mit tief eingesenkten Hornpfröpfen ausgezeichnet. Amyloid besonders reichlich gerade an den Seiten der Follikel. Im Papillarkörper erweiterte Lymph- und Blutgefäße, in Lymphocytenhaufen gelegentlich Plasmazellen. *Dort, wo starke Hyperkeratose, auch reichlich Amyloid.* Geringes Jucken.

Die Tumorbildungen sind auf einen Zusammenschluß der Knötchen unter Beibehaltung ihres Gewebsaufbaues zurückzuführen. Die Pigmentflecke erheben sich bloß am Rand zu einer Hyperkeratose unter der der Papillarkörper reichlich Amyloidschollen enthält. Man könnte in diesen Bildungen eine gerade angedeutete, sowie eine übermäßige Entwicklung der Knötchen erblicken.

### *Fälle, die an Lichen ruber planus erinnern.*

Die kleine nun folgende Gruppe von Krankengeschichten zeichnet sich dadurch aus, daß die Knötchen, die den Ausschlag zusammensetzen, vielfach durch polygonale Begrenzung, mattglänzende Oberfläche oder gyrierte Anordnung an die Primärefflorescenz des Lichen ruber erinnern. Mehr als eine Ähnlichkeit liegt in keinem Falle vor und auch Freudenthal, der anfangs den Gedanken an eine sekundäre Einlagerung von Amyloid in Papeln eines Lichen ruber in Erwägung zog, ließ diese Vorstellung wieder fallen. Freudenthal verweist auf Lichen ruber-ähnliche Salvarsanexantheme und gibt der Meinung Ausdruck, daß Exantheme verschiedener Ätiologie im Gewande des Lichen ruber erscheinen können.

Juliusberg zieht bei seinen differentialdiagnostischen Überlegungen neben Lichen ruber noch Lichen Vidal und Prurigo zum Vergleich heran.

Auch bei dieser Gruppe von Lichen amyloidosus-Fällen wird bloß eine Ähnlichkeit mit einer bekannten Krankheit betont, keineswegs aber eine Identifizierung durchgeführt. Die Selbständigkeit unseres Krankheitsbildes wird nicht ernstlich gefährdet.

Im 4. Falle Freudenthals erhält das Krankheitsbild durch eine radiär gefältelte Plaque in der Analgegend ein bisher noch nicht beobachtetes Aussehen, während ein flüchtiger Ausschlag im Glutealbereich mit Übergreifen auf die Oberschenkel als akute Dermatitis aufzufassen ist, die in keinem direkten Zusammenhang mit dem Grundleiden steht.

Der Fall JULIUSBERG (II) sticht durch die besondere Ausbreitung des Ausschlages hervor.

Das histologische Verhalten bringt keine Veranlassung, diesen Fällen eine Ausnahmsstellung einzuräumen.

FREUDENTHAL. I. 24jähriger Mann. Seit 5—6 Jahren juckende Flechte. Am linken Unterschenkel auf fünfmarkstückgroßer, infiltrierter Haut hirsekorn- bis kleinlinsengroße, zum Teil konfluierte, blaßblaurote, bis graubraune, mattglänzende Knötchen. In der Unterlippe und rechten Wangenschleimhaut mattweise Fleckchen mit kaum angedeuteter Netzzeichnung. Das klinische Bild erinnerte an Lichen ruber.

Wiedererscheinen nach 3 Jahren. Herd am Unterschenkel kleinhandtellergroß, Knötchen stärker verhornt.

Hyperkeratose, etwas Parakeratose, geringe gleichmäßige Acanthose, an einer Stelle abgesetztes Lymphocyteninfiltrat, meist nur perivasculär. Amyloid besonders in den Papillenköpfen, mehr flächenhaft unterhalb des Papillarkörpers. In der Unterlippe kein Amyloid, auch in den angrenzenden Partien des Krankheitsherdes nicht.

FREUDENTHAL. IV. 65jährige Frau. Mammacarcinom operiert, seit einem Jahr Jucken. An beiden Oberschenkeln und Glutaeen, übergreifend auf Unterschenkel und Lendengegend, ist die Haut gerötet, geschwollen, schuppend. Außerdem besteht an den Kniekehlen sowie an der Innenseite des rechten Oberschenkels ein Exanthem, das sich aus lichenoiden, derben, blaßroten, mattglänzenden Knötchen zusammensetzt, die entweder dicht beieinander stehen oder zu derbinfiltrierten, etwas erhabenen Plaques konfluieren. Die Plaques zeigen Verhornung und Schuppung, sowie häufig Lichenifikation in ihrer Umgebung. Kleinhandtellergroße Plaques am oberen Ende der Analfalte mit radiär ausstrahlenden Falten.

Schließlich am Rumpf, Hals und linken Unterarm blaßgelblichrote Flecke.

Die Affektion der Glutealgegend, die auf die Oberschenkel übergreift, sowie die der Rumpfhaut bildet sich unter Salbenbehandlung zurück. Die anderen Krankheitsherde bleiben im allgemeinen unbeeinflußt.

Nach einem Jahr ist der Herd am Kreuzbein etwas vergrößert. Knötchen am Oberschenkel gelegentlich astförmig oder gyriert angeordnet. Neu hinzugetreten sind an den oberen Extremitäten linsengroße, derbe, flache, polygonale, an der Oberfläche weißlich schimmernde, zentral leicht eingedellte Knötchen.

Mäßiger Juckreiz. Auffallende Ähnlichkeit mit Lichen ruber planus.

Histologie. Neben Acanthose, Hyper- und Parakeratose im Epithel Spongiose, die sich bis zur Blasenbildung steigert. Ziemlich dichtes Lymphocyteninfiltrat, Pigmentansammlung in der Cutis, Zerstörung der elastischen Fasern bis hinab zur Mitte des Derma. Amyloid nicht nur in den Papillenköpfen, sondern auch in kleinen Haufen bis zur mittleren Cutis herabreichend.

In benachbarter Normalhaut Amyloid reichlich im Papillarkörper und in der Nähe der Haarfollikel und Muskeln. Da in dieser Hautpartie jedoch zugleich auch ein nicht ganz geringes perivasculäres Infiltrat in der oberen Cutis aufscheint, wird man daran zweifeln können, ob hier wirklich normale Haut vorliegt oder ob der in Frage stehende Prozeß in einer klinisch noch nicht wahrnehmbaren Form bereits eingesetzt hat. Hingegen weist der Autor in einer klinisch normalen Hautpartie vor dem rechten Ohr, die auch histologisch die bekannten Begleiterscheinungen der Amyloidinfiltration vermissen läßt, „*überraschend reichlich*“ Amyloid nach.

JULIUSBERG. II. 27jähriger Patient, dessen Hautleiden zu Beginn der Beobachtung bereits 10 Jahre bestand und sich in Form einer außerordentlich dichten Knötchenaussaat über den größten Teil der Körperhaut ausbreitete. Frei blieben nur Gesicht, Kopf, Hände, Oberschenkel und Unterschenkel. Das Grundelement des Exanthems ist ein halbkugeliges, braunrotes, oberflächlich rauhes, sehr derbes Knötchen. Starkes Jucken. Aus der Darstellung des Gewebsaufbaues sei neben den typischen Erscheinungen besonders auf die Hyperpigmentierung verwiesen, die auch durch Pigmentzellen in den oberen Cutisschichten bedingt wird.

Unter den Farbreaktionen ist die gelungene Kongorotfärbung auffallend, doch gibt der Autor nicht an, ob er nach BENNHOLD oder FREUDENTHAL vorgegangen ist.

Der Autor zieht bei seinen Versuchen, den Krankheitsfall in das System unserer Hautleiden einzureihen, Lichen chronicus verrucosus, Prurigo nodularis und Lichen ruber in engere Wahl. Am längsten verweilt er bei der Ähnlichkeit mit Lichen ruber und entscheidet sich, nachdem er auch diese Möglichkeit abgelehnt hat, für ein selbständiges Krankheitsbild.

Diese Fälle stehen vom typischen Lichen ruber in der gleichen Entfernung wie die vorhergehende Gruppe vom Lichen Vidal. Sie haben ihre eigene Note und nur Momentaufnahmen können zu Verwechslungen führen.

### *Fälle, die unter dem Bilde einer Prurigo erscheinen.*

Die Reihe jener Beobachtungen, bei denen infolge sehr weitgehender Übereinstimmung die Diagnose Prurigo erörtert werden muß, kann ich mit einem eigenen Beitrag eröffnen. Der Beginn der Erkrankung in frühester Jugend, jahreszeitliche Schwankungen in der Ausbildung der Erscheinungen und in der Intensität des Juckreizes, die Flüchtigkeit einzelner Knoten bei starker Verdickung der Haut und erheblicher Drüsenschwellung *neben typischen Knötchen von Lichen amyloidosus* mußten die Vorstellung einer wohlausgebildeten Form von Prurigo, der ein Lichen amyloidosus aufgepfropft wurde, erwecken. Die Knötchen des Lichen amyloidosus sind bei dieser Kranken besonders charakteristisch und mit keiner anderen Efflorescenz, namentlich nicht mit Elementen der Prurigo, zu verwechseln, so daß der Eindruck vorherrscht, zwei voneinander unabhängige Krankheitssysteme seien zusammengeschaltet. Die Manifestationen der Prurigo waren stets amyloidfrei, auch konnten Befunde im histologischen Präparat, die den Übergang vermittelten, nie erhoben werden.

Die sehr naheliegende Deutung, daß einzelne Prurigoknötchen sekundär Amyloid aufnehmen und dadurch restlos in eine Amyloidpapel umgewandelt werden, wird durch die mikroskopische Untersuchung nicht gestützt und es bleibt noch eine andere Erklärungsmöglichkeit offen. In Anlehnung an die anderen Gruppen könnte auch hier der Symptomenkomplex einer Prurigo vorgespiegelt werden. Ich muß jedoch zugeben, daß die Täuschung nirgends mit so viel Geschicklichkeit und mit so sorgfältiger Berücksichtigung aller Einzelheiten vor sich geht wie bei dieser Gruppe.

Würden sich meine Kenntnisse nur auf den nun folgenden Prurigofall beziehen, so würde ich an der sekundären Einlagerung nicht zweifeln.

Wir stehen jedoch nicht nur unter dem Einfluß jener Gruppen, bei denen die angezogene Verwandtschaft sich nicht als echt erwiesen hat, sondern auch die beiden anderen in dieser Gruppe angeführten Fälle lassen schon Einwände gegen die Diagnose Prurigo zu.

Eigene Beobachtung. 6. Peppi Br., 34 Jahre alt, seit 24. 1. 30 in Beobachtung. In der Kindheit Scharlach und Masern. Im Jahre 1918 Flecktyphus. Patientin selbst kann sich nicht daran erinnern, jemals von dem Ausschlag frei gewesen zu sein und ihre Mutter erzählte ihr, daß derselbe in der frühesten Kindheit begonnen hat.

Der Ausschlag ist mit intensivstem Jucken verbunden und schwankt sehr wesentlich in seinem Aussehen. Bei neuen Juckanfällen treten neue Efflorescenzen hinzu, die nach einiger Zeit zugleich mit dem Nachlassen der subjektiven Beschwerden wieder schwinden, doch bleiben auch in der Zeit der Ruhe schwere Hautveränderungen bestehen.

Die Haut ist im allgemeinen dunkel pigmentiert, besonders an den Extremitäten, daselbst ist auch eine starke Verdickung, eine grobe Fältelung wahrnehmbar, auch Excoriationen und intakte Knötchen vervollständigen das Krankheitsbild (Abb. 19).

Wenn auch die Beugeseiten der Extremitäten keineswegs frei sind, so sind doch die Streckseiten deutlich bevorzugt. Am Schultergürtel, am Thorax und den oberen Extremitäten ist die Haut mit zahllosen polycyclisch begrenzten, meist von schmalen Pigmentringen eingesäumten Narben besetzt. Dazwischen sieht man wenig scharf begrenzte lichenifizierte, dunkler als die Umgebung gefärbte Plaques und außerdem bläulichrote oder rotbraune Papeln und Knoten von über Bohnengröße; dieselben sind flüchtiger Natur und, solange sie bestehen, der Hauptsitz des Juckens (Abb. 20).

So wie am Thorax auch an den Armen zahlreiche lichenifizierte Plaques hauptsächlich an der Streckseite.

Der Hauptsitz der Veränderung sind die unteren Extremitäten sowie das Bereich der Hüften und der Glutaealgegend. In der Glutaealgegend ist die Haut gefältet, bläulich verfärbt, verdünnt. Im Gegensatz zu der Verdickung der Haut in den distalwärts liegenden Partien. Daselbst sieht man sowohl auf der Streck- wie auf der Beugeseite zahlreiche lichenifizierte Hautpartien von grauvioletter Farbe. Diese Plaques sind dicht mit gelbgrauen und rötlichbraunen Papeln besetzt und bilden dann ziemlich scharf umschriebene Herde. Aber auch die Haut der Umgebung trägt zahllose, meist isoliert stehende, selten zu kleinen Gruppen vereinigte Papeln gleicher Beschaffenheit. Die Oberfläche dieser Papeln ist entweder flach, halbkugelig vorgewölbt oder trägt in der Mitte eine kleine Einsenkung; sie weisen eine mäßig starke Hyperkeratose auf, und sind bei entsprechender Beleuchtung transparent (Abb. 21).

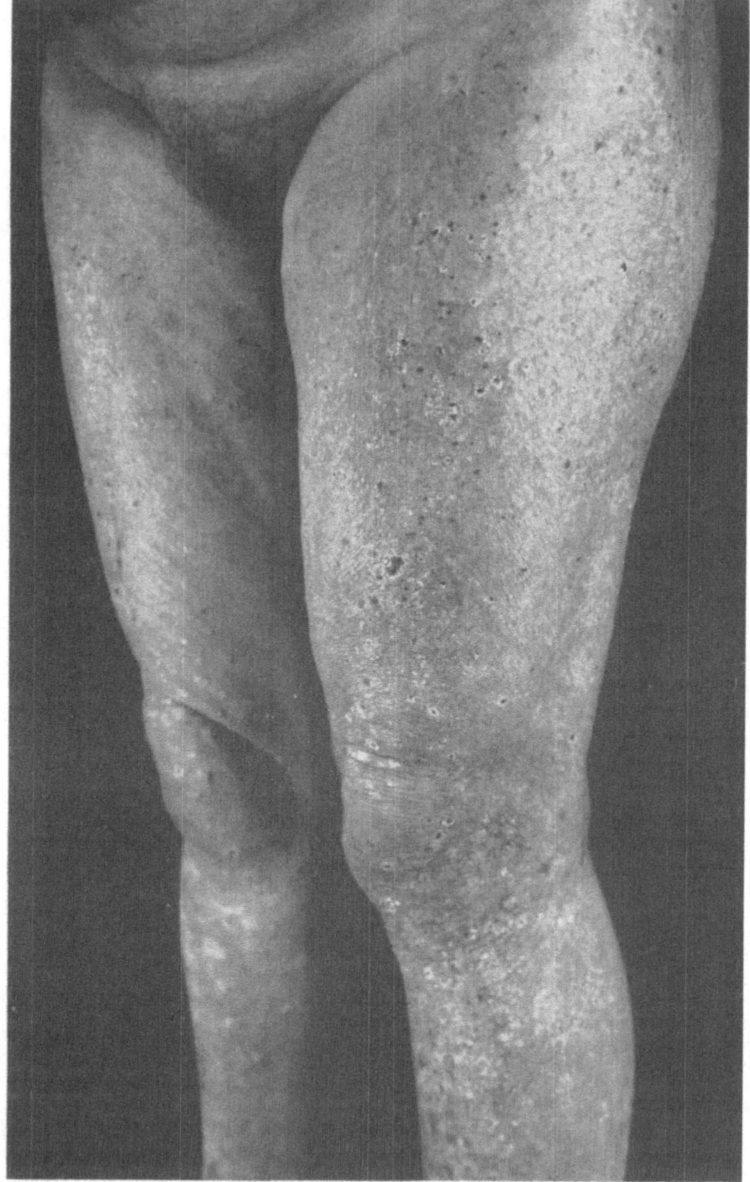

Abb. 19. Peppi Br. Lichen amyloidosus, prurigoartiges Exanthem. Haut verdickt, pigmentiert, lichenifiziert, excoriiert, mit Knötchen bedeckt. Drüsenschwellungen in den Schenkelfurchen und Leistenbeugen.

Längs der Tibia verläuft beiderseits ein breiter Streifen, der bis zum Unterfuß herabreicht, im Zentrum dieses Streifens ist die Haut narbig verändert, während sich an die Randpartien dieser weißen und glatten Narbe besonders dichtstehende Knötchen anschließen, die selten zwischen sich eine Hautpartie freilassen, auf der dann Lichenifikation zu erkennen ist. Auch an den unteren Extremitäten finden sich außer den bereits beschriebenen Veränderungen noch rotbraune Papeln und Knoten von kurzer Lebensdauer.

In der Inguinal- und Cruralgegend beiderseits Gruppen von taubeneigroßen, gut verschieblichen, indolenten, nicht miteinander verbackenen Drüsen.

Wir müssen bei dieser Kranken scharf die graugelben, derben, gelegentlich transparenten Papeln, die Dauererscheinungen darstellen, von den blaurötlichen Knoten, die auftreten, um relativ bald wieder zu verschwinden, unterscheiden.

Die interne Untersuchung ergab außer Anzeichen einer Mitralinsuffizienz keinerlei Veränderungen. Bei der Kongorotprobe schwand der Farbstoff nur in geringem Ausmaß aus dem Serum; es war also kein Anhaltspunkt für eine Amyloidose innerer Organe gegeben.

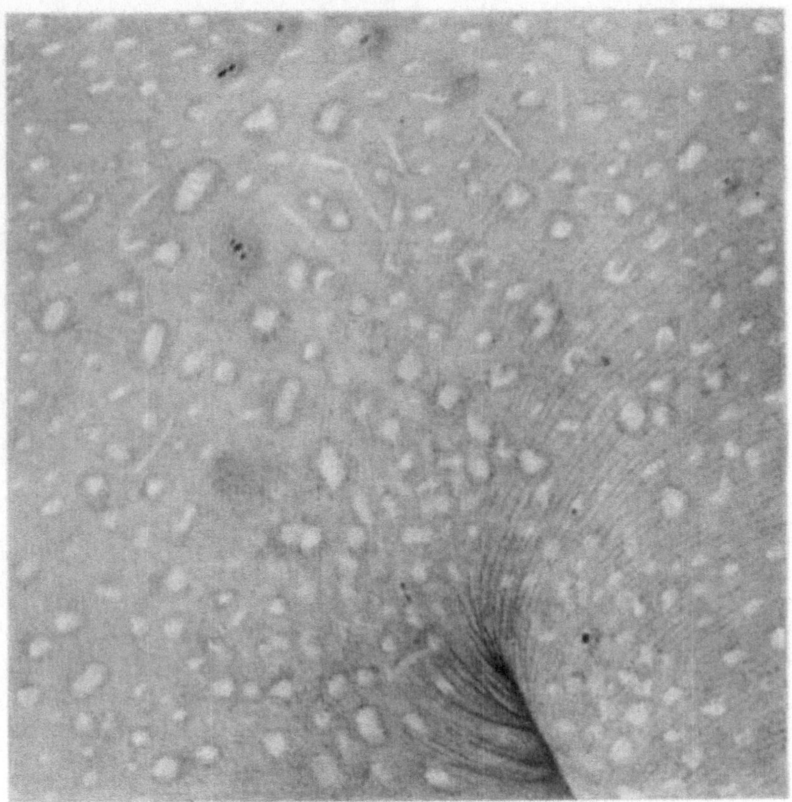

Abb. 20. Peppi Br. Schulter, zahllose polycyclisch begrenzte, von einem schmalen Pigmentsaum eingesäumte Narben, Pigmentflecke, aufgekratzte flüchtige rotbraune Knoten.

Im Jänner 1932 ist die Frau frei von subjektiven Beschwerden, nachdem in der abgelaufenen Periode das Auftreten von juckenden Efflorescenzen mit Zeiten des Stillstandes abgewechselt hatte. Der Befund ist von dem zur Zeit der Aufnahme erhobenen nur dadurch verschieden, daß die flüchtigen Knoten derzeit fehlen, hingegen sind Narben, Pigmentierungen, Papeln, sowie Lichenifikation der Haut unverändert geblieben.

*Zur histologischen Untersuchung* wurde eine große Anzahl der beiden Gruppen angehörigen Efflorescenzen, sowie scheinbar gesunde Haut excidiert und während in den blauroten Knoten nur Ödem und mäßige Entzündungserscheinungen, niemals aber eine auf Amyloid verdächtige Stelle festgestellt werden konnte, boten die Papeln das bereits genau bekannte typische Bild, das durch die Epithelveränderungen und die Einlagerung von Amyloid in die Papillenköpfe gekennzeichnet wird. In normaler Haut kein Amyloid.

*Eine exstirpierte Drüse* aus der Inguinalgegend bot das Bild der chronischen Entzündung und enthielt *kein Amyloid.*

Fr. Juliusberg. 1. Sowohl nach der Lokalisation der Efflorescenz, den Intensitätsschwankungen im Krankheitsbild zur Sommer- und Winterzeit nach der Beschaffenheit der

Leistendrüsen und dem starken Juckreiz teilt JULIUSBERG seinen Fall 1 in die Gruppe der Prurigo hebrae ein. Nur die Veränderungen an den Unterschenkeln lassen sich nach seiner Ansicht dem typischen Bilde der Prurigo nicht einfügen und erinnern an Lichen Vidal, doch scheinen ihm noch überzeugendere Gründe für die Identifizierung mit Lichen ruber verrucosus zu sprechen.

Die Haut an den Unterschenkeln, deren auffälliges Aussehen der Autor besonders hervorhebt, ist mit einer großen Anzahl derber, etwa linsengroßer, mattblauer Knötchen bedeckt, die bald zu Gruppen vereint sind, ohne jedoch zu konfluieren, bald zerstreut stehen. Sie zeigen eine glatte Oberfläche. Es besteht Hyperkeratose, reichlich braunes Pigment ist

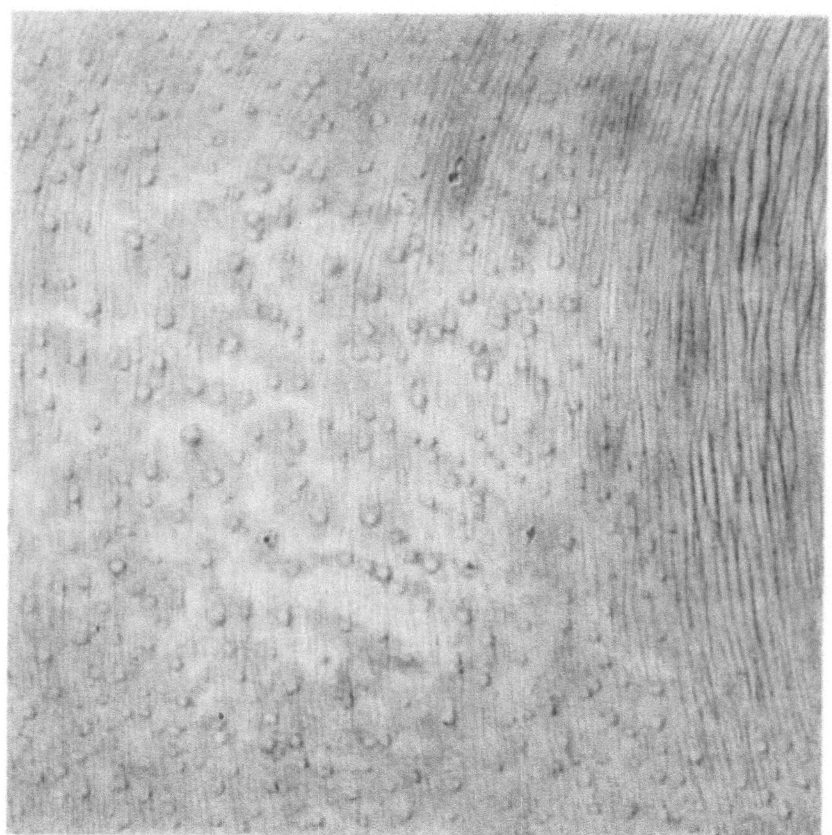

Abb. 21. Peppi Br. Hautpartie eines Oberschenkels. Derbe, gelegentlich transparente Papeln, Lichenifikation, flüchtige blaurote Knoten.

in den beiden unteren Zellagen der Epidermis abgelagert und zwischen Epithel und Cutis sind vereinzelte, mit Leukocyten und Fibrin ausgefüllte Lücken wahrnehmbar.

Die Papillen waren von Massen ausgefüllt, „die sich sowohl in ihrer Struktur wie in ihrem färberischen Verhalten vom übrigen Gewebe deutlich abhoben. Sie waren zusammengesetzt aus kleinen, scholligen Gewebsbildungen, die unregelmäßig aneinandergelagert waren, aber doch in ihrer Form die Struktur sich kreuzender Fasersysteme darzustellen schienen. Gegenüber den normalen Bindegewebsbündeln erschienen die einzelnen Fasern sehr dick wie aufgequollen und ähnelten in ihrer Konfiguration am meisten den dicken Bündeln des tieferen Coriums.“ Die Massen waren meist durch ein Netz von Bindegewebsfasern von der Epidermis getrennt. Die Massen selbst werden durch normale Bindegewebsbündel zerteilt.

Besonders bemerkenswert ist das tinktorielle Verhalten der beschriebenen Blöcke. Nach Behandlung mit Lugollösung färbten sie sich deutlich braun, änderten jedoch diese Färbung auf Zusatz von Schwefelsäure nicht. Durch Methylviolett wurde eine auffallende Metachromasie erzielt, hingegen bei der Bindegewebsfärbung nach HANSEN ein schwach hellgelber Farbenton erreicht.

Die mikrochemischen Reaktionen fielen in ihrer Mehrzahl zugunsten der Annahme aus, es handle sich um Amyloid, denn das Versagen der mit Schwefelsäure kombinierten Jodprobe ist nicht ausschlaggebend, da dieselbe (DAVIDSOHN) nur die Höchststufe der Amyloidentwicklung anzeigt, bei den jüngeren Stadien aber fehlt. Trotzdem hat JULIUSBERG in seiner ersten Publikation sich durch die fibrilläre Struktur der erkrankten Herde abhalten lassen, die Diagnose Amyloid zu stellen, und überwand diese Bedenken erst 23 Jahre später nach Kenntnisnahme der GUTMANNschen Arbeit. Bei der Betrachtung der Abbildungen, die der ersten Arbeit beigegeben sind, fällt mir eine große Ähnlichkeit mit den mir bekannten Amyloidablagerungen im Stratum papillare auf, allerdings sieht man in der farbigen Wiedergabe der Präparate die fibrilläre Struktur in den Ansammlungen nicht, dieselbe würde auch der morphologischen Beschaffenheit des Amyloids widersprechen.

Die elastischen Fasern fehlen in den kranken Papillen vollständig, während sie in den normalen reduziert, in den tieferen Schichten der Cutis in der üblichen Art vorhanden sind. Auch dort, wo die Anzahl der elastischen Fasern vermindert ist, entspricht ihre Struktur den physiologischen Verhältnissen.

In Rücksicht auf die Bedenken, die KREIBICH dagegen erhoben hat, daß die Diagnose Amyloid bloß auf Grund charakteristischer Farbenreaktionen gestellt wird, ist die Ausführung der verschiedenen Methoden, die UNNA für die Auffindung der Degeneration des Stützgewebes angab, durch JULIUSBERG von um so größeren Wert, als dieser Autor selbst auf diesem schwierigen Gebiete mit Erfolg tätig war. Die Ergebnisse dieser Untersuchungen waren einige Übereinstimmungen mit den Reaktionen, die Kollagen und Kollazin geben, doch will JULIUSBERG die Anwesenheit dieses Degenerationsproduktes nicht anerkennen, weil Übergänge zum normalen Grundgewebe ebenso wie strukturelle Veränderungen der Elastica gänzlich fehlen.

Um Gefäße und Drüsen liegen kleine Zellansammlungen, das Fettgewebe ist normal.

Da JULIUSBERG bei der klinischen Beurteilung seines Falles auch dazu neigte, die Knötchen an den Unterschenkeln mit Efflorescenzen eines Lichen ruber verrucosus zu identifizieren, zog er noch 3 Fälle dieser Erkrankung zur vergleichenden histologischen Untersuchung heran. In den mikroskopischen Präparaten bestätigt JULIUSBERG die Angaben früherer Autoren, fand jedoch, wie ich bemerken muß, in den 3 Vergleichsfällen ein wesentlich mächtigeres Infiltrat in der Cutis als in seinem Publikationsfall, auch fehlten jene Bindegewebsveränderungen, die unser Interesse erweckten, vollständig, so daß die mikroskopischen Befunde weniger für die Anlehnung an Lichen ruber verrucosus wie für die Sonderstellung dieser Knötchen zu beweisen scheinen. Diese Abgrenzung hat JULIUSBERG auch in seiner 2. Publikation durchgeführt.

FREUDENTHAL. 2. 48jährige Frau. Seit 20 Jahren anfallsweise in Schüben auftretendes Jucken am Körper. Über den Körper verstreute, mäßig zahlreiche, zum Teil gruppierte, hirsekorngroße, gelegentlich aufgekratzte derbe rote Knötchen. Stellenweise Lichenifikation. Bevorzugung von Stirne und Wangen, Streckseiten der Extremitäten, Analgegend. Leichte Drüsenschwellung. Während des Spitalsaufenthaltes subjektive und objektive Besserung.

Nach einem halben Jahr fällt an einzelnen Stellen eine eigentümliche Felderung auf, ein braungelbes Netzwerk umschließt kleinlinsengroße Inseln normaler Haut, die Streifen des Netzes werden von blaß- oder dunkelbraungelben, kleinen, flachen Knötchen gebildet.

Anazidität, Probe nach BENNHOLD ergibt keine Farbstoffretention.

Histologie: Geringe Acanthose, mäßiges perivasculäres Infiltrat in der oberen und mittleren Cutis, elastische Fasern fehlen im Papillarkörper, Amyloid in den Papillenspitzen, an anderer Stelle (Glutaeus) Amyloid auch in der oberen Cutis um Haarfollikeln und an Haarmuskeln, Parakeratose.

In normaler Schläfenhaut Amyloid negativ.

Der Fall erinnert an Prurigo, jedenfalls schwinden Efflorescenzen ebenso *rasch, wie sie aufschießen.*

*Fälle von Lichen amyloidosus, die sich an kein bekanntes Krankheitsbild anlehnen.*

Die folgenden Beobachtungen von Freudenthal und Gutmann bringen eine neue sehr auffällige Variation unseres Krankheitsbildes, das als ein Gegenstück zu den Tumorbildungen (Abb. 18) angesehen werden kann. Während die Grundelemente dort konfluierten und zu erhabenen Bildungen anwuchsen, herrschen hier Flecke vor, Veränderungen, die es noch nicht bis zu einer wesentlichen Erhebung über das Hautniveau gebracht haben.

Freudenthal. III. 75jähriger Mann. Basalzellenepitheliom, Keratoma senile und Verruca senilis im Bereiche des Gesichtes und Halses (meist reichlich Amyloid).

Von besonderem Interesse sind Veränderungen an beiden Fußrücken. Man sieht daselbst ein unregelmäßiges Netz von roter bis bläulichroter Farbe, welches kleine Inseln blasser, leicht atrophischer Haut einschließt (Abb. 22). In den roten Streifen finden sich flache, leicht glänzende, schwer sichtbare Knötchen, an manchen ist eine zentrale Delle angedeutet.

Das histologische Präparat vom rechten Fußrücken, an welchem die Veränderungen deutlicher als links ausgeprägt sind, zeigt im wesentlichen neben einer mäßigen Hyperkeratose eine wahrscheinlich verdünnte Epidermis mit streckenweise verstrichenen Papillen. Unmittelbar an die Epidermis anschließend ein dichtes, nach unten scharf abgesetztes Lymphocyteninfiltrat, sowohl im Infiltrat wie unterhalb desselben, Amyloid in besonders großer Menge, so daß auch die Epidermis vorgewölbt wird.

Die elastischen Fasern fehlen nicht nur im Bereiche des Amyloides und Infiltrates, sondern in einem schmalen Bezirk unter der Epidermis auch außerhalb des Herdes. Die Amyloidinfiltration setzt an beiden Seiten des Herdes scharf ab.

Gutmann. Fall II. Pat. steht im 60. Lebensjahr und klagt seit $1^1/_2$ Jahren über einen Hautausschlag, der geringes Jucken verursacht und sich innerhalb einer Beobachtungszeit von 14 Monaten nicht mehr wesentlich verändert. Sitz der Erkrankung sind die Beugeseiten der Handgelenke, wobei auch die anschließenden Abschnitte der Unterarme ergriffen sind, sowie in noch stärkerer Ausdehnung die Füße, und zwar Zehen, Fußrücken, Fußknöchel, Achillessehne und angrenzender Unterschenkel. Der Ausschlag weist 2 Erscheinungsformen auf, die dicht nebeneinander anzutreffen sind, diffuse, blaß- oder braunrote, an den Füßen ins Livide spielende Verfärbungen, sowie stecknadelspitz- bis stecknadelkopfgroße, braunrote, kaum erhabene Flecke. Über den Verfärbungen ist die Haut gelegentlich stärker gefurcht, sonst unverändert, die kleinen Flecke zeigen Neigung zur Confluens, an den Füßen überragen sie auch das Niveau der Umgebung. Im Bereiche der veränderten Hautpartien schießen gelegentlich vereinzelte pralle Blasen auf.

Auffällig ist, daß die Epidermis fast vollkommen normal ist und jene so charakteristischen Eigenarten, die der Gutmannschen Form der örtlichen Hautamyloidose das Gepräge verleihen, fehlen. Die Papillen sind zum größten Teil verstrichen, daher ist auch die Anordnung der Amyloidschollen insoferne eine abweichende, als sie nicht auf die Papillenspitzen verteilt sind, sondern die oberen Cutislagen einnehmen. Zugleich aber besteht in den höheren Cutisschichten auch ein recht erhebliches lymphocytäres Infiltrat, das, da es nicht bis an die Epidermis heranreicht, von Amyloidmassen umschlossen wird.

Den als Amyloid bezeichneten Körper *findet* Gutmann *auch außerhalb der Flecken und Verfärbungen* in anscheinend normaler Haut. Die *Elastica* ist auch hier in den Amyloidlagern fast restlos zerstört. *Amyloid reagiert mit Jod nicht.* In den Amyloidmassen sind verschiedene Zellderivate, darunter auch Endothelien eingeschlossen.

In Rücksicht auf das Zurücktreten der Epidermisveränderungen und in Hinblick auf den Nachweis von Amyloid in klinisch normalen und auch histologisch im übrigen nicht veränderten Hautpartien hält Gutmann diese Dermatose mit Wahrscheinlichkeit für eine primäre Amyloidose.

Daß Amyloid nicht nur bei allgemeiner Amyloidose, sondern auch ohne Erkrankung anderer Organe in allem Anscheine nach normale Haut abgelagert werden kann, stellte Freudenthal bereits fest. Nach meiner Auffassung steht dieser Fall Gutmanns dem Fall III Freudenthals sehr nahe. Dies ergibt sich besonders klar bei Vergleich der Abbildungen.

Ein kurzer Bericht Freudenthals über einen eigenartigen Lichen amyloidosus läßt sich gleichfalls nicht in eine der getroffenen Einteilungen einzwängen.

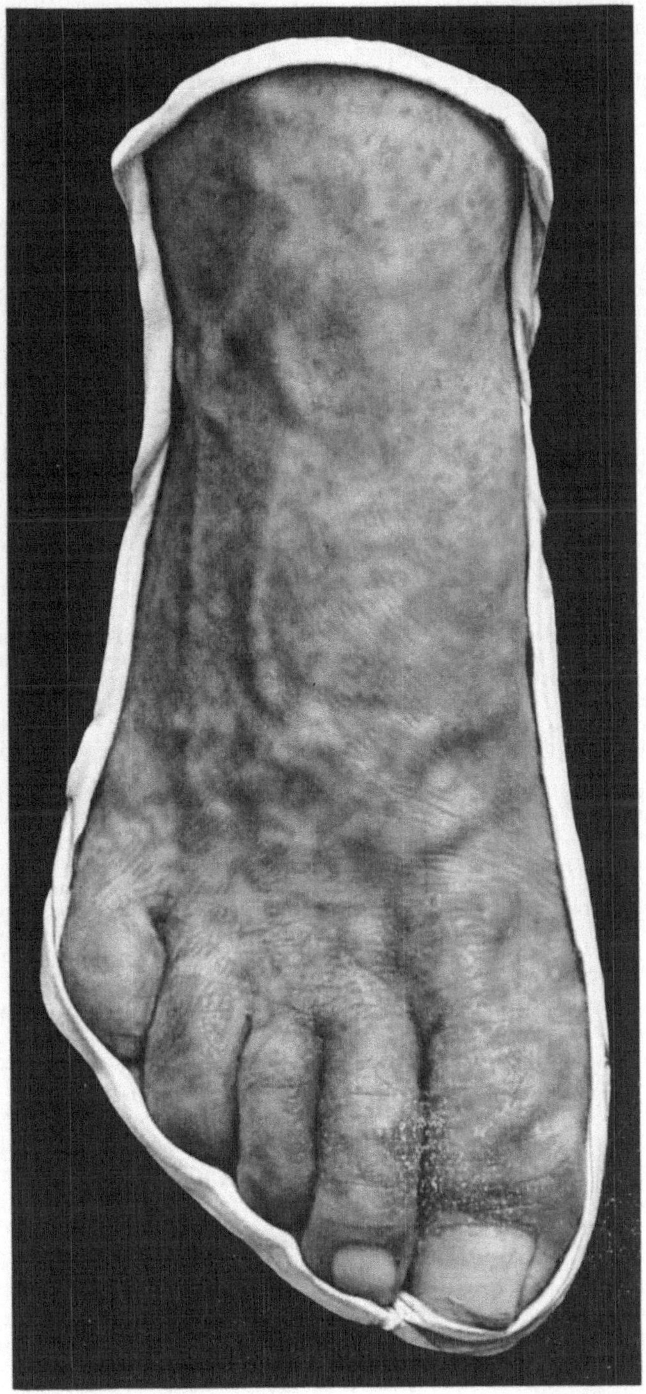

Abb. 22. FREUDENTHAL[s] Fall III. Rechter Fußrücken.

8. 34jährige Frau. Papulöse Efflorescenzen in der Analfurche. Diagnose schwankt zwischen Lichen ruber, Lichen Vidal, Tuberkulose und Lues. Amyloid in geringer Menge in den lang ausgezogenen Papillenköpfen.

Die Mitteilung von Lindwurm stellt die erste Beobachtung über Hautamyloidose dar. Ich füge dieselbe am Schluß hinzu, weil sie in vielfacher Beziehung von allem abweicht, das seit Gutmanns Publikation bekannt geworden ist.

Ein 54jähriger Mann litt zur Zeit der Beobachtung bereits seit 12 Jahren an der ganzen Körperoberfläche an einem Ausschlag, der sich aus schuppenden Flecken, aus persistierenden Quaddeln und Knötchen, die gleichfalls schuppten, und varicösen Bildungen zusammensetzte. Außerdem fanden sich auf der Körperhaut, besonders an den unteren Extremitäten, 50—60 kleinere und größere oberflächliche, nur langsam mit Hinterlassung von Narben abheilende Substanzverluste. Es bestand kein Jucken, wohl aber ein „allgemeiner Hautschmerz“, der von den Ulcerationen unabhängig war. Gelegentlich einer Hautexcision zeigte sich eine vom Autor besonders vermerkte schwer stillbare Blutung.

Die physikalische Untersuchung der inneren Organe deckte keine Veränderungen auf. Unter zunehmendem Kräfteverfall erfolgte der Tod, doch konnte die Sektion nicht gemacht werden.

Eine von Professor Buhl vorgenommene mikroskopische Untersuchung, die sich scheinbar auf ein Hautstück bezog, das aus der Umgebung einer Ulceration entnommen war, zeigte eine Hyperkeratose und im übrigen hauptsächlich Veränderungen in der Cutis. Die Papillen waren um das 3—6fache vergrößert und erfüllt von glänzenden, hie und da deutlich geschichteten Körpern, welche eng aneinander in Längsreihen oder scheinbar ohne Ordnung gelagert waren. „Ihre ganze optische und mikroskopische Beschaffenheit, namentlich ihr Verhalten zu Jod und Jodschwefelsäure ließen keinen Zweifel, daß sie unter die sog. amyloiden Körpern zu rechnen seien.“

Die Entstehung der amyloiden Schollen erklärt Buhl in der folgenden Weise: Es besteht innerhalb der Papillen nicht bloß ein übermäßiges Wachsen der Capillarschlingen, sondern auch eine sehr beträchtliche Vermehrung der in der Gefäßwand gelegenen Kerne. In den Anschauungen seiner Zeit befangen, nimmt Buhl nun eine Umwandlung dieser Kerne in Amyloid an. Diese Gefäßerkrankung ist außerdem die Ursache der erwähnten hämophilen Beschaffenheit der Haut und bildet zugleich die Voraussetzung für die Geschwürsbildungen.

Die Haare und Schweißdrüsen werden ausdrücklich als unversehrt bezeichnet, während über das Verhalten des kollagenen und elastischen Stützgewebes keine Mitteilung erfolgt.

Bei seinen differentialdiagnostischen Erwägungen berührt der Kliniker Lindwurm die vielfachen Ähnlichkeiten, die zwischen der von ihm beschriebenen Dermatose und chronischen Hautkrankheiten, wie Pityriasis rubra, Psoriasis, Lichen ruber, Eczema squamosum und Ichthyosis bestehen, kommt jedoch zu dem Schlusse, daß hier eine Erkrankung der Haut sui generis vorliegt, deren Wesen in einer Hypertrophie der Epidermis und Cutis mit amyloider Degeneration der letzteren gelegen sei.

Da eine Autopsie nicht vorliegt, muß die Frage, ob eine lokale oder allgemeine Amyloidose bestand, unentschieden bleiben, denn das Fehlen von physikalisch nachweisbaren Symptomen ist ebensowenig mit Sicherheit gegen, wie etwa der fortschreitende Marasmus für die Annahme einer Amyloidose innerer Organe zu verwerten. Immerhin scheint mir die Vielgestaltigkeit der von Lindwurm gezeichneten Dermatose im Gegensatz zu stehen zu der relativen Eintönigkeit des Bildes, welches die metabolische Amyloidablagerung in der Haut erzeugte. Die Vergrößerung der Papillen sowie die ausschließliche Bevorzugung dieser Cutisschichte für die Amyloidablagerung bedingt einen Zustand, den wir gerade beim Lichen amyloidosus kennen. Andererseits bleibt es auffällig, daß die charakteristische Trias: Glanz, Transparenz und Derbheit der Efflorescenzen nirgends hervorgehoben wird. In Rücksicht darauf, daß die histologische Bearbeitung der Haut entsprechend dem damaligen Stand der mikroskopischen Technik nur wenige Befunde verzeichnet, muß eine Erörterung, ob Amyloid in normale oder bereits veränderte Haut abgelagert wurde, unterbleiben, wenn auch die erwähnten Abweichungen im klinischen Bilde für die letztere Annahme zu sprechen scheint.

## Zusammenfassung.

Anfangs, nach den Publikationen von GUTMANN, KÖNIGSTEIN, JULIUSBERG, schien die lokale Hautamyloidose Typus GUTMANN ein ziemlich eintöniges Bild zu bieten. Bald zeigte sich jedoch eine recht weitgehende Mannigfaltigkeit im klinischen Aussehen dieser Dermatose. In einer Reihe von Fällen kehrt der Vergleich mit 3 bestimmten Dermatosen, nämlich Lichen Vidal, Lichen ruber und Prurigo ständig wieder, ohne daß jedoch von einem Autor vollständige Übereinstimmung festgestellt worden wäre. Dort, wo ein Autor alle 3 Dermatosen bei seinen differentialdiagnostischen Erwägungen heranzieht, ist die Ähnlichkeit keine sehr weitgehende, jedoch in meinem Falle von Prurigo deckten sich die Erscheinungen in vollem Ausmaße. Eine derartige Beobachtung legt den Gedanken nahe, den Lichen amyloidosus als Dermatose von bekannter Art aufzufassen, deren Efflorescenzen amyloid infiltriert wurden. Ein Analogen für diese Auslegung bringen die amyloiden Ablagerungen in Epitheliome oder senile Keratome (FREUDENTHAL).

Von dieser Auffassung bin ich bei dem Versuch, durch einen Überblick über die Gesamtheit der vorliegenden Beobachtungen eine einheitliche Vorstellung zu gewinnen, abgekommen. Selbst wenn wir von den Fällen mit tumorartigen Bildungen oder netzartig verknüpften Flecken, die alle Anzeichen selbständiger Krankheiten an sich tragen, absehen, so finden sich bei allen anderen Fällen von Lichen amyloidosus Symptome, die allen gemeinsam anhaften, den zum Vergleiche herangezogenen Dermatosen aber fehlen. Daher gehört in erster Reihe die unverrückbare Art der krankhaften Erscheinungen, sowie die Eigenart der Elementarefflorescenz, die das Wesen der Erkrankung eindeutig bestimmen.

Die *Elementarefflorescenz* ist ein derbes, halbkugeliges oder flaches Knötchen, dessen Oberfläche rauh oder mattglänzend ist. In ihrer Färbung unterscheiden sie sich nur wenig von der meist stark pigmentierten Haut der Umgebung. Wenn die Hyperkeratose keine zu mächtige ist, die Papeln noch jünger sind, zeichnen sie sich durch Transparenz aus, die dort am deutlichsten wird, wo der Beobachter zwischen Papel und Blase schwankt. Ähnliche Bildungen sieht man auch beim Morbus Fox-Fordyce, doch ist dort die rauhe Oberfläche nirgends zu finden. Diese Papeln stehen in der Mehrzahl der Fälle isoliert ohne Neigung zur Confluens und bevorzugen bei der Zusammensetzung des Ausschlages die Extremitäten, namentlich die Unterschenkel. Diese Efflorescenzen erfahren nur dann eine Veränderung, wenn die hyperkeratotische Kappe mechanisch entfernt wird.

Der ständige Begleiter dieser Dermatose ist ein meist sehr intensiver Juckreiz, der dem Ausschlag um 2 Jahrzehnte vorauseilen kann (JULIUSBERG).

Der Juckreiz kann so intensiv sein, daß die Abwehr bis zur Bildung typischer Narben über den Tibien durchgeführt wird. Die Annahme, daß dieser Pruritus, schon bevor sichtbare Efflorescenzen in Erscheinung treten, durch die Ablagerung von Amyloid hervorgerufen wird, ist hypothetischen Charakters und wird nicht durch einen histologischen Nachweis gesichert. Aber auch ein Vergleich mit Vorgängen bei der allgemeinen Amyloidose oder den Exanthemen der Gruppe 1 spricht dagegen, da dort Amyloid in verschiedensten Mengen, ohne subjektive Beschwerden auszulösen, in der Haut lagert.

Mit mehr Aussicht auf Berechtigung möchte ich mich den Überlegungen FREUDENTHALs anschließen, der eine Störung des Eiweißstoffwechsels als Grundlage annimmt, auf der sich dann eine eigene Form der Prurigo diathésique entwickelt.

Ich teile meine Überzeugung von der Selbständigkeit dieser Dermatose mit den Autoren, die sich eingehend mit diesem Gebiete beschäftigten (GUTMANN,

Freudenthal, Maschkilleison, Truffi), konnte jedoch erst nach anfänglichem Zögern dieser Ansicht beipflichten.

Ich möchte mich mit größerer Zuversicht auf die klinische Erkenntnis stützen als auf Ergebnisse mikroskopischer Untersuchungen.

Freudenthal gelang es unter 5 Lichen amyloidosus-Patienten 4mal in Normalhaut, meist in Schläfenhaut Amyloid zu ermitteln — das bedeutet gewiß einen auffallend hohen Prozentsatz. Auch Gutmann und Maschkilleison kamen, wenn auch nicht in der gleichen Anzahl von Kranken zu einem übereinstimmenden Ergebnis. Aus diesem Nachweis ziehen sie den Schluß, daß Amyloid, in Normalhaut ausgefällt, diejenigen Veränderungen erzeugt, die zum klassischen Bild des Lichen amyloidosus zählen. Meine Zweifel, die ein Überblick über die anderen Arten der Hautamyloidose wachruft, habe ich schon teilweise erwähnt und will noch hinzufügen, daß ich kein Analogen dafür anführen kann, demnach Acanthose und Hyperkeratose der Amyloideinlagerung folgt.

Übrigens schwächt Freudenthal die Tragweite seiner Beobachtungen selbst ab, indem er beifügt, daß die Amyloideinlagerung meist von einer nicht unerheblichen Lymphocyteninfiltration und Schädigung der Elastica begleitet war und außerdem daran erinnert, daß die Patienten einem höheren Alter angehörten, das eine Neigung für Amyloidablagerung besitzt.

Ich konnte Amyloid bei lokaler Amyloidose in Normalhaut nicht sehen.

Die Befunde bei allgemeiner Amyloidose können nicht herangezogen werden, weil zwar schon Schilder an Leichenhaut Amyloid fand, die Anwesenheit dieses Körpers jedoch lange reaktionslos vertragen wird.

Aber selbst dann, wenn wir der Amyloidinfiltration die Fähigkeit, die angeführten Epithelveränderungen hervorzurufen, absprechen, müssen wir uns nicht zu dem Zugeständnis einer sekundären Einlagerung in vorbereitete Haut entschließen. Denn es besteht die Möglichkeit, beiderlei Veränderungen als gleichberechtigte Vorgänge einer gemeinsamen, allerdings unbekannten Ursache zu unterstellen.

Der histologische Bau der Knötchen ist in weitestem Ausmaße von den verschiedenen klinischen Formen des Lichen amyloidosus unabhängig. Die Amyloidablagerung erfolgt in die Papillenköpfe und in die tiefere Schichte der Cutis nur in so geringen Mengen, daß man dieselben als amyloidfrei bezeichnen kann, daran ändern auch einzelne Schollen an Schweißdrüsen, Haarpapillen und im Muskel des Haares nichts.

Diese Beschränkung auf die oberste Cutislage ist sehr charakteristisch und steht in scharfem Gegensatz zu der Ausbreitungstendenz bei den anderen Ablagerungsformen. Auch bei der Ausbreitung alter Herde wird die untere Grenzlinie gegen die Cutis beachtet und der Zuwachs schafft sich seitlich Raum.

Während die kleinen Gefäße bei der allgemeinen Amyloidose und bei Gruppe 1 der lokalen Amyloidose Hauptsitz der Infiltration sind, konnte ich selbst in den Gefäßen bei Lichen amyloidosus keinen Amyloidbefund erheben, nur Gutmann und Freudenthal erwähnen gelegentlich Amyloid in der Nähe der kleinen Gefäße und Maschkilleison hat Amyloid in einer Gefäßwand gefärbt.

Einen weiteren Unterschied erblicke ich in dem Verhalten der Elastica, deren Widerstandsfähigkeit bei den früheren Gruppen besonders auffällig ist und die in den Licheneffloreszenzen restlos zugrunde geht.

Das Amyloid bei den Gegengruppen (allgemeine Amyloidose, Ausschläge der Gruppe 1) spricht besonders prompt auf Kongorot an, während dieser Farbstoff in den Lichenknötchen das Amyloid nur in der von Freudenthal ausgearbeiteten Modifikation mit Sicherheit elektiv färbt.

Schließlich kennen wir bei den zum Vergleich herangezogenen Amyloidformen in der Haut keine Epithelveränderung, die der Acanthose und Hyperkeratose entsprechen würde. Diese Gegensätze, die verschiedene Ursachen haben können, scheinen mir derzeit nicht zwanglos überbrückbar zu sein und verlangen nach meiner Meinung noch ein weiteres Studium.

Bezüglich der eingelagerten Massen muß noch darauf verwiesen werden, daß FREUDENTHAL anfangs (1928) von einem amyloidartigen Körper sprach, aber später nach Fortsetzung seiner Untersuchungen namentlich in dem Umstande, daß seine Kongorotlösung noch in sehr starker Verdünnung die Schollen färbt, sowie in der Auffindung von Krystallbildungen sichere Beweise für die Gleichartigkeit der Einlagerungen erblickt.

*Zusammenfassend gebe ich der Meinung Ausdruck, der Lichen amyloidosus ist eine selbständige Dermatose, die in verschiedenen Abarten in Erscheinung tritt. Das verbindende Element wird durch ein Knötchen hergestellt, daß als Ausdruck der Gewebsreaktion gelten lann.*

Die mikroskopisch erhobenen Veränderungen des Epithels, die Entzündung, Zerstörung der Elastica und die eingelagerten Massen mit ihrer besonderen Lagerung stehen in keinem nachweisbaren Abhängigkeitsverhältnis zueinander, sondern sind auf eine gemeinsame Ursache zurückzuführen.

So interessant auch ein näheres Eingehen auf die besondere Art der Ablagerungen von allgemein-pathologischen Gesichtspunkten aus wäre, so ist bei dem derzeitigen Stand unserer Kenntnisse eine Abgrenzung des Lichen amyloidosus auf Grund der Schollenbeschaffenheit unzweckmäßig und vielleicht auch nicht ausreichend begründet.

## Seniles Amyloid (FREUDENTHAL), sekundäre Einlagerung von Amyloid in bereits erkrankte Haut.

Um einen Überblick darüber zu bekommen, bei welchen Affektionen der Haut Amyloid vorkommt, hat FREUDENTHAL ebenso wie wohl alle anderen Autoren, die sich mit Amyloid in der Haut befaßten, alle Probeexcisionen auf das Vorhandensein von Amyloid untersucht. Es waren bei FREUDENTHAL 3000 Biopsien bei ungefähr 2500 Kranken. Als besonders ergiebige Fundstelle bezeichnet FREUDENTHAL das Keratoma senile, da es ihm gelang, unter 50 excidierten Stücken 16mal Amyloid nachzuweisen; hingegen zeigte sich unter 20 Präparaten von Verruca senilis nur 4mal Amyloid. Alle positiven Ergebnisse wurden im Gesicht erhoben, während bei 15 Warzen der Rumpfhaut Amyloid vergebens gesucht wurde.

Unter den senilen Keratomen war eines teilweise zu einem Epitheliom umgebildet. Es wies sowohl in der ursprünglichen Bildung wie in den entarteten Teilen Amyloid auf und gab so den Anlaß, den Beziehungen des Amyloides zu den Epitheliomen besondere Aufmerksamkeit zu schenken. FREUDENTHAL erzielte bei dieser Arbeit insoferne einen Erfolg, als unter ungefähr 500 Epitheliomen 42 Amyloid enthielten, darunter recht selten der Spinalzellentypus, häufiger das Basalzellenepitheliom und relativ sehr oft die metatypischen Formen.

Die relative Vorliebe des Amyloides für eigentliche Epitheliome äußert sich zum Teil darin, daß in diesen Bildungen Amyloid auch dann angetroffen werden kann, wenn dieselben an unbedeckten Körperstellen sitzen, während bei anderen Affektionen der Amyloidbefund nach FREUDENTHAL an die Lokalisation an unbedeckte Hautpartien gebunden ist. Unter 50 Epitheliomen mit dem Sitz an bedeckten Körperstellen fand FREUDENTHAL 3mal Amyloid, außerdem in einem Spinalzellenepitheliom bei Lichen amyloidosus, der die Extremitäten ergriffen hatte. Die Neubildung saß in symmetrischer Anordnung an beiden Unterschenkeln, doch war nur die Krebsbildung der linken Seite amyloidinfiltriert.

An den Bericht über Epitheliomen können Befunde, die bei *Cylindromen* erhoben wurden, angeschlossen werden, da FREUDENTHAL mit diesem Namen Bildungen seines Krankenmaterials bezeichnet, die entweder den gleichen Aufbau wie Basalzellenepitheliome oder den von Trichoepitheliomen zeigten, also ihre Abstammung jedenfalls vom Epithel herleiteten.

Ich schicke voraus, daß die Natur jener Tumoren, die BILLROTH unter dem Namen Cylindrome zusammengefaßt hat, seit dieser Einordnung in eine eigene Gruppe der Geschwülste viel umstritten wird. SPIEGLER, BRAUN, HASLUND, ANGLIESIO u. a. zählten sie zu den Endotheliomen, WATANABE, REYSEK, DALOUS u. a. zu den Epitheliomen, während MALAN diese Gegensätze durch die Aufstellung einer endothelial-epithelialen Genese versöhnen wollte. Antere Autoren anerkennen die Cylindrome nicht als eine eigene charakteristische Tumorform, sondern nehmen eine Umwandlung verschiedenartiger Geschwülste unabhängig von ihrer Genese zu Cylindromen an. JADASSOHN führt Gründe für die Einteilung der Cylindrome zu den naevogenen Bildungen im weiteren Sinne an, wofür die später von WIEDMANN erwiesene Heredität dieser Bildungen als Stütze gelten kann.

Das Charakteristische im Aufbau der Cylindrome sind eigentümliche Hohlräume und dieselben ausfüllende Gebilde, deren Zustandekommen in erster Linie auf Rechnung des epithelialen Geschwulstparenchyms, in zweiter des Stromabindegewebes zu setzen ist. HERZOG nennt diese hyalinen Streifen und Kugeln in Rücksicht auf ihr Verhalten zum Hämatoxylin die blaue Substanz. MARCHAND hält dieselben gleichfalls für ein Produkt des Geschwulstepithels und findet in ihnen noch Reste kernhaltigen Bindegewebes. BARBEZAT trennt die rundlichen oder ovalen Gebilde, die von Geschwulstzellen eingeschlossen werden, von dem Hyalin des Stromas und während er die Kugeln als Produkt der Epithelzellen dem epithelialen Hyalin nahestellt, sind an dem Zustandekommen des Hyalins im Stroma nach seiner Auffassung Blutzellen und Bindegewebsfasern beteiligt. GROHE und RIBBERT sind auf Grund einer Schleimreaktion mit Essigsäure der Meinung, daß die Massen Schleim darstellen, MARCHAND, daß sie schleimähnlich sind. Anderen Autoren wie BARBEZAT, ROBIN, KIRSCHNER mißlangen diesbezügliche Reaktionen. In gleicher Weise gehen die Meinungen über die Metachromasie dieser Substanz auseinander, da FERREIRA und ASKANAZY eine Rotfärbung erzielten, die ihnen immer gelang und von ihnen daher für charakteristisch angesehen wird, während BARBEZAT, KIRSCHNER, KAUFMANN, HERZOG nur Mißerfolge zu verzeichnen hatten.

Die Geschwülste, die FREUDENTHAL zur Verfügung hatte, saßen im Gesicht, wuchsen langsam, hatten die Größe von Erbsen, wölbten sich halbkugelig vor, fühlten sich im allgemeinen etwas weicher als Basalzellenepitheliome an, deren perlmutterartigen Glanz sie vermissen ließen. Sie waren matt blaßrot gefärbt und von geringgradiger Transparenz.

Der histologische Aufbau unterschied sich von den charakteristischen Cylindromen durch das Fehlen von hyalinen Kugeln. Immerhin war das Bindegewebe kernarm, zusammengesintert und an vereinzelten Stellen von schmalen, hyalinen Streifen durchzogen, die die Vertretung breiter hyaliner Balken übernahmen, die sonst die Epithelnester umrahmen.

Unter 10 Cylindromen fehlte Amyloid nur 2mal. Die Menge des Amyloides wechselte in den einzelnen Fällen in weiten Grenzen, war meist nur gering. Dort, wo die Ansammlung jedoch ein größeres Ausmaß erreichte, wurden die Geschwulstmassen mantelförmig eingehüllt, ohne daß jedoch der Amyloidring unmittelbar an das Epithel angrenzte, da sich noch ein Streifen veränderten Bindegewebes dazwischen schob.

WOLPERT hat in Vertretung der Schule LUBARSCH die vorliegenden Beobachtungen über Amyloidablagerungen in echten Blastomen einer strengen sachlichen Kritik unterzogen und zunächst die Osteofibrome und Chondrome ausgeschieden, da Knorpel- und Knochenbildung bei chronischen Entzündungen im allgemeinen nicht selten, bei Amyloidablagerung in den oberen Luftwegen häufig vorkommt und deshalb der Nachweis für die Blastomnatur dieser Bildungen keineswegs einwandfrei erbracht werden kann. Mit gleich großen Schwierigkeiten hat auch die Entscheidung zwischen Lymphosarkomen und Endotheliomen einerseits und entzündlichen Neubildungen andererseits zu kämpfen.

Bei der Beurteilung von diesem Gesichtspunkte aus halten nur vereinzelte Fälle (LOHRISCH, MANASSE, STRATZ, STOFFEL, JAQUET, LUBARSCH) der Kritik stand, und zwar verteilt sich die Amyloidinfiltration auf vereinzelte Lymphosarkome, Struma maligna und Fibrome in verschiedener Umwandlung.

Diese Auffassung von dem seltenen Zusammentreffen von Amyloid und Tumoren wird auch von anderen Autoren geteilt (HANSEMANN, FERREIRA, LUBARSCH). Um so bemerkenswerter ist es, daß LUBARSCH Amyloid in Cylindromen der Speicheldrüse und der serösen Häute, wie er WOLPERT mitteilen läßt, für einen regelmäßigen Befund hält, der bald nur an den kleinen Arterien, bald auch an den hyalinen Kolben und Kugeln erweisbar ist.

Die Methoden, die zum Amyloidnachweis verwendet wurden, werden von WOLPERT bei Erwähnung dieser Befunde nicht angegeben.

ASKANAZY kam insoferne zu gleichen Ergebnissen, als auch er, wie schon mitgeteilt, in Cylindromen so regelmäßig eine Rotfärbung der hyalinen Massen mit Methylviolett erzielte, daß auch er den Ausfall dieser Farbreaktion für ein ständiges Kennzeichen der Cylindrome ansah. Doch da die charakteristische Jodfärbung versagte, konnte er sich nicht entschließen, die hyalinen Massen als Amyloid anzusprechen.

Durch den Amyloidnachweis in einer Lentigo maligna, einer Verruca vulgaris, einem Naevus sebaceus und einer Cyste erhöht sich die Anzahl der positiven Befunde FREUDENTHALs auf 68.

Alle Affektionen, in denen Amyloid enthalten ist, werden, soweit sie auch nach klinischem Aussehen und Gewebsaufbau auseinander gehen, durch eine Anzahl gemeinsamer Merkmale zusammengeschlossen. Mit wenigen Ausnahmen sitzen die amyloidhaltigen Affektionen FREUDENTHALs an unbedeckten Körperteilen, vorzugsweise im Gesicht und betreffen hohe und höchste Jahrgänge. Die Beziehungen zum höheren Alter sind noch weitgehendere, da nicht nur die befallenen Kranken bereits ein höheres Alter erreicht haben, sondern auch die Hautaffektionen, die Amyloid in sich aufgenommen haben, erfahrungsgemäß höhere Altersstufen befallen. Schließlich ist eine circumscripte Epithelwucherung eine Eigenart, die alle in diesem Abschnitt angeführten Bildungen gemeinsam auszeichnet. Bei der Namengebung war das Verhältnis zum Alter maßgebend und FREUDENTHAL wählte für diese Gruppe von Hautveränderungen die Überschrift „seniles Amyloid“, blieb sich jedoch bewußt, daß das Alter der Haut bloß eine Voraussetzung schafft, die unter noch unbekannten Umständen für die Amyloideinwanderung günstig ist, denn Amyloid ist kein regelmäßiger Bestandteil seniler Haut. Davon konnten FREUDENTHAL und ich uns bei eigens darauf abzielenden Untersuchungen überzeugen.

Dieser Hinweis auf die Altersveränderungen der Haut leitet hinüber zu einer Besprechung des elastischen Gewebes und seinen Beziehungen zur Amyloidose.

Schon im allgemeinen wurde die Hypothese von M. B. SCHMIDT und GLOCKNER angeführt, die ein Zusammentreffen von Amyloid und elastischen Fasern bei vielen Fällen knotiger, auf eine bestimmte Stelle beschränkter Amyloidose konstruierten, das sich chemisch dahin auswirken soll, daß die der Elastica entstammende Chondroitinschwefelsäure bei der Amyloidausfällung die Aufgabe eines Fermentes übernimmt. Die für diese hypothetische Auffassung geforderten Bedingungen werden bei dem senilen Amyloid insofern erfüllt, als an den Prädilektionsstellen — Gesicht, Nacken, Handrücken — Elastica nicht nur sehr reichlich vorhanden ist, sondern schon frühzeitig degenerativem Abbau anheimfällt. Soweit also der Umbau elastischen Gewebes die Amyloidose fördern kann, ist bei den Fällen FREUDENTHALs der Amyloidentstehung ein fruchtbarer Boden geboten. FREUDENTHAL zieht als geeignete Analogie den Fall KENEDYs heran, bei dem im Bereiche einer idiopathischen

Atrophie lokale Amyloidose zur Entwicklung kam, weist aber selbst darauf hin, daß diese Beobachtung nicht allen Anforderungen bezüglich Farbenreaktion entspricht.

Die noch beschriebenen 8 Fälle seniler Amyloidose stehen abseits scheinbar ohne direkten Zusammenhang mit den bereits erwähnten. Immerhin ist das kranke Gewebe bei Lupus erythematodes — die bei den ersten 4 Patienten auf Grund der klinischen und histologischen Untersuchung mit großer Wahrscheinlichkeit gestellte Diagnose — durch eine Störung der Elastica gekennzeichnet. Die restlichen 4 Fälle zählen zu den entzündlichen Prozessen und den noch wenig geklärten Lymphocytomen. Das gemeinsame Merkmal dieser am Ende der Erörterung über senile Amyloidose angeschlossenen Gruppe ist wieder das Auftreten der Affektion im Gesicht. Die Hälfte der Patienten standen im höheren Alter.

Bei einem Überblick über alle Fälle von seniler Amyloidose wirken jene besonders eindrucksvoll, bei denen nicht bloß mehrere Efflorescenzen gleicher Art Amyloid aufweisen, sondern Affektionen mit gänzlich untereinander verschiedenem Gewebsaufbau. In gleichem Sinne könnten auch die Amyloidfunde in klinisch normaler Schläfenhaut bei Lichen amyloidosus, sowie ein Amyloidherd, der in der Nachbarschaft eines zur senilen Amyloidose gerechneten Affektion gelegen ist, gedeutet werden. Unwillkürlich drängt sich der Gedanke auf, daß diese Kranken eine dauernde oder vorübergehende Stoffwechseleinstellung, die sie zur Amyloidbildung zumindestens in der Haut veranlaßt, besitzen; zugleich wird auch das Problem aufgeworfen, ob dieser Amyloidinfiltration eine lokale oder allgemeine Störung zugrunde liegt. Andererseits erweist sich unter einer Reihe von gleichartig gebauten Efflorescenzen nur eine amyloidinfiltriert, so daß FREUDENTHAL keineswegs ein abschließendes Urteil abgeben will.

Form, Lagerung im Gewebe und Färbbarkeit der Substanz, die FREUDENTHAL als Amyloid anspricht, sind beim senilen Amyloid und Lichen amyloidosus ungefähr gleich, nur sind die Papillenköpfe in Gewebsstücken von seniler Amyloidose nicht so regelmäßig betroffen wie in den Knötchen der auf die Haut beschränkten Aussaat.

FREUDENTHAL hat im Laufe seiner ausgedehnten Untersuchungen die anfangs beobachtete Zurückhaltung bei der Beurteilung der abgelagerten Schollen fallen lassen und sich zur Bestätigung ihrer Amyloidnatur bekannt. Zur Beseitigung seiner Zweifel trug unter anderem auch die ihm geglückte Auffindung *krystallinischer Formen* bei, die in ihrem Verhalten sich mit den bisher beschriebenen Amyloidkrystallen decken (MAXIMOW, KUCZYNSKI, DOMAGK, TSCHISTOWITSCH und AKIMOW-PERETZ, M. B. SCHMIDT, GLANS, MORGENSTERN).

FREUDENTHAL beobachtete diesen besonders beim Menschen sehr seltenen Befund bei einer Verruca senilis, wo er 2 Krystalle fand und bei einem Keratoma senile, in dessen Gewebe 6 Krystalle dargestellt werden konnten (Abb. 23). Die Krystalle lagen an der Grenze zwischen Epidermis und Cutis. „Der Form nach bestanden sie aus feinen radiären Strahlen, die von einem kompakteren, annähernd rundlichem oder ovalem Zentrum ausgingen; mitunter waren die Strahlen fächerförmig angeordnet (was KUCZYNSKI als das jüngste Stadium der Ablagerung ansieht), gelegentlich war das Zentrum verklumpt; einmal fand ich einen besonders großen Krystall (in der Verruca senilis), der etwas anders gebaut war: Großes kugeliges Zentrum von einer Membran umgeben, die mit zahlreichen Strahlen besetzt war; im zentralen Teil war undeutlich eine keilförmige Zeichnung zu erkennen. Bei Jodzusatz färbte sich das Gebilde braun, der Strahlenbesatz war jedoch alsdann kaum noch irgendwie zu erkennen (bei KUCZYNSKI blieb die Krystallstruktur bei Jodzusatz erhalten), beim Abblassen der Jodreaktion traten die Strahlen wieder in Erscheinung. Bei der Methylviolettfärbung ausgesprochene Metachromasie, mit Kongorot deutliche elektive Rotfärbung der Krystalle. Trotz darauf gerichteter Aufmerksamkeit habe ich (FREUDENTHAL) bei keinem anderen meiner zahlreichen Fälle einen Krystall gesehen; daß bei diesen beiden die Krystalle in Mehrzahl aufgetreten sind, ist bemerkenswert“ (FREUDENTHAL).

Diese Entdeckung FREUDENTHALS ist von hohem Wert, doch ist sie, wie ich glaube, noch nicht geeignet, die letzten Zweifel desjenigen, der die Ablagerungen in den Papillenköpfen dem Amyloid nicht bedenkenlos gleichstellt, restlos zu zerstreuen, da die bisher über krystallinische Bildungen gesammelten Kenntnisse noch nicht sehr umfangreich sind und auch andere Eiweißkörper auskrystallisieren können.

Doch stehen die Auffassungen über die Art der fraglichen Substanz einander in dem Augenblick nicht mehr schroff gegenüber, in dem die Ableitung derselben von einem Stützgewebe der Haut abgelehnt wird und der Vorgang nicht als Degenerationsprozeß sondern als Infiltration durch Gerinnung eines herbeigeschafften Eiweißkörpers gedeutet wird. Unter dieser Voraussetzung beschränkt sich die Meinungsverschiedenheit auf die Annahme, daß das Eiweißabbauprodukt, das die Muttersubstanz des Gerinnungskörpers darstellt, eine unbestimmbare Abweichung aufweist. Diese Eigenart könnte die Besonderheit in der Lokalisation und das atypische Verhalten gegenüber den Gefäßen und den Farbreaktionen erklären.

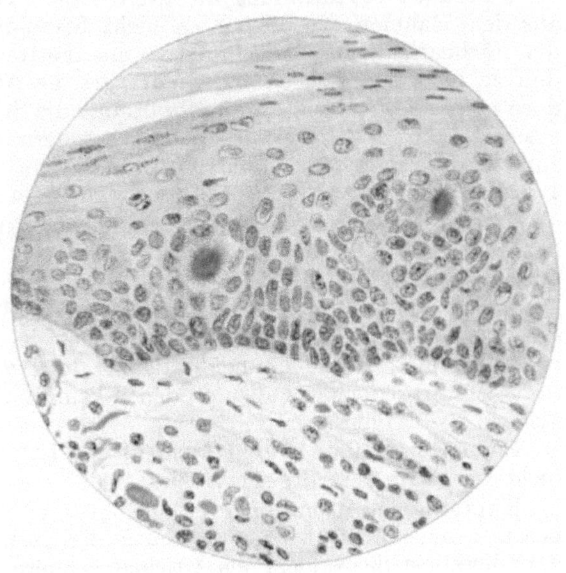

Abb. 23.
Keratoma senile. 2 Amyloidkrystalle, wahrscheinlich intraepidermidal. Einzelne Amyloidklümpchen im Papillarkörper. Modifizierte Kongorotfärbung. (Nach W. FREUDENTHAL.)

Bevor man einer derartigen Einstellung zum Amyloidproblem zustimmt, müssen noch *die Beziehungen der Schollen den kollagenen und elastischen Fasern* gegenüber erörtert werden. Dazu bietet die Arbeit KREIBICHS die erwünschte Gelegenheit. Denn es kann nicht in Abrede gestellt werden, daß das Auftreten von Amyloid bei älteren Personen und an frei getragenen Körperpartien, an denen die Elastica schon relativ früh degenerativen Veränderungen anheimfällt, ebenso wie der Umstand, daß bei der lokalen Amyloidose im Bereiche der Amyloidherde die Elastica fast stets vollständig zugrunde geht, den Gedanken nahelegt, daß der Zusammenhang zwischen Amyloid und Elastica auf direktem Wege, und nicht bloß durch Vermittlung der hypothetischen Chondroitinschwefelsäure zustande kommt. Bei Zutreffen dieser Voraussetzungen würde der Vorgang, den wir als lokale Amyloidose der Haut bezeichnen, in die Reihe der Degenerationsprozesse der Stützsubstanzen zu stellen sein.

KREIBICH fand in einer großen, dunkel pigmentierten Warze eines 72jährigen Mannes vereinzelt in Papillen, besonders aber im Stratum subpapillare schollige Gebilde, die zum Teil ganz, zum Teil bloß im Zentrum sudanophil waren. Sofern sie im Zentrum Fettfärbung aufwiesen, bestand der periphere Anteil aus einer durchscheinenden hyalinen Masse. Nach KREIBICH entsteht die hyaline Substanz primär und verfällt sekundär vom Zentrum gegen die Peripherie einer lipoiden Degeneration. Der Autor nimmt an, daß bei der Bestimmung der homogenen Substanz zwischen Amyloid und Hyalin zu entscheiden sei, und führt die folgenden mikrochemischen und physikalischen Reaktionen, die zugunsten des Amyloides sprechen, an. An einzelnen Stellen war Jod und Jodschwefelsäure positiv, auch ließ sich an manchen Schollen Metachromasie mit Methylviolett, Rotgrün und polychromen Methylenblau, sowie Gelbfärbung mit VAN GIESON erzielen. Als differentialdiagnostisches Merkmal gegenüber Hyalin wurde noch das schwarze Aussehen der Substanz bei der seitlichen Beleuchtung im Dunkelfeld angeführt. Elastische Fasern sind in den Papillen nur ganz spärlich erhalten und umgeben als feines Netz die tiefer gelegenen Schollen. Die Gefäße sind nicht amyloid erkrankt, auch berichtet KREIBICH nicht über eine amyloide Infiltration der Anhangsgebilde der Haut oder des Fettgewebes.

Diesem Fall fügt KREIBICH noch einen zweiten hinzu, bei dem gleichfalls die Sudanfärbung für die Auffindung von Amyloid in der Nackenhaut einer 65jährigen Frau als Wegweiser diente. In der Pars subpapillaris fanden sich einzelne Amyloidnester.

Auf Grund der neueren Ergebnisse von FREUDENTHAL würde ich keinen Anstand nehmen, die beiden KREIBICHschen Beobachtungen zum senilen Amyloid zu zählen. Die Darlegungen KREIBICHs über lokal abgelagertes Amyloid erscheinen zunächst dadurch kompliziert, daß er den Begriff der lipoiden Degeneration von Amyloidschollen in die Literatur einführt. Doch können diese Befunde in Anlehnung an ältere Ergebnisse eine Deutung erfahren, die aus dem Rahmen des Bekannten nicht heraustritt. Schon HERXHEIMER war die Färbbarkeit amyloider Massen mit Fettfarbstoffen aufgefallen und von ihm zu einer spezifischen Darstellungsart des Amyloides ausgearbeitet worden, doch hat LUBARSCH später festgestellt, daß die Sudanophilie nicht zu den Grundeigenschaften des Amyloides gehört, sondern auf eine spätere Beimischung zurückzuführen ist, während WETTERER den Standpunkt vertritt, daß bei Präzipitation des Amyloides Fettstoffe aus dem Blutserum mitgerissen werden.

Von mir selbst durchgeführte Fettfärbungen bei Fällen von Lichen amyloidosus ergaben im Gefrierschnitt nur vereinzelte sudanophile Körner im Bereiche des Amyloids.

Die von KREIBICH betonte Tatsache, daß die Schollen nur gelegentlich die spezifischen Reaktionen geben, kann nicht gegen die Diagnose Amyloid verwertet werden, da die Launenhaftigkeit des Amyloides allgemein bekannt ist. Sie erschwert jedoch in Fällen, in denen keine anderen Hilfsmittel zur Verfügung stehen, die Diagnose.

Eine Abweichung besteht auch in der Lokalisation, insoferne die Papillen nicht der Hauptsitz des Amyloides sind.

KREIBICH selbst hat im Verlaufe späterer Studien über Bindegewebsdegeneration seine Ansicht über die Natur der eben beschriebenen Zellen geändert und dieselben nicht mehr als Amyloid sondern als Kolloid angesprochen. In Rücksicht auf die Wichtigkeit, die diesbezügliche Befunde für die Entscheidung der Frage „Degeneration oder Infiltration“ haben, seien in Kürze die Angaben KREIBICHs sowie einige Angaben aus der Literatur hier angeführt.

KREIBICH untersuchte in dieser Arbeit Carcinome sowie Ovarien älterer Individuen, Fälle von Pseudoxanthoma elasticum, Atrophie nach Erythema perstans und schließlich kleine Hautknötchen, die durch intracutane Injektion einer gefäßverengernden Substanz erzeugt worden waren.

In Präparaten, die mit saurem Orcein gefärbt wurden, finden sich Tropfen und Schollen, die ebenso wie die Fasern, wenn auch etwas weniger intensiv, dunkelbraun gefärbt sind und deren Zusammenhang mit der Elastica sich einwandfrei aus Bildern ergibt, die den Übergang eines dieser Gebilde in das andere erkennen lassen. Diese Schollen sind für auffallendes Licht durchgängig, während sie bei seitlicher Beleuchtung dunkel erscheinen und nehmen alle Färbungen des Kolloides an. An anderen Präparaten wieder zeigen zahlreiche Schollen in ihrer Mitte eine Elastinfaser, die allmählich dünner wird, so daß eine Aufzehrung des Elastins durch den Kolloidblock angenommen werden kann. Mit neutralem Orcein färbt sich sowohl der Elastinkern wie die Kolloidumhüllung.

KREIBICH hält sich für berechtigt, die angeführte Entstehungsart für das gesamte Kolloid als einen gesetzmäßigen Vorgang anzusprechen. Den Widerspruch, der darin zu liegen scheint, daß so mächtige Kolloidmassen aus so feinen Elastinfasern entstehen, begegnet KREIBICH mit dem Hinweis, daß Elastin beim Übergang in Elacin durch Aufquellung und Vermehrung eine solche Massenzunahme erfährt, daß es die ganze Cutis bis hinab zu den Haarwurzeln erfüllen kann. Vom Kolloid, mit dem es tinktorielle Eigenschaften gemeinsam hat, unterscheidet sich Elacin vor allem durch den Mangel eines homogenen Aufbaues.

Die Frage, ob Kolloid auch aus Kollagen hervorgehen kann, entscheidet KREIBICH im Gegensatz zu anderen Autoren an seinem Material in verneinendem Sinne.

Wenn KREIBICH auf Grund der angeführten Untersuchungen die Vermutung äußert, daß die in den Hautstücken der beiden älteren Individuen beschriebenen Schollen als Kolloid und nicht als Amyloid anzusehen sind, so kann man diese Auffassung nur unter der Voraussetzung, daß KREIBICH die Jodreaktion als nicht eindeutig gelungen annimmt, diskutieren, da das Alter der betroffenen Personen uns verlocken könnte, degenerative Veränderungen der Stützsubstanz anzunehmen. Andererseits hatte KREIBICH scheinbar keine Gelegenheit, in diesen angezweifelten Fällen Übergangsbilder elastischer Fasern in homogene Massen nachzuweisen.

Einstweilen bot sich mir Gelegenheit zum Studium dieser Frage bei Kolloidansammlungen in verschiedenen krankhaften Zuständen der Haut. Zunächst kann ich feststellen, daß die größeren kolloiden Blöcke ihren Hauptsitz im Stratum reticulare haben und nur gelegentlich gegen den Papillarkörper vordringen, also keineswegs durch charakteristische Lokalisation sich an die Seite der lokalen Amyloidose nach dem Typus GUTMANNs stellen.

Bei der Elasticafärbung sieht man die verschiedensten strukturellen und tinktoriellen Veränderungen der elastischen Fasern beim Übergang in schollige Gebilde. Dies scheint mir die entscheidende Feststellung zu sein, denn weder von mir noch von anderen Autoren wurden bei einer lokalen Amyloidose, trotzdem der Elastica besondere Aufmerksamkeit geschenkt wurde, jemals Bilder beobachtet, die aus der Lehre von der Degeneration her bekannt sind. Das gleiche gilt von dem Verhalten der kollagenen Fasern.

Ein anatomischer Zusammenhang zwischen veränderten Teilen des Stützgewebes und den in Entstehung begriffenen Amyloidschollen besteht nicht. Sie treten nur insofern miteinander in Fühlung, als durch Zunahme der amyloiden Ausfällung die umgebenden Fasern durch Druck einer Atrophie anheimfallen. Auch die Farbenreaktionen können nicht zugunsten der KREIBICHschen Auffassung herangezogen werden, da bei kolloider Degeneration die Jodreaktion niemals auch nur andeutungsweise gelingt. Auch eine deutliche Metachromasie ist an kolloiden Blöcken nicht zu erzielen, wohl aber nehmen gelegentlich einzelne elastische Fasern in geringem Ausmaße einen roten Schimmer an, der ihre Struktur noch immer deutlich erkennen läßt, mit Kongorot sind elastische Fasern färbbar. Angaben aus der Literatur, aus der ich nur wenige maßgebende Arbeiten zitiere, bieten, wie aus dem Folgenden zu ersehen, gleichfalls keine Stützpunkte für die KREIBICHsche Auffassung.

Nach den ersten Arbeiten J. NEUMANNs, M. B. SCHMIDT und REITZENSTEINs hat UNNA bekanntlich mit Zuhilfenahme kunstvoller Färbemethoden neben dem Elastin das basophile Elacin, neben dem Kollagen das basophile Kollacin unterschieden.

Kolloid kann seine Entstehung sowohl der einen wie der anderen Grundsubstanz verdanken.

Daneben kennt UNNA als Verschmelzungsprodukte beider Grundsubstanzen das durch Umprägung des Kollagens durch Elacin entstehende Kollacin und das Kollastin — in degeneriertes Kollagen eingeschlossenes Elastin.

Diesen 5 Formen fügt KREIBICH noch eine lipoide Degeneration hinzu. Von dieser Degenerationsform hat die sog. kolloide für uns das größte Interesse.

Im Gegensatz zu den meisten pathologischen Anatomen, welche, KLEBS folgend, nur Produkte epithelialer Abkunft als Kolloid bezeichnen, werden in den dermatologischen Arbeiten auch Produkte der Stützsubstanz der Haut zum Kolloid gezählt, meist jedoch mit dem Einbekenntnis des Fehlerhaften dieses Ausdruckes und mit dem Hinweis darauf, daß eine schlichte Verabschiedung dieser Bezeichnung an ihrer weiten Verbreitung scheitere.

Die wichtigste Frage, die hier interessiert und die noch nicht übereinstimmend beantwortet wurde, ist die nach der Art der Stützsubstanz, aus der die Kolloid genannte homogene Masse hervorgeht.

Der Ansicht UNNAS, daß beide Stützsubstanzen daran beteiligt sind, schließt sich BIZZOZERO an und auch der vermittelnde Standpunkt ARZTS nähert sich ihr. ARZT unterscheidet eine kolloide Degeneration des elastischen Gewebes mit weiteren Unterabteilungen, sowie eine kolloide Degeneration des kollagenen Gewebes, wohin die größte Anzahl der als Kolloidmilium usw. bezeichneten Fälle zu rechnen wäre. Er macht jedoch die Einschränkung, daß manche Fälle einen Übergang zwischen beiden Untergruppen herstellten.

Nach W. L. L. CARROL setzt sich Elacin auf Kollagen oder Kollacinfasern ab und führt so unter Schwund der faserigen Struktur ein homogenes Gemisch, Pseudokolloid, herbei.

Im Gegensatz hierzu hat JARISCH in seiner ersten Mitteilung, ebenso wie LA MENSA, KREIBICH und L. WHITE das Elastin als die einzige Quelle des Kolloides bezeichnet.

Die erwähnten Veränderungen der Stützsubstanz bilden in wechselnder Anordnung die anatomische Grundlage für eine Anzahl von Erkrankungen, die wir in Anlehnung an JULIUSBERG einteilen können in die senile Degeneration der Haut, die unter dem Einfluß der Witterung auch in jugendlichem Alter zur Ausbildung gelangt, in die miliare kolloide Degeneration, in gleichfalls circumscripte Herde, die sich meist oder immer an Granulationsprozesse anschließen und sich besonders auch mit Variolanarben vergesellschaften (JULIUSBERG, ARZT) und vielleicht auch in das Pseudoxanthoma elasticum. Hierher gehört auch eine Affektion, welche DARIER Keratoma senile nennt, welche klinisch seborrhoischen Warzen ähnlich sieht und durch eine Kombination von kolloider Degeneration und Hyperkeratose ausgezeichnet ist.

Für uns ist hier aus differentialdiagnostischen Gründen die Gruppe des *Kolloidmiliums* von Bedeutung. Zu den von ARZT als hierher gehörig anerkannten Fällen sind in neuerer Zeit noch Beobachtungen von RUDELMANN, HARTZELL, MILIAN und KRETON getreten.

Die Affektion ist fast ausschließlich auf das Gesicht beschränkt und nur gelegentlich an Handrücken und am Oberarm beobachtet worden und setzt sich meistens aus derben, gelblichen, auffallend transparenten Knötchen zusammen.

Zu den histologischen Merkmalen des Pseudokolloidmilium gehören einige Veränderungen, die denen bei Amyloidablagerung in die Haut gleichen. Zunächst sind die homogenen Massen anzuführen, die nahe an das Deckepithel heranreichen und die erweiterten Lymph- oder Blutgefäße, wie wir das in ähnlicher Weise in der Haut bei allgemeiner Amyloidose beschrieben haben, zwischen sich einschließen können. Innerhalb der homogenen Blöcke fehlt die Elastica fast vollständig.

Begnügt man sich mit einer Färbung nach VAN GIESON, bei der sowohl Amyloid als Kolloid gelb erscheinen, so wäre eine Verwechslung dieser beiden Prozesse möglich. Doch liegt in der nächsten Umgebung der Blöcke unfertiges

Kolloid in verschiedener Ausbildung, und es läßt sich seine Entwicklung aus einer der Stützsubstanzen von Stufe zu Stufe verfolgen, während Amyloid kein Umwandlungsprodukt eines Cutisbestandteiles, sondern eine fremde Ablagerung zwischen *Kollagenbündeln darstellt.*

C. Gutmann demonstrierte (bei der gemeinsamen Tagung der niederländischen und rhein.-westfäl. Dermatologen, Köln, Mai 1929) folgenden Fall:

Bei einem 71jährigen Mann besteht etwa seit 6 Jahren auf der Streck- und Ulnarseite des rechten Daumens, unweit vom Nagelfalz entfernt, ein Krankheitsherd von 3 cm Länge. Die Haut ist an dieser Stelle verdickt, blaßrot oder bräunlich verfärbt, die Oberfläche uneben, von Furchen durchzogen und von Schuppen und Krusten bedeckt. An den Krankheitsherd schließt sich proximal eine Narbe an. Sehr heftiges Brennen. Bei der Gewebsuntersuchung erscheinen Hyper-, Para- und Acanthose sowie eine unregelmäßige Zellanordnung mit dyskeratotischen Veränderungen als die hervorstechendsten Mermale in der Epidermis. Die obersten Cutisschichten sind von Amyloidschollen ausgefüllt. Im Bereiche dieser Einlagerung auch an Stellen spärlicher Aussaat ist die Elastica gänzlich zerstört. Dieses Amyloid ist mit Jod nicht färbbar.

Gutmann neigt der Auffassung zu, daß hier die Amyloidose sekundär in eine bestehende sog. präkanzeröse Bildung eingelagert wurde.

In diese Gruppe müssen wir wenigstens vorläufig auch noch den folgenden Fall von Foncin und A. Diss einreihen. Bei einem 50jährigen Manne sieht man rechts vom Sternum 2 fünffrankstückgroße, fein gefältelte Plaques von violetter Farbe mit Übergang in Chamoiscouleur im Zentrum. In dem peripheren Anteil finden die Autoren Hyalin, Amyloid und Knochen, Amyloid außer im Bindegewebe auch in der Umgebung der Schweißdrüsen und Blutcapillaren.

Die nun folgende Mitteilung Kenedys habe ich vor 8 Jahren in Übereinstimmung mit H. Hoffmann wegen des tinktoriellen und morphologischen Verhaltens der zu beschreibenden Massen als nicht zur Amyloidose gehörig abgelehnt. In der Zwischenzeit wurde von maßgebenden Seiten mit Nachdruck darauf verwiesen, daß die Aufnahmefähigkeit des Amyloides für spezifische Farbstoffe mannigfachem Wechsel unterworfen ist, so daß das Versagen der einen oder anderen Farbreaktion allein nicht mehr gegen Amyloidose verwertet werden kann. Die Bedenken gegen die Form der eingelagerten Massen und die Beschaffenheit des umgebenden Bindegewebes bestehen jedoch fort.

*Fall Kenedy.* Die Affektion wird von der Frau, welche zur Zeit der Spitalaufnahme 56 Jahre alt war, bereits seit 5 Jahren beobachtet. Es bestand typische Acrodermatitis atrophicans diffusa an den unteren Extremitäten und im Bereiche dieser Hautveränderungen waren Geschwülste angeordnet, welche Kenedy als herdförmige Amyloidentartung auffaßt und welche man nach dem Vorschlage Schönhals als *lokale tumorförmige Amyloidose der Haut* bezeichnen müßte. „Es sind dies rundliche oder ovale Herde von 0,5—2,5 cm Durchmesser, welche sich mit scharfen Grenzen halbkugelförmig über die normale Hautoberfläche erheben.“ Im ganzen sind es 19 Herde, über denen die Haut von gelbbräunlicher Färbung ist und sich durch Transparenz auszeichnet. Kenedy erwähnt ferner ausdrücklich, daß die Herde von weicher Konsistenz waren, was sich auch daraus ergibt, daß die Nadel fast ohne Widerstand bis zur Subcutis vordringen kann.

Man ist außerdem auch imstande, die Decke des Gebildes abzuheben und einen klebrigen Inhalt zu entleeren. Die als Amyloid angesprochenen Massen zeigten deutliche Metachromasie bei Färbung mit Methylviolett und Jodgrün und nahmen auch in einem van Gieson-Gemische eine gelbe Tingierung an, doch fielen, wie der Autor selbst hervorhebt, die Jod- und Jodschwefelsäurereaktionen nicht typisch aus. Die Architektur und Struktur der Epidermis weicht, abgesehen von vereinzelten Leukocyten, zwischen den basalen Epidermiszellen, nicht von der Norm ab. Der Krankheitsherd ist durch eine dünne Bindegewebslage von der Epidermis getrennt und reicht nach abwärts bis in die Subcutis.

„Das kranke Gewebe zeigt eine lockere Struktur auch in der oberen Schicht der Lederhaut. Die entarteten Bindegewebsbündeln sind in Gruppen angeordnet und durch kleinere und größere Zwischenräume getrennt“, die gelegentlich von roten Blutkörperchen ausgefüllt werden. Manche Blutgefäße der Subcutis sowie Haarbälge werden von Amyloidsäumen eingeschlossen. Infiltrate, die aus Rund- und Plasmazellen bestehen, liegen um Gefäße und Haarbälge und werden vom Autor als Ausdruck der Hautatrophie aufgefaßt.

Es gibt zu Bedenken Anlaß, daß in der histologischen Beschreibung nirgends von einer homogenen Beschaffenheit des Krankheitsherdes die Rede ist, sowie daß das umgebende Bindegewebe erst allmählich in weiterer Entfernung vom Krankheitsherde seine normale Färbbarkeit wieder gewinnt.

Die homogene Struktur scheint mir für die Erkennung des Amyloides wesentlich zu sein, wenn sie auch eine Eigenart ist, die das Amyloid mit Hyalin und Pseudokolloid teilt. Die Änderung in der Färbbarkeit des umhüllenden Bindegewebes müßte als eine parallel laufende oder sekundäre Abweichung gedeutet werden, wenn wir bei der Annahme KENEDYs, daß die fremden Massen amyloider Natur sind, festhalten wollten. Denn da Amyloid ein Infiltrationsprozeß ist und nicht Degeneration der kollagenen Bündeln entsteht, sind die erwähnten Abweichungen in der Färbbarkeit nicht der Ausdruck verschieden starker Amyloidablagerung.

Zugunsten der Diagnose Amyloid könnten die Ringe um Gefäße und Fettzellen gedeutet werden.

KENEDY hält ein häufigeres Zusammentreffen von Hautatrophie und Amyloideinlagerung um so eher für wahrscheinlich, als schon TÖRÖK in 4 Fällen dieser Erkrankung Herde weicher Konsistenz feststellte, die den beschriebenen glichen. Doch liegen darüber keine histologischen Befunde seiner Arbeit bei.

In einer größeren Reihe von Fällen, bei denen die Diagnose Hautatrophie mit Sicherheit zu stellen war, konnte ich selbst Amyloid nicht nachweisen. Wohl aber in einem Fall von Poikilodermie Schleim. Es besteht übrigens kein Zweifel, daß auch die anderen Autoren, die dem Amyloidproblem Interesse entgegenbringen durch KENEDYs Arbeit aufmerksam gemacht, ihr einschlägiges Material entsprechend untersucht haben und der Öffentlichkeit einen Amyloidbefund nicht vorenthalten hätten.

Die deutliche Metachromasie, welche die eingelagerten Gebilde geboten haben, läßt in Rücksicht auf den unsicheren Ausfall der Jodreaktion auch an Schleimbildung denken.

Zu diesen Erwägungen traten noch solche rein klinischer Natur hinzu, welche H. HOFFMANN zu den im folgenden wiedergegebenen Urteile veranlassen: „Die klinische Beschreibung erinnert zweifellos an die schleimartigen Tumoren, die sich in einem Falle von tuberösem Myxödem fanden, zumal sich eine klebrige sulzartige Substanz auspressen ließ. „Strukturell", fährt der Autor fort, „war der Unterschied sehr in die Augen fallend. Bei KENEDY handelte es sich um eine mehr kompakte, schollige Veränderung, während in dem Myxödemfalle, sowie in einem schleimhaltigen Sklerodermiefalle schon rein morphologisch an der Schleimnatur der als fädig und netzartig imponierenden Massen nicht zu zweifeln war. Die Thionin- und Kresylviolettreaktion fiel an KENEDYs Schnitten so aus, daß ein Nachweis von Schleim mit Sicherheit nicht zu erbringen war. Ebenso verhielt es sich mit der Mucicarminreaktion (H. HOFFMANN bezweifelt die Güte seines Farbreagens). Die differentialdiagnostisch wichtigste Jodreaktion ist auf den Schnitten KENEDYs ihm selbst nicht typisch und an den übersandten, ungefärbten Schnitten mir gar nicht gelungen (das kann natürlich an der Paraffineinbettung liegen). So wenig ich also in der Lage bin, die Diagnose des Amyloides im Fall KENEDYs zu leugnen, so wenig scheint mir durch diese Diagnose die sulzartige gelatinöse Masse erklärt. Es ist zu erwägen, ob nicht an anderen Stellen des KENEDYschen Falles doch der diesem mikroskopischen Verhalten am ehesten entsprechende Schleim auffindbar gewesen wäre."

Wenn wir von epithelialen Sekretvorgängen absehen und uns auf eine Besprechung des *bindegewebigen Schleims* in der Haut Erwachsener ohne Berücksichtigung der Myxome beschränken, so sind die bisher vorliegenden Untersuchungen keineswegs zahlreich (Literatur bei DÖSSEKKER).

Schleim wurde bisher, wenn auch keineswegs konstant, in diffuser Ausbreitung bei Myxödem des Menschen und der Tiere gefunden (HORSLY, WAGNER und SCHLAGENHAUFER), ferner in circumscripter Anordnung in Form von Wülsten, Knoten, Papeln, Knötchen und unscheinbaren Flecken (REITMANN, JADASSOHN, DÖSSEKKER, BURCHARD, LEWTSCHENKOW, BOGROW, H. HOFFMANN, TRÝB und H. HOFFMANN), sowie in verschiedenen Kombinationen flächenhafter und umschriebener Einlagerungen. Außerdem tritt Schleim auch in Begleitung der Sklerodomie (J. JADASSOHN) und der nahe verwandten Poikilodermie (GLÜCK) und vielleicht auch in Gesellschaft der Acrodermatitis atrophicans auf (zit. nach H. HOFFMANN).

Das klinische Bild, welches der Schleimablagerung bei flächenförmiger Ausbreitung entspricht, ist ein so eigenartiges, daß differentialdiagnostische Erwägungen wohl nur bei den circumscripten Bildungen in Betracht kommen dürften.

Die Schnittfläche schleimhaltiger Hautpartien erscheint, sofern sie diese Einlagerung in größerer Menge enthält, gallertartig, klebrig oder es quillt aus ihr eine sulzige Masse hervor, die nach entsprechender Fixation den Eindruck eines Niederschlages oder Koagulums (WAGNER, SCHLAGENHAUFER) macht, aber meist als feinfädige, netzförmige oder feinlamellöse, wabenartige Struktur imponiert. Wenn der Bezeichnung Schleim auch keine bestimmte chemische Formel gegenübersteht, da es verschiedene Mucine zu geben scheint (LIEBERMANN), so besitzen wir doch chemische Methoden zum Nachweis des Schleimes, deren Anwendung in der Haut jedoch häufig an den unzureichenden Mengen scheitert. Immerhin sind solche Untersuchungen in der Tierhaut sowie im Falle JADASSOHN-DÖSSEKKER mit Erfolg durchgeführt worden. Die mikrochemischen Reaktionen (Metachromasie, Mucicarmin) können nur bei Übereinstimmung mehrerer auf Beweiskraft Anspruch erheben, besitzen dieselbe jedoch im Verein mit dem morphologischen Verhalten der Substanz.

Die Epidermis zeigt im histologischen Präparat kein einheitliches Verhalten, insofern sie bald unverändert (TRÝB) ist, bald durch Druck ausgespannt, so daß die Retezapfen geschwunden sind und die Anzahl der Epithellagen verringert ist, und zwar nicht nur an Stellen, an denen die Schleimmassen bis an die Epithelgrenze heranreichen, sondern auch dort, wo eine Ablagerung in tieferen Cutisschichten stattgefunden hat. Andererseits wird auch über eine Verdickung des Epithels berichtet (JADASSOHNs Sklerodermie, H. HOFFMANNs planes Myxödem).

Die Schleimbildung scheint vorzüglich in den tieferen Schichten der Cutis vonstatten zu gehen, da in den Fällen BOGROW und TRÝB das Stratum papillare gänzlich, in denen DÖSSEKKERs und HOFFMANNs zum Teil frei war, während in einer Beobachtung JADASSOHNs die kollagenen Fasern der eigentlichen Cutis und des Papillarkörpers von einem dichten Netzwerk schleimiger Fasermassen umsponnen waren.

Zwischen den Schleimmassen liegen zahlreiche große, mehrkernige Zellen, deren vielfach verzweigte Fortsätze zu dem charakteristischen Aussehen der Einlagerung das ihrige beitragen. Dabei werden die kollagenen Bündel selbst nur wenig direkt in Mitleidenschaft gezogen, nur einzelne Autoren berichten über Quellung, Basophilie und Aufsplitterung, meist jedoch bloß über eine mechanische Verdrängung. Noch weniger Beziehungen bestehen zwischen Schleim und Elastica, denn die letztere bleibt unverändert erhalten.

Schleimbildung in der Wand der Gefäße oder eine Anordnung dieser Ausscheidung in der Umgebung wurde ebenso wenig beobachtet wie im Umkreis der Drüsen oder der Muskeln. Doch führt gelegentlich die Schleimbildung zu einem Schwund und zu einer Verdrängung der in ihrem Ausbreitungsbereich verteilten Gefäße. Während die Fettzellen selbst unverändert bleiben, sieht man Schleim sich in den Septen des subcutanen Fettpolsters entwickeln (H. HOFFMANN).

Der Schleim gehört nicht zu den unveränderbaren Einlagerungen. Vielmehr ist er resorbierbar, wobei mehr oder weniger heftige Entzündungserscheinungen vermitteln, kann aber auch, wie eine Pirquet-Reaktion im Falle TRÝBs bewies, in vorher scheinbar normaler Haut provoziert werden. Doch ist es bemerkenswert, daß Schleim nicht bloß in klinisch erkrankten, sondern auch in normal aussehenden Hautpartien (BOGROW, HOFFMANN), allerdings in tieferen Schichten beschrieben wurde.

Die Schleimbildung steht unter dem Einfluß einer durch Änderung der Schilddrüsenfunktion hervorgerufenen Störung des innersekretorischen Gleichgewichtes. Das geht aus dem Tierexperiment, aus begleitenden klinischen Erscheinungen, namentlich einer Umstellung des Stoffwechsels und besonders aus der prompten Einwirkung der Schilddrüsentherapie auf die Hautprozesse hervor und wird noch durch den Hinweis (JADASSOHN, HOFFMANN) auf die Verwandtschaft zwischen Sklerodermie, Poikilodermie und Atrophie, deren Abhängigkeit von der Schilddrüsenfunktion zur Diskussion steht, unterstrichen.

Hingegen ist die Art, in der die kritischen Stoffe ins Gewebe gelangen, rein hypothetisch, ebenso wie die Anschauung, nach der die Fibroblasten die Angriffspunkte für diese Stoffe bilden, wofür TRÝB genaue sachliche Beobachtungen anführt.

Die innersekretorische Abhängigkeit des Schleims wurde durch Erfahrungen der letzten Jahre besonders deutlich vor Augen gerückt, wenn auch die Beziehung zur Schilddrüsenfunktion eine andere zu sein scheint, als man zu einer Zeit annahm, zu der man noch in der Vorstellung eines unlösbaren Zusammenhanges zwischen Myxödem und fehlender Schilddrüsenfunktion befangen war. KEINING, RICHTER, O. LEORY, ARNDT, URBACH, HAXTHAUSEN, FREUND, KÖNIGSTEIN teilten Fälle von umschriebenem Myxödem, das durchwegs an den Unterschenkeln lokalisiert war, bei Basedow mit.

Der Grundumsatz war, von dem Falle Urbachs abgesehen, bei dem er herabgesetzt war, stark gesteigert (76%), Thyreoidinbehandlung wirkte ungünstig, hingegen erzielte (Keining) durch Strumektomie weitgehende Besserung.

Zu diesem Krankheitsbild kommt noch eine neue schleimführende lokale Hautveränderung hinzu, die Jadassohn als fibromatoide Abart des Myxödems bezeichnet.

Außerdem sah *ich* ein junges Mädchen mit sehr ausgedehnter Poikilodermie und Myositis, bei der in zahllosen gelben Flecken, die dem bunten Bild eingefügt waren, Schleim in großen Mengen alle Cutisschichten erfüllte. Als die Menstruation, die jahrelang auf sich hatte warten lassen, einsetzte und regelmäßig wiederkehrte, bildete sich das schwere Krankheitsbild rapid zurück.

Gerade der Kombination mit Myositis scheint eine gewisse Bedeutung zuzukommen, denn Jadassohn erwähnte (Internationaler Kongreß Kopenhagen) zwei weitere Kranke mit Poikilodermie, Myositis und Schleim in der Haut.

Galewsky veröffentlichte einen Fall mit sklerodermieartigen Erscheinungen, die jedoch keine Tendenz zum Fortschreiten bekundeten, sondern voraussichtlich gute Heilungsaussichten erwarten ließen mit Schleimeinlagerung.

Aus *meinem* Material kann ich noch einen Kranken anführen, der auf beiden Wangen sowie auf der Brusthaut Plaques zeigte, die lebhaft an Lupus erythematodes erinnerten. In der Cutis war überraschenderweise reichlich Schleim vorhanden, ebenso wie bei einer sekundären Erythrodermie, der ein seborrhoisches Ekzem vorausgegangen war. Beide Fälle boten keine Anhaltspunkte für irgendeine Störung der Schilddrüsenfunktion und gelangten zur Heilung.

Aus dieser kurzen Darstellung geht hervor, daß die morphologische Beschaffenheit des Schleims charakteristisch ist und daher in jenen Fällen, in welchen die spezifischen Mikroreaktionen im Stiche lassen, das Aussehen der Einlagerungen für die Unterscheidung zwischen Amyloid und Schleim von ausschlaggebender Bedeutung sein kann. Im übrigen läßt die Schleimablagerung die für Amyloid bezeichnende Vorliebe für den Papillarkörper sowie die Anlagerung an Epithelschläuche, die nur noch der Argyrose eigentümlich ist, vermissen. Auch wurde in den bisher sicher diagnostizierten Fällen Schleimentwicklung in Gefäßen vergebens gesucht.

Bei dieser Gelegenheit sei daran erinnert, daß die Gefäße kleiner und mittlerer Größe Lieblingssitze der Amyloidausscheidung sind und in den Fällen allgemeiner Amyloidose sowie bei der eben besprochenen Gruppe lokaler Amyloidose in der Haut stets ergriffen waren, während sie in den folgenden Gruppen lokaler Hautamyloidose meist vermißt werden.

Obwohl *Kalk* nicht so wie Schleim zu einer Verwechslung mit Amyloidose führen kann, so soll doch daran erinnert werden, daß auch Kalk zu den wenigen Substanzen gehört, die als Ausdruck einer Stoffwechselstörung zwischen die kollagenen Bündeln der Haut niedergeschlagen werden könne. Dabei ist es interessant, daß Kalkablagerungen wiederum bei den Mitgliedern der von H. Hoffmann besonders angeführten Krankheitsgruppe angeführt werden.

Aus den histologischen Untersuchungen ist zusammenfassend zu entnehmen, daß die Kalkkonkremente in der Subcutis und der angrenzenden, tiefen Cutis und nur ausnahmsweise (Thim) im Papillarkörper zur Entwicklung gelangen und daselbst die kollagenen Bündeln auseinander drängen. Doch ist bei dieser Ablagerung das Stützgewebe nicht immer unbeteiligt, vielmehr können auch in der Haut, sowie in der Lunge und in den Gefäßen die elastischen Fasern (Jadassohn) Hauptsitz der Verkalkung sein, welche gelegentlich auch auf die kollagenen Bündeln übergreift (Bayle). Daneben füllen ebenso wie Amyloidschollen (Schmidt) auch Kalkmassen in seltenen Fällen endothelbekleidete, vorgebildete Hohlräume aus (Wildbolz).

In einem *eigenen Fall* lagerte sich der Kalk an den Fingerspitzen in der Cutis ab, zugleich war der Kalkspiegel im Blut ($14^0/_{00}$) wesentlich erhöht. Als Reaktion auf die Einlagerung ist eine starke Acanthose und Hyperkeratose anzusehen.

Aus den mikroskopischen Befunden von Amyloid, Kolloid, Schleim und Kalk in der Haut geht hervor, daß die Veränderungen, zu denen die verschiedenen Ablagerungen führen, viele gemeinsame Züge aufweisen. Soweit diese Vorgänge einander gleichen, sind sie der Ausdruck der Verdrängung und reaktiven Entzündung. Im übrigen aber entsprechen jedem abgelagerten Stoff bestimmte, auch histologisch wahrnehmbare Eigenheiten, die sich in der Lokalisation, in der Beeinflussung der Stützgewebe, der Gefäße, der Drüsen, Haare und des Fettgewebes ausdrücken.

Zusammenfassend muß ich sagen, daß meine Bedenken gegen die Zuzählung des Falles KENEDYs zur lokalen Amyloidose, soweit sich dieselben auf das morphologische Verhalten der eingelagerten Massen bezogen, nicht zerstreut sind. Auch die neueren klinischen Erfahrungen lassen uns bei Atrophie der Haut mit größerer Wahrscheinlichkeit Schleim als Amyloid vermuten. Hingegen sprechen die Gefäßveränderungen zugunsten der Diagnose Amyloid. Wenn es also auch nicht möglich ist, die Beobachtung KENEDYs einer bestimmten Krankheitsgruppe zuzuteilen, so bietet sie uns doch Gelegenheit, jene Prozesse zu erörtern, die bei der Diagnose Amyloid erwogen werden müssen.

Vielleicht ist auch der Fall LINDWURMs, den ich beim Lichen amyloidosus erwähnt habe, den sekundären Einlagerungen zuzuzählen.

## Die Eliminierung des Amyloids nach FREUDENTHAL.

Im allgemeinen Teil habe ich eine kurze Übersicht über jene Arbeiten gegeben, die sich auf dem Gebiete des Experimentes, der Klinik und der pathologischen

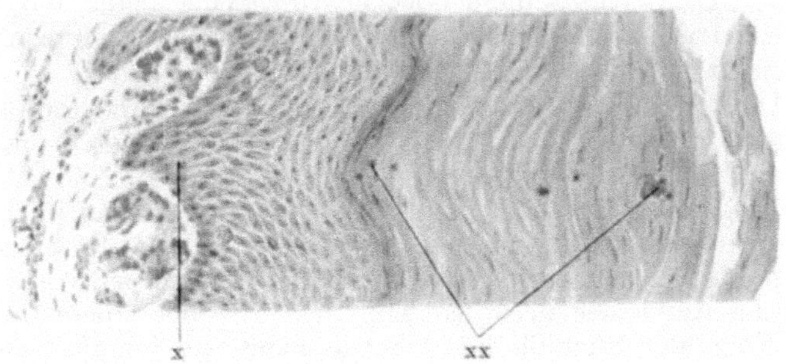


Abb. 24. Lichen amyloidosus. JULIUSBERGs Fall 2. „Amyloid-Straße" durch die Epidermis. Nahezu senkrecht übereinander gereihte kleine Amyloidklümpchen im Stratum spinosum (x) und Stratum corneum (xx). Ay. in den Papillenköpfen. (Nach W. FREUDENTHAL.)

Anatomie mit dem Vorgang der Amyloidresorption, der seit VIRCHOW im Mittelpunkte des Meinungsstreites steht, beschäftigen. Zusammenfassend wurde der Anschauung Ausdruck gegeben, daß an der Möglichkeit der Amyloidrückbildung nicht mehr gezweifelt werden kann.

Wenn auch die relativ günstigeren Ergebnisse beim experimentell erzeugten Amyloid nicht uneingeschränkt von der Maus auf den Menschen übertragen werden können, so beweisen doch auch die vereinigten Erfahrungen von Klinikern und pathologischen Anatomen, daß sich auch beim Menschen Amyloid rückbilden kann. Doch steht das geringfügige celluläre Rüstzeug in einem ungünstigen Machtverhältnis zu den großen Massen des Amyloides. Auf diesem Wege können nur geringe Mengen rückgebildet werden, während gegen die Hauptmasse noch nicht näher bekannte physikalisch-chemische Kräfte vorrücken müßten. Wieweit die sehr interessanten Befunde FREUDENTHALs geeignet sind, die hier klaffende Lücke auszufüllen, bleibt eigens darauf gerichteten Untersuchungen zu entscheiden vorbehalten.

Ich schließe die Beobachtungen FREUDENTHALs über Amyloidrückbildung an dieser Stelle an, weil sie an Präparaten von Lichen amyloidosus und seniler Amyloidose gemacht wurden. FREUDENTHAL beginnt seine Beweisführung mit Abbildungen von Amyloidschollen in Bindegewebszügen, die in Epitheliomen von Epithelien eingeschlossen waren. Darauf folgen Amyloidschollen, die in Epithelnestern liegen und jeden Zusammenhang mit dem Bindegewebe vermissen lassen, ebenso wie Reaktionserscheinungen der umgebenden Zellen, die nach unseren bisherigen Kenntnissen auf Resorption hindeuten. Die Erklärung für diesen Vorgang liegt nach FREUDENTHAL im Zugrundegehen des Bindegewebes und dem Überleben der widerstandsfähigeren Amyloidklumpen. In weiterer Verfolgung dieser Vorgänge erkannte er unter Befolgung der einem Histologen selbstverständlichen Vorsichtsmaßnahmen Amyloid auch beim Lichen amyloidosus intraepidermal und zwischen den Hornlamellen.

Diese mit einer gewissen Regelmäßigkeit wiederkehrenden Befunde stehen im Gegensatz zu der bisher unerschütterten Lehre von der Entstehung des Amyloides im mesenchymalen Gewebe.

Da Amyloid an den Grenzmembranen abgelagert wird, dachte FREUDENTHAL zunächst an einen Durchbruch unter besonderen Umständen, ließ jedoch diese Anschauung wieder fallen, da sich die Klumpen nirgends in gewohnter Weise an die Zellen anlegen, sondern unter Schonung selbst der Epithelfasern in ihrer Mitte Platz finden. Ein analoger Vorgang wie beim Epitheliom — Zugrundegehen des Bindegewebes und Umwachsung durch Epithel — könnte bei der Epithelwucherung, die hier vorherrscht, diese unklare Erscheinung dem Verständnis näherbringen. Den Schluß dieser Beobachtungsreihe bildet die Wiedergabe einer Schollenkette, die als Straße von der Basalschicht senkrecht durch die Epidermis zur Hornschicht führt (Abb. 24).

Ist ein Amyloidklümpchen auf irgendeinem Wege in die Basalschicht eingedrungen, so wird es mit den übrigen Zellen „hochgehoben" und durch die Hornschicht eliminiert.

„Diese Eliminierung ist der für die Lehre vom Amyloid bedeutsamste Punkt. Es ist nicht zu leugnen, daß, wie man auch immer sich das Hineingelangen des Amyloides in die Epidermis vorstellen mag, hier der Körper Wege und Mittel besitzt, sich des Amyloides zu entledigen. Insofern stellen diese Befunde einen Beitrag zur Frage der Rückbildung des Amyloides und für die Haut vielleicht dessen Lösung dar" (FREUDENTHAL).

Die Bedeutung dieser Entdeckung für das allgemeine Amyloidproblem steht und fällt mit dem unbezweifelbaren Nachweis der Amyloidnatur der beschriebenen Klümpchen, für den Dermatohistologen behalten diese Erscheinungen auch noch Interesse, wenn dieser Beweis nicht erbracht werden könnte.

## Literatur.

ALBERTINI, A. v.: Über lokalisiertes Amyloid der Urethra. Frankf. Z. Path. **33**. — ACHINI, L. u. A. FABRIS: Über Paramyloidose. Arch. Sci. med. **54**, 551 (1930). — ARNDT, H. s. (Marburg): Reticuloendothel und Amyloid. 26. Tagg dtsch. path. Ges. München 1931. Zbl. Path. **51**, 385. — ARZT, L.: (a) Zur Pathologie des elastischen Gewebes der Haut. Arch. f. Dermat. **118**, 465 (1914). (b) Zur Kenntnis des Pseudomilium colloidale. Arch. f. Dermat. **118**, 785. — ASCHOFF-UCCHINO: (a) Über die Beziehungen des lymphatischen Apparates zur Nutrose. Beitrag zur experimentellen Amyloiderzeugung. Verh. dtsch. path. Ges. 20. Tagg Würzburg **1925**. (b) Beitr. path. Anat. **74**, 405 (1925). — ASKANAZY, M.: (a) Über knötchenförmige lokale Amyloidbildung in der Darmmuskulatur. Verh. dtsch. path. Ges. **1904**. (b) Über Amyloid in der Mamma und die Abhängigkeit der Amyloidablagerungen von der Organfunktion. Beitr. path. Anat. **71**, H. 3, 583 (1923). (c) Zur Physiologie und Pathologie des Plexus chorioideus. Verh. dtsch. path. Ges. 17. Tagg **1914**.

BADFORT: Zit nach HEUBNER. — BARBEZAT: Virchows Arch. **223**, 242 (1917). — BARTOS: Zbl. Hautkrkh. **22**, 318 (1927). — BAUER u. BECK: Atlas der Histopathologie der Nase und ihrer Nebenhöhlen. 1924. — BECKERT: Ausgedehnte isolierte Amyloidentartung der Magenwand bei skorbutähnlichen Allgemeinerkrankungen. Frankf. Z. Path. **20** (1917). — BEITZKE: Disk.bem. dtsch. path. Ges. 20. Tagg 1925, S. 317. — BENEKE (Halle a. S.): Dtsch. Naturf. Verslg Leipzig 1922, Abt. für allgemeine Pathologie und pathologische

Anatomie. — BENEKE u. BÖNNING: Ein Fall von lokaler Amyloidose des Herzens. Beitr. path. Anat. **44** (1908). — BENNHOLD, H.: (a) Über die Ausscheidung intravenös einverleibter Farbstoffe bei Amyloidkranken. Kongr. dtsch. Ges. inn. Med. **1922, 313**. (b) Eine spezifische Amyloidfärbung mit Kongorot. Münch. med. Wschr. **1922**, Nr 44, 1537. (c) Über Ausscheidung intravenös einverleibten Kongorotes bei den verschiedenen Erkrankungen, insbesondere bei Amyloid. Arch. klin. Med. **142** (1923). (d) Klin. Wschr. **1923**, 279. (e) Über die Beziehungen des Kongorotes zur amyloiden Substanz und über den Mechanismus der beschleunigten Farbstoffausscheidung bei tubulären Nierenkranken. Klin. Wschr. **38**, 1711 (1924). (f) Über die Adsorptionsfähigkeit der Serumkolloide tubulärerNierenkranker gegenüber Farbstoffen. Z. exper. Med. **49** (1926). — BERGER, W.: Arch. Ohren- usw. Heilk. **114**, 95. — BIBERSTEIN: Arch. f. Dermat. **142**, 428 (1923). — BIZZOZERO: Über eine klinisch ganz eigenartige Form von Pseudokolloidmilium. Arch. f. Dermat. **95**, 35 (1908). — BLOCH, B.: Über eine bisher nicht beschriebene, mit eigentümlicher Elasticaveränderung einhergehende Dermatose bei BENCE JONESscher Albuminurie. Arch. f. Dermat. **99**. — BLUM: Wien. klin. Wschr. **1923**, Nr 12. — BOGROW: Myxoedema atypicum. Zit. bei TRYB. — BOSSELINI, P. L.: Sur deux cas de Pseudomilium colloide familiale. Ann. de Dermat. **7**, 751 (1906). — BUSCHKE, A. u. E. LANGER: Über die Beziehungen der Gonokokken zu Amyloidentartungen. Berl. klin. Wschr. **58**, 1136 (1921).

CAROL, W. L.: (a) Über die Veränderungen des elastischen und kollagenen Gewebes. Acta dermato-vener. (Stockh.) **3**, H. 1/2 (1922). (b) Gem. Tagg niederl. Verigg rhein.-westfäl. Dermat. Bonn, Sitzg 16. u. 17. Mai 1931. (c) Zbl. Hautkrkh. **39**, 20, 785. — CHIARI, O. M.: Über die herdweise Verkalkung und Verknöcherung des subcutanen Fettgewebes. Z. Heilk. **28**, Suppl. (1907). — CHRISTENSEN: Copenh. Ugeskr. **1844**, Nr 8; Oppenheims Z. **1845**, 137. — COHNHEIM: Virchows Arch. **54**, 271 (1872). — CRUZ, JOSÉ: Über experimentelle Amyloiderzeugung der Organüberpflanzung. Frankf. Z. Path. **41**, 250 (1931). — CURSCHMANN: Virchows Arch. **79**, 556 (1880). — CZAPEK: Zit. nach KUCZYNSKI.

DANTSCHAKOW: Virchows Arch. **187**, 1 (1907). — DARIER, J.: Grundriß der Dermatologie, 1913. — DAVIDSOHN, C.: (a) Virchows Arch. **155**, 382 (1899). (b) Die Rolle der Milz bei der Amyloiderkrankung. Verh. dtsch. path. Ges. **1904**. (c) Arbeiten über Amyloid und Hyalin. Erg. path. Anat. **12** (1908). — DOMAGK: (a) Untersuchungen über die Bedeutung des reticuloendothelialen Systems für die Vernichtung von Infektionserregern und für die Entstehung des Amyloids. Virchows Arch. **253** (1924). (b) Erg. inn. Med. **28**, 47 (1925). — DOMAGK, S.: Z. klin. Med. **98**. — DÖSSEKKER, W.: Über einen Fall von atypischem tuberösem Myxödem. Arch. f. Dermat. **123**, 76 (1916). — DRESEL: Klin. Wschr. **1923**, 2344.

EBERT: (a) Die amyloide Entartung. Virchows Arch. **80**. (b) Die Beziehungen des Amyloids zum Bindegewebe. Virchows Arch. **216**, 77 (1914). — EDENS: (a) Zur Histopathologie lokaler und allgemeiner amyloider Degeneration. Beitr. path. Anat. **35** (1904). (b) Über Amyloidfärbung und Amyloiddegeneration. Virchows Arch. **180**. (c) Über lokales und allgemeines Amyloid. Virchows Arch. **184**. — ELIASCHEFF: Zbl. Hautkrkh. **34**, 56. — ELMA ERLACH: Über Amyloidablagerung in den Samenblasen. Virchows Arch. **272**, 418 (1929). EPPINGER: Biochem. Z. **127**, 107 (1922); Zbl. Hautkrkh. **34**, 771. — ERNST, P.: Über Hyalin, insbesondere seine Beziehungen zum Kolloid. Virchows Arch. **130**, 377 (1892).

FABIAN, E.: Lymphogranulomatosis (PALTAUF-STERNBERG). Sammelref. Zbl. Path. **22**, 145 (1911). — FERREIRA: Inaug.-Diss. Genf 1919, Nr 904. — FISCHER: Zit. bei E. KAUFMANN. FONCIN u. DISS: Bull. Soc. franç. Dermat. **33**, 330 (1926). — FRANK, A.: Beitr. path. Anat. **67**, 181 (1920). — FREEKMANN: Zit. bei E. KAUFMANN. — FREUDENTHAL: (a) Arch. f. Dermat. **139**, 306 (1922); **152**, 505 (1926); **158**, 538 (1929). (b) Schles. Dermat. Ges., 6. Febr. 1926. Ref. Zbl. Hautkrkh. **20**, 26 (1926). (c) Med. Klin. **24**, 720 (1928). (d) Amyloid in der Haut. Arch. f. Dermat. **1930**. (e) 8. internat. dermat. Kongr. Kopenhagen, 9. Aug. 1930. — FREUD, H.: Myxoedema tuberosum bei Basedow. Berl. dermat. Ges., 8. Juli 1930. Zbl. Hautkrkh. **35**, 722; **36**, 146. — FREUND, FERD.: Amyloidosis der Haut. Wien. dermat. Ges., Sitzg 5. Juni 1930. — FREUNDLICH, W.: Ein Beitrag zur allgemeinen Amyloiderkrankung des Menschen. Med. Klin. **1923**. — FUHS, H.: Zbl. Hautkrkh. **34**, 28.

GALEHR: Die Serumeiweißkörper bei malignen Tumoren. Wien. Arch. inn. Med. **9** (1924). — GALEWSKY: Sklerodermieartige Erkrankungen bei Hyperthyreoidose. VIII. Internat. Kongreß d. Dermatologie, Kopenhagen 1930, S. 690. — GERSTEL, G.: Über atypische Lokalisation des Amyloids, insbesondere über die Makroglosia amyloides diffusa. Virchows Arch. **283**, 466 (1931). — GIERKE, E. v.: Störungen des Stoffwechsels. Pathologische Anatomie von L. ASCHOFF, 2. Aufl. — GLAUS, A.: Über multiples Myelocytom mit eigenartigen, zum Teil krystallähnlichen Zelleinlagerungen, kombiniert mit Elastolyse und ausgedehnter Amyloidose und Verkalkung. Virchows Arch. **223**, 301 (1917). — GLOCKNER: Virchows Arch. **160**, 583 (1900). — GLÜCK, A.: Dermatitis atrophicans reticularis. Arch. f. Dermat. **118**, 113. — GOTTRON, H.: Systematisierte Hautmuskelamyloidose unter dem Bilde eines Skleroderma amyloidosum. Arch. f. Dermat. (im Erscheinen). — GOUGEROT et OLGA ELIASCHEFF: Zbl. Hautkrkh. **34**, 459. — GRIESBACH, W.: Dtsch. med.

Wschr. **1921**, Nr 43. — GRIGORJEFF: Zur Frage der Resorptionsmöglichkeit des Amyloids. Beitr. path. Anat. 18. — GROSZ: Zit. bei KAUFMANN. — GROTE: Zbl. Hautkrkh. **35**, 780. — GRUBER, G. B.: Mschr. Unfallheilk. **26** (1919). — GSELL, OTTO: Milliare generalisierte Granulomatose mit eingelagertem Amyloid. Beitr. path. Anat. **81**, 426 (1929). — GURWITSCH: Zit. nach KUCZYNSKI. — GUSNAR, K. v.: Eigenartige Amyloidbildung in einem Falle von Nackenlymphknotengewächsen. Virchows Arch. **265** (1927). — GUTH: Inaug.-Diss. Zürich 1910. — GUTMANN: Dermat. Z. **38**, 65 (1923); **42**, 76 (1925); **53**, 235 (1928); Dermat. Wschr. **85**, 1223 u. 1283 (1927); **89**, 1255 (1929); Zbl. Hautkrkh. **27**, 739 (1928); **29**, 13 (1929).

HAAN, DE: Die Speicherung saurer Vitalfarbstoffe in den Zellen mit Beziehungen auf die Probleme der Phagocytose und Zellpermeabilität. Pflügers Arch. zitiert bei LETTERER. HANSEMANN, V: (a) Mikroskopische Diagnose der bösartigen Geschwülste. Berlin 1902. — (b) Berl. med. Ges., 23. Nov. 1892. (c) Verh. dtsch. path. Ges. **1904**. — HANSSEN: Biochem. Z. **13**, 185 (1908). — HARTZELL: Zit. bei RUDELMANN. — HAXTHAUSEN: Zbl. Hautkrkh. **36**, 273. — HAYEM: Gaz. méd. Paris **1866**, No 6. — HEIDENHAIN: Über chemische Umsetzungen zwischen Eiweißkörpern und Anilinfarben. Pflügers Arch. **90** (1902). — HEILER: Zit. bei E. KAUFMANN. — HEMLENI, H.: Der Sulfatschwefelgehalt amyloider Organe. Arch. f. exper. Path. **149**, 119 (1930). — HENNINGS: Zit. nach GUTH. — HERXHEIMER, G.: Über multiple Amyloidtumoren des Kehlkopfes und der Lunge. Virchows Arch. **174**, (1903). — HERXHEIMER, GOTTHOLD: Strömungen und Forschungen in der Pathologie seit 1914. Wissenschaftl. Forschungsberichte, naturwissenschaftliche Reihe, Bd. 17. Red. ED. LIESEGANG. Dresden: Theodor Steinkopff 1927. — HERXHEIMER-REINHARD: Über lokale Amyloidosis. Berl. klin. Wschr. **1913**, Nr 36. — HERZENBERG, H.: (a) Über vitale Färbung der Amyloidose. Virchows Arch. **253**, 656 (1924). (b) Über vitale Färbung des Amyloids. 2. Mitt. Virchows Arch. **260**, 466 (1926). — HERZOG: Beitr. path. Anat. **69**, 422 (1921). — HEUBNER, O.: Lehrbuch der Kinderheilkunde, Bd. 2, S. 502. Leipzig 1911. — HEUBNER, W.: Klin. Wschr. **1924**, 824. — HJELMAN, S. V.: Studier öfver Amyloid. etiologi och symptomatologi. Inaug.-Diss. Helsingfors 1890. — HOEKE, J.: Inaug.-Diss. Bonn 1921. — HOFFMANN: Dtsch. dermat. Ges. München 123. Arch. f. Dermat.- **1924**. — HOFFMANN, E.: Außerordentl. Kriegstagg rhein.-westfäl. u. südwestdtsch. Dermat. ver.igg, 22. u. 23. Sept. 1917. Ref. Dermat. Z. **24**, 686 (1917); Zbl. Hautkrkh. **29**, 13 (1929). — HOFFMANN, H.: Arch. f. Dermat. **146**, 89 (1923). — HOOPER: Zit. nach WOLPERT. HUETER, C.: (a) Zbl. path. Anat. **19**, 961. (b) Ungewöhnliche Lokalisation der Amyloidsubstanz in einem Falle von multiplem Myelom. Beitr. path. Anat. **49**. — HUSTEN, K.: Über einen eigenartigen Fall von allgemeine Amyloidose. Virchows Arch. **248** (1924).

IPLAND: Frankf. Z. Path. **16**, 441 (1915). — ISAAK: Frankf. dermat. Ver.igg, 26. Sept. u. 31. Okt. 1929. Ref. Zbl. Hautkrkh. **33**, 534 u. 535 (1930).

JADASSOHN: 11. dtsch. Dermat.-Kongr. Wien 1913. Ref. Arch. f. Dermat. **119**, 154 (1914); Dermat. Wschr. **76**, 261 (1923). Arch. f. Dermat. **100**, 312. Demonstr. schles. dermat. Ges., 28. Jan. 1922. 8. internat. Kongr. Dermat. Kopenhagen **1930**, 1210. — JADASSOHN-DARIER-ZWICK: Lehrbuch der Dermatologie, S. 497. Berlin 1913. — JAFFÉ, RICHARD, H.: (a) Amyloidosis produced by injections of proteins. Arch. Path. a. Labor. Med. **1**, 25 (1926); Zbl. Hautkrkh. **23**, 622 (1927). (b) Amyloidose bei Mäusen. Experimental amyloidosis in mice. Arch. Path. a. Labor. Med. **2** (1926). — JAKOBS, GERTRUD: Z. exper. Med. **47**, 652 (1925). — JAQUET: Virchows Arch. **185**, 251 (1906). — JARISCH: (a) Demonstration eines Falles von „Colloidoma ulcerosum". Verh. 5. Kongr. dtsch. dermat. Ges. **1886**. (b) Zur Lehre von den Hautgeschwülsten. Arch. f. Dermat. **28** (1894). — JOSEFOWICZ, JOS.: Selbstverätzung der Schleimhaut von Magen und Oesophagus bei schwerer Amyloidose. Frankf. Z. Path. **30** (1924). — JOEST, E.: Die Amyloiddegeneration bei Tieren. Erg. Path. **12** (1908). — JUKELIS: Russk. Vestn. Dermat. **7**, 663, Sitzg 9. Mai 1929. — JULIUSBERG, FR.: (a) Eigentümliche Lichen ruber ähnliche Hautveränderungen des Unterschenkels mit vergleichenden Bemerkungen über Lichen ruber verrucosus. Arch. f. Dermat. Festschrift KAPOSI, **1900**, Erg.-Bd., 615. (b) Zur Kenntnis der Amyloidosis der Haut. Dermat. Z. **39**, H. 3, 133 (1923); **52**, 1 (1928). (c) Über kolloide Degeneration der Haut speziell im Granulations- und Narbengewebe. Arch. f. Dermat. **61** (1902). — JUON: Arch. f. Dermat. **157**, 81 (1929).

KANN, G.: Ein Fall von isolierter Amyloidosis des Herzens. Virchows Arch. **237** (1922). — KAUFMANN, E.: Lehrbuch, 2. Aufl. — KAUFMANN-JOHANNI: Arch. f. Laryng. **14** (1903). — KENEDY, D.: Über herdförmige Amyloidentartung bei einem Fall von Dermatitis atrophicans diffusa. Arch. f. Dermat. **136**, 245 (1921). — KERL: Handbuch der Haut- und Geschlechtskrankheiten, Bd. 18, S. 604. — KIRSCHNER: Zit. nach HERZOG. — KLEBS: Handbuch der allgemeinen Pathologie, Bd. 2, S. 164. 1889. — KNOSSEW: Wien. dermat. Ges., 23. Jan. 1930. Ref. Zbl. Hautkrkh. **34**, 24. 1930. — KÖNIGSTEIN, H.: (a) Über Amyloidablagerung als pathologisch-anatomischer Befund bei Dermatosen. Demonstr. Wien. dermat. Ges. 1921. Wien. klin. Wschr. **1921**, Nr 14, 157. (b) Demonstr. Ges. Ärzte, 11. März 1921. Wien. klin. Wschr. **1921**, 157. (c) Amyloidosis der Haut. Verslg dtsch. Naturforsch. u.

Ärzte Leipzig 1922. (d) Amyloid bei Lichen Vidal. Wien. dermat. Ges. 1923. Zbl. Hautkrkh. **11**, 406 (1924); Arch. f. Dermat. **148**, 330 (1925); Wien. dermat. Ges., 21. Nov. 1929. Ref. Zbl. Hautkrkh. **33**, 540 (1930). 8. internat. Kongr. Dermat. Kopenhagen **1930**, 1210; Zbl. Hautkrkh. **35**, 344. (e) Über Kalkgicht, Demonstr. Ges. Ärzte Wien, 10. Juni 1932. — KÖNIGSTEIN, H. u. SPIEGEL: Muskelatrophie bei Amyloidosis. Z. Neur. **88**, 220 (1924). — KRAUSE, CURT: Über hyaline und amyloide Degeneration in der Milz des Hundes. Frankf. Z. Path. **29**, H. 3, 357. — KRAWKOW: Arch. Méd. exper. **8**, 106 (1896). — KREIBICH: (a) Über Amyloiddegeneration der Haut. Arch. f. Dermat. **116**, 385 (1913). (b) Über Bindegewebsdegeneration. Arch. f. Dermat. **130**, 535 (1921). — KRETON: Zit. bei RUDELMANN. — KRÜCKMANN: Virchows Arch. **138**, Suppl., 118 (1894). — KUCZYNSKI, M.: (a) Neue Beiträge zur Lehre von Amyloidosis. Klin. Wschr. **1923**, 16. (b) Weitere Beiträge zur Lehre von Amyloid. Klin. Wschr. **2**, Nr 48, 727. (c) Virchows Arch. **239**, 285 (1922). (d) Untersuchungen über Ernährungs- und Organstruktur (angestellt an Ratten und Mäusen). Tagg nordostdtsch. Verigg dtsch. path. Ges. Berlin 1922. — KYBER: Untersuchung über die amyloide Degeneration. Dorpat 1871.

LANDAU: Zur Kenntnis der Amyloidose. Dtsch. path. Ges. 17. Tagg 1914. — LANUEC: Zit. bei UNNA. — LARSEN, RALPH M.: A pathological study of primary myocardial amyloidosis. Amer. J. Path. **6** (1930). — LETTERER: (a) Klin. Wschr. **1926**; Zbl. inn. Med. **47**, 417 (1926). (b) Ein Beitrag zur experimentellen Amyloidforschung. 20. Tagg dtsch. path. Ges. Würzburg, April 1925. (c) Studien über Art und Entstehung des Amyloids. Beitr. path. Anat. **75** (1926). — LEUPOLD: (a) Untersuchungen über die Mikrochemie und Genese des Amyloids. Beitr. path. Anat. **64** (1918). (b) Referat über Amyloid und Hyalin. Erg. Path. **21** (1925). (c) 25. Tagg dtsch. path. Ges. Berlin, April 1930. — LEWANDOWSKY: Virchows Arch. **181**, 179. — LEWTSCHENKOW, D. v.: Ein seltener Fall von myxomatöser Hautdegeneration (Myxoma cutis). Mh. Dermat. **50** (1910). — LINDWURM: Z. rat. Med. **14**, 257. — LITTEN: (a) Berl. klin. Wschr. **1885**. (b) Über Amyloiddegeneration. Berl. med. Wschr. **1887**. (c) Diskussionsbemerkungen zu SCHMIDTs Referat. Verh. dtsch. path. Ges. **1904**. — LJUBIMOW: Über die amyloide Degeneration der Conjunctiva. 7. Kongr. russ. Ärzte zum Andenken an PIROGOFF, 1899. — LOHRISCH: Erg. Path. **7**, 912 (1900/01). — LUBARSCH: (a) Virchows Arch. **122**, 373 (1890). (b) Verh. Ges. dtsch. Naturforsch. **1895**, Med. Abt. 5. (c) Erg. Path. **II 1**, 200 (1895); **4**, 449 (1897); **7**, 884 (1900/01); Zbl. Path. **21**, 97 (1910); Virchows Arch. **271**, 867 (1929). (d) Zur Kenntnis der auf die Samenbläschen beschränkten Amyloidablagerung. Virchows Arch. **272**, 274. (e) Zur Frage der experimentellen Erzeugung von Amyloid. Virchows Arch. **150**, 471. (f) Über spontane Amyloiderkrankungen bei Krebs und sarkomkranken Mäusen. Zbl. Path. **21**, Nr 3 (1910). (g) Grundsätzliches zur Frage der Amyloidablagerung. Verh. dtsch. path. Ges. 25. Tagg **1930**. — LUCKSCH: Über lokale Amyloidbildung in der Harnblase. Verh. dtsch. path. Ges. **7** (1904).

MAGNUS-LEVY: Nachtrag zur Arbeit: Myelom und Amyloid. Z. klin. Med. **117**, 664 (1931). — MANASSE: Virchows Arch. **159**, 117 (1900). — MANDL, JOSEF: Über lokale Amyloide im Bereiche der Brustwirbelsäule. Virchows Arch. **253** (1924). — MARTUSCELLI: Zit. nach WOLPERT. — MASCHKILLEISON: Über Amyloidose der Haut. Acta dermat. (Kioto) **11**, 77 (1930). — MASCHKILLEISON u. JUKELIS: Venerol. (russ.) **1929**, Nr 2. — MASCHKILLEISON u. SIRKIN: Moskau. dermat. Ges., 1. Nov. 1928. Acta dermato-vener. (Stockh.) **1928**, Nr 10, 1079. — MATRAS: Amyloidosis cutis circumscripta. Demonstr. Wien. dermat. Ges., 16. Juni 1932. — MAXIMOW, A.: Über die experimentell hervorgerufene amyloide Entartung der Leber. Virchows Arch. **153**, **353**. — MAYEDA: Zit. nach G. HERXHEIMER. — MAYER: Über Hämolyse und gewebliche Reaktionen bei verschiedenartigen Teermäusen und Bemerkungen über das Schicksal von verfüttertem Cholesterin und Scharlachrot. Krkh.forschg **6** (1928). — MELNIKOW-RASWEDENKOW: Histologische Untersuchungen über die elastischen Gewebe in normalen und pathologisch veränderten Organen. Beitr. path. Anat. **26**. — MENSA, LA: Zit. bei BIZZOZERO. — MÉTRAUX, P.: Rückbildungsvorgänge bei menschlichem Amyloid. Frankf. Z. Path. **37**, 279 (1929). — MEYER: Berl. klin. Wschr. **1920 II**, 831; Frankf. Z. Path. **26**, 157 (1922). — MEYER-BISCH: Über die Wirkung parenteral verabfolgten Schwefels. Z. klin. Med. **94**, H. 4/6. — MICHEL, V.: Über das Vorkommen von Amyloid im Augapfel und an den Augengefäßen. Z. Augenklin. **1906**, 15. — MILLIAN: Zit. bei RUDELMANN. — MOLLOW, W.: Zur Klinik der systematisierten Amyloidose. Verh. dtsch. Ges. inn. Med. **1930**, 555. — MOLLOW, W. u. LEBELL: Zur Klinik der systematisierten Amyloidablagerung. Wien. Arch. inn. Med. **22**, 205 (1932). — MORGENSTERN: Virchows Arch. **259**, 698 (1926). — MÖRNER, C. TH.: Skand. Arch. Physiol. (Berl. u. Lpz.) **1**, 20 (1889).

NAITO: Pathologisch-anatomische Untersuchung über das Verhalten der Ciliarnerven, sowie über amyloide und hyaline Degeneration bei Phthisis bulbi. Arch. f. Ophthalm. **1901**, **53**, 161. — NARBESHUBER, K.: Die Leistungsfähigkeit der BENNHOLDschen Kongorotprobe. Med. Klin. **1930**, Nr 40. — NEUBAUER, O.: Intermediarer Eiweißstoffwechsel. Handbuch der normalen und pathologischen Physiologie, Bd. 5, S. 748. 1928. — NEUBERG: Ref. über Amyloid. Verh. dtsch. path. Ges. **1904**. — NEUMANN, E.: Über amyloide

Degeneration des Fettgewebes. Zbl. path. Anat. **1**, 701 (1890). — Neumann, J.: Lehrbuch, 5. Aufl., 1880. S. 409. — Neuschloss: Klin. Wschr. **1924**, Nr 2. — Nicolas u. Pillon: Zbl. Hautkrkh. **9**, 102. — Nikolsky: Zbl. Hautkrkh. **17**, 326 (1925). — Noble, F. John u. S. G. Major: Renal unsufficiency in amyloid disease. Arch. of Path. 8 (1929). — Nowak: Virchows Arch. **152**, 162 (1898).

Oberling, Ch.: Le goitre amyloide, Ann. d'Anat. path. **4** (1927). — Oddi, R.: Arch. f. exper. Path. **33**, 347 (1893). — O'Leary, Goeckermann: Zbl. Hautkrkh. **34**, 459. — Oliver: Zbl. Hautkrkh. **34**, 625. — Oppenheim, M.: Wien. dermat. Ges., 20. Febr. 1930. Ref. Zbl. Hautkrkh. **34**, 412 (1930).

Patrassi, G.: Le calcinosi cutanee. Arch. ital. Dermat. **4** (1929). — Paul, F.: Bence-Jonesche Albuminurie. Multiples Myelom. Ver.igg path. Anat. Wien, Sitzg 30. Juni 1930. — Paunz, L.: Pathologisch-anatomische Veränderung der Carotisdrüse. Virchows Arch. **241**, 76 (1923). — Paunz u. Nemeth: Z. exper. Med. **41**, 71 (1924). — Peters: Amyloidablagerungen an den Grenzmembranen der Nebenniere, der Nierenkanälchen usw. Virchows Arch. **231**, 467 (1921). — Petroff: Virchows Arch. **252**, 550 (1924). — Pick, L.: (a) Läßt sich der Nebennierenursprung der hypernephroiden Nierengeschwülste beweisen. Med. Klin. **1927**. (b) Über atypische Amyloidablagerung. Klin. Wschr. **1931**, 1515. — Pillsbury u. Stokes: Zbl. Hautkrkh. **39**, 786. — Pinkus: Arch. f. Dermat. **138**, 342 (1922). Piorkowski: Arch. f. Dermat. **150**, 375 (1926). — Pollens, Werner: Über tumorförmige lokale Amyloidosis in der Orbita. Graefes Arch. **101**, 346 (1920). — Pospelow, A.: (a) Moskau. physiol. med. Ges. 1882. (b) Lehrbuch der Hautkrankheiten. Moskau 1905. — Pringle: Mh. Dermat. **22**, 184 (1896).

Rabl: Histologie der Haut. Handbuch für Hautkrankheiten. Herausgeg. von Mraček, Bd. 1. Wien: Alfred Hölder 1902. — Rählmann: Virchows Arch. **87**, 325 (1882). — Raubitschek, H.: Verh. dtsch. path. Ges. **1910**, 273. — Recklinghausen: Allgemeine Pathologie des Kreislaufes und der Ernährung. Stuttgart 1883. — Reitmann: Über eine eigenartige, der Sklerodermie nahestehende Affektion. Arch. f. Dermat. **47** (1908). — Reizenstein: Über Altersveränderungen der elastischen Fasern in der Haut. Mh. Dermat. **18**, 1 (1894). — Riehl: Ein Fall von Verkalkung der Haut. Münch. med. Wschr. **1902**, 4. Rudelmann jr., Rudolf: Arch. f. Dermat. **5**, 591 (1922).

Saleeby, E. K.: The question of the existence of amyloid casts. J. amer. med. Assoc. **84** (1925). — Salomin: Prag. med. Wschr. **1897**. — Schäfer: Virchows Arch. **258**, 268 (1923). — Schepilewsky: Zbl. Bakter. **5**, 953 (1899). — Schichicek: Über Hyalin und Amyloiderkrankungen der Conjunctiva. Graefes Arch. **67**, 119. — Schilder, Paul: (a) Über die amyloide Entartung der Haut. Frankf. Z. Path. **3**, 782 (1909). (b) Über einige weniger bekannte Lokalisationen der amyloiden Degeneration. Beitr. path. Anat. **46**, 202 (1909). (c) Über einen Fall von lokalem Amyloid des Zungengrundes. Beitr. path. Anat. **46**. — Schlagenhaufer u. Wagner v. Jauregg: Beiträge zur Ätiologie und Pathologie des endemischen Kretinismus. Leipzig u. Wien 1910. — Schmidt, M. B.: (a) Über die Altersveränderungen der elastischen Fasern in der Haut. Virchows Arch. **125**, 239 (1891). (b) Referat über Amyloid. Verh. path. Ges., 7. Tagg **1904**. (c) Die Verkalkung. Handbuch der allgemeinen Pathologie von L. Krehl u. Marchand, Bd. 3, S. 2. (d) Über Pigmenttumoren der Nebennieren und ihre Beziehungen zur Amyloiddegeneration. Virchows Arch. **254** (1925). (e) Ver.igg rhein.-westfäl. Dermat., 26. u. 27. Okt. 1929. Ref. Zbl. Hautkrkh. **33**, 323 (1930). (f) Amyloidproblem. Med. Welt **1932**, 656. — Schmiedeberg: (a) Über die stickstoffhaltigen Kohlenhydratverbindungen der Eiweißstoffe usw. Arch. f. exper. Path. **87** (1920). — Schönberger, E. u. S. Rosenblatt: Wien. klin. Wschr. **1925**, 1113. — Schönhoff: Ein Beitrag zur Kenntnis der lokalen tumorförmigen Amyloidose. Frankf. Z. Path. **12** (1913). — Schraut: Prijsverhandeling over de goed en kwaadaardige gezwellen, p. 291. Amsterd. 1851. — Schugt, Paul: Lymphogranulomatose und Amyloid. Frankf. Z. Path. **26**, 157 (1922). — Schultz: Über Chromotropie des Gefäßbindungsgewebes in ihrer physiologischen und pathologischen Bedeutung, insbesondere ihre Beziehungen zur Arteriosklerose. Virchows Arch. **239**, 415 (1922). — Seiyderhelm, R. u. W. Lampe: Dtsch. med. Wschr. **1923**, Nr 32. — Silver, Hans u. Adolf F. Laundblom: Ein Fall von allgemeiner Amyloidose ohne nachweisbare Ursache. Acta med. scand. (Stockh.) **64** (1926). — Schrank, H.: Über Amyloiddegeneration der Leber während der Nachkriegsjahre. Münch. med. Wschr. **1923**. — Soyka: Zit. nach M. B. Schmidt. — Steinert, R.: Praktische Versuche zur serologischen Diagnose des Amyloids mit der Loeschkeschen Leukocytenextraktion. Klin. Wschr. 7, 251 (1928). — Steinhaus: Über eine seltene Form von Amyloid und Hyalininfiltration am Zirkulations- und Digestionsapparat. Z. klin. Med. **45**, 375. — Stephanowitsch: Zit. nach Davidsohn. — Stoffel: Virchows Arch. **201**, 245 (1910). — Strasser, U.: (a) Über experimentelle Amyloidose. Z. exper. Med. **36**, 388 (1923). (b) Zur klinischen Diagnose amyloider Veränderungen mittels Kongorot. Wien. Arch. klin. Med. **14**, 97 (1927). (c) Die Kongorotprobe auf Amyloid bei nephrotischem Symptomenkomplex. Med. Klin. 1929. — Stratz: Zit. nach Wolpert.

THIM: Arch. f. Dermat. **62** (1902). — TILP: Lokale tumorförmige Amyloidose der Harnröhre. Zbl. Path. **20**, 913 (1909). — TRUFFI: Giorn. ital. Dermat. **70**, 64—69 (1929). — TSCHISTOWITSCH u. AKIMOW-PERETZ: Virchows Arch. **176**, 313 (1904). — TSUNODA: Über das Vorkommen von Riesenzellen in den amyloiden Organen. Virchows Arch. **30**, 202. — TRYB: Über eine seltene Erkrankung der Haut mit Schleimanhäufungen. Arch. f. Dermat. **143**, H. 3, 428.

UCHINO: Beitr. path. Anat. **74**, 405 (1925). — UNNA, G.: Hyalin und Kolloid im bindegewebigen Abschnitt der Haut. Mschr. prakt. Dermat. **19**, 595 (1894). — UNNA, P. G.: Die Histopathologie der Hautkrankheiten, 1894. — URBACH, E.: Zbl. Hautkrkh. **36**, 772.

VIRCHOW: Virchows Arch. **6**, 135 (1853); Berl. klin. Wschr. **1885**, 813.

WAGNER, E.: Das Kolloidmilium der Haut. Arch. Heilk. **1866**, 463. — WALDENSTRÖM, N.: Über das Entstehen und Verschwinden des Amyloids beim Menschen. Klin. Wschr. **6** (1927). — WALLGREN, J. u. M. VANNAS: Zur Kenntnis der Amyloiderkrankung der Conjunctiva. Studies from the laboratories of the Philadelphia General hospital. Collected reprints, Vol. 3. 1925. — WARREN SHIELDS: Generalized amyloidosis of the musculary systems. Amer. J. Path. **6** (1930). — WATANABE: Arch. f. Dermat. **140**, 208 (1922). — WEBER: Plasmacelluläres Myelom mit allgemeinem Amyloid und Amyloidablagerungen in den Myelomknoten. Ver.igg path.-anat. Wiss., Sitzg 30. Juni 1930. — WEDROFF, N. S.: Amyloidose der Haut, kombiniert mit Livedo reticularis und erhöhter Lichtempfindlichkeit. Arch. f. Dermat. **163**, 578. — WEGELIN, C.: (a) Plasmacytäres Myelom. Klin. Ärztetag Bern, 26. Febr. 1916. Ref. Korresp.bl. Schweiz. Ärzte **46**. (b) Zur Kenntnis der Ursachen und Folgen der Amyloidose. Schweiz. med. Wschr. **1926**, 29. — WEHRSIG (Aachen): Verslg westdtsch. Path. Düsseldorf, 16. Okt. 1927. — WEINMANN: Über das Vorkommen amyloider Substanzen im Gehirn bei der Encephalitis epidemica. Mschr. Psychiatr. **51**, 300 (1922). — WERDT, v.: Lokales Amyloid im gesamten Respirationstractus. Beitr. path. Anat. **43**, 239 (1908). — WHITE, CH. S.: Colloiddegeneration of the skin. J. of cutan. a. genito-urin. Dis. **1902**. — WICHMANN, GEORG: Die Amyloiderkrankung. Beitr. path. Anat. **13**, 487. — WICHT: Zit. nach GUTH. — WIESNER, R.: Amyloid bei Myelom. Ver.igg path. Anat. Wien, Sitzg 30. Juni 1930. — WILD, L.: Beitr. path. Anat. **1**, 177 (1886). — WILDBOLZ: Arch. f. Dermat. **70**, 435. — WILLIGER: Vjschr. Zahnheilk. **40**, 58 (1928). — WINKELMANN, M.: Über lokales Amyloid der Samenblasen. Arch. path. Anat. **265**, 524 (1929). — WOLPERT: Beiträge zur Kenntnis der metastasierenden Amyloidtumoren. Virchows Arch. **227** (1920).

ZIEGLER, M.: Amyloidose bei der Tuberkulose des Pferdes. Münch. tierärztl. Wschr. **1929**, 17. — ZWEIGMANN, L.: Inaug.-Diss. Dorpat 1879. Zit. nach WICHMANN.

Nachtrag s. Seite 516.

# Kalkablagerungen.

Von

**Oscar Naegeli-Bern.**

Mit 30 Abbildungen.

## Allgemeiner Teil.

### I. Das Vorkommen von gelöstem — freien und gebundenem — Calcium in normaler und kranker Haut.

Kalksalze gehören zu denjenigen Substanzen, die für den Ablauf des Zellebens unentbehrlich sind. Den Calciumionen kommt eine Schutzrolle zu, wie aus den Untersuchungen und Versuchen zahlreicher Forscher an niederen Tieren, Pflanzen und isolierten Zellen von Säugetieren hervorgeht. Nach Hoeber beruhen die Wirkungen des Calciums darauf, daß es den Quellungszustand der Kolloide im Sinne einer größeren Konsolidierung beeinflußt, indem es die Permeabilität der aus Kolloiden bestehenden Grenzmembranen der Zellen gegenüber schädlichen Ionen verringert und die Kittsubstanz verdichtet. Anerkannt ist ferner die Bedeutung des Kalkes für die Erhaltung der normalen Erregbarkeit der Gewebe.

Bis vor kurzem fehlten indessen Angaben über das Verhalten der Calciumverbindungen in normaler Haut so gut wie gänzlich. In den Tabellen über den normalen Kalkgehalt der Organe von Magnus-Levy, von Moraczewski und von Aron, die M. B. Schmidt in seiner Abhandlung über die Verkalkungen aufführt, ist die Haut nicht erwähnt. Genaue Bestimmungen begegnen hier noch weit größeren Schwierigkeiten als in anderen Organen. In Analogie zu den übrigen, stark abweichenden Befunden der Autoren und mit Rücksicht auf die Feststellung der allerdings minimalen Schwankungen des Kalkgehaltes im Blut bei verschiedenartiger Ernährung muß man wohl annehmen, daß auch der Calciumspiegel der Haut physiologischen Oszillationen unterworfen ist.

Erst in jüngster Zeit sind wir nun durch die wertvollen Untersuchungen von O. Gans und seinen Schülern, H. Schlossmann, Th. Pakheiser, W. Dähn, sowie namentlich auch durch die Arbeiten von Nathan und Stern über den Calciumgehalt der *normalen* Haut sowie über dessen Verschiebungen ohne Ausfällung ungelöster Verbindungen bei *krankhaften* Vorgängen, speziell bei Ekzem, Psoriasis und nach Bestrahlungen mit kurzwelligem Licht, etwas besser unterrichtet worden.

Am besten eignet sich zur Darstellung des Calciumionengehaltes der Haut die von Macallum angegebene Methode (s. Anhang), deren sich auch obengenannte Autoren bedient haben. Lediglich vitale Färbeverfahren haben sich nicht bewährt, da sie für unsere Zwecke nicht zu verwertbaren Ergebnissen führen. Es hat sich herausgestellt, daß das gelöste Calcium in der gesunden Haut eine ganz bestimmte Verteilung einhält, die durch das ganze Leben hindurch mit einer ausgesprochenen Konstanz beibehalten wird.

Die erwähnte Methode macht das Calcium in Form von Bleisulfid sichtbar, und man kann erkennen, daß schon vom 3. Embryonalmonat an in der Epidermisanlage namentlich um die Zellkerne herum kleine und kleinste Sulfidgranula auftreten. Im Protoplasma findet man ebenfalls, doch weit weniger zahlreich, Kalkgranula. In der Cutis folgt das Calcium der Anlage der Bindegewebsfasern; daneben trifft man diffus zerstreut nur geringe Mengen. Bei der Umgestaltung des anatomischen Bildes der Haut im 5. Embryonalmonat bemerkt man zunächst außer einer leichten Vermehrung des Calciumgehaltes im Protoplasma der Epidermiszellen und den Einlagerungen in den zu dieser Zeit auftretenden knospenförmigen Vorwölbungen gegen die Cutis keine Veränderungen.

Gegen das Ende der Fetalzeit modifiziert sich die Calciumverteilung entsprechend der Differenzierung der einzelnen Hautschichten und bleibt dann fernerhin unverändert, so daß man behaupten darf, die Haut des Neugeborenen unterscheide sich in bezug auf die Calciumverteilung nicht von derjenigen des Erwachsenen und auch nicht vom senil degenerierten Integument (Dähn).

Es kommt nicht auf die Körperstelle an, von der man die Haut entnimmt; immer kehrt hinsichtlich der Verteilung in den verschiedenen Schichten das gleiche Bild wieder. Schleimhäute und die Haut des behaarten Kopfes sowie Stellen, an denen Schweiß- und Talgdrüsenanlagen vorhanden sind, machen keine Ausnahme. Nur an den Handtellern und Fußsohlen bestehen gewisse Unterschiede. Es läßt sich grundsätzlich feststellen, daß der Calciumgehalt der Epidermis im Vergleich zu demjenigen der Cutis ein sehr geringer ist und daß vielfach ein reziprokes Verhältnis gegenüber der Kaliumverteilung vorzuliegen scheint.

Im Stratum corneum folgen die Bleisulfidgranula den wellenförmigen Hornlamellen, während das Stratum lucidum und das Stratum granulosum sich nicht als besondere Schichten im Calciumbilde abheben. Dagegen fanden Gans und Dähn etwas größere Mengen von Calcium in der Stachelzellen- und Basalzellenschicht, im Gegensatz zu den Befunden Watermans, und sie unterscheiden zwischen einer etwas reichlicheren Anlagerung um die Kernsubstanz und einer unregelmäßigen, diffusen Granulierung im Protoplasma.

In bezug auf den relativen Reichtum des Calciumgehaltes der Cutis herrscht Einstimmigkeit bei den Autoren. Wie es beim Fetus schon angedeutet ist, findet sich beim Erwachsenen besonders reichlich Calcium in der nächsten Nähe der Bindegewebsfasern; doch läßt sich auch eine diffuse Verteilung wahrnehmen. Die Haare, Talgdrüsen und Gefäße weisen viel Calcium auf, wogegen die Schweißdrüsen fast frei befunden werden. Im Haarbalg selber sind die Bleigranula so zahlreich, daß sie im Querschnitt das Haar in Gestalt eines schwarzen, fast kontinuierlichen Niederschlages ringförmig umgeben. In der äußeren Wurzelscheide liegt ebenfalls viel Calcium, sowohl im Protoplasma wie an den Kernen, während die innere Wurzelscheide calciumarm ist und auch der Haarschaft nur einzelne Granula aufweist. In den Gefäßen hält sich das Calcium an die Adventitia und Media; in der Intima finden sich Spuren. Die Talgdrüsen enthalten massenhaft allerfeinste Bleisulfidgranula über die ganze Drüse zerstreut. In den Schweißdrüsen ergibt die Reaktion nur längs der Basalmembran vereinzelte Granula; in den Drüsenzellen fehlen diese fast vollständig.

Die einzige Abweichung von der Regel zeigen die Handteller und Fußsohlen. Man darf dies wohl auf die besondere anatomische und physikalisch-chemische Beschaffenheit zurückführen, deren das Hautorgan an diesen Stellen bedarf, um seiner besonderen Funktion obliegen zu können und kann hierbei wiederum auch die Bedeutung des Calciums erkennen.

In dem mächtigen Stratum corneum ist massenhaft Calcium in Form von kleinen und kleinsten Kugeln eingelagert, teils frei zwischen den Hornlamellen, teils anscheinend in Beziehung zu den einzelnen Hornzellen. Besonders stark zeigt sich die Imprägnierung an den Wellenbergen — den BLASCHKOschen Leisten —; um die calciumarmen Schweißdrüsenausführgänge herum ist der Schutz sogar noch vermehrt. Spärlich Calcium trifft man in den Wellentälern — den Furchen BLASCHKOS —. In den übrigen Zellschichten der Epidermis und der Cutis finden sich prinzipiell die gleichen Verhältnisse wie in anderen Körperregionen.

*Krankhafte Zustände* in der Haut führen zu Verschiebungen in der Calciumverteilung im Hautorgan. Nach Bestrahlungen mit Höhensonne kann man in den bestrahlten Hautteilen ein vermehrtes Auftreten von Calcium wahrnehmen. Diese Zunahme rührt einmal von einem erhöhten Antransport auf dem Blutwege

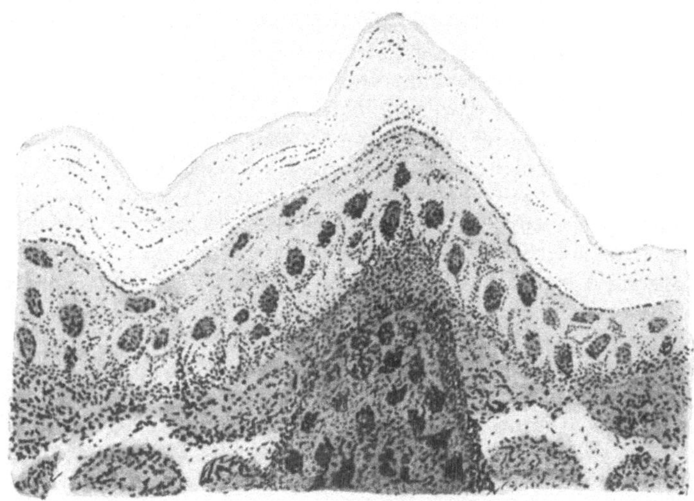

Abb. 1. Calciumbild der normalen Haut (starke Vergrößerung). Verteilung in der Epidermis um einen Haarfollikel. (Nach GANS und PAKHEISER.)

her. In der Tat ermittelten denn auch NATHAN und STERN bei akuten Dermatosen vom Typ der Erytheme ohne ausgesprochenes Ödem im Blutserum parallel laufend mit einem fast konstanten Kaliumabfall zu subnormalen Werten einen Calciumanstieg auf übernormale Werte. Dann aber wurden von GANS und PAKHEISER und von GANS und SCHLOSSMANN physikalisch-chemische Zustandsänderungen im Gewebe nachgewiesen, die ein Schwinden des Calciums aus den Zellen und sein Auftreten in den Intercellularräumen erklären. Anlehnend an frühere Untersuchungen von GILDEMEISTER, EBBECKE und REGELSBERGER konstatierten die Autoren mittels der Polarisierbarkeitsprüfung eine Einwirkung des lokalen Krankheitszustandes auf die Permeabilität der Zellmembranen. Paralleluntersuchungen mit der von GANS für diesen Zweck ausgearbeiteten, auf Untersuchungen von NEWTON, HARVEY, BETHE und OVERTON basierenden Indicatorenmethode (s. Anhang) bestätigten diese Befunde. Hierbei läßt sich nämlich sehr hübsch das Eindringen von mit Neutralrot gefärbtem Ammoniak in das Innere der Zellen demonstrieren.

Es handelt sich dabei um eine primäre Färbung und einen dieser folgenden, bei den verschiedenen Zuständen der Haut verschieden schnell auftretenden Farbenumschlag infolge Eindringens bestimmter chemischer Mittel in die Zellen. Diese Methode hat den großen Vorteil, daß man den Eintritt sehr kleiner Stoff-

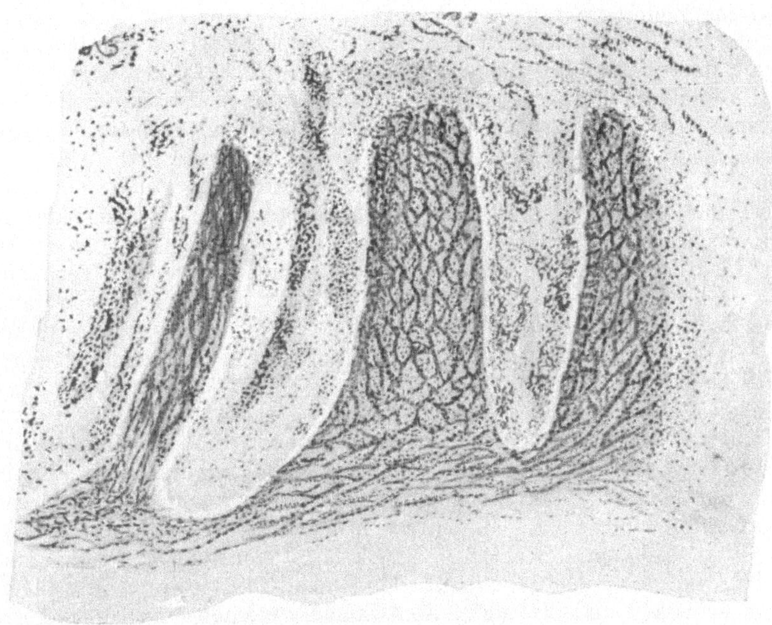

Abb. 2. Calciumbild der ekzematösen Haut (starke Vergrößerung). Eczema rubrum, intracelluläre Calciumanlagerung, Calciumanlagerung an die Papillargefäße. (Nach GANS und PAKHEISER.)

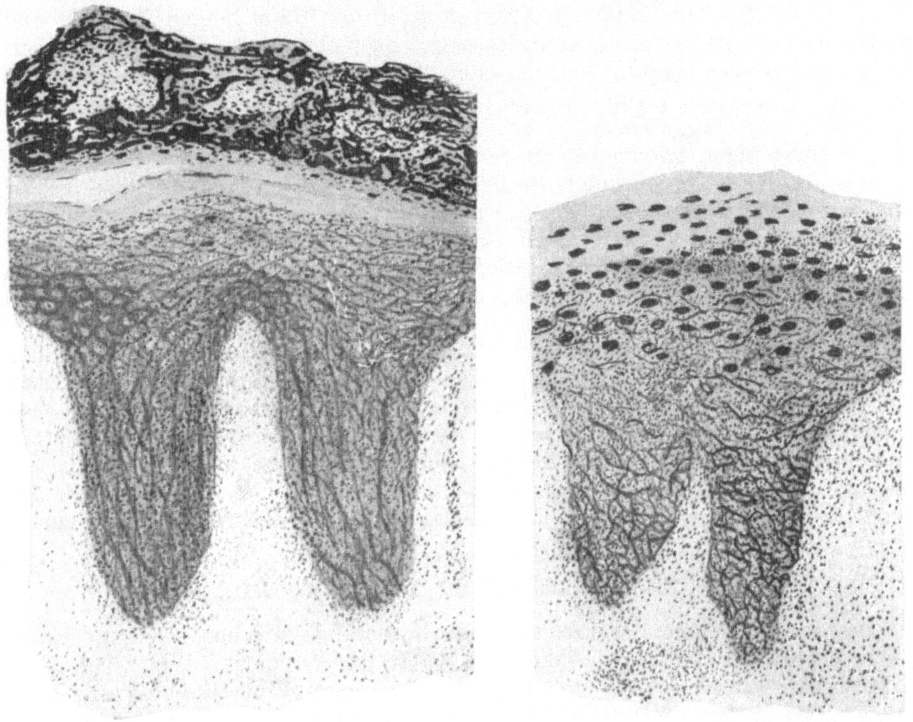

Abb. 3. Eczema crustosum. Abb. 4. Eczema squamosum.
(Nach GANS und PAKHEISER.)

mengen ins Zellinnere mit Leichtigkeit unmittelbar *sehen* kann. Sie bedarf aber stets einer sorgfältigen Prüfung des Versuchsmaterials mit Rücksicht auf manche Fehlerquellen, die sich aus den Beziehungen zwischen derartigen Indicatoren und Eiweißkörpern ergeben (HOEBER). Es sei an dieser Stelle darauf hingewiesen, daß es außerordentlich großer Erfahrung und reichen Kontrollmaterials bedarf, um sich ein Urteil auf Grund der angegebenen Methoden zu erlauben. IGOR REMESOW verwirft die histochemischen Reaktionen als unzureichend, da infolge besonderer physikalisch-chemischer Vorgänge das physiologisch vorhandene „Organcalcium" oder ein Teil desselben in den freien ionisierten Zustand übergehen kann, wobei es dann durch solche Methoden dargestellt wird, ohne daß es sich tatsächlich um Kalkanhäufungen oder gar pathologische Kalkablagerungen handelt. Durch solche Vorgänge könnte daher auch eine veränderte Lokalisation vorgetäuscht werden. Das Vorhandensein pathologischer Kalkablagerungen und -ansammlungen muß daher mittels der mikrochemischen Aschenanalyse nachgeprüft bzw. ermittelt werden. REMESOW hat für seine experimentellen Nierenverkalkungen die von ihm modifizierte Methode nach DE WAARD gewählt. Ein anderes Verfahren, das erlaubt, den Kalium- und Calcium-Gehalt in kleinen excidierten Hautstückchen zu bestimmen, haben NATHAN und STERN für ihre Untersuchungen am Hautorgan ausgearbeitet (vgl. Anhang). Darnach läßt sich feststellen, daß in frisch excidierten Stückchen normaler Menschenhaut der Gehalt an Kalium im allgemeinen zwischen etwa 200 und 300 mg%, an Calcium zwischen etwa 20 und 30 mg%, berechnet auf Trockengewicht der Haut, liegt. Unterschiede an verschiedenen Körperregionen waren nicht nachweisbar; dagegen konnten die Angaben von BROWN bestätigt werden, wonach der Calciumgehalt der Haut mit zunehmendem Alter steigt. Bei entzündlichen Erkrankungen der Haut fanden NATHAN und STERN Änderungen im Sinne eines Anstieges im Kalium-, Calcium- und Wassergehalt, wobei das Kalium den stärksten, das Calcium einen etwas geringeren Anstieg erfährt. Die Veränderungen sind aber nicht für bestimmte Krankheiten spezifisch oder charakteristisch, und daher kommt den Mineralverschiebungen in der Haut keine ätiologische Bedeutung zu.

Bei der *Psoriasis* erscheint die Permeabilität verringert, der Calciumgehalt ein vorwiegend intracellulärer. Anders liegen dagegen die Verhältnisse bei mit mehr oder weniger starken Quellungsvorgängen einhergehenden Dermatosen. Hervorzuheben ist in erster Linie, daß beim *Ekzem* eine Umkehr der normalen Calciumverteilung konstatiert wird. Hier überwiegen die Calciumablagerungen im Epithel diejenigen in der Cutis um ein Beträchtliches.

Es findet ein Hinaufwandern des Calciums in die Epidermis statt, verbunden mit einer Auslaugung der geringen perinukleären Ansammlungen in den Zellen des Rete Malpighi. Das Calcium folgt den interepithelialen Spalträumen; diese erscheinen bei nässenden Ekzemen dichter, bei trockenen weniger mit Granula angefüllt. Bei den krustösen Formen sammelt sich das Calcium vorwiegend in den Krusten in unregelmäßigen Klumpen, während bei den squamösen Abarten in den Schuppen intracelluläre Anlagerungen an die Kerne vorherrschen.

## II. Pathologische Kalkablagerungen.

Bei der Verteilung des Calciums im Gewebe ist zwischen gelösten und in fester Form ausgeschiedenen Verbindungen zu unterscheiden. Wie wir gesehen haben, können lokale Krankheitsvorgänge in der Haut pathologische Veränderungen in der Anordnung des Calciums im Gewebe zur Folge haben, ohne daß dabei der Aggregatszustand der Calciumverbindungen sich ändert, und es scheint mir im Hinblick auf die Pathogenese der Kalkablagerungen nicht unwichtig zu sein darauf hinzuweisen, daß selbst bei den schwersten entzündlichen Dermatosen eine Beeinflussung in dieser Hinsicht zumeist nicht wahrgenommen wird. Noch so einschneidende physikalisch-chemische Alterationen, noch so erhebliche Störungen in der Zellfunktion vermögen demnach eine Ausfällung fester Kalksalze in der Regel nicht herbeizuführen, solange das *Leben* der *Zelle* erhalten bleibt. Diese letztere Voraussetzung trifft wenigstens vorerst für die entzündlichen Hauterkrankungen zu; denn hierbei besteht sogar ein (wenn auch pathologisch) erhöhter Stoffwechsel.

Während nun die Ablagerung von *gefälltem* Calcium als physiologischer Prozeß bei der Knochen- und Zahnbildung im jugendlichen Organismus aufzufassen ist, der sich weiterhin beim Erwachsenen als reparatorischer Vorgang vollzieht, müssen feste Kalkniederschläge in anderen Organen im allgemeinen als Ereignisse krankhafter Natur betrachtet werden. Vor allem bedeutet die Ausscheidung ungelöster Kalksalze in der *Haut* und im *subcutanen Gewebe* wohl fast ausnahmslos einen krankhaften Vorgang, wobei freilich das Ereignis der Kalkablagerung als solches vom Gesamtorganismis oft nicht als schweres Krankheitssymptom empfunden wird.

Die Ursachen der Kalkdepotbildung in der Haut sind grundsätzlich dieselben wie in den übrigen Weichteilen. A priori stellt jedoch das Integument kein zur Verkalkung besonders disponiertes Terrain dar. Bei ausgedehnten Kalkablagerungen in verschiedenen inneren Organen bleibt die gesunde Haut frei.

## 1. Ursachen der pathologischen Kalkablagerungen im allgemeinen.

Das Studium des Aggregatszustandes der Calciumverbindungen im Organismus beschäftigt die Forscher schon seit langer Zeit. Obschon namentlich auch die experimentellen Arbeiten der letzten Jahrzehnte die Erkenntnis wesentlich gefördert haben, ist aber eine restlose Lösung des Problems, unter welchen Bedingungen das Calcium in flüssiger und wann in fester Form angetroffen wird, noch nicht herbeigeführt worden.

Nach Kleinmann, dessen chemischen und tierexperimentellen Untersuchungen bemerkenswerte Fortschritte auf diesem Gebiet zu verdanken sind, kommt das Calcium in den Geweben und Gewebssäften als Ion in gesättigter und übersättigter Form, als Komplexsalz, als Kolloid und als Eiweißverbindung vor. Seine Verteilung im Organismus hängt von dem Bindungsvermögen des Substrates ab. Bei Bestimmung der relativen Lage der isoelektrischen Bereiche verschiedener Gewebseiweiße, der Prüfung des Anionen- und Kationenbindungsvermögens bei variierter Acidität und Versuchen mit Kataphorese ergaben namentlich Knorpel, aber auch Bindegewebe ein stärkeres Bindungsvermögen für Calcium als andere Gewebsarten und zwar darum, weil sie entschieden sauerer Natur sind als Eiweißkörper aus Muskulatur und Organen. Kleinmanns Kompensationsanalysen gegen Bicarbonat- und Phosphatlösungen zeigten die völlige Dialysierbarkeit des Bicarbonat- und des Phophations und bewiesen, daß ein Vorkommen von kolloidalem Calciumphosphat und -carbonat im Serum nicht in Betracht komme. Die Salzlösung war bei Gleichgewicht im Durchschnitt 7—8% konzentrierter als das Serum.

In seiner ausführlichen Abhandlung über die neueren Ergebnisse der Calciumforschung, worauf hier nur verwiesen werden kann (Asher-Spiro, 1928), stellt Klinke die Verteilung des Calciums in den Körperflüssigkeiten in einer anbei reproduzierten Tabelle dar. Er hält sich hierbei an Mittelwerte, welche die Ergebnisse von Ultrafiltration und Dialyse, sowie der berechneten oder bestimmten Menge an ionisiertem Calcium aus sehr vielen Untersuchungen berücksichtigen. Die Zahlen bedeuten Milligrammprozent.

*Calciumverteilung in den Körperflüssigkeiten nach Klinke.*

| | Serum | Gewebs-flüssigkeit | Liquor | Galle | Milch | Speichel |
|---|---|---|---|---|---|---|
| Gesamtmenge . . . . | 10—12 | 10 | 5—6 | 10—30 | 150 | 8—10 |
| Echt ionisiert (Fraktion 1) . . . . | 2 | 2 | 2 | 0,2 | 1—2 | 2 |
| Dialysabel . . . . . . | 6—7 | nicht bekannt | alles | 8—30 | 7—10 | 6—7 |
| Überschuß über den echt ionisierten Teil (Fraktion 2) . . . . | 4—5 | „ „ | 3—4 | 8—30 | 5—8 | 4—5 |
| An Eiweiß gebunden (Fraktion 3) . . . . | 4—5 | „ „ | 0 | ? | 140 | ? |

Klinke bemerkt, daß, wie hieraus zu ersehen ist, für einen gelösten Rest von ungefähr 5 mg% keine einfache Erklärungsmöglichkeit im Sinne der echten Löslichkeit oder der Bindung an Eiweiß möglich ist. Im Liquor ist derselbe Überschuß vorhanden, und da dieser sicherlich eiweißfrei ist, wird auch die Vorstellung, daß der dialysierte Kalk ursprünglich an Eiweiß gebunden war und unter der Dialyse herausgelöst wurde, nicht zur Erklärung ausreichen. Es bleibt also die Frage offen, wieso diese Fraktion in Lösung bleiben kann.

Gewiß von weitgehender Bedeutung ist, wie man schon längst erkannt hat, die *Reaktion des Gewebes* und *der Körpersäfte* für die Auflösung oder Ausfällung von Kalk. Da es aber mit Hilfe der frühern Methoden nicht gelang, Schwankungen in der Reaktion nachzuweisen, war man genötigt, sich nach anderen Erklärungsversuchen umzusehen. Als die *Kolloidchemie* Beziehungen des Kalkes zu kolloiden Substanzen ermittelte, glaubte man den Schlüssel zur Aufklärung des Geheimnisses gefunden zu haben. Das im Blut kreisende Calcium befindet sich in einer für wässerige Lösungen übersättigten Konzentration, und wenn es sich dennoch in Lösung hält, so ist dies nach den Untersuchungen von Hofmeister und nach ihm auch von Lichtwitz namentlich der Schutzwirkung des im Blute vorhandenen kolloidalen Eiweißes zu verdanken. Eine Änderung dieses kolloidalen Systems, die ihrerseits auf einer Störung in der Säureregulierung oder nach M. B. Schmidt auch auf einer „Verwässerung" infolge einer Nierenkrankheit beruhen kann, vermag demnach eine Fällung des Calciums herbeizuführen. Daß eine Verminderung des Kolloidgehaltes durch Abbau des Eiweißes als solche allein zu einer Ausfällung von Kalksalzen führen müsse, lehnt Hofmeister jedoch ab.

Bald jedoch stellte sich heraus, daß man die kolloid-chemischen Einflüsse erheblich überschätzt hatte. Die vorzüglichen Untersuchungen Ronas hatten ergeben, daß die Löslichkeit des Kalkes im *Blut* nur teilweise von kolloidchemischen Einflüssen abhängt, und daß dennoch vorhandene, mit feineren Hilfsmitteln nachweisbare Schwankungen in der Säftereaktion zweifellos eine wichtige Rolle zukomme.

H. Straub und seine Mitarbeiter haben feststellen können, daß es sogar *tägliche, physiologische* Schwankungen in der Blutreaktion gibt, die anscheinend für die normale Ablagerung von Kalk im Skelet und für den normalen Kalkstoffwechsel unentbehrlich sind. Sie haben ihre Ursache im *Atemzentrum*, das die auszuscheidende Kohlensäure bestimmt und auf diese Weise die Blutreaktion regelt (Winterstein).

Den Mechanismus der *normalen* Verkalkung, also der Knochenbildung, hätte man sich unter dem Einfluß des wechselnden Kohlensäuregehaltes nach

HOFMEISTER in der folgenden Weise vorzustellen. Es findet bei hohem Kohlensäuregehalt und dadurch bedingter erhöhter Kalklöslichkeit eine Imprägnation des Knochengewebes mit beiden Knochenerden statt. Wenn darauf die Kohlensäurespannung wieder sinkt, fallen die unlöslichen Kalksalze aus. Tritt aber in der folgenden Phase wiederum eine Erhöhung des Kohlensäuregehaltes in der Lymphe auf, so kommt es nicht zu einer wesentlichen Auflösung des eben gebildeten Niederschlages, da die Auflösung viel langsamer vor sich geht als die Ausfällung. Durch Wiederholung dieser Vorgänge entsteht die Verknöcherung. Die allgemeine bisherige Auffassung, man habe es in der provisorischen Verkalkungszone mit einem Gewebe mit darniederliegendem Stoffwechsel zu tun, entspricht jedoch nicht den Tatsachen. Vielmehr ist die normale Verkalkung des Knochens als ein Vorgang zu betrachten, bei dem die aktive Mitwirkung schon anatomisch das *Bild* höchster Tätigkeit gebender Zellverbände offenbar unentbehrlich ist (vgl. MEYER ZU HÖRSTE!).

Die Bedeutung der Säure-Alkalischwankungen im Organismus für das Zustandekommen von Kalkablagerungen erhellen die geistreichen Versuche RABLS, der bei Mäusen bei Fütterung mit calciumphosphathaltiger Nahrung starke Verkalkung in Niere, Magenwand, Lunge und Herz erzielen konnte, wenn das Calciumphosphat abwechselnd mit im Organismus Säure bildenden Zusätzen wie Ammoniumchlorid („saures Phosphatfutter") und mit Basen bildenden Zusätzen wie Natriumacetat („alkalisches Phosphatfutter") gefüttert wurden. Diese Ergebnisse hatten zu der Auffassung geführt, daß die Schwankung in der H-Ionenkonzentration des Organismus für die Ablagerung von Kalksalzen bedingend sei, indem bei saurer Reaktion mehr Calciumionen als normal in die Gewebssäfte gelangen und sodann bei Schwankung nach der alkalischen Seite wieder ein Ausfallen erfolge.

KLEINMANNS Nachprüfungen bestätigten diese Feststellungen im wesentlichen. Er fand bei Fütterungsversuchen mit abwechselnd „sauer und alkalisch" gereichtem Phosphatfutter Verkalkungen im Lumen der Nierenkanälchen, in den Nierenepithelien, in der Muskulatur des Herzens, in den Epithelien und im Zwischengewebe der Magen- und Darmwand, sowie in den Wandungen der Lungenbläschen. In Übereinstimmung mit DREYFUSS erzielte er aber ähnliche Resultate auch mit „rein saurem" Phosphatfutter, nicht dagegen mit alkalischem Phosphatfutter. KLEINMANN erklärt diese Unterschiede mit der Verschiedenheit in der Löslichkeit und in der Aufnahmefähigkeit der Nahrung.

Noch deutlicher als bei stomachaler Zufuhr von Calcium- und Phosphationen zeigt sich nach KLEINMANN der Einfluß der gleichzeitigen Alkali- oder Säureverabreichung bei *subcutaner* Einverleibung dieser Verbindungen. An Kaninchen vorgenommene Calcium-Phosphorsäurestoffwechselversuche ergaben, daß starke Säurezufuhr die Calcium- und Phosphorsäureausscheidung bis über die Einverleibung dieser Chemikalien hinaus steigert, während Alkalizufuhr sie eher zu vermindern scheint.

Noch ungeklärt bleibt das stets annähernd gleichbleibende Verhältnis von Phosphat und Carbonat im Knochen und meist auch in (älteren) pathologischen Kalkniederschlägen. An Deutungsversuchen und verdienstvollen Arbeiten, die sich mit diesem Problem befassen, fehlt es nicht. Im Rahmen dieser Darstellung kann aber unmöglich auf diese interessanten Fragen eingetreten werden und ich verweise daher auf das für den Kalkforscher unentbehrliche Werk KLINKES, wo unter dem Kapitel „der Vorgang der Verkalkung im Körper" die modernen Anschauungen gewürdigt und einer kritischen Besprechung unterzogen sind, sowie auf die Untersuchungen von MEYER ZU HÖRSTE, wonach in Bestätigung der Befunde von WILDT die Zusammensetzung der Knochenerden mit zunehmendem Alter der abgelagerten Kalksalze sich ändert im Sinne einer stetigen

Zunahme des relativen Kohlensäuregehaltes: Arbeiten, die deutlich genug zeigen, wie das ganze Problem sich noch im Fluß befindet.

Nunmehr ist auch die Bedeutung innersekretorischer Organe, speziell der *Parathyreoid*körperchen und des *Thymus,* für die Regulierung des Kalkstoffwechsels — direkt oder via Atemzentrum ? — erwiesen. Erdheims Parathyreoidektomien bei Ratten gaben den ersten Fingerzeig für das Bestehen eines solchen Zusammenhanges. Spätere Mitteilungen über Kombinationen von verschiedenen Knochenerkrankungen: *Osteomalacie, Ostitis deformans, senile Osteoporose, Rachitis* der Ratten mit Vergrößerung oder echter Tumorbildung der Parathyreoidkörperchen veranlaßten weitere Studien. Sichergestellt wurde die Beziehung zwischen Parathyreoidea und Kalkstoffwechsel aber erst durch die Versuche Macallum und Voegtlin, die zeigten, daß nach *Exstirpation* der Parathyreoidea bei Hunden die *Kalkausscheidung* bis aufs *zehnfache* des Normalen *ansteigt.*

Indessen gelangten nicht alle Forscher zu übereinstimmenden Resultaten. Die Ergebnisse fielen bei *verschiedener* Auswahl des *Tiermaterials* und besonders bei *verschieden alten* Tieren ungleich aus, so daß wir erst ganz lückenhafte Kenntnisse über die Bedeutung der Parathyreoidea für den Kalkhaushalt besitzen.

Noch mangelhafter sind wir über die Rolle des *Thymus* in dieser Hinsicht unterrichtet. Es ist auch noch nicht möhlich eine feste Vorstellung zu gewinnen, in welchem Verhältnis diese beiden *Aufsichtsorgane* des Kalkstoffwechsels zueinander stehen, ob sie *hinter-* oder *neben*einander gestellt sind. Auch die Art der Einwirkung auf den Kalkstoffwechsel ist noch hypothetisch (M. B. Schmidt).

Eine echte Hormonwirkung wird aber nicht angenommen; vielmehr herrscht die Auffassung vor, die Liesegang für den *Thymus* dargetan hat, daß die beiden Organe normalerweise an der Neutralisierung von Säuren beteiligt seien, die bei ihrem Ausfall vermehrt auftreten, das Skelet auslaugen und den *Kalk* in erhöhtem Maße zur Ausscheidung bringen.

Demnach äußern sich Störungen im Sinne einer Hypofunktion der Parathyreoidea und des Thymus nur in *Kalkverlusten* des Körpers oder einzelner Organe. Umgekehrt führt die *Hyper*funktion der Nebenschilddrüsen zu einer Calciumvermehrung im Blut. Injektionen von Parathormone-Collips verursachen, wie experimentell gezeigt wurde, eine Erhöhung des Kalkspiegels im Blut an Versuchstieren. Hueper u. a. konnten durch Einspritzungen von Parathyreoideaextrakt bei Hunden Kalkablagerungen erzeugen, die in bezug auf ihre Standorte dem Typus der Kalkmetastasen entsprachen. Eine Nutzbarmachung dieser Erhebungen für therapeutische Maßnahmen bei kranken Menschen ist aber bis jetzt nicht gelungen. Therapeutische Versuche mit Parathormon ergeben oft ganz unerwartete Resultate. In einer eigenen Beobachtung von Sklerodermie mit gegen 40 mg% Blutcalcium führten tägliche, über mehrere Wochen stattgehabte Parathormoneinspritzungen allmählich zu einer beträchtlichen Abnahme des Calciums, die nach Aussetzen der Behandlung nicht nur anhielt, sondern vielleicht unter dem Einfluß einer intramuskulären Parathyreoideaimplantantion (Kalk) sich noch akzentuierte. Nach mehreren Monaten war der Befund noch 16 mg% bei teilweiser, anhaltender klinischer Besserung (vgl. noch speziellen Teil).

Eine Bestätigung der Richtigkeit unserer Vorstellungen über die Beeinflussung des Kalk- und Phosphorsäuregehaltes der Säfte bilden die Calcium- und Phosphorsäurebestimmungen amerikanischer Forscher sowohl beim Menschen wie im Tierexperiment, namentlich die Untersuchungen über die Beziehungen zwischen Epithelkörpergewicht und Calcium- und Phosphorsäuregehalt des Serums von Kaninchen von Grant und Gates, über den Einfluß von Adrenalingaben auf den Phosphatgehalt des Urins bei Hunden von Allan, Dickson und

MARKSWITZ, über die Wirkung von Insulinverabreichung auf den Phosphatgehalt im Blut und Urin bei Kaninchen von HARROP, GEORGE und BENEDICT.

In ähnlicher Weise, aber mit viel größerer Vorsicht können auch die zahlreichen Angaben über das Auftreten gewisser Formen der pathologischen Kalkablagerungen, speziell Kalkgicht, zur Zeit der Pubertät oder im Anschluß an die Menopause oder endlich in Kombination mit anderen, vermutlich innersekretorisch bedingten Leiden betrachtet werden. Für den Dermatologen ist die Bedeutung der endokrinen Drüsen für den Kalkstoffwechsel und die Kalkausscheidung besonders interessant im Hinblick auf die so häufig beobachteten Kalkablagerungen bei der Sklerodermie.

Unter *pathologischen* Verhältnissen tritt die Bedeutung der *Reaktion* des Blutes namentlich bei den Fällen hervor, wo weder eine Erhöhung des Calciumspiegels im Blut noch lokale, die Kalkausscheidung begünstigende Faktoren als Norm erhoben werden, wie oft bei der Kalkgicht. Man muß hierbei freilich bedenken, daß vom normalen Organismus die Einstellung des Blutcalciumgehaltes der für den Erwachsenen gewöhnlich mit 10—12 mg% — etwas niedriger bei der Methode HIRT — angegeben wird, mit auffallender Konstanz eingehalten wird und schon geringe, diese Grenzen überschreitende Schwankungen als pathologische Daten gelten dürfen.

In neuester Zeit mißt man aber dem totalen und dem ionisierten Calciumgehalt allein auch hier nicht mehr dieselbe ausschlaggebende Bedeutung bei wie ehedem, seitdem man den *Mangel* an *Phosphorsäure,* die *Hypophosphatämie,* als einen wichtigen Faktor beim Zustandekommen der Rachitis erkannt hat. Nach V. STAUB, VALLETTE u. a. muß als ursächliches Moment für die Kalkausfällung speziell in solchen Fällen in erster Linie die *Hyperphosphatämie*, die nach VALLETTE durch endokrine Störungen bedingt ist, in Betracht gezogen werden. Eine Anreicherung an Phosphationen in verkalkendem Gewebe neben vermehrtem Angebot von Calcium hatte schon HOFMEISTER postuliert.

Bei Kindern beträgt der normale Gehalt des Blutes an Phosphorsäure etwa 5, beim Erwachsenen 3 mg%. VALLETTE stellte bei seiner Beobachtung eine leichte Erhöhung des Phosphorsäuregehaltes auf 5 mg% bei einer mit Sklerodermie und Kalkgicht behafteten Erwachsenen fest und erwähnt die Untersuchungsergebnisse von WEIL und WEISSMANN, sowie diejenigen von GILBERT und POLLET, wonach die Phosphorsäure im Plasma bis fast ums *Vierfache* vermehrt war. V. STAUB hatte bei ihrem Falle von reiner Kalkgicht bei einem 18jährigen Landwirt neben einer konstanten Erhöhung des Serumcalciumspiegels eine schwankende, aber bei verschiedenen Untersuchungen durchwegs beträchtliche Vermehrung des Phosphorsäuregehaltes im Blut ermittelt. Sie gibt als Norm nach HERZFELD 3,5—4,5 mg% an.

Nicht erhöht war der Serumkalkspiegel bei der Beobachtung MATSUDAS, nämlich 10,75—9,61 mg%, usw. Auch bei 2 Fällen meines Materials ermittelte STALDER zu verschiedenen Zeiten normale Werte und DURHAM fand, ebenfalls bei ausgedehnter Kalkgicht und Sklerodermie sogar nur 7,4 mg%, also einen unter der Norm stehenden Wert (vgl. hierüber aber speziellen Teil!).

Angeblich kann, wie aus den Deduktionen von GYÖRGY hervorgeht, ein normaler Kalkstoffwechsel bei geringen Schwankungen des Phosphorsäure- oder Calciumgehaltes aufrechterhalten bleiben, sofern das Produkt aus den beiden Faktoren die hierfür erforderliche Konstante, die um die Zahl 40 liegt, ergibt. Eigene Erfahrungen teilen sich indessen mit dieser Feststellung nicht und Nachprüfungen sind noch anzustellen.

Wer sich in das Geschehen beim Kalkstoffwechsel vertieft, wird sich überzeugen müssen, daß man es hier mit außerordentlich komplizierten Dingen zu tun hat. Es wäre eine recht primitive Arbeitsweise, wollte man sich mit einer einmaligen Bestimmung des Blutcalciumtiters begnügen. Mehrmalige Untersuchungen zu verschiedenen Zeiten und unter ganz bestimmten Versuchsanordnungen, ähnlich wie V. STAUB, WEISSENBACH u. a. es inauguriert haben, erscheinen heute unerläßlich. Wir postulieren weiterhin gleichzeitige Ermittelung des Phosphatgehaltes. Und, will man nicht noch weiter gehen, so soll überdies wenigstens noch die Dosierung des *Cholesterins* im Blut, wozu häufig die Methode GRIGAUT empfohlen wird, festgestellt werden.

Die Bedeutung des Cholesterins für den Kalkstoffwechsel kann nicht mehr bestritten werden (PAGANO, VARONE, WEISSENBACH, MOGGI). Man weiß auch, daß seine Aktivierung durch ultraviolette Strahlen ihm die Funktionen eines Provitamins D zu verleihen vermag. PINCHERLE und NAVA erhielten vermittelst Darreichung großer Mengen bestrahlten Ergosterins bei weißen Ratten eine Verstärkung der Kalkausscheidung an physiologischen Verkalkungsstellen, LEVADITI und LI YUAN PO Verkalkung in tuberkulösen Läsionen. MARFAN und DORLENCOURT stellten ein wegen Rachitis und Tetanie innerhalb 18 Monaten 180 Ultraviolettbestrahlungen unterzogenes Kind vor, dessen früher herabgesetzter Kalktiter über die Norm gestiegen war, und bei dem sich Enterolithen und subcutane Kalkablagerung vom Typus der Kalkgicht gebildet hatten.

Im Gewebe, wo andere Verhältnisse als im Blut vorliegen, scheint die Reaktion meist von ausschlaggebender Bedeutung zu sein. So hat RABL in seinen Tierversuchen den Beweis erbracht, daß aus den mit *Kalk* gesättigten Körpersäften sich Kalk in verschiedenem Gewebe *abscheidet, wenn die Reaktion sich von der sauren zur alkalischen Seite verschiebt.*

Eine praktische Bestätigung findet dieses Ergebnis in der Lokalisation der Prädilektionsstellen für pathologische Kalkablagerungen in den inneren Organen. Nach ASKANAZY, M. B. SCHMIDT u. a. sind diejenigen Organe oder Organteile zur Verkalkung disponiert, welche Säure ausscheiden, und in denen infolge dieses Vorganges ein alkalischer Saft im Gewebe zurückbleibt. Es sind dies der *Magen* (für Salzsäure), die *Nieren* (für Phosphorsäure), die *Lungen* sowie die *Arterien* des *großen* und die *Venen* des *kleinen Kreislaufs* (für Kohlensäure). Die gelegentlich vorkommende Verkalkung der *Herzmuskulatur* erklärt RABL damit, daß auch solche Stellen zur Verkalkung disponiert seien, die sich durch eine höhere Konzentration von Phosphaten auszeichnen, weil diese ebenfalls die Kalklöslichkeit herabdrücke. Dieser Forderung entspricht die Herzmuskulatur, die bei ihrer Tätigkeit Phosphorsäure erzeugt.

Ein Übergang von saurer zu alkalischer Reaktion kommt aber, wie RABLs Experimente zeigten, namentlich dann zustande, wenn das *Skelet* und *gleichzeitig* die *Nieren* erkrankt sind, d. h. wenn die Vorbedingungen erfüllt sind, welche das Bild der VIRCHOWschen Kalkmetastase voraussetzt.

Bei der pathologischen Kalkablagerung sind nun 2 Möglichkeiten vorhanden, die einzeln oder kombiniert vorkommen können, nämlich es besteht entweder:

1. Ein *gestörter Kalkstoffwechsel.* Dabei kann sich die Krankheit bemerkbar machen durch

1a. eine *Kalkübersättigung* des Blutes und der Gewebssäfte, bzw. eine Anreicherung von *Calcium-* und *Phosphationen* im verkalkenden Gewebe, die daselbst eine Überschreitung des durch die Gewebseigenschaften bestimmten Löslichkeitsprodukte für Calciumphosphat zur Folge hat.

Unter dieser Voraussetzung wird der Kalk in fester Form an den obengenannten *prädisponierten Stellen,* den „Konzentrationsstätten" für Ca und $PO_4$, in gesundem Gewebe ausgeschieden (Kalkmetastasen).

1b. Durch *Veränderungen* der *Löslichkeitsverhältnisse* des Calciums im Blut und in den Gewebssäften bei *normalem* oder kaum verändertem *Serumkalkspiegel.*

In diesen Fällen finden wir fast ausnahmslos *periphere Kalkdepots* unter dem Bilde der Kalkgicht in primär anscheinend zumeist (!) gesundem, aber *elektiv* prädestiniertem Gewebe bei *Verschontbleiben* der *prädisponierten* Gewebe der inneren Organe. Oder

2. die *Kalkablagerung* erfolgt bei normalem Kalkstoffwechsel *infolge lokal veränderter Lösungsverhältnisse (dystrophische* Form). Natürlich ist auch an eine Kombination der beiden Möglichkeiten zu denken.

ad 1a. Als Ursachen des vermehrten Kalkgehaltes im Blut kommen in Betracht erhöhte Zufuhr bei Kalkabbau in den großen Kalkbehältern des Organismus, der Knochensubstanz, Änderung der Löslichkeitsverhältnisse im Blut — die aber nach 1b nicht obligat eine Kalkvermehrung im Blut nach sich zieht — und endlich Retention infolge mangelhafter Ausscheidung.

Außerdem müßte die Frage einer vermehrten Kalkaufnahme durch die Ernährung diskutiert werden. Soweit wir aber unterrichtet sind, ist durch Erhöhung der Kalkzufuhr durch die Nahrung eine eigentliche Kalkübersättigung des Blutes nicht zu erzielen. Ebenso führt auch die therapeutische Darreichung von Kalkpräparaten nie zu einer vermehrten Ablagerung von unlöslichen Kalkverbindungen im Organismus, weder zur Heilung von Knochen- oder Zahnerkrankungen, noch zu pathologischen Verkalkungen (LIESEGANG). Im Fluß befindliche Versuche mit *Vitamin*präparaten, z. B. Versuche mit Vitamin (Vitaglandol) in der Firma *Hoffmann & Laroche*, an Ratten zeigen indessen, daß ein abschließendes Urteil in diesen Fragen noch nicht spruchreif ist. Inwieweit sich die von MASUDA erzielten Ergebnisse von Kalkablagerung und Knorpelbildung in durch Schlagwirkung verändertem Gewebe bei gleichzeitig peroraler und intravenöser Ca-Zufuhr auf praktische pathologische Ereignisse übertragen lassen, bleibt ebenfalls weiterer Diskussion vorbehalten.

Aber auch von einer gestörten Kalkausscheidung im Sinne einer Hemmung wissen wir wenig, da die bisherigen Versuchsanordnungen zumeist gänzlich unzureichend waren und im wesentlichen nur die Elimination durch die Nieren berücksichtigten.

Den Beweis für das Zustandekommen von Kalkablagerungen in Weichteilen bei alleiniger Übersättigung des Blutes und der Gewebssäfte erbrachten die positiven Ergebnisse der Experimente TANAKAs und KATASEs nach intraperitonealen und intravenösen Einspritzungen von Kalklösungen. Spätere Untersucher gelangten allerdings nicht immer zu identischen Resultaten (z. B. V. STAUB).

Unter solchen Voraussetzungen kann also auch *gesundes* Gewebe der Verkalkung anheimfallen. Es werden dabei *nicht die Zellen,* sondern — wenigstens vorerst — die *Intercellularsubstanz* vom Krankheitsprozeß ergriffen.

ad 1b. Die Ursachen der Veränderungen der Löslichkeitsverhältnisse im Blut beruhen nach unseren Ausführungen auf Störungen der *Säureregulierung* oder des *kolloidalen* Systems.

Allgemein anerkannt wird jetzt die Bedeutung des *Eiweißgehaltes* und der Gegenwart von *Traubenzucker* im Blut und in der Gewebsflüssigkeit für das Zustandekommen von Kalkausfällung, wodurch eben das kolloidale System resp. die Reaktion beeinflußt wird. Hoher Eiweißgehalt wirkt hemmend, niedriger begünstigend auf die Verkalkung. Der hemmende Einfluß läßt sich auch erklären durch die stärkere Bindung von Calciumionen an die Eiweißkörper, je nach der Lage ihres isoelektrischen Punktes. Dieser Vorgang führt zu einer Herabsetzung des Sättigungsgrades für Calciumphosphat in einer Verkalkungsstörung und in der Gewebsflüssigkeit und vermag unter Umständen den Verkalkungsvorgang völlig zu verhindern. Durch einen entsprechenden Überschuß an organischen Phosphatestern kann indessen die Hemmungswirkung des hohen Eiweißtiters vereitelt oder behoben werden.

Der Traubenzucker stört infolge seiner sauren Abbauprodukte (Milchsäure), die bei der Glykolyse entstehen, die Kalkausfällung.

ad 2. Bei der 2. Möglichkeit handelt es sich um vorwiegend *lokale* Krankheitsvorgänge, welche die Kalklöslichkeit herabsetzen. Es sind *Kalkablagerungen in erkranktem, wenig lebensfähigem oder abgestorbenem Gewebe.* Eine nennenswerte Veränderung des Kalkstoffwechsels im Blut ist dabei nicht erforderlich und bei reinen Fällen auch kaum je nachgewiesen worden. Grundsätzlich durch dieselben Umstände verursacht sind die Verkalkungen im *Fettgewebe.* HOFMEISTER und SCHULTZE erblickten zwar in diesen Vorgängen eine besondere Form der Verkalkung, da das Fettgewebe vermittelst seines Gehaltes an Fettsäuren als *Kalkfänger* wirken könne. Doch verkalkt normalerweise das Fettgewebe nicht und fast immer gehen Ernährungsstörungen des Gewebes der Kalkablagerung voraus, oder es besteht eine Fetteinlagerung in parenchymatöse Zellen.

Während es sich bei den metastatischen und gichtischen Kalkablagerungen zumeist um mehr diffuse Infiltration in bestimmte Organe oder Organteile handelt, ist die dystrophische Form durch *solitäre* oder *multiple* Einzelherde gekennzeichnet.

Bei dieser Form der pathologischen Verkalkung ist die Ursache also eine rein oder vorwiegend *örtliche.* Sie ist in einem *geänderten Verhalten der Gewebselemente* gegenüber den im Blut- und Säftestrom enthaltenen Substanzen zu suchen. Man kann sich den Vorgang mit LIESEGANG etwa folgendermaßen vorstellen: In der normalen Zelle wird beständig Kohlensäure produziert. Diese wirkt als Lösungsmittel auf Calciumphosphat und Calciumcarbonat. Zellen mit normaler oder, wie bei Entzündungsprozessen, erhöhter Kohlensäureproduktion bleiben daher frei von ungelöstem Kalk. Sobald aber diese Tätigkeit erlahmt oder vollständig aufhört, ist die Voraussetzung für die Verkalkung der Zellen gegeben.

Zur Erklärung der chemischen Vorgänge bei der dystrophischen Verkalkung haben die experimentellen Forschungen KLEINMANNS einen wertvollen Beitrag gegeben. Der Autor nimmt an, daß es bei den autolytischen Vorgängen, die sich in einem abgestorbenen Gewebe abspielen, sowohl durch Bildung von Calciumionen aus Calciumeiweißverbindungen, als auch durch Bildung von Phosphationen zu einer Vermehrung des Produktes $Ca^3 \cdot (PO_4)^2$ komme. Wenn außerdem nun noch die H-Ionenkonzentration abnimmt, so ist es vorstellbar, daß in geringem Maße ein Ausfall von $Ca^3 \cdot (PO_4)^2$ erfolgt und sich so sog. Krystallkeime bilden, die dann entsprechend den Modellversuchen KLEINMANNS mit angeimpftem Serum die Keimkrystalle darstellen, welche die fortschreitende Verkalkung einleiten. KLEINMANN hatte damit die von HOLT, LA MER und CHOWN gefundene Tatsache bestätigt, daß das Animpfen von Serum mit tertiärem Calciumphosphat zu einer starken Abnahme des Serumcalciums führt und die Beobachtungen von HASTINGS, MURRAY und SENDROY als richtig erkannt, daß neben dem „Ca-Gehalt vor allem der $CO_3$-Gehalt“ des Serums bei Berührung mit tertiärem Calciumphosphat abnimmt. Die Beschickung mit anderen festen Basen wie Glas, Calciumcarbonat usw. erwies sich dagegen als wirkungslos.

Wir müssen uns also den Vorgang wohl folgendermaßen vorstellen. Im absterbenden und toten Gewebe nimmt die Kohlensäureproduktion ab. Der Säuremangel verursacht eine Ausfällung kleinster Kalkkrystalle. Es handelt sich um festes Calciumphosphat. Das säurearme Gewebe hat nun aber das Bestreben, sich dem Säuregehalt der umspülenden Gewebsflüssigkeit anzugleichen. Daher dringt weiter Calcium, Phosphat und kohlensäurehaltiges Serum in das abgestorbene Gewebe ein. Dieses Serum unterliegt dabei einerseits dem Einfluß der Animpfung infolge der Anwesenheit der Kalkkrystallkeime im dystrophischen Gewebe. Es verarmt an Calcium, das ausfällt. Andererseits macht sich auch an ihm die Einwirkung von Vorgängen bemerkbar, die sich am „Bodenkörper“, am ausgefallenen Calciumphosphat abspielen. Die Kohlensäure des Serums geht nämlich eine Austauschabsorption mit dem Phosphat der Kalkkrystalle ein, das Serum verarmt dadurch selbst an Kohlensäure, wird aber dafür infolge des in Flüssigkeit gehenden Phophates an Phosphationen reicher. Eine Folge des Steigens der Phosphationenmenge in der flüssigen Phase ist aber ein Überschreiten der Löslichkeitsgrenze und somit wiederum ein Ausfallen von Calcium. Dieser chemische Prozeß erklärt die Reichlichkeit von ausgefallenem Calcium in dem verkalkten dystrophischen Gewebe, wo der Kalkgehalt viel höher ist als dem Kalkgehalt der dem Bezirk zugehörigen Serummenge entspricht. Er macht es uns aber auch verständlich, warum bald nur kohlensaurer, bald nur phosphorsaurer, meist aber kohlen- und phosphorsaurer Kalk bei den dystrophischen Verkalkungen vorgefunden wird.

Diese Darstellung läßt sich am besten mit der schon von Gierke hervorgehobenen Tatsache in Einklang bringen, daß im Gegensatz zu den pathologischen Verkalkungsprozessen, die meist zu intercellulärer Kalkablagerung führen, die den Kalkstoffwechsel besorgende Zelle selbst bei physiologischen Verkalkungsvorgängen keine Kalksalze in sich niederschlägt. Der Kalk findet sich hierbei in fester Form in der Intercullularsubstanz vor.

Jedes Nachlassen der Zellfunktion, wie es auch bedingt sei, kann infolge der Herabsetzung der Kohlensäureproduktion zu pathologischer Verkalkung führen. Natürlich gehören hierher auch Zirkulationsstörungen und mangelhafte Ernährung des Gewebes, welche Borst als eine der Ursachen der Verkalkung bezeichnet.

Die auch von K. Dössekker in diesem Zusammenhang wiedergegebene Angabe von Hofmeister, wonach auch gut lebensfähiges Gewebe zum mindesten eine temporäre Verkalkung ohne allzu weitgehende Schädigung vertrage, bedarf wohl noch der weiteren Nachprüfung. Liesegang bemerkt hierzu, es könne als wahrscheinlich angenommen werden, daß dabei die Zellen selbst frei von Einlagerung wasserlöslichen Kalkes geblieben seien. Mir selbst scheinen zahlreiche Befunde bei dystrophischer Verkalkung eine solche Erklärung zu stützen, indem sich nicht selten bei sorgfältiger Untersuchung von scheinbar völlig verkalktem Gewebe, freilich namentlich bei elastischen Fasern, nur eine hochgradige *Apposition* bei *intakten* Elementen ergab.

Die Frage, ob die Verkalkung das Primäre, das Absterben der Zellen eine sekundäre, konsekutive Erscheinung darstelle, müßte nach den heutigen Kenntnissen wohl dahin beantwortet werden, daß bei der dystrophischen Verkalkung zunächst sich krankhafte, zellschädigende Vorgänge im Gewebe abspielen und die Kalkausfällung erst sekundär auf Grund der anatomischen und chemischen Veränderungen stattfindet.

M. B. Schmidt ventiliert allerdings noch die Möglichkeit, daß bei Kalkablagerungen, welche künstlich beim Tier durch Injektion von Kalksalzen erzeugt werden, die relativ konzentrierten Lösungen das Gewebe schädigen, abtöten und so zur Fixierung der Salze fähig machen. Ähnliche Verhältnisse wie bei der Injektion von Kalksalzen in die Bauchhöhle im Tierversuch dürften aber bei pathologischen Verkalkungen im menschlichen Organismus nur höchst selten zustande kommen. Bei den durch Giftwirkung (Sublimat, Aloin, Bismut. subnitr., Phosphor, essigs. Blei, Cuprum sulfur., Jod, Jodoform) verursachten Verkalkungsvorgängen kann außer Gewebsnekrose auch die Behinderung der Ausscheidung in Betracht fallen.

Eine Vermehrung des Kalkgehaltes in einem umschriebenen Gewebsbezirk könnte nach M. B. Schmidt dadurch verursacht werden, daß die Strömung der Lymphe langsam ist und deshalb die Abfuhr ins Blut unterbleibt. Auf diese

Weise würde dann eine ganz lokale Vermehrung des Calciums in der Lymphe eines Organes und Ausfällung der Substanz ins Gewebe erfolgen, ohne daß ein wesentliches dystrophisches Moment vorausgesetzt werden müßte. Diese Hypothese SCHMIDTS drängt sich besonders auf bei den *Verkalkungen der Dura mater* des *Gehirnes,* welche normalerweise vom 27. Lebensjahre an regelmäßig in mikroskopischer Dimension nachgewiesen werden können und sich an die Stellen halten, die den stärksten Druck seitens des Gehirns auf die Schädelkapsel auszuhalten haben, die aber auch bei raumbeengenden Hirntumoren nicht selten makroskopisch als weiße Streifen und Punkte zu erkennen sind.

Den gleichen Gedankengang entwickelte bereits LEWINSKI für das Zustandekommen der von ihm als *verkalkte Lymphangiome* beschriebenen Affektion der Skrotalhaut. Die Diagnose LEWINSKIS wurde zwar von THIMM und von UNNA wohl mit Recht angefochten.

Soll die Lymphstauung und die dadurch bedingte lokale Kalkanreicherung als einziges Moment für die Kalkausfällung genügen, so muß auffallen, daß von verkalkten — sichern! — Lymphangiomen sonst überhaupt nirgends die Rede ist.

Einige Autoren erwägen die Frage, ob der dystrophischen Verkalkung ein *teleologisches Prinzip* innewohne. Man dachte an eine Schutz- oder Heilwirkung, ähnlich wie bei der Verkalkung tuberkulöser Drüsen in der Lunge. Für eine solche Auffassung konnten aber natürlich keine sichern Indizien beigebracht werden, und wir sehen vorläufig keine Veranlassung, ein derartiges Problem aufzurollen, da der chemische Kausalzusammenhang zur Erklärung von fester Kalkausscheidung in Gewebe mit verminderter Vitalität für die dystrophische Form der Verkalkung genügt.

Bei rein chemischer Betrachtung haben wir den Grund für die feste Kalkausfällung immer in einer *Überschreitung der Löslichkeitsgrenze* zu erblicken, z. B. infolge einer Anreicherung von Ca- und $PO_4$-Ionen im Serum oder der Gewebsflüssigkeit. Bald ist es die vermehrte Zufuhr, bald die Behinderung der Ausscheidung, die diese Zunahme herbeiführen. In anderen Fällen, z. B. bei dystrophischer Verkalkung, kann die Ausfällung bei normalem Ca-Spiegel infolge Herabsetzung der Löslichkeitsgrenze wegen Säureverarmung zustande kommen. Außerdem scheinen mitunter noch andere bekannte (Verwässerung) und unbekannte Ursachen die Löslichkeitsverhältnisse zu beeinflussen und darum bei normalem Serumkalkgehalt eine Überschreitung der Löslichkeitsgrenze und somit eine Ausfällung fester Kalksalze zu bewirken.

Inwieweit diese theoretischen Erörterungen mit den Befunden in der Praxis übereinstimmen, werden wir im speziellen Teil sehen.

## 2. Gewebsdisposition und Verkalkung.

Vielfach wird von besonders „*kalkgierigem*“ Gewebe gesprochen, das bei pathologischer Verkalkung vorzugsweise Kalk aufnehme und ausfälle. Dieser Ausdruck scheint mir in dieser allgemeinen Fassung nicht ganz glücklich gewählt zu sein, da er eine noch unbewiesene Interprätation veranlaßt.

Hiermit möchte ich jedoch keinswegs in Abrede stellen, daß das Calcium sich in gewissen Geweben leichter und häufiger niederschlägt als in andern. Eine solche Behauptung würde den mannigfachsten Beobachtungen zuwiderlaufen. Die im Vergleich zu anderen Gewebsarten ums Zehnfache erhöhte Kalkavidität des *Knorpelgewebes,* speziell des fetalen Epiphysenknorpels ist schon durch die Untersuchungen PFAUNDLERS nachgewiesen worden. Vielfach konnte auch eine besondere Affinität des Kalkes zu den *elastischen* Fasern festgestellt werden. Unter pathologischen Verhältnissen ist eine geradezu spezifische Affinität der elastischen Fasern in den Lungen nachgewiesen worden. In Fällen von Kalkmetastase nahmen sie allein Kalksalze auf (KOCKEL, HÜBSCHMANN, EHRLICH, KATASE, ROSENSTEIN). Es zeigte sich dabei das Phänomen der Fragmentation, in dem die nur teilweise oder vollständig verkalkten Fasern oder auch solche, welche zwischen spröden Kalkmassen eingeschlossen waren, wohl bei den Lungenbewegungen zerrissen. Doch wurden umgekehrt an verkalkten Lungen auch Befunde erhoben, wo alles andere Gewebe außer den elastischen Fasern verkalkt war und diese letzteren infolge der eingetretenen Fragmentation Milzbrandbakterienketten glichen (DAVIDSOHN, NAGAYO). Aber auch sonst, speziell bei dystrophischen Verkalkungen, wird von den Autoren oft auf die besonders intensive oder ausschließliche Kalkablagerung in den elastischen Fasern aufmerksam gemacht. Verkalkte elastische Fasern wurden auch in Riesenzellen gesehen, ebenso freiliegend in tuberkulösem Granulationsgewebe, z. B. in Lupus vulgaris (RONA, KERL). Fernerhin ist es auffallend, daß bei ausgedehnten Verkalkungen wie bei der Kalkgicht das interstitielle Bindegewebe bzw. die interfibrilläre Kittsubstanz *elektiv* der Erkrankung anheimzufallen scheint, während das Muskelparenchym selbst bei ausgedehnter Verkalkung verschont bleibt. Dagegen ist die Verkalkung der glatten Muskelfasern ein nicht unbekanntes Vorkommnis. Die Verkalkung dieser Elemente in der Media der Extremitätenarterien hat sogar zur Aufstellung eines eigenen, seltenen Krankheitsbildes geführt (MÖNCKEBERGsche Krankheit). Schon VIRCHOW hatte ferner auf den Befund von verkalkten Ganglienzellen aufmerksam gemacht und ihn irrtümlicherweise mit Kalkmetastasen in Zusammenhang gebracht. Später erkannte man in ihm die Folge traumatischer Einwirkung auf die Schädelknochen, die zu Nekrose und sekundärer Verkalkung von Hirngeweben führen kann (Commotio cerebri, GIERKE). Doch wurden Kalkablagerungen im Gehirn (WIEDEMEISTER, ROTH, DUERCK, KATASE) sowie im peripheren Nervensystem (TILP, VERSÉ) bei verschiedenartigen Krankheitszuständen vorgefunden. In gewissen Fällen drängt sich ferner der Eindruck auf, daß Fettzellen (Lipoma petrificum), Knorpelzellen (Chondroma petrificum oder ossificans und im Knorpel der Trachealringe bei alten Leuten), Epithelzellen (verkalktes Epitheliom) oder Hornzellen (verkalktes Epitheliom oder in Hauthörnern wie in der Beobachtung von BURCKHART) eine außergewöhnliche Affinität zu Kalk zukommen müsse, weil in neoplastischen Gebilden ganze Verbände dieser Zellen in anscheinend bevorzugter Weise der Verkalkung unterliegen. Solche Befunde sind jedoch nur mit sorgfältigster Kritik zu verwerten; denn sehr oft erfolgt die Kalkablagerung erst nach einer Vorbereitung des Terrains durch andere Krankheitserscheinungen, und es ist dann aus dem besonderen Verhalten einer Gewebsart dem Kalk gegenüber nicht eine primäre Eigenschaft derselben abzuleiten. Selbst dann, wenn primäre, der Verkalkung vorangehende pathologische Vorgänge nicht wahrgenommen werden, kann die Annahme einer solchen Möglichkeit nicht leichthin von der Hand gewiesen werden, namentlich bei Verkalkungstypen, bei denen in anderen Fällen, und sei es auch nur vereinzelt, ihre Richtigkeit bestätigt wurde.

Eine besondere Neigung zur Verkalkung zeigt Zelldetritus verschiedenster Herkunft, aber auch in Gerinnungsprodukten von Blut und Lymphe, sowie in Sekreten und Exkreten kann sich Kalk niederschlagen. Dabei denken wir an die Phlebolithenbildung, an Verkalkungen im kolloiden Follikelinhalt von Strumen (LEWANDOWSKY, GIERKE), an die sog. Kalkzylinder in der Niere. Letztere stellen zwar wohl zumeist kein reines Sekretionsprodukt dar, sondern sind größtenteils — wie dies experimentelle Versuche (Unterbindungen, Sublimatvergiftungen bei Tieren) zeigten — aus abgestorbenen und ausgestoßenen Epithelien entstanden.

Ähnliche Prozesse liegen wohl auch der Verkalkung von Gallen-, Prostata-, Speichel-, Nierensteinen zugrunde und es liegt Grund vor anzunehmen, daß auch abgestorbene tierische Bewohner des Organismus, wie Trichinen im Kaninchenmuskel und Sclerostomum bidentatum in der Aorta des Pferdes (ZINSERLING) verkalken können.

Sobald wir es mit krankhaft verändertem Gewebe zu tun haben, läßt sich indessen schwer entscheiden, ob die Kalkausscheidung auf eine chemische Affinität des gesunden Gewebes oder nur des — auch chemisch — umgeformten Gewebes oder sogar nur auf ein Nachlassen bzw. Sistieren der Zelltätigkeit — letzten Endes wiederum chemische Veränderung — zurückzuführen ist.

In pathologischen Produkten finden wir diese echte oder vorgetäuschte Kalkaffinität besonders häufig. Speziell bei den dystrophischen Kalkablagerungen stoßen wir in der Mehrzahl der Fälle auf die Angabe, der Kalkausscheidung seien *Nekrobiose* oder *fettige, hyaline, kolloide, myxomatöse Degenerationsprozesse* vorausgegangen, oder sie habe sich im Verein mit solchen Veränderungen vorgefunden, bzw. vorwiegend an sie angelehnt.

IGOR REMESOW ist es gelungen vermittelst einer besonderen Versuchsanordnung die Bedeutung des Fettes am Zustandekommen *dystrophischer* Verkalkung darzutun.

Er bediente sich der experimentellen Nierenverkalkung beim Kaninchen, wobei er die von ihm modifizierte LITTENsche Methode verwendete. Die Operation wurde jeweils nur an der linken Niere vorgenommen; die rechte diente der Kontrolle. Von den drei verschiedenen Verfahren: 1. Einhüllung der unterbundenen Niere in das Netz, 2. Loslösung der Fettkapsel und Einhüllung der Niere in einen aus zwei Blättern des parietalen Peritoneums gebildeten Blindsack und 3. Entfernung der Niere von ihrem Standort und subcutane Implantation auf das Muskelgewebe führte nur das erste zu Petrifikation des dystrophisch gewordenen Organes. Bei der 2. und 3. Gruppe der Versuchstiere konnte gelegentlich sogar eine Abnahme des Calciums wahrgenommen werden (Mikromethode DE WAARD, Modifikation REMESOW).

Der Autor zog aus diesen Ergebnissen den Schluß, daß das Milieu, in dem sich das dystrophische Gewebe bzw. Organ befindet, einen sowohl quantitativ wie qualitativ ausschlaggebenden Faktor für den Verkalkungsprozeß bedeute und glaubt, die Anwesenheit von Fettgewebe in diesem Milieu als unbedingt erforderlich für das Zustandekommen pathologischer (dystrophischer) Kalkablagerungen anerkennen zu müssen, indem bei Fettmangel in der Umgebung trotz der Dystrophie keine Verkalkung eintrete.

Unaufgeklärt ist auch noch die Kalkaffinität der *Fremdkörperriesenzellen.* Eine aktive, eigentliche Avidität ist hier immerhin sehr plausibel. W. PICK konstatierte die gleiche Kalk- und Eisenavidität auch bei LANGHANSschen Riesenzellen in Lupusgewebe. Auch KERL erwähnt ähnliche Befunde in Riesenzellen bei Lupusfällen. Er vermutet, daß Änderungen im Chemismus der Zelle selbst von ursächlicher Bedeutung für die Kalkaffinität seien.

Jedenfalls ist aber die pathologische Verkalkung kaum ein ausschließlich *aktiver* — wie man aus der Bezeichnung „Kalkgier" oder „Kalkavidität" schließen möchte —, sondern wohl häufiger ein *passiver,* nur durch die lokal oder allgemein veränderten Löslichkeitsbedingungen hervorgerufener Vorgang. Eine aktive Kalkansammlung kommt bei physiologischen Prozessen in Betracht. Normalerweise höheren Säuregehalt aufweisende Gewebe zeigen eine stärkere Calciumavidität. Erfolgt dann aber eine Schwankung nach der alkalischen Seite, so fällt das Calcium teilweise aus. Die Armut der Knochensubstanz an Zellen und die dadurch bedingte stark alkalische örtliche Reaktion machen es verständlich, weshalb daselbst unter physiologischen Bedingungen Kalk niedergeschlagen wird. Daneben gibt es aber im Skelet eine aktive Kalkspeicherung, die dadurch zustande kommt, daß die Zellen den im Gewebesaft gelösten Kalk zu organischen Calciumverbindungen assimilieren (RABL). Diese werden dann über die Grundsubstanz ausgeschüttet und dort fermentativ zu phosphor- bzw. kohlensaurem Kalk abgebaut. Dieser Auffassung RABLs, daß im Skelet der Kalk mineralisch niedergeschlagen und nicht in chemischer Verbindung mit Eiweiß vorhanden sei, stimmen auch FREUDENBERG und GYÖRGY bei; den Hergang stellen sie sich jedoch anders vor (vgl. auch MEYER ZU HÖRSTE l. c.).

## 3. Organdisposition zu Verkalkung.

Die normale Verkalkung beschränkt sich auf wenige, entsprechend ihrer physiologischen Aufgabe besonders disponierte Organe. Demgegenüber werden pathologische Kalkablagerungen in den verschiedensten Organen angetroffen, und es gibt kaum ein Organ, in dem nicht pathologische Verkalkungsvorgänge bekannt und beschrieben sind. Aber die Disposition der Organe zu pathologischer Verkalkung ist eine außerordentlich verschiedene. A priori wäre man versucht anzunehmen, daß pathologische Kalkablagerungen vornehmlich in den Organen vorkommen müßten, denen die Kalkausscheidung obliegt, also vor allem im Dickdarm, dann in den Nieren. Diese Vermutung ist merkwürdigerweise jedoch nicht berechtigt. Im Dickdarm ist der Befund von Kalkniederschlägen geradezu eine Rarität, und die die Kalkelemination zum geringeren Teil vermittelnden Nieren werden ebenfalls nicht übermäßig häufig von Kalkimprägnation befallen. Immerhin verfügen wir über verhältnismäßig viel zahlreichere derartige Beobachtungen (FROBOESE, v. KOSSA, ROEHL, u. a.), und es ließen sich auch experimentell in diesem Organ, speziell durch Gifteinwirkung, Kalkausfällungen erzeugen. Die Erklärung für die Kalkablagerungen in den Nieren bei Sublimatvergiftung liegt in der Überschreitung der Löslichkeitsgrenze infolge der Behinderung der Kalkausscheidung (KLEINMANN).

Unter den am häufigsten der krankhaften Verkalkung anheimfallenden Organen figurieren das Gehirn, die Lungen und das Blutgefäßsystem (ROCKITANSKY, BENNECKE). Das Herz selbst ist dabei selten beteiligt; dagegen ist die Verkalkung des Aortenbogens ein bekanntes Symptom. Gefäßverkalkungen, freilich mit etwas anderer Lokalisation, sind auch durch Adrenalininjektionen bei Kaninchen erzielt worden anläßlich von Experimenten, die dem Studium der menschlichen Atherosklerose dienen sollten (SCHEIDEMANDEL).

Wie schwierig es aber sein kann, physiologische und krankhafte Verkalkung voneinander zu unterscheiden, beweist die besondere Art der Kalkablagerung, die man beim Erwachsenen regelmäßig im Zentralnervensystem, in der Zirbel und in den Adergeflechten als sog. Hirnsand nachzuweisen imstande, jedoch wohl zur Annahme berechtigt ist, daß diese Gebilde eigentümliche Rückbildungsprodukte von Zellen und Zellderivaten repräsentieren, die ihre Funktion für den Organismus verrichtet haben und überflüssig geworden sind (GIERKE). Auf der anderen Seite liegt hier die Analogie zu den pathologischen Vorgängen der dystrophischen Verkalkung auf der Hand.

Die biologischen Ursachen für das Zustandekommen pathologischer Kalkablagerungen sind also verschiedenartig. Natürlich müssen wir sie von den rein chemischen Vorgängen streng trennen. Nicht selten besteht ein *Zusammenwirken* einiger oder mehrerer ursächlicher Momente und es läßt sich, wie wir bei der Kalkgicht sehen werden, durchaus nicht in jedem Einzelfalle leicht entscheiden, welchem Faktor größere Bedeutung beizumessen ist. Unbestreitbar bleibt hier der Forschung noch ein weites Arbeitsfeld vorbehalten; denn selbst wenn einmal zahlreichere positive Untersuchungsbefunde einen besseren Einblick in die ätiologischen Grundlagen der Kalkausfällung gewähren, ist damit die

Problemstellung noch lange nicht erschöpft. Vor allem wird damit in vielen Fällen erst der Angriffspunkt, nicht aber die Natur der Krankheit ermittelt und somit auch die Voraussetzung einer erfolgreichen Behandlung des Übels noch nicht erfüllt sein.

Einige weitere, die Ursachen pathologischer Verkalkungsvorgänge betreffende Einzelheiten finden sich unter „Stoffwechseluntersuchungen" sowie namentlich im speziellen Teil.

## 4. Formen der pathologischen Kalkablagerungen.

Die Kalkimprägnation beginnt gewöhnlich mit allerfeinsten, staubförmigen Niederschlägen. Bei Verkalkungsvorgängen innerhalb der Zellen nimmt dieser Vorgang wohl fast ausnahmslos seinen Anfang im Protoplasma. Die Verteilung ist bald gleichmäßig, bald ungleichmäßig; allmählich wird der ganze Zelleib meist in diffuser Weise von feinen, später auch gröberen Niederschlägen erfüllt. Zuletzt wird auch der Kern inkrustiert, der nach v. NOORDEN als Ultimum moriens der Verkalkung anheimfällt. FRANCKE glaubt zwar auch ein umgekehrtes Verhalten beobachtet zu haben, wobei die Kalkkörnchen zuerst im Kern erschienen und erst nachträglich auch im Protoplasma deponiert wurden.

In den späteren Stadien ändert sich das Bild je nach der Intensität der Ausscheidung und der Art des von der Verkalkung befallenen Gewebes. So ergeben sich dann Konkremente verschiedenster Gestalt. Bis zu einem gewissen Grade bestimmend für die Form der Kalkablagerung ist es, ob diese von einem oder gleichzeitig von mehreren Punkten ausgeht. Der sog. Sand ist den Verkalkungen in den Sandkörperchen im Zirbelparenchym oder in Geschwülsten der Dura mater eigentümlich. Er fand sich auch schon in Nervenhüllen peripherer Nerven, in Lymphdrüsen und einmal in einem entzündeten Netz (SEMI MEYER, ZIEGLER). Kalkgranula oder Kalkkörnchen sind verschieden große, tropfartige Ausscheidungen, die den gewöhnlichen Befund im Protoplasma aller möglichen verkalkten Zellen darstellen und besonders schön oft bei der Fragmentation elastischer Fasern zutage treten (DAVIDSOHN, HÜBSCHMANN, PARI). Körnig breiige Massen entleeren sich meist aus den Tophi der Kalkgicht; sie finden sich weiterhin häufig in verkalkten Atheromen. Oft entdeckt man in einem größeren Verkalkungsherd, z. B. in einer verkalkten Geschwulst, gleichzeitig Krümel, Körnchen, gröbere Granula, lumpenförmige oder zerfetzte Gebilde, Schollen und eigentliche Stücke von Kalk.

Als Kugeln imponieren kleinste bis recht umfangreiche Kalkbildungen in Psammomen, Arterien-, Venen-, Gehirn- und Lungensteinen. Hierher gehören auch die Sphärolithen der Thyreoidea. Knotige Formen sieht man als verkalkte Tuberkelknoten bei Hauttuberkulose (KRAUS, LEWANDOWSKY), besonders aber auch bei der Kalkgicht. Knotige Intimaverdickungen kommen bei Atherosklerose vor (SCHEIDEMANDEL). Die Kugeln und namentlich die Knoten enthalten aber meist neben Kalk mehr oder weniger reichliche geronnene Flüssigkeit- (Blut) bzw. Gewebsreste oder entzündliche Elemente. Manchmal entstehen auch ganz eigenartig geformte Nierderschläge. In den Adergeflechten und der Zirbelscheide wurden Kalkspieße beobachtet (SEMI MEYER, EUGERT), Lamellen in Atheromen, plattenförmige Gebilde bei Gefäßerkrankungen, Kalkzapfen und Kalkpfröpfe in Psammomen, Keile bei Milzinfarkt und in den Nieren. Die mächtigsten Dimensionen aber erreichen die Kalkdepots bei der Myositis ossificans und bei der Kalkgicht. Bei letzterer wurden eigentliche Panzerbildungen beschrieben.

## 5. Das Schicksal der pathologischen Kalkablagerungen und ihre Wechselbeziehungen zum Substrat.

Gewöhnlich dauern die Ursachen, welche die metastatische, gichtische oder dystrophische Verkalkung hervorrufen, unbegrenzt weiter an, so daß beim Menschen nur selten Gelegenheit geboten ist, das in der Folge unbeeinflußte Verhalten des solide niedergeschlagenen Kalkes zu studieren. Man muß damit rechnen, daß, wenn überhaupt der ausgefällte Kalk wieder abgebaut oder abtransportiert werden sollte, der Status durch unkontrollierbare Nachschübe aufrechterhalten wird oder das progrediente Verhalten der Grundkrankheit jede Übersicht verwischt. Dennoch gibt es in einzelnen Fällen Ausnahmen, und es eignen sich gerade die peripheren Veränderungen besonders zur Erforschung dieser Frage.

Während die in der Haut nur einmal und nicht in reiner Form, sondern mit Dystrophien vergesellschaftet beobachteten metastatischen Kalkablagerungen an Zahl und Dimension bis zum letalen Ende zunehmen und auch bei dystrophischer Kalkinkrustation höchstens ein Stillstand eintritt, nimmt man bei der Kalkgicht bereits klinisch ein deutlich schubweises und wechselndes Verhalten wahr. Die subcutanen Einlagerungen machen nach einer mehr oder weniger stürmischen Entwicklung und einem kürzer oder länger dauernden stabilen Zustand häufig wieder eine regressive Phase durch, die mit einem vollständigen Verschwinden des Kalkdepots enden kann. In der Mehrzahl der Fälle wird die Rückbildung allerdings mit einer Ausstoßung der Kalkmassen nach außen eingeleitet. Fast ebenso häufig kommt es aber vor, daß die Tophi ohne Durchbruch einer allmählich sich vollziehenden Involution anheimfallen.

Aber auch die *experimentelle* Forschung zeigt, daß im Gegensatz zu früheren Ansichten der in *gesundes* Gewebe abgelagerte Kalk einer Resorption zugänglich ist. TANAKA hat festgestellt, daß wasserunlösliche Salze sowohl von der Bauchhöhle wie aus dem Gewebe resorbiert werden. Gepulvertes Calciumphosphat, das er in Form einer Emulsion in Leber, Niere, Milz und Muskulatur eingebracht hatte, war nach kurzer Zeit verschwunden. Vergleichsuntersuchungen mit Elfenbeinstiften, deren Gewicht *vor* der Implantation und *nach* der Herausnahme bestimmt worden war, ergaben, daß ein Gewichtsverlust eintritt, woraus der Autor den Schluß zog, daß es sich *nicht* um einen *mechanischen Abtransport* ungelöster Kalkkörner, sondern um einen *chemischen Lösungsprozeß* und *Resorption* handelte.

Eine Parallele zu dem Versuche TANAKAs ist das Experiment HOFMEISTERs, der durch Einführung von Calciumlactat in die Bauchhöhle von Meerschweinchen an der vorderen Bauchwand eine ausgedehnte panzerartige Verkalkung erzeugte, die später wieder vollständig resorbiert wurde und das Gewebe intakt ließ.

Verschiedene Organe scheinen nicht in gleichem Maße zur Resorption des Kalkes befähigt zu sein. Bisher nahm man an, daß dies von ihrem ungleichen, vom Stoffwechsel abhängigen Kohlensäuregehalt herrührt. Auch die nach Einspritzung gelöster Kalksalze auftretenden Niederschläge im Gewebe können verschwinden; untersuchte man die Stellen nach Verstreichen eines Zeitraumes von 2—3 Monaten, so war von den festen Kalkabscheidungen nichts mehr nachweisbar. Ähnlich steht es mit den von SCHUJENINOFF näher untersuchten Verkalkungen in *Operationsnarben* beim Menschen. Unter 24 Fällen fand er 17mal in Laparatomienarben Verkalkung. Am intensivsten war die Kalkausscheidung in der Nähe der Unterbindung der Gefäße. Am stärksten entwickelt war die Ablagerung am 9.—10. Tage; dann erfolgte ein Rückgang, und oft verschwand der Kalk wieder gänzlich.

Somit können wir heute ganz allgemein mit Bestimmtheit die Meinung vertreten, daß in fester Form niedergeschlagener Kalk sowohl bei physiologischen wie bei pathologischen Vorgängen wieder aufgelöst werden kann. Beim Wechsel der Kalklöslichkeit im Blut vergrößern und verkleinern sich die Kalkkonkremente. RABL glaubt, ein Wechsel der Kalklöslichkeit im Blut stehe nicht nur im Zusammenhang mit der Nahrungszufuhr, sondern auch und sogar in erhöhtem Maße mit vielen Nierenkrankheiten, mit dem häufigen Gebrauch narkotischer Genußmittel und zahlreichen anderen Dingen, die man schon lange Zeit als ätiologische oder verschlimmernde Momente der Arteriosklerose kenne.

Von entscheidender Bedeutung für das Verhalten des abgelagerten Kalkes ist zweifellos das Kalklösungsvermögen des Blutes. Nach neueren Versuchen RABLs *steigern häufige Schwankungen* der *Blutreaktion* bei reichlichem Kalkangebot den *Kalkgehalt* des *Skeletes*, wogegen eine *dauernde Übersäuerung* zu einer *Auslaugung* der Knochen führt, auch wenn in der Nahrung kein Kalkmangel vorhanden ist. Bei der Rachitis und der Tetanie besteht statt des physiologischen Wechsels ein *Dauerzustand* in der *Blutreaktion*, nach CZERNY infolge veränderter Funktionen des Gehirns; bei *Rachitis* (und Osteomalacie) liegt eine Übersäuerung des Blutes vor, bei der *Tetanie* ein Dauerzustand in *alkalischer* Richtung (daher hier Kalkmangel wegen erhöhter Ausscheidung aus dem Blut). Besteht also das Gesetz RABLs zurecht: „Wenn in einem System die Verhältnisse sich derart ändern, daß keine Niederschläge in fester Form mehr entstehen können, so beginnt auch die Auflösung bereits abgelagerter Kalkniederschläge", dann müßte in der Tat die bisherige Anschauung der pathologischen Anatomen, eine diffuse Auflösung von Kalk, eine Halisterese des Skelets, komme nicht vor, aufgegeben werden.

Theoretisch ist es gewiß denkbar, daß derartige Einflüsse sich nicht nur bei Verkalkung von gesundem, sondern auch von krankem und nekrotischem Gewebe geltend machen können, in letzterem natürlich nur insoweit, als die Mumifizierung den Blutstrom zuläßt, d. h. doch wenigstens an den Randpartien. Am dystrophischen Gewebe wird sich aber immer die Gegenwirkung der andauernden und unveränderlichen Verkalkungsursache bemerkbar machen. Daher werden bei den solitären petrifizierten Bildungen der Haut, z. B. bei verkalkten Tumoren, solche Entkalkungsvorgänge offenbar nicht wirksam. Daß sie hier nicht vorkommen, soll damit nicht gesagt sein. Dagegen scheint sich der Organismus hier noch einer anderen, für diese Verhältnisse *besser geeigneten Methode der Wegschaffung* des Kalkes zu bedienen, nämlich vermittelst der *Tätigkeit des die Kalkablagerung umgebenden Granulationsgewebes* und *speziell* der *Riesenzellen*.

Bei der Frage nach der Beeinflussung des Substrates durch das Auftreten der Kalkinkrustationen wäre zunächst festzustellen, welcher Zustand *vor* der Kalkablagerung Gewebsalterationen bestanden hat, sodann natürlich auch, welcher Natur und Ausdehnung allfällige primäre Alterationen waren. Darüber wissen wir etwa folgendes.

Aus den Verkalkungsvorgängen am normalen Knochen lernen wir, daß die Verkalkung der Intercellularsubstanz das Leben des Gewebes weder aufhebt noch zu beeinträchtigen braucht. Das *gesunde* Gewebe dürfte demnach bei Kalkniederschlägen in die Intercellularsubstanz nicht ohne weiteres abgetötet werden. Bei metastatischer Verkalkung der Arterien können die Kerne der Muskelfasern innerhalb der Kalkinfiltration vollkommen erhalten sein.

Anders steht es bei den *dystrophischen* Verkalkungsprozessen. Bei diesen hat man es in der Regel mit bleibenden geweblichen Veränderungen zu tun, zu denen sich die Kalkablagerungen *nachträglich* hinzugesellen. Das die Kalkherde umgebende Gewebe verhält sich nur selten indifferent. Sehr bald werden *Wechselbeziehungen* zwischen den Kalkherden und ihrer Nachbarschaft angebahnt;

sie kommen einerseits dadurch zustande, daß die chemischen Qualitäten der Kalkdepots die Anregung dazu geben, andererseits dadurch, daß die Ablagerungen als Fremdkörper empfunden werden.

Bei fast allen Formen von pathologischen Verkalkungen entsteht in deren Umgebung eine entzündliche Reaktion von verschiedener Intensität. Diese Veränderungen sind am deutlichsten in der Umgebung der Kalkausfällungen metastatischer und gichtischer Verkalkung. Sie bestehen in einer Ansammlung von Rundzellen, in denen die Lymphocyten meistens vorwiegen. In der Lunge läßt sich häufig ein Exsudat in den begrenzenden Alveolenlumina erkennen.

Vielfach ist nun freilich behauptet worden, die entzündlichen Alterationen gehen der Kalkausscheidung voran, und die Anhänger der *parasitären* Theorie für das Zustandekommen gewisser peripherer Kalkablagerungen, so Milian u. a., sind natürlich sogar zu dieser Annahme gezwungen. Soweit wir zu beurteilen vermögen, sind indessen die Entzündungserscheinungen häufig eine *Folge* der Kalkausfällung, und dafür sprechen auch die experimentellen Erfahrungen. In den bereits erwähnten Versuchen Katases mögen zwar die hochkonzentrierten Kalklösungen schon *vor* der festen Kalkauscheidung eine Entzündung ausgelöst haben; doch dürfte eine solche Versuchsanordnung nicht dem pathologischen Geschehen entsprechen.

Beinahe regelmäßig trifft man um die subcutanen dystrophischen Petrifikationen herum einen bindegeweblichen Balg, der nicht nur den Verkalkungsherd, sondern die ganze dystrophische Bildung abschließt. Im Inneren findet man in der Umgebung der Verkalkungszentren häufig entzündliches Granulationsgewebe, das *kalkhaltige Fremdkörperriesenzellen* in wechselnder Zahl enthält.

Herkunft und Bedeutung der *Riesenzellen* um pathologische Verkalkungsvorgänge bildeten den Gegenstand einer umfangreichen Diskussion. Die meisten lassen sie aus den Endothelien der Blut- und Lymphgefäße bzw. serösen Deckzellen (Borst, Murakami), andere aus fixen Bindegewebszellen hervorgehen; ihre Bildung soll durch Zellverschmelzung erfolgen. Ihre Zahl und Verbreitung ist verschieden. In ganz frischen Kalkdepots findet man sie spärlicher als um ältere Herde. Nur selten werden sie vollständig vermißt. Auffallend groß ist mitunter die Zahl der eingeschlossenen Kerne. Einen ganz kolossalen Kernreichtum (bis 70) erreichten sie in einem Falle Manasses.

Im Aufbau entsprechen die Riesenzellen dem Typus der Fremdkörperriesenzellen. Ihre phagocytäre Rolle steht heute außer Frage. Man schreibt ihnen auch amöboide Eigenschaften zu. Ihre Aufgabe besteht darin, die Kalkherde abzubauen und zu resorbieren. Nach F. und E. Marchand soll die Stärke der Riesenzellenbildung umgekehrt proportional der Resorptionsfähigkeit des betreffenden Fremdkörpers sein; doch gibt es von dieser Regel zahlreiche Ausnahmen (Stieda).

Dementsprechend trifft man denn auch im Zelleibe dieser Gebilde häufig gut darstellbare Kalkgranula (Francke). Nebenbei finden sich aber auch mannigfache andere Einschlüsse vor, so verhornte Epithelzellen (Becher, Petersen, Schwarz), Fettsäurenadeln und rhombische Cholesterintafeln (Joannovics, Manasse), strahlige Körper (Iwanzoff), zerfallene elastische Fasern (Ssudakevitsch), Leukocyten (Manasse).

Von einem auffällig gegensätzlichen Verhalten der Riesenzellen spricht Doessekker in denjenigen Fällen, wo die Bildung von Riesenzellen quasi als Durchgangsstadium bei der Verkalkung erscheine. Nach Stieda und Perthes gehe der Verkalkungsprozeß dabei wahrscheinlich so vor sich, daß in unmittelbarer Nähe der kleinsten Gefäße eine abnorme Proliferation von Bindegewebszellen stattfinde, welche in Riesenzellen übergehen, die ihrerseits hyalin degenerieren und verkalken. Während zumeist also die Kalkaufnahme in den Riesenzellen als ein aktiver Vorgang aufgefaßt werden muß, würde demnach auch eine passive Verkalkung vorkommen.

Nicht ganz selten kann man feststellen, daß namentlich ältere Kalkherde durch *Knochensubstanz* ersetzt werden. Dieser eigenartige Prozeß scheint in der Haut und im Unterhautzellgewebe ebenso häufig vorzukommen wie an inneren Organen. Er beschränkt sich aber fast ausschließlich auf die *dystrophischen* Verkalkungen (s. verkalkte Epitheliome). Es sind vorwiegend verkalkte Tumoren, in denen Verknöcherung angetroffen wird. Die Knochenbildung geht vom Bindegewebe aus; meist läßt sich einwandfrei ermitteln, daß keinerlei Beziehungen zum normalen Knochensystem bestehen. Dasselbe gilt von den Verknöcherungen in Narben (Linea alba), Schußwunden und von den Reit- und Exerzierknochen. Osteoblasten und Osteoclasten sind also Zellformen, deren Entstehung nicht nur an Periost und Endost gebunden ist, sondern die auch aus dem Bindegewebe irgendeines Organes hervorgehen können (M. B. Schmidt). Eingeleitet wird der Vorgang durch Vortreiben von Sprossen eines lockeren Bindegewebes mit Lymphocyten und zahlreichen dünnwandigen Blutgefäßen. Dieses durchwuchert die Kalkmassen, bildet Buchten und Gänge, an deren Wände gewöhnlich durch Osteoblasten Tela ossea abgelagert wird. Die so entstandenen heterotopen, meist winzigen Knochenpartikelchen unterscheiden sich durch ihr weiteres Verhalten, durch den Wechsel in An- und Abbau, in keiner Weise vom Skeletknochen.

## 6. Die Rolle des Eisengehaltes bei Verkalkungsvorgängen.

Mehrfach ist in kalkhaltigem Gewebe die Anwesenheit von Eisen entdeckt worden. Dieser Befund wiederholt sich so häufig, daß eine gewöhnliche Koinzidenz kaum glaubwürdig erscheint, um so weniger als er bei anderen krankhaften Vorgängen, mit Ausnahme von Blutungen, in der Regel fehlt. In der Tat kann man beim Eisen, das nach Stölzner überhaupt eine starke Affinität zu Schwermetallen besitzt, von einer eigentlichen Kalkgier sprechen.

Auf die interessanten Beziehungen zwischen Kalk- und Eisenablagerung in den Geweben haben insbesondere die Untersuchungen von R. Schneider, Gierke und Schmorl die Aufmerksamkeit gelenkt. Es wurde festgestellt, daß verkalkte Gewebe nicht selten die Berlinerblau- oder die Schwefelammoniumreaktion ergeben, sofern dieselbe unter gewissen Kautelen angestellt wird. Die Untersuchung muß am frischen oder gehärteten Objekt ohne vorherige Entkalkung vorgenommen werden; vorherige Säurebehandlung vereitelt die Reaktion, weil das Eisen gelöst wird.

Schmorl, der die Untersuchungsergebnisse Gierkes bestätigte und erweiterte, gab der Auffassung Ausdruck, es komme dem Eisen bei der Knochenbildung eine große physiologische Bedeutung zu, indem die Imprägnation des vorerst kalklos angebildeten Knochens mit Eisensalzen gleichsam die Beize für die nachherige Ablagerung von Kalkverbindungen darstelle. Eine ähnliche Deutung gab Rob. Schneider seinen Befunden an niederen Tieren — Würmer, Krustazeen, Mollusken, Fische, Amphibien —, die in eisenhaltigen Medien, besonders Wasser und Schlamm, leben und ganz regelmäßig Ablagerung von mikrochemisch nachweisbarem Eisen in gewissen Geweben aufweisen. Er vertritt die Meinung, daß das Eisen einerseits der Festigung schützender Teile — Schalen — diene, andererseits im Knochen- und Zahngewebe eine bessere Bildung der Kalksalze ermögliche.

Best und Orth verzeichneten ebenfalls positive Eisenreaktionen; Orth glaubt indessen, das Eisen stamme von Blutungen, und es sei ihm keine weitere Bedeutung zuzuerkennen.

Eine neue Wendung schienen dieser Frage dann die Mitteilungen HUECKs zu geben, der nachzuweisen vermochte, daß Artefakte bei der Präparation zu Täuschungen führen können. Er zeigte, daß Eisen aus nicht ganz einwandfreien Fixier- und Härtungsflüssigkeiten vom Untersuchungsobjekt resorbiert werden oder selbst aus dem Glas stammen könne, in dem sich das Präparat und die Konservierungsflüssigkeit längere Zeit befanden. HUECK und NOESSKE haben daher anfänglich dem in Verkalkungsprozessen vorgefundenen Eisen jede vitale Bedeutung abgesprochen, während SUMITA und bald hernach auch ELIASCHEFF unter Ausschaltung dieser allgemein anerkannten Fehlerquellen Befunde erhoben, welche beweisen, daß dem Eisen bei der normalen Ossifikation sowie bei pathologischen Knochenneubildungen beim Menschen eine gewisse Bedeutung zukommt, und daß es auch bei pathologischen Verkalkungen intra vitam vorgefunden werden kann. Bemerkenswert ist jedenfalls, daß, wenn auch nicht bei allen Tierspezies (ELIASCHEFF), bei höheren Tieren und beim Menschen das Eisen bei der normalen Skelet- und pathologischen Knochenneubildung vielfach als *Vorläufer* der Kalkablagerung in Erscheinung tritt und nach GIERKE u. a. bei Feten und Neugeborenen vorwiegend im Bereiche der fortschreitenden Ossifikation, an Stellen, die unmittelbar vor der Verkalkung stehen, oder die jüngste Kalkablagerung zeigen, lokalisiert ist. In dem Maße, wie der Kalkgehalt zunimmt, verschwindet das Eisen. Die Reaktion fällt nach der Diaphyse hin negativ aus und läßt sich bei älteren Kindern und Erwachsenen überhaupt nicht auslösen.

In ähnlicher Weise wurden auch bei pathologischem Geschehen Beziehungen zwischen Eisen und Kalk nachgewiesen, so speziell bei Rachitis und bei Osteomalacie. Die Befunde der Forscher sind aber nicht übereinstimmend, und ihre Interpretation lautet noch recht verschieden.

Außerhalb des Skeletes ist der Eisengehalt bei physiologischen und pathologischen Verkalkungsvorgängen noch weit weniger konstant. GIERKE und ELIASCHEFF konnten Eisen in inkrustierten Zotten von retinierten Placenten nachweisen, erzielten jedoch durchwegs *negative Resultate* bei verkalkten Thromben und *Kalkablagerungen* in *Geschwülsten* und *anderen dystrophischen Verkalkungen,* auch wenn die Untersuchung im Beginn der Verkalkung statthatte. Andere Autoren erzielten dagegen eine positive Eisenreaktion in einer verkalkten anämischen Infarktbildung in der Milz, in zentroacinären Verkalkungsherden der Leber und in Metastasen eines Psammosarkoms (K. DOESSEKKER).

Die von GIGON beschriebene Eisenkalkung enthielt das Eisen vorwiegend in der Wandung der mittelgroßen und kleinen arteriellen und venösen Gefäße neben minimalen Spuren von Calcium im Gegensatz zu einem hohen Gehalt an Alkalien, Kalium und Natrium.

Anhänger der SCHMORLschen Theorie würden sich natürlich mit dem Einwand behelfen können, es finde sich das Eisen mitunter in einer im Gewebe fest gebundenen, maskierten, dem mikrochemischen Nachweis nicht zugänglichen Form, womit BEST rechnen zu müssen glaubte. Unzweifelhaft wird aber Eisen in Kalkablagerungen außerhalb des Knochengerüstes selten angetroffen.

Eine Ausnahme bildet wohl aber das *elastische Gewebe,* dem allen Anschein nach gleichzeitig eine große Affinität zu Kalk und zu Eisen zukommt. In den Fällen von KOCHEL und BITTROLFF bestand eine Koinzidenz von Eisen- und Kalkimprägnation der elastischen Fasern der Blutgefäße und Alveolenwandungen der Lunge bei Stauungsinduration bzw. perniziöser Anämie, RONA fand sie in der *Haut* bei *Lupus* eisenhaltig, SCHUPPISSER in der Milz.

Zu einer elektiven Inkrustation mit Eisen und teilweise nachträglicher Kalkaufnahme der Gitterfasern in den retroperitonealen Lymphdrüsen war es in einer Beobachtung SCHUPPISSERS bei allgemeiner Hämochromatose gekommen.

Angesichts des heutigen Standes unserer Kenntnisse glauben wir uns der Auffassung M. B. SCHMIDTS anschließen zu müssen, wonach bei den *dystrophischen Verkalkungen* die Eisenimbibition der Kalkinkrustation nicht als notwendige Vorbereitung vorangeht, sondern vielmehr gewisse lokale Ernährungsstörungen die Gewebe gleichzeitig zur Eisen- und Kalkaufnahme fähig machen. Soweit wir sehen, wurde die Anwesenheit von Eisen auch bei den metastatischen und gichtischen Kalkablagerungen in und unter der Haut niemals ermittelt. Freilich wurden verhältnismäßig wenig Fälle daraufhin untersucht. Indessen dürften die experimentellen Forschungsergebnisse unseren Standpunkt rechtfertigen, indem die Eisenreaktionen sowohl in einer durch Arterienligation wie in einer anderen durch Sublimatintoxikation erzeugten Verkalkung bei Kaninchen negativ ausfielen (GIERKE).

Sehr häufig findet man umschriebene kleinere und größere Herde von stärksten Eisen- und Kalkablagerungen in der Milz bei zahlreichen *Splenomegalien*. Sie schließen sich an die Arterien an und machen häufig den Eindruck von Infarkten. Auch sie sind von einer bindegewebigen Kapsel umgeben. Der innere Kliniker von Sienna, GAMNA, hat 1923/24 besonders darauf hingewiesen und darin eine besondere Krankheit, Splenogranuloma siderotica, gesehen. Sie sind schon früher (1905) von GANDI beschrieben worden und in letzterer Zeit ganz unabhängig von GANDI von einer Reihe von deutschen Autoren, jedoch als unspezifische Veränderungen (LUBARSCH, CHRISTELLER). Seit einigen Jahren werden diese *GANDI-GAMNA-Herde* auf eine Aspergilluserkrankung der Milz zurückgeführt (NANTA und PINOY). In sehr eingehenden Erörterungen hat sich P. EMIL WEIL in Paris auf Grund eines größeren Milzmaterials dieser Auffassung mit Entschiedenheit angeschlossen. 1927 haben dann ASKANAZY und sein Schüler SCHWEIZER für ägyptische Splenomegalien, wenn auch mit einiger Reserve, die Aspergillosisnatur dieser Milzerkrankung gleichfalls vertreten. ASKANAZY hatte schon früher „Fäden" in diesen Milzen gefunden, die er jetzt als Myzelien bezeichnet. Aspergilluskulturen aus diesen Milzen sind dreimal bei NANTA und PINOY und zweimal bei WEIL positiv ausgefallen. GAMNA u. a. lehnen aber die Deutung dieser Fäden als mit Eisen und Kalk inkrustierte Myzelien ab und sprechen von der wohlbekannten, auch sonst vorkommenden Eisen- und Kalkinkrustation mit Fragmentation von Bindegewebsfasern. Die Frage, ob hier wirklich eine neue Milzkrankheit vorliege, steht zur Zeit sehr im Vordergrunde des Interesses. Fremdkörperriesenzellen phagocytieren die Fragmente (GAMNA), während namentlich WEIL von Aspergillusköpfen und Sporen spricht.

Trotz der engen Beziehungen dieser enormen Milzen mit der Leber (Pfortader) sind solche Herde bisher nie in der Leber gefunden worden, wohl aber in einem Falle in den Lymphdrüsen im Hilus der Milz. Ich konnte mich von der Natur dieser Herde an 3 Fällen (der medizinischen Klinik Zürich) von erfolgreich operierten Megalosplenien überzeugen. Es ist interessant zu verfolgen, wie hier ganz ähnlich wie bei der Kalkgicht die Auffassung von der parasitären Ursache der Krankheit eine Wandlung durchmacht.

## 7. Chemie der pathologischen Kalkablagerungen.

Es ist längst bekannt, daß sowohl beim Menschen als auch bei Wirbeltieren das Calcium in der Verbindung mit Phosphorsäure und mit Kohlensäure dominiert, und zwar besteht eine so weitgehende Gesetzmäßigkeit in der Verteilung der Calciumphosphate $Ca_3(PO_4)_2$ und -Carbonate $CaCO_3$, daß bei der normalen

Kalkablagerung im Knochen von einem festen Verhältnis gesprochen werden kann. So setzt sich der Knochenkalk aus 85—90% Calciumphosphat und 15—10% Calciumcarbonat zusammen.

Dieses Verhältnis scheint sich im allgemeinen auch auf pathologische Veränderungen zu übertragen. Genaue Untersuchungen von WELLS haben ergeben, daß in Verkalkungsherden von tuberkulösen Drüsen des Rindes, bei menschlicher Tuberkulose, in einem verkalkten Strumaknoten und in einem verkalkten menschlichen Thrombus sich diese Übereinstimmung bis in die auch bei der physiologischen Verkalkung vorkommenden Schwankungen verfolgen läßt und nebenbei noch ungefähr dieselbe Menge Magnesiumhposphat, um 1—1,75% herum, wie in der Knochenasche nachgewiesen werden kann.

Nachprüfungen von verschiedener Seite bestätigten die Angaben von WELLS in der Hauptsache. KISCHENSKY, PARI u. a. stellten in den Lungen umfangreiche Ablagerung von phosphorsaurem Kalk fest.

Von weiteren Kalkverbindungen sind namentlich noch die Kalkseifen zu erwähnen, die bei Verkalkungen des Fettgewebes, bei verkalkten Atheromen und Xanthomen zustande kommen und eine Ausnahme von der Regel bilden. Eine vereinzelte Angabe ist der Befund von Sulfaten, den MOREL-LAVALLÉE neben Phosphaten und Carbonaten in Verkalkungen der Haut erhob und diese Erscheinung auf eine Verbindung des Calciums mit dem stets auf der Haut vorhandenen Schwefel zurückführte. Der Gehalt an Kalkseifen, die neben phosphorsauren und kohlensauren Salzen auftreten, kann bis 30% betragen; er scheint jedoch nicht konstant zu bleiben, sondern sich im Laufe der Zeit zugunsten der Phosphate und Carbonate zu verändern. BLASCHKO und GUMPERT erklären den chemischen Hergang in den von ihnen beschriebenen verkalkten Scrotalxanthomen in folgender Weise. Die aus den Cholesterinfettsäuren freigewordenen Fettsäuren verbinden sich mit dem Kalk des Blutes oder der Gewebsflüssigkeiten zu Kalkseifen; nachträglich werden dann die Fettsäureradikale durch die der Kohlensäure und der Phosphorsäure ersetzt.

Im allgemeinen dürfte aber, den experimentellen Ergebnissen KLEINMANNS entsprechend, aus dem übersättigten Serum fast stets festes Calcium*phosphat* ausfallen. In der Folge wird dann jedoch wie bei Animpfungsversuchen mit tertiärem Calciumphosphat ein Vorgang angeregt, der das häufige Auftreten und gelegentliche alleinige Vorkommen von Calciumcarbonat erklärt, eine *Austauschabsorption* der festen Phase Calciumphosphat mit der in der Lösung vorhandenen Carbonation. Daher kann bei der gleichen Affektion zu verschiedenen Zeiten ein verschiedener Befund hinsichtlich der Zusammensetzung der ausgefällten Kalksalze erhoben werden. Allerdings entsprechen die Vorgänge, die sich bei pathologischem Geschehen im menschlichen Organismus abspielen, kaum durchwegs denjenigen des Experimentes. Es scheint, daß der Prozeß der Austauschabsorption nicht ausnahmslos eingeleitet wird, oder auch frühzeitig zum Stillstand kommt.

Immerhin aber macht sich die Tendenz zu einer normalen Einstellung im Verhältnis zwischen den beiden hauptsächlichsten Verbindungen bemerkbar. Dieses Bestreben ist übrigens durch die Befunde bei den experimentellen Verkalkungsversuchen von WELLS einerseits und TANAKA andererseits bestätigt. Bei Implantation von Kalkseifen in die Peritonealhöhle von Kaninchen (WELLS) zeigte sich eine allmähliche Umwandlung in Phosphate und Carbonate. Feste Ablagerungen, die durch intraperitoneale und durch intramuskuläre Injektion von Calciumacetat erzeugt wurden (TANAKA auf Veranlassung HOFMEISTERS), bestanden im wesentlichen aus Calciumphosphat. Vom gleichen Autor in den Tierkörper eingeführtes Phosphat nahm Carbonat und umgekehrt Carbonat Phosphat auf, wobei immer ein Ausgleich nach dem Standardverhältnis angestrebt wurde. Nach HOFMEISTER ist die Erklärung für dieses eigentümliche Verhalten in der annähernd konstanten Zusammensetzung der Kalksalze in den Gewebsflüssigkeiten zu suchen.

Mit Ausnahme der in Lipomen und Fettgewebe abgelagerten Kalksalze bestehen die cutanen und subcutanen Kalkablagerungen ebenfalls aus phosphor- und kohlensaurem Calcium, gleichviel in welcher Form die Ausfällung auch erfolgt sei (breiige oder feste amorphe Massen, krystallinische Gebilde). Eine genauere Prüfung verdienen vielleicht nur noch die in Atheromen vorkommenden Verkalkungen.

In bezug auf die proportionelle Zusammensetzung dagegen gewinnt man bei einem Überblick über die Verkalkung in der Cutis und Subcutis zunächst den Eindruck, daß obige Regel zahlreiche Ausnahmen erfährt. THIBIERGE und WEISSENBACH betonen sogar (1911), das Vorwiegen der Carbonate oder ihr *ausschließliches* Vorkommen sei so häufig festgestellt worden, daß es hervorgehoben zu werden verdiene. Diesem Standpunkte können wir uns nicht in vollem Umfange anschließen. Vor allem muß berücksichtigt werden, daß bis zu KOSSAS Arbeit nur das Calciumcarbonat dem mikrochemischen Nachweis zugänglich war (M. B. SCHMIDT) und der Nachweis der Phosphate sich auf die chemische Analyse *größerer* Objekte beschränkte. Wie bei den übrigen Verkalkungen in Weichteilen kann also auch bei den Kalkablagerungen in der Haut aus den älteren Angaben, die auf Grund mikroskopischer Untersuchungen nur vom Nachweis von Carbonaten sprechen, nicht auf das Fehlen der Phosphate geschlossen werden. Im übrigen gibt es auch frühere Mitteilungen über exakte Gesamtanalysen, aus denen die stark überwiegende Beteiligung der Calciumphosphate hervorgeht. Ich zitiere hier einige in der These von BAYLE (1905) aufgeführte Fälle.

Die frische Substanz enthielt auf 100 berechnet bei:

1. RÉNON und DUFOUR: Wasser 54,43. Organische Substanzen 20,35. Calcium phosphoricum 19,29. Calcium carbonicum 3,44. Verlust und nichtdosierte Substanzen 2,54.

2. PROFICHET: Wasser 40,0. Organische Substanzen 14,04. Calcium phosphoricum 40,62. Calcium carbonicum 4,08. Verlust und nichtdosierte Substanzen 1,26.

3. CHENANTAIS (das Objekt befand sich zuvor in Alkohol): Organische Substanzen 86,44. In Wasser lösliche Salze 1,60. Calcium phosphoricum 9,27. Calcium carbonicum 2,11. Eisenoxyd 0,56.

4. BAYLE: Wasser 20,75. Organische Substanzen 6,40. Gelöste Salze 2,00. Calcium phosphoricum 55,60. Calcium carbonicum 15,00.

Weiterhin gibt CHELIUS (1835) bereits an, daß in den von ihm untersuchten Kalkkonkrementen in freien isolierten Kalkablagerungen — scheinbar ohne Zusammenhang mit Gewebsdystrophie, aber nicht ausgesprochene Kalkgicht — hauptsächlich phosphorsaurer Kalk vorgelegen habe. Denselben Befund mit nur Spuren von kohlensaurem Kalk neben phosphorsaurem Kalk erhob DALRYMPLE (1843) in einer erbsgroßen dicht untereinander verklebte Epithelzellen enthaltenden Geschwulst in der Nähe des Tarsalknorpel des oberen Augenlides.

Wir haben uns bemüht, an Hand der in der neueren Literatur niedergelegten Angaben festzustellen, ob vielleicht bei den verschiedenen Formen der Kalkablagerungen in der Haut Ungleichheiten in bezug auf die Verteilung der Phosphate und Carbonate in mehr oder weniger gesetzmäßiger Weise vorliegen sollten. Doch sind die Hinweise in jeder Hinsicht, namentlich auch betreffend die Art des Nachweises in der großen Mehrzahl der Fälle so ungenügend, daß man zu keinerlei Schlußfolgerungen berechtigt ist. Vielfach haben sich die Autoren auch seit v. KOSSA mit den alten Methoden begnügt; noch häufiger wurden die Kalkbestandteile überhaupt nicht weiter differenziert.

Nach einer Angabe von PERTHES fand sich in einem verkalkten Epitheliom besonders phosphorsaurer und weniger kohlensaurer Kalk vor. Einen ähnlichen Befund erhob FRANCKE in einem Atherom, während ich selbst in verkalkten Epitheliomen und Atheromen vorwiegend kohlensauren Kalk nachwies.

Nur bei der Gruppe der zur interstitiellen Calcinosis der Kalkgicht gehörenden Beobachtungen, von denen zahlreiche mit Sklerodermie vergesellschaftet waren, figurieren verhältnismäßig viele chemische Erörterungen. Soweit ich den Aufzeichnungen entnehmen konnte, handelte es sich hauptsächlich oder um *reine* Calciumphosphatbildung in folgenden Fällen: FIOCCOE MINASSIAN, FOCK (56,65% bei 17,15% Carbonat nebst etwas Eisen), JEANNE, LÉVY, MATSUDA (68,61% Phosphat und 14,96% Carbonat), VALLETTE, in der älteren Beobachtung von MAROTTE (1877), MOREL-LAVALLÉE, PERNET (mit Sklerodermie), PONTOPPIDAN (mit Sklerodermie), STAEHELIN, WOLFF (80%, von ASCHOFF untersucht).

Calciumcarbonate und -phosphate in meist nichtpräzisiertem prozentualem Verhältnis fanden sich bei DUNIN, FERNET und NAHAN, GILBERT und POLLET, GILCHRIST und STOKES, LEXA, MEMMESHEIMER, MOSBACHER, OLIVER, SAMAJA, RIEHL, WILDBOLZ. Vorwiegend oder ausschließlich kohlensaurer Kalk endlich scheint vorgelegen zu haben bei DIETSCHY (mit Sklerodermie), LEWANDOWSKY (nur Spuren Phosphat), LICHAREW, LÖWENBACH, MESCHTSCHERSKI (mit Sklerodermie), STRADIOTTI (mit Sklerodermie), TANNENHAIN, THIBIERGE, SPILLMANN und WEISSENBACH (mit Sklerodermie), WEBER.

Demnach gestattet wohl auch die alleinige Berücksichtigung dieser Gruppe der Hautverkalkungen noch keineswegs auf ein Überwiegen der Carbonate in ihrer Zusammensetzung zu schließen. Auffallend sind aber die hier wiedergegebenen Feststellungen gewiß. Wenn den Ermittelungen anderer Autoren hinsichtlich der Verhältnisse an inneren Organen allgemeine Gültigkeit zukommt, müßte man von einer Sonderstellung der Zusammensetzung der Kalksalze bei Verkalkungen der Haut und der unter ihr liegenden Gewebe sprechen. An eine später sich noch vollziehende Umwandlung zu denken widerstrebt uns, da bei den vorgenommenen Untersuchungen zumeist eine viele Jahre lange Dauer der Affektion zu verzeichnen war. Um so mehr aber muß uns der anscheinend widersprechende Befund verwundern, als gerade bei der Kalkgicht noch mehr als bei den örtlichen Verkalkungen in Geschwülsten usw. ähnliche Erhebungen erwartet werden konnten wie bei den Kalkinkrustationen an inneren Organen.

## 8. Einteilung der pathologischen Kalkablagerungen.

Obschon wie bei vielen pathologischen Vorgängen auch bei den krankhaften Kalkablagerungen jeder Einteilungsversuch gewissen, mitunter selbst sehr beträchtlichen Schwierigkeiten begegnet, erweist sich die Aufstellung von verschiedenen Krankheitstypen und -formen der Kalkablagerungen als entschieden berechtigt. Wohl wissen wir, daß es manchmal sogar schwer zu sagen ist, wo die physiologische Verkalkung aufhört und die pathologischen Vorgänge beginnen. Wir denken dabei natürlich in erster Linie an die durch Altersvorgänge bedingten Abnützungserscheinungen und Ernährungsstörungen im Gewebe verschiedener Organe, die zu Kalkimprägnation führen können, sowie an Verkalkungen und Verknöcherungen in der embryologisch und anatonisch dazu prädisponierten Stützsubstanz. Es läßt sich auch nicht verschweigen, daß unter den verschiedenen Formen der pathologischen Verkalkungen Kombinationen und Übergänge vorkommen, die eine bestimmte Zuteilung erschweren oder gar verunmöglichen. So gibt es neben Fällen, bei denen Abweichungen von der gesetzmäßigen Anordnung der Kalkablagerungen der metastatischen Form die Entscheidung der Zugehörigkeit zu dieser Gruppe in Frage stellen, auch solche, die wir zunächst als Kalkgicht anzusprechen geneigt sind, die indessen so wesentliche Gewebsdystrophien oder andere Besonderheiten aufweisen, daß berechtigte Zweifel entstehen können. Es spiegelt sich darin nur zu aufdringlich die Unvollkommenheit der Forschung auf dem ebenso interessanten wie schwer zugänglichen Gebiete. Nichtsdestoweniger heben sich vor unserm Auge einige klinisch und anatomisch so gut charakterisierbare Krankheitsbilder ab, daß das Bedürfnis einer systematischen Einteilung gewiß nicht rein didaktischen Motiven entspringt. Am gebräuchlichsten sind die Einteilungen von ASCHOFF und diejenige von M. B. SCHMIDT.

Dem Vorschlage ASCHOFFS folgend können die pathologischen Verkalkungsvorgänge in 3 Hauptgruppen unterschieden werden:

I. *Kalkmetastasen.*

II. *Calcinosis universalis.*

III. Rein *örtliche* Kalkablagerungen.

Diese Einteilung läßt sich auch für dermatologische Verhältnisse anwenden; H. W. SCHULTZE, KERL u. a. haben sie ihren Ausführungen zugrunde gelegt.

Auch M. B. SCHMIDT anerkennt 3 Typen der pathologischen Verkalkung; da ihm aber ein besonderes pathogenetisches Einteilungsprinzip vorschwebt, faßt er die Kalkmetastasen und die seines Erachtens ebenfalls allein auf Stoffwechselstörungen basierende Calcinosis universalis — die der von ihm als Kalkgicht bezeichneten Affektion entspricht — zu einer Hauptgruppe enger zusammen. Diese unterscheidet er von einer 2. Hauptgruppe, den durch gewebliche Veränderungen bedingten *dystrophischen* Verkalkungen, welche sich in ihrem Umfange mit den rein örtlichen Kalkablagerungen ASCHOFFS decken. Ob die Kalkmetastasen und die Kalkgicht derart homogene Krankheitstypen seien, daß man sie zweckmäßig als Repräsentanten einer einheitlichen Gruppe, der durch Kalkstoffwechselstörungen hervorgerufenen Kalkablagerungen bezeichnen kann, darf man wohl bezweifeln. Ich halte die beiden Krankheiten für unter sich fast ebenso verschieden wie jede einzelne von der dystrophischen („rein örtlichen") Form. Einmal sind Ursache und Angriffspunkt des Leidens unbestritten bei Kalkmetastasen und Kalkgicht grundsätzlich ungleich; dann aber erscheint es mir höchst fraglich, ob bei der Kalkgicht nicht doch eine unerkannte lokale, dystrophische Komponente mitwirkt. Ich werde mich über diesen Punkt noch etwas ausführlicher bei der Pathogenese der Kalkgicht (spezieller Teil) äußern. In der folgenden Besprechung werde ich aber trotz dieser Bedenken in ähnlicher Weise wie M. B. SCHMIDT, unterscheiden, weil der Eindruck einer allgemeinen Kalkstoffwechselstörung bei der Kalkgicht wie bei den Kalkmetastasen gegenüber den bis jetzt bekannten primären lokalen Gewebsdystrophien überwiegt.

Somit ergibt sich für uns folgende Einteilung der pathologischen Kalkablagerungen im Organismus:

I. Durch allgemeine Kalkstoffwechselstörungen bedingte Kalkablagerungen:

IA. Durch Erhöhung des Serumkalkspiegels hervorgerufene Kalkablagerungen = VIRCHOWsche *Kalkmetastasen.*

IB. Durch Veränderungen der Kalklöslichkeitsverhältnisse verursachte Kalkausscheidungen ohne obligate Kalkvermehrung im Blut = *Kalkgicht.*

II. Durch infolge umschriebener, *lokaler* Gewebsdystrophien entstandene *lokale* Veränderungen der Kalklöslichkeit bewirkte Kalkdepots = *dystrophische Verkalkungen.*

*Anhang.* In der Arbeit von DOESSEKKER hatten wir die Gewebsmetaplasie als eine besondere Ursache der Kalkablagerung hervorgehoben und die *metaplastische* Verkalkung als einen Haupttypus der metaplastischen und der dystrophischen Verkalkung gleichgestellt. Unter Gewebsmetaplasie verstehen wir allgemein die Umwandlung eines Gewebes in ein anderes mit morphologisch und funktionell verändertem Charakter. Diesem Vorgang sind Deckepithelien und die Stützsubstanz unterworfen (BORST, ASCHOFF). Bekannt ist die Entstehung von Knorpel und Knochen aus gewöhnlichem Bindegewebe. Die Metaplasie vollzieht sich dabei im wesentlichen in indirekter Weise, indem nach ASCHOFF die metaplasierende Zelle zunächst eine Regeneration und hernach eine Umdifferenzierung erfährt. Der durch Metaplasie entstandene Knochen ist häufig atypisch gebaut („rudimentäres", „osteoides" Gewebe), besitzt indessen in den meisten Fällen geflechtartigen oder lamellösen Knochen mit Markräumen, oft mit regulärem blutbildendem Mark. Solch metaplastischen Knochen findet man — wie DOESSEKKER anführt — in den allerverschiedensten Organen und Geschwülsten, z. B. bei der Heilung von Knochenbrüchen, in Chorioidea, Sklera, Pia und Dura mater, im Endokard, in Herzlappen, in pleuritischen Schwarten, in diffuser, verästelter und tuberöser Form in der Lunge, in Lymphdrüsen, in strumösen Schilddrüsen, in Tonsillen, in den Muskeln bei Myositis ossificans progressiva, in den Nieren, Nebennieren, Ovarien, Tuben, Hoden, Nebenhoden, Magen, Leber, in der Haut (speziell in Narben), endlich im Stroma der verschiedensten Geschwülste: Fibromen, Lipomen, Chondromen, Cavernomen, Carcinomen, Psammomen, Sarkomen. Auf Grund reiflicher Überlegung hielt ich es für zweckmäßig, die metaplastische Verkalkungsart als besondere Gruppe wieder fallen zu lassen. Wohl würde uns die Aufstellung einer solchen Gruppe die Einreihung gewisser, zum Teil noch ungenügend erforschter Vorgänge erleichtern, so die scheinbar spontane Entstehung von Kalk- und Knochenbildung in der Linea alba, dieselben Vorgänge nach Traumen oder wiederholten mechanischen Irritationen (Kalk und Knochen in Narben, Exerzierknochen), dann die Bildung von Kalk und Knochen in entzündlichen Produkten und endlich auch das Krankheitsbild der Myositis ossificans. Andererseits muß aber jedem Einteilungsprinzip eine einheitliche Betrachtungsweise zugrunde liegen. Von diesem Grundsatz weicht die Darstellung DOESSEKKERs ab, indem sie Ursachen und Art der Verkalkung einander parallel stellt. Die Unterscheidung einer metastatischen und einer dystrophischen Form erfolgte unter Berücksichtigung der allgemeinen und der lokalen Kalklöslichkeitsverhältnisse, wogegen die Aufstellung der Gruppe der metaplastischen Verkalkung von anatomisch-biologischem Gesichtspunkte ausgeht. Außerdem würde die Übersicht der Darstellung durch Aufnahme des Begriffes der metaplastischen Form dadurch noch mehr gefährdet, daß sehr häufig Kombinationen von dystrophischer und metaplastischer Verkalkung vorkommen, besonders bei Tumoren, und eine Trennung dieser beiden Gruppen allzu oft unmöglich würde. Unter den von DOESSEKKER aufgezählten Beispielen von metaplastischer Verkalkung sowie Verknöcherung finden sich denn auch in der Tat sogar mehrheitlich Fälle, bei denen die Metaplasie mit aller Evidenz dystrophischen Alterationen ihre Entstehung verdankt, und es scheint mir, sofern wir nur den Begriff der Dystrophie eine anatomisch-biologische Fassung geben, nicht zu gewalttätig zu sein, wenn wir die metaplastische in der dystrophischen Form aufgehen lassen. Es sind nur verschwindend wenige Beispiele vorhanden, die dagegen zu Bedenken Anlaß geben.

## Spezieller Teil.

# I. Historischer Rückblick über Befunde von Verkalkungen in der Haut, heterotope Knochenbildung und ossifizierende Tumoren bis zu Beginn des zwanzigsten Jahrhunderts.

Schon in den frühesten medizinischen Schriften finden sich Aufzeichnungen von Krankheitsfällen, aus denen wir schließen können, daß Kalkablagerungen in den Weichteilen oder heterotope Knochenbildung vorlagen. In seinem Buche von den widernatürlichen Geschwülsten spricht GALEN schon vom Vorkommen von „Steinen". Ähnliche Angaben macht RHAZES, der Steine in Abscessen feststellte.

Der erste, der uns genauere Mitteilungen zurückließ, war jedoch J. KENTMANN (1565), Arzt in Dresden. Er berichtet über 12 Fälle, darunter über Beobachtungen von Steinen in einem *Steatom* am Schenkel, in den Fingern und in den Zehen.

Nach den Überlieferungen von M. DONATUS konnte Prof. VICTOR TRINCAVELLA in Padua um die Mitte des 16. Jahrhunderts noch nicht entscheiden, ob die harte Masse in einem Absceß Stein oder Knochen war. DONATUS selbst fand mehrfach „Steine" in Abscessen.

Von weiteren Aufzeichnungen sind diejenigen von v. PLATER (1680), GROENEVELT, (1686), ABR. VATER (1741) und VOIGT (1762), zu erwähnen. Wir vernehmen hier bereits, daß aus Geschwülsten vereinzelte, bei *gichtischen* Personen oft zahlreiche sog. *Tuffsteine* (Tophi) und *Calculi* entfernt wurden; präzisere Angaben fehlen. Von A. PARÉ erfahren wir, „daß FALLOPIA in Atheromen neben Haaren und Fasern „knöcherne Schuppen" konstatierte. PARÉ gibt auch an, daß man in Steatomen oder Talgcysten bisweilen harte und steinige Körper finde, andere Male kleine Knochen und hahnenkrallenähnliche Gebilde. Weniger klare Angaben enthalten die Mitteilungen von BORELLI, SACHS, v. LEWENHEIMB und die *Ephemeriden*. A. G. RICHTER (1780) und A. COOPER (1820) erzählen von Tumoren, die *ossifiziert* waren. Sonst wird in älteren Veröffentlichungen noch nicht streng zwischen Verkalkung und Verknöcherung unterschieden.

Die meisten Autoren begnügten sich jedoch mit der Feststellung und Beschreibung des Vorkommnisses, ohne den Versuch zu machen, das Wesen dieser Bildungen zu erforschen.

FRED. SLARE, von der Royal Society in London, ein Chemiker, war es, der als erster die Steine des menschlichen Körpers einer chemischen Untersuchung unterwarf (1683). Ihm gelang es festzustellen, daß diese Steine, die am ehesten in Beziehung zu den Knochen stehen, sich von diesen dadurch unterscheiden, daß Knochen nicht so leicht wie sie durch gewöhnliche Säuren, mit Ausnahme von Salpetersäure, angegriffen werden. Die „Steine" haben ein geringeres spezifisches Gewicht als Knochen und keine so feste Textur.

Etwas später, 1741, gelangte BOERHAAVE zu ähnlichen Schlüssen wie SLARE. MECKEL unterschied entzündliche Steine von nichtentzündlichen, welch letztere einfache Anhäufungen von eitrigen Teilen des Körpers seien, die mit Hilfe des natürlichen Leims, welcher sich in der Lymphe findet, zusammengehalten werden: eine noch unrichtige Interpretation einer guten Beobachtung!

Demgegenüber nimmt ELLER (1754) an, daß steinige Konkretionen durch Eintrocknen des Blutes entstehen, nachdem dasselbe seine Lymphe habe austreten lassen. W. BROMFIELD (1773) stellt endlich seine Auffassung folgendermaßen dar. In einer gewissen Periode des Lebens enthält das Blut reichlich erdige und kalkige Partikelchen behufs Verknöcherung. Aber auch nach dieser Zeit kann dies vorkommen, und dann sucht die Natur sich derselben als Exkremente zu entledigen. Er unterschied Kalkmassen (Calculi), Steine (Stones) und knochige Massen (boney substances).

Über den genaueren Sitz dieser Gebilde orientiert die ältere Literatur schlecht. Man suchte jeweils die Haut zu erweichen, bis der Inhalt sich entleerte. Es war dann aber nicht mehr festzustellen, ob der Hautstein *in* oder *unter* der Haut gesessen hatte, und ob er selbständig vorhanden war oder nur den Inhalt eines Abscesses oder einer Geschwulst bildete. Letzteres war nach WILCKENS wohl am häufigsten der Fall.

Im Jahre 1834 publizierte G. RICHTING einen ganz außergewöhnlich interessanten Fall, den wir heute wohl zur (peripheren) Kalkgicht rechnen dürfen. Es handelte sich um einen Mann, der *beinahe vollständig* mit einer *steinigen Haut*, wie Zement bedeckt war. Schmerzen bestanden nicht, nur Spanngefühl und fast vollständige Insommnie. Die Krankheit hatte sich rapid im Laufe von 6 Monaten entwickelt.

Sonst nicht bekannt sind nach WILCKENS Beobachtungen, wie CHELIUS (1835) beschrieb, wonach eine einfache Verkalkung der Haut, bzw. direkte Ablagerungen von Kalkmassen ins Unterhautzellgewebe („Zellgewebssteine") vorlagen.

Bei einem Fall befand sich eine solche Bildung in der Stirnhaut, in einem andern am Wangennasenwinkel.

RAYER (1835) erwähnt in Talgdrüsen vorkommende Steinbildungen.

In einem walnußgroß gewordenen Knoten am Halse einer Frau wies KRIEG (1840/42) Kohlensäure, Käsesaft und fettige Materie nach.

Die erste *Abbildung* von *Kalksteinen* findet sich 1843 in dem „*Icones distologicae pathologicae*" von J. VOGEL; die Verkalkungen hatten sich in der Scrotalhaut gebildet. Im gleichen Jahr wird von J. DALRYMPLE ein Fall von Kalkablagerung des Tarsalknorpels des oberen Augenlids besprochen.

Einen damals noch außergewöhnlichen Fall bespricht auch FLECLES (1846). Er fand Konkretionen in der Umgebung der Gelenke. Auch den Lymphbahnen entlang folgten diese Ablagerungen; sie enthielten Kalk.

1851 entfernte AUVERT auf der Wange einer 18jährigen Bäuerin eine gänseeigroße *Fettgeschwulst* mit einem großen Konkrement, das phosphorsauren Kalk enthielt, und FOERSTER und CRUVEILHIER berichten ungefähr um die gleiche Zeit von ähnlichen Befunden.

Als der erste Autor, dem das Verdienst gebührt, sich mit diesen Fragen eingehender befaßt zu haben, muß WILKENS (1858) genannt werden. Ihm verdanken wir auch eine literarische Zusammenstellung der einschlägigen Fälle von Verkalkungen und Verknöcherungen seit GALEN.

Von anderen namhaften Autoren wie VIRCHOW, LANCEREAUX, LABONHÈRE, RINDFLEISCH, CORNIL und RANVIER wird dem Hautorgan bei Besprechung der Verkalkungsvorgänge nicht gebührende Beobachtung geschenkt. Während LANCEREAUX sich damit begnügt, auf die

Neigung des Bindegewebes zur Verkalkung hinzuweisen, akzeptieren die beiden letztgenannten Forscher nur eine Calcifikation des Knorpels, obwohl sie das Vorkommen von phosphorsauren Kalkkonkrementen in Cysten erwähnen.

Sodann weisen TRÉLAT (1872) und OVION (1879) auf Fälle von inkrustierten Neubildungen der Haut hin.

Erst MALHERBE und CHENANTAIS machten sich aber daran, das Gesamtgebiet einem gründlichen Studium zu unterziehen, und ihrer Feder entstammen eine Reihe wertvoller Mitteilungen aus den Jahren 1880—85. Von da an wird nun aber dem Problem der Kalkablagerung in der Haut- und Unterhaut vermehrte Aufmerksamkeit zuteil, was sich in einer bemerkenswerten Zunahme der einschlägigen Literatur in den zentraleuropäischen Ländern, besonders Deutschland, Frankreich, der Schweiz und Österreich, kundtut.

Viel spärlicher sind die Publikationen über *pathologische Verknöcherungen*. In den älteren Veröffentlichungen wurde auch nicht streng zwischen Verkalkung und Verknöcherung unterschieden. Der Befund von OTTO (1814) ein Knochenstück in der Wange eines 18jährigen Mädchens, ist zweifelhaft, und übrigens später, 1830, vom Autor selbst widerrufen.

Nicht näher untersucht sind die erbs-haselnußgroßen Knoten im Corium der Scrotalhaut, von denen J. VOGEL (1841) 150 bei einem seiner Patienten zählte, und die kohlensauren und phosphorsauren Kalk enthielten. Höchstwahrscheinlich handelte es sich nicht um Osteome. Ich weise auf mehrfache ähnliche Befunde aus der neueren Zeit hin, speziell auf die von BLASCHKO und GUMPERT beschriebenen verkalkten Scrotalxanthome.

Von KEILLER (1843) stammt eine Mitteilung, nach der die Hautdecke eines *Neugeborenen* verdickt, verhärtet und stellenweise in knochenartige Substanz umgewandelt war.

Dann fand H. MEYER (1861) bei einer alten Frau 6 aus Knochensubstanz bestehende Tafeln im Granulationsgewebe der Umgebung eines *syphilitischen* Fußgeschwürs. Auch hier sind gewisse Zweifel gestattet. Vielleicht bestand hier Kalkgicht, die gerade in dieser Lokalisation Anlaß zu Verwechslung mit syphilitischen Geschwüren gab.

Einwandfrei ist eher der eine Fall von WILCKENS (1858). Bei einem an Gicht (!) leidenden Mann konnten an verschiedenen Stellen der Haut im ganzen 16 Hautsteine von Erbsen- bis Haselnußgröße entfernt werden. In fast allen war Knochen vorhanden, in einigen Knorpel und Knochen deutlich ineinander übergehend. ROKITANSKY gibt 1861 in seinem Lehrbuche die Schilderung einer länglich-runden, gelblichen, höckerigen, unebenen Knochenplatte von ungefähr Talergröße, welche in einer *Narbe* am Rumpf entstanden war, eine Erscheinung, der wir auch später wieder begegnen werden, und die experimentell nachgeahmt wurde.

VIRCHOW (krankhafte Geschwülste) beschreibt zahlreiche, etwa hirsekorngroße Knoten in der Gesichtshaut eines 28jährigen Mannes, in deren Umgebung eine ziemlich breite, ganz elfenbeinerne, kaum geschichtete Knochenrinde mit spärlichen, parallel angeordneten Knochenkörperchen vorhanden war; im Innern dagegen befand sich eine rundliche oder buchtige Höhle mit blasigem Inhalt. Er faßte diese Bildungen als Atherome mit verkalktem Inhalt oder verknöchertem Pericystium auf. Ein Gegenstück hierzu bildet der Fall von CORNIL und RANVIER (1882).

Dann folgt die eingehende Beschreibung von SELZER aus der BILLROTHschen Klinik (1886). SELZER kann aber über die Ätiologie der Knochenstücke nichts aussagen.

Bei einem 6jährigen Mädchen, das WARREN COLEMAN untersuchte, war ein Drittel der Plantarhaut eines Fußes verdickt, und die vierte Zehe zeigte eine auffallende Größenzunahme. In die diffus verdickte Haut waren Knoten eingelagert. Die Affektion soll sich innerhalb $3^1/_2$ Jahren entwickelt haben. Mikroskopisch fanden sich alle Übergänge von Bindegewebe in echtes Knochengewebe.

Sehr rasch entstanden ist die Knochenbildung in der *Aponeurose* einer erst 3 Wochen alten *Laparotomienarbe*, worüber ASKANAZY anläßlich der Verhandlungen der Pathologengesellschaft in Aachen 1901 referierte.

Gleichzeitig 2 Mitteilungen verdanken wir CONDITT (1901), der in einem Falle zahlreiche Knochenplättchen im *subcutanen Bindegewebe* eines wegen Gangrän der Fußsohle, im anderen wegen Ulcus cruris amputierten Beines vorfand.

VOERNER (1906) spricht von einer Mischgeschwulst an der Haut des linken Nasenflügels, bei der das Knorpelgewebe an einzelnen Stellen in Knochenbildung überging.

Eine Sonderstellung wurde von vielen Autoren (namentlich DARIER, L. BROCQ) den von POIRIER, CHIARI (1907) u. a. beschriebenen Bildungen eingeräumt, wobei bei *alten Leuten* an der *Vorderseite* der *Tibia* im *subcutanen Fettgewebe herdweise Verkalkung* und *Verknöcherung* auftritt. CHIARI berichtete über 6 solche Fälle und führte die Verkalkung und die darauf folgende Verknöcherung auf chronische *Veränderungen* in der *Wandung* der *arteriellen Gefäße* zurück, die in den einzelnen Teilen des Fettgewebes *Ernährungsstörungen* hervorriefen.

Ähnlich wie VIRCHOW und CORNIL und RANVIER glaubte SCHAFFER (1907), daß das von ihm im Corium der normalen Kopfhaut eines jungen Mannes entdeckte Knochenstück von einer atheromatösen Talgdrüse herstamme.

W. KOCH (1907) machte den Versuch, das Vorkommen der multiplen miliaren Osteome VIRCHOWS auf vergleichend-anatomischem Wege zu erklären, indem er dabei auch daran erinnerte, daß bei einem ausgestorbenen Riesenfaultier, dem Gryphotherium, ähnliche Befunde erhoben wurden. Ebenso verglich er die von ihm selbst beschriebenen Knochen- und Knorpelklötze in der Haut der Regio temporo-parietalis und occipitalis mit Analoga aus der Tierreihe.

Bei den 3 Beiträgen STRASSBERGS (1911) handelt es sich im ersten Falle um *Knorpel- und Knochen*bildung in einer $2^1/_2$ Monate alten *Laparatomienarbe.*

Bei der zweiten Beobachtung lag ein spongiöses Knochenstück in der *varicösen* Haut des linken Unterschenkels und endlich hatte STRASSBERG Gelegenheit, ein Knochenstück zu untersuchen, das in der *Galea aponeurotica* des *Schädeldaches* einer 60jährigen Frau entstanden war. Auf diese vorzüglich beschriebenen Fälle wird noch zurückzukommen sein.

Die *Knochenbildung* im Stroma der *verkalkten Geschwülste* ist schon längt als ein *sekundärer Vorgang* erkannt worden und hat daher bis zur Besprechung durch STRASSBERG (1911) über heterotope Knochenbildungen in der Haut, keine spezielle Würdigung erfahren. Man achtete mehr auf die Bestimmung der Geschwulst als auf den Verknöcherungshergang selbst.

Ausdrücklich erwähnt wurde die Knochenbildung freilich in zahlreichen Arbeiten (vgl. auch historischen Teil bei den verkalkten Epitheliomen). Ein Unikum ist die in der Histoire de l'académie royale de Paris 1754 niedergelegte Beobachtung. Am Halse eines Neugeborenen fand sich eine Geschwulst, die ein Geburtshindernis darstellte. Der Tumor war zweimal größer als der Kopf des Kindes, zerplatzte und enthielt viel Blut und einige Stücke einer knorpeligen und knöchernen Masse. Die Wände der Geschwulst waren von einer Verlängerung der Haut gebildet, wodurch eine Tasche entstanden war. Gegen die Mitte der Tasche befand sich ein großer Knochen von der Form einer schlecht geformten Schädelbasis. Wahrscheinlich haben wir es hier mit einer Mißbildung zu tun; die Annahme eines verknöcherten Riesenangioms oder einer Mischgeschwulst liegt wohl ferner.

A. G. RICHTER (um 1780) und A. COOPER (1820) erwähnen ebenfalls Tumoren, deren Stroma ossifiziert war. Nach ihrer Meinung waren es Balggeschwülste.

Unentschieden ist die Frage, wo die beiden aus *ossifizierten Epidermiszellen* zusammengesetzten Tumoren untergebracht werden können, die GLUGE (1841) am Kinn einer Wäscherin vorgefunden hat. Vielleicht gehören sie zu den verkalkten und verknöcherten Epitheliomen.

Die von BRUNS (1854) beschriebene mächtige, über 10 Pfund schwere, kopfgroße Geschwulst in der Kopfhaut eines 80jährigen Mannes rubrizierte VIRCHOW bei den *diskontinuierlichen*, periostalen *Exostosen*, wogegen HEINECKE ihn den Fällen LÜCKES gleichsetzte (vgl. unten).

Ein verkalktes Epitheliom stellt der Fall von WILCKENS (1858) dar, bei dem Stroma in Knochengewebe übergegangen war, während die Epithelien verkalkten.

LÜCKE (1863) fand zwei kleine Geschwülste bei einer 40jährigen Frau, eine am Nacken, eine am Kieferwinkel; er führte sie auf „Entstehung epithelialer Herde im subcutanen Bindegewebe" zurück, die in „ziemlich vorgeschrittenem Stadium der Epithelien" verkalken, während das Bindegewebe verknöchert.

In der Literatur figurieren diese Tumoren zumeist unter dem Namen Atherome — z. B. bei KLEBS (1869) dessen eigene Beobachtung nicht verwertbar ist —, obschon der Autor selbst sie nicht für Atherome hielt. Auch ich möchte rückhaltlos der Auffassung STRASSBERGS beipflichten, der sie zu den verkalkten Epitheliomen zählt. Die polygonal begrenzten Epithelien waren in Form von Plattenepithel nebeneinander gelagert und weder durch Behandlung mit Salzsäure, noch mit Chloroform oder Äther vollständig aufzuhellen. In einer späteren Veröffentlichung LÜCKES aus dem Jahre 1869 ist eine stecknadelkopfgroße verknöcherte Bildung beschrieben, die einer *unverkalkten Atheromcyste* anhing.

Sicher zu den verkalkten Epitheliomen (vgl. dort) würden wir heute auch den 13 : 16 mm großen verkalkten und verknöcherten Tumor rechnen, den SOKOLOWSKY aus der Wange eines 20jährigen Mädchens exstirpierte. Es lag ein Epitheliom mit regressiver Metamorphose wegen mangelhafter Ernährung vor.

Eine ganze Reihe verkalkter und verknöcherter Geschwülste der Haut sind weiterhin in den Arbeiten von MALHERBE und CHENANTAIS (1881 und später) niedergelegt. Die Verfasser bezeichneten sie als „Epithéliomes calcifiés des glandes sébacés".

MALHERBE hatte die Meinung vertreten, es gehe der größte Teil der Hautsteine aus gewucherten und cystisch entarteten Talgdrüsen hervor, wogegen UNNA und STRASSBERG eine verschiedenartige Genese in Betracht ziehen.

Fernerhin betrifft auch der Fall HUTCHINSONS, ein kleiner Tumor vom Vorderarm eines älteren Mannes (1890 in der Pathol. Soc. in London demonstriert), mit Sicherheit ein verkalktes Epitheliom. HUTCHINSON hatte diese Bezeichnung nur wegen der Gutartigkeit der Neubildung abgelehnt.

Im gleichen Jahre konnte PILLIET in der Soc. anatomique de Paris einen Mann und eine Frau mit verkalkten und verknöcherten Epitheliomen der Schläfe bzw. der Augenbraue vorführen.

H. CHIARI fand 1891 ein ringförmiges Knochenstückchen in einer geborstenen Haarbalgcyste, umgeben von etwas Granulationsgewebe.

Bedeutsam ist der Fall von THORN (1898) der bei einem 4 cm : 4 cm verkalkten und verknöcherten Epitheliom einen direkten, durch einen harten Strang der Tumormasse hergestellten *Zusammenhang* mit der *Epidermis* nachweisen konnte. Ein von JOANNOVICS, 1901, untersuchter Tumor vom Nacken einer 30jährigen Frau wird vom Verfasser als Atherom (Epidermoid) bezeichnet.

Zu wenig ausführlich ist die Beschreibung eines 8 Jahre bestehenden Epithelioms der Wange mit Verkalkung und Verknöcherung, das CORNIL (1904) beobachtet hatte.

Als eine direkte *Metaplasie* will GLASER (1909) die Knochenbildung aufgefaßt wissen, die er in einem suprafasciculären *Angioma* cavernosum des Vorderarmes studierte. Über vorausgegangene Verkalkung oder über Residuen ehemaliger Blutungen ins Gewebe vernimmt man in diesem Falle nichts.

In einem 4 mm im Durchmesser messenden Gebilde auf der Ellbeuge eines jungen Mädchens fand SEHRT (1910) Verkalkung und Verknöcherung und Knochenmarksbildung in den Kalkmassen. SEHRT diagnostizierte die Veränderung als *Dermoidcyste.*

Endlich sind die wertvollen Beiträge STRASSBERGS (1911 und 1913), zu erwähnen, nämlich ein Fall mit einem einfachen oder zwei zusammengesetzten verknöcherten *Epidermoiden* der behaarten Kopfhaut, zwei verkalkte verknöcherte Epitheliome und ein *ossifizierendes Chondrom.*

Dieser historische Überblick über die zahlreichen Veröffentlichungen von Fällen von Kalkablagerung in die Haut und Subcutis entlarvt ein Bild der Verworrenheit, wie man es kaum auf einem anderen Gebiete der Medizin bis in die jüngste Zeit hinein noch antraf. Man braucht sich nicht darüber zu wundern, daß die Autoren über den Ausgangspunkt der Kalkablagerungen nicht einig wurden, da ihren Untersuchungen vielfach ganz heterogenes Material zugrunde lag. Hautsteine bedeuteten eben sowohl verkalkte und verknöcherte Tumoren wie gichtische und andersartige Kalkablagerungen. Erst die Forscher der letzten Jahrzehnte, unter ihnen besonders ASCHOFF, M. B. SCHMIDT, BROCQ, DARIER, JADASSOHN und seine Schüler, KERL, MURAKAMI, STRASSBERG, THBIERGE, WEISSENBACH haben es unternommen, den Knäuel zu entwirren und etwas Ordnung aus diesem Chaos herzustellen. Aber auch heute herrschen vielfach noch falsche Vorstellungen über Fragen vor, die eigentlich als abgeklärt betrachtet werden dürfen.

# II. Die einzelnen Formen der Kalkablagerung.

## 1. Metastatische Kalkablagerungen.

*a) Allgemeines.* Als *Kalkmetastasen* beschrieb VIRCHOW (1855) pathologische Kalkniederschläge, die bei Abbau von Knochensubstanz an einzelnen inneren Organen auftreten. Die Ursachen für die Zerstörungsvorgänge am Skelet sind dabei ganz heterogener Art, z. B. Caries, Geschwulstbildung, Traumen. Später hat man gesehen, daß auch Krankheiten der hämopoetischen Organe, speziell Leukämien, zu Knochenabbau führen können. Die Auswahl der von der Kalkinkrustation ergriffenen Organe ist eine beschränkte. Besonders häufig werden *Lunge, Magenschleimhaut, Blutgefäße* und *Nieren* einbezogen; gelegentlich wird auch eine Beteiligung des Herzmuskels — sogar isolierte Erkrankung desselben —, der Darmschleimhaut oder der Leber vorgefunden. Weitaus am häufigsten befällt indessen die Veränderung die Lungen, nächstdem den Magen. Es gibt demnach für die *Kalkablagerung zweifellos prädisponierte Organe, unter denen die Haut nicht figuriert.* Nur selten ist aber das Bild insofern ein vollständiges, daß *sämtliche* bevorzugte Organe sich am Krankheitsprozeß beteiligen, meist ist es nur das eine oder das andere, oder es sind gleichzeitig einige. Zu dem Bilde der VIRCHOWschen Kalkmetastase gehört außerdem eine *Nierenerkrankung.*

Gewöhnlich handelt es sich um eine parenchymatöse oder amyloide Degeneration, seltener um eine Schrumpfniere. Ein kausaler Zusammenhang zwischen Kalkablagerung und Nierenleiden bei Knochenschwund ergibt sich einmal daraus, daß das Zusammentreffen dieser 3 Komponenten so gut wie regelmäßig beobachtet wird, andererseits aber aus der Tatsache, daß offenbar die Zerstörung von Knochensubstanz allein für das Zustandekommen der Metastasen nicht genügt, indem selbst hohe Grade von Knochenzerstörung *ohne* Nierenkrankheit nicht zu Kalkablagerungen in den genannten Organen führten. Die Rolle der Nierenerkrankung beim Auftreten von Kalkmetastasen erklärten VIRCHOW und nach ihm andere Forscher so, daß dadurch eine Insuffizienz der Kalkausscheidung bedingt werde, die bei der infolge der Resorption des Skeletkalkes vorhandenen Kalküberladung des kreisenden Blutes den Ausschlag zur Kalkausfällung in den Weichteilen gebe.

Diese Erklärung von der Bedeutung des Nierenleidens beim Zustandekommen der Kalkmetastasen mußte später fallen gelassen werden, nachdem durch die Untersuchungen HOFMEISTERS gezeigt worden war, daß das Ausscheidungsorgan *κατ' ἐξοχήν* für Kalksalze nicht die Nieren, sondern der Dickdarm darstelle, und unter normalen Verhältnissen vom Colon etwa 90% des Kalkes ausgeschieden werde.

Außerdem bemerkt M. B. SCHMIDT, daß Kalk sogar durch die *kranke* Niere ausgeschieden werde, indem in den Markkanälchen Kalkzylinder festgestellt wurden, und der Kalkgehalt des Leichenharns kaum hinter dem Durchschnitt zurückblieb.

Nach HOFMEISTERS Darstellung wäre die Erklärung dafür, daß der Kalk als tertiäres Phosphat in einer die Löslichkeitsgrenze wässeriger Lösungen überschreitenden Menge vorhanden ist, darin zu suchen, daß das Calcium im Blutplasma in einer Adsorptionsverbindung mit kolloidalem Eiweiß steht und durch dieses vor dem Ausfallen gehindert wird. So lag SCHMIDT der Gedanke nahe, verbreitete Kalkabscheidungen im Körper unter dem Gesichtspunkt der Störung des physikalisch-chemischen Gleichgewichtszustandes zu betrachten, wie sie für die feste Ausscheidung des Cholesterins der Galle und der Harnsäure des Harns geltend gemacht worden ist. Für diejenigen Fälle, wo keine Kalküberladung durch Knochenresorption (s. u.) in Betracht kommt, glaubte daher SCHMIDT an eine *Veränderung* der *Löslichkeitsbedingungen,* die durch *Nephritis* mit Hydrops und durch andere unbekannte Ursachen, nicht aber durch Gewebsdystrophie hervorgerufen werden könne. In dieser Richtung — nicht als Hindernis bei der Kalkausscheidung — müßte also die Bedeutung der chronischen Nephritis gesucht werden, die nach ERBENS eine „Verwässerung des Serums" und auch nach OSWALD eine Verdünnung des Blutes und damit infolge Eiweißverarmung eine Herabsetzung der fällungshemmenden Wirkung für Calcium herbeiführt.

Wenn ASCHOFF (1902) zu dem Begriff der Kalkmetastase eine „herabgesetzte Vitalität bestimmter, alsdann verkalkender Gewebsbezirke" fordert, so entfernt er sich von der ursprünglichen, diese Frage noch nicht berührenden Fassung VIRCHOWS, und heute kann diesem Postulat nicht mehr beigepflichtet werden. Es ist nämlich erwiesen, daß die in erster Linie genannten Organe, Lungen und Magenschleimhaut auch unter *normalen Verhältnissen* bei vorhandener Knochen- und Nierenerkrankung mit Kalk inkrustiert werden. Gerade deshalb trennt ja M. B. SCHMIDT die Kalkmetastase von den dystrophischen Verkalkungen.

Genaue mikroskopische Untersuchungen sowie die absolute Gesetzmäßigkeit in der Lokalisation der Kalkablagerung, namentlich in der Magenschleimhaut, ergaben in der Regel morphologisches Intaktsein der bei der metastatischen Verkalkung typisch beteiligten Organe.

Demnach besitzen diese Organe eine *physiologische* Prädisposition zu pathologischer Verkalkung und zeichnen sich dadurch anderen Organen oder Geweben, beispielsweise der Haut gegenüber durch diese Eigenschaft aus. Da sie *Säureabgeber* sind, entsteht in ihnen (vgl. Ursachen usw.) eine erhöhte *Gewebealkalescenz*, wodurch die Vorbedingungen für die feste Ausfällung von Kalksalzen geschaffen werden.

Die Ermittlung dieser chemischen Grundlage für das Zustandekommen von Kalkdepots war eine der wichtigsten Errungenschaften in der Erforschung der normalen und der pathologischen Verkalkungsvorgänge. Sie bildet das Bindeglied zwischen beiden, indem das entscheidende Moment in beiden Fällen die Gewebsreaktion darstellt. Physiologische Lebensprozesse führen also dann eine Calciumausfällung herbei, wenn das Gewebe — meist durch Abgabe von Säuren — aktiv säurearm oder alkalisch wird; bei krankhaften Vorgängen, in absterbendem oder nekrotischem Gewebe, werden die gleichen Vorbedingungen dadurch hergestellt, daß infolge des verminderten oder aufgehobenen Stoffwechsels der Säuregehalt der Zellen nicht mehr hinreicht um die Kalksalze in Lösung zu halten. M. B. SCHMIDT zeigte, daß in der Magenschleimhaut sich die Kalkablagerung fast ausnahmslos auf das Stroma der Drüsenschicht beschränkt, die Drüsen aber nicht in der ganzen Länge, sondern nur etwa $^2/_3$ derselben begleitet, nämlich in demjenigen Abschnitt, welcher die Belegzellen, also die Salzsäurebildner enthält. Es wird der Fundus des Magens befallen, d. h. der Teil, der *Salzsäure* bildet. Auch schon früher hatte ASKANAZY für den Magen und die Nieren auf die Alkalescenzzunahme als das Bestimmende für die Kalkausfällung hingewiesen. In den Lungen setzt sich der Kalk bei der metastatischen Kalkablagerung in den Alveolenwänden fest; eine Beteiligung ihrer elastischen Fasern, der kleinen Arterien und Venen ist häufig.

Ebenso bemerkenswert ist die Feststellung, daß von den größeren Blutgefäßen diejenigen vorwiegend von der Verkalkung betroffen werden, die *kohlensäurearmes* Blut führen, die Lungenvenen und die Arterien des großen Kreislaufes (Fall KÜTTNER!).

Schwieriger wird die Beurteilung bei Verkalkungsvorgängen an den Nieren und im Myokard, wo man nicht so gut ohne Annahme vorausgehender, aber oft nicht nachweisbarer Schädigungen auskommt. Indessen wird der Herzmuskel als *Phosphorsäureabgeber* hingestellt.

Auf die Bedeutung der endokrinen Drüsen, speziell der Parathyreoidea, für den Blutkalkgehalt und damit auch für das Zustandekommen von metastatischen Verkalkungen ist bereits im allgemeinen Teil hingewiesen worden. An dieser Stelle sei aber noch erwähnt, daß in den Beschreibungen von HUBBARD und WENTWORTH und von THOMAS bei metastatischen Kalkablagerungen eine *Hypertrophie* der *Nebenschilddrüsen* angegeben wird. In THOMAS Fall betrug der Durchmesser der Parathyreoidea 2 cm.

Unter Berücksichtigung seltener atypischer Fälle von Kalkmetastasen und tierexperimenteller Ergebnisse ist man nach M. B. SCHMIDT berechtigt, verschiedene Typen aufzustellen.

1. Vollkommene Fälle, charakterisiert durch die Skeletzerstörung, degenerative oder entzündliche Nierenerkrankung und Organverkalkung an den typischen Stellen.
2. Skeletzerstörung und Organverkalkung ohne Nierenerkrankung.
3. Nierenerkrankung und Organerkrankung ohne Skeletzerstörung.
4. Organverkalkung in der typischen Form ohne Skeletzerstörung und ohne Nierenerkrankung.

Besonders wichtig erscheint hierbei die Feststellung, daß die Hyperkalkämie durchaus nicht immer *nachweisbar* durch Knochenabbau verursacht wird, wie übrigens der Fall 2 von VIRCHOW es schon erkennen läßt, dann aber besonders auch die Fälle von KISCHENSKY, STADE, M. B. SCHMIDT und unter den älteren Beobachtungen diejenige von GROHE.

Durch diese verschiedenen Möglichkeiten ist dem Zustandekommen von metastatischen Kalkablagerungen in den Organen eine Bewegungsbreite gewährt, die VIRCHOW noch nicht vorgesehen hatte. Sie erweitern den ursprünglichen Begriff der Kalkmetastase beträchtlich, erlauben uns ferner gewisse Beobachtungen den Kalkmetastasen gleichzustellen, für die bei Einhaltung der ursprünglichen Konzeption in dieser Kategorie kein Raum war. Große Ähnlichkeit mit der Verteilung der Kalkausscheidung in den Organen bei den metastatischen Kalkablagerungen der Menschen besitzen die multiplen Kalkablagerungen, die nach den Forschungen von TSCHERNICK und ROMANOW als obligates Attribut der sog. *Stuttgarter Hundeseuche* zu gelten haben. Doch wird auch die Haut mitunter befallen. Skeletveränderungen fehlen. Dagegen scheinen bei dieser Krankheit schwere Störungen im Kalkstoffwechsel vorhanden zu sein.

*b) Metastatische Kalkablagerungen in der Haut.* Beim klassischen Bild der VIRCHOWschen Kalkmetastasen ist eine Beteiligung des Integumentes nicht bekannt. Die Kalkablagerungen vollziehen sich, wie wir gesehen haben, an den disponierten Organen erster Ordnung, nämlich am Magen, an den Nieren, den Lungen und Blutgefäßen, seltener an der Dispositionsstätte 2. Ordnung, dem Myokard. Es kommt vor, daß die Verkalkung sogar *allein* die Herzmuskulatur befällt (Fall M. B. SCHMIDT): Dann aber ist es schon fraglich, ob sich die Veränderung wirklich in zuvor intaktem Gewebe eingestellt hat. Für die richtige Einschätzung der Verkalkung der peripheren Gewebe, die sonst so oft den Sitz dieses Krankheitsprozesses darstellen, ist es bezeichnend, daß sozusagen überhaupt keine Beobachtungen von Mitbeteiligung der Subcutis und Muskulatur in Fällen von Kalkmetastasen existieren. Dieser Umstand weist ganz entschieden auf die Bedeutung *örtlicher* Alterationen hin — Herabsetzung der Gewebsvitalität, regressive Ernährungsstörungen, oder wie man nun auch die noch wenig erforschten, eine Disposition schaffenden Vorgänge und Zustände bezeichnen will.

*Kalkablagerungen im gesunden, lebenstüchtigen Gewebe gibt es in den peripheren Organen* (Haut, Unterhautzellgewebe, Muskulatur) *nach der bisherigen Auffassung nicht.* Demnach müßte bei den peripherischen Verkalkungen überall die *dystrophische* Komponente angetroffen werden. Nicht immer ist diese aber mit unseren Untersuchungsmethoden nachweisbar, und ihr Einfluß beim Zustandekommen der Kalkinkrustationen schwankt erheblich. Je nachdem wir daher dem konstitutionellen, den Blutkalkspiegel oder die Kalklöslichkeit beeinflussenden oder dem lokalen Faktor größere Bedeutung beimessen, werden wir die veröffentlichten Beobachtungen zur einen oder anderen Gruppe zählen.

Ein instruktives Beispiel hierfür bietet der *einzige* Fall von *Kalkmetastasen in der Haut,* dessen eingehende Untersuchung und Beschreibung JADASSOHN zu verdanken ist.

Bei einem 12jährigen Knaben mit schwerer *Osteomyelitis* nach Trauma fand JADASSOHN Kalkablagerungen in der Haut in Form multipler, oft ein Maschen- oder Netzwerk bildender weiß-gelblicher Streifen und größerer Platten im Bereiche der *Cutis.* Diese Veränderungen zeigten sich regionär und symmetrisch am Integument der Knie, der Ellbogen und Ellbogengegend, der Schultergegend. Das *dystrophische* Moment, das für die Verkalkung der Haut ausschlaggebend war, lag in der Überdehnung und Zerreißung der *elastischen* Fasern, einer Erscheinung, die man zuweilen bei mit chronischen Krankheiten behafteten Kindern, besonders über den Knien infolge des relativ raschen Wachstums antrifft. Die Osteomyelitis hatte zu einer umfangreichen Zerstörung der Knochen geführt, und bei der Autopsie wurde festgestellt, daß nebenbei das gewöhnliche Bild der Kalkmetastasen in den Lungen, im Endokard und in den Nieren vorhanden war.

Histologisch konnten bei diesem eigenartigen Fall einige Einzelheiten festgestellt werden, welche auf die bei den auf allgemeinen Ursachen beruhenden disseminierten Verkalkungen sich abspielenden Vorgänge Licht werfen und daher auch hier nicht übergangen werden dürfen.

Der *Beginn* der Kalkablagerungen war *nicht* von entzündlichen Erscheinungen begleitet. An den Stellen aber, wo kleinere oder größere Depots vorhanden waren, fand sich bald eine mehr chronische, granulierende Entzündung, Lymphocytenansammlung und vor allem starke *Vermehrung* der *fixen Zellen,* daneben Erweiterung der Blut- und Lymphgefäße, bald war auch ihre Umgebung relativ normal. Nur an einigen Stellen war schon ein Übergang in narbenähnliches Bindegewebe vorhanden.

Nach Lewandowsky bedarf es einer gewissen Anhäufung von Kalk, um den Fremdkörperreiz auf das umgebende Gewebe auszulösen; ist aber der Prozeß der Ablagerung an einer Stelle zum Stillstand gekommen, so verschwindet das Granulationsgewebe.

Zur Bildung einer „derb-fibrösen Kapsel", wie bei den Fällen von Wildbolz und von Lewandowsky, die ebenfalls aus der Jadassohnschen Klinik stammten, ist es bei dieser Beobachtung Jadassohns — seiner Meinung nach aus zeitlichen Gründen — nicht gekommen.

Im Papillarkörper fand sich ein Ödem vor, das Jadassohn als *Stauungsödem* aufzufassen geneigt ist, indem die Kalkmassen in der Cutis den Abfluß von Blut und Lymphe hindern können.

Merkwürdigerweise fand Jadassohn die nach Milian regelmäßig vorkommenden *Fremdkörperriesenzellen* nicht, „trotzdem durch die sehr zahlreichen Bruchstücke von elastischen Fasern viel Gelegenheit zur Ausbildung solcher gegeben sein mußte". Jadassohn erwähnt aber die Auffassung Katsuradas, der nicht glaubt, daß abgetrennte elastische Fasern zur Bildung von Riesenzellen führen. Die Riesenzellenbildung kann nach Kockel fehlen, weil sie sich erst bei einer gewissen Massenhaftigkeit und einem gewissen Alter der Kalkmassen einstellt oder vielleicht auch, weil die Kalkmassen je nach ihrer *chemischen Zusammensetzung* mehr oder weniger leicht Riesenzellenbildung verursachen.

*Fibrinausscheidung* bemerkte Jadassohn sowohl in einzelnen Lymphgefäßen und Lymphspalten, wie hier und da im Gewebe; doch war eine bestimmte Beziehung derselben zur Kalkablagerung nicht zu konstatieren, trotzdem *Neigung* des *Fibrins* zur *Verkalkung* mehrfach betont worden ist.

An den *Gefäßen* war es außer Erweiterung mancherorts zu einer *hyalinen Degeneration* der *Wandung,* hier und da zu *Kalkinfiltration* der *Elastica* einer kleinen Arterie gekommen.

Kalk in den Gefäßlumina wie bei Wildbolz konnte nicht nachgewiesen werden. Es war überhaupt nichts von Endothelbekleidung — wie in Löwenbachs Fall — zu konstatieren. Auch von *serösen* Räumen, die nach Derville u. a. sich um Kalk wie um Fremdkörper bilden können, war nichts zu sehen.

Die *Lymphbahnen,* deren Kalkgehalt Morel-Lavallé als Ursache für das Zustandekommen des weißgelben, makroskopisch sichtbaren, feinen Maschenwerkes beschuldigt hatte, waren frei von Kalk. Dagegen fand sich Kalk in den *Lücken* der *Cutis.*

Den Anfang der Kalkimprägnation verlegt Jadassohn für diesen Fall in die *elastischen Fasern,* deren Neigung zu Verkalkung in der allgemeinen Pathologie, so in den Lehrbüchern von Schmaus, Gierke, Hübschmann, hervorgehoben werde.

Jadassohn war in der Lage, diesem ungewöhnlich seltenen Falle gleich ein Gegenstück gegenüberzustellen, bei dem es ebenfalls zur Bildung von *Striae* wie bei dem anderen Kind gekommen war, Kalkablagerungen jedoch nicht gefunden wurden, weil die Vorbedingung hierfür, die Skeleterkrankung, fehlte. Demnach genügt die Striaebildung und die ihr zugrunde liegende Schädigung des elastischen Gewebes allein bei *normalem* Kalkstoffwechsel nicht um feste Kalkniederschläge zu veranlassen. Ein Nachlassen oder Aufhören der Zelltätigkeit — der *dystrophische* Faktor — hat also *nicht unbedingt* eine Ausfällung von Kalksalzen zur Folge.

Nach den bisherigen Erfahrungen bei Kalkmetastasen führt aber auch eine hochgradige Kalkübersättigung des Blutes allein niemals zu Kalkmetastasen in der Haut, sofern deren Bestandteile intakt sind. Nur das *Zusammentreffen beider Faktoren* ruft also das Bild der Kalkmetastasen in der Haut hervor. Dabei kommt der Störung des Kalkstoffwechsels die Rolle eines *ursächlichen,* die Hautschädigung dagegen diejenige eines *auslösenden* Momentes zu.

Mit Rücksicht auf diese Erwägungen ist Jadassohns Fall (wohl trotz der Bedenken Patrassis) zu den metastatischen Formen zu rechnen, obschon auch die dystrophische Komponente eine Conditio sine qua non für die besondere

Lokalisation der Kalkdepots in der Haut darstellte. Auch diese Beobachtung stellt aber kein Paradigma für eine *reine* metastatische Kalkablagerung in der Haut dar, was uns nach den obigen Ausführungen nicht verwundern kann.

An dieser Stelle kann noch einer jüngst von BRUUSGAARD veröffentlichten Beobachtung von universeller Sklerodermie mit ausgebreiteten Kalkablagerungen im cutanen Gewebe Raum gelassen werden, die vielleicht ein Bindeglied zwischen der metastatischen und der (Kalkgicht) „metabolischen" Kalkablagerung darstellt.

15jähriges Mädchen mit infantilem Habitus und fehlenden sekundären Geschlechtsmerkmalen. Als Kind rachitisch. Beginn der Krankheit unter dem Bilde eines akuten Gelenkrheumatismus mit 12 Jahren. Rasche Entwicklung einer universellen Sklerodermie, die anfänglich unter Lokalbehandlung und Thyreoideatabletten eine weitgehende Besserung zeigte, dann aber wieder rezidivierte und bald zum Tode führte. Neben zwei größeren Kalktophi am Kinn fanden sich namentlich an den Unterschenkeln Kalkablagerungen in Form *scharf umgrenzter, gelblicher,* teilweise in *feinen Linien* und *netzförmigen Figuren* angeordneter *Flecken.* Der Sitz der Kalkausscheidung war im Gegensatz zu den gewöhnlichen Befunden die *Cutis.* Die *Ablagerungen verschonten* die *veränderten Bindegewebsfasern,* während die degenerierten *elastischen* Fasern eine auffallende *Kalkaffinität* aufwiesen. Auch die *sklerodermatische* Haut enthielt Kalkdepots. Endlich wurden im Röntgenbilde Niederschläge längs der Sehnenscheiden festgestellt.

Eine *dystrophische* Komponente fehlt auch hier nicht. Wahrscheinlich ist das Auftreten der Striae ähnlich zu erklären, wie JADASSOHN es für seinen Fall getan hat, nämlich als Schädigung der Elastica des wachsenden Organismus infolge der schweren Allgemeinerkrankung.

Endlich hält DURHAM den Fall von BERTOLOTTI, wo eine starke *progrediente Knochenatrophie* der Endphalangen neben *Schilddrüsenatrophie* und *Hypophysenhypertrophie* nachgewiesen wurde, für eine Kombination von Sklerodermie mit metastatischer Kalkablagerung. Wir sind indessen eher geneigt diese Vorgänge mit den Bildern in Verbindung zu bringen, die man, wenn auch weniger ausgeprägt, bei mit Kalkgicht kombinierter Sklerodermie nicht so selten antrifft, wobei sich der Knochenabbau eben auf die Phalangen, meist Endphalangen, also den Bereich der Sklerodaktylie beschränkt. Daher führen wir auch die Beobachtung von KRAUSE und TRAPPE und von v. GAZA unter der Kalkgicht auf.

## 2. Die Kalkgicht (M. B. SCHMIDT).

Synonyma: Calcinosis universalis (VERSÉ), Calcinosis interstitialis progressiva et regressiva (KRAUSE und TRAPPE), PROFICHETsche Krankheit, Diabète phosphatique (TEISSIER), Tendofascitis calcarea rheumatica (NEUWIRTH), Granulomes calcaires sous-cutanés (MILIAN), Rheumatismus nodosus (HIRSCHSPRUNG), Acrocalcinosis subcutis et cutis (HABERMANN), Calcinosis metabolica (BRUUSGAARD).

**Definition. Nomenklatur.** Unter diesen und anderen Bezeichnungen wird ein *relativ* seltenes Krankheitsbild beschrieben, das in zahlreichen Fällen eine große klinische und pathogenetische Ähnlichkeit mit der echten Gicht, Arthritis urica und den xanthomatösen Ablagerungen bei der Cholesterinämie aufweist. Dabei kommt es zu solitären oder multiplen Ablagerungen von Kalkmassen ins periphere Körpergewebe meist ohne daß dieser Erscheinung nachweisbar primäre pathologische Veränderungen im loco morbi vorausgehen. Destruierende Knochenerkrankungen fehlen durchwegs. Ausnahme: Einige Fälle mit *lokaler* Knochenresorption bei Sklerodaktylie. Gewöhnlich dominiert der Eindruck der Allgemeinerkrankung mit aller Deutlichkeit. Nur bei denjenigen Beobachtungen, bei denen man einen einzelnen oder ganz wenige periphere Krankheitsherde wahrnimmt, können allgemeine Symptome auch total vermißt werden. Dann bereitet auch die Entscheidung über die Zugehörigkeit des Leidens zur Kalkgicht oft Schwierigkeiten.

*Bemerkung zur Nomenklatur.* H. STEINITZ erinnert zutreffend daran, daß die Bezeichnung Kalkgicht zuerst von MINKOWSKI (1909), dann von WICHMANN (1910) gebraucht wurde. Dies hält uns nicht davon ab, den Ausdruck mit dem Namen M. B. SCHMIDTs verbunden zu lassen. Wir glauben damit keine historische Ungerechtigkeit zu begehen, ist es doch

M. B. Schmidt, der zuerst dieses Krankheitsbild eingehend studiert und beschrieben, und seine Beziehungen zur Harnsäuregicht in den Vordergrund gerückt hat. Außerdem liegt für die Wissenschaft die Bedeutung der Prioritätsfragen im Inhalt und nicht im leeren Klang eines Wortes.

Der Fall, an Hand dessen M. B. Schmidt (1913) den Namen Kalkgicht zur Geltung gebracht hat, ist aber nicht identisch mit dem seither von den Dermatologen so bezeichneten Krankheitsbilde. Er entspricht in bezug auf die Lokalisation der Virchowschen Kalkmetastase, indem besonders die Lungen, in geringerem Grade die Magenschleimhaut, die Nieren und die kleineren Gefäße, letztere namentlich im Pankreas und im Uterus, befallen waren. Das Gewebe war nach dem Autor primär intakt, einige Nekrosen wurden als Folge, nicht als Ursache der Einlagerungen angesprochen. Allein es fehlte eine nachweisbare Knochenerkrankung, der prozentuale Kalkgehalt des Urins erschien normal, und Anhaltspunkte für eine Erhöhung des Kalkspiegels im Blute lagen ebenfalls nicht vor. Dagegen bestand eine chronische *Nephritis*.

Hierauf haben vor kurzem Clairmont und Schinz aufmerksam gemacht. Sie wollen den Namen Kalkgicht für diejenigen Fälle reserviert wissen, in welchen die Ablagerungen kalkhaltiger Detritusmassen in das subcutane Gewebe der Fingerphalangen, ausnahmsweise auch in die Muskulatur, die Sehnenansätze usw. erfolgen und bei denen infolge dieser Lokalisation eine gewisse Übereinstimmung in der Art der Kalkablagerung und -ausstoßung mit den Harnsäureablagerungen bei echter Gicht bestehe. Es sind dies die Fälle, welche M. B. Schmidt später unter der Bezeichnung Calcinosis zusammenfaßte. Mir selbst erscheint es wichtig, grundsätzlich nur die Fälle von der Kalkgicht zu trennen, bei denen die Kalkablagerungen an den physiologisch disponierten Organen erfolgt.

Wir plädieren hier für die *allgemeine* Einführung bzw. Beibehaltung der Bezeichnung „Kalkgicht", weil sie erlaubt, den Begriffskreis soweit zu fassen, daß so ziemlich alle pathogenetisch anscheinend zusammengehörenden uns hier speziell interessierenden Kalkablagerungen der Haut bzw. *Subcutis*, zu einer großen Gruppe vereinigt werden können, aber auch deshalb, weil dieser Name den zutreffenden Vergleich mit der ihr vermutlich auch in pathogenetischer Hinsicht verwandten Harnsäuregicht wachhält. Auf die Ähnlichkeit mit Gicht und die gelegentlich schwierige Differentialdiagnose ihr gegenüber ist übrigens schon früher hingewiesen worden, so von Wildbolz, Lewandowsky, Staehelin. Andere Benennungen vermögen diese charakteristische Erscheinung nicht wiederzugeben und verkörpern keine greifbare Vorstellung vom Wesen der Krankheit. Doch haften auch der von uns bevorzugten Nomenklatur gewisse Mängel an. Es gibt Beispiele von peripherer Kalkablagerung, die nur röntgenologisch zu diagnostizieren sind, weil die Alterationen ausschließlich tief — in der Subcutis, im periartikulären und Muskelgewebe — liegen und bei denen an der Haut nichts von gichtähnlichen Veränderungen wahrgenommen werden kann. Solche Beobachtungen von der Kalkgicht zu trennen, wäre unrichtig, weil es fließende Übergänge zu ihr gibt und bei ausgesprochener Knotenbildung im Hautorgan ziemlich regelmäßig dieselben Veränderungen irgendwo in der Tiefe angetroffen werden. Natürlich würde aber für diese Fälle eine andere Nomenklatur, wie Calcinosis interstitialis oder dgl. ebenso gut oder sogar besser passen; doch liegt bei unserer heutigen Auffassung vom Wesen und der Pathogenese dieser Vorgänge kein Grund vor, nur einer *anderen Lokalisation* der *nämlichen* Symptome zuliebe die Bezeichnung zu ändern. Der *erweiterte* Begriff der Kalkgicht nimmt auch sie auf.

Wenn Steinitz und auch Thannhauser einwenden, eine Stoffwechselstörung sei weder bei der circumscripten, noch bei der generalisierten Calcinosis nachgewiesen und daher der Name *Kalkgicht* nicht gerechtfertigt, so möchten wir auch hierin keinen ausreichenden Grund zur Ausmerzung dieser eingebürgerten Bezeichnung erblicken. Daß eine Stoffwechselstörung nicht nachgewiesen ist, beweist noch nicht, daß sie nicht besteht. Aber auch ohne sie haben wir mit dem Ausdruck eine bestimmte Vorstellung verbunden, die heute nicht mehr weiter nach der Herkunft des Wortes selbst frägt. Dagegen wollen wir die von Steinitz wieder zu Ehren gezogenen alten Einteilung Versés in eine circumscripte und eine universelle Form die *klinische* Berechtigung keineswegs absprechen, obschon sich keine Grenzen ziehen lassen.

Was die von Milian (1899) zuerst als „Sporozooses humaines", dann (1900) als „Hygroma calcifié des bourses séreuses" oder „Granulomes calcaires sous-cutanées" bezeichnete Affektion angeht, so müssen die meisten dieser Fälle heute der Kalkgicht im engeren Sinne des Wortes angegliedert werden. Kein Zweifel kann aufkommen in bezug auf die sog. generalisierte Form, die nach Milian nur ein vorgerückteres Stadium der lokalisierten Form darstellt und durch Übergänge (Fall Cornil und Duret) mit dieser verbunden ist; denn Milian (1914) zählt Beobachtungen auf, über die die Diskussion längst geschlossen ist, nämlich die Fälle von Profichet, Dietschy, Dunin, Rénon und Dufour, Riehl, Thibierge und Weissenbach, und beschreibt selbst gleichzeitig ein weiteres Paradigma der chronischen, generalisierten Form, das infolge der Kombination mit sklerodermieartigen Versteifungen eine weitgehende Analogie zum Falle Thibierge-Weissenbach darbietet.

Ungleich schwieriger wird die Entscheidung bei den Fällen, wo ein einziger Absceß oder „Gumma" mit weißlichem oder rahmigem Inhalt vorhanden ist, in welchem Kalkkörner liegen, also bei den zuerst publizierten Beobachtungen der solitären, lokalisierten Form. Es sind dies Fälle von MORESTIN und MILIAN, MILIAN und NEVEU, DROUAN usw., bei denen früher die Beziehungen zu den Schleimbeuteln als Ausgangspunkt der Verkalkungen hervorgehoben wurden. Sie datieren aus einer Zeit, wo die Untersuchungen noch nicht durch die radiologische Methode bereichert waren.

**Klinisches.** Das Krankheitsbild der Kalkgicht wird vorzugsweise beim *weiblichen* Geschlecht und bei *jugendlichen* Individuen angetroffen. So betrifft der Fall von TISTALL und ERB ein 5wöchiges, derjenige von GOLDREICH ein 7wöchiges Kind. MORSE stellte die Diagnose bei einem $3^1/_2$jährigen rachitischen Mädchen. WILENS und DERBY fanden ebenfalls ausgedehnte Kalkablagerungen bei einem 5jährigen Kind, und auch die Beobachtung von CARLES spricht von einem 6jährigen Knaben usw. Am häufigsten fällt die Krankheit ins 2. und 3. Dezennium (ACHARD u. v. a.). Aber es gibt auch Mitteilungen über den Beginn des Leidens bei bejahrten Kranken. Über 50 Jahre alt waren die Patienten von WILDBOLZ, LEWANDOWSKY und ein Fall von THIBIERGE und WEISSENBACH. Anscheinend begann das Leiden allerdings bei den meisten bereits älteren Kranken schon im 4.—5. Dezennium (vgl. DURHAM).

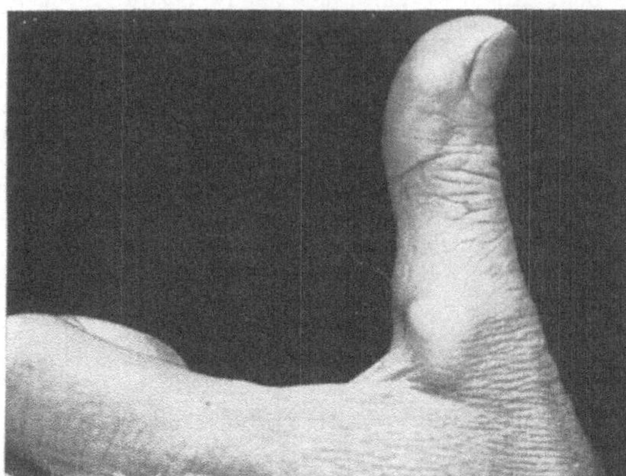

Abb. 5. Kalktophus am Daumen. (Nach GUHRAUER.)

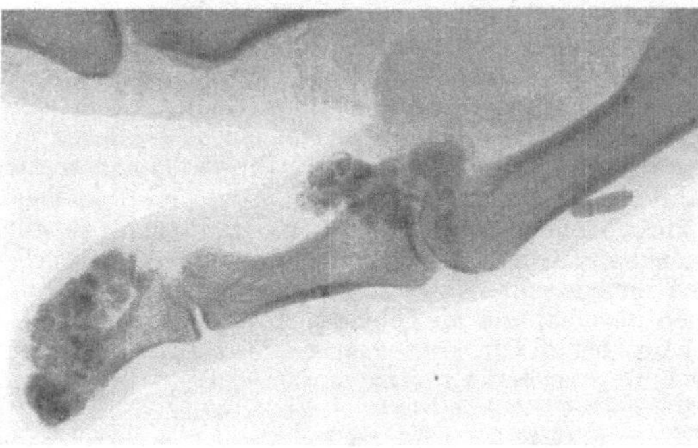

Abb. 6. Hierzu gehöriges Röntgenbild.

Über familiäres Vorkommen vernehmen wir nichts, mit Ausnahme einer Angabe von LEREBRULLET und LELONG, die aber von fraglichem Wert zu sein scheint.

Oft wird ein charakteristischer Verlauf und eine typische Symptomatik beobachtet. In diesen Fällen wird das Leiden nicht selten mit einer Erkältung, Fieber und mit rheumatoiden Beschwerden eingeleitet. Es machen sich Zirkulationsstörungen, Akroasphyxie, lokale Synkope namentlich an den oberen Extremitäten bemerkbar. Diese Erscheinungen können andauern oder wieder verschwinden. Manchmal wiederholen sie sich periodisch. Ein Einfluß der Jahreszeiten wird nicht selten konstatiert. Wie bei vielen chronischen Dermatosen treten im Winter oder bei Saisonwechsel Verschlimmerungen ein. Bei G. LÉVYS Patientin traten in den späteren Jahren nur noch im Winter Krisen auf und speziell dann, wenn sie ihre Hände in kaltes Wasser tauchte.

Zumeist stellen sich die ersten Läsionen in Form von scharf umschriebenen Schwellungen oder Knoten oder auch nur von roten Flecken (MCLEOD) an Fingern und Zehen ein, oft nur an den Fingern.

Manchmal gehen von größeren Knoten palpatorisch leicht nachweisbare strangartige Fortsätze aus, die sich nach der Peripherie weit verfolgen lassen (LEWANDOWSKY, LEXA). Die Schwellungen nehmen an den Armen und Beinen, ebenso am Stamm durchschnittlich viel beträchlichere Dimensionen an als an den Fingern und Zehen. Oft imponieren sie als förmliche, bis faustgroße Tumoren (COHN und FREYE). Ihre Konsistenz ist vermehrt, nicht selten steinhart; doch zeigen sich gerade an diesen umfangreichen Gebilden häufig Zeichen von Fluktuation. Bei Zunahme der Efflorescenzen wird eine deutliche Symmetrie selten vermißt.

Im allgemeinen nehmen die Alterationen *langsam* an Zahl zu, und die Affektion schreitet *proximal* weiter fort. Dabei wird eine auffallende Prädilektion der

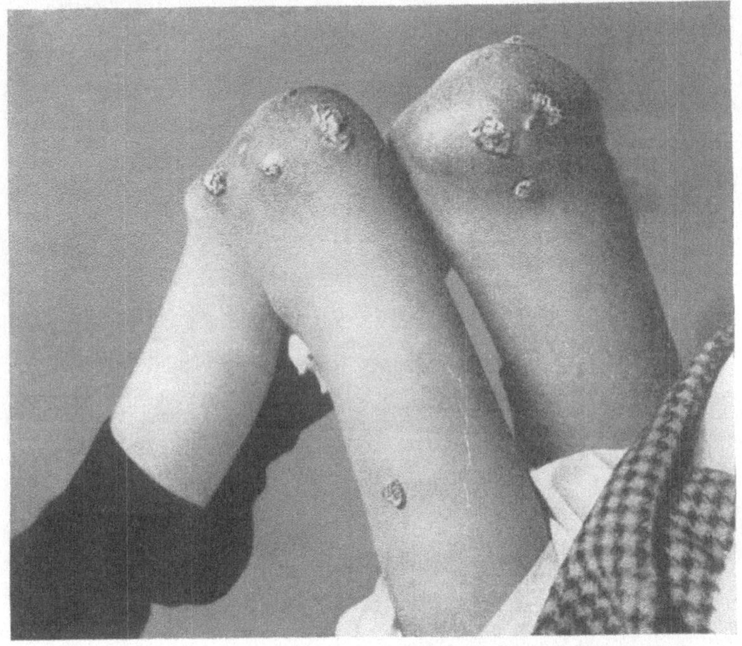

Abb. 7. Kalkgicht. (Nach THIBIERGE, L. SPILLMANN und WEISSENBACH.)

tieferen Krankheitsherde für die *periartikuläre* Lokalisation bemerkt. Freilich können röntgenologisch bereits bemerkenswerte periartikuläre Kalkablagerungen in einem Zeitpunkte nachgewiesen werden, wo die klinische Untersuchung und der subjektive Befund hierfür noch keinerlei Anhaltspunkte liefern. Sind aber einmal massigere Niederschläge vorhanden, so klagen die Patienten gewöhnlich über mehr oder weniger ausgesprochene Gelenkversteifungen und Funktionshemmnisse. In schweren Fällen wird auch der Stamm ergriffen.

Gewöhnlich werden die Streckseiten der Extremitäten den Beugeseiten gegenüber bevorzugt. In seltenen Fällen — RICHTING und auch VERSÉ haben solche veröffentlicht — wird die Zahl der Kalkdepots so groß, daß ein förmlicher Panzer entsteht. Frei bleiben meistens der Kopf — PERNETS und BRUUSGAARDS Beobachtungen bei gleichzeitiger Sklerodermie stellen in dieser Hinsicht Ausnahmebefunde dar —, der Hals, Handteller und Fußsohlen.

Die einzelnen Knoten verursachen gewöhnlich, nachdem sie einmal ausgebildet sind, nur noch unbedeutende Beschwerden und sind in späteren Stadien auch auf Druck verhältnismäßig wenig empfindlich. Dagegen kommt es gelegentlich zu lästigem Spannungsgefühl, und manchmal leiden die Kranken an *paroxysmalen* Schmerzanfällen (wie bei Leiomyomen der Haut). Natürlich

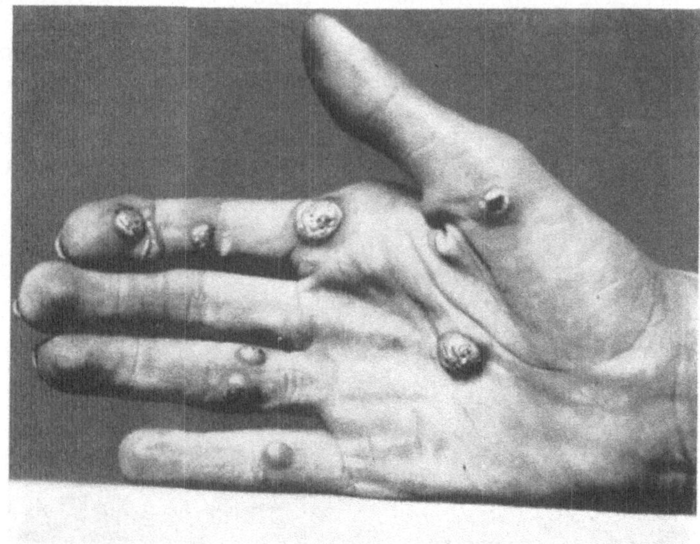

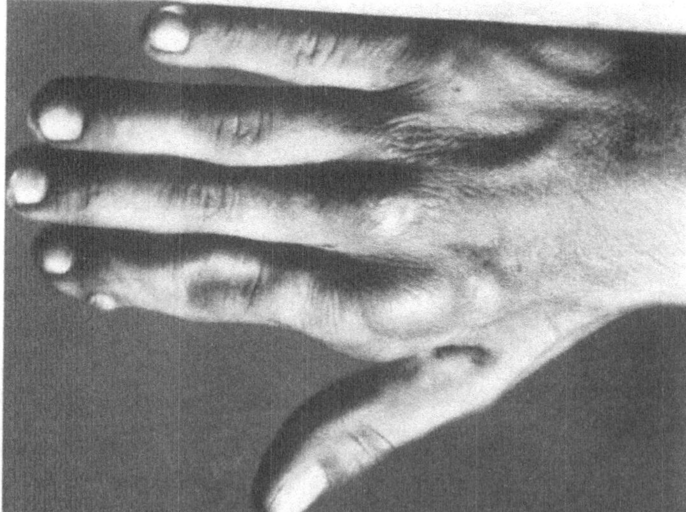

Abb. 8 u. 9. Kalktumoren an den Händen. (Nach MALONEY-BLOOM.)

steht die Intensität der subjektiven Erscheinungen meist in Einklang mit dem Grade der entzündlichen Veränderungen, die sehr verschieden hochgradig sind.

Die umschriebenen lokalen Kalkablagerungen nehmen fast ausnahmslos ihren *Ausgang* von der *Subcutis*, und es kommt nicht selten vor, daß die vorgewölbte Haut keine nennenswerte Reaktion zeigt, auch dann nicht, wenn bereits die gelblichen oder weißlichen Kalkkörner durchschimmern. Die

Konsistenz dieser Einlagerungen ist hart bis steinhart und um so leichter nachweisbar, je mehr die Konkrete oberflächlich liegen.

Perforation mit Entleerung krümeliger oder breiiger Massen gehört zu den Charakteristica der Affektion. Dann bleibt meist über längere Zeit eine Fistel zurück. Oft wiederholt sich die Ausstoßung *schubweise* in ungleichen Intervallen über Wochen und Monate. Endlich erschöpft sich der Krankheitsprozeß, und es bleibt eine unregelmäßige, depigmentierte, eingezogene Narbe zurück.

Die Ulceration beschränkt sich in der Regel auf vereinzelte Knoten, wobei freilich später an anderen Stellen eine ähnliche Entwicklung erfolgen kann. Bei im übrigen voll ausgestalteten Fällen sah man indessen die Geschwürsbildung auch völlig ausbleiben.

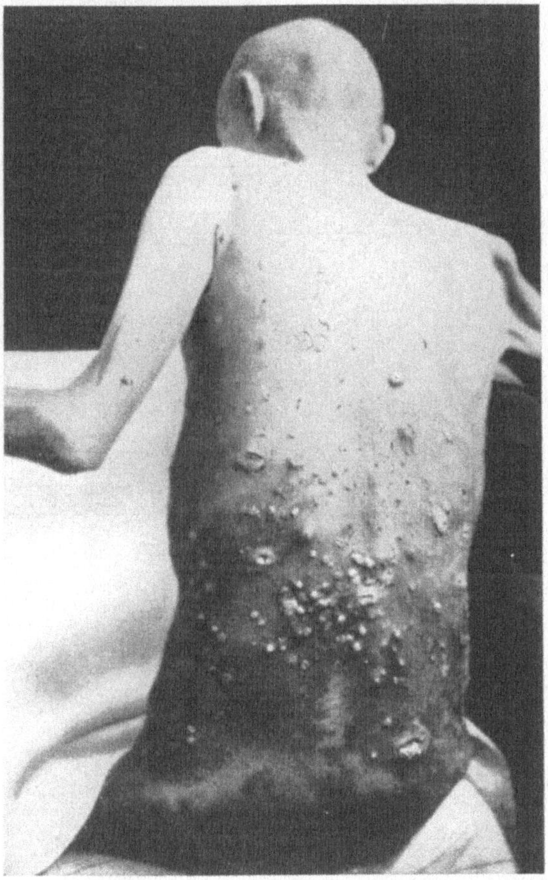

Abb. 10. Ausgedehnte, schwere Kalkgicht. (Nach Kerl.)

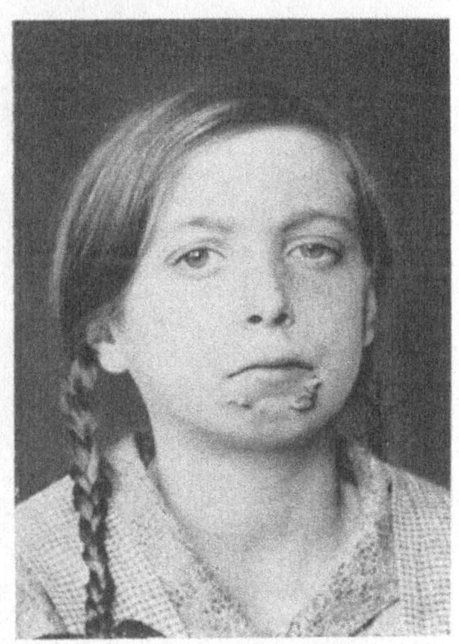

Abb. 11. Lokalisation von Kalkgichtknoten am Kinn. (Nach Bruusgaard.)

Wenn sich eine Ausstossung der Kalkkonkremente vorbereitet, tritt meist ein lebhaftes Schmerzgefühl ein. Die Elimination vollzieht sich am häufigsten an den Stellen, wo die Haut über Knochen gespannt und ein reichliches Zellgewebe nicht vorhanden ist, so an den Fingern, Ellbogen, Knien usw.

Eine spontane Rückbildung nach längerem Stationärbleiben der Schwellungen ist selbst bei sehr umfangreichen Erkrankungen (Fall Krause und Trappe) nicht ausgeschlossen. Die Regel ist aber ein progredientes Verhalten.

Thibierge und Weissenbach unterscheiden 2 Modifikationen bei der Geschwürsbildung. Entweder wird die Haut dünn, und es entleert sich durch einen oder mehrere Fistelgänge ein pastöser Brei oder eine mit Körnchen vermengte Flüssigkeit. Im letzteren Falle kommt es gelegentlich auch zur

Ausstoßung gröberer Körner und eigentlicher Hautsteine, oder die Elimination erfolgt *stürmisch*. Dabei sehen wir ähnliche Phasen wie bei einer Absceßbildung: Rötung, Schwellung, Schmerzhaftigkeit, Eröffnung und Entleerung.

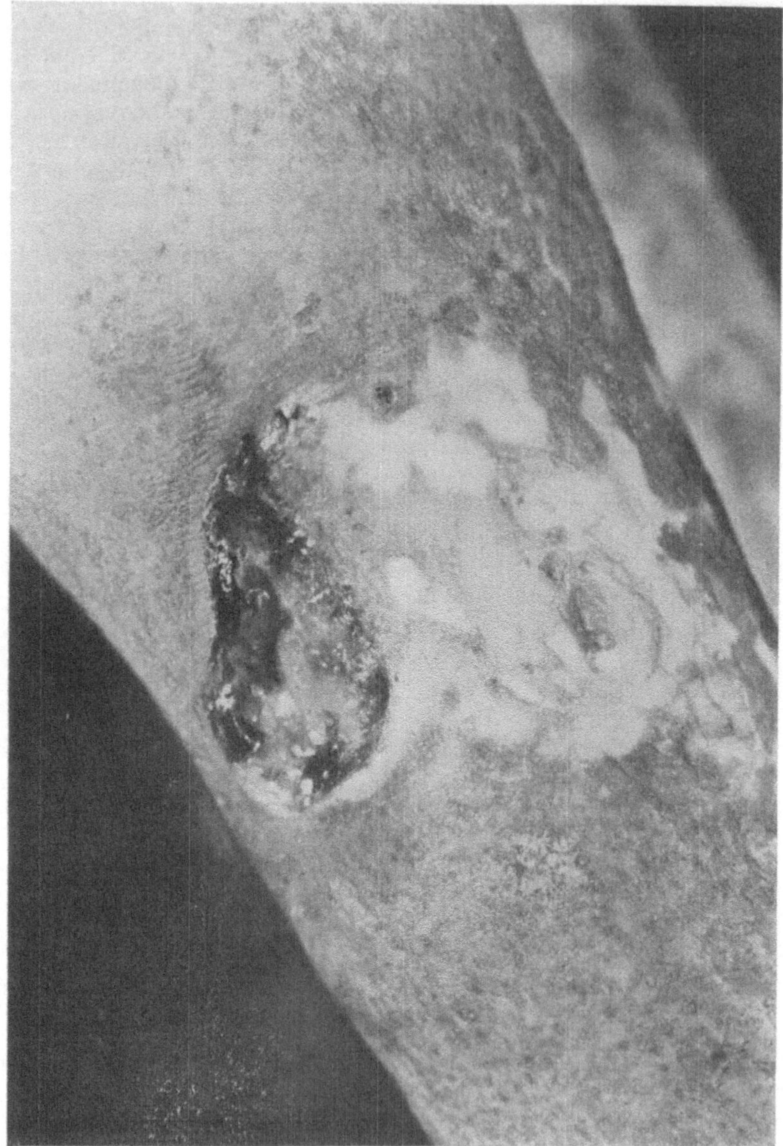

Abb. 12. Ulcus cruris durch Kalkgicht (bei Sklerodermie) hervorgerufen. (Nach R. DURHAM.)

Mittels der Radioskopie läßt sich feststellen, daß den Sitz der Kalkablagerungen meist nicht nur die Subcutis und sekundär der untere Teil der Cutis darstellen, sondern hellere und dunklere, von der Knochensubstanz unabhängige Schatten, wie bereits erwähnt, namentlich *periartikulär* und in der *Muskulatur* wahrgenommen werden. Fast immer sind die radiologisch ermittelten Kalkherde erstaunlich viel zahlreicher als die klinisch sichtbaren, vom Arzt und vom Patienten selbst vermuteten Läsionen. Es zeigt sich dabei in der Regel auch, daß bei anscheinend atypischen Lokalisationen im Beginn der Krankheit bereits der gewöhnlichen Untersuchung freilich noch nicht zugängliche Herde an den Prädilektionsstellen sitzen, und es muß als erwiesen gelten, daß das Vorhandensein von Gelenkversteifungen allein durch derartige Kalkablagerungen bei Kalkgicht zustande kommen kann und nicht ohne weiteres auf eine Koinzidenz mit Sklerodermie oder Arthritis chronica schließen läßt.

Außer den erwähnten Standorten finden sich Kalkdepots oft in den Fascien und an den Ansatzstellen der Sehnen. Als ungewöhnlicher Befund gilt ihr Vorkommen in Nervenscheiden.

Komplikationen von seiten innerer Organe sind bei den nicht mit Sklerodermie komplizierten Fällen kaum bekannt. Erwähnenswert ist ein *verkalkter Strumaknoten* in der Publikation LEWANDOWSKYS. In den Fällen, wo Autopsien stattfanden, z. B. bei DIETSCHY, MARCHAND-VERSÉ, TILP, erwiesen sich die inneren Organe unverändert. Nur eine Hypertrophie der Nebenschilddrüsen (vgl. oben) wurde gelegentlich ermittelt.

*Vasomotorenstörungen* sind häufig und wurden von WILDBOLZ, LEWANDOWSKY, STAEHELIN, KRAUSE und TRAPPE, CRAMER und STAUB speziell hervorgehoben.

Im *Blut* kann eine Leukocytose festgestellt werden (MORSE : 23 000 Leukocyten). Eine abnorme Senkungsgeschwindigkeit der Roten fand sich im Falle von MATSUDA. FÜLLSACK fand eine Abnahme der Erythrocyten auf 1 830 000 und einen Hämoglobinwert von 39%. Natürlich kommt es sehr darauf an, in welchem Stadium die Blutuntersuchung stattfindet.

Besonders bemerkenswert erscheint, daß bei der Kalkgicht, ebenso in den mit Sklerodermie vergesellschafteten Fällen, der *Blut- und Serumkalkgehalt zumeist unverändert* ist. Es sind zwar Beobachtungen mit erhöhtem, sowie solche mit erniedrigtem Kalkspiegel niedergelegt. In den meisten Fällen, die daraufhin untersucht worden sind, bestanden indessen anscheinend normale Verhältnisse. Zum mindesten darf behauptet werden, daß keine konstante Abweichung nach der einen oder der anderen Richtung vorkommt. Aber selbst bei diesen Befunden kann der Kalkstoffwechsel gestört sein, indem z. B. eine vermehrte Retention von Kalk und Phosphor besteht, worauf BAUER, MARBLE und BENNETT unsere Aufmerksamkeit lenkten.

Und seitdem WEISSENBACH c) und seine Mitarbeiter überdies gezeigt haben, daß der Gehalt des ionisierten Calciums bei wechselndem Gesamtcalcium im Blut konstant unterwertig sein kann, sieht man sich gezwungen zur Erklärung der Frage, ob nicht doch Kalkstoffwechselstörungen vorhanden sind, für die Zukunft noch viel gründlichere und vollständigere Analysen zu fordern.

*Der $p_H$-Gehalt im Gewebe* ist mitunter nach der alkalischen Seite verschoben. Das Umgekehrte kommt jedoch ebenfalls vor. Auch die Gaswechselwerte fallen ungleich aus, immerhin sind sie häufiger erhöht, so bei einer Untersuchung WEISSENBACHS b), wo der *Basalstoffwechsel* + 21,8% betrug, dagegen die *Serumalbumine* vermindert waren, 72,8% statt 75—80%.

Auch der *Gesamtmineralwechsel,* wobei N, Na, K, Ca, Mg, Cl und P berücksichtigt wurden, erwies sich in einem Fall FRIEDLÄNDERS von schwerer universeller Kalkgicht bei einem 11jährigen Mädchen, dessen Krankheit im Alter von $1^1/_2$ Jahren begonnen hatte und mit rachitischen Symptomen vergesellschaftet war, unter erhöhter, erniedrigter und normaler Kalkzufuhr bei mehrfachen Bilanzversuchen ungefähr normal.

**Anatomie und Histologie.** Den primären Sitz der Veränderungen stellt zwar gewöhnlich das subcutane Gewebe dar; in den meisten Fällen ist aber die Cutis mitbeteiligt. Häufig ist das Unterhautfettgewebe an der Erkrankungsstelle größtenteils verschwunden, und eine scharfe Grenze zwischen Unterhaut und *Corium* besteht nicht mehr. Schon makroskopisch kann man stecknadelkopf- bis hanfkorngroße Körner von harter Konsistenz erkennen, womit das

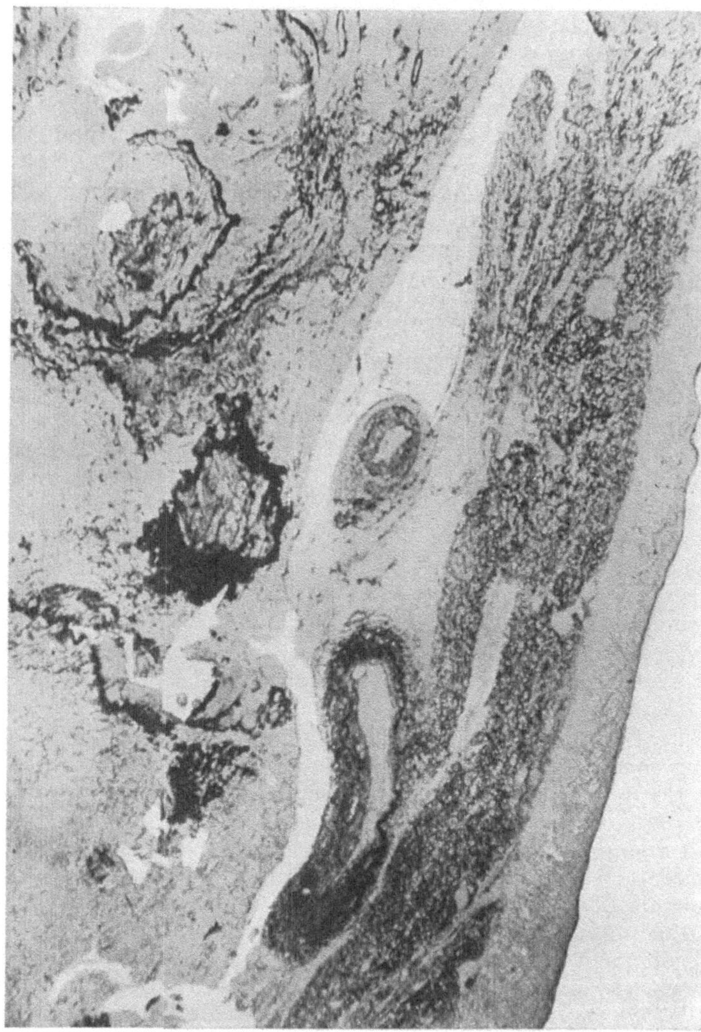

Abb. 13. Verteilung der Kalkablagerung bei Kalkgicht. Übersichtsbild. (Nach R. DURHAM.)

Grundgewebe bespickt erscheint. Sie lassen sich leicht aus ihrer bindegeweblichen Hülle herausschälen. In den proximalen Läsionen finden sich durchschnittlich größere Konkremente als in den Fingern und Zehen. Dort können die Körner Erbs- und Haselnußgröße erreichen.

Nur ausnahmsweise werden sie noch umfangreicher. STRADIOTTI gewann ein Gebilde von 20 cm Durchmesser. Bei den größeren Kalkkonkrementen hat das Zentrum mitunter eine pastöse Einschmelzung erfahren.

Die histologischen Befunde stimmen bei allen Beobachtungen wenigstens in den Grundzügen überein. Der Kalk liegt im *Bindegewebe*.

Ausdrücklich von einer Hautverkalkung, die die Epidermis mit umfaßte, bei ausgedehnter Knochenresorption und normalem Serumkalkspiegel, sprechen WEIDMAN und SHAFFER. Sie nehmen eine vorausgehende Fettmetamorphose des Gewebes an, woran sich eine Calcifikation nach dem Vorgang von KLOTZ anschließe. Nach einer Serie von intermediären Veränderungen, in denen *Seifen* vorkommen, stelle sich die endgültige Verkalkung mit Niederschlägen von ungelösten Kalksalzen ein.

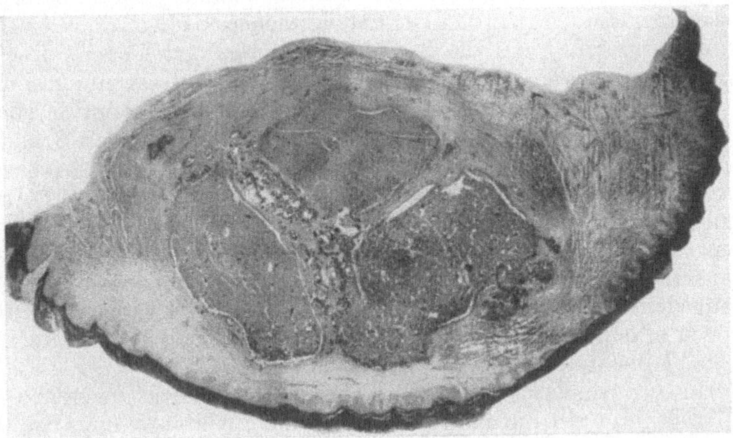

Abb. 14. Kalkknoten (schwache Vergrößerung). (Nach MALONEY-BLOOM.)

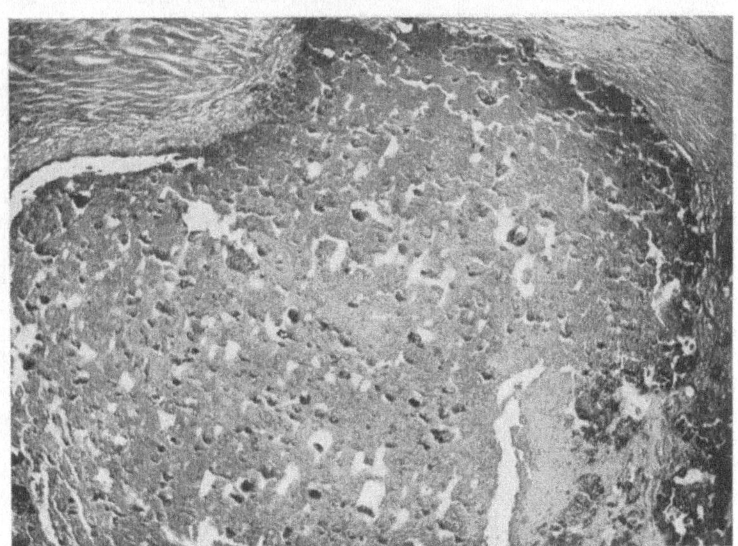

Abb. 15. Kalkknoten (starke Vergrößerung). (Nach MALONEY-BLOOM.)

Einzelne Körnchen oder Gruppen von solchen finden sich teils frei zwischen den Fibrillen, teils sind sie von einer fibrösen Kapsel umschlossen. Die größten Ansammlungen sitzen regelmäßig in den tieferen und mittleren Schichten, aber kleinere reichen bis an die verdünnte Epidermis herauf. Überdies sieht man nicht selten vereinzelte zerstreute kleine Körnchen weit von der Hauptmasse entfernt. Im Zentrum bemerkt man kleinere und größere amorphe Haufen und Körner. Gegen die Peripherie hin ändert sich die Beschaffenheit der Läsion. Das fibröse Gewebe bildet dort oft kleine Logen, die mit dickfaserigem Gewebe begrenzt sind. Dieses ist lichtbrechend, homogen. Tinktoriell verhält es sich ganz verschieden, fixiert bald Basen, bald Säuren, oder bleibt ungefärbt.

In vielen Beschreibungen wird ein heller Hof erwähnt, der sich um die Peripherie der Hauptmasse zieht und diese vom begrenzenden Bindegewebe trennt. Er entspricht den in dieser Zone vorhandenen krystallinischen Kalkkörperchen. Die Angabe über das Vorhandensein entzündlichen Granulationsgewebes und dessen Zusammensetzung um die Kalkdepots lauten verschieden. Der Befund hängt natürlich auch von der Phase ab, in der die Untersuchung stattfindet.

Schon makroskopisch sichtbare größere Herde sind gewöhnlich von einem Wall aus Leukocyten, Epitheloiden- und Riesenzellen bestehenden Granulationsgewebe umgeben (Wildbolz, Milian, Fernet und Nahan, Thibierge und Weissenbach, Lewandowsky, Pospelow, Profichet, Staub). Im Falle Fernet und Nahan war das dichte Bindegewebe von dickwandigen Capillaren durchzogen, deren Lumina Kalk enthielten. Auch Wildbolz konnte Kalkansammlungen in mit Endothel ausgestatteten Räumen nachweisen.

Nur angedeutet oder überhaupt nicht vorhanden waren Entzündungserscheinungen in den Beobachtungen von Riehl, Gaza und Marchand, Krause und Trappe, Mosbacher.

Hervorzuheben sind aber mit Rücksicht auf die noch ungeklärte Genese dieser Kalkablagerungen die immerhin nicht mehr vereinzelten Angaben über degenerative Vorgänge im kalkführenden Gewebe, von denen wir wissen, daß sie die Kalkaufnahme begünstigen. Bei Mosbacher hatte sich eine fibromatöse Kapsel um nekrotische Massen gebildet, die Kalk enthielten. Marchand erwähnt gallertig-ödematös veränderte Bindegewebsfibrillen als mutmaßlichen Ausgangspunkt der Kalkimprägnation. Wildbolz macht auf die Degenerationserscheinungen an den elastischen Fasern und im Bindegewebe aufmerksam und nimmt an, daß den eigentlichen Kalkablagerungen regressive Gewebsmetamorphosen vorangehen. Er fand nirgends Kalk in normalem Gewebe, wohl aber bereits Gewebsveränderungen noch ohne Kalk. Im Falle von Tannenhains hatte sich der Kalk um Knäuel degenerierter elastischer Fasern niedergeschlagen. Die Veränderungen waren derart beschaffen, daß der Autor an Pseudoxanthoma elasticum gedacht hatte.

Thibierge, Spillmann und Weissenbach, Thibierge und Weissenbach, sowie V. Staub entdeckten im Bereiche der Verkalkungen hyaline Degeneration der Stützsubstanz. Ähnlich war der Befund Masudas, der neben Degenerationserscheinungen am Bindegewebe und an den elastischen Fasern herdweise Atrophie des Fettgewebes vorfand. Morse diagnostizierte Nekrose des subcutanen Bindegewebes mit nachfolgender Verkalkung und Wiederherstellung durch vasculäre Organisation ohne Bildung von Riesenzellen. Der Mangel an Fettkrystallen führte ihn zu der Annahme, daß das Produkt der Fettnekrose ein homogener, *hyaliner* Stoff sei, in dem sich Kalk ablagerte. Der Befund erinnerte ihn an denjenigen von Fettnekrosen in der Bauchhöhle bei akuter Pankreatitis, wo die Ursache der Nekrose ein lipolytisches Ferment ist. Diese Beobachtung nähert sich der bei den *dystrophischen* Formen erwähnten Kalkablagerung bei universeller Lipodystrophie von Kutznitzky und Melchior. Nekrotisiertes Fettgewebe scheint auch in den Kalkgichtknoten vorgelegen zu haben, die Oliver untersuchte. Endlich sind in diesem Zusammenhange noch die Fälle von Lecène und Moulonguet und von Lee und Adair zu nennen.

*Chemisch* bestehen die Kalkkonkremente aus phosphorsaurem und kohlensaurem Kalk in anscheinend etwas wechselndem Verhältnis. Lewandowsky, Thibierge und Weissenbach und Cramer fanden als Hauptbestandteile der Konkremente Calciumcarbonat. In anderen Fällen (Fock, Füllsack u. a.)

überwiegte der Anteil der phosphorsauren Kalkverbindungen. Magnesiumverbindungen kommen nur selten (WILDBOLZ, HUNTER) und in geringer Menge vor (vgl. allgemeiner Teil).

In den meisten Fällen fielen direkte Untersuchungen auf *Bakterien negativ* aus, mit Material beschickte künstliche Nährböden bleiben steril und (namentlich von früheren Autoren vorgenommene) Tierversuche bei Meerschweinchen führten zu keinem Ergebnis (LEXA, THIBIERGE, SPILLMANN und WEISSENBACH).

**Verlauf und Prognose. Abortivformen.** Der Verlauf der Kalkgicht ist verschieden, sowohl hinsichtlich der Dauer der Krankheit als in bezug auf den Endausgang. Meist aber ist mit einem jahrelangen Leiden und progredientem Verhalten zu rechnen. Bei der Beobachtung von NEUWIRTH trat nach $2^1/_2$jähriger Krankheitsdauer nach einem *Partus* definitive Heilung ein. Auch andere Fälle heilten aus. Der Kalk wird ausgestoßen oder resorbiert. Weitere Nachschübe bleiben aus. Dieser Fall kann auch eintreten, wenn statt einer Eliminierung der Kalkablagerung sich Ossifikationsprozesse (BREDA) einstellen. Wird die Krankheit unter dem Bilde einer akuten Infektionskrankheit eingeleitet, so kann ähnlich wie in den Fällen mit von vorneherein schleichendem Verlauf das Allgemeinbefinden trotz ausgedehnter Aussaat der Verkalkungen über Jahre wenig verändert bleiben. Als die 67jährige Patientin DURHAMs hospitalisiert wurde, bestand die (später) mit Sklerodermie kombinierte Kalkgicht schon seit 37 Jahren. In selteneren Fällen führt das Leiden, wie dies die Mitteilung DIETSCHYs zeigt, zu einem raschen Ende. Gelingt es dem Organismus nicht, die Ursache erfolgreich zu bekämpfen, so tritt auch in vielen scheinbar benignen Fällen endlich der Verfall ein, und die Kranken gehen unter hochgradiger Abmagerung allmählich zugrunde.

Durchschnittlich ist die Prognose um so ungünstiger, je früher die Krankheit in Erscheinung tritt. Bei älteren Leuten kommen Abortivformen häufiger vor. Entwicklung und Verlauf sind gewöhnlich milder.

Die Einteilung von LEMANZCYK unterscheidet 1. leichte Fälle mit relativ geringer Beeinträchtigung des Allgemeinbefindens, 2. mittelschwere Fälle mit leichter Abmagerung und Muskelatrophie, 3. schwere letale Fälle. Eine solche Einteilung kann sich aber nur auf das vollständig ausgestaltete Bild der Kalkgicht beziehen.

Nicht immer liegt indessen ein so scharf umrissenes Krankheitsbild vor. Es gibt mindestens ebenso häufige *Abweichungen* und *Abortivformen*. Einmal fehlt nicht selten der akute Beginn mit einer einleitenden fieberhaften Erkrankung, den „*prämonitorischen Symptomen*“.

Die Krankheit kann ganz allmählich, schleichend in Erscheinung treten. Ganz uncharakteristische Symptome, die anfänglich auch zeitweise wieder verschwinden, ähnlich denen des beginnenden RAYNAUD und der Sklerodaktylie (vgl. unten) können sie einleiten. In seltenen Fällen scheint die Affektion im Anschluß an äußere, lokale Einwirkungen ausgelöst zu werden. Traumen, banale Infektionen, chemische Reizungen (z. B. Schwefelsäuredermatitis, sofern RIEHLs Fall hierher gerechnet wird) scheinen hierzu Anlaß geben zu können. Offenbar hat diese Wahrnehmung frühere Autoren dazu verleitet, eine örtliche Entstehungsweise zu vermuten.

In der von DURHAM wiedergegebenen Beobachtung von HAMLIN verletzte sich ein 23jähriger Mann an der Hand. Die Wunde wurde infiziert und kleine Kalkkörnchen traten in ihrer Umgebung, in den Weichteilen des Metacarpus und um die Phalangealgelenke auf. Ziemlich rasche Zunahme der Erscheinungen. Fluktuation über zwei Phalangealgelenken. An einer Stelle Entleerung von Kalkmassen aus einem chronischen Geschwür. Bei genauester röntgenologischer Untersuchung konnten außer an der verletzten Hand und am entsprechenden Vorderarm am ganzen Körper auch nur Spuren von Kalkdepots entdeckt werden.

Es ist naheliegend, wenn auch noch nicht bewiesen, daß bei einer derartigen Sachlage eine direkte, örtliche Entstehungsweise in Betracht kommt.

Ferner hält zuweilen die Kalkablagerung die gesetzmäßige Lokalisation nicht ein, sie beginnt am Kopf, am Stamm oder beschränkt sich auf eine bestimmte Körperregion. Daselbst kann sie sich allerdings ebenso progressiv verhalten wie bei generalisiertem Auftreten und dadurch letzten Endes ebenfalls eine Art Panzerbildung hervorrufen (Fall SCHNITZER).

Als kaum erkennbare „Formes frustes" sind diejenigen Fälle zu bezeichnen, wo es nur bei einem oder wenigen Einzelherden blieb. Zu diesen monosymptomatischen Formen gehören der Fall BRISCOE (Hand), RIESE (Hand) und die 5 Beobachtungen von HIDAKA und ISCHIRO. Öfters bleiben dabei die Prädilektionsstellen auch bei längerem Bestand der Krankheit frei. Die Beobachtung ASCHOFF-WOLFF betrifft einen alten Mann, der einen ulcerierten Knoten am Oberschenkel aufwies. GILBERT und POLLET beschrieben knotenförmig subepidermale Kalkablagerungen in der Scrotalhaut eines 61jährigen Mannes. Die Affektion hatte sich aber schon im 30. Lebensjahre entwickelt und war stationär geblieben (Scrotalxanthome ?).

Genaue, namentlich radiologische Untersuchungen ergeben aber nicht selten das Vorhandensein unbemerkter weiterer Läsionen. Die ältere Literatur beherbergt eine Fundgrube von zahlreichen weiteren, wohl auch hierher gehörigen Mitteilungen. Zumeist sind aber die Angaben und die Untersuchungsbefunde derart unzureichend, daß sich dieses Material nicht mehr verwerten läßt.

**Diagnose und Differentialdiagnose.** In früherer Zeit wurde das Leiden nicht selten für eine Tuberkulose gehalten. Bei den vollentwickelten Fällen mit

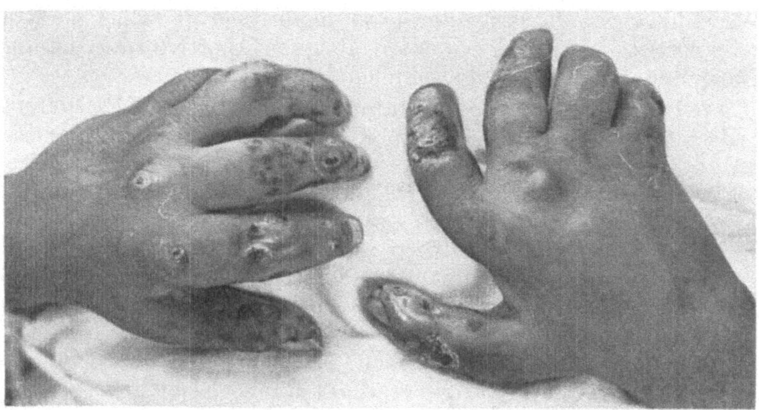

Abb. 16. Schwere Arthritis urica. (Nach H. LÖLLKE.)

multiplen subcutan-cutanen Herden in der gesetzmäßigen Lokalisation und besonders bei bereits vollzogener Perforation einzelner Knoten dürfte dagegen heute das nunmehr gutbekannte Krankheitsbild meist unschwer erkannt werden. Differentialdiagnostisch wird bei solchen Fällen fast nur die *Harnsäuregicht* berücksichtigt werden müssen.

Nach CRAMER unterscheiden sich die Kalkgranulome von den Uratablagerungen durch folgende Merkmale: 1. Unabhängigkeit von den Gelenken („*para*artikuläre Lokalisation nach MUSKAT). 2. Fehlen der Uratvermehrung im Blut. 3. Durch den radiologischen Befund, indem Uratsalze für Röntgenstrahlen durchlässig sind, Kalksalze dagegen einen Schatten ergeben. 4. Durch die an die Biopsie sich anschließende chemische Analyse. Dem kann man die positive Murexidprobe gegenüberstellen und die charakteristische Morphologie der Harnsäurenadeln.

Initialfälle geben bisweilen einen Anlaß zur Verwechslung mit dem RAYNAUDschen Symptomenkomplex, wie mehrere Beispiele aus der Literatur (DAVIS, LEHRNBECHER, ORMSBY und EBERT) lehren. Auch LEWANDOWSKY erwähnt diese Ähnlichkeit. In der Tat können die Sensibilitätsstörungen an den Extremitäten bei den beiden Affektionen weitgehende Ähnlichkeit aufweisen. Röntgenbild und chemische Analysen vermögen aber auch hier bald Aufschluß zu geben.

LEHRNBECHER hält es für denkbar, daß Kalkgicht und RAYNAUDscher Symptomenkomplex als koordinierte konstitutionelle Affektionen vergesellschaftet vorkommen, ähnlich wie dies von der Kombination von RAYNAUD mit

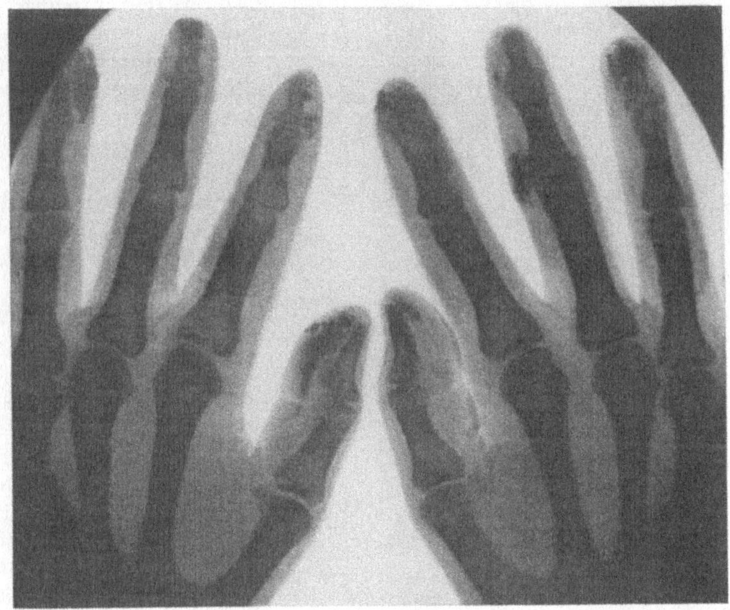

Abb. 17. Röntgenaufnahme von Kalkgicht an den Händen. (Nach VALLETTE.)

Basedow oder von Sklerodermie mit Kalkgicht bekannt ist. Er stellt es aber als ebenso wahrscheinlich hin, daß die Calcinosis eine *sekundäre* Folge der Raynaud sein könnte, da Gewebsschädigungen, welche die Vorbedingungen für dystrophische Kalkablagerungen darstellen, zweifellos vorhanden seien, auch wenn es, wie in seinem Falle, nicht zu Gangrän gekommen sei.

Bei den in der Literatur zitierten Fällen von Kombination zwischen Raynaud und Kalkgicht handelte es sich meist um Kalkgicht mit beginnender Sklerodermie (Sklerodaktylie). Die Beschreibung des weiteren Verlaufes läßt dies oft deutlich erkennen. Von RAYNAUDscher Krankheit allein, ohne sich (später) hinzugesellende Sklerodermie wird nur in wenigen Veröffentlichungen gesprochen, so z. B. bei LOGAN, der Kalkablagerungen bei einer 60jährigen Frau vorfand, welche von Jugend auf an Frostbeulen und seit langem an Geschwüren litt. Auch DAVIS erwähnt bei seiner Patientin Frostbeulen seit ihrer Kindheit und Raynaud seit vielen Jahren; daneben aber Sklerodaktylie! Ungefähr denselben Befund finden wir im Falle HUNTERs, bei dem Raynaud seit dem 14. Lebensjahre festgestellt und Sklerodermie im 21. Jahre hinzukam. Auf die engen symptomatischen Beziehungen zwischen Raynaud und Sklerodermie hat übrigens vor längerer Zeit OEHME anläßlich der Ausführungen über seine Beobachtung von diffuser Sklerose der Haut und Muskeln mit gleichzeitigen Kalkablagerungen hingewiesen. Grundsätzlich haben wir uns aber auf den Standpunkt zu stellen, daß die RAYNAUDsche Krankheit keine ätiologische Entität, sondern einen durch verschiedene Ursachen bedingten *Symptomenkomplex* bedeutet, und *damit ist der ganzen endlosen, aber überflüssigen Diskussion die Spitze abgebrochen.*

Mit den Beziehungen der Kalkgicht zur *Sklerodermie* und zur *Myositis ossificans* werden wir uns noch besonders zu befassen haben. Die von ROULET beschriebene lokalisierte *gelatiniforme Bindegewebsdegeneration* an den Fingern ist eine äußerst seltene Affektion, die wohl nur durch den bioptischen Befund oder das Radiogramm von beginnender Kalkgicht unterschieden werden kann.

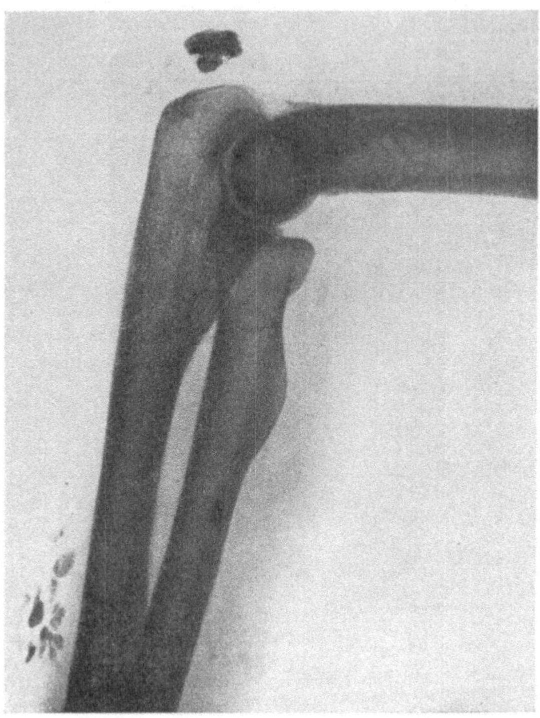

Abb. 18. Röntgenaufnahmen von Kalkgicht. (Nach VALLETTE.) Man beachte die Unabhängigkeit der Kalkdepots vom Knochengerüst.

Treten nur solitäre Knoten auf, und werden die Allgemeinsymptome gänzlich vermißt, dann kann die Erkennung der Krankheit dem Arzte erhebliche Schwierigkeiten bereiten. Praktisch von zumeist geringer Bedeutung ist die Verwechslung mit verkalkten Geschwülsten. Die Differentialdiagnose gegenüber verkalkten benignen oder malignen *Tumoren* wird öfters nur durch die Biopsie ermöglicht. Im Falle v. TANNENHAINS wurde fälschlich Pseudoxanthoma elasticum diagnostiziert.

Bedenklicher ist eine Verwechslung mit *tertiärer Lues* oder mit anderen infektiösen Granulationsgeschwülsten, z.B. *Tuberkulose, Mykose,* wo eine rechtzeitige Erkennung des Leidens therapeutische Hilfe bringen würde. Die Heranziehung der modernen Untersuchungsmethoden, die ja in all diesen Fällen geboten ist, wird auch hier die Zweifel beheben.

Weitere Probleme stellen dagegen diejenigen Beobachtungen, wo *neben* sicherem *Kalkgichtbefund schwere konstitutionelle Krankheiten* vorhanden sind. In einem Falle von VERSÉ litt der Kranke nebenbei an einer *myeloischen Leukämie*; bei einem Patienten von KERL wurde neben der Kalkgicht *lymphatische Leukämie* festgestellt. Einige Autoren berichten über Auftreten von Kalkgicht bei schwerer *Tuberkulose*, z. B. LÖWENBACH (Fall 2) und MAROTTE. SAMAJA fand bei einem *Tabiker* an den Innenseiten der Oberschenkel symmetrische Kalkablagerungen. Unter diesen Fällen treffen wir Kombinationen mit Krankheitsbildern, die anerkanntermaßen zu Abbau von Knochensubstanz und Kalküberladung des Blutes führen können. Einzelne von ihnen, so die Leukämie, wurden, wie wir oben erwähnt haben, als kausales Moment für die Entstehung der Kalkmetastasen angeschuldigt. Daß Erkrankungen des Blutes und der blutbildenden Organe ein großer Einfluß auf den genannten Kalkstoffwechsel zukommt, wie KERL dies annimmt, erscheint höchst wahrscheinlich. Daher drängt sich uns dabei die Frage auf, ob ihnen nicht auch beim Auftreten der Kalkgicht eine ursächliche Bedeutung zukommen könnte.

Dies führt uns zur Besprechung der *Ätiologie* und *Pathogenese* der Kalkgicht.

Die früheren Theorien über die Entstehung dieser Form der Kalkablagerungen werden kaum mehr beachtet und besitzen nur noch *historisches* Interesse. Die *parasitäre* Theorie stützte sich hauptsächlich auf die Befunde von CHARRIN und DELAMARE, die im subcutanen Zellgewebe am Hals eines Kaninchens Kalkablagerungen bemerkten, die einen Pilz von der Spezies Oospora beherbergten. Es gelang ihnen auch diesen Pilz auf künstlichen Nährböden, denen Kalksalze zugegeben worden waren, zu züchten, dagegen in keinem Falle durch Inokulationen die ursprüngliche Läsion zu erzeugen.

CUTRILLET und DOR fahndeten in ihren Fällen vergeblich nach Psorospermien. Ebensowenig Erfolg hatten die Untersuchungen und Tierexperimente zahlreicher anderer Forscher. Nur DURET beobachtete nach subcutaner Implantation von Tumorstückchen bei einem von 6 Meerschweinchen an der Impfstelle und am vorderen Leberrande je eine kleine Plaque, die wie eine Kalkablagerung aussah und histologisch dem excidierten Tumor ähnlich war. Dieses eine Impfresultat DURETs ist aber so zweifelhaft, daß selbst die Anhänger der parasitären Theorie keinen großen Wert darauf legten. PROFICHET und DARIER, die sich ebenfalls der parasitären Theorie angeschlossen hatten, stützten sich hauptsächlich auf den Verlauf des Leidens. Ganz rätselhaft ist der Fall von GILCHRIST und STOKES: Bei einer jungen Negerin fanden sich in den excidierten Stücken eines Lupus der Tränengänge und in den Halsdrüsen größtenteils in Riesenzellen liegende sehr zahlreich krystallinische Konkremente von Calciumcarbonat. Die Meerschweinchenimpfung fiel *positiv* aus; in der Leber des Tieres wurden die gleichen Kalkkonkremente, aber keine Tuberkelbacillen festgestellt. Auf eine neue Inokulation nach 2 Jahren entstanden bei einem Hund eine generalisierte Lymphdrüsenschwellung und hämorrhagische Herde in den Lungen, ebenfalls mit Kalkbefund. Erst im 3. Jahre wurde anläßlich eines neuen Schubes eine klassische Meerschweinchentuberkulose erzeugt. Neben der tuberkulösen Entstehung dachten die Autoren an die Möglichkeit eines Parasiten. Auch MILIAN glaubte anfänglich einen Parasiten als Erreger des Krankheitsbildes ermittelt zu haben, den er zu den *Coccidien* zählte. Bald darauf berichtigte er seinen Befund und gab zu, sich getäuscht zu haben, indem nichts anderes als auffallend gleichmäßige Kalkkonkremente vorhanden gewesen seien. Dennoch stand er auch später noch auf dem Boden der parasitären Entstehung dieser Gebilde. Er verglich die Affektion mit der Genese des tuberkulösen Granuloms und meinte, daß ähnlich wie um die Tuberkelbacillen sich auch hier um den unbekannten Erreger embryonale Zellen und Riesenzellen ansammelten. Die Kalkkörner entwickeln sich sekundär und stammen aus den Riesenzellen. Diese entstehen ihrerseits großenteils aus Gefäßendothelien und erleiden eine kalkige Degeneration. Dadurch sterben sie ab, und ihr Zerfall führe zu Höhlenbildung, worin die Kalkmassen mit Zellzerfallprodukten in einem Exsudat umherschwimmen. In dem Maße wie die Affektion älter werde, werde die Flüssigkeit resorbiert, und es bleiben fast trockene Massen, eigentlich Steine zurück, die von dem umliegenden Gewebe nicht mehr gelöst und resorbiert werden können. Inzwischen haben experimentelle Untersuchungen von WEISSENBACH über die Reaktion des Bindegewebes in der Nähe von cutanen und subcutanen Kalkdepots die Verhältnisse klargestellt. Meerschweinchen wurden sterile Suspensionen von Kalkphosphaten und Carbonaten subcutan injiziert und nach verschieden langer Zeit wieder excidiert. Im allgemeinen reagierte das Bindegewebe mit der Bildung von Riesenzellen und der Formation eines Pseudotuberkels. Die Kalksalze allein erwiesen sich als befähigt, ohne der Anwesenheit eines lebenden Keimes zu bedürfen, diese Veränderungen hervorzurufen. WEISSENBACH glaubt nicht an eine rein mechanische, sondern eher an eine chemische Wirkung. Nach ihm stehen die Kalksalze in der Mitte zwischen den sehr wirksamen unbelebten Substanzen wie Pfeffer oder Canthariden und den unbelebten unwirksamen Substanzen wie Kohlenpulver. Sekundäre Infektionen mit Staphylokokkenkulturen vermochten das histologische Bild in bezug auf die Zellreaktionen zu beeinflussen.

Auch die *diätetische* Theorie ist gänzlich verlassen worden, da sie keine beweiskräftigen Argumente aufzubringen vermochte. Der Beobachtung LEXAs, wonach die Krankheit bei einem sich fast rein *vegetabilisch* ernährenden jungen Manne auftrat, stehen viel zahlreichere Beispiele gegenüber, die einen Einfluß einseitig pflanzlicher Nahrung nicht erkennen lassen.

Bei der klinischen Ähnlichkeit mit der Harnsäuregicht war es naheliegend, daß für die Entstehung der Kalkgicht eine besondere, der Gicht analoge Kalk*diathese* verantwortlich gemacht wurde. Schon VIRCHOW hat von einer kalkigen oder erdigen Dyskrasie gesprochen. In den Fällen aber, auf die er verweist, handelt es sich um Metastasen. Die Bezeichnung

TEISSIERS „Diabète phosphatique" verrät einen ähnlichen Gedankengang. Beobachtungen von Kalkgicht bei Bruder und Schwester (DURET) unterstützen weiterhin eine solche Auffassung, da sie sich ebenso gut durch gleiche familiäre Disposition und gleiche klimatische Einflüsse als durch Infektion erklären lassen (LEWANDOWSKY).

Traumatische Ereignisse sind sowohl für die Entstehung generalisierter als besonders regionär auftretender Kalkgicht verantwortlich gemacht worden. Man kann ihnen aber wohl höchstens die Bedeutung des auslösenden Momentes für einen Schub zusprechen. Bei regionären und ganz gutartig verlaufenden Formen (Fall BRISCOE), wobei die Läsionen ausschließlich im Gebiete des Traumas vermerkt werden, muß man die Möglichkeit der Verwechslung mit *lokalen Kalkmetastasen* in Betracht ziehen. Auf diese Erscheinung hat als erster M. B. SCHMIDT die Aufmerksamkeit gelenkt. Dahin gehört wohl auch SHELLEYS Befund bei einer alten, sehr mageren Frau, die an hochgradiger Anämie und Arthritis deformans litt und nur da, wo die Haut dem Knochen auflag, Kalkdepots aufwies.

Die Anschauung ASCHOFFS ging dahin, es liege auch bei der universellen Calcinosis (Kalkgicht) eine Kalküberladung des Blutes wie bei den Kalkmetastasen vor, nur mit dem Unterschied, daß der Kalküberschuß nicht aus destruierten Knochen stamme. Da aber — freilich ungenügende — quantitative, chemische Untersuchungen zumeist zu negativen Ergebnissen geführt hatten, mußte diese Auffassung der Ansicht M. B. SCHMIDTS Platz machen, wonach es sich um Änderungen in den Löslichkeitsverhältnissen der Kalksalze im Blut und in den Geweben handelt. In einer Störung des Kalkstoffwechsels erblickten schon MARCHAND und VERSÉ das Wesen der interstitiellen Calcinosis, und auch heute herrscht wohl so ziemlich allgemein die Meinung vor, daß dieses konstitutionelle Symptom der Kalkgicht den Stempel aufdrücke. Nur ist man noch nicht recht im Klaren darüber, worin eigentlich diese Störungen bestehen, und unser Wissensdrang ist in bezug auf diese Frage auch nicht im geringsten befriedigt. Daran ändern auch die neuesten Untersuchungsergebnisse in entscheidender Weise noch nichts. Erwähnenswert ist immerhin, daß bei geeigneten Versuchsanordnungen, wobei nicht nur auf einen einmaligen Befund abgestellt wird, sich doch ein besserer Einblick in diese Verhältnisse gewinnen läßt. Große Bedeutung möchte ich zwar der Feststellung MOSBACHERS, der eine unwesentliche *temporäre* Vermehrung des Blutkalkes nachweisen konnte, nicht beimessen. Er fand bei einem Patienten mit Kalkgicht den Kalkspiegel im Blut bei kalkreicher Kost dreimal so hoch wie bei kalkarmer, während im Kontrollversuch bei einem Normalen der Anstieg unter gleichen Bedingungen nur den doppelten Wert erreichte. Dagegen zeigen die Mitteilungen VALLETTES, WEISSENBACHS und die interessanten Stoffwechselkurven STAUBS (von Stoffwechseluntersuchungen), welche Wege zu beschreiten sind.

Unverständlich bleibt aber vorläufig, warum bei dieser Stoffwechselkrankheit die physiologischen Prädilektionsstellen der pathologischen Kalkablagerungen — Lungen, Magen, Blutgefäße, Nieren — auch bei den ausgedehntesten Formen der Kalkgicht frei bleiben, andererseits eine Prädisposition eines ganz bestimmten Gewebes, der interstitiellen Stützsubstanz und des subcutanen Bindegewebes, das umgekehrt bei den schwersten Fällen der VIRCHOWschen Kalkmetastase intakt befunden wurde, unleugbar vorhanden ist. Das drängt uns machtvoll den Eindruck einer *Systemerkrankung* auf, und als Widerspruch hierzu empfinden wir nur die Angaben, es seien am peripheren Bindegewebe *vor* der Kalkimprägnation meist keine besonderen Veränderungen nachweisbar.

So verlockend es von rein klinischen Gesichtspunkten aus es auch wäre, den „zentralen Kalkmetastasen" eine „periphere Form" gegenüberzustellen und von „zentraler und peripherer Kalkgicht" oder von „zentralen und peripheren Kalkmetastasen" zu sprechen, muß man eine solche Idee unter allen Umständen fallen lassen. Allem Anschein nach sind die ätiologischen und die pathogenetischen Grundlagen dieser beiden Affektionen, der Kalkmetastasen und der Kalkgicht, so wesensverschieden, daß wir die beiden Krankheitsbilder trotz wesensgleicher chemischer Alterationen, der Endprodukte, in loco morbi streng auseinander halten müssen. Auf dem einen Punkt möchte ich aber insistieren, nämlich daß eine so eindrucksvolle Kalkübersättigung der Säfte, die die Grundlage der Kalkmetastasen darstellt, an sich nicht hinreicht um die Kalkgicht auszulösen. Ohne die Annahme einer *örtlichen* Komponente als Entstehungsursache der Kalkgicht kommt man in der Tat nicht recht weiter, und das ist hinsichtlich der Verhältnisse bei den Kalkmetastasen ein prinzipieller Unterschied. Unter diesem Gesichtspunkt ist es begreiflich, daß wir der allerdings verhältnismäßig nur seltenen Feststellung von evtl. primären Veränderungen morphologischer oder chemischer Natur in dem der Calcifikation anheimfallenden Bindegewebe eine Bedeutung zusprachen.

Auf Grund der vorliegenden Befunde kann natürlich keine Rede davon sein, die örtliche Disposition bei der Kalkgicht derjenigen bei der dystrophischen Verkalkung gleichzustellen, obschon speziell bei manchen „Formes frustes" der Kalkgicht mit solitären Herden oder bei regionären Formen die Mitwirkung ähnlicher Einflüsse naheliegend erscheint. Vorläufig müssen wir uns, in Ermangelung tieferer Einsicht, mit der Annahme einer *gesteigerten biologischen* bzw. chemisch und morphologisch noch nicht nachweisbaren Gewebsdisposition begnügen und die mehr oder weniger ausgedehnte Beteiligung des Bindegewebes am Krankheitsprozeß damit zu erklären versuchen, daß diese pathologisch erhöhte Kalkaffinität eines schon primär *relativ* kalkgierigen Gewebes nur stellenweise die physiologischen Grenzen überschreitet. Diese Darstellung entspricht wohl auch dem Gedankengang PATRASSIS, der die besondere Affinität des Hautbindegewebes für Kalksalze bei der Calcinosis als Ausdruck einer kongenitalen oder erworbenen, vielleicht endokrin bedingten „*Funktionsdeviation*" anzusehen geneigt ist. In welchem Abhängigkeitsverhältnis diese örtlich erhöhte Gewebsdisposition zu bei der Kalkgicht wohl mitspielenden Stoffwechselstörungen steht, ob sie parallel geht oder untergeordnet ist, wissen wir nicht.

Auf eine Koinzidenz von Kalkgicht mit lymphatischer und myeloischer Leukämie haben wir bereits hingewiesen. Solche Beobachtungen sind aber vereinzelt geblieben.

Auch ein Vorausgehen schwerer Tuberkulose oder Lues (Organsyphilis oder Metalues) wurde verhältnismäßig selten vermerkt. Nierenerkrankungen als Begleiterscheinung von Kalkgicht fehlen so gut wie gänzlich. In dem reichlichen kasuistischen Material finden sich Anzeichen einer Nephritis nur bei DUNIN und bei PROFICHET. In dem Falle von regionären Kalkablagerungen am rechten Bein einer älteren Frau, den SCHNITZER beschreibt und bei dem eine hochgradige Herabsetzung der Gewebsvitalität durch rezidivierendes Erysipel und Elephantiasis außer Frage steht, so daß seine Klassifizierung zur Kalkgicht sogar angefochten werden könnte, bestand eine Amyloidschrumpfniere. Eine ätiologische Bedeutung für das Zustandekommen der Kalkgicht besitzen Nierenerkrankungen daher wohl nicht. Und sicher nicht zur Kalkgicht gehört, wie wir auseinandergesetzt haben, M. B. SCHMIDTS Fall, der zur Namensgebung der hier beschriebenen Affektion Anlaß gegeben hatte.

Auffallend ist das Zusammentreffen der Kalkgicht mit anderen Hautkrankheiten, besonders deshalb, weil es sich vorwiegend um Dermatosen handelt, bei denen Beziehungen zum *endokrinen Apparat* vorhanden zu sein scheinen. Am häufigsten fand man Kalkablagerungen vom Typus der Kalkgicht bei *Sklerodermie*. In vereinzelten Fällen waren sie mit *Poikilodermie, Akrodermatitis atrophicans* (O'LEARY und GOECKERMANN) und einmal mit *Pityriasis rubra Hebrae-JADASSOHN* vergesellschaftet; die Diagnose der letzteren Beobachtungen ist umstritten.

Die Annahme des Vorhandenseins innersekretorischer Störungen hatte

Veranlassung zur Aufstellung der Theorie Lhermittes gegeben. Lewandowsky, Krause und Trappe heben eine Vergrößerung der Schilddrüse bei ihren Fällen hervor. Füllsack erwähnt Strumaknoten in beiden Seitenlappen. Die Ausbeute bei den anscheinend reinen Kalkgichtfällen blieb aber sonst gering. Einzig Weil, Matthieu und Weissmann glauben eine *thyreo-ovarielle* Insuffizienz bei ihrer Beobachtung bewiesen zu haben. Füllsack hebt den Beginn der Krankheit im Anschluß an eine Schwangerschaft und späteres Ausbleiben der Menstruation hervor, und Fock erwähnt in seiner Beobachtung das Auftreten des Leidens unmittelbar nach einer Zwillingsgeburt. Dennoch mehren sich die Anhänger der Annahme, daß endokrine Störungen, die Veränderungen im Kalkstoffwechsel und in der Kalklöslichkeit hervorrufen, die Kalkgicht verursachen (G. Lévy, Masuda, Milian usw.).

Ätiologie und Pathogenese der Kalkgicht sind demnach heute noch ganz unabgeklärt, und es besteht unsere Aufgabe neben regelmäßiger Vornahme von Stoffwechselbestimmungen unter besonderer Berücksichtigung des Kalk- und Phosphorsäurehaushaltes und weiteren exakten chemischen und histologischen Gewebsuntersuchungen im wesentlichen auch darin auf das Zusammentreffen der Kalkgicht mit anderen Krankheitsbildern zu achten und weiteres Material zusammenzutragen. Die Stoffwechselanalysen versprechen, wie V. Staub gezeigt hat, aber nur dann verwertbare Ergebnisse, wenn sie nach dem Vorgehen dieser Autorin durchgeführt werden und sogar noch weitere Einzelheiten berücksichtigen, wie dies Weissenbach, Bauer u. a. getan haben. Bis dahin sind meist nur einige Urinuntersuchungen auf Calcium und Phosphorsäure vorgenommen worden. Das genügt gewiß nicht. Man muß sich die große Mühe auferlegen, bei einer bestimmten Diät Blut und Urin regelmäßig über einige Zeit (mindestens 8—14 Tage) zu untersuchen. Unerläßlich ist ferner auch, den Stuhl auf den Gehalt von Calcium und Phosphor nachzusehen. Wir legen großen Wert auf diese Bemerkung, weil die Forschung auf Grund des bisherigen Untersuchungssystems nicht weiter kommt und verweisen auf den Abschnitt „Stoffwechseluntersuchungen usw."

Die experimentelle Forschung bedarf hier um so mehr der Unterstützung durch genaueste klinische Untersuchungsmethoden, als es ein der Kalkgicht entsprechendes Krankheitsbild beim Tier spontan nicht gibt.

**Sklerodermie und Kalkgicht** = Syndrome de Thibierge-Weissenbach[1]. Das Vorkommen sklerodermieartiger Hautveränderungen bei peripherer Kalkablagerung ist schon von älteren Autoren mehrfach erwähnt worden. Nicht aufgefallen ist ihnen dagegen das Hinzutreten umschriebener Verkalkungen zu dem vollentwickelten Bilde der Sklerodermie. Den ersten authentischen Fall von Sklerodermie und Kalkgicht, der jedoch als eine Kombination mit Harnsäuregicht angesehen wurde, stellt die Beobachtung von Weber (1878) dar. Thibierge und Weissenbach haben besonderen Nachdruck auf die Bedeutung dieses Symptomenkomplexes gelegt. Von diesen beiden französischen Dermatologen wurden allerdings auch einige früheren Publikationen in dem Sinne eines Zusammentreffens von Sklerodermie und Kalkgicht gedeutet, wobei man immerhin gewisse Zweifel walten lassen muß. So halten die beiden Autoren die Fälle von Wildbolz, Riehl, Lewandowsky, Dunin als sichere Beispiele des zu besprechenden Syndroms, während die Verfasser gewiß in berechtigter Zurückhaltung die Frage offen gelassen oder überhaupt nicht diskutiert hatten. Auch über die hier in Betracht kommenden Fälle von Rénon und Dufour, Jeanne und ProficHet, Stern kann man verschiedener Ansicht sein. Überhaupt wird es der Forschung dienlicher sein, wenn man sich nur mit Beobachtungen befaßt, deren Unterlagen für die weitere Verwertung hinreichend sind.

[1] Siehe Nachtrag S. 474.

An der Tatsache der Vergesellschaftung von multiplen Kalkniederschlägen im peripheren Bindegewebe mit charakteristischen Symptomen der Sklerodermie kann aber heute nicht mehr gezweifelt werden. Belege hierfür bilden die Veröffentlichungen von ADRIAN und ROEDERER, AKOBDSZANJANZ, BAYLESS, BERTOLOTTI, DAVIS, DELHERM, MOREL-KAHN und COUPOUT, DIETSCHY, DURHAM, FERNET und NAHAN, GUHRAUER, H. HOFFMANN, HUNTER, KERL, LANGMEAD, LEONTJEVA, LOGAN, MERKLEN, WOLF und VALLETTE, MESCHTSCHERSKI, MILIAN, OLSON, PERNET, PETER, POLLITZER, PONTOPIDAN, SANNICANDRO, SCHOLEFIELD und WEBER, STELBLING, STRADIOTTI, THIBIERGE, SPILLMANN und WEISSENBACH, TISTALL und ERB, VALLETTE, WEBER, WIJNS u. a., außerdem 2 eigene Fälle. Bei mehreren anderen, außer den von THIBIERGE und WEISSENBACH zitierten Beobachtungen bestehen mehr oder weniger auffällige Andeutungen Das gilt für die Beobachtungen von LICHEREW, LOEWENBACH (Fall 2), NEUWIRTH, REINES, SCHOLTZ, STAEHELIN.

DURHAM gibt als Index der Häufigkeit der Kalkgicht bei der Sklerodermie auf Grund einer Zusammenstellung von 645 Sklerodermiefällen aus den Jahren 1894—1926 die Zahl 1 : 60 an. In der früheren Sklerodermiemonographie von LEWEN und HELLER glaubt er bei 507 Patienten sechsmal auf gleichzeitiges Vorkommen von Calcinosis schließen zu dürfen.

Während frühere Autoren der Auffassung waren, daß ein Zusammentreffen mit Kalkgicht nur beim Typus der Sklerodaktylie vorkomme, ist man heute berechtigt zu behaupten, daß im Prinzip bei jeder Form der Sklerodermie sich Kalkablagerungen einstellen können. Richtig ist es, daß bei der progressiven Sklerodaktylie dieses Vorkommnis weitaus am häufigsten beobachtet wurde. Nur bei der Morphoea guttata (white spot disease) fehlen bis dahin einschlägige Befunde (DURHAM).

Fast ausnahmslos konstatiert man bei der Kombination von Sklerodermie mit Kalkgicht zuerst die Symptome der Sklerodermie, eine Beobachtung, die bei der Pathogenese der Kalkablagerungen berücksichtigt werden muß. Erst nach Monaten oder nach Jahren wird dann auch das Auftreten der Kalkdepots festgestellt. Bei vielen Fällen von Sklerodermiekalkgicht wurde die Sklerodermie mit fieberhaften Allgemeinerscheinungen und Gelenkschmerzen von schubartigem Charakter eingeleitet, also mit denselben Prodromen und Begleitsymptomen, die wir bei der Mehrzahl der Beobachtungen von Kalkgicht wiederfinden.

Die Symptomatologie der Kalkgicht bei Sklerodermie unterscheidet sich in keinen wesentlichen Punkten von derjenigen der reinen Kalkgicht.

Eine genauere Besprechung erübrigt sich daher. Einer kürzeren Erörterung bedürfen nur 2 Fragen, das Symptom der *Capillarerweiterungen* und die *Lokalisation der Kalkablagerungen* bei der Sklerodermiekalkgicht.

Besonders starkes Hervortreten der Teleangiektasien bei Sklerodermie ist in der Literatur oft erwähnt, auffallenderweise namentlich bei solchen Fällen, die eine Kombination mit Calcinosis zeigten (PONTOPIDAN, MESCHTSCHERSKI, PERNET). R. GARCIN und Mitarbeiter sahen auch Teleangiektasien an den Schleimhäuten. Nach KREN weist das Auftreten von Teleangiektasien auf den Beginn der Sklerodermie hin; das scheint auch bei meinen beiden Beobachtungen, die ich auszugsweise hier wiedergebe, zuzutreffen.

Bei zwei an Sklerodermie leidenden Patientinnen meiner Klinik, bei denen an der Haut keinerlei Anzeichen von Kalkgicht vorhanden waren, förderte die Röntgenuntersuchung beträchtliche Kalkablagerungen zutage.

In einem Falle handelte es sich um eine früher wegen Lupus erythematodes behandelte Frau, bei der plötzlich nach einer schweren akuten Infektionskrankheit ausgedehnte „essentielle“ *Teleangiektasien* aufgetreten waren. Diese Erscheinungen bildeten sich dann wieder etwas zurück und blieben nur am Gesicht und den oberen Partien des Thorax bestehen. Später kamen *sklerodermatische* Symptome hinzu, und innerhalb einiger Jahre entstand das Vollbild einer Sklerodaktylie mit Beteiligung der Gesichtshaut, der Ellbogen- und Kniegegend. In den meisten größeren und kleineren Gelenken der Extremitäten stellten sich Versteifungen ein. Knotenförmige Gebilde oder Geschwüre konnten nie wahrgenommen werden. Die Röntgenaufnahme ergab eine hochgradige Durchsetzung der Weichteile, namentlich der Gefäßmuskulatur und des periartikulären Gewebes mit Kalkschatten. Serumcalcium normal.

Die zweite Patientin litt schon mehr als 15 Jahre an einer progredienten Sklerodaktylie. Das Gesicht und die Haut des Halses sind stark mitergriffen. Auch hier massenhaft *Gefäßerweiterungen.* Am Unterleib Röntgenhaut infolge einer vor 20 Jahren stattgehabten Bestrahlung wegen Uterusmyom. Im Röntgenbild mandarinengroße *Kalkkugel* (verkalktes Myom) in der untern Beckengegend und ein ähnlicher Tumor nebenan, bei dem die Verkalkung erst zu beginnen scheint. Ebenso einige kleine Schatten an den Fingern. Da hier aber die Knochensubstanz der Phalangen beträchtlich in Mitleidenschaft gezogen war, ließ sich nicht mit Sicherheit entscheiden, ob man es nicht mit *losgelösten Skeletpartikeln* zu tun hatte.

Die Feststellung des Auftretens von Capillarerweiterungen ist im Hinblick auf ähnliche Angaben bei „reiner" Calcinosis (Kalkgicht) — SCHOLTZ, THIBIERGE — recht interessant. Morphologische und funktionelle Veränderungen der kleinen Blutgefäße sind nämlich für das Zustandekommen von Kalkablagerungen nicht belanglos, da sie eine Verlangsamung der Blutzirkulation zur Folge haben können. Auf derartige Vorgänge in Sklerodermieherden ist schon mehrfach hingewiesen worden, so von BROWN und O'LEARY und von GITLOW und STEINER. Versuche von DURHAM ergaben, daß nach subcutaner Injektion von Adrenalin bei Sklerodermie Stasis in den kleinsten Capillaren und Verlangsamung des Blutstromes in den größeren Gefäßen zur Folge hat. Dieses Phänomen blieb bei der Kontrolle am Gesunden aus und DURHAM schließt aus dem Ergebnis, daß die Bestätigung dieses Befundes die Theorie von der endokrinen Genese der Sklerodermie stützen würde.

Die Kalkablagerungen finden sich bei der Sklerodermie in der gleichen Lokalisation vor wie bei der reinen Kalkgicht, nämlich in der Subcutis, an den Sehnenscheiden und um die Gelenke herum. Bei einer Patientin SANNICANDROS wurde röntgenologische Verkalkung der Hypophyse und des rechten unteren Lungenlappens festgestellt. Von besonderem Interesse ist aber die Frage ihrer topographischen Beziehung zu den sklerodermatischen Veränderungen. In den früheren Beschreibungen wird, wie auch PERNET hervorhebt, vielfach betont, daß die Kalksalze *nicht* im *cutanen* Sklerodermieherd, sondern unabhängig davon in der Subcutis, unter der eigentlichen Gewebsdystrophie und weiter davon entfernt sich niederschlagen. BRUUSGAARD, DURHAM, PERNET und H. HOFFMANN konnten aber Kalkkonkremente auch in der sklerodermatischen Haut selbst nachweisen, letzterer in der Grenzschicht zur Subcutis. MERKLEN und VALLETTE fanden den Kalk sogar *nur* in den Sklerodermieherden und DURHAM hat wohl recht, wenn er auf der Feststellung eines häufigen Vorkommens von Kalk innerhalb der sklerodermatischen Veränderungen insistiert. Es kommt wohl eben nicht gar zu selten vor, wie die Mitteilung von THIBIERGE und WEISSENBACH es beweist, daß mikroskopisch in Sklerodermieherden Kalk vorgefunden werden kann, ohne daß dessen Anwesenheit klinisch und makroskopisch bei der Biopsie vermutet wird. Damit ist ein weiterer Beweis für den Parallelismus der Erscheinungen erbracht. Eine Begünstigung der Kalkausfällung durch die sklerodermatischen Hautveränderungen läßt sich nicht ausschließen; aber es bleibt zu bedenken, daß fast immer bei den Kranken, bei denen Kalk in den Sklerodermieherden selbst auftritt, außerdem mehr oder weniger beträchtliche Kalkablagerungen auch anderorts, in den Weichteilen und namentlich im periartikulären Gewebe angetroffen werden [1].

Die Histologie der Kalkabscheidung bei der mit Sklerodermie kombinierten Kalkgicht bietet gegenüber den Verhältnissen bei reiner Kalkgicht im

[1] Siehe Nachtrag S. 474.

allgemeinen keine Besonderheiten. Nur auf ein Vorkommnis, das vielleicht einen Fingerzeig für die Pathogenese gibt, möchte ich hier kurz hinweisen. Ganz außerordentlich selten tritt nämlich der Fall ein, daß bei Sklerodermatikern in bezug auf Lokalisation und Anordnung ähnliche harte Einlagerungen im subcutanen Gewebe, in der Umgebung von Sehnenscheiden, Periost und Gelenkkapseln wie bei der Kalkgicht nachgewiesen werden, die man ohne mikroskopische Untersuchung als Kalkablagerungen zu deuten geneigt wäre. Die histologische Untersuchung ergibt jedoch überraschenderweise keine Spur von Kalkniederschlägen, sondern nur derbes Bindegewebe. In der Beobachtung von GRAY bestanden diese Knötchen aus fibrösem Gewebe mit hyaliner Degeneration und bei einem Falle von Sklerodermie „en bandes", den BRUHNS beschrieben hat, handelt es sich ebenfalls um Bindegewebsmassen. Man kann sich des Eindrucks kaum erwehren, daß man es hierbei mit einer Vorstufe der Kalkablagerungen zu tun haben könnte, und daß der Prozeß sonderbarerweise beim Stadium der Bindegewebsveränderungen definitiv oder vorläufig Halt gemacht hat.

In chemischer Hinsicht und in bezug auf ihren Aufbau stimmen die Kalkablagerungen bei Sklerodermie mit denjenigen der reinen Kalkgicht überein.

Bisher gelangte erst ein Fall von Sklerodermiekalkgicht zur Obduktion. Es ist das die Beobachtung DURHAMs, die mit so vielen außergewöhnlichen Details gespickt ist, daß wir sie in knapper Fassung hier anfügen müssen.

Die Affektion wurde bei einer 67jährigen Frau festgestellt und hat sich allmählich, im Laufe von beinahe 40 Jahren, ganz besonders an den unteren Extremitäten ausgebildet. Die *Menses* waren meist *unregelmäßig* gewesen und schon mit 31 Jahren hatte die *Menopause* eingesetzt. Die ersten klinischen Symptome bestanden im Auftreten eines Ulcus an der Vorderseite des rechten Beines, im unteren Dritteil, und in einer Schwellung beider Beine. Abstoßung sequesterähnlicher Platten aus immer zahlreicher werdenden Geschwüren. Durchmesser letzterer 5 mm bis 5 cm. *Unausstehlicher Geruch aus den Wunden.* Zahllose kalkhaltige Knoten in die Haut eingelagert. Hinzutreten von Versteifung der Kniegelenke in den letzten Jahren. Langsam einsetzende Kachexie. Exitus. Anscheinend keine Tuberkulose, keine Syphilis, keine Varicen, keine Lokalinfektion (Pilze). Sklerodermatische Veränderungen besonders an den Händen, der Stirne und den Beinen ausgesprochen. Chronische *Nephritis. Blutkalk:* 7,4 mg$^0/_0$, Phosphate 4,77 mg$^0/_0$. Leukocytose von 14500. Der Sektionsbefund ergab eine außerordentlich hochgradige *Beteiligung* des gesamten *arteriellen Systems*, namentlich der ganzen Aorta, der Carotiden und Art. iliacae; generalisierte Atherosklerose mit plattenartigen Kalkeinlagerungen und kleinen Ulcerationen. Aneurysmatische Erweiterung der Aorta. Komplete Sklerose und Obliteration der Vena saphena magna dextra. Duodenalgeschwür. Cholelithiasis. Kolloide Adenome und alte Narben in der *Thyreoidea. Glandulae parathyreoideae* mit zahlreichen *oxyphilen Zellen, da und dort zu Massen aufgehäuft. Einige dieser Zellen mit schaumigem Cytoplasma.* Eine breite Arterie verdickt mit einer Verkalkungszone. Am Skelet außer Zunahme der Dichtigkeit der Schädelknochen keine wesentlichen Veränderungen. Mikroskopisch: Kalkablagerungen in der Subcutis, Bindegewebe der Umgebung teilweise hyalin degeneriert. Auch in Präparaten der verkalkten Gefäße hyalines Bindegewebe sichtbar.

In einer späteren, denselben Gegenstand zusammenfassend behandelnden Arbeit bezeichnet DURHAM (b) den hier erhobenen Befund an den Epithelkörperchen als normal.

In ausgesprochenen Fällen von Kalkgicht bei Sklerodermie, wo deutliche Knotenbildung oder krümelige Massen entleerende Geschwüre die Anwesenheit von Verkalkungsprozessen verraten, stellen sich der *Diagnose* keine besonderen Schwierigkeiten. Die Beschreibungen aus den letzten Jahren beweisen jedoch, daß klinisch nicht erkennbare Formen kein seltenes Ereignis darstellen. Oft larvieren die sklerodermatischen Symptome die Erscheinungen der Kalkgicht. Gelenkversteifungen und Geschwüre kommen auch bei der reinen Sklerodermie häufig genug vor. Unter solchen Umständen ist die Heranziehung der *radiologischen* Untersuchung bei jedem Falle von Sklerodermie, zum mindesten bei progredienter Sklerodaktylie, ein unerläßliches Erfordernis. Man ist heute allgemein der Auffassung, daß bei regelmäßiger Durchführung dieses Vorgehens die Zahl der mit Kalkgicht kombinierten Sklerodermiefälle beträchtlich ansteigen dürfte. Zuweilen, namentlich in Fällen von Sklerodaktylie, wird die Interpretation der Befunde nicht ganz leicht sein. Rarifizierung, Auffaserung und Abstoßung kleiner Partikel der Knochensubstanz im Bereiche der sklerodermatischen Läsionen werden im Röntgenbilde nicht selten entdeckt, und gerade in diesen Fällen ist eine Deutung oft schwierig. Manchmal läßt sich auch nicht ohne weiteres feststellen, ob die Veränderungen am Knochen das Primäre darstellen, und etwa die lokalen Skeletteile die Quelle für die Kalkablagerung abgeben, oder ob umgekehrt ein größeres Kalkdepot eine krankhafte Alteration am Knochen auslöste. Letzterer Kausalzusammenhang dürfte im Falle PERNETS vorliegen. Der Röntgenbefund ergab in der Gegend der Kalkplatten an der Stirn eine Periostreizung und Periostitis ossificans.

Andererseits ist zu bedenken, daß auch die Diagnose der Sklerodermie in vielen Fällen nicht einfach ist, und diese Dermatose verwandtschaftliche Beziehungen zu Krankheitsbildern aufweist (insbesondere die Acrodermatitis atrophicans und die Poikilodermie), die gewöhnlich von ihr getrennt werden. Bei der Beobachtung von GRÜTZ, der Kalkablagerungen bei *Pityriasis rubra Hebrae-JADASSOHN* festgestellt hatte, dachte ARNING an eine Sklerodermie, während BRUCK die Diagnose bestätigen zu können glaubte und auf einen ähnlichen Fall aufmerksam machte, den er in Paris gesehen hatte.

Eine eigenartige Wandlung machte der Fall von GLÜCK durch. GLÜCK beschrieb ihn als Poikilodermie mit *mucinöser* Degeneration der kollagenen Fasern, ohne daraus weitere Schlüsse zu ziehen. Nachher wurde die Beobachtung Gegenstand einer Dissertation von LEMANZCYK: „Über Kalkgicht (Calcinosis interstitialis universalis)“. Die sklerodermatischen bzw. poikilodermatischen Hautveränderungen hatten sich allmählich zurückgebildet, während die Tumoren zunahmen. Und endlich beschäftigte sich H. HOFFMANN noch einmal mit demselben Kranken. Er konstatierte einen weiteren Rückgang der Sklerodermie und stellte Betrachtungen an über die Beziehungen zwischen Schleim, Kalk, Poikilodermie und Sklerodermie. Schleim sowohl wie Kalk werden in der Haut selten beobachtet. Daher kann es nach H. HOFFMANN wohl kaum ein Zufall sein, wenn zwei so seltene Vorkommnisse gleichzeitig bzw. nacheinander beim gleichen Patienten angetroffen werden. Er bemerkt, daß auch bei der mit der Sklerodermie klinische Beziehungen aufweisenden *Acrodermatitis atrophicans* sich gelegentlich Kalk (MAX JESSNER) und vielleicht auch Schleim (KENEDYS Fall) findet.

H. HOFFMANN zieht daraus den folgenden Schluß: „Bei Myxödem ist die Beziehung zur Thyreoidea sicher, bei der Sklerodermie viel behauptet worden. Bei der Acrodermatitis atrophicans denken die modernen Autoren ebenfalls am meisten an endokrine Beziehungen. Die Bedeutung der Thyreoidea für den Schleim in der Haut ist bewiesen; für den Kalkstoffwechsel hat man ihr neben den Epithelkörperchen und den Keimdrüsen regulierende Bedeutung beigemessen.

All das weist darauf hin, daß die Beziehungen zwischen den erwähnten Krankheiten untereinander und zu den endokrinen Drüsen, speziell Schleim- und Kalkbildung, bei allen einschlägigen Fällen ein besonderes Studium verlangen, von dem eine Aufklärung dieser Beziehungen zu erhoffen ist.“

Diese Betrachtungen H. HOFFMANNS leiten über zur *Pathogenese* und *Ätiologie* der Kalkgicht bei Sklerodermie. Eine Abklärung dieses Problems ist kaum zu erwarten, solange diese beiden Fragen weder beim einen noch beim anderen Krankheitsbild allein zu einer Lösung geführt sind. Dennoch sind es gerade die wechselseitigen Beziehungen zwischen diesen zwei seltenen Affektionen, deren Studium fruchtbar sein dürfte. Eine *ätiologische Einheit* dieses Symptomenkomplexes, eine *Koordination* der Erscheinungen der Sklerodermie mit denen der Kalkgicht drängt sich hierbei in den Vordergrund. Wohl mögen örtliche

Veränderungen im sklerodermatischen Gewebe der Ausfällung von Kalksalzen Vorschub leisten. So kann der $p_H$-Gehalt der Zellen und der Gewebsflüssigkeit innerhalb und um die Sklerodermieherde sich ändern und das Gewebe alkalireicher werden. Auch die Verlangsamung des Blutstroms in sklerodermatischen Bezirken mag einen Anteil haben an der Verkalkung. Doch ist es auffallend, daß Kalkablagerungen bei Sklerodermie nicht häufiger vorhanden sind und nicht größere Partien des Sklerodermiegewebes befallen. Vollends bewiesen wird aber die Inferiorität der genannten örtlichen Faktoren dadurch, daß manchmal die Verkalkung die sklerodermatische Haut ausspart und die Kalkdepots fast immer zahlreicher außerhalb der Sklerodermieherde angetroffen werden.

Wir müssen daher, selbst wenn wir entsprechend den Vorgängen der reinen Kalkgicht eine Disposition des verkalkenden Bindegewebes (außerhalb und innerhalb der sklerodermatischen Haut), also einen lokalen Faktor vermuten, nach einer anderen Ursache fahnden. Eine Kalkübersättigung des Blutes kommt weder bei der Kalkgicht noch hier in Betracht. Abweichungen von der Norm gibt es zwar nach beiden Richtungen, sie sind aber gewöhnlich nur unbedeutend und in der überwiegenden Mehrzahl der Fälle werden mittlere Werte erwähnt, oder es finden sich keine Angaben darüber vor. Aber sogar bei Sklerodermien mit wuchtiger Überschreitung der normalen Grenze, so bei einem Fall meiner eigenen Praxis mit gegen 40 mg% Serumcalcium, können Kalkablagerungen — bei genauester Röntgenuntersuchung und über ein Jahr langer Kontrolle — fehlen. Phosphatbestimmungen wurden bisher leider nur selten angestellt. Andererseits werden beinahe ausnahmslos bedeutendere Skeletveränderungen, namentlich Kalkresorption an den großen Röhrenknochen, vermißt. In DURHAMS Fall waren die Knochen, insbesondere die des Schädels, sogar verdickt. Nur BERTOLOTTIS Patient zeigte eine stark zunehmende Knochenatrophie der Endphalangen. Demnach sind wir nicht berechtigt für das Gros der Fälle eine ähnliche Entstehung wie bei den Kalkmetastasen anzunehmen.

Ebensowenig konnte eine Verarmung des Serums an kolloidalem Eiweiß nachgewiesen werden. Zusammentreffen mit Nephritis wird selten hervorgehoben (DURHAMS Fall).

Per exclusionem verbleibt uns somit von den bekannten, den Kalkstoffwechsel und die Kalkausfällung beeinflussenden Faktoren nur der endokrine Anteil. Obschon Einspritzungen mit Parathyreoideaextrakt beim Hunde (HUEPER) nicht das Bild der Kalkgicht, sondern dasjenige der Kalkmetastasen ergaben und deutliche histologisch erkennbare Veränderungen der Epithelkörperchen bei Sklerodermiekalkgicht in dem einzigen daraufhin untersuchten Falle nicht erhoben wurden, liegt, wie es scheint, den meisten die Wahrscheinlichkeit einer primären *Thyreoidea-Parathyreoideaerkrankung* am nächsten. Ein gemeinsames Angriffsfeld der gleichen, bei Sklerodermiekalkgicht vorhandenen Noxe an Schilddrüse und Epithelkörperchen erscheint schon angesichts der topographischen Beziehungen der beiden Organe nicht allzu fernliegend. Diese Auffassung würde das Ineinandergreifen der peripheren Symptome in ungezwungener Weise erklären. Man könnte sich dabei eine plausible Vorstellung über Verschiedenheiten im Verlauf und gewisse Besonderheiten der Erscheinungen bilden. So könnte man im Falle GLÜCK-LEMANZCYK-H. HOFFMANN an eine Verschiebung der primären endokrinen Affektion von der Schilddrüse zu den Parathyreoidkörperchen denken, weil zuerst die Erscheinungen der Sklerodermie überwogen, um nachher denjenigen der Kalkgicht Platz zu machen. Vom gewöhnlichen Bilde der reinen Sklerodermie oder der reinen Kalkgicht bzw. deren Summierung abweichende Befunde ließen sich auf antagonistische Wirkungen der beiden Organe zurückführen. Trotz alledem müssen wir aber anerkennen, daß dieser anscheinend jetzt vorherrschenden Auffassung noch nicht mehr als der Wert einer Arbeitshypothese zukommt. Daß zuweilen ein ganz anderer innersekretorischer Symptomenkomplex im Vordergrund stehen kann, zeigt die Demonstration Werthers: Unterentwicklung der sekundären Geschlechtsmerkmale: Keine Pubes, bohnengroße Testes, hohe Stimme. Keine Libido. Schilddrüse ohne Abnormitäten.

**Kalkgicht und Myositis ossificans progressiva.** Alle Formen der Myositis ossificans haben das Gemeinschaftliche, daß es sich um Krankheitsvorgänge handelt, welche sich in elektiver Weise am interstitiellen Bindegewebe abspielen. Bei den sog. reinen Fällen von Myositis ossificans progressiva bleibt zwar der Krankheitsprozeß auf das Muskelbindegewebe beschränkt, während das Ausdehnungsgebiet der Kalkgicht vornehmlich im subcutanen, periartikulären, fasciellen, ausnahmsweise auch im perineuritischen Stützgewebe zu suchen ist, immerhin nicht selten bei gleichzeitiger Beteiligung des Bindegewebes der Muskulatur. In bezug auf die *Lokalisation* der pathologischen Vorgänge besteht also eine eigenartige, bemerkenswerte Übereinstimmung.

Was die *Natur* der örtlichen Veränderungen anbelangt, verdient betont zu werden, daß die Kalkgicht, soweit bekannt, auch im Muskelbindegewebe nur Kalkdepots setzt, die Myositis ossificans progressiva dagegen, wenn auch lange nicht so häufig, wie man aus der von B. G. Gruber gerade aus diesem Grunde bemängelten Bezeichnung entnehmen könnte, auch zu Knochenbildung führt. Bei der Myositis ossificans traumatica (M. o. circumscripta), und der Knochenbildung in Narben muß auf Grund sorgfältiger Studien und nach den Ergebnissen zahlreicher Tierexperimente angenommen werden, daß eine dystrophische Kalkablagerung im geschädigten Gewebe die Verknöcherung einleitet (Schujeninoff, Pochhammer), daß aber in anderen Fällen, wie B. G. Gruber es will, „diese heteroplastischen Verknöcherungsprozesse *nicht* von einer dystrophischen Verkalkung abhängig sind, daß es sich vielmehr bei der Bildung solcher Ossifikationsprodukte um eine Kalkausscheidung aus dem Säftestrom in das physiologisch dazu disponierte Knochenbildungsgewebe handelt".

Daß es bei der M. o. circumscripta bei der Verkalkung allein bleiben kann, und diese sogar der Rückbildung fähig ist, haben die Untersuchungen Schujeninoffs dargetan. Über spontane Rückbildung bei M. o. traumatica berichtet auch Nadler. Wenn wir uns Kerl anschließen, der sich von den Dermatologen am gründlichsten mit der Frage nach den Beziehungen zwischen Kalkgicht (Calcinosis interstitialis) und Myositis ossificans befaßt hat und der sich, basierend auf den Ansichten Rockitanskys und Virchows auf den Standpunkt stellt, es bestehe zwischen Verkalkung und Verknöcherung ein enger Zusammenhang, so brauchen wir aber auch in diesen (nicht einmal konstanten!) Unterschieden — Verkalkung bei Kalkgicht, Verknöcherung bei Myositis ossificans — keinen Grund für eine Wesensverschiedenheit der beiden Affektionen zu erblicken. Da bei der Myositis progressiva das dystrophische Moment, wie bei der Kalkgicht, meist nicht vorhanden oder nicht ersichtlich ist, scheinen auch hinsichtlich der Pathogenese ähnliche Gesetze obzuwalten.

Sowohl bei den eigentlich myositischen als bei den Verknöcherungen in Sehnen und Narben handelt es sich um den Folgezustand einer in der Hauptsache produktiven Entzündung, der durch eine ortsungewöhnliche Weiterdifferenzierung des entzündlich gebildeten Bindegewebes charakterisiert ist. Die Fähigkeit zu dieser Weiterdifferenzierung scheint dem Muskelbindegewebe in viel höherem Maße innezuwohnen als dem subcutanen Stützgewebe. Zweifellos gibt es aber auch *individuelle* Unterschiede, ererbte oder akquirierte Disposition, die für die Auslösung der Affektion entscheidend werden.

Wie unentbehrlich dieses letzte Moment ist, leuchtet besonders dann ein, wenn man die für das Zustandekommen der nicht traumatischen Myositis, der Myositis ossificans progressiva angeschuldigten Ursachen überblickt. Ohne die Annahme einer individuellen Disposition wäre es nicht leicht, sich eine Vorstellung darüber zu machen, warum das gleiche Grundleiden, z. B. ein Rückenmarksleiden *(Tabes, Syringomyelie)* das eine Mal eine Myositis ossificans auslöst, das andere Mal nicht.

Die Entstehung der Krankheit in früher Jugend, ihre häufige Einleitung mit rheumatoiden Symptomen und fieberhaften Zuständen, wodurch der Eindruck einer Infektionskrankheit erweckt werden kann, der zumeist progressive Verlauf und die ernste Prognose weisen weiterhin auf eine Übereinstimmung in den großen Linien mit der Kalkgicht hin. An weniger bedeutsamen Einzelheiten wie Beginn am Stamm, vorzugsweise in der Schultermuskulatur oder im Sternocleidomastoideus, oder dem Vorhandensein von Mißbildungen (Mikrodaktylie der Daumen und Großzehen, sog. HELFERICHsches Symptom, dürfen wir uns nicht stoßen.

Seit der Aufstellung des Krankheitstypus der Myositis ossificans durch MÜNCHMEYER (1869) konnte denn auch noch keine Einigung hinsichtlich der Zugehörigkeit vieler Beobachtungen zu diesem Leiden erzielt werden. Schon von den ersten unter diesem Namen beschriebenen Fällen sind einige zweifelhaft. Sicher nicht hierher gehört der Fall HENRY. Auch LOMMEL führt unter Myositis ossificans progressiva noch Beispiele mit Verkalkungen im subcutanen Gewebe und Heilungstendenz auf, welche, wie der Fall KRAUSE und TRAPPE, von den meisten zur Kalkgicht gezählt werden.

Aber auch hinsichtlich der nosologischen Deutung der Affektion sind die Meinungen noch geteilt. Bekanntlich stellten BOKS, KÜMMEL, VOLKMANN u. a. die kongenitale Anlage in den Vordergrund, und wenn GOTO das Wesen der Krankheit in einer Hyperplasie des Bindegewebes auf Grund mangelhafter Differenzierung erblickt, so vertritt er ungefähr den gleichen Standpunkt. Demgegenüber wird die Lehre VIRCHOWs, MAYs u. a., wonach die Erkrankung als Neoplasma zu deuten wäre, jetzt kaum mehr akzeptiert. Sie stellt übrigens nur eine besondere pathologisch-anatomische Interpretation der bei Myositis ossificans auftretenden Knochenbildung dar und läßt Ätiologie und Pathogenese unberührt. Isoliert geblieben ist die Auffassung BORSTs, der die Myositis ossificans der Neurofibromatosis gleichstellen wollte. Dagegen erfreut sich die entzündliche Theorie, für die MÜNCHMEYER, LEXER u. a. plädierten, zahlreicher Anhänger. Ihr steht die Annahme ROSENSTIRNs von primären multiplen Hämorrhagien nicht fern. In neuerer Zeit scheint aber namentlich die Meinung derer an Boden zu gewinnen, welche wie NIKOLADEMI, BERGER, KLEMM, EICHHORST, GRUBER u. a. den Sitz des Leidens ins Zentralnervensystem verlegen, und nach denen die primäre Ursache in schweren zentralen nervösen Störungen verschiedener Art beruht.

Immerhin möchten wir es nicht unterlassen auch hier darauf hinzuweisen, daß diese anscheinend so schroffen Gegensätze sich doch da und dort überbrücken lassen, sobald man die Verhältnisse von einem höhern Gesichtspunkt überblickt und versucht, Ursache und Wirkung auseinanderzuhalten. So können wir uns recht gut vorstellen, daß eine primäre zentrale Krankheit unter gewissen Voraussetzungen entzündliche periphere Läsionen auslöst, oder wie bei der Kalkgicht Veränderungen in der Löslichkeit der Kalksalze zur Folge hat, so daß eine Ausfällung an besonders prädisponierten Stellen statthat, oder endlich Anlaß zu einer direkten Metaplasie des mangelhaft differenzierten Mesenchyms zum Knochengewebe gibt. Meist aber scheint wie bei der Kalkgicht das Zusammentreffen mehrerer Faktoren wahrscheinlich zu sein. Speziell ist bei der Prädisposition der Stützsubstanz zu bedenken, daß einmal eine vermehrte Disposition zu Verkalkung und Knochenbildung anderem Gewebe gegenüber ganz allgemein besteht, daß diese aber durchschnittlich nicht so groß ist, um die Auslösung der einen oder der anderen Erscheinung zu ermöglichen. Dazu bedarf es einer individuellen Quote, und diese liegt entweder in einer kongenitalen Anlage — wofür vielleicht das häufige Auftreten der Krankheit in jugendlichem Alter spricht —, oder sie wird durch örtlich sich abspielende krankhafte Vorgänge (Entzündung) erzeugt, durch regressive Metamorphose des vorhandenen Bindegewebes oder durch entzündliche Neubildung von weiter differenzierbarer Stützsubstanz. Beim jetzigen Stande unserer Kenntnisse muß man wohl mit verschiedenen Möglichkeiten rechnen. Häufiger als dies bei der Kalkgicht ersichtlich ist, scheinen bei der Myositis ossificans progressiva entzündliche, gewebsschädigende Prozesse die Verkalkung oder Verknöcherung vorzubereiten.

Solche vergleichende Betrachtungen bekräftigen unsere Überzeugung, daß sowohl in *pathogenetischer* Hinsicht wie in bezug auf die Krankheitsmanifestationen auffallende Analogien zwischen der Kalkgicht und der Myositis ossificans progressiva vorhanden sind. Die Ähnlichkeit beider Affektionen läßt sich sogar bis in die Formes frustes verfolgen, die beim einen wie beim anderen Leiden Übergänge zu vorwiegend dystrophisch bedingten Kalkablagerungen, s. Knochenbildungen (M. o. circumscripta) histologisch und ursächlich (Traumen) aufweisen. Die Myositis ossificans progressiva entspricht der Kalkgicht (Calcinosis), die Myositis ossificans cirsumscripta (traumatica) den dystrophischen Kalkablagerungen. Daher müßte man versuchen, die Myositis ossificans progressiva ebenso streng von der Myositis ossificans circumscripta, s. traumatica zu trennen wie die Kalkgicht von den dystrophischen Kalkablagerungen. Den kritischen Argumentationen SCHNITZERS gegenüber der Auffassung KERLS aber müssen wir unsere Zustimmung versagen und uns mit KERL auf den Standpunkt stellen, daß Kalkgicht und Myositis ossificans progressiva eine nahe *Wesensverwandtschaft* verbindet.

**Therapie der Kalkgicht.** Die *Therapie* der Kalkgicht konnte leider bisher nur eine rein symptomatische und probatorische sein und ist wenig aussichtsreich. Sie besteht in antiphlogistischen Maßnahmen und in der Anwendung schmerzstillender Mittel beim Auftreten entzündlicher Schwellungen, in operativer Entfernung (Auslöffelung) der Kalkmassen in späteren Stadien nach Perforation der Herde. Die von einigen französischen Autoren empfohlenen Citronenkuren sind ebenso wirkungslos wie die auch neuerdings wieder von GILBERT und POLLET vorgeschlagene fleischreiche und milch- und gemüsearme Kost. Ohne Erfolg wurden Solbäderkuren und Fibrolysininjektionen gemacht (DIETSCHY, KRAUSE und TRAPPE). MESCHTSCHERSKI will bei seinem mit schwerer Sklerodaktylie und Basedow kombinierten Fall eine sichtliche *Besserung* nach 40 Thiosinamininjektionen (15%ige Lösung) gesehen haben. MATSUDA erzielte *Erfolg* mit Ovarialextrakt und betont, daß auch Adrenalin eine günstige Einwirkung zeigte, dagegen Jodkali sowie Thyreoideapräparate nicht zu empfehlen seien. Endlich glaubt SANNICANDRO an die Wirkung hypertonischer Kochsalzlösungen. Bei einer Kranken (Sklerodermie und Kalkgicht), die 30 Einspritzungen zu 10—20 ccm 10%iger NaCl-Lösung erhalten hatte, soll eine weitgehende Besserung eingetreten sein. Er stellt sich dabei vor, es komme zu einer Wasserretention im Bindegewebe, in der Folge Lösung der Kalksalze und Ausscheidung durch den Schweiß.

In allerjüngster Zeit ist dagegen ein Verfahren von CRAIZ und LYALL angegeben worden, das sich auf experimentelle Grundlagen zu stützen rühmt. Die beiden Autoren gingen davon aus, daß intravenöse oder stomachale Darreichung von Phosphorpräparaten zu einer Abnahme des Ca-Titers und zu vermehrter Calciumausscheidung führe, wodurch nach ihrer Spekulation eine Resorption von Kalkniederschlägen in den Geweben angeregt werde. In der Tat erzielten sie bei einem 5jährigen Mädchen, das während 3 Monaten erfolglos mit Jodpräparaten behandelt worden war und namentlich an den unteren Extremitäten zahlreiche Kalkablagerungen aufwies, auf perorale Verabreichung von phosphorsaurem Natrium, zuerst 3mal täglich 1 g, später 4mal täglich 2 g, in wenigen Wochen einen röntgenologisch bestätigten auffallenden Erfolg. Natürlich erlaubt diese *eine* Beobachtung noch kein festes Urteil über den praktischen Wert der Methode, und die Vorstellung über die Resorption der Kalkkonkremente im Gewebe mag sogar etwas primitiv anmuten. Eine Nachprüfung dürfte sich aber schon im Hinblick auf die sonst so infauste Prognose der Kalkgicht im Kindesalter lohnen.

Über gute Resultate mit *Röntgenbestrahlungen* berichten SELLEBEY und FREYE, SANDSTRÖM, MUSKAT, COHN. Dosierung $^1/_2$ H.E.D. in 2tägigen Intervallen bis zur völligen H.E.D.

## 3. Die dystrophischen Kalkablagerungen.

### a) Allgemeines.

Anläßlich der Besprechung der Kalkmetastasen und der Kalkgicht haben wir hervorgehoben, daß die Annahme einer Stoffwechselstörung im Kalkhaushalt allein zur Erklärung der Kalkablagerungen in der *Haut* kaum ausreiche. Sie genügt nur bei der Ausfällung fester Kalksalze in den Prädilektionsstellen erster Ordnung (Kalkmetastasen). Immerhin bilden bei den Kalkmetastasen der Haut und bei der Kalkgicht der pathologisch veränderte Kalkstoffwechsel oder die Alterationen in den Löslichkeitsverhältnissen wohl dem dominierenden Faktor. Die Herabsetzung der Vitalität des von der Krankheit befallenen Gewebes spielt meist nur die Rolle des auslösenden oder des begünstigenden Momentes. Wie wichtig dieses aber auch bei diesen 2 Formen der Kalkablagerung sein kann, beweisen die von JADASSOHN beschriebenen Parallelfälle von Striae mit und ohne Verkalkung.

Anders liegen die Dinge bei den sog. *dystrophischen* Verkalkungen. Hier hat sich das Verhältnis entschieden zugunsten der Bedeutung des lokalen Faktors geändert. Der Ort der Verkalkung ist vorgezeichnet, der Raum für die Ausfällung begrenzt.

Aus den früheren Ausführungen ergibt sich aber dennoch, daß hinsichtlich der Klassifizierung Zweifel entstehen können. Bei unseren noch so lückenhaften Kenntnissen ist zuweilen die Entscheidung nicht möglich, ob die allgemeine oder die lokale Komponente überwiegt, und es muß somit mitunter die Einteilung dem persönlichen Ermessen des Untersuchers überlassen werden. Die Verlegenheit beginnt schon bei den Abortivformen der Kalkgicht und den Beobachtungen, die keine sichere Zuteilung mehr ermöglichen. Sie wird größer bei den Fällen, wo die lokalen Einflüsse imponieren, z. B. *chemische,* wie bei dem Falle RIEHLs mit der Schwefelsäuredermatitis, der von den einen bei der Kalkgicht, von den anderen bei der dystrophischen Form aufgeführt wird, oder *traumatische,* wie in der Beschreibung von PATRASSI, wo eine *symmetrische,* periartikuläre, den bei der Kalkgicht angetroffenen Verhältnissen durchaus entsprechende Verkalkung im Bindegewebe der Kniegegend bei einer 66jährigen *Putzfrau* festgestellt und das Vorkommnis auf die Jahrzehnte hindurch sich wiederholende traumatische Reizung, das Knien bei der beruflichen Arbeit in Analogie zu der chronischen präpatellaren Bursitis („house-maid's knee") ursächlich zurückgeführt wurde. Und endlich läßt sie der Willkür völlig freien Spielraum bei den vielen Beobachtungen, bei denen vorläufige Anhaltspunkte nach der einen wie nach der anderen Richtung fehlen.

Die dystrophischen Verkalkungen bilden zweifellos weitaus die umfangreichste der 3 Formen der pathologischen Verkalkungen, die wir unterschieden haben. Zahlenmäßig beherbergen sie das Gros der Fälle. In den inneren Organen kommen sie noch entschieden häufiger vor als an der Haut bzw. Subcutis. Sie umfassen ein durchaus heterogenes Material. Hier finden wir neben Geschwülsten Entzündungsprozesse verschiedenster Art, aber auch anders bedingte Gewebsdystrophie. Das vereinigende Moment stellt immer die Dystrophie dar, die wir in vielen Fällen in Gestalt morphologischer, oder physikalisch-chemischer Veränderungen nachzuweisen vermögen. Den schleichenden Übergang von physiologischen zu pathologischen Vorgängen treffen wir namentlich in dieser Gruppe der Kalkablagerungen an. Wir denken dabei insbesondere an die Altersdystrophie, die im Gehirn zu den regulären feinkörnigen Kalkausscheidungen führt und an die Alters- und Abnützungserscheinungen am Gefäßsystem, die an der Entstehung der Atherosklerose beteiligt sind. Das labile Verhältnis zwischen Gewebsdisposition und die Verkalkung oder Verknöcherung auslösenden Momenten tritt gelegentlich recht deutlich zutage. Nicht selten werden die letzteren in Gestalt von anscheinend sehr wenig bedeutenden mechanisch-traumatischen, irritativen oder toxischen Faktoren mehr vermutet als bewiesen, so bei der Myositis ossificans, Exerzierknochen, spontanen Verknöcherungen. Bei den meisten sog. mechanischen Ursachen, mögen dieselben hastige, plötzliche sein oder als leichte chronische, nach dem Gesetze der Reizsummation empfunden werden, müssen Gewebsirritation und entzündliche Vorgänge mit in Rechnung gezogen werden. Als Beispiel heftigsten traumatischen Insultes wird die Commotio cerebri erwähnt, wonach ausgedehnte Verkalkungen der Hirnrinde infolge einer zweifellosen Zellschädigung beobachtet werden können. Als Folge einer chronisch-mechanischen Irritation werden die häufig beobachteten Verkalkungen der Herzklappen angesehen. Eine traumatische Komponente (Fremdkörperwirkung) kommt dagegen wohl den durch die Anwesenheit von *Parasiten* hervorgerufenen Verkalkungen zu, die in der Aorta des Pferdes häufig festgestellt und durch das Sclerostomum bidentatum hervorgerufen werden. Ob die STEINERsche Krankheit und die von GERGO beschriebene Affektion, die sich klinisch ebenfalls durch zum Teil verkalkende, fibröse Geschwülste auszeichnen und deren parasitäre Natur nach Ansicht der Autoren wahrscheinlich ist, ebenfalls hierher zu zählen sind, bleibt dahingestellt.

Bei den dystrophischen Verkalkungen der inneren Organe scheinen die entzündlich bedingten Formen zu dominieren. Außer den bei zahlreichen Lungenleiden und namentlich bei Tuberkulose in verschiedenster Lokalisation beschriebenen Kalkablagerungen muß hier wiederum der am Zirkulationsapparat sich abspielenden Krankheitsvorgänge gedacht werden. In endokarditischen und endlich arteritischen Prozessen ist Kalkablagerung und sogar Knochenbildung keine große Seltenheit (ROHMER, MOENKEBERG).

Ein häufig zu Gewebsdystrophie führender Vorgang stellen Zirkulationsstörungen dar. Die degenerativen Veränderungen manifestieren sich dabei an einzelnen Organen oder Organteilen. Sie spielen sich in primär gesundem, öfters aber in bereits primär alteriertem Gewebe, Neubildungen, Granulationsgewebe, ab.

Bald ist die Blutzufuhr vermindert *(Lithopädion!)*, bald hat man es mit Stauungserscheinungen zu tun, die ihrerseits auf endarteritischen, endophlebitischen, thrombotischen oder embolischen Prozessen beruhen können. Das Zirkulationshindernis kann aber auch außerhalb des Gefäßapparates im Gewebe selbst liegen. Ernährungsstörungen solcher Art kommt besonders bei den malignen Tumoren mit überstürzter Zellproliferation und mangelhafter Zelldifferenzierung eine gewichtige Bedeutung für das Zustandekommen der degenerativen Vorgänge zu. Es besteht Grund zur Annahme, daß auch Sekretstauungen ähnliche Verhältnisse schaffen. Voraussetzung ist, daß die Ernährungsstörungen von genügender Intensität und Dauer sind.

Die durch solche und andere primäre pathologische Ereignisse (Gifte, infektiös-toxische Substanzen) verursachten zelldegenerativen Zustände unterscheiden sich in mannigfacher Hinsicht. Im Protoplasma kommt es zu Veränderungen, die als körniger Zerfall, einfache Atrophie, Nekrobiose, Koagulationsnekrose usw. bezeichnet werden. Man spricht dann auch von hyaliner, fettiger, schleimiger, kolloider, hydropischer und amyloider Degeneration. Nimmt auch die Kernsubstanz am Zerfall teil, so sieht man Chromatolyse, Karyorrhexis und Karyolysis auftreten. Bei hoher Intensität und umfangreicher regressiver Metamorphose entstehen in dem dystrophischen Gewebe Erweichungen, Verflüssigungen, Verkäsungen mit ihren Folgezuständen. Alle diese Veränderungen legen die Grundlage zu pathologischen Kalkausfällungen.

Bei den Kalkablagerungen, die den Dermatologen hauptsächlich beschäftigen, scheint der *hyalinen* Degeneration eine besonders hervorragende Rolle zu gebühren. Nach der Auffassung der Autoren kommt die Verkalkung dadurch zustande, daß das Hyalin, das keinen einheitlichen Körper, sondern eine Reihe von Eiweißkörpern mit gleichen optischen Eigenschaften ohne Amyloidreaktion darstellt, oft als dicke Fasern, Balken und Bänder in den Saftspalten des Bindegewebes und um die Gefäße, zum Teil aber auch als Folge einer Aufquellung und Umwandlung von Intercellularfasern sich entwickelt. In den größeren Blutgefäßen bemerkt man hyaline Degeneration vorzugsweise an der Intima, in den kleineren um die Media, in den Capillaren gelegentlich eine mantelförmige Abscheidung um das Endothel. Wohl bekannt ist die hyaline Entartung in Schlingen der Nierenglomeruli, im Bindegewebe der Glomeruluskapsel, in Strumen, Lymphdrüsen, in entzündlichem Granulationsgewebe, im Bindegewebe benigner Tumoren. Perivasculäre Anordnung der hyalinen Masse als Vorstufe der Verkalkung findet sich ganz besonders charakteristisch in vielen Tumoren. Trübe Schwellung, hydropische oder vacuoläre Degeneration führen oft erst auf dem Umwege der *fettigen* Degeneration zur Verkalkung, wie denn Einzelne (z. B. KLOTZ) annehmen, die Kalkausfällung erfolge überhaupt zumeist in der Weise, daß zuerst als Vorstufe Kalkseifen gebildet werden, wobei die notwendigen Fettsäuren teils aus tiefzersetzten Eiweißkörpern, teils aus abgebautem Zucker stammen. Tatsächlich wird degenerative Fettinfiltration oder fettige Degeneration auffallend häufig, wenn auch bei weitem nicht regelmäßig, als Vorläufer der Verkalkung festgestellt. Ernährungsstörungen, entzündliche Vorgänge, Fieber, Vergiftungen sind zumeist für das Zustandekommen dieser zu Verkalkung disponierenden Zellschädigung verantwortlich. Die *schleimige* Degeneration ist charakterisiert durch das Auftreten von Glykoproteiden, Mucin, derselben Substanz, die normalerweise von Epithelien und Bindegewebe gebildet wird. Man trifft sie in der Haut selten an (vgl. jedoch oben Fall H. HOFFMANN). Dasselbe gilt für die *Kolloid*bildung, die bei strumöser Erkrankung durch vermehrte Sekretion und Umwandlung ganzer Zellen in Gallertmasse vorkommt, und zuweilen zu großen Ansammlungen in dilatierten und evtl. zu größeren Hohlräumen konfluierenden Cysten führen kann. Diese Degenerationsform wurde mehrfach bei Psammomen vorgefunden. Der Vollständigkeit halber muß auch noch der die Verkalkung vorbereitenden *pathologischen Verhornung* gedacht werden. Man begegnet ihr wohl fast ausschließlich im versprengten Plattenepithel verkalkender Tumoren, in subepidermalen Cysten, verkalkten Epitheliomen (Epidermoiden), Dermoiden und Krebsen, oft in Form geschichteter Hornperlen.

Unter den dystrophischen Verkalkungen der Haut und der Subcutis nehmen in bezug auf Häufigkeit des Vorkommens und Bedeutung die sekundär *verkalkten Neubildungen* den 1. Platz ein. Zu der Verkalkung kann eine Knochenbildung hinzukommen. Im Prinzip kann, wenn gewisse Voraussetzungen erfüllt sind, jeder Tumor der Verkalkung anheimfallen. Kalkablagerungen sind vornehmlich in *benignen* Geschwülsten beschrieben worden. Eine zahlenmäßige Reihenfolge ließe sich aber kaum aufstellen. Viele von diesen Tumoren sind zu den Naevusbildungen zu zählen (vgl. JADASSOHN, Londoner Referat). So finden wir Mitteilungen über verkalkte Epitheliome, s. Epidermoide, Carcinome, Dermoide, Atherome, Fibrome, Sarkome, Angiome, Lipome, Xanthome. Sogar verkalkende und ossifizierende Metastasen verkalkter oder verknöcherter Geschwülste sind bekannt (metastatisches, ossifizierendes Sarkom von FINNERUD). Die von den Verfassern als Endotheliome und Lymphangiome aufgefaßten Fälle sind umstritten. In einzelnen kurz zusammenfassenden Darstellungen, z. B. denjenigen von L. BROCQ und von J. DARIER, werden Fibrome und Sarkome als besonders häufig dem Verkalkungsprozeß anheimfallende Tumoren erwähnt. Doch scheinen diese Vorkommnisse etwas seltener zu sein, als man ehedem annahm. Aber man kann auch bei den übrigen Formen nur von einer *relativen* Häufigkeit sprechen; denn die pathologischen Verkalkungen sind überhaupt seltene Krankheitserscheinungen.

Weiterhin sieht man Verkalkungen der subcutanen *Blutgefäße* mit *Phlebolithen*bildung. Ferner treten bisweilen bei alten Leuten knötchenförmige Verkalkungen im *Fettgewebe* der *unteren Extremitäten* auf, die POIRIER als „*Tumeurs pierreuses*“ bezeichnet hat.

Natürlich muß auch den sog. spontanen Verkalkungen und Verknöcherungen sowie denjenigen nach mechanischen Insulten oder Irritationen, eigentlichen Traumen usw. hier ein Platz angewiesen werden, und es ist fraglich, ob nicht einzelne als Myositis ossificans beschriebene Fälle ebenfalls hierher zu zählen sind (vgl. oben).

Außerordentlich selten sind die sog. echten *Osteome* und *Chondrome* der Haut, und auch die WINKLER-JADASSOHNschen *Psammome* sind als eigentliche Curiosa zu bezeichnen.

Zu den dystrophischen Kalkablagerungen gehören endlich die im *Granulationsgewebe* chronischer Hautkrankheiten vorgefundenen, meist nur geringgradigen Kalkausfällungen. KRAUS, LÖWENBACH und KERL haben diesen Befund bei *Tuberkulosen* erhoben, KERL bei *Lupus erythematodes*, SEHRT in spezifischen und unspezifischen Narben. Außergewöhnlich ist die von QUEYRAT u. a. mitgeteilte Kalkablagerung in Acneknötchen. Zweifellos kann auch hier das Verkalkungsstadium eine Vorstufe der Knochenbildung sein. So fand HOPKINS bei einer älteren Frau in Acneeflorescenzen Miniaturosteome mit konzentrisch angeordneten Knochenlamellen, einigen Osteoblasten, Knochen- und Fettmark, Capillaren und HAVERschen Kanälen. Soweit sich aus dem kurzen Referat beurteilen läßt, in dem CSILLAG über eine als multiple miliare Gesichtscalcinose bezeichnete und in der ungarischen dermatologischen Gesellschaft vorgestellte Affektion bei einer 49jährigen Frau berichtet, ist es nicht unwahrscheinlich, daß die bis hanfkorngroßen aus Kalksalzen bestehenden Gebilde sich ebenfalls auf dem Boden einer Acne entwickelt hatten.

Daß aber die für Kalkablagerung erforderlichen Bedingungen auch durch rein toxische Entzündungsprozesse und durch Fremdkörperreizung erfüllt werden, beweisen ähnliche Erhebungen nach Injektion von Giften (Sublimat, Phosphor usw.), ferner in Salvarsannekrosen (DALLA FAVERA, LÖHE, A. SCHMITT, nach JOHA u. a.) und nach Einbringen von Tierkohle.

Es ist naheliegend, daß nicht jeder Vertreter der dystrophischen Verkalkung Gegenstand einer eingehenden Darstellung bilden kann. Die wenigsten von ihnen bieten in bezug auf die Verkalkungsvorgänge, mit denen wir uns hier zu beschäftigen haben, erwähnenswerte Besonderheiten. Immerhin scheint es uns richtig zu sein, auf einige Formen näher einzutreten. Unter den Tumoren wurde weitaus die größte Aufmerksamkeit den sog. verkalkten Epitheliomen entgegengebracht, wie sich aus den zahlreichen Betrachtungen ergibt, die auch schon ältere Autoren den von ihnen beobachteten Fällen widmeten. Obschon die Verkalkung dieser benignen Geschwulst den Stempel aufdrückt, sind es aber hier nicht allein die eigenartigen Verkalkungsvorgänge, die zu vertieftem Studium einladen, sondern namentlich auch Fragen, die sich auf die Genese dieses ungewöhnlichen Neoplasmas beziehen. Dieser Geschwulst soll denn auch hier eine ausführlichere Besprechung zuteil werden. An erster Stelle muß aber das Psammom der Haut kurz besprochen werden, weil es das klassische Paradigma für eine verkalkte Geschwulst darstellt.

## b) Spezielle Beispiele.

### α) Psammome.

In den Sandkörpergeschwülsten der Hirnhäute, die durch den Befund von Verkalkungen mannigfachster Art den Namen Psammom oder nach Borst besser Endothelioma psammosum verdienen, treten Kalkablagerungen im Bindegewebe als Nadeln, Stacheln, Spieße und Balken auf. Verkalkte Gefäße erscheinen als Keulen, Kolben, Zylinder. Konglomerate und Schichtungen endothelialer Zellen endlich können nach Verkalkung als kugelige, maulbeerförmige, konzentrisch und radiär gestreifte Gebilde erscheinen, die den Körperchen des sog. Hirnsandes gleichen. Manchmal sind die Verkalkungen so ausgedehnt, daß man in den Maschen eines bindegewebigen Stromas nichts anderes als zahllose, geschichtete Sandkörperchen vorfindet (Borst). Man kann also hier alle Grade der Petrifikation von der Bestäubung mit feinen Molekülen bis zur Bildung größerer Kugeln und Zapfen nachweisen.

Über die Ursachen der Verkalkung sind die Ansichten der Forscher geteilt. Die Einhaltung bestimmter Prädilektionsstellen läßt an die Einwirkung mechanischer Momente infolge Verlangsamung des Blut- und Säftestromes denken, worauf M. B. Schmidt bei der Besprechung der Entstehung der Pacchionischen Granulationen aufmerksam gemacht hat.

Für die Verkalkung in den Gefäßen dieser kleinen Gewächse nimmt Arnold ebenfalls eine Behinderung des Kreislaufes an, der zufolge Thrombenbildung und später Petrifikation des Thrombus zustande komme. Besonders deutlich manifestiert sich dieser Vorgang bei der Entstehung von Kugeln in seitlichen Ausbuchtungen von Gefäßwänden (Cornil und Ranvier). Diese Erklärung ist nicht von der Hand zu weisen, zumal schon Virchow Verkalkungsvorgänge in geronnenen Blutmassen festgestellt hat. Aber sie berücksichtigt die außerhalb der Gefäßlumina in den Gefäßwänden, in den Bändern und Bindegewebsbündeln der Psammome auftretenden Verkalkungsvorgänge nicht.

Nach Otto, dem auch Arnold sich anzuschließen geneigt ist, ist das Psammom eine Geschwulstart, die in ihren frühern Stadien aus einem weichen, sehr saftigen, vielleicht myxödematösen, jedenfalls aber sehr gefäßreichen Bindegewebe besteht, das später gewisse, zum Teil myxomatöse oder kolloidale Rückbildungsvorgänge erleide, worauf sich die Petrifikation aller Teile einstelle. Auf diese Weise würden auch die für das Psammom charakteristischen, aus konzentrisch gelagerten Elementen bestehenden kugeligen Konglomerate entstehen. Arnold konnte beobachten, daß der Verkalkung dieser Gebilde nicht selten eine mehr oder weniger vollständige kolloide Metamorphose vorausgeht. Er glaubt mit VIRCHOW aber auch an eine anorganische Entstehung dieser Kugeln, nämlich an eine schichtenweise Ablagerung einer kolloiden Substanz, die später petrifiziere.

Ob bei den Psammomen eine einheitliche — dystrophische — Ursache der Kalkablagerung besteht, oder ob verschiedene lokale Besonderheiten dafür verantwortlich zu machen sind, bleibt also vorläufig unentschieden. Sicher ist nur, daß die Kalkkonkremente aus verschiedenen Gewebsbestandteilen hervorgehen können und zwar aus Blutgefäßen, Lymphspalten und -gefäßen, Bindegewebsfasern und Zellen, an denen oft primäre kolloide, myxomatöse und nach WINKLER auch hyaline Degenerationsvorgänge bemerkt werden können.

M. WINKLER hat nun als erster an einem Fall aus der JADASSOHNschen Klinik bewiesen, daß Psammome auch in der *Haut* resp. *Subcutis* vorkommen können. Bei einem 10jährigen, mit einer starken *Skoliose* behafteten Mädchen fand er in der Haut des Rückens, unweit der Medianlinie, 3 ovale, in der Längsrichtung 2—4 cm messende Tumoren, die histologisch von LANGHANS und von JADASSOHN nur als Psammome diagnostiziert werden konnten. Klinisch waren sie durch derbe, plattenförmige Knoten in den tieferen Lagen der Cutis und im Unterhautzellgewebe gekennzeichnet und ließen sich zum Teil strangförmig bis an den Knochen verfolgen. Die oberen Partien der Haut beteiligten sich an dem Tumor durch Elastinverlust und Pigmentzellenvermehrung, wodurch stellenweise ein atrophisches, graurötliches Aussehen der Oberfläche der Tumoren zustande kam. Es ließ sich nachweisen, daß die Nervenscheiden außergewöhnlich weit mit den Unterhautnerven nach außen gewachsen waren, und auf diese Anomalie mußte die Psammomentwicklung folgerichtig zurückgeführt werden.

Seither hatten aber JADASSOHN und auch seine durch ihn darauf aufmerksam gemachte Schüler (speziell C. LENNHOFF) mehrfach Psammome in der Haut feststellen können. JADASSOHN beobachtete sogar Psammome familiär bei Geschwistern, nicht aber bei deren Eltern. In einem Falle bestanden auch noch Veränderungen im Sinne der Talgdrüsenhyperplasien (Naevus sebaceus), Schweißdrüsenerweiterungen und eine ganz eigenartige Spaltbildung im Epithel mit Verhornungserscheinungen innerhalb des Spaltes, Veränderungen, die wie die Psammome ebenfalls auf eine kongenitale Anlage schließen ließen.

Die gewöhnliche Lokalisation ist aber nicht die von WINKLER erwähnte. Als Prädilektionsstelle muß die Hinterhauptsgegend und hier wieder speziell die Gegend der kleinen Fontanelle bezeichnet werden. Die daselbst vorkommenden, beim klinischen Aspekt wohl meist für Atherome oder weiche Naevi gehaltenen Geschwülstchen haben gewöhnlich eine flach-kugelige, manchmal auch ovale Form. An Stelle der Kuppel findet sich zuweilen eine kleine Delle, zeigen oft einen graurötlichen Farbenton und erreichen im Gegensatz zu den verhältnismäßig umfangreichen WINKLERschen Gebilden am Rücken nur etwa Erbs- oder Bohnengröße. Man sieht sie vorwiegend bei älteren, kahlen Männern. Es ist aber wohl möglich, daß sie schon früher auftreten, aber ihrer subjektiven Symptomlosigkeit wegen nicht zur Beobachtung gelangen.

Eine besondere praktische Bedeutung kommt diesen gutartigen Tumoren gewiß nicht zu; es gebührt ihnen aber eine um so größere wissenschaftliche Beachtung wegen ihres allgemein-pathologischen Interesses.

### β) Verkalkte Epitheliome, s. Epidermoide.

**Definition.** *Unter verkalkten Epitheliomen verstehen wir meist gutartige naevogene Neoplasmen, die an beliebigen Stellen des Körpers, häufig in Einzahl, auftreten, ins Unterhautbindegewebe eingelagert sind und aus Nestern von ganz oder* *zum Teil nekrotischen Epithelzellen bestehen und die der Verkalkung und manchmal auch der Verknöcherung anheimfallen.*

Damit sind diese Neubildungen von den *echten Krebsen,* die klinisch und histologisch wesensverschiedene Geschwulstformen darstellen, aber ebenfalls teilweise oder ganz verkalken oder petrifizieren können, endgültig getrennt.

**Entstehung und Klassifikation.** Bis vor kurzer Zeit bestanden über das Wesen und die Herkunft der verkalkten Epitheliome große Unklarheit und beträchtliche Meinungsverschiedenheiten. Obschon die Tumoren, die uns hier beschäftigen, nach ihrem klinischen Verlauf durchaus gutartig sind, sich langsam entwickeln, kaum je Metastasen machen und nur ganz selten (2 Fälle von Malherbe, einer von Reverdin und einer von Gromiko) rezidivieren, wurden sie gleich von ihren ersten Beschreibern, Förster (1860), Sokolowsky (1865), Wilckens (1868), als Epitheliome im Sinne der *Cancroide* bezeichnet. Auch spätere Autoren schlossen sich dieser Betrachtungsweise an, so v. Noorden (1888), Denecke (1893), Chilesotti (1904). Bilke, Trélat und Léjard (1885) und auch Chilesotti faßten die Geschwülste als Hautcarcinome auf, deren Eigentümlichkeit, die Verkalkung, nur nebensächliche Bedeutung zukomme und es nicht zulasse, ihnen eine Sonderstellung oder einen spezifischen Charakter zuzusprechen.

Dagegen will Thorn von einer Einbeziehung der verkalkten Epitheliome zu den Cancroiden nichts wissen. Seine schroffe Opposition stützt sich auf das Fehlen der Fähigkeit zu unbegrenzter Proliferation und der Metastasierung.

v. Noorden bemerkt, daß diese Tumoren aus unbekannter Ursache in ihrem Wachstum auf *eine* Stelle beschränkt bleiben, während Denecke betont, daß das in den Anfangsstadien typische Bild des Cancroids später durch Verkalkung und Verknöcherung undeutlich werde und es dann als erklärlich erscheinen lasse, daß man solche verkalkte Epitheliome für verknöcherte *Atherome* hielt.

Diese Auffassung, der Virchow und Klebs zuneigten, vertrat auch später noch Ziegler (1906).

L. Schwarz nimmt an, die von ihm als „*Epithelioma papillare*" bezeichnete Geschwulst am Hinterkopf einer mit zahlreichen Atheromen behafteten 60jährigen Frau sei aus einem Atherom hervorgegangen und hebt einerseits, der Verhornung wegen die Beziehungen zu den Cancroiden hervor, andererseits weist er wegen der partiellen Verkalkung auf die Verwandtschaft mit den verkalkten Epitheliomen hin.

Unter den von M. Strassberg (1911) publizierten einschlägigen Beobachtungen werden 2 durch Verhornung, Verkalkung und Knochenbildung ausgezeichnete Tumoren als *wahre Plattenepithelcarcinome* betitelt. Dagegen bedient sich Strassberg bei einem weiteren Fall einer anderen Nomenklatur und bezeichnet 3 verkalkte und verknöcherte Tumoren der behaarten Kopfhaut als „zusammengesetzte *Epidermoide*".

Nach Strassberg wäre die Reihenfolge der sich abspielenden Vorgänge dadurch charakterisiert, daß die Epithelzellhaufen zuerst absterben, nekrotisch werden und dann verkalken. Hernach würde dann das verkalkte Epithel- und Bindegewebe von Riesenzellen abgebaut und später durch spongiösen Knochen ersetzt.

Eine Entstehung der Geschwülste aus *Talgdrüsen* oder einer frühzeitigen Umwandlung aus *Atheromen* reden Malherbe, Chandelux und Luquet, Chenantais und Lapointe das Wort. Bard spricht von einem ausführlichen Prozeß in den Talgdrüsen, der durch Verkalkung geheilt sei, und Barlow belegte seine multiplen, abgekapselten Geschwülste mit dem Namen *Adenomata sebacea*", eine Bezeichnung, die E. Hedinger (1910) ablehnte und durch „*benignes Epitheliom*" ersetzte.

Auf Grund eines sonderbaren Befundes an einem Wangentumor eines Knaben änderte MALHERBE später seine ursprüngliche Auffassung. Er fand nämlich in der Umgebung der Geschwulst aufgeblasene *Schweißdrüsen,* jedoch keine Talgdrüsen, woraus er den Schluß zog, die Neubildung sei aus Schweißdrüsenelementen hervorgegangen.

Zu der Frage der *Dermoid-* oder *Epidermoid*natur der „eingebalgten Epithelialgeschwülste" hatte schon LÜCKE (1863) Stellung genommen. Er widersetzte sich einer solchen Anschauung über die Entstehungsweise dieser klinisch benignen Tumoren. Seiner persönlichen Meinung nach verdanken diese ihre Herkunft einer herdförmigen Epithelentwicklung im *subcutanen Bindegewebe,* woraus sich auch der alveoläre Bau erklären lasse.

Das Auftreten von Epithelzellen in der Subcutis wäre dann durch Verlagerung zu erklären, etwa so, wie sich WALKHOFF den Vorgang vorstellte. Nach der Beobachtung dieses Forschers entwickelte sich der Tumor in einer *Bißwunde* im Laufe von 10 Jahren. WALKHOFF meint, das Trauma habe die direkte Veranlassung für das Auftreten der Geschwulst abgegeben, indem entweder durch den Biß oder anläßlich des Überhäutungsprozesses Epithelzellen in die Tiefe verlagert wurden.

Demgegenüber rechneten JOANNOVICS, STERNBERG, FREY (Pseudocarcinome) und KRÜGER ihre Fälle zu den *Epidermoiden.* Bemerkenswert ist, daß in dem Falle von KRÜGER die Geschwulst in der *Schultermuskulatur* saß und im Tumor *Cholesterinkrystalle* eingelagert waren.

Neben den französischen Untersuchern PILLIET, BROQUEHAYE und SONEDILLE, SOULIGOUX und PILLIET faßt auch SEHRT eine (angeblich nach *Insektenstich* aufgetretene) kleine verkalkte Geschwulst an der Ellbeuge als ein verkalktes *Dermoid* auf, und LINSER hält die verkalkten Epitheliome für *Papillome* in *Dermoidcysten.* Als verkalkte Dermoidcysten wird die Affektion von LANNELONGUE und ACHARD (1886) bezeichnet. PILLIET und SOULIGOUX begründen ihre Auffassung mit dem Sitz der von ihnen beobachteten verkalkten Tumoren, bemerken aber, daß die Epithelzellen in bezug auf Form und Anordnung den Elementen der *Talgdrüsen* entsprechen.

Weiter ist zu erwähnen, daß PERTHES diese Geschwülste aus den *Endothelien* der *Lymphgefäße* herleitete. Auch MALHERBE hat später noch einmal seinen Standpunkt gewechselt und eine *endotheliale* Genese als das Wahrscheinlichste hingestellt. Dazu wurde er dadurch veranlaßt, daß er in den Tumoren Riesenzellen endothelialer Natur nachweisen zu können glaubte. Eine vermittelnde Darstellung wäre endlich nach LINSER statthaft, da eine morphologische Differenzierung nicht möglich sei, und man somit sowohl der epithelialen als auch der endothelialen Theorie eine Berechtigung zusprechen können.

Heute ist die Auffassung, daß die verkalkten Epitheliome von Atheromen abstammen, wohl fast gänzlich verlassen. Weder entspricht ihr histologischer Aufbau den Atheromen, noch wäre es verständlich, warum bei der Häufigkeit der Atherome verhältnismäßig so selten verkalkte Epitheliome beobachtet werden.

MURAKAMIS Anschauung, es handle sich genetisch bei den verkalkten Epitheliomen um *kongenital* versprengte Talgdrüsenanlagen oder Epidermiskeime, ist besonders durch den interessanten Fall FIRKETS wahrscheinlich gemacht worden. Auch ein Untersuchungsbefund GROMIKOS scheint mir zugunsten dieser Annahme zu sprechen, wiewohl der Autor den in der Cutis befindlichen Knoten als lokale *Metastase* betrachtet, weil sich Geschwulstzellen in den Blutgefäßen nachweisen ließen. Obschon REVERDIN mit seinem Ausdruck „ektodermaler Einschluß" eine derartige Genese in Betracht zog, läßt sich nicht entscheiden, wohl aber muß dies von LETULLE angenommen werden.

Vor allem haben J. JADASSOHN und auch K. DOESSECKER die Wahrscheinlichkeit einer embryonalen Epithelverlagerung befürwortet, und daher bringt JADASSOHN die verkalkten Epitheliome naturgemäß in Zusammenhang mit den Naevi. Der gleichen Theorie haben sich BILKE und neuerdings PATRASSI angeschlossen. Ersterer verficht dabei die Auffassung, daß keine Berechtigung vorliege, die verkalkten von den unverkalkten gutartigen Epitheliomen abzutrennen. GANS bemerkt hierzu treffend, daß diese Stellungnahme durchaus verständlich sei, insofern wir für diese einen naevogenen Ursprung annehmen. Immerhin muß auch die Besonderheit der stereotyp wiederkehrenden histologischen Struktur, vor allem der Zellnekrose, der verkalkten Epitheliome gebührend in Berücksichtigung gezogen werden. In diesem Zusammenhang erwähnenswert ist endlich die von BILKE hervorgehobene histogenetisch und histologisch weitgehende Ähnlichkeit mit dem *Cholesteatom*. Den intimen genetischen Beziehungen zu den Muttermälern sucht vollends FLARER dadurch Ausdruck zu verleihen, daß er die Bezeichnung verkalkte Epitheliome durch „verkalkte bzw. ossifizierende epitheliale Naevi“ zu ersetzen vorschlägt.

**Klinik der verkalkten Epitheliome.** Das Krankheitsbild der verkalkten Epitheliome wird *selten* angetroffen. Seine relativ häufige Bearbeitung verdankt es dem allgemein-pathologischen Interesse, das ihm von jeher entgegengebracht wurde. Eine deutliche Bevorzugung des männlichen oder des weiblichen Geschlechtes ist nicht zu erkennen. Die Geschwulst, die meist in der Einzahl, seltener bei der gleichen Person in einigen Exemplaren vorgefunden wird, tritt manchmal schon in der frühesten Jugend, aber noch häufiger beim Erwachsenen oder sogar im Senium in Erscheinung. Eine Vorliebe für bestimmte Standorte besteht nicht. Immerhin sei erwähnt, daß FÈVRE und GARLING PALMER unter 40 Beobachtungen 24mal den Kopf als Lokalisation der Affektion angeben. Subjektive Beschwerden werden gewöhnlich nicht verursacht. Das verkalkte Epitheliom ist morphologisch charakterisiert durch ovale oder rundliche, scharf begrenzte Knoten, durch seine derbe bis steinharte Konsistenz und durch seine Lokalisation dicht unter der Cutis oder etwas tiefer im subcutanen Fettgewebe. Fast immer ist die Haut über dem Tumor verschieblich.

Gewöhnlich wächst die Geschwulst äußerst langsam, ohne zu erheblichen entzündlichen Reaktionsvorgängen in der Umgebung oder gar zu Destruktion des benachbarten Gewebes zu führen. Nur zur Zeit der Pubertät wurde zuweilen rapides Wachstum bemerkt. Ihre Dimensionen sind sehr verschieden. In der Mehrzahl der Fälle wird das verkalkte Epitheliom nicht über walnußgroß. Einzelne Beobachter haben aber auch größere derartige Neubildungen beschrieben.

Ebenso unvermittelt wie seine Entstehung erscheint der plötzliche Stillstand des Wachstums. Ist eine bestimmte Größe erreicht, so verändert sich der Tumor nicht mehr weiter und bleibt wie ein reizloser Fremdkörper unter der Haut liegen. Von einzelnen sind Traumen erwähnt worden, die als wachstumsauslösende Momente aufgefaßt werden könnten. Nach operativer Entfernung wurde zuweilen ein Rezidiv beobachtet (v. oben). Dagegen verhält sich das verkalkte Epitheliom im übrigen durchaus *gutartig*. Metastasen kommen nicht vor. Die von GROMIKO wegen Vorhandensein von Geschwulstzellen in den Blutgefäßen angenommene Metastasierung war eine rein *örtliche*. Infiltrierendes Wachstum und Atypie der Elemente fehlten. Auch die anderen sog. Ausnahmen (MALHERBE, REVERDIN, FREY) werden nicht anerkannt. Es handelt sich nur um lokale Rezidive, die wohl zum Teil auf unvollkommene Exstirpation zurückzuführen sind.

**Anatomie.** Bei der grob *anatomischen* Untersuchung bemerkt man zunächst, daß der Knoten in der Regel von einer derben Bindegewebskapsel, dem *Balg*, umhüllt ist. Seine Oberfläche ist glatt, selten höckerig. Auf dem Durchschnitt zeigt die Geschwulst ein *gefächertes* Aussehen.

Dieser eigenartige Aspekt kommt dadurch zustande, daß von der Peripherie aus nach dem Zentrum zu Bindegewebsstränge ziehen, welche das Tumor-

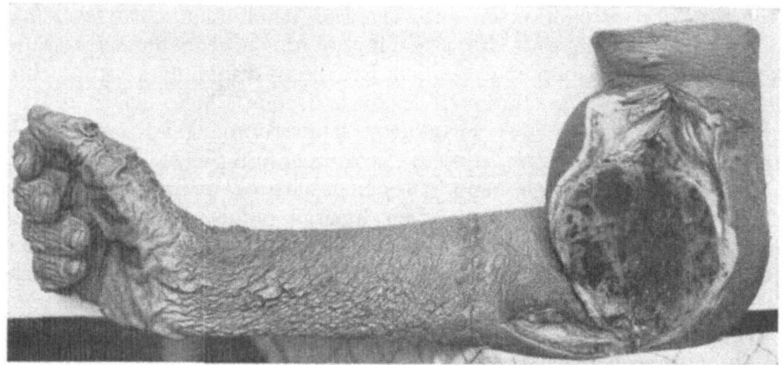

Abb. 19. Geschwulst am amputierten rechten Arm. Auf dem Durchschnitt sieht man das stark hämorrhagische Geschwulstgewebe von cystenartigem Bau (GROMIKO).

innere zerlegen. Den Inhalt der Fächer bildet eine feucht glänzende, sagokornähnliche Masse. Je nach dem Alter der Geschwulst, dem Grade und der Ausdehnung der Verkalkung oder Verknöcherung ändert sich das Bild.

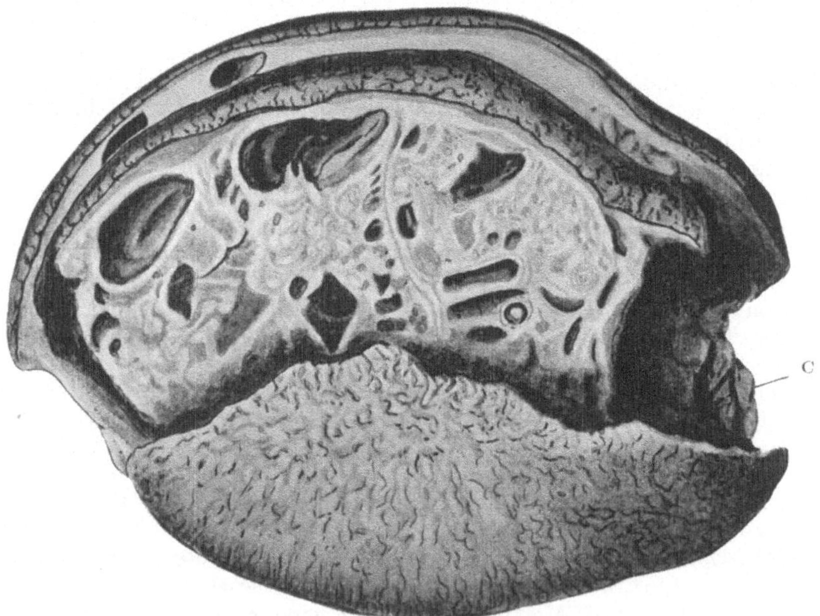


Abb. 20. Durchschnitt durch ein verkalktes Epitheliom. (Nach MURAKAMI.)

**Histologie.** Die histologische Untersuchung bestätigt das Vorhandensein eines parenchymatösen Anteils und eines bindegeweblichen Stromas. Man sieht Nester, Schläuche und Stränge von Epithelzellen, welche von Bindegewebsbündeln umfaßt werden. Diese stehen in Verbindung mit der Bindegewebskapsel, die als feste Hülle den ganzen Tumor umschließt, ein außerordentlich charakteristisches Bild, das von fast allen Beobachtern festgestellt werden konnte. Nur ausnahmsweise fehlt die Stützsubstanz, so in einem Falle von MALHERBE und von BILKE. Dieser Bindegewebsbalg unterscheidet das benigne verkalkte Epitheliom von den echten Blastomen. Die Akten über die Abstammung der Kapsel sind noch nicht abgeschlossen. Diese Frage steht in unlöslichem Zusammenhang mit der Genese der Geschwülste selbst. Bestätigt sich die Ansicht, daß es sich um Talgdrüsenanlagen handelt, so ist die Bindegewebshülle *primär* aus der Drüsenkapsel entstanden; stellt es sich aber heraus, daß versprengte Epidermiskeime für Entstehung dieser Tumoren den Anlaß geben, so ist sie als eine *sekundäre* Bildung aus dem Bindegewebe der Umgebung zu betrachten. Es darf aber auch bei dieser Frage nicht vergessen werden, daß um länger bestehende Kalkdepots jeder Art und in beliebigen

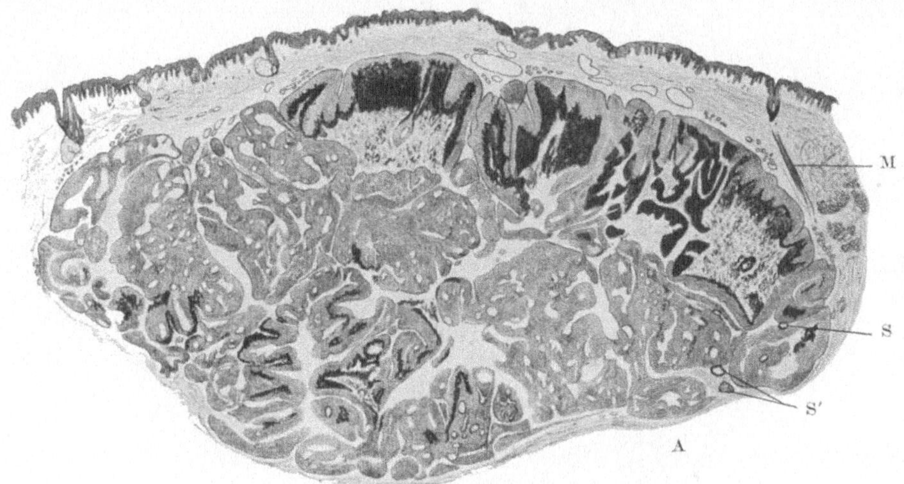


Abb. 21. Übersichtsbild über die Verteilung der Kalksalze in einem verkalkten Epitheliom. Die schwarzen Massen sind Kalkniederschläge. (Nach MURAKAMI.)

Organen sich ein bindegeweblicher Abschluß bildet. Die Tendenz hierzu ist so groß und allgemein, daß ich dieses Verhalten als *gesetzmäßig* bezeichnen möchte: „Überall da, wo eine pathologische Kalkausfällung ins Gewebe stattfindet, schützt der Organismus die Umgebung durch eine Bindegewebshülle".

Gewöhnlich nimmt ein Teil der Epithelmasse die Farbstoffe nicht auf. Manchmal bleibt sogar das ganze Geschwulstparenchym ungefärbt (DUBREUILH-CAZENAVE). Immerhin läßt sich erkennen, daß die Zellen durch einen großen, chromatinreichen Kern ausgezeichnet sind bzw. waren. Im Zentrum der Neubildung erscheinen die Epithelzellen meist polyedrisch oder rundlich, an der Peripherie mehr von kubischer Form.

Die undeutliche oder fehlende Färbbarkeit der Epithelzellen weist auf das Vorhandensein *regressiver Veränderungen* hin, ein weiteres Charakteristicum dieser Geschwulstform. Fast immer finden sich *nekrotische* Herde im Zentrum der Zellnester. Die Nekrose kann sich aber sogar auf den ganzen epithelialen Anteil erstrecken. Außer der Nekrose trifft man *Verfettung*, *Verhornung* und *Verkalkungs*prozesse von verschieden hochgradiger Ausdehnung. In ganz frischen Fällen können die Kalkniederschläge fehlen oder *noch* unbedeutend sein wie in der Beobachtung FIRKETS. Darin erblicke ich jedoch im Gegensatz zu LANDAU keinen Grund, die allgemein übliche Bezeichnung „verkalkte

Epitheliome" zu verwerfen. Die Kalkablagerung in den Epithelzellen erfolgt einmal in Form feinster Körnchen im Protoplasma, das wie bestäubt aussieht, dann aber auch in Form von mit Hämatoxylin stark färbbarer homogener Massen. Ob der Kalk nur in molekularem Zustand ausgeschieden wird, wie DARIER anzunehmen geneigt ist, oder auch krystallinisch ausfällt, ist noch nicht entschieden.

Auch im Bindegewebe machen sich deutliche regressive Veränderungen bemerkbar. Neben *ödematöser Quellung* der Fibrillen bemerkt man zumeist eine *hyaline Degeneration* wechselnden Grades.

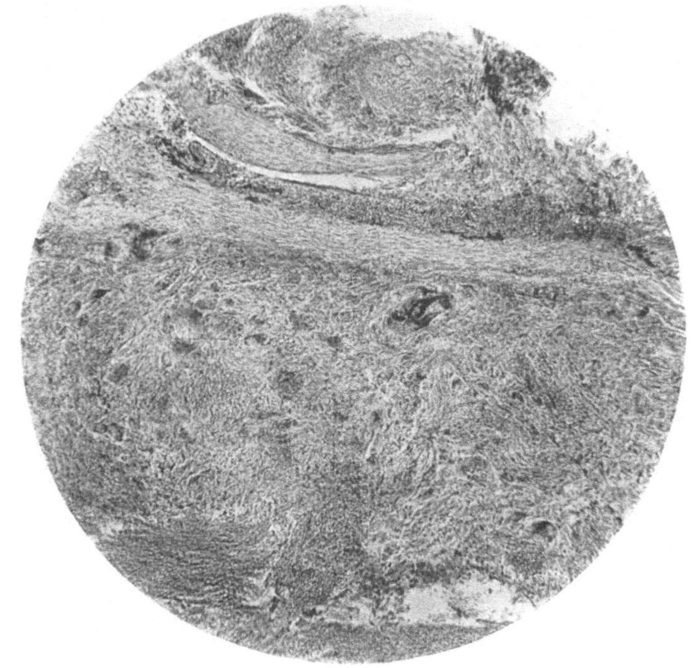

Abb. 22. Verkalktes Epitheliom. Epithelzellen zum Teil noch erhalten; viele Fremdkörperriesenzellen. (Pathologisch-anatomisches Institut Bern, Prof. WEGELIN.)

An verschiedenen Stellen der Stützsubstanz, bald mehr innerhalb des Tumors, bald mehr im Balg, stößt man auf Infiltrate von Rundzellen. Besondere Aufmerksamkeit wurde dem Auftreten von *Riesenzellen* zuteil.

Sie finden sich aber nicht in allen Infiltraten, und ihre Zahl ist wechselnd. Nach ihrem Aufbau entsprechen sie den Fremdkörperriesenzellen. Sie enthalten allerlei Einschlüsse, darunter auch Hornsubstanz und Talgmassen, und man nimmt heute an, daß ihnen eine phagocytäre Rolle als abbauende Elemente zukommt. Hinsichtlich ihrer Genese herrscht noch keine vollkommene Übereinstimmung. Die Mehrzahl der Autoren leitet sie jedoch von den Endothelien der Lymph- oder Blutgefäße ab.

Entsprechend der klinischen Reaktionslosigkeit der Umgebung der verkalkten Epitheliome fehlen auch histologisch nennenswerte Zellinfiltrate in dem den Tumor umgebenden Gewebe.

Auch das über der Geschwulst befindliche *Hautorgan* erweist sich meist als unverändert, es sei denn, daß der Druck der Neubildung Abflachung bzw. Atrophie zur Folge habe. Nur in den Beobachtungen von FIRQUET, GROMIKO und anscheinend in einer Beobachtung FLARERS war auch die Cutis mitbeteiligt, im ersten Falle primär, im zweiten nach Auffassung des Autors sekundär.

Das Absterben der Epithelzellen in der Geschwulst wird im allgemeinen auf unzureichende Ernährungsverhältnisse zurückgeführt. Es ist jedoch interessant festzustellen, daß das Stroma *gefäßreich* ist. Aber die Versorgung ist eine sehr ungleichmäßige, indem neben Stellen mit erweiterten Blut- und Lymphgefäßen auch solche angetroffen werden, wo eine Infarzierung oder obturierende Endothelproliferation die Zirkulation der erwähnten Säfte verunmöglicht.

Viel beachtet wurden auch *Höhlenbildungen* im Innern dieser Neoplasmen.

Ihre Deutung ist verschieden, und es ist wohl denkbar, daß verschiedene Ursachen zu ihrer Entstehung beitragen. MURAKAMI erklärt sie als Produkte der Einschmelzung des ödematös gequollenen Bindegewebes. Ebenso kann ihre

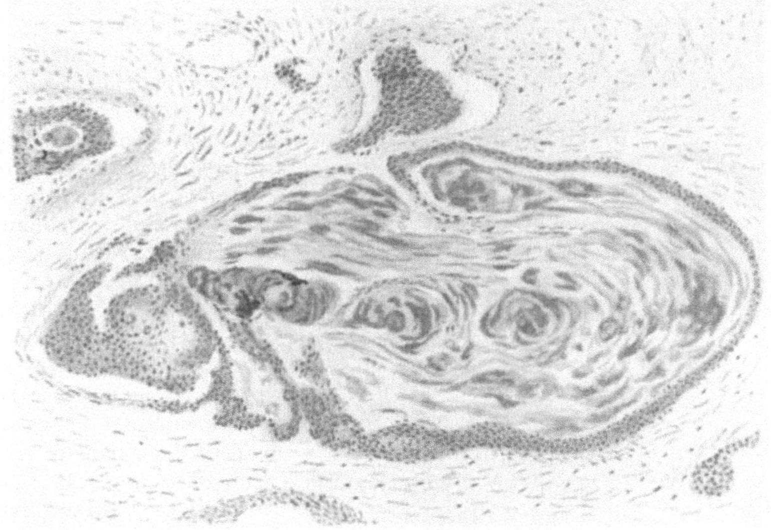

Abb. 23. Infarziertes Blutgefäß der Geschwulstkapsel. Die Abbildung zeigt die Füllung des Blutgefäßes mit Geschwulstzellen, welche in der Mitte verhornte, miteinander verschmolzene Körperchen bilden. Lithioncarmin-Gentianaviolettfärbung. (Nach GROMIKO.)

Genese mit der Verflüssigung resp. dem Zerfall der Epithelzellen in Zusammenhang gebracht werden. Nach der Hypothese K. DOESSECKERS könnten solche Hohlräume zum Teil auch dadurch entstehen, daß bei der starken Verhornung und Verkalkung der epithelialen Zellmassen mit dem Schwund der Gewebsflüssigkeit das Volumen derselben sich verringert, die veränderten Zellmassen sich vom Bindegewebe zurückziehen und so Spalträume auftreten, welche durch die schrumpfende Wirkung der Fixierungsflüssigkeiten noch vergrößert werden.

Das verkalkte Epitheliom verkörpert das Paradigma einer *dystrophischen* Verkalkung. Immerhin gibt es auch Beispiele dieser Tumors *ohne* Verkalkung. Der Verkalkungsprozeß selbst wird vorbereitet und eingeleitet durch die degenerativen Vorgänge innerhalb des Tumorgewebes, die natürlich von chemischen Alterationen begleitet sind. Eine besondere Bedeutung wird dem Auftreten von *Fettsäuren* beigemessen (HOFMEISTER, KLOTZ, BILKE, FREY, PATRASSI). Nach BILKE wurden in den nekrotischen Epithelien Cholesterinester, nekrobiotische Myeline, Fettsäuren und fettsaurer Kalk ermittelt. In den Bindegewebssträngen und in der Kapsel finden sich in geringer Menge Neutralfette. Der Unterschied in der Kalkablagerung gegenüber derjenigen in anderen Tumoren liegt darin, daß in diesen Kalkniederschläge in bereits desorganisiertem Protoplasma stattfinden, während beim verkalkten Epitheliom die Petrifikation des Tumorparenchyms bei überlebenden Zellkernen und deutlich erkennbaren, obschon alterierten Zellgrenzen gleichmäßig vor sich geht (PATRASSI). Der abgelagerte Kalk stellt wie bei anderen pathologischen Vorgängen bald eine Verbindung von Calcium mit Phosphorsäure, bald mit Kohlensäure dar (vgl. allgemeiner Teil).

Zu der Verkalkung gesellt sich in manchen Fällen das Auftreten von *Knochengewebe* (DENECKE, WALKHOFF, STRASSBERG, FLARER u. a.).

Osteoides Gewebe findet sich vorwiegend in der Stützsubstanz vor, doch kann auch der epitheliale Anteil verknöchern (WILKENS, LÜCKE, MALHERBE und CHENANTAIS), und BILKE berichtet sogar über vollständige Verknöcherung eines derartigen Tumors.

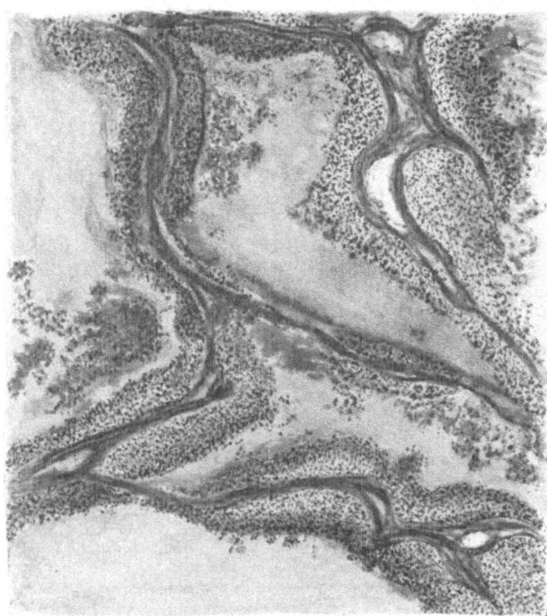

Abb. 24. Cystenartige Räume in einem verkalkten Epitheliom (GROMIKO).

Die Knochenbildung erfolgt in verschiedener Weise. Entweder entsteht der Knochen aus dem Knochenmark, das seinerseits sich aus dem degenerierten Bindegewebe entwickelt hat, oder aus Knochenkörperchen, die vom Bindegewebe ins Epithel vorgeschoben werden (DENECKE, M. B. SCHMIDT). So kann in extremen Fällen (HENZI) das ganze Stroma durch Knochen ersetzt sein, so daß von der verknöcherten Kapsel Balken nach dem Zentrum zu ziehen. Häufiger aber ist dieser Ossifikationsprozeß nur angedeutet, und man sieht dann Splitter, Lamellen oder gröbere Balken als Säume an den Epithelsträngen, innerhalb dieser oder selbst Epithelzellen umschließend.

Einen besonderen Modus der Verknöcherung beschreiben MOULONGUET und PAVIE bei einem subcutanen verkalkten Epitheliom aus dem Oberarm einer 38jährigen Frau. Am Rande der von verknöchertem bindegeweblichem Stroma umgebenen, zum Teil Kalkniederschläge aufweisenden nekrotischen Epithelzellhaufen waren Knochenbildungen zu beobachten. Zu äußerst befand sich wohlformierter Knochen mit einzelnen Osteoblasten, nach innen ein Streifen von in Bildung begriffenem Knochen mit teilweise noch erkennbaren toten Epithelien. An der Grenze gegen die Epithelmassen schob sich die Knochenbildung vor, *oder* die Verknöcherung erfolgte *innerhalb* der verkalkten Epithelzellen durch allmählich größer werdende und endlich die ganze Zelle ausfüllende „Knochenkerne". Die Autoren verweisen auf die auch von LERICHE und POLICARD akzeptierte Hypothese W. GERHARDTS und interprätieren die Knochenbildung als einen physikalisch-chemischen Prozeß, indem in den toten Zellen — woselbst ein vitaler Vorgang, eine Metaplasie undenkbar sei — auf Kosten der Kalkkrystalle sich ein kolloidales Gebilde entwickelt. Der Knochen würde hier also direkt, ohne Vermittlung des Bindegewebes, aus den abgestorbenen und verkalkten Epithelzellen entstehen und die Osteoblasten, die erst sekundär auftreten, wären in diesem Falle nicht Knochenbildner, sondern würden als Katalysatoren nur die Fixation des Kalkes begünstigen und die Struktur des Knochens vollenden. Die Interpretation des histologischen Befundes scheint mir aber anfechtbar zu sein. FÈVRE und GARLING PALMER suchen einen vermittelnden Standpunkt einzunehmen, indem sie das Eindringen von Granulations-

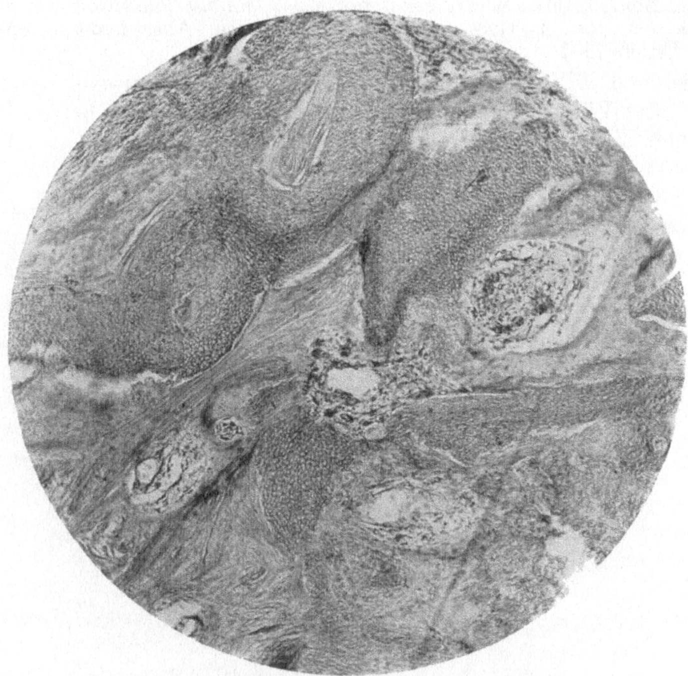

Abb. 25. Verkalktes Epitheliom der Subcutis. Knochen. Nekrotische Epithelzellen, Hornmassen, Knochenbildung.

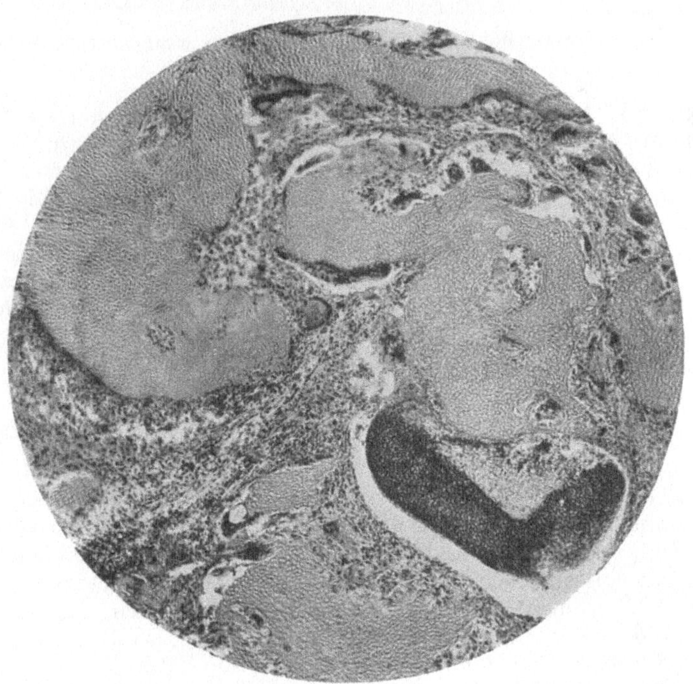

Abb. 26. Verkalktes Epidermoid der Subcutis. Viel erhaltenes Epithel.

gewebe in die Epithelhaufen verursachen, wobei der Ossifikationsprozeß von dem Granulationsgewebe, der Ansicht HENZIS entsprechend, ausgehe. Aber damit ist eben doch ein prinzipieller Unterschied stipuliert.

**Diagnose und Differentialdiagnose.** Eine sichere klinische Diagnose kann in den wenigsten Fällen gestellt werden. Immerhin wird man bei Vorhandensein obengenannter Kriterien: schmerzlose, scharfbegrenzte, harte, sich langsam in der Subcutis entwickelnde Geschwulst genügende Anhaltspunkte für die Annahme

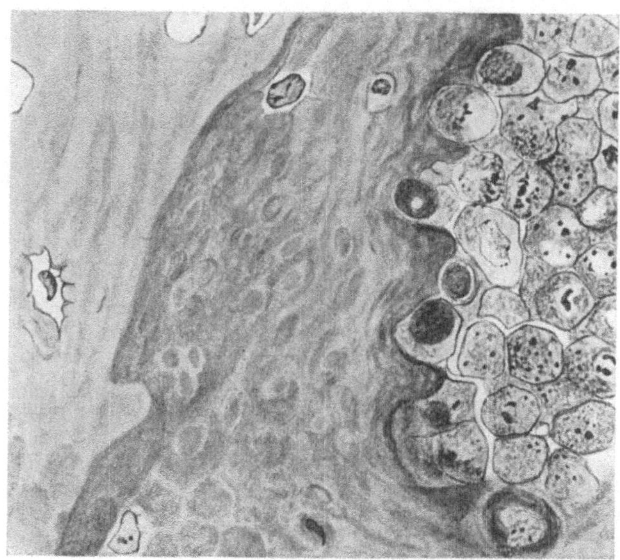

Abb. 27. Knochenbildung (?) in Epithelzellen eines verkalkten Epithelioms. (Nach MOULONGUET und PAVIE.)

eines verkalkten Epithelioms besitzen. Angesichts der harten Konsistenz kommen differentialdiagnostisch in erster Linie andere verkalkte Gebilde oder Osteome in Betracht.

Die histologische Untersuchung gibt meist raschen Aufschluß. Zwar erinnert die Geschwulst in bezug auf Zellbau und Zellanordnung an ein *Basalzellenepitheliom*; aber das Gesamtbild, die nekrotischen Zellkomplexe, der Sitz des Tumors und vor allem der bindegewebliche Balg, der die Geschwulstmasse vollständig umschließt, führen meist sehr bald auf die richtige Fährte.

*Therapeutisch* ist nur der *operative* Weg gangbar. Daß die Radiotherapie hier versagen muß, liegt auf der Hand.

### γ) Kalkablagerung in anderen Geschwülsten und sonstigen pathologischen Vorgängen.

Während die Verkalkung bei den sog. verkalkten Epitheliomen ein stereotypes Symptom bildet, das diesen Geschwülsten ihr Gepräge verleiht und fast nur in den frühesten Anfangsstadien vermißt wird, stellen Kalkablagerungen bei anderen Geschwülsten mehr oder weniger häufige Zufallsbefunde dar. Verkalkung von Fibromen, Atheromen, Cysten, Dermoiden, Epidermiscysten, Sarkomen, Lipomen wird in der Literatur mehrfach erwähnt, so außer von den unter den historischen Bemerkungen erwähnten Autoren bei BAYLE, BELOT und NAHAN, BORST, BROCQ, H. CHIARI, CRUVEILHIER, DARIER, K. DOESSECKER, GERGO, JOANNOVICS, LUSSER, NEUGEBAUER, STERNBERG, M. STRASSBERG,

THIMM u. a. Sie kann ebenfalls sehr umfangreich werden und mit Verknöcherung kombiniert sein, was der Name „versteinerte Atherome" oder „versteinerte Cysten", dem man oft begegnet, beweist. Auch die verkalkten Lipome zeigen Neigung zu Verknöcherung, wie die Fälle CRUVEILHIERS es dartun. Bei den nach DARIER besonders häufig verkalkten Fibromen sind Fasern und Zellen erhalten, mit Kalksalzen infiltriert, die Struktur jedoch erhalten.

Wir müssen indessen wiederholen, daß in den früheren Veröffentlichungen die Klassifikation dieser Gewächse nicht immer einwandfrei war und zahlreiche unter diesen und ähnlichen Bezeichnungen publizierten Bildungen zu den verkalkten Epitheliomen gehören. Darauf ist auch von STRASSBERG mit Nachdruck hingewiesen worden.

Seltener trifft man verkalkte Herde in basocellulären und spinocellulären Epitheliomen (z. B. NEUGEBAUER); zu ausgedehnten Verkalkungen kommt es hier fast nie.

Bei den verkalkten Tumoren zählt DARIER endlich eine Form von ossifizierendem Sarkom auf, das nicht selten die „subunguale Exostose" der großen Zehe darstelle. Der Kalkablagerung geht eine oft nachweisbare kolloide oder hyaline Degeneration oder Gewebsnekrose voraus.

Was die Verkalkungsvorgänge in den genannten Geschwülsten anbelangt, so erfolgen dieselben nach den Grundsätzen, die wir im allgemeinen Teil und bei den verkalkten Epitheliomen entwickelt haben. Eine spezielle Darstellung käme einer Wiederholung gleich. Dagegen scheinen mir einige andere Krankheitsbilder erwähnenswert zu sein.

**Verkalkte Xanthome.** Darüber berichten BLASCHKO und GUMPERT. Die Bedeutung liegt aber auch hier weniger in der Eigentümlichkeit der Kalkaufnahme des xanthomatösen Gewebes, als vielmehr in der *Verwechslungsmöglichkeit* dieser kleinen Geschwülsten mit anderen Gebilden. Es handelte sich um multiple *Scrotalxanthome,* die BLASCHKO zuerst für *Atherome* gehalten hatte. Klinisch gleichen sie stark den multiplen und gut bekannten Scrotalatheromen. Es sind kleine, unter der Scrotalhaut sitzende, bei Kompressionen grauweiß oder gelblichweiß durchscheinende Gebilde.

Mikroskopisch setzen sie sich aus 3 Zonen zusammen: 1. einer peripheren, derben bindegeweblichen Kapsel, 2. einer mittlern schmalen oder etwas breitern Zellschicht und 3. einer zentralen fast homogenen Masse. Das Zentrum besteht nicht aus zwiebelschaligen oder unregelmäßig angeordneten Epithellamellen, noch ist der Inhalt wie eine weiche Atherommasse zwischen Messer und Objektträger zerdrückbar, sondern es liegt eine harte, verkalkte Masse vor, die sich mit Hämatoxylin dunkel färbt.

Ebensowenig entsprechen die das Zentrum umgebenden Zellen der Basalzellschicht der Atherome. Es sind ganz eigenartig geformte Elemente von verschiedener Größe, epitheloide Zellen mit netzförmigem, aufgeblasenem Protoplasma. Ihr Inhalt zeigt eine starke Fettkörnelung. Bei der Untersuchung mit dem Polarisationsmikroskop erweisen sich die fettähnlichen Substanzen als doppelbrechend; es sind Lipoide.

Sowohl in den verkalkten wie in den nichtverkalkten Tumoren wurden sudanophile und doppelbrechende Substanzen nachgewiesen. Daß fett- und lipoidhaltige Substanzen zur Verkalkung neigen, ist bekannt. Ein anderer Grund ist hier nicht nachweisbar.

Die chemische Grundlage ist wohl darin zu erblicken, daß die aus den Cholesterinfettsäuren freigewordenen Fettsäuren sich mit dem Kalk des Blutes oder der Gewebsflüssigkeit zu Kalkseifen verbinden. Nachträglich werden dann die Fettsäureradikale durch die der Kohlensäure und der Phosphorsäure ersetzt.

KERL erwähnt ebenfalls den engen Zusammenhang zwischen lipoider Substanz und Verkalkung und schreibt den Riesenzellen, die auch in diesen Xanthomen angetroffen werden, eine Bedeutung für den Verkalkungsvorgang zu. Ich verweise indessen auf meine obigen Ausführungen, nach denen die Riesenzellen bei anderen dystrophischen Verkalkungsvorgängen erst nach erfolgter Kalkablagerung auftreten.

In der Scrotalhaut lokalisierte Alterationen scheinen eine besondere Neigung zu Verkalkung zu besitzen. In seinem Buch über Hauterkrankungen bespricht WILSON einen Fall von verkalkten Miliartuberkeln des Scrotums, er deutet aber diesen Befund als verkalkte multiple Atherome. Auch andere Autoren teilen Beobachtungen von verkalkten Tumoren, meist Atherome oder Epitheliome, mit, so LEWINSKI, MALHERBE, PENNE, VIRCHOW, die in der Scrotalhaut saßen. Vielleicht waren einzelne dieser Fälle mit den hier besprochenen Scrotalxanthomen identisch.

**Phlebolithen** oder **Venensteine** finden sich fast ausnahmslos im Bereiche subcutaner *varicöser Venen*. Eine Thrombophlebitis braucht nicht unbedingt vorauszugehen.

In einem von WEISSENBACH studierten Falle stammten die Venensteine aus einem varicösen Paket, in dem 2 Knötchen durchfühlbar waren. Histologisch war die Gefäßwand hochgradig verändert, die verschiedenen Teile der Vene nicht mehr zu erkennen. Die Elastica interna fehlte stellenweise komplett. Die Bindegewebsbündel zeigten ein *hyalines* Aussehen, die Zellkerne waren nur noch schwach färbbar. Ein Thrombus, an dem eine Struktur nicht mehr wahrgenommen werden konnte, hatte das Gefäßlumen verlegt. Die Adventitia verlor sich ohne scharfe Grenzen in ein dichtes Bindegewebe mit verdickten *hyalinen* Fasern.

Der Autor vertritt die Ansicht, daß diese Veränderungen als die primären pathologischen Erscheinungen am subcutanen Venensystem aufzufassen seien und nicht von der Kalkablagerung abhängen. Er traf sie ebenso stark an den nichtverkalkten erweiterten Venen entwickelt.

Gegenüber den meist unbedeutenden Konkrementen stellt der Patient DARIERS, bei dem die Saphena interna einen stark bleistiftdicken Strang bildete, ein Unikum dar.

An dieser Stelle muß eines Ausdruckes gedacht werden, mit dem die Autoren eine besondere Form der Verkalkung belegen wollten, die „*Konkretion im engeren Sinne*“. Obwohl jede Art der Verkalkung eine Konkretion, d. h. Konkrementbildung (Ausscheidung oder Niederschlag von Kalksalzen) darstellt, wird diese Bezeichnung in der Literatur für massige Kalkablagerungen in verändertem Inhalt von Blut- und Lymphgefäßen sowie im Drüsensekret in Drüsenlumina weitergeführt, bei deren Entstehung aber vielleicht auch entzündliche Vorgänge von ursächlicher Bedeutung sind. Diese spezielle Konkretion bezieht sich vor allem auf die bei den *Phlebolithen* sich abspielende Verkalkungsform. Diese sind nach RIBBERT nichts anderes als verkalkte organisierte Thromben, deren Hauptmasse im Beginn ihrer Bildung das die Thrombusmasse zusammenhaltende Fibrin und die darin eingelagerten roten Blutkörperchen darstellen. Noch nicht klargestellt ist aber mindestens, ob die Verkalkung direkt oder erst nach einer besonderen Art der Organisation zustande kommt, oder ob ein Zusammenwirken beider Faktoren notwendig ist. Bei den Drüsensteinen handelt es sich um feste Ausscheidungen in die Drüsenlumina bei Hemmungen des Secret- und Excretabflusses. Bemerkenswerte entzündliche Erscheinungen können dabei entbehrt werden. Diese Gebilde besitzen ein Gerüst aus einer eiweißartigen Grundsubstanz. Konkrementbildung gleicher Natur liegt anscheinend bei der Entstehung von Speichel-, Pankreas- und Prostatasteinen vor, ferner bei den Kalkniederschlägen in den Tonsillen, im Präputialsack, Nabel, Darm, Vagina (BORST). Ähnliche Beispiele finden wir sodann beim Zustandekommen der Gallen-, Nieren-, Bronchial- und Lungensteine; nur steht in diesen Fällen die Mitwirkung entzündlicher Vorgänge im Vordergrund.

Ähnliche Voraussetzungen für die Kalkablagerung wie bei den varicösen Venen führen auch zu **Verkalkungen in Hämangiomen**, worüber aber in der Literatur nur spärliche Literaturangaben vorliegen (RUGGLER, WAKELY, RAVOLD,

DUNN, JOHNSON). Offenbar genügt die Verlangsamung der Blutzirkulation allein nicht zur Kalkausfällung, sondern diese erfolgt erst, wie JOHNSON angibt, auf vorausgegangene Thrombosierung und Bindegewebsbildung von außen gegen das Zentrum hin; denn der Verkalkungsprozeß in den Hämangiomen ist ein ungewöhnlicher Vorgang. Die Größe der Kalkkörperchen schwankt zwischen derjenigen eines Hirsekornes und derjenigen einer Erbse. Im Röntgenbilde erscheinen sie als runde oder längliche Gebilde mit konzentrischen Ringen und erinnern an eingeschlossene Parasiten, speziell Trichinen.

Einzelne Kalkkörner wurden außerhalb der taschenartig ausgebuchteten Capillarräume in den intramuskulären Septen vorgefunden. Im Zentrum enthalten sie degeneriertes Bindegewebe, während peripheriewärts die Verkalkung in der Bindegewebskapsel schichtweise beginnt. Man trifft die verkalkten Angiome meist an den Extremitäten. Sie liegen gewöhnlich tief im Gewebe, führen gelegentlich zu spindelförmigen Anschwellungen und verursachen durch ihren Druck auf das umliegende Gewebe Schmerzhaftigkeit. Die Haut über den Tumoren ist unverändert. In einigen Fällen waren verkalkte Gebilde palpierbar.

Eine klinische Diagnose ist ohne Zuhilfenahme des Röntgenogramms nicht möglich, Verwechslung mit Hämatomen, beginnender Myositis ossificans oder mit Parasitencysten naheliegend. Die Behandlung besteht in der chirurgischen Beseitigung der Exstirpation der Geschwulst. Rezidive sind selten, auch wenn noch einige Kalkkörner zurückbleiben.

Die **steinigen Tumoren POIRIERs** trifft man gelegentlich an der Innenseite der Tibia bei alten Leuten. Es sind dies die gleichen Gebilde, die O. CHIARI als *Fettgewebssteine* in seiner Abhandlung über die herdweisen Verkalkungen und Verknöcherungen des subcutanen Fettgewebes beschrieben hat. Meist entstehen nur kleine Kugeln von der Größe eines Weizenkornes, die verkalkten Fettläppchen entsprechen.

Allgemein wurde bisher nach dem Vorgang CHIARIs angenommen, daß man in diesen Vorgängen einen *sekundären* Prozeß zu erblicken hat. In der Tat ergibt die genauere Untersuchung denn auch zumeist deutliche pathologische Veränderungen an den Blutgefäßen der Umgebung im Sinne des varicösen Symptomenkomplexes oder Atherosklerose.

Bei der Beobachtung von FRAENKEL fanden sich an den Unterschenkeln einer an Magenkrebs verstorbenen Frau in der Subcutis harte, zum Teil fleckenförmige Einlagerungen, die sich mikroskopisch als dünne, meist Fetträndchen umschließende *Knochen*spangen erwiesen. Das Fettgewebe war in einem Bezirk herdweise nekrotisch, stellenweise mit Kalk imprägniert. An den Arterien der Subcutis wurden Mediaverkalkungen nebst hochgradigen obliterierenden endarteriitischen Prozessen festgestellt. Allem Anschein nach hatte die Gefäßerkrankung ein Absterben des Fettgewebes verursacht; in das nekrotische Gewebe wurde Kalk niedergeschlagen, und endlich erfolgte auf dieser Basis Knochenneubildung. Seitdem aber dem Fettgewebe und sich in ihm vollziehenden Veränderungen eine viel größere Rolle als ehedem beim Zustandekommen dystrophischer pathologischer Kalkablagerungen beigemessen werden muß (vgl. REMESOW, allgemeiner Teil), werden nunmehr Stimmen laut, die Rückbildungserscheinungen im senilen Gewebe an der Entstehung von Fettgewebssteinen *primär* verantwortlich machen wollen. Nach PATRASSI kommt es hierbei zu einer hydrolitischen Spaltung der neutralen Fette mit Freiwerden von Fettsäuren, die Calcium fixieren und sich in Seifen verwandeln. Auf gleiche Weise könnte auch die Verkalkung in Lipomen erklärt werden.

Unter dem Titel „Subcutane Lymphsackbildung und Kalkablagerungen in der Haut bei universellem Fettschwund“ haben KUTZNITZKY und MELCHIOR ein offenbar sehr seltenes

Krankheitsbild beschrieben, das durch isolierte Kalkablagerungen bei progressiver *Lipodystrophie* ausgezeichnet ist. Es handelt sich um einen 20jährigen Patienten, dessen Haut gleichsam direkt über das Muskelpolster gespannt war, ohne indessen ihre Schmiegsamkeit und Beweglichkeit eingebüßt zu haben. An der Streckseite des rechten Ellbogens zeigten sich außerdem noch gelbliche Einlagerungen, die im Zentrum dicht gelagert waren und sich zu einem Herde vereinigt hatten, nach der Peripherie zu sich aber in Gestalt kleiner Knötchen verloren. Mikroskopisch wurde bei vollständigem Fettschwund eine lymphsackartige Trennung der Oberhaut von der die Muskelschicht bedeckenden Aponeurose festgestellt, und an der genannten Stelle fanden sich größere und kleinere Kalkballen in fibröses Bindegewebe eingehüllt. Makroskopisch glichen die Einlagerungen Xanthomen. Man kann natürlich im Zweifel darüber sein, ob diese Affektion der Fettgewebsdystrophie wegen hier bei den dystrophischen Kalkablagerungen aufgeführt werden soll, oder ob es richtiger wäre sie als zu Kalkniederschlägen führende Fettstoffwechselstörung der Kalkgicht parallel zu setzen. Da die Kalkausfällung nicht in multiplen Herden erfolgte, haben wir uns für das Erstere entschieden.

Sehr weitgehende **Gefäßverkalkung der Haut** im Bereiche der unteren Extremitäten kann aber auch ohne Gewebsverkalkung vorkommen. Asahi fand derartige Veränderungen bei einem an *Lichen ruber acuminatus* leidenden Patienten. Die Gefäße des subpapillären Netzes waren an Zahl ungemein vermehrt und zeigten einen auffallend gestreckten Verlauf. Dabei waren sie erweitert und wiesen in der Umgebung perivasculäre Entzündung auf. An den in den tieferen und tiefsten Schichten der Cutis der Unterschenkel gelegenen Arterien fand sich ein hochgradig pathologischer Prozeß in Form deutlicher Verkalkung. Die Gefäßwände waren in einem gewissen Bereiche von einer mit Hämatoxylin sich tief schwarzbraun färbenden Masse durchsetzt in Form eines verschieden breiten und mehr oder weniger kontinuierlichen Ringes. Bei stärkerer Vergrößerung konnte Asahi wahrnehmen, daß sich dieser Ring aus einzelnen Plättchen aufbaute. Diese befanden sich in den tieferen Lagen der Intima, an deren Grenze gegen die Media. Sie ließen gewöhnlich eine zum Lumen des betreffenden Gefäßes konzentrische Anordnung erkennen. Die Intima war verdickt, während die Media kaum merkliche Veränderungen aufwies.

**Ossifikation in Narben, Penisknochen, Verknöcherung der Ohrmuscheln.** Knochenbildung in Narben wurde bereits von Rokitansky erwähnt, später von Askanazy am Kongreß der deutschen Pathologengesellschaft (1900) demonstriert und besprochen. In Frankreich hat Lecène als erster die Aufmerksamkeit auf diese sonderbare Erscheinung gelenkt. Ihr Auftreten wurde fast ausschließlich im Anschluß an Laparatomien, speziell Magenoperationen, festgestellt. Ausnahmen bilden die Beobachtungen von Kumaris (Narbenknochen im rechten Oberschenkel), von Jones (nach Operation einer Inguinalhernie) und von Lloyd-Williams (in einer alten Verbrennungsnarbe am Oberschenkel). Hinsichtlich seiner Lokalisation hält sich das Phänomen meist an die *Linea alba.* In 29 Fällen saß die Verknöcherung in der Medianlinie oberhalb, in 6 Fällen unterhalb des Nabels.

Im ganzen existieren nach di Natale (1928) jetzt 43 einschlägige bekannte Beobachtungen: eine recht geringe Zahl in Anbetracht der Häufigkeit derartiger Operationen. Zahlreiche ähnliche Vorkommnisse sind aber z. B. in der amerikanischen Literatur (Gallagher, Louis) bei der Myositis ossificans beschrieben.

Manche Fälle mögen auch der häufigen subjektiven Symptomlosigkeit wegen der Diagnose entgangen sein. Nur umfangreichere oder mit kantigen oder nadelförmigen Fortsätzen behaftete Verknöcherungen pflegen nämlich Beschwerden zu machen. di Natales Patient, bei dem es zu einer Knochenbildung im ganzen Bereiche der Narbe gekommen war, litt an heftigen lokalen und nach dem Rücken ausstrahlenden Schmerzen, vermutlich weil Verwachsungen mit Nervenfasern erfolgt waren. Die Entwicklung der Knochenbildung erheischt verschieden lange Zeit. Oft verstreichen nur 1—2 Monate; manchmal beansprucht die volle Ausbildung dagegen 1—2 Jahre und darüber.

Das männliche Geschlecht scheint wesentlich häufiger ossifizierende Narben aufzuweisen als das weibliche. Wenigstens befinden sich unter 34 Kranken, bei denen das Geschlecht angegeben ist, 32 Männer. Bis dahin ist die Erscheinung nur bei Erwachsenen konstatiert worden. Bei Jugendlichen kommt sie seltener vor als bei älteren Leuten. Die Beobachtung von KUMARIS betrifft einen 24jährigen Mann. Die meisten übrigen Fälle ereigneten sich zwischen dem 40.—70., hauptsächlich zwischen dem 50.—60. Lebensjahr.

Kleinere Knochenbildungen haben gewöhnlich die Form von Knötchen oder Knoten, oder sie sind plattenförmig. Oft trifft man multiple Elemente an. Bei stärkerer Entwicklung werden sie länglich und nehmen die Form der Operationsnarbe an. Selten ist die Ringform (LECÈNE, CABANÈS). Die größten Einlagerungen durchsetzen die ganze Bauchwand und sind von einem straffen, glatten Bindegewebe umhüllt. Sie erreichen eine Länge von 6—10 cm, eine Breite von 1—2 cm und eine Dicke von 1—2 cm. Die Konfiguration ist aber keine gleichmäßige; Verjüngungen und Verdickungen, Ausbuchtungen und

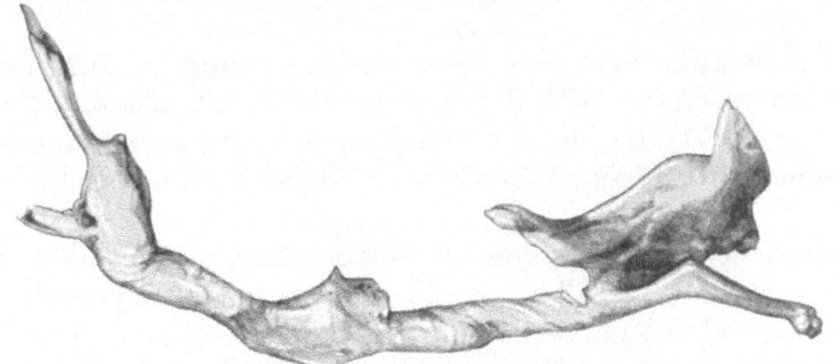

Abb. 28. Knochenbildung in einer Laparatomienarbe. (Nach R. DIDIER.)

Verästelungen bilden die Regel. Artikulationen sieht man jedoch nicht. Ungewöhnlich mächtige Proportionen weist das nebenbei reproduzierte, von DIDIER aus einer Laparatomienarbe entfernte Knochenstück auf. Es besitzt eine Länge von beinahe 10 cm, hat eine ganz unregelmäßige Form, die an ein Rebenschoß erinnert und scheint aus 3 Einzelstücken zu bestehen, die an den Stellen verlötet sind, wo die Fäden angebracht waren. Die Knochenbildung war bereits einige Monate nach der Operation vollendet.

Auch HÄBLER berichtet über eine Verknöcherung, die in Gestalt einer $1^1/_2$ cm breiten Einlagerung die Narbe in ihrer ganzen Länge durchzog.

Einzelne hatten daran gedacht, diese Verknöcherungen ätiologisch mit den im Anschluß an Traumen entstehenden *Muskelosteomen* sowie mit den Reit- und Exerzierknochen in Beziehung zu bringen, was im Prinzip wohl statthaft ist. Sie entwickeln sich aber nicht aus Hämatomen oder postoperativen Eiterungen. Früher meinte man, die Fadenbeschaffenheit spiele eine Rolle, indem vornehmlich nicht resorbierbare Fäden die Knochenbildung provozieren. Doch war in den Fällen von MORNARD, DIDIER und DI NATALE Catgut zur Verwendung gelangt, und gerade hier wurden die umfangreichsten Knochenbildungen konstatiert. Die Knötchenbildung im Niveau der Fädenstiche ließ die Hypothese BOUTONS wahrscheinlich erscheinen, wonach es infolge der Fremdkörperreizung zu einer Bindegewebsproliferation komme, auf deren Kosten Knochenbildung auftrete, oder die Veranlassung zu Kalkablagerung gebe.

Irgendeine Reizwirkung als direkte, auslösende Ursache wird von den meisten supponiert. DI NATALE hat das ganze Material daraufhin durchgesehen und ermittelt, daß in 16 Fällen eine Heilung per primam erfolgt ist. Bei den anderen Patienten kam es zu lokalen oder allgemeinen Komplikationen. Früher wurde hauptsächlich die Häufigkeit und die Bedeutung der Komplikationen von seiten der Respirationsorgane, die Reizung und Störung der Heilungsvorgänge durch Hustenanfälle, hervorgehoben. Bei 3 Kranken, Roepke, Coenen, Moebius, war es zu einer Pneumonie im Anschluß an die Operation gekommen. Emphysem bestand bei einem Kranken von Volkmann und bei einem der Fälle von Moebius, ein Lungenabsceß bei Capelle und eine Bronchitis bei di Natale.

Viel zahlreicher waren aber andersartige Einwirkungen auf die Narbenbildung. Dem kleinen Hämatom im Falle Rubesch wird keine Bedeutung beigemessen. Rixford, Benelli und Gérard und Mayer berichten über Eiterung der Abdominalwand, wodurch in den letzten beiden Fällen die Fäden ausgestoßen wurden. Fadeneiterung trat bei Lecène und bei einem Falle von Moebius ein. In einem anderen Falle von Moebius und in der Beobachtung von Capelle trat eine Fistel auf. Kumaris erwähnt lang bestehende Eiterung der Bauchdecke. In den Fällen von Bernasconi, Jura, Boss mußte die Wunde wegen Drainage offenbleiben. Bei de Craene metastasierte das Adenocarcinom in der Operationsnarbe.

di Natale zieht außerdem eine nervöse Einwirkung als auslösendes Moment in Betracht, indem er an die Mitteilungen von Rekteim, Déjerine und Ceillier und Konindjy erinnert, die bei Nervenleiden ohne lokales Trauma mutmaßlich infolge trophischer Störungen aufgetretene Muskelverknöcherungen beobachtet haben.

Zwischen den Verknöcherungen in Narbengewebe und denjenigen in der Muskulatur, in den Blutgefäßen, in Hämatomen, aneurysmatischen Cysten, verkalkten Nerven oder Lymphdrüsen, muß natürlich eine Analogie vermutet werden. Immer ist es der bindegewebliche Anteil, der den Ausgangspunkt zur Verkalkung und Ossifikation darstellt, nie das Muskelparenchym. Aber bei der histologischen Untersuchung konnten in der Umgebung des Knochens gewöhnlich keine Zeichen von Kalkablagerungen entdeckt werden.

Demnach handelt es sich um eine *direkte* Umwandlung des Bindegewebes in Knochen bzw. (enchondrale Knochenbildung) erst in Knorpel, sodann in Knochen, *ohne* vorausgehende Kalkinkrustation. Andererseits haben aber die zahlreichen Untersuchungen von Schujeninoff ergeben, daß in Laparatomienarben einfache Kalkablagerungen, besonders in der Nähe der Unterbindung der Gefäße, nicht selten sind. Er erhob diesen Befund 17mal in 24 Fällen und stellte fest, daß häufig später wieder eine Resorption erfolgt.

Die erwähnten Auffassungen sind nicht unwidersprochen geblieben; sie vermögen uns vor allem nicht Aufschluß darüber zu geben, warum die Ossifikation speziell das Gebiet der Linea alba bevorzugt. An dieser Stelle wurde auch Verknöcherung *ohne* operative Eingriffe oder andere traumatische Einflüsse beobachtet. Es bleibt daher wohl nichts anderes übrig als anzunehmen, entweder, daß daselbst, in der Nähe des Processus xiphoides, *versprengte embryonale Periostkeime* vorkommen, denen eine Befähigung zur Osteogenese innewohnt, oder daß im *Gewebe* der *Linea alba selbst eine derartige Eigenschaft schlummert,* die stärker entwickelt ist als zumeist im übrigen Bindegewebe. Die vergleichende Anatomie läßt die letztere Hypothese recht naheliegend erscheinen, indem z. B. bei Reptilien Verknöcherung im Bereiche der Linea alba angetroffen wird. Unter welchen Voraussetzungen eine solche *atavistische Veranlagung* (Hypothese von Capelle und Boss) manifest wird, ist freilich noch nicht recht ersichtlich, Lecène gelang es nicht bei Meerschweinchen durch traumatische Reizung der Gegend der Medianlinie mit nachfolgenden Einspritzungen wässeriger Calciumphosphatlösung Knochenbildung hervorzurufen. Ebenso merkwürdig ist es, daß es unter Tausenden Laparotomien, die jährlich ausgeführt werden, nur ausnahmsweise diese Erscheinung verbucht wird (Didier). Offenbar ist diese Fähigkeit zur Knochenbildung *individuell* verschieden.

Nach der Theorie von Virchow von der strengen Spezifität der Zellen würde freilich die erstere Erklärung, das Vorhandensein normalerweise knochenbildender Zellen, also versprengter Periostzellen am einfachsten sein. Gestützt auf die experimentellen Untersuchungen Pochhammers und die histologischen Studien Poscharinskys, woraus hervorgeht, daß die Knochenbildung in der Muskulatur die Charaktere der periostalen Knochenbildung aufweist, verteidigte Sudeck die periostale Theorie der Knochenbildung nach Traumen. Auf Gebiete, die dem Knochengerüst ferne stehen, läßt sich aber die Annahme einer Entstehung der Narbenknochen aus periostalen Keimen nicht übertragen; denn die zahlreichen mißlungenen Periosttransplantationen zwecks Erzeugung von Knochen beweisen, daß das von seiner natürlichen Basis entfernte Periost seine Fähigkeit zur Knochenbildung einbüßt.

Man hat auch daran gedacht, die Verknöcherung könnte ihren Aufgang nehmen von *Sesambeinen*. Solche wurden zwar in der Nähe des Sternums, namentlich in der Gegend der Sternoclaviculargelenke, nie aber am Processus xiphoides und in der Bauchdecke vorgefunden.

Etwas grundsätzlich Verschiedenes gegenüber den Knochenbildungen in Narben anderer Lokalisation und gegenüber den Verknöcherungen im peri-, inter- und intramuskulären Bindegewebe nach Traumen und Entzündungen liegt aber bei den Verknöcherungen in der Linea alba gewiß nicht vor. Das Bindegewebe besitzt a priori allgemein eine derartige Befähigung, die individuell und lokal ungleich stark ausgeprägt ist. Einer Heterotopie von Knorpel- oder Knochenkeimen als Voraussetzung für das Zustandekommen dieser Erscheinung bedarf es also keineswegs. Es ist daher nicht verwunderlich, daß beim Zustandekommen von Verkalkungen und heterotopischen Knochenbildungen sogar die Frage eines *teleologischen* Prinzipes ventiliert wurde. So erblickte Patrassi in der Verdichtung des Bindegewebes, dem Auftreten einer zellarmen, straffen Sklerosierung, Einlagerung von Kalksalzen und Knochenbildung (Metaplasie neugebildeten Bindegewebes) in der Kniegegend einer alten Putzfrau das Zeichen einer *Anpassung* an die beruflichen Anforderungen und bemerkte, daß er auch die Knochenbildung bei Schustern, Reitern und Füsilieren (Exerzierknochen) sowie die Verknöcherung in Narben, wo das verlorengegangene elastische Gewebe zu ersetzen sei, im gleichen Sinne auffasse. Mit den von uns oben besprochenen Vorgängen und Deutungen stellt eine derartige Anschauung nicht a priori einen unversöhnlichen Gegensatz dar; denn es handelt sich um eine Beurteilung unter Berücksichtigung ganz anderer Gesichtspunkte.

*Histologisch* erkennt man in den ossifizierten Operationsnarben zumeist spongiösen Knochen mit weiten Maschen und typischem, funktionierendem, lymphoidem oder fettigem Knochenmark. In anderen Fällen sind kompakte Knochenbalken von verschiedener Anordnung, mit Haverschen Kanälen und Sharpeyschen Fasern beschrieben. Einzelne Autoren (Roepke, Painter und Clarke, Sabijakina, Strassberg, Gérard und Mayer, Moebius, Jura) erwähnen das Vorhandensein von hyalinem Knorpel mit enchondraler Knochenbildung.

Neben Osteoblasten wurden auch deutliche Resorptionsvorgänge mit Osteoclasten und einsetzender Entkalkung bemerkt. Ferner wurden Fadenreste (Seide, Catgut), die von Riesenzellen umgeben waren, gefunden. Atrophische Muskelfasern innerhalb des fibrösen und selbst des Knochengewebes zeigte die erste Beobachtung Roepkes.

Es können also auch histologisch zwei verschiedene Prozesse der Knochenbildung wahrgenommen werden: 1. Direkte Metaplasie des Bindegewebes in Knochen und 2. enchondrale Ossifikation.

Die klinische *Diagnose* wird kaum je mit Sicherheit gestellt werden können, weil die Differentialdiagnose gegen Fremdkörper (zurückgebliebene Operationsinstrumente!) oder Tumormetastasen zu große Schwierigkeiten bereitet. Die Radioskopie kann in Fällen von kompakter Knochenbildung die Entscheidung bringen oder wenigstens das Vorhandensein eines metallischen Fremdkörpers ausschließen.

Die *Behandlung* ist Sache des Chirurgen. Noch nie ist auf die Exstirpation des Narbenknochens ein Rezidiv erfolgt. Es ist nicht nötig, wie VOLKMANN es vorgeschlagen hat, sich vorerst zu überzeugen, ob der Verknöcherungsprozeß zum Stillstand gekommen ist. Nutzlos sind Pepsin- oder Kakodylatinjektionen, die bei der Myositis ossificans versucht worden sind.

Eine lokal erhöhte Disposition in ähnlicher Weise wie in der Linea alba dürfte auch dem Bindegewebe des männlichen Gliedes zuzusprechen sein. Die Ansichten der Autoren über die Entstehungsweise der sog. *Penisknochen* (v. LEUKOSSEK), als welche knorpelige und echt knöcherne Einlagerungen in das Membrum virile bezeichnet werden, sind nach BORST in erster Linie auf Verkalkung und Verknöcherung von bindegeweblichen Entzündungsprodukten zurückzuführen. SIEGMUND faßt die Penisknochen als Ossifikationen der lymphatischen Gefäße auf und führt ihre Entstehung auf Lues zurück. Sehr selten dagegen ist die Verkalkung des Samenleiters (DOPHEIDE). Sie kommt nur im Senium vor.

O. SACHS erwähnt bei der Besprechung der *Induratio plastica* speziell auch Indurationen, welche mit Ablagerung von Kalk einhergehen. A. FOERSTER und ROCKITANSKY führen an, daß in der fibrösen Scheidewand der Corpora (cavernosa) penis oder in deren fibrösen Umhüllungen sich nach Entzündungen fibroide Wucherungen und Schwielen heranbilden, welche in knochenähnliche Platten umgewandelt werden. Eine spezielle Beschreibung zweier solcher Fälle verdanken wir M. VELPEAU und G. CLELAND. CRUVEILHIER sieht die Knochenbildungen als bloße Verkalkungen an und bringt sie in nahe Beziehungen zu den Phlebolithen. ROBINEAU fand im Penis eines 42jährigen Mannes in der Tunica fibrosa der Corpora cavernosa rechts 2 und links 3 plattenförmige Verkalkungen; die Anordnung war ähnlich wie die der Knorpelringe in der Trachea, die Zwischenräume waren mit dichtem, fibrösem Gewebe ausgefüllt (O. SACHS).

Eine 3. Prädilektionsstelle für Kalkablagerungen und Verknöcherungen stellen die *Ohren* dar. Vielleicht müßte diese Lokalisation sogar an erster Stelle genannt werden. Aber es liegen noch verhältnismäßig wenig Untersuchungen vor. Die anatomischen Voraussetzungen sind hier besonders günstig. NIKOLSKIJ, der Gelegenheit hatte einen Soldaten zu untersuchen, der sich während des Weltkrieges die Ohren erfroren hatte, konstatierte eine Verknöcherung beider Ohrmuscheln. Die Diagnose wurde histologisch bestätigt. Er vermutet, daß viele Deformitäten der Ohrmuschel, vor allem solche der Ringer und Boxer, die als Perichondritis bezeichnet werden, sich bei der Röntgenuntersuchung als Verknöcherungen entpuppen würden.

In der Tat ergibt die Durchsicht der älteren und neueren Literatur, der sich S. SOLIERI unterzogen hat, mehrfach Hinweise auf dieses Vorkommnis. Die Beobachtungen von BOCHDABECK, von VOLTOLINI, GUDDEN, SCHWABACH, LINSMAYER, KNEPP, LASKIEWICZ, EKEBORN und GÖSTA und MARTENSTEIN bewiesen, daß Verknöcherungen der Ohrmuscheln meist erst im höheren Alter und unter ganz verschiedenen Voraussetzungen wie Erfrierungen, Verletzungen, chronische Entzündung, aber auch ohne nachweisbare Ursache zustande kommen. Beim weiblichen Geschlecht wurden sie bis dahin noch nie festgestellt. Der Patient SOLIERIS hatte die Unart, als Kind tagsüber und auch nachts stundenlang bald die eine, bald die andere Ohrmuschel zu reiben und zu kneten. Ein solcher jahrelang stattgehabter Kleintraumatismus verursacht nach der Meinung des Autors eher Verknöcherung als massive Einwirkung und entspricht dem Vorgang RAYERS, der durch Reizung der Ohrknorpel bei Kaninchen erst Erweichung, dann Ossifikation erzielte.

Die Knochenbildung in Narben stellt einen *benignen* Krankheitsprozeß dar, ohne allgemeine Ausbreitungstendenz. Auf Ablation erfolgt sichere Heilung, da — sonderbarerweise — Rezidive nicht eintreten.

Zweifellos kommt dem Problem der Knochenbildung aus Narbengewebe in diesem Zusammenhang in erster Linie ein allgemein pathologisches Interesse zu; es muß aber auch einen besonderen Reiz ausüben auf den Chirurgen, der sich mit dem Studium der Gewebsimplantation und der Erzeugung von Knochengewebe an beliebigen Körperstellen befaßt.

Bei den hier aufgezählten Vorgängen ist es meistens die durch Traumen oder reiterierte kleine Irritationen verursachte Gewebsdystrophie, welche als auslösendes Moment für die Verkalkung oder die ihr verwandte Knochenbildung angesprochen werden darf. Anläßlich der Erörterung der Beziehungen zwischen Kalkgicht und Myositis ossificans bemerkten wir, daß auch dort selbst bei der direkten Metaplasie ohne vorherige Kalkausfällung eine dystrophische Einwirkung wahrscheinlich sei. Dasselbe trifft natürlich auch hier bei dem Modus der direkten Heteroplasie zu, den wir neben der Knochenbildung in Kalkablagerungen nach Traumen, in Narben usw., angenommen haben. Wie nahe wir aber hier schon der Geschwulstbildung vom Typus der echten Osteome gerückt sind, bedarf wohl keiner sehr ausführlichen Erläuterung. Es genügt, wenn wir an die Auffassung von der Tumornatur der Myositis ossificans progressiva und an Bezeichnungen wie „Muskelosteome“ erinnern. Daher sind wir wohl berechtigt, noch einige Zeilen über die sog. echten Osteome folgen zu lassen, die von den meisten Dermatologen im Zusammenhang mit den Verkalkungen genannt werden, ganz abgesehen davon, daß die „Echtheit der echten Osteome“ im praktischen Falle recht schwer zu beweisen ist.

**Osteome und ossifizierende Chondrome.** *a) Osteome.* Die echten Osteome der Haut sind außergewöhnlich seltene Bildungen, die zumeist als kongenitale Gewebsverlagerungen aufgefaßt werden müssen. In dem von PUSEY in seinem Lehrbuch kurz erwähnten Falle entstanden Knochen von gitterförmigem Aufbau in einem *Keloid,* das sich in einer Laparotomiewunde entwickelt hatte. Es handelt sich also nicht um ein echtes Osteom, sondern um eine Knochenbildung in der Linea alba. Gut studierte Beobachtungen existieren in der Literatur nur ganz vereinzelt, so von BRUHNS, SALZER, COLEMAN, HEIDINGSFELD, in neuester Zeit von BECKER und von ARZT.

Nach diesen Autoren hat man es mit meist multipel angelegten Geschwülsten zu tun, die äußerst langsam, aber stetig wachsen und sich durch ihre knorpelige bis steinharte Konsistenz auszeichnen. Die Lokalisation ist beliebig, sie betraf bei SALZER und bei BECKER die behaarte Kopfhaut, bei COLEMAN die Fußsohle eines 6jährigen Mädchens, bei HEIDINGSFELD die Kinngegend eines 21jährigen Mannes, bei ARZT die Wangen- und Stirnhaut. Während in anderen Fällen besondere Beziehungen zum umgebenden Gewebe nicht festgestellt werden konnten, hatten sich die multiplen Osteome HEIDINGSFELDS in einem pigmentierten, behaarten Muttermal entwickelt. Die gleichzeitig bestehende mäßige allgemeine Hypertrichosis, ein keratotischer Naevus der Fußsohle und ein Pigmentnaevus am rechten Ringfinger ließen BECKER vermuten, daß sich die multiplen Osteome von ihm und von ARZT als „*Osteosis cutis*“ bezeichnet auf Grund eines *Naevus* entwickelt haben dürften, der einem fetalen Einschluß, oder einem phylogenetischen Atavismus entstammte. Damit wären dann bereits Beziehungen mit der Genese der Ossifikationen in Operationsnarben der Linea alba hergestellt. Wie sehr die Einteilung in die eine oder andere Kategorie von der persönlichen Stellungnahme des Autors abhängt, tut die Mitteilung WALTER FISCHERS dar. Er fand innerhalb eines kleinen Hämatoms der Wange, das stellenweise einem Zellnaevus glich, anderorts an Milien kleine Retentionscysten sowie an PRINGLEsches, und an BROOKEsches Epitheliom erinnerte, kleine Knochenspangen mit Periost und Fettmark, doch ohne Knorpel. Die Verhältnisse liegen also ganz ähnlich wie bei von Naevi ausgehenden Knochengeschwülsten. Dennoch hält FISCHER die Knochenbildung in seiner Beobachtung für einen dystrophischen Vorgang. Er nimmt nämlich an, daß nicht etwa das an einzelnen Stellen vorhandene verkalkte Material den Anlaß zur Knochenbildung gegeben habe, sondern diese Massen zunächst wieder abgebaut und aufgesaugt wurden und erst hernach Osteoblasten und Knochen entstanden seien. Diese Auffassung wird durch das eigentümliche Verhalten des gefäßreichen Bindegewebes um die Knochenspangen gestützt.

Die Oberhaut über den Neubildungen bleibt gewöhnlich unverändert, obschon das Knochengewebe in der Cutis sitzt und bis dicht an die Epidermis reichen kann (COLEMAN). Nur in dem Falle von BECKER war die Haut über dem Herde durch mechanische Irritation follikulär ulceriert und verkrustet. Schmerzhaftigkeit besteht nicht, es sei denn, daß die Lokalisation der Geschwulst zu Unannehmlichkeiten führt. Bei den bisherigen Beobachtungen lagen, soweit ersichtlich, nur wenig umfangreiche, markstück- bis handtellergroße Tumoren vor, die ein mehr flächenhaftes Wachstum aufwiesen und sich kaum über das Niveau der Umgebung vorwölbten.

Die Knochenmassen bestehen aus einer Menge von Knochenbalken von verschiedener Form und Dimension; sie sind unregelmäßig durch die Gewebe hindurchgelegt, miteinander verbunden und bilden von Fettgewebe, lockerem Bindegewebe und Capillaren gefüllte Zwischenräume. Je nach dem Aufbau der Umgebung dringen Anhangsgebilde der Haut, Haare, Ausführgänge von Talg- oder Schweißdrüsen in die Lücken ein. Die Balken setzen sich aus unregelmäßigen Lamellen zusammen, zwischen denen sich von Knochenkörperchen ausgefüllte Hohlräume verzweigen. In größere Knochenmassen können kleine Blutgefäße eingeschlossen sein, um die konzentrisch angeordnete Knochenlamellen sich anlegen. Die charakteristische Regelmäßigkeit des HAVERschen Systems in bezug auf die Lage der Knochenkörperchen kann, wie in den Beobachtungen von HEIDINGSFELD und von ARZT bis zu nicht zu bemängelnder Vollkommenheit ausgebildet sein.

In den früheren Fällen fehlten Markhöhlen.

*Therapie.* Breite Excision.

Typische Knochenstruktur findet sich in den „*multiplen, miliaren Hautosteomen*", die nach VIRCHOW bei alten Leuten angetroffen werden können. Genaue Beschreibungen hierüber fehlten aber bis vor kurzem so gut wie gänzlich. VIRCHOW selbst erwähnt nur eine eigene Beobachtung bei einem 28jährigen Mann mit zahlreichen derartigen Bildungen an der Gesichtshaut. Anscheinend gehören hierher die Mitteilungen von WILKENS-RICHTER und CORNIL und RANVIER. Einen eingehend untersuchten Fall publizierte 1928 HOPKINS (s. allgemeiner Teil), und wir glauben aus seiner Darstellung schließen zu müssen, daß man es bei solchen Vorkommnissen mit Knochenmetaplasien in dystrophischem Gewebe (Acneknötchen usw.) und nicht mit echten Osteomen zu tun hat.

*b) Chondrome.* Ebenso extrem seltene Befunde stellen nach UNNA die *Chondrome* der Haut dar. Einige unter dieser Bezeichnung publizierten Beobachtungen sind entweder keine sicheren Chondrome, oder sie enthielten nebenbei Beimengungen epithelialer Elemente. Wahrscheinlich handelte es sich bei den Fällen, die in der Umgebung des Mundes und der Nasenhöhlen lokalisiert waren, meist um Mischgeschwülste der Speicheldrüsen. Höchst zweifelhaft ist der Fall von PICCHI, und bei dem von SCHUBERG veröffentlichten Enchondrom des Unterhautzellgewebes bei einem 16jährigen Jüngling muß man wegen der Lokalisation vor dem Ohr daran denken, daß es aus der Parotis hervorgegangen sein könnte. Ebensowenig hierher gehören die von C. O. WEBER in seiner Zusammenstellung aus der älteren Literatur erwähnten Enchondrome der Zunge. Andere als Chondrome der Haut bezeichnete Neubildungen sind Mischgeschwülste mit Talgdrüsen, so die 3 Enchondrome DOLBEAUS. v. DEMBOWSKI diagnostizierte bei einer 52jährigen Frau ein Chondroendotheliom der rechten Wange, das gewucherte Blut- und Lymphgefäßendothelien enthielt; er nahm eine metaplastische Umwandlung von Endothel in Knorpelzellen an. Aus versprengten Lippendrüsen hervorgegangen war ein subcutanes Chondromknötchen der Oberlippe, das UNNA untersuchen konnte. Ein ziemlich umfangreicher Tumor, dessen Durchmesser 7—8 cm betrug, von, wie mir scheint, wenig klarer Herkunft, wurde von ROME aus der Nackengegend eines älteren Mannes excidiert. Der Autor bezeichnet die Geschwulst als Osteoadenochondrom. Er konstatierte die Anwesenheit epithelialer Elemente mit Verkalkung und eingelagertem Knorpel- und Knochengewebe und dachte genetisch an eine Absprengung aus dem mittleren und äußeren Keimblatt.

Endlich dürfen auch die Knorpelbefunde in Narben nicht zu den eigentlichen Tumoren gezählt werden. Der Fall SABIJAKINAS sowie eine ähnliche Beobachtung STRASSBERGS, wobei es sich um Knorpelknochenstücke in Laparatomienarben handelte, müssen als indirekte Metaplasie aus dem Narbengewebe aufgefaßt werden (vgl. oben).

Als Beispiele von echten Chondromen sind dagegen die Fälle von BRAUMÜLLER, ISRAEL, C. O. WEBER und M. STRASSBERG anzuführen. Die Geschwulst, von der BRAUMÜLLER spricht, fand sich bei einer 23jährigen Frau subcutan in der Gegend des rechten Scheitelbeinhöckers und war etwa kirschkerngroß. Sie bestand größtenteils aus hyalinem Knorpel und wies teilweise Verknöcherung auf. Auch das von ISRAEL untersuchte Neoplasma war in der Scheitelbeingegend entstanden. Es war gegen den Knochen beweglich, mit der bedeckenden Haut verwachsen und setzte sich einheitlich aus hyalinem Knorpelgewebe zusammen. Die Beobachtung C. O. WEBERS betraf ein 17jähriges Mädchen. Es handelte sich um ein verkalktes Enchondrom der Stirngegend.

STRASSBERG beschrieb einen walnußgroßen Tumor am Fußrücken eines 42jährigen Mannes. Die Geschwulst lag im subcutanen Bindegewebe und stellte ein teils aus hyalinem, teils aus Faserknorpel bestehendes Chondrom dar, das gegen das Zentrum hin fortschreitende Zerfallserscheinungen aufwies und in den Randpartien von Markräumen durchzogen war, deren Wand stellenweise aus enchondral gebildetem Knochengewebe bestand. Das Kapselbindegewebe war da und dort hyalin oder schleimig degeneriert und enthielt in der nächsten Nähe des Tumors geschichtete Kalkkonkremente. Im Geschwulstgewebe selbst fanden sich kleine Erweichungscysten, auch Nekrosen und ganz besonders häufig Verkalkungen konnten bemerkt werden. Der Autor nahm an, daß infolge der Zerfallerscheinungen eine Wucherung von Bindegewebe stattfand und an den verkalkten Knorpelpartien auf enchondralem Wege Knochenbildung auftrat. Im Laufe der Zeit setzten ungünstige Ernährungsverhältnisse ein, das eingewucherte Bindegewebe wurde sklerotisch und verkalkte, die regressiven Erscheinungen im Knorpel nahmen in erhöhtem Maße zu, so daß Knorpel und Knochen teilweise nekrotisch wurden.

Als in Betracht kommende Genese lag für den Autor eine Keimabsprengung vom benachbarten Fußskelet am nächsten.

## Anhang.

# Einige histologische, chemische und Stoffwechseluntersuchungsmethoden.

**Der histochemische Nachweis des Calciums durch die Methode von Macallum.** Frische, unfixierte Gewebsschnitte werden auf dem Gefriertisch mit flüssiger Kohlensäure gefroren und mit gekühltem Messer in Schnitten von 10—20 Mikron geschnitten. Sodann werden sie in gefrorenem Zustande für etwa 20 Minuten in 2%igen Schwefelalkohol gebracht. Nach sorgfältigem Auswaschen in absolutem Alkohol kommen die Schnitte auf 30 Minuten in $^{n}/_{10}$ Bleiacetat. Dann folgt 2—3 Minuten Extrahieren in $^{n}/_{10}$ Salpetersäure, um die Phosphorsäure aus den Phosphaten zu entfernen und eine Entstehung von Bleiphosphat zu vermeiden und mehrfaches Auswaschen in destilliertem Wasser. Endlich werden die Schnitte auf dem Deckglas mit Ammoniumsulfidglycerin überschichtet und mit Paraffin umrahmt.

Der chemische Verlauf des Calciumnachweises wird hierbei folgendermaßen dargestellt:

$$CaS + H_2SO_4 \; \ldots\ldots = CaSO_4 + H_2S$$
$$CaSO_4 + Pb\,(CH_3 \cdot COO)_2 = PbSO_4 + Ca\,(CH_3 \cdot COO)_2$$
$$PbSO_4 + (NH_4)_2S \; \ldots\ldots = PbS + (NH_4)_2SO_4$$

Es handelt sich also um einen *indirekten* Nachweis des Calciums durch Umwandlung in Bleisulfid. Es wird das gesamte Calcium, sowohl das freie wie das gebundene, nachgewiesen. *Der Wert der Methode wird verschieden beurteilt.* Mir scheint sie brauchbar zu sein, wenn der Untersucher über eine hinreichend große Erfahrung verfügt und wie Gans und seine Mitarbeiter sehr zahlreiche Vergleichsuntersuchungen anstellt. Dähn berichtet von über 1700 Schnitten! Es liegt kein Grund vor an der Identität der Bleisulfidgranula mit „Calcium“ in freier sowohl wie in gebundener Form zu zweifeln, soweit wenigstens, als die Lokalisation in Frage kommt. Immerhin geht aus den Protokollen hervor, daß bei den zahlreichen Zwischenreaktionen Diffusionsprozesse und damit Verschiebungen in der Lagerung vorkommen können, und es sind daher nur solche Befunde als eindeutig zu verwerten, bei denen sich immer und immer wieder die gleichen Verhältnisse finden. Technische Fehler können bei der heiklen Methode leicht unterlaufen. Man muß stets auf einwandfreie, frische Reagenzien bedacht sein. Das Bleiacetat fällt nach kurzer Zeit aus und wird unbrauchbar; dann zeigen die Schnitte eine starke Herabsetzung des Calciumgehaltes. Ebenso ist die Lagerung der Schnitte in den einzelnen Reagenzien von Bedeutung. Sie müssen gut ausgebreitet und dürfen nicht gerollt sein. Endlich ist zu beachten, daß die Reaktion nicht in schwefelwasserstoffhaltigen Laboratoriumsräumen vorgenommen wird.

Unter solchen Voraussetzungen kann wohl als bewiesen gelten, daß die normale Epidermis sehr calciumarm ist oder das Calcium fast völlig fehlt, während es in der Cutis stets reichlich nachweisbar bleibt. Als allgemeine Regel läßt sich sagen, daß kernreiches Gewebe weniger, kernarmes viel Calcium enthält (Gans).

**Abgeänderte Indicatorenmethode nach Gans.** Frisch excidiertes Gewebe wird mit dem Gefriermikrotom ohne vorhergehende Fixation geschnitten (Schnittdicke etwa 0,03 mm). Die Schnitte kommen für etwa 3 Stunden in eine Lösung von Neutralrot in physiologischer Kochsalzlösung (5—10 Tropfen einer gesättigten Neutralrotlösung auf 20 ccm 0,9%ige NaCl-Lösung). Zur Untersuchung werden die Schnitte dann ohne Abspülen in eine $^{1}/_{3000}$—$^{1}/_{5000}$ mol-$NH_3$-Lösung gebracht. Diese wird durch entsprechende Verdünnung einer $^{1}/_{100}$ mol-$NH_3$-Lösung jedesmal frisch hergestellt, desgleichen die Neutralrot- und Kochsalzlösungen.

Das Arbeiten mit NaOH empfiehlt sich nicht, einmal wegen der langen Dauer bis zum Eindringen der Natronlauge, dann aber auch mit Rücksicht auf die schon von HARVEY, dann auch von WARBURG betonte Gefahr der Gewebsschädigung durch starke Basen.

Die Zeit bis zum Eintritt des Farbumschlages von Rot in Gelb schwankt zwischen 4—6 Minuten. Dabei sei erwähnt, daß Zusatz von schwachen Säuren (z. B. $^1/_{10}$% $CH_3COOH$) die Rotfärbung wiederherstellt. Dieser Vorgang ist *reversibel,* denn er kann wiederholt am gleichen Schnitte durch abwechselnde Behandlung in dem alkalischen und sauren Milieu hervorgerufen werden. Ob den Unterschieden in der Schnelligkeit des Farbumschlages bei den von verschiedenen Körperstellen stammenden Hautstückchen bestimmte, durch deren anatomische oder funktionelle Eigentümlichkeiten bedingte Regelmäßigkeiten zugrunde liegen und ob sich diese im Vergleich zu den gleichen Körperstellen anderer Menschen entsprechend oder verschieden verhalten, bedarf noch weiterer Untersuchung (GANS).

**Quantitative mikrochemische Untersuchungsmethode auf Ca (und K) nach NATHAN und STERN b).** Die Methode ist bereits verwendbar an kleinen Hautstückchen vom Gewicht von 0,4 g an. Die Excision darf nicht in Lokalanästhesie erfolgt sein, wohl aber in leichter Narkose.

Das excidierte Stück wird sofort vom subcutanen Gewebe und dem daran haftenden Fett befreit. Dann wird die Haut kurz in Äther abgeschwenkt und mit Filtrierpapier vorsichtig abgetupft.

*Trockengewichtsbestimmung.* Ein etwa 30 mg schweres, zentral liegendes Hautstückchen wird analytisch gewogen, dann bei 98° bis zur Gewichtskonstanz getrocknet. Dauer etwa 24 Stunden.

*Reagenzien.* Sämtliche Reagenzien müssen rein pro Analysi sein, die Zusätze überall gleich.

*Leerbestimmungen* sind trotz bester Reagenzien unumgänglich erforderlich. Sie müssen genau übereinstimmen.

*Gang* der *Veraschung.* Zu analytisch gewogener Haut wird im Kjeldahlkolben 5 ccm rauchende $HNO_3$ (spez. Gewicht über 1,52) gegeben. Nach 1 bis 2stündigem Stehenlassen ist die Haut aufgelöst. Vorsichtig 2 ccm Perhydrol tropfenweise zugeben. Nach Aufhören der Gasentwicklung wird auf Kjeldahlveraschungsapparat bei nicht zu heftiger Erhitzung eingedampft. Zu dem braunschwarzen Rückstand wird nach Abkühlung 5 ccm Perhydrol, dann vorsichtig tropfenweise 2 ccm rauchende $HNO_3$ zugesetzt, nach Aufhören der Gasentwicklung wird eingedampft. Flammenerscheinungen im Kolben sind ohne Bedeutung. Die letztere Prozedur wird solange wiederholt — etwa 4mal in der Regel —, bis der Rückstand weiß ist. Sollte keine vollständig klare Lösung bei der gleich zu besprechenden Prozedur eintreten, so wird nach Eindampfen nochmals wie oben vorgegangen.

*Lösung* des *Rückstandes.* Zu dem Rückstand kommen unter Abspülen des Kolbenhalses 5 ccm $^n/_2$ HCl. Nach kurzem Schwenken wird auf etwa 2 ccm eingedampft, der Kolbeninhalt quantitativ durch ein aschefreies Filter in ein 10 ccm Meßkölbchen übergeführt, 3—4mal mit 1,5—2 ccm dest. Wasser der Kolben ausgespült, die Flüssigkeit quantitativ übergeführt, das Kölbchen mit dest. Wasser aufgefüllt. Die Leeranalysen erfolgen in gleicher Weise unter Verbrauch gleicher Perhydrol-, Salpetersäure- und Salzsäuremengen, wie sie zur Hautveraschung benötigt wurden.

Ca-*Bestimmung. Vornahme von Doppelanalysen.* 3 ccm der Aschelösung kommen in ein etwa 10 ccm fassendes, starkwandiges, zugespitztes Zentrifugenglas. Hierzu 1 Tropfen verdünnter Methylorangelösung. Tropfenweise Zusatz von konzentriertem Ammoniak, bis Gelbfärbung eintritt. Nach 30 Minuten

Zusatz von 2 ccm gesättigter wässeriger Ammonoxalatlösung. Stehenlassen über Nacht. Scharf zentrifugieren, vorsichtiges Absaugen der über dem Niederschlag stehenden klaren Flüssigkeit. Zusatz von $H_2O$ zum Niederschlag, etwa 2 ccm unter Abspülen der Glaswände, der Niederschlag wird aufgerührt. Wieder zentrifugieren und absaugen der überstehenden Flüssigkeit wie oben beschrieben. Letztere Waschungsprozedur wird 3mal vorgenommen. Zum Niederschlag kommen endlich 0,3 ccm $H_2SO_4$ (1 : 2 verdünnt). Titration erfolgt mit frisch eingestellter $^n/_{200}$ Kaliumpermangatlösung. Die Berechnnng nach Abzug des Leerwertes basiert darauf, daß 1 ccm $^n/_{200}$ $KMnO_4$ 0,1 mg Ca entspricht. Die Titration erfolgt unter dauerndem Erwärmen des Röhrchens in etwa 60° warmem Wasser solange, bis eine schwache Rosafärbung besteht, die sich in der Wärme mindestens 1 Minute hält.

Bei dieser Form der sauren Veraschung sind im Gegensatz zur trockenen Veraschung keine Platintiegel nötig, die nicht nur sehr teuer sind, sondern — bei gleichzeitigen anderen Bestimmungen — noch den Nachteil mit sich bringen, daß man mit Na- und K-Verlusten rechnen muß. Die Verwendung von Kjeldahlkolben von 50 ccm Inhalt aus Quarzglas ist unumgänglich, weil Glaskolben Alkali in unkontrollierbarer Menge abgeben und überdies leicht springen.

Kontrollversuche durch Veraschung von Serum mit bekanntem Ca- und K-Gehalt ergaben einen Fehler für Ca zwischen 2—4%, für K zwischen 2 bis 5%, die zu wenig gefunden wurden (NATHAN und STERN).

**Qualitative mikrochemische Untersuchungsmethoden.** *Kohlensaurer Kalk* wird im frischen ungefärbten Präparat mit Salzsäure nachgewiesen. Bei Beträufelung eines kohlensauren Kalk enthaltenden Untersuchungsobjektes mit 3—5%iger Salzsäure, die man vom Rand des Deckgläschens zufließen läßt, wird der Kalk gelöst, und es bilden sich feine Kohlensäurebläschen.

*Phosphorsaurer Kalk* löst sich unter Salzsäureeinwirkung ebenfalls auf, doch ohne Entwicklung von $CO_2$.

Wendet man Schwefelsäure an, so tritt gleichfalls eine Lösung des kohlen- oder phosphorsauren Kalkes ein, sofort aber geht das Calcium mit der Schwefelsäure eine Bindung ein, die durch den Ausfall von Gipskrystallen zum Ausdruck kommt.

Die hier erwähnten Methoden können nicht als feine Nachweisverfahren bezeichnet werden. Als sicherster Nachweis gilt zwar die „Gips"-Reaktion. Aber Gips löst sich in einem gewissen Prozentsatz in Wasser, so daß nur reichlichere Gipsmengen, die nicht mehr löslich sind, sondern zur Ausfällung gelangen, wahrgenommen werden.

Das Verfahren von SCHUJENINOFF, einem Schüler CHIARIS, nützt das geringere Lösungsvermögen alkoholischer Lösungen aus. Darnach werden die Schnitte in 40%igem Alkohol auf den Objektträger gebracht und sodann $2^1/_2$—3%ige Schwefelsäure zugesetzt. Auf diese Weise gelingt es verhältnismäßig, kleine Kalkmengen noch nachzuweisen.

Ein anderes Verfahren besteht darin, daß die zu untersuchende Substanz zuerst durch Zusatz von Salzsäure gelöst und nachher oxalsaures Ammonium zugefügt wird. Bei Vorhandensein von Calcium verbindet sich dieses zu oxalsaurem Kalk, der krystallinisch in Form feiner Oktaeder sichtbar wird.

Auch der direkte Zusatz von konzentrierter Oxalsäure genügt, um diese *Reaktion auszulösen.*

Um die Lokalisierung des Kalkes im Gewebe und seine näheren Beziehungen zu dessen Elementen festzustellen, sind Schnittpräparate notwendig sowie Färbungen, die eine elektive Darstellung des Kalkes ermöglichen. Dazu müssen Gewebsstücke, die infolge reichlichen Kalkgehaltes sehr hart sind und sich nicht schneiden lassen, vorerst entkalkt werden (vgl. jedoch auch unten, Methode LILLIE).

*Entkalkung.* Es ist zu berücksichtigen, daß einem großen Teil der gebräuchlichen Fixations- und Härtungsflüssigkeiten wie Formol, MÜLLERsche Flüssigkeit, FLEMMINGsche Lösung usw. zugleich entkalkende Eigenschaften zukommt. Bei Vorhandensein kleinster Kalkablagerungen kann daher das gehärtete Präparat nicht mehr zur Beurteilung herangezogen werden.

Liegen massige Verkalkungen vor, so muß der Anfertigung gefärbter Präparate ein Entkalkungsprozeß vorausgeschickt werden. Dabei sind aber bestimmte Vorsichtsmaßnahmen zu beachten, indem die für die Entkalkung sich besonders eignenden Säuren leicht Quellungen und Gewebsauflockerungen herbeiführen. Dieselbe Gefahr besteht nachher noch einmal bei der Auswaschung der zur Entkalkung benützten Substanzen.

Es ist das Verdienst SCHAFFERs anhand mühevoller Versuche in systematischer Weise die Vor- und Nachteile der verschiedenen tauglichen Gemische geprüft zu haben. Nach den Ergebnissen dieser Untersuchungen ist die *Salpetersäure* diejenige Verbindung, welche sich unzweifelhaft am besten für die Entkalkung eignet, weil sie das Gewebe am wenigsten schädigt und die nachfolgende Färbung nicht beeinträchtigt. Alle anderen entkalkenden Säuregemische bedürfen eines der Quellung entgegenwirkenden Zusatzes (Formalin, Alaun). Das Optimum der Konzentration der Salpetersäure liegt bei 5%. Stärkere Konzentrationen entkalken nicht rascher, während größere Verdünnungen zu Quellung führen. Zusätze zur 5%igen Salpetersäure sind unnütz; sie verlangsamen nur den Entkalkungsprozeß.

Bei der Durchführung der Entkalkung sind einige allgemein gültigen Regeln zu beachten. Die Stücke dürfen nicht zu dick sein, weil sonst die Entkalkung der innersten Schichten zu lange Zeit beansprucht und inzwischen an den äußeren Teilen sich Gewebsschädigungen einstellen. Jedes der Entkalkung zu unterziehende Präparat ist zuvor in Alkohol oder Formol gut zu fixieren und zu härten. In Alkohol fixierte Stücke müssen vor der Entkalkung gut ausgewaschen werden. Die Entkalkungsflüssigkeit soll reichlich bemessen und wiederholt gewechselt werden.

Die für Hautpräparate wohl zweckmäßigste Methode der Entkalkung mit Salpetersäure gestaltet sich folgendermaßen:

1. Die fixierten und in Wasser ausgewaschenen Objekte werden bis zur völligen Entkalkung in 5%ige wässerige Salpetersäure eingelegt. Bei größeren Stücken ist die Säure mehrmals zu wechseln. Oft umschütteln.

Die Entkalkung ist beendigt, wenn die in Scheiben zerlegten Stücke biegsam geworden sind, sich mit dem Rasiermesser gut schneiden oder eine feine Nadel leicht einstechen lassen (SCHMORL).

2. Übertragen der Objekte in 5%ige Lithium- oder Natriumsulfat- oder 5%ige Kalialaunlösung auf 12—24 Stunden. Wechseln dieser Lösung bei größeren Stücken.

3. Auswaschen in fließendem Wasser, 48 Stunden.

Es ist nicht empfehlenswert, die noch mit Säure behafteten Stücke gleich (ohne 2) in fließendes Wasser zu bringen, da bei Verbleiben in fließendem Wasser ohne vorherige Entsäuerung Quellungserscheinungen auftreten und Zurückbleiben von Säure die Färbbarkeit und die feinere Gewebsstruktur schädigen würde. Nach dem Auswässern können die Stücke entweder sofort mit dem Gefriermikrotom geschnitten werden oder sie werden eingebettet. Celloidin ist dem Paraffin vorzuziehen, weil in Paraffin eingebettete Stücke meist sehr spröde werden und sich schlecht schneiden lassen.

ASCHOFF bedient sich gewöhnlich der Formolsalpetersäuremischung (5—10 Teile reiner Salpetersäure auf 100 Teile einer 10%igen Formollösung = 4%ige Formaldehydlösung), die für kleinere Objekte ausreicht. Bei diesem Vorgehen ist es ihm ebenfalls möglich, nach Auswaschen der Stücke in Wasser und Übertragen in 5%ige Formollösung für 24 Stunden Gefriermikrotomschnitte anzufertigen.

Hat man es mit sehr kalkreichem Gewebe zu tun, so ist das spezielle Vorgehen SCHAFFERs zu empfehlen. Nach guter Fixierung sorgfältiges Einbetten in Celloidin. Härtung des Stückes in 85%igem Alkohol. Übertragung in Wasser zur Verdrängung des Alkohols. Einlegen in 3—5%ige wässerige Salpetersäure im THOMAschen Wasserrad. Vorher im langsam laufenden Schüttelapparat. Nach Verbleiben in dieser Lösung über 12—24 und bei größeren Stücken mehr Stunden Neutralisierung in zu wechselnder 5%iger Lithium- oder Natriumlösung. Endlich Auswaschen in fließendem Wasser, 48 Stunden und Entwässern in steigendem Alkohol bis 85%.

Auch in Paraffin eingebettete Präparate können *nachträglich* noch entkalkt werden. Man bringt den Block in verdünnte Salpetersäure und läßt ihn nach dem Auswaschen entweder trocken oder überträgt ihn in verdünnten Alkohol und schneidet ihn feucht. Das Präparat muß für die Entkalkung im Block natürlich frei liegen, angeschnitten sein oder die Oberfläche berühren.

Für die Entkalkung von Gewebsstücken aus der Haut kommen andere Methoden kaum in Betracht. Salzsäure schädigt bei hoher Konzentration und langer Einwirkung das Chromatin und setzt seine Färbbarkeit herab; sie wird nur in Gemischen angewendet. Die von M. B. SCHMIDT gerühmten Vorteile der Ameisensäure beziehen sich nur auf Knochen, allenfalls kann sie bei knochenhaltigen Hauterkrankungen mitverwendet werden, dann wohl am besten in der Modifikation SCHMORLs: Gemisch von 10%iger Formalinlösung und Ameisensäure. Nach vollendeter Entkalkung überführt man die Stücke auf 2—3 Tage in 10%ige Formalinlösung, die man öfters wechselt und wächst dann in Wasser gründlich aus. Sehr gute Kernfärbung. An Hautteilen macht sich aber wohl auch bei diesem Vorgehen die stark quellende Wirkung der Ameisensäure bemerkbar.

Formalin und MÜLLERsche Flüssigkeit entkalken unvollkommen und ungenügend. Die 5%ige wässerige schweflige Säure nach ZIEGLER bietet keine Vorteile. Die oft zu wechselnde Trichloressigsäure ist teuer und führt oft trotz großer Vorsicht zu Quellung, und Pikrinsäure wirkt zu langsam. Dagegen wären vielleicht die Eigenschaften der

FLEMMINGschen Lösung, welche die Gewebsstruktur intakt erhält, in der Dermatologie noch genauer zu studieren.

Auch nach der Entkalkung kann der ursprüngliche Sitz der Verkalkung in den Schnittpräparaten meist erkannt werden, da im allgemeinen das verkalkte Gewebe nach der Entkalkung seine erhöhte Affinität zu den Alaunsalzen des Hämatoxylins und Carmins beibehält. Immerhin kommt es vor, daß die Färbbarkeit vor der Entkalkung färbbar gewesener verkalkter Herde nach der Entkalkung ganz oder teilweise verloren geht, bzw. sich ändert. Vieles hängt dabei aber von der Fixationsmethode, dem Verkalkungsverfahren und der Nachbehandlung, sowie von der Art der Kalkablagerung selbst und dem Verhalten der Grundsubstanz ab (ASCHOFF). Ungelöst ist auch noch die Frage, warum intensiv verkalkte Stellen mit Hämalaun, Hämatoxylin, Hämatein und Alauncarmin bis auf die Randpartien sich überhaupt nicht färben. Bei frischem oder in Alkohol oder kurz in Formalin fixiertem Knochen färbt Hämatoxylin nur eine ganz schmale Randschicht der verkalkten Abschnitte, während die zentralen Anteile ungefärbt bleiben; dagegen fällt hier die Silberreaktion positiv aus. SCHMORL gibt der Meinung Ausdruck, es könnte eine Kalkverbindung vorliegen, die der Hämatoxylinfärbung nicht zugänglich ist, und er vergleicht diese Kalkverbindung mit der Eisenverbindung im Hämoglobin, welche ebenfalls keine mikrochemische Eisenreaktion gibt. Auffallend ist, daß bei in MÜLLERscher Lösung gehärteten Knochenstücken dieser Unterschied nicht besteht. Bei schwach kalkhaltigem Material kann man Schnittpräparate von frischen oder fixierten Stücken herstellen. Wo es darauf ankommt, geringe Kalkmengen nachzuweisen, sind nicht nur sämtliche gewöhnlichen Fixierungsmittel außer *Alkohol* zu vermeiden, sondern es ist auch darauf zu achten, daß die Schnitte nicht längere Zeit in destilliertem Wasser liegen bleiben, das ebenfalls kalklösende Eigenschaften besitzt. Will man Formalin verwenden, so soll dieses säurefrei sein und nur kurze Zeit einwirken.

Im ungefärbten Präparat ist der amorph in Schollen und Klumpen oder krystallinisch in Körnern oder Spießen niedergeschlagene Kalk durch den weißen Glanz, die intensive Lichtbrechung im auffallenden Licht, durch die graue bis tief dunkle Farbe im durchfallenden Licht gekennzeichnet.

**Kalkfärbung am Gewebsstück.** Schon makroskopisch kann man das Vorhandensein von Kalk (in größerer Menge) durch ein von SCHMORL angegebenes Vorgehen darstellen. Die Stücke werden auf 12—24 Stunden bei 37° in die sog. WEIGERTsche Beize eingelegt, der man 40% Formalin zugesetzt hat. Dabei nehmen die Kalkherde eine intensiv grünblaue Farbe an, die besonders deutlich nach mehrstündigem Auswaschen in fließendem Wasser hervortritt. Für mikroskopische Untersuchungen liefert dieses Verfahren jedoch keine scharfen Bilder.

**Kalkfärbemethoden in Schnittpräparaten.** In der weit überwiegenden Mehrzahl der in der Literatur der Kalkablagerungen in der Haut niedergelegten Veröffentlichungen stützen sich die Autoren auf den Kalknachweis durch *Hämatoxylin.* Diese Substanz färbt den Kalk blau, tiefblau, blaubraun, schwarzblau. Die verschiedenen Farbennuancen rühren teils vom speziellen Behandlungsverfahren, teils von im Gewebe örtlich bedingten Eigentümlichkeiten her.

Neben der weniger gebräuchlichen GRAMschen Methode (Gegenfärbung mit Alauncarmin), die in nichtentkalkten Schnitten dem Kalk eine blaue Farbe verleiht und der von WITKIEWICZ verwendeten, aber infolge zu starker Schwankungen in der Färbungsstärke unbrauchbaren WEIGERTschen Markscheidenfärbung, durch die kalkhaltiges und entkalktes Gewebe blaßgrau bis tiefschwarz gefärbt werden, blieb die Kalkfärbung mit Hämatoxylin über Jahrzehnte das einzige Verfahren für den Kalknachweis im gefärbten Schnittpräparat. Daß ihr jedoch nicht die Bedeutung einer exakt wissenschaftlichen Reaktion zukommt, darüber war man sich längst klar. Außer dem Kalk werden durch Hämatoxylin auch andere Gewebsteile und Substanzen mitgefärbt, so Zellkerne, Schleim, Eisenverbindungen. Will man, dem Vorgange ROEHLs entsprechend, allfällig vorhandene Eisenverbindungen mit konzentrierter, zur Hälfte mit Wasser verdünnter Oxalsäure eliminieren, so werden gleichzeitig auch Kalksalze gelöst.

Die so beliebte Hämatoxylinfärbung des Kalkes kann also wohl auf den Wert einer charakteristischen, nicht aber einer spezifischen chemischen Reaktion Anspruch machen.

Inzwischen sind wir aber in den Besitz zuverlässigerer Methoden gelangt. v. KOSSA hat uns 2 verschiedene Verfahren zur Verfügung gestellt, die Behandlung mit Pyrogallol und die Silberfärbungsmethode. Die erstere beruht darauf, daß Kalksalze mit Pyrogallussäure eine veilchenblaue, basische Verbindung eingehen, die dann aber bei Anwesenheit von organischen Substanzen bald einen braunen Farbenton annimmt, der in den der Reaktion folgenden Tagen noch nachdunkelt.

Die Vorschrift lautet: Man löst 1 g acid. pyrogallic. in 40 g Wasser und gibt 0,5 g Natriumhydroxyd dazu. Die in Alkohol gehärteten Schnitte werden auf 5 Minuten in diese braune Lösung gebracht und nachher in destilliertem Wasser gewaschen. Dadurch wird der Farbstoff aus dem Gewebe größtenteils entfernt, und es bleibt die braune Farbe nur in den Kalkmassen.

Schmorl ist jedoch von dieser Methode, die nur unscheinbare Bilder liefere, nicht befriedigt.

Mit v. Kossas Silberfärbung wird der *phosphorsaure* Kalk, resp. die Phosphorsäure im Kalk nachgewiesen. Die Methode gilt allgemein als außerordentlich sicher. Die Präparate werden mit Alkohol, Sublimat oder Formol gehärtet; in letzterem Falle dürfen sie nur kurze Zeit in der Flüssigkeit bleiben und müssen nachher gut ausgewaschen werden. Die weitere Verarbeitung kann direkt, uneingebettet, oder nach Einbettung in Celloidin oder Paraffin erfolgen. Zur Färbung dient eine 5%ige wässerige Argentum nitricum-Lösung. Schmorl gibt 1—5% an und sagt, die Konzentration sei gleichgültig. In dieser Lösung bleiben die Schnitte 30—60 Minuten, evtl. auch länger (Klotz), bei hellem Tageslicht; dann werden sie in *destilliertem* Wasser *gut* ausgewaschen und in Glycerin eingebettet oder nach Entwässerung in Balsam eingeschlossen.

Bei Anwesenheit von phosphorsaurem Kalk bildet sich Silberphosphat, dessen gelbliche Farbe aber infolge der Anwesenheit von organischen Substanzen bald in eine tiefschwarze übergeht. Gewöhnlich wird eine Kernvorfärbung mit Alauncarmin oder -nachfärbung mit Safranin vorgenommen.

Das weitere Nachdunkeln wird dadurch verhindert, daß man die Schnitte *nach* dem Auswaschen noch in eine 5%ige Lösung von unterschwefligsaurem Natron eintaucht. Auf diese Weise wird das überschüssige Silber entfernt. Darnach ist aber, damit die Silber- und Gewebsfärbung haltbar bleibt, noch einmal ein gründliches Auswaschen vorzunehmen.

Diese fast als klassisch zu bezeichnende Silbermethode v. Kossas beruht aber ebenfalls nicht auf einer spezifischen Calciumreaktion, sondern sie weist nur die Kalkphosphatverbindungen nach. Für Knochen- und Kalkablagerungsnachweis in den inneren Organen genügt sie deshalb, weil daselbst, soweit ich sehe, ausnahmslos bei den gebildeten Kalksalzen Phosphate vorhanden sind. In der Regel überwiegen die letzteren die noch hinzukommenden anderen Verbindungen, meist nur Carbonate, im Verhältnis von 1 : 10. Auch bei Verkalkungsprozessen in der Haut trifft dies gewöhnlich zu. Dennoch sind mehrfach Fälle beschrieben worden, wo der phosphorsaure Kalk nur einen geringen Teil der Kalksalze ausmachte, oder solche, bei welchen sogar nur kohlensaurer Kalk festgestellt wurde. In solchen Beobachtungen könnte bei alleiniger Anwendung der Silberfärbung, die nebenbei zwar auch Kalkseifen nachweist, das Vorhandensein von Kalk übersehen werden.

Auch die von Roehl angegebenen Methoden, die die feinere Morphologie der Kalkablagerung besser erkennen lassen als das Kossasche Verfahren, bei dem ein krystallinischer Silberniederschlag auftritt, beziehen sich auf den indirekten Nachweis von phosphorsaurem Kalk.

Die beiden Verfahren gestalten sich folgendermaßen:

I. 1. Einlegen der Schnitte in eine ammoniakalische Kupfersulfatlösung, die nur einen geringen Überschuß von Ammoniak enthält, 5 Minuten.

2. Gutes Auswaschen in destilliertem Wasser.

3. Einlegen in Weigertsche 1%ige alkoholische Hämatoxylinlösung (Hämatoxylin 1, Alkohol absolut. 10 + 90 ccm 90%igem Alkohol), 15 Minuten.

4. Differenzieren in Weigerts Borax-Ferricyankaliumlösung (rotes Blutlaugensalz 2,5 g, Borax 2,0 g, Aq. dest. 100,0 ccm), die zur Hälfte mit destilliertem Wasser verdünnt wurde.

5. Wasser. Alkohol. Xylol. Balsam.

Phosphorsaurer Kalk schwarz.

II. 1. Die Schnitte kommen auf 10 Minuten in eine konzentrierte Bleiacetatlösung.

2. Sorgfältiges Auswaschen in Aq. destill.

3. Einlegen in Schwefelammonium, 5 Minuten.

4. Auswaschen mit Wasser, Nachfärben mit Safranin.

5. Alkohol. Xylol. Balsam.

Die bisher angeführten Methoden des Phosphorsäurenachweises sind sämtlich nicht unbedingt beweisend für Phosphorsäure. Sicher ist der Nachweis nur mit molybdänsaurem Ammonium zu erbringen. Eintauchen der dünnen Schnitte auf wenige Sekunden in Salpetersäure, 1 proz. Lösung von molybdänsaurem Ammonium, Auswaschen in salpetersäurehaltigem Wasser und Reduktion in Zinnchlorür. Der phosphorsaure Kalk wird intensiv blau, das Gewebe ganz blaßblau. Häufig färbt sich das Gewebe zu intensiv, so daß dadurch die Kalkreaktion verdeckt wird.

*Fettsaurer* Kalk kann von phosphorsaurem Kalk dadurch unterschieden werden, daß die Schnitte zuerst in wässerige Salzsäure gebracht werden, die, wie wir sahen, den phosphorsauren Kalk löst. Alsdann bringt man die auf der Bendaschen Reaktion für Fettgewebsnekrosen basierende Fischlersche Methode in Anwendung.

1. Fixierung *kleiner* Stücke in 10%igem Formalin, mehrere Stunden. Anlagen von Gefrierschnitten.

2. Kupfern der Gefrierschnitte in konzentrierter Lösung von Kupferacetat im Brutschrank, 2—24 Stunden.

3. Gründliches Auswaschen in destilliertem Wasser.

4. Färben in WEIGERTscher Hämatoxylinlösung, 20 Minuten und länger. Lösung a: Hämatoxylin 1,0; Alkohol abs. 10,0. Lösung b: Aq. destill. 90,0; konzentrierte Lithioncarbonatlösung 1,0 (vor dem Gebrauch soll dieses Gemisch einige Tage stehen gelassen werden).

5. Differenzieren in stark verdünnter WEIGERTschen Borax-Ferricyankaliumlösung, bis die roten Blutkörperchen entfärbt sind.

6. Abspülen in Wasser. Entwässern. Xylol oder besser Benzin. Balsam.

Die Fettsäuren färben sich schwarz, ebenso Kalk und Eisen. Eine *elektive* Methode für den Kalknachweis ist das Verfahren von GRANDIS und MAININI mit *Purpurin*. Diese Substanz wird aus der Rubia Tinctorum gewonnen. Extrakte aus dieser Pflanze besitzen die Eigenschaft, die Knochen der Tiere, welche sie fressen, rot zu färben.

Darnach bringt man die Schnitte:

1. In eine gesättigte alkoholische Lösung von *Purpurin* (oder eine mit einer Spur Ammoniak und 1% Kochsalz versetzte Lösung von *Anthrapurpurin*), bis sie stark gefärbt sind, meist genügen 5—10 Minuten.

2. Nachher in eine 0,75%ige Kochsalzlösung, höchstens 3—5 Minuten, wobei eine geringe Menge von Calciumchlorid gebildet wird, welches Purpurin in unlöslicher Form ausfällt. Bei Anwendung stärker konzentrierter NaCl-Lösungen oder in langer Einwirkung entsteht zu viel Calciumchlorid, das dann die Gewebe diffundiert und keine genauen Schlüsse über die Lokalisation des Kalkes mehr zuläßt.

3. Auswaschen in 70%igem Alkohol, bis keine Farbstoffwolken mehr abgehen.

4. Alkohol. Origanumöl. Balsam.

Hierbei wird der Kalk rot gefärbt. Die Färbung bleibt viele Monate lang gut erhalten. Diese Methode ist von den Autoren für Phosphate und Carbonate in Anwendung gebracht worden. Ob sie auch Kalkseifen in die empfindliche Verbindung (Calciumchlorid) zu überführen vermag, ist mir unbekannt.

Endlich soll eine unlängst von ERÖS angegebene Methode Erwähnung finden, die wir der Nachprüfung besonders empfehlen wollen.

Zur Färbung wird eine mit gewöhnlichem Alaun (Kalium-Aluminium-Sulfat) kalt gesättigte 1%ige wässerige saure Fuchsinlösung (Fuchsin S., GRÜBLER) verwendet. Die Lösung hält sich lange Zeit und kann unfiltriert benutzt werden. Sie soll, als sicheres Zeichen der Sättigung, ungelöste Alaunkrystalle enthalten.

Einbettung beliebig, am besten Paraffin oder Zelloid, aber auch Gefrierschnitte. Die Schnitte werden aus dem Wasser in die Farblösung gebracht. Färbedauer 10—15 Minuten. Nachher einige Sekunden Abspülen mit Wasser. Langes Verweilen im Wasser entzieht den Farbstoff. Sodann Trocknen mit Fließpapier. Differenzieren in 2—3%igem Salzsäurealkohol: Alkohol abs. 97 ccm, Acid. hydrochlor. coc. 3 ccm, bis die lebhaft rote Farbe der kalkenthaltenden Substanzen sich von den hellrosa gefärbten Bindegewebsfasern bei der mikroskopischen Kontrolle deutlich abhebt; 1—12 Stunden. Höher konzentrierte Salzsäurealkohollösung zwecks Abkürzug der Differenzierungszeit nicht empfehlenswert. Hernach Entwässerung in absolutem Alkohol, 1—2 Minuten, Xylol, Balsam.

Ein großer Vorteil der Methode besteht darin, daß nicht nur die kalkhaltigen Gewebe gefärbt werden, sondern auch die entkalkten — zuvor kalkenthaltenden — Teile. Es sind selbst die kleinsten Spuren von kohlensaurem, phosphorsaurem oder fettsaurem Kalk mit dieser Methode nachweisbar. Die Färbung ist intensiver als beim Hämatoxylin, die Affinität des letzteren zu den Eisensalzen störend. Alaunsaures Fuchsin besitzt keine Affinität zum Eisen. Nichtdekalzinierte Herde werden besonders in den Randpartien intensiv mit alaunsaurem Fuchsin gefärbt, was beweist, daß in den Geweben der Verkalkung degenerative Prozesse, spez. hyaline Degeneration oder Nekrose vorangehen und was auch erklärlich macht, daß das saure Fuchsin in den Geweben den Kalk intensiv, reinen Kalk im Reagensglas dagegen nur schwach, ohne Alaun überhaupt nicht färbt.

Besonders schöne Bilder bei Kombination des beschriebenen Verfahrens mit der KOSSAschen Silbernitratfärbung. Dadurch gelingt es, weil man mit dieser Methode nur den phosphorsauren Kalk nachweisen kann, nebeneinander phosphorsauren (schwarz) und kohlensauren (rot) Kalk darzustellen.

Nach Sättigung mit Alaun verwandelt sich das saure Fuchsin, das sonst im allgemeinen zur Färbung von Plasma und Intercellularsubstanzen benützt wird, in einen spezifischen Kernfarbstoff. Zellkerne dunkelrot, Chromatinstruktur sehr deutlich. Daher eine Nachfärbung bei dieser Methode der Kalkfärbung entbehrlich. Erythrocyten etwas blasser rot, kollagene Fasern, elastisches Gewebe, Hornsubstanz, Fibrin, hyalines Gewebe werden bei genügender Differenzierung entfärbt. Färbung hält sich jahrelang. Das alaunsaure Fuchsin eignet sich auch zu anderen Färbungen, z. B. an Stelle des Lithiumcarmins oder zur Kontrastfärbung bei der Berlinerblaureaktion. Wo der Salzsäurealkohol schädlich oder entfärbend wirkt, evtl. Verfärbung mit alaunsaurem Fuchsin. Immer nur kurzes Verweilen der Schnitte im Wasser (wenige Sekunden).

Vor kurzem hat nun aber LILLIE gezeigt, daß auch ein Vorgehen in umgekehrter Reihenfolge, Färbung mit nachfolgender Entkalkung, möglich ist.

Der Kalk wird *vor* der Verkalkung versilbert, hernach das Gewebe mit Salzsäure oder Jodwasserstoff entkalkt.

1—2tägige Fixierung in 10%igem Formol. Auswaschen in mehrzeitig gewechseltem, dest. Wasser. Einlegen in 2—5%iges Argentum nitricum, Temperatur 37°, Brutschrank 4—5 Tage. Gründliches Auswaschen in Aq. dest. Entkalkung in v. EBNERschem Salzsäurechlornatriumgemisch. Entsäuern in täglich erneuerter halb gesättigter Kochsalzlösung. Gründliches Auswaschen in fließendem Wasser. Entwässern, Aufhellen und Einbetten.

Knochen färben sich in dünnen Lamellen ganz schwarz, in dickeren Stücken nur die äußere Schichten; tiefere Schichten hell mit schwarzen Knochenzellen und SHARPEYschen Fasern. Verkalkter Knorpel und andere verkalkte Gewebe ebenfalls schwarz. Zahnbein dunkel, Zahnschmelz nur teilweise gefärbt.

Wichtig ist das gründliche Auswaschen vor und nach dem Silberbad, zur Vermeidung von störenden Silberniederschlägen.

**Quantitative Untersuchung des Calcium- und Phosphorsäuregehaltes der Kalkablagerungen (nach HERZFELD).** 1 g der Substanz wird im Eisentiegel verascht, der Aschenrückstand auf dem Wasserbad mit verdünnter Salpetersäure aufgenommen und die Lösung mit destilliertem Wasser auf 100 ccm aufgefüllt. In der salpetersauren Lösung wird der Phosphorgehalt auf nephelometrischem Wege, das Calcium nach vorangegangener Neutralisierung titrimetrisch bestimmt.

**Stoffwechseluntersuchungen bei pathologischen Kalkablagerungen** (nach VIOLET STAUB und HERZFELD). Systematische Stoffwechseluntersuchungen bei pathologischen Verkalkungen wurden bisher nur von VIOLET STAUB, in HERZFELDs Laboratorium und von WEISSENBACH durchgeführt. Die Analysen MOSBACHERs bezogen sich nur auf das Verhalten des Blutkalkes bei kalkreicher und kalkarmer Kost bei einem Falle von Kalkgicht und bei einer Kontrollperson. LEWANDOWSKY fand bei einer einmaligen Untersuchung der Urintagesmenge 0,241 g CaO und 2,475 g $P_2O_5$, POSPELOW 0,162 g CaO und 3,59 g $P_2O_5$.

Als Normalwerte wurden 0,12—0,25 bzw. 3,5 g angenommen.

Während seines Aufenthaltes in einer Klinik erhält der Patient eine konstante Diät, bestehend aus einer täglichen Gesamtration von 1 l Milch, 400 g Suppe, 250 g Griesbrei mit Kompott, 2 Eiern, 300—400 g Brot, einer Orange und Tee nach Belieben. Vom 2. Tage an werden die 24stündigen Mengen von Stuhl und Urin gesammelt und sodann der Urin quantitativ auf Harnsäure, Phosphorsäure und Calcium untersucht.

Von den Faeces werden 10 g im Eisentiegel getrocknet und verascht, der Rückstand auf dem Wasserbad in verdünnter Salpetersäure gelöst, filtriert und das Filtrat auf 100 ccm mit dest. Wasser aufgefüllt. Die so erhaltene Lösung wird auf Calcium und Phosphorsäure untersucht. Im Blutserum werden in mehrtägigen Abständen gleichfalls Bestimmungen des Harnsäure-, Calcium- und Phosphorgehaltes vorgenommen, im ganzen 4mal.

Die Bestimmung der Harnsäure im Urin geschieht nach der colorimetrischen Methode von HERZFELD. In dem 1. von drei 100 ccm-Meßzylinder wird 1 ccm einer 0,5%igen wässerigen Tyrosinvergleichslösung gebracht, in einem 2. ebensolchen Zylinder 1 ccm mit 90%igem Alkohol enteiweißten Urin und in einem 3. Zylinder 1 ccm Urin, in welchem durch vorangegangenes Kochen mit 0,5 ccm 33%ige Natronlauge und 3 Tropfen 3%iger Wasserstoffsuperoxydlösung die anwesende Harnsäure zerstört worden ist. Allen 3 Zylindern werden sodann je 10 ccm Phenolreagens und 50 ccm gesättigte Natriumcarbonatlösung zugesetzt und die Mischung mit destilliertem Wasser auf 100 ccm aufgefüllt. Die Ablesung der durch Abgießen von dem ausgefallenen Satz befreiten Lösung erfolgt im Colorimeter von Dubosc nach einer Stunde durch Vergleich der beiden urinhaltigen mit der Vergleichslösung. Das Phenolreagens besteht aus 100 g wolframsauren Natrium, 20 g Phosphormolybdänsäure, 50 g 84%iger Phosphorsäure und 450 ccm Wasser, welche zusammen eine halbe Stunde im Rückflußkühler gekocht wurden.

Die Bestimmung der Harnsäure im durch Zentrifugieren des frischen Blutes gewonnenen, mit 90%igem Alkohol enteiweißten Serum erfolgt auf dieselbe Weise.

Der Phosphorsäuregehalt kann mittels des KLEINMANNschen Nephelometers bestimmt werden (s. ABDERHALDEN; Handbuch der biologischen Arbeitsmethoden). Zu diesem Zwecke wird der Urin nicht vorbehandelt, vom Stuhl die salpetersaure Lösung des Aschenrückstandes und vom Serum wurde 1 ccm mit verdünnter Essigsäure enteiweißt und mit destilliertem Wasser auf 10 ccm aufgefüllt. In einem 50 ccm Meßkolben werden 5 ccm Standardlösung, in einem weiteren Kolben 5 ccm der zu bestimmenden Lösung gebracht, sodann jedem Kolben 5 ccm Salpetersäure (1 Teil konzentrierte Säure plus 2 Teile Wasser) zugefügt und mit Wasser auf etwa 45 ccm aufgefüllt. Darauf Mischen und Zugabe von je 2 ccm Strychninmolybdänreagens. Auffüllen mit Wasser bis zur Marke 50. Der Vergleich der phosphorsaures Strychninmolybdat gefällt enthaltenen Flüssigkeiten erfolgt im KLEINMANNschen Nephelometer nach 20 Minuten. Das verwendete Reagens besteht einerseits aus 30,4 g ammoniakfreier Molybdänsäure und 9,6 g wasserfreien Natriumcarbonats, welche, nachdem sie mit etwa 200 ccm Wasser bis zur Lösung des $MoO_3$ gekocht worden sind, warm mit 160 ccm konz. HCl ersetzt werden. Andererseits werden 1,6 g reines Strychninsulfat in etwa 100 ccm Wasser bei 90° gelöst und die Mischung beider so erhaltener Flüssigkeiten mit Wasser auf 100 ccm aufgefüllt.

Die Calciumbestimmung wird im Serum, Urin und salpetersaurem Stuhlextrakt (nach vorangegangener Neutralisierung mit Ammoniak) nach der Methode von Dr. DE WAARD durchgeführt. In ein Zentrifugierröhrchen wird pro Kubikzentimeter Versuchslösung 0,5 ccm gesättigter Ammonoxalatlösung gebracht. Nach 15 Minuten wird zentrifugiert, die klare Flüssigkeit über dem entstandenen Niederschlag abgegossen und der Niederschlag durch jeweiliges Hinzufügen von destilliertem Wasser und erneutes Zentrifugieren und Abgießen 3mal gewaschen. Durch Zugabe von 1 ccm verdünnter Schwefelsäure und warm titrieren mit 0,01 n-Kaliumpermanganat bis zur eben wahrnehmbaren Rosafarbe, welche mindestens 2 Minuten anhalten soll.

Die 24stündigen Mengen von Calcium, Phosphor und Harnsäure in Urin und Stuhl ergaben bei dem Patienten V. STAUBS nachstehende Kurven (Abb. 29):

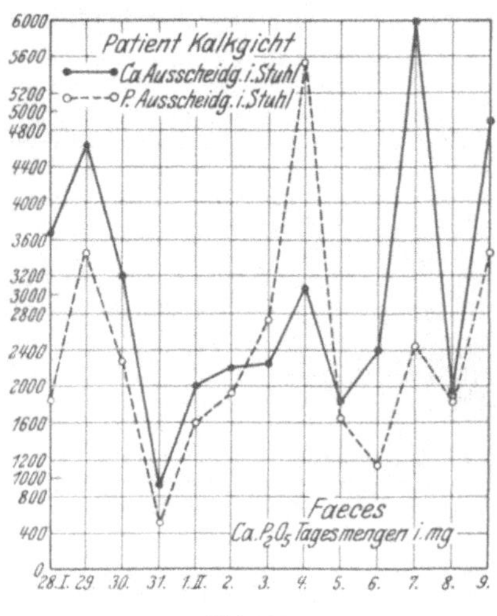


Abb. 29.

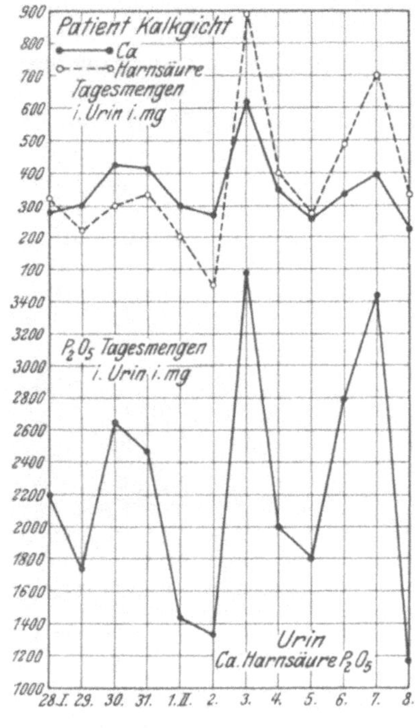


Abb. 30.

Im Blut fanden sich folgende Werte:

| 28. 1. 26 | 2. 2. 26 | 6. 2. 26 | 9. 2. 26 |
|---|---|---|---|
| 10 mg Harns. | 8 mg Harns. | 10 mg Harns. | — |
| 16 mg Ca | 17 mg Ca | 16 mg Ca | 16 mg Ca |
| 9,4 mg $P_2O_5$ | 7,1 mg $P_2O_5$ | 5,5 mg $P_2O_5$ | 7,4 mg $P_2O_5$ |

Läßt man als Normalwerte dieser 3 Substanzen im Blut folgende gelten: Harnsäure 10 mg (HERZFELD), Calcium 12 mg (HERZFELD) und LUBOWSKI (zitiert nach ACHARD), $P_5O_2$ 3,5—4,5 mg (HERZFELD) in 100 ccm, so findet sich hier ein normaler Harnsäurespiegel, eine beträchtliche konstante Erhöhung des Serumcalciumgehaltes und eine Erhöhung des Phosphatspiegels auf das Doppelte bis Dreifache zu Beginn der Untersuchungsperiode. Im Gegensatz zum Calciumgehalt erscheint der Phosphatgehalt des Serums starken Schwankungen unterworfen, er sinkt von 9,4 mg auf 5,5 mg, um am Schluß der Versuchsperiode wieder auf 7,4 mg anzusteigen, das Minimum findet sich zeitlich anschließend an die beiden Maxima der Phosphatausscheidung im Urin und Stuhl, welche ihrerseits nicht vollständig koinzidieren, die maximale Ausscheidung im Stuhl erfolgt einen Tag später als diejenige im Urin.

Die im Urin und Stuhl ausgeschiedenen Tagesmengen ergeben ziemlich unregelmäßige Kurven. Im allgemeinen entspricht einem Anstieg der Stuhl- bzw. Urinmenge eine

Erhöhung des Harnsäure-, Calcium- und Phosphorgehaltes. So findet sich ein gemeinsamer steiler Anstieg dieser 3 Substanzen im Urin am Tage der größten Urinausscheidung. In bezug auf die Phosphorsäure erinnert diese Ausschwemmung im Zusammenhang mit der im Blut festgestellten nachfolgenden Herabsetzung des Phosphorspiegels an den Vorgang der Harnsäureflut im Anschluß an den Gichtanfall bei echter Gicht. Allerdings ist ein 2. Maximum der $P_2P_5$-Ausscheidung im Urin am 7. 2. weder von einem entsprechenden Anstieg der Urinmenge, noch von einem weiteren Absinken des Serumphosphatgehaltes begleitet (Abb. 30).

Als Durchschnittsmengen für die Calcium- und Phosphatausscheidung im Urin und in den Faeces gelten folgende Werte: Calcium im Urin 0,3—0,4 g täglich, im Stuhl 2—3 g $P_5O_2$, im Urin 2,5 g, im Stuhl 1 g täglich, das Verhältnis der Phosphorgehalte in Urin und Stuhl ist je nach der Ernährungsweise ein wechselndes. Bei vorwiegend vegetabiler Ernährung finden sich die Phosphate fast ausschließlich im Stuhl.

Die bei dem Patienten gefundenen Werte sind bezüglich des ausgeschiedenen Calciums annähernd normal, in bezug auf den $P_2O_5$-Gehalt ist im ganzen eine leichte Erhöhung gegenüber der Norm festzustellen. Für Calcium ergibt sich nämlich bei einer Schwankungsbreite von 0,22—0,43 g im Urin ein Durchschnittswert von 0,346 g, im Stuhl ein solcher von 2,98 g bei täglichen Schwankungen von 0,92—5,94 g. Für die $P_2O_5$-Ausscheidung ergibt sich als Mittelwert im Urin 2,21 g, im Stuhl 2,33 g bei täglichen Schwankungen von 1,17 bis 3,56 g bzw. 0,53—5,5 g.

Die täglich im Urin ausgeschiedenen Harnsäuremengen ergeben einen Mittelwert von 0,40 g, sind also durchaus nicht erhöht.

Das Resultat dieser Stoffwechseluntersuchung ist zusammengefaßt folgendes: Im Blut des Patienten findet sich neben deutlicher konstanter Hypercalcämie eine starke, wenn auch beträchtliche Schwankungen aufweisende Erhöhung des Phosphatgehaltes. Dabei weist die Calciumausscheidung durchaus normale Zahlen auf, die Phosphatausscheidung hingegen ist gegenüber der Norm erhöht. Es scheint also eine Kalkretention stattzufinden. Ob auch Phosphatretention besteht, ist schwierig zu sagen; sie wäre trotz erhöhter Ausscheidung möglich, da vielleicht die hohen Ausscheidungszahlen auf den ziemlich hohen Phosphatgehalt der Nahrung zurückzuführen ist (1 l Milch = 2,4 g $P_2O_5$). (V. STAUB).

**Bestimmung des Calciums im Blut** nach CLARK (s. L. PINCUSSEN: **Mikromethodik**)[1] Prinzip: Mit Citrat ungerinnbar gemachtes Blut wird hämolysiert, die klare Blutlösung mit Oxalat gefällt und die aus dem Niederschlag freigemachte Oxalsäure mit Permanganat bestimmt.

Notwendige Reagenzien: 1. 5%ige Ammoniumchloridlösung, 2. 3%ige Ammoniumoxalatlösung, 3. 5%ige Natriumcitratlösung, 4. $^1/_{100}$ Normal-Kaliumpermanganatlösung, 5. n-Schwefelsäure.

Ein Meßkölbchen von 10 ccm wird mit genau 1 ccm Citratlösung beschickt und das Kölbchen mit Blut aus der Spritze direkt bis zur Marke aufgefüllt. Man überspült nach Mischen den Inhalt unter wiederholtem Ausspülen in ein Meßkölbchen von 50 ccm, gibt warmes dest. Wasser bis zur fast völligen Füllung zu, mischt gut durch und läßt zur vollständigen Hämolyse ungefähr $^1/_2$ Stunde lang stehen. Man füllt zur Marke auf, mischt wieder durch, bringt den Inhalt in ein oder zwei Zentrifugenröhrchen und zentrifugiert nun scharf, so daß das Stroma sich vollständig am Boden absetzt und die Lösung ganz durchsichtig erscheint. Von dieser überstehenden Lösung wird, um Doppelanalysen zu haben, je ein aliquoter Teil (z. B. 15 ccm), der sehr vorsichtig zu entnehmen ist, damit keine Stromateilchen mitgenommen werden, in ein anderes Zentrifugenglas überführt, 1 ccm der Ammoniumchloridlösung (1) zugegeben, gut gemischt und dann sehr langsam unter dauerndem Mischen mit einem dünnen Glasstab 3 ccm der Oxalatlösung zugefügt. Man läßt nun mindestens 16 Stunden stehen, damit das Calcium vollständig ausgefällt wird. Hiernach zentrifugiert man scharf, gießt darauf die überstehende Lösung ab, gibt unter leichtem Aufrühren des Niederschlages nochmals ungefähr 25 ccm kaltes dest. Wasser in das Röhrchen, zentrifugiert nochmals und wiederholt diese Prozedur, wenn der Niederschlag noch nicht rein weiß und die überstehende Flüssigkeit noch gefärbt sein sollte. Darauf

---

[1] Die allermeisten physiologisch-chemischen Ca-Bestimmungen werden entweder nach CLARK bzw. CLARK-COLLIP oder nach KRAMER-TISDALL ausgeführt. Als zuverlässig, aber bedeutend zeitraubender gilt auch die Methode von DE WAARD, bei der das Blut vorher verascht wird. Doch findet man bei Anwendung der ersterwähnten Methoden Ca-Werte, welche sich von den DE WAARDschen Zahlen nur unwesentlich unterscheiden. Eine eingehende Würdigung der beiden Verfahren enthält die Arbeit von G. F. BÄR in Endokrinologie (von L. ASHER), welche auch die Literatur der Ca-Bestimmungsmethoden weitgehend berücksichtigt. In Frankreich wird neuerdings, z. B. von L. PAUTRIER, das Vorgehen nach HIRTH bevorzugt, das offenbar als Norm etwas niedrigere Werte gibt. Die Kritik von A. HIRTH und KLOTZ in den C. r. Soc. Biol. Paris fand in der deutschen Literatur keinen besonderen Widerhall (ABELIN).

gibt man nach Abgießen des letzten Waschwassers zum Niederschlag 5 ccm n-Schwefelsäure (5), erwärmt das Röhrchen im Wasserbad auf 75—80° und titriert bei dieser Temperatur unter dauerndem Rühren gegen einen weißen Untergrund mit n/100 Kaliumpermanganatlösung aus einer Mikrobürette, bis eine Rosafärbung die Beendigung der Reaktion anzeigt. Die beiden Analysen müssen auf 2 Teilstriche = $^2/_{100}$ ccm miteinander übereinstimmen.

Das Verfahren ist das gleiche für Plasma. Das Blut wird in gleicher Weise entnommen, zunächst die Blutkörperchen abzentrifugiert und das so erhaltene Plasma zur Analyse verwendet. Man nimmt 5 ccm Plasma in Arbeit, setzt die gleiche Menge Ammoniumchloridlösung wie für Blut und nach Mischen langsam 10 ccm einer 3%igen Ammonoxalatlösung zu. Im übrigen verfährt man wie beim Vollblut.

Die Berechnung gründet sich darauf, daß durch 1 ccm $^1/_{100}$ n-Permanganatlösung 1 ccm $^1/_{100}$ Normaloxalsäurelösung, entsprechend 0,6305 mg Oxalsäure $(COOH)_1 + 2\,H_2O$, oxydiert wird. Diese Menge entspricht andererseits 0,64 mg Calciumoxalat oder 0,2 mg Calcium. Es seien 9 ccm Vollblut in Arbeit genommen, auf 50 ccm aufgefällt und 15 ccm davon weiter verarbeitet worden. Zur Titration der aus dem Calciumoxalat freigesetzten Oxalsäure seien im Mittel 2,2 ccm Permanganat verbraucht worden, dann wäre der Kalkgehalt der Probe $2{,}2 \cdot 0{,}2 = 0{,}44$ mg. Da nicht die ganze Blutmenge, sondern nur 15 ccm des auf 50 ccm verdünnten Blutquantums zur weiteren Verarbeitung genommen worden waren, so muß diese Zahl, um den Kalkgehalt in 9 ccm Blut zu erhalten, noch mit $\frac{50}{15}$ multipliziert werden; wir bekommen also in 9 ccm einen Kalkgehalt von $0{,}44 \cdot \frac{50}{15} = 1{,}47$ mg, also in 100 ccm Blut einen Kalkgehalt von 16,3 mg.

Der Ca-Gehalt des normalen Blutes beträgt ungefähr 10 mg%.

**Bestimmung des Calciums im Urin.** Prinzip: Das Calcium wird als Calciumoxalat gefällt und die Oxalsäure mit Permanganatlösung titrimetrisch bestimmt.

Gebrauchte Reagenzien: 1. Ammoniumoxalatlösung gesättigt. 2. Ammoniaklösung 10%ig. 3. Essigsäure verdünnt. 4. Kaliumpermanganatlösung $^1/_{100}$ normal. 5. n-Schwefelsäure.

2 ccm Harn (wenn nicht klar, mit einigen Tropfen Essigsäure versetzt, erwärmen und dann filtrieren) werden in ein Zentrifugenglas eingebracht und einige Tropfen Ammoniaklösung zugefügt, bis sich kein stärkerer Niederschlag mehr bildet. Man gibt dann so viel Essigsäure hinzu, bis der Niederschlag verschwunden ist und die Lösung deutlich sauer gegen Lackmuspapier reagiert. Unter leichtem Mischen wird nunmehr 1 ccm der Oxalatlösung (1) zugegeben und $^1/_2$ Stunde stehen gelassen. Es wird jetzt nach Zugabe von etwa 5 ccm Wasser scharf abzentrifugiert, die überstehende klare Lösung entfernt, unter leichtem Aufrühren wieder ungefähr 8—10 ccm dest. Wasser zugefügt, wieder zentrifugiert und nachdem wieder abgegossen. Das wird so oft wiederholt (2—3mal), bis die überstehende Lösung wasserklar geworden ist. Die letzte Waschflüssigkeit wird wieder abgegossen, zum Rückstand 5 ccm Normalschwefelsäure (5) zugegeben und nach Umrühren mit einem Glasstab das Zentrifugenglas in ein Wasserbad von ungefähr 80° eingestellt. Nachdem es dessen Temperatur angenommen hat, wird es herausgenommen und mit n/100 Kaliumpermanganat titriert, bis eine schwache Rotfärbung 1 Minute lang bestehen bleibt. Die verbrauchten Kubikzentimeter Permanganat multipliziert mit 10 ergeben direkt die Milligramm Calcium in 100 ccm Harn. Beispiel: Angewandt 2 ccm Harn, zum Titrieren verbraucht 1,61 ccm n/100 Permanganat. 100 cm Harn enthalten 16,1 mg Calcium oder 0,0161 %.

**Bestimmung der Phosphate im Blut.** Eine Mikrobestimmung der verschiedenen Fraktionen des Phosphors im Blutserum, und zwar einerseits des im wesentlichen anorganischen Phosphors und andererseits des Lipoidphosphors, dem kleine Mengen Protein- bzw. Nucleinphosphor beigemengt sind, läßt sich nach dem Prinzip von GREENWALD durch Fällung des Blutes mit einer essigsäurehaltigen Pikrinsäurelösung bewirken, in welcher der erstere Teil löslich ist, während der Lipoidphosphor in den Niederschlag geht. Die beiden Fraktionen werden nach Trennung verascht und in den so erhaltenen klaren Lösungen mit Hilfe eines Molybdän-Strychnin-Reagens eine Trübung erzeugt, welche mit einer Trübung einer bekannten Menge Phosphor, nach dem gleichen Verfahren hergestellt, colorimetrisch oder besser nephelometrisch verglichen wird.

Erforderliche Reagenzien: 1. In einer Lösung von 1 Teil konzentrierter Essigsäure auf 99 Teile Wasser wird 1 Teil Pikrinsäure unter leichtem Erwärmen gelöst und die Lösung gut durchgemischt; 2. konzentrierte Schwefelsäure; 3. rauchende Salpetersäure; 4. verdünnte Salpetersäure (1 Teil konzentrierte Salpetersäure + 2 Teile Wasser); 5. Molybdänsäure-Strychnin-Reagens (Modifikation von KLEINMANN): 30,4 g ammoniakfreie Molybdänsäure $(MoO_3)$ und 9,6 g krystallfreies $Na_2CO_3$ werden mit ungefähr 200 ccm Wasser solange gekocht, bis sich die Molybdänsäure bis auf einige kleine Flocken (meistens Verunreinigungen) gelöst hat. Man filtriert, gibt der noch warmen Lösung 160 ccm konzentrierte Salzsäure (spez. Gewicht 1,19) zu und läßt erkalten. Andererseits wird eine Lösung von 1,6 g reinem Strychninsulfat in etwa 100 ccm Wasser bei 90° hergestellt und diese nach Erkalten zu der Molybdänsäurelösung gegeben. Man füllt die Mischung auf 1000 ccm auf und bewahrt in dunkler Flasche auf; 6. Phosphorsäure-Standardlösung: 302,9 mg $Na_2HPO + 12\ H_2O$ werden in Wasser gelöst, die Lösung auf 1000 ccm aufgefüllt. Zur Herstellung der gebrauchsfertigen Lösung wir diese Stammlösung auf das Zehnfache verdünnt, es werden also 100 ccm auf 1000 ccm im Meßkolben verdünnt. Diese Lösung enthält in 5 ccm 0,03 mg · $P_2O_5$.

In prinzipieller Anlehnung an das GREENWALDsche Verfahren wird 1 ccm Serum, das durchaus hämoglobinfrei sein muß, in einem Zentrifugenglas mit 8 ccm der Pikrinsäurelösung (1) versetzt und mit einem Glasstab gut durchgemischt. Man zentrifugiert in einer schnell laufenden Zentrifuge scharf ab und gießt die überstehende Flüssigkeit, welche den anorganischen Phosphor enthält, in einen Mikrokjeldahlkolben vollständig ab. Man dampft bis zum Volumen von ungefähr 1 ccm ab, gibt nach Abkühlen 1 ccm konzentrierter Schwefelsäure hinzu und erhitzt weiter, bis alle Pikrinsäure entfernt ist. Zum Schlusse fügt man einige Tropfen konzentrierte Salpetersäure hinzu und erhitzt nochmals. Die Pikrinsäure muß vollständig entfernt sein, auch die vielleicht an den Wandungen haftende, was durch kurzes Erhitzen des Kolbenhalses leicht erreicht wird. Nach Abkühlen fügt man etwa 10 ccm Wasser hinzu. Ist die Flüssigkeit nicht völlig farblos, so kann die vorhandene gelbliche Färbung entweder durch Stickoxyd bedingt sein oder eine nicht völlige Veraschung anzeigen. Durch Erwärmen muß im ersteren Falle die Färbung verschwinden, und man kann die Lösung weiter verarbeiten. Im anderen Falle muß eingedampft und die Veraschung durch Zusatz neuer Salpetersäure zu Ende geführt werden. Nach Beendigung der Veraschung und Abkühlung überträgt man den Inhalt des Kölbchens unter wiederholtem Nachspülen mit dest. Wasser in ein Meßkölbchen von 50 ccm, gibt als Indicator 2 Tropfen p-Nitrophenol zu, neutralisiert mit ungefähr 10%iger Natronlauge bis eine schwache Gelbfärbung entstanden ist und füllt auf 50 ccm auf. Von dieser Mischung bringt man — je nach dem erwarteten Phosphorgehalt — 15—25 ccm in ein Meßkölbchen von 50 ccm, gibt 5 ccm verdünnte Salpetersäure (4) hinzu und soviel Wasser, daß Volumen 40—45 ccm beträgt und stellt sie zur Seite. Zum Rückstand im Zentrifugenglas, der den Lipoidphosphor enthält, werden 2 ccm konzentrierter Schwefelsäure zugegeben; nach einigem Stehen entsteht eine gleichförmige Mischung. Man gibt diese in einen anderen Mikrokjeldahlkolben, spült mit möglichst wenig konzentrierter Salpetersäure nach und nimmt die Veraschung wie bei der anderen Probe vor. Diese erfolgt naturgemäß erheblich schwerer als die der Flüssigkeit. Man gibt in das Kölbchen von Zeit zu Zeit einige Tropfen konzentrierter Salpetersäure zu, gelegentlich auch einige Tropfen konzentrierter Schwefelsäure, bis das Farbloswerden der Mischung die völlige Veraschung des zunächst schwarz werdenden Gemisches anzeigt. Hiernach läßt man erkalten und überführt die Flüssigkeit unter Beachtung der oben angegebenen Maßregeln in ein 50 ccm-Kölbchen, neutralisiert und verwendet 15—25 ccm der zur Marke aufgefüllten Lösung zur Analyse. Man gibt auch hier 5 ccm verdünnte Salpetersäure und Wasser bis zum Volumen von ungefähr 45 ccm hinzu und stellt ebenfalls beiseite. Andererseits bereitet man in einem 50 ccm-Kölbchen eine Mischung aus 5 ccm der verdünnten $P_2O_5$ Lösung mit einem Gehalt an 0,03 mg $P_2O_5$ in dieser Menge, fügt ebenfalls 5 ccm verdünnte Salpetersäure zu und verdünnt gleichfalls bis zu ungefähr 45 ccm. Man setzt nun zu den 3 Meßkolben, deren Inhalt vorher gut durchzumischen ist, je 2 ccm des Molybdän-Strychnin-Reagens, das, wenn nicht ganz klar, vorher filtriert werden muß, füllt bis zur Marke auf und läßt 20 Minuten stehen. Der Vergleich erfolgt am besten im Nephelometer, bei dessen Benutzung auch ziemlich weit auseinanderliegende Differenzen richtig angegeben werden. Man kann die Ablesung aber auch im Colorimeter vornehmen; die Werte werden aber hier nur dann Anspruch auf Genauigkeit machen können, wenn sie nicht zu weit von denen der Testlösung differieren. In diesem Falle wäre es also zweckmäßig, sich zu gleicher Zeit mehrere Testlösungen auf die gleiche Art, nur mit wechselnden Mengen der Phosphorsäurelösung, herzustellen und die passendste zum Vergleiche zu wählen.

*Beispiel:* Es seien 1 ccm Serum in Arbeit genommen. Sowohl die säurelösliche Fraktion (also in der Hauptsache der anorganische Phosphor) wie die Fällung (Lipoidphosphor) seien nach Veraschung auf 50 ccm aufgefüllt und von diesen je 25 ccm zur nephelometrischen Bestimmung benutzt. Die Testlösung enthält in 50 ccm 0,03 mg. Würde im Nephelometer bei gleicher Schichtdicke der Testlösung und der Versuchslösung gleiche Helligkeit bestehen, so würden 25 ccm der Versuchslösung, die ja auf 50 ccm aufgefüllt waren, ebenfalls 0,03 mg $P_5O_2$ enthalten, 50 ccm dieser Lösung bzw. 1 ccm Serum, aus dem sie gewonnen ist, also 0,06 mg $P_5O_2$, d. h. 100 ccm Serum würden 6 mg $P_2O_5$ enthalten. Ist die Schichtdicke bei Gleichheit der Felder ungleich, so hat auch für die nephelometrische Ablesung das für die Colorimetrie entwickelte Gesetz Geltung. Die Konzentratien der Versuchslösung ist gleich der Konzentration der Vergleichslösung multipliziert mit dem Quotienten der Schichtdicke der Vergleichslösung durch die Schichtdicke der Versuchslösung $\frac{s_1}{s}$.

Es sei für die säurelösliche Fraktion $s_1$ 20 mm, s 30 mm; dann ergibt sich die Konzentration der säurelöslichen $P_2O_5$ in 100 ccm Serum zu $\frac{20}{30} \cdot 6$ mg $P_2O_5 = 4$ mg $P_2O_5$.

Sei andererseits für die Lipoidfraktion $s_1 = 40$, $s = 30$, so ergibt sich die Menge des Lipoid-$P_2O_5$ in 100 ccm Serum zu $\frac{40}{30} \cdot 6$ mg $P_2O_5 = 8$ mg $P_2O_5$.

Die Menge des P ergibt sich aus den erhaltenen Werten durch Multiplikation mit 0,437. Normales Blut enthält ungefähr 4 mg% anorganischen, 5 mg% organischen P.

**Bestimmung der Phosphate im Urin.** Durch Zusatz von Molybdänsäure und Reduktion derselben wird eine Blaufärbung erzielt, welche colorimetrisch mit der Färbung einer auf gleiche Weise behandelten Phosphatlösung bekannten Gehaltes verglichen wird.

Gebrauch der Reagienzien: 1. Molybdänsäurelösung: 50 g Ammonmolybdat werden in 1000 ccm n/$H_2SO_4$ unter leichtem Erwärmen gelöst und wenn nötig filtriert. 2. Hydrochinonlösung: 20 Hydrochinon werden in Wasser gelöst, auf 1000 ccm aufgefüllt und 1 ccm konzentrierter $H_2SO_4$ zugefügt. 3. Carbonatsulfitlösung: 1000 ccm einer 20%igen Lösung von Natriumcarbonat werden mit 500 ccm einer 15%igen Lösung von Natriumsulfit gemischt (gut verschlossen aufbewahren). 4. Standardlösung: 4,394 g trockenes primäres Kaliumphosphat werden in Wasser gelöst und die Lösung auf 1000 ccm aufgefüllt. Diese Lösung enthält im Kubikzentimeter 1 mg P. Sie wird zum Gebrauch auf das 20fache verdünnt, indem 5 ccm im Meßkolben auf 100 aufgefüllt werden.

*Anorganische Phosphate.* In Meßkolben von 25 ccm bzw. Röhrchen mit einer Marke bei 25 ccm, wird einerseits 2 ccm einer 10fachen Harnverdünnung (5 ccm Harn im Meßkolben auf 50 ccm verdünnt), andererseits 2 ccm der bereits verdünnten Standardlösung (Gehalt dieser 2 ccm 0,1 mg P) eingebracht. Zu beiden Proben wird 5 ccm Wasser zugegeben und durch leichtes Schütteln gemischt. Jetzt wird zu jeder Probe zunächst 1 ccm Molybdänsäurelösung (1) und darauf 1 ccm Hydrochinonlösung (2) zugefügt. Man läßt 5 Minuten stehen, fügt, nachdem man durch leichtes Schütteln gut gemischt hat, zu jeder Lösung 1 ccm Carbonatsulfitlösung (3) zu und füllt mit Wasser bis zur Marke 25 auf. Nach 5 bis 10 Minuten wird im Colorimeter verglichen.

Es ist darauf zu achten, daß der Harn mit Sediment zur Verwendung kommt. Besteht eine Trübung durch krystalline Ausscheidungen, so ist zur Lösung dieser leicht zu erwärmen, wenn auch dies nicht genügt, durch Zugabe von einigen Tropfen verdünnter Salzsäure evtl. ausgefallene Phosphate in Lösung zu bringen. Von anderweitigen Trübungen wird zweckmäßig vorher abfiltriert.

Die Berechnung gestaltet sich in üblicher Weise nach der Formel $c = c_1 \cdot \frac{s_1}{s}$, wobei $c_1$ 0,1 mg P bedeutet.

*Beispiel:* Es sei bei Farbengleichheit die Schichthöhe der Vergleichslösung 40, die der Harnlösung 48. Nach obengenanntter Formel ergibt sich dann für den P-Gehalt in den angewandten 2 ccm verdünntem (= 0,2 ccm originalem) Harn die Menge des P zu $0{,}1 \cdot \frac{40}{48} = 0{,}833$ mg P.

Zur Ermittlung in 100 ccm Harn muß diese Zahl mit 500 multipliziert werden, so daß sich der P-Gehalt in 100 ccm Harn zu 41,65 mg ergibt. Will man die Phosphorsäure ($P_2O_5$) wissen, so ist diese Zahl mit 2,29 zu multiplizieren.

*Bestimmung* der *gesamten Phosphate.* In einem Mikrokjeldahlkolben werden 2 ccm einer 10fachen Harnverdünnung (wie oben) eingebracht und 5 Tropfen konzentrierte Schwefelsäure zugefügt. Es wird auf einem Mikrobrenner abgedampft, bis sämtliches Wasser verdampft ist (es ist zweckmäßig, um Stoßen zu vermeiden, eine Glasperle hereinzutun) und der Inhalt des Kölbchens schwarz zu werden beginnt. Man läßt etwas abkühlen, gibt 0,5 ccm rauchende Salpetersäure zu und erhitzt mit größer werdender Flamme, bis keine bräunlichen Dämpfe mehr entweichen, setzt dann auf die Öffnung ein kleines Trichterchen auf und erhitzt noch ungefähr 5 Minuten weiter. Es muß ein farbloser, geringer flüssiger Rückstand bleiben. Andernfalls war die Veraschung nicht vollkommen, man setzt nochmals Salpetersäure zu und verfährt wie oben angegeben. Der klare Rückstand wird nach Erkalten mit 20 ccm Wasser versetzt und nochmals kurz aufgekocht, um evtl. noch vorhandene Salpetersäure zu entfernen. Darauf spült man den gesamten Inhalt des Kjeldahlkölbchens in einen Meßkolben von 100 ccm und spült mit 30 ccm Wasser nach. In ein 2. Meßkölbchen zu 100 gibt man 2 ccm der verdünnten Standardlösung (0,1 mg P in 2 ccm), ferner 5 Tropfen konzentrierte $H_2SO_4$ und gibt ebenfalls 50 ccm Wasser dazu. Nach leichtem Durchmischen wird zu beiden Proben zunächst 1 ccm Molybdänsäurelösung (1) und darauf 1 ccm Hydrochinonlösung (2) zugefügt. Man läßt 10 Minuten stehen und gibt dann in jedes Kölbchen 3 ccm Carbonatsulfitlösung (3), mischt leicht und füllt zur Marke auf. Vergleich im Colorimeter und Berechnung genau so wie bei der Bestimmung der anorganischen Phosphate. Infolge der größeren Verdünnungen der Lösungen wählt man möglichst große Schichtdicken im Colorimeter (PINCUSSEN).

# Literatur.

Die Fülle der sich in allen Zweigen der praktischen und experimentellen Medizin vorfindenden Veröffentlichungen aus diesem Gebiet konnte hier nur so weit berücksichtigt werden, als es der Plan unserer Darstellung erforderte.

## *I. Allgemeiner Teil.*

ALLAN, DICKSON u. MARKSWITZ: Ber. Physiol. **31**, H. 6. — ARON, H.: OPPENHEIMERS Handbuch der Biochemie, 1909. I, 87 u. II, 178. — ASCHOFF: Verkalkung. Erg. Path. 8, 561 (1902). — ASKANAZY u. SCHWEIZER: Über sideromykotische Splenomegalie. Schweiz. med. Wschr. **1927**, Nr 33.

BAYLE, J.: Etude sur les calcification de la peau et du tissu cellulaire sous-cutané. Thèse de Paris **1905**. — BECHER, J. A.: Über Riesenzellenbildung in Cancroiden. Virchows Arch. **156**, 62 (1899). — BENNECKE: Studien über Gefäßverkalkung durch Gifte. Virchows Arch. **191** (1908). — BEST: Über mikroskopische Eisenreaktion. Verh. dtsch. path. Ges. **1904**, 7. — BETHE: Pflügers Arch. **127** (1909). — BITTROLFF: Über Kalk und eisenhaltige elastische Fasern in der Lunge. Beitr. path. Anat. **49** (1910). — BLASCHKO u. GUMPERT: Verkalkte Scrotalxanthome. Arch. f. Dermat. **145/146** (1924). — BORST, M.: Das pathologische Wachstum in ASCHOFFS Pathologisch-anatomisches Lehrbuch, 7. Aufl. Jena: Gustav Fischer 1928. — BROWN u. O'LEARY: Zit. bei DURHAM (b). — BURCKHARDT, H.: Zur Kenntnis der gutartigen epithelialen Geschwülste der Haut und verwandter Gebilde. Beitr. klin. Chir. **1910**.

CHELIUS: Med. Ann. Heidelberg **1**, 88 (1835). — CHENANTAIS: De l'épithéliome calcifié des glandes sébacées. Thèse de Paris **1881**. — CZERNY: Zit. bei RABL.

DÄHN, WERNER: Über die Calcium- und Kaliumverteilung in der normalen Haut. Dermat. Wschr. **82**, 425 (1926). — DALRYMPLE, J.: Medico-chirurgical Transactions, p. 238. London 1843. — DAVIDSOHN, C.: Fragmentation der elastischen Fasern. Virchows Arch. **160**, 538 (1900). — DIETSCHY, RUDOLF: Über eine eigentümliche Allgemeinerkrankung mit vorwiegender Beteiligung von Muskulatur und Integument (Polymyositis interstitialis, Tendinitis calcarea, Sklerodermie). Z. klin. Med. **64**, 377 (1905). — DOESSEKKER, K.: Beitrag zur Kenntnis der Kalkablagerungen mit spezieller Berücksichtigung der sog. verkalkten Epitheliome der Haut. Arch. f. Dermat. **129**, 260 (1921). — DREYFUSS: Bei KLEINMANN. DUERCK: Atti 1. Congr. internaz. Path. Torino **1911**. — DUNIN, TH.: Chronische Eiterung an den Fingern mit Ablagerungen von kohlensaurem Kalk (polnisch). Ref. Mitt. Grenzgeb. Med. u. Chir. **14**, H. 4, 451 (1905). — DURHAM, ROBERT H.: (a) A case of Scleroderma with extensive subcutan. periarticular and vascular calcification. Ann. of clin. Med. **5**, Nr 7. (b) Arch. int. Med. **1928**, 476—490.

EHRLICH, H.: Eisen- und Kalkimprägnation in menschlichen Geweben. Dermat. Wschr. **43**, 674. — ELIASCHEFF: Gibt es einen intravitalen Eisengehalt verkalkter Gewebe? Beitr. path. Anat. **50** (1911). — ERDHEIM: Über Knochen- und Bindegewebseinschlüsse in Krebsperlen. Virchows Arch. **191** (1908).

FERNET et NAHAN: Un cas de concrétions calcaires sous-cutanées. Bull. Soc. franç. Dermat. **1919**, 266. — FIOCCO e MINASSIAN: Tumori calcarei della pelle. Arch. ital. Dermat. **1**, H. 6, 601. — FRANCKE: (a) Über das Atherom, besonders mit Bezug auf seine Entstehung. Arch. klin. Chir. **34**, 1887. (b) Zur Frage nach der Entstehung der Epidermoide der Finger und Hohlhand. Zbl. Chir. **25** (1898). — FREUDENBERG u. GYÖRGY: Jb. Kinderheilk. **96** (III. F. **46**), 5 (1921). — FROBOESE: Ein neuer Fall von multiplem Myelom (Erythroblastom) mit Kalkmetastasen usw. Virchows Arch. **222** (1916).

GAMNA: (a) Hematologica, 1923, 1924. (b) Presse méd. **1928**, No 23. — GANDI: Bei GAMNA. — GANS, O.: (a) Über den Calciumgehalt der gesunden und kranken Haut. Arch. f. Dermat. **145**, 135 (1924). (b) Über physikalisch-chemische Zustandsänderungen gesunder und kranker Haut. Strahlenther. **18** (1924). (c) Über Beziehungen der Calciumverschiebung in der Haut zu Permeabilitätsänderungen. Münch. med. Wschr. **1925**, 407. (d) Histologie der Hautkrankheiten, Bd. 1. 1925. (e) Histologie der Hautkrankheiten, Bd. 2. Berlin: Julius Springer 1928. — GANS u. PAKHEISER: Über den Calciumgehalt der gesunden und kranken Haut. Dermat. Wschr. **78**, 249 (1924). — GANS u. SCHLOSSMANN: Über den Einfluß kurzwelliger (ultravioletter) Strahlen auf die Permeabilität der Haut (zugleich ein Beitrag zur Genese der Calciumverschiebung). Dermat. Wschr. **80**, 469 (1925). — GIERKE: (a) Über den Eisengehalt verkalkter Gewebe unter normalen und pathologischen Bedingungen. Virchows Arch. **167**, 318 (1902). (b) Störungen des Stoffwechsels (Psammome). ASCHOFFS Pathologische Anatomie, S. 384. (c) ASCHOFFS Pathologische Anatomie, 3. Aufl., S. 397. 1913. — GIGON, ALFRED: Eisen- und Alkaliimprägnation des Lungengewebes. Zugleich Kritik der sog. Eisen- und Kalkimprägnation. Beitr. path. Anat. **55** (1913). — GILBERT u. POLLET: (a) Ein neuer Fall von subcutanen phosphorsauren Kalkkonkrementen. Bull. Soc. méd. Hôp. Paris **41**, No 23, 957 (1925). (b) Beitrag zum Studium der Kalkablagerungen unter der Haut. Paris méd. **15**, No 44, 345 (1925). — GILCHRIST and STOKES: J. of cutan. Dis., Okt. **1903**, 463. — GILDEMEISTER: Pflügers Arch. **152** (1915). — GIUFFRÈ: Riv. Clin. pediatr. **1930**. — GRANT et GATES: Proc. Soc. exper. Med. Biol. **22** (1925). — GYÖRGY: Bei FREUDENBERG u. GYÖRGY und bei STEPP u. GYÖRGY.

HARROP, GEORGE u. BENEDICT: Ber. Physiol. **28**. — HASTING, A. B., C. D. MURRAY and J. SENDROY: J. of biol. Chem. **71**, **3**, **723—781**, **783—796**, **797—846** (1927). — HERZFELD: Biochem. Z. 88, H. 4 (1918). — HERZFELD u. LUBOWSKY: Zit. bei V. STAUB. — HÖBER, R.: Physik. Chemie der Zelle und der Gewebe, 5. Aufl., 1922. — HOFMEISTER: (a) Erg. Physiol. **10**, 429 (1910). (b) Experimentelles über Gewebsverkalkung. Münch. med. Wschr. **1909**, 1927. — HOLT, L. E. jr., V. K. LAMER and B. H. CHOWN: J. of biol. Chem. **64**, 509 (1925); **64**, 567 (1926). Proc. Soc. exper. Biol. a. Med. **22**, Febr.-H., 283—287 (1925). — HÜBSCHMANN: Zur Histologie der Kalkmetastase. Zbl. Path. **1908**. — HUECK: Über den angeblichen Eisengehalt verkalkter Gewebe. Arb. path.-anat. Inst. Tübingen **6** (1908). — HUEPER, W.: Metastatic calcifications in the organs of the dog after injections of Parathyreoid extract. Arch. Path. **3**, 14 (1927, Jan.)

IWANZOFF: Über strahlige Einschlüsse in Riesenzellen. Beitr. path. Anat. **52**, 203, 444 (1912).

JEANNE: Sur une maladie peu connue, caractérisée par des concrétions phosphatiques sous-cutanées. Bull. Soc. Anat. Paris **1900**. — JOANNOVICS: Ein Fall von verkalktem und verknöchertem Atherom. Zbl. Path. **12**, 883 (1901).

KATASE: (a) Experimentelle Verkalkung am gesunden Tiere. Beitr. path. Anat. **57**, 516 (1914). (b) Über experimentelle Kalkmetastase. Bern. 1916. — KENEDY: Kalkablagerungen in der Haut. Ref. Zbl. Hautkrkh. **16**, 299 (1925). — KERL, WILH.: Beiträge zur Kenntnis der Verkalkungen der Haut. Arch. f. Dermat. **126**, 172 (1919). — KISCHENSKY: Zbl. Path. **12**, 674 (1901). — KLEINMANN, HANS: Über die Bedingungen der Kalkablagerung in tierischen Geweben, I./II./III. Biochem. Z. **196**, H. 1/3 (1928). — KLINKE, K.: Neuere Ergebnisse der Calciumforschung. Erg. Physiol. **26** (1928). — KOCKEL: Über die Kalkinkrustation des Lungengewebes. Dtsch. Arch. klin. Med. **64** (1899). — KOSSA, v.: Nachweis von Kalk. Beitr. path. Anat. **20**. — KRAUS: Über eine eigenartige Hauttuberkulose, gleichzeitig ein Beitrag zur Kenntnis der Verkalkung in der Haut. Arch. f. Dermat. **74**, 3 (1905).

LÉVY, G.: Concrétions calcaires des mains. Bull. Soc. franç. Dermat., 18. Juli **1926**. — LEWANDOWSKY, F.: (a) Über subcutane und periartikuläre Verkalkungen. Virchows Arch. **181**, 179 (1905). (b) Die Tuberkulose der Haut, S. 151. — LEWINSKI: Lymphangiome der Haut mit verkalktem Inhalt. Virchows Arch. **91**, 371 (1883). — LEXA: Variété spéciale de calcifications dans les tissus. Thèse de Lyon **1899**. — LICHAREW: Demonstr. Moskau dermat.-venerol. Ges. Ref. Unnas Mh. **44**, H. 10, 515. — LICHTWITZ: Über die Bedeutung der Kolloide für die Verkalkung. Dtsch. med. Wschr. **1910**, Nr 15. — LIESEGANG, R. E.: Über Kalkablagerungen der Haut. Arch. f. Dermat. **139**, 73 (1922). — LÖWENBACH: Zur Kenntnis der Hautverkalkung. Arch. f. Dermat. **72**, 451 (1904). — LUBARSCH, O.: Milz. Handbuch der pathologischen Anatomie und Histologie, Bd. 1. 1928.

MACALLUM: Handbuch der biochemischen Arbeitsmethoden, Bd. 5, H. 2. 1912. — MAGNUS-LÉVY: (a) Biochem. Z. **24** (1910). (b) Dtsch. med. Wschr. **1914**, 1304. — MANASSE: Über Granulationsgeschwülste mit Fremdkörperriesenzellen. Virchows Arch. **136** (1894). — MARCHAND: (a) Diskussionsbemerkungen zu der Demonstration von TILP: Fall ausgebreiteter Calcinosis. Verh. dtsch. path. Ges. **14**, 278 (1910). (b) Über Calcinosis interstitialis. Münch. med. Wschr. 11. Jan. **1910**. — MARCHAND, E.: Bildungsweise der Riesenzellen um Fremdkörper. Virchows Arch. **93** (1883). — MARFAN et DORLENCOURT: Bull. Soc. Pédiatr. Paris **29**, 25—30 (1931). — MAROTTE: Thèse de Teissier. Paris 1877. — MASUDA, R.: Experimentelle Studien über die Kalkablagerung in der Haut. Jap. J. of Dermat. **29**, 423—455 u. deutsche Zusammenfassung 1929, S. 33—34. — MEMMESHEIMER: Ein Fall von Kalkablagerung in der Haut. Dermat. Wschr. **75**, 1223 (1922). — MESCHTSCHERSKI: Ein Fall von diffusem Sklerom mit mutilierender Sklerodaktylie (russ.). Ref. Arch. f. Dermat. **103** (1910). — MEYER, SEMI: Über die Struktur, das Vorkommen und die Entstehung der Sandkörper. Virchows Arch. **143**, 196. — MILIAN, G.: (a) Les sporozooses humaines. Thèse de Paris **1899**. (b) Hydromas calcifiés et granulomes calcaires souscutanés. Extrait de la Presse méd. **1900**, No 107. Paris: Carré et Naud. 1900. (c) Pierres de la peau. Paris méd., 7. März **1914**. — MÖNCKEBERG: (a) Über Knochenbildung in der Arterienwand. Virchows Arch. **167** (1902). (b) Über die reine Mediaverkalkung der Extremitätenarterien und ihr Verhalten zur Arteriosklerose. Virchows Arch. **171**. — MORACZEWSKI, v.: Z. physiol. Chem. **23**, 483 (1897). — MOREL-LAVALLÉE: Goutte et arthritisme. Rev. Thér. **1901**. — MOSBACHER: Ein Fall von Kalkablagerungen unter die Haut im Unterhautzellgewebe. Dtsch. Arch. klin. Med. **128**, 107 (1919). — MURAKAMI: Zur Kenntnis der verkalkten Epitheliome der Haut. Arch. f. Dermat. **109**, 51 (1911).

NANTA: (a) Ann. d'Anat. path. **4** (1927). (b) Presse méd. **1927**. — NATHAN, E. u. FR. STERN: (a) Über Kalium- und Calciumschwankungen im Blutserum bei Dermatosen.

Klin. Wschr. Juli **1928**, Nr 29. (b) Über den Mineralgehalt der Haut unter normalen und pathologischen Verhältnissen. Dermat. Z. **53/55** (1928). (c) Arch. f. Dermat. **156**, 2 (1928). — NEWTON-HARVEY: J. of exper. Zool. **10** (1911). — NOESSKE: Eisen in verkalkten Geweben. Zbl. Path. **20** (1909). — NOORDEN, v.: Das verkalkte Epitheliom. Bruns' Beitr. **3**, 1888.

OLIVER W. J.: Subcutane kalkartige Knoten. Dermat. Wschr. **84**, 30 (1927). — ORTH, J.: Die Verkalkung der Media der Extremitätenarterien. MÖNCKEBERGsche Mediaerkrankung. Virchows Arch. **191** (1908). — OVERTON: Zit. bei GANS.

PAGANO: Scritti med. per C. COMBA, 1929. — PARI: Über einen Fall von Kalkinkrustation der Lunge. Virchows Arch. **200** (1910). — PERNET, J.: Über einen Fall von Sklerodermie und Hautverkalkung. Arch. f. Dermat. **152**, H. 2 (1926). — PERTHES: Über verkalkte Endotheliome im Unterhautbindegewebe. Beitr. klin. Chir. **12** (1894). — PFAUNDLER: Über Kalkadsorption und Rachitistheorien. Wien. med. Wschr. **1904**. — PICK, W.: Über die Einschlüsse im Lupusgewebe. Arch. f. Dermat. **78**, 185 (1906). — PINCHERLE e NARA: Riv. Clin. pediatr. **1930**. — PONDOPPIDAN: Subcutane Kalkknoten bei pluriglandulärer Insuffizienz. Ref. Zbl. Hautkrkh. **1**, 412 (1921). — PROFICHET, G.: Sur une variété de concrétions phosphatiques sous-cutanées. Thèse de Paris **1900**.

RABL, CARL H.: (a) Kalkmetastase (Kalkgicht), Gefäßverkalkung und Nierenfunktion. Klin. Wschr. **1923**, 202. (b) Die Theorie der Kalkablagerung im Organismus und ihre praktische Bedeutung. Münch. med. Wschr. **1924**, 468. (c) Arch. klin. Chir. **1924**. (d) Virchows Arch. **245**, 542. (e) Arch. f. Dermat. **41**. — REMESOW, IGOR: Über den Einfluß des umgebenden Milieus auf den Prozeß der dystrophischen Verkalkung. Frankf. Z. Path. **38**, 64—74 (1929). — RÉNON et DUFOUR: Bull. Soc. med. Hôp. Paris **1900**, No 24, 835. — RICHTER, A. G.: Anfangsgründe der Wundarzneykunst, Bd. 1, S. 301. Göttingen 1799. — RIEHL, G.: (a) Ein Fall von Verkalkung der Haut (Kalksteine). Münch. med. Wschr. **1902**, Nr 4, 164. (b) Myositis ossificans bei einem 20jährigen Rumänen. Wien. klin. Wschr. **1912**, Nr 5, 223. (c) Zur Anatomie der Gicht. Wien. med. Wschr. **1897**. — ROEHL: Über Kalkablagerung und Ausscheidung in der Niere. Beitr. path. Anat., Festschrift für ARNOLD. — ROKITANSKY, C.: Lehrbuch der pathologischen Anatomie Wien 1855 und Bd. I, 3. Aufl. — RONA, P.: Über das Verhalten der elastischen Fasern in Riesenzellen. Beitr. path. Anat. **27**, 349 (1909). — ROSENSTEIN: Über Knorpel- und Knochenbildung in Herzklappen. Virchows Arch. **162** 1900). — ROTH: Über Myos. ossif. progr. Münch. med. Wschr. **1898**, 1238, 1279.

SAMAJA: Symmetrische Verkalkungen der Subcutis bei einem Tabetiker. Bull. Sci. med. Bologna **1**, 346 (1923). — SCHEIDEMANDEL, ED.: Über die durch Adrenalininjektionen zu erzeugende Aortenverkalkung der Kaninchen. Virchows Arch. **181** (1905). — SCHMIDT, M. B.: (a) Kalkmetastase und Kalkgicht. Dtsch. med. Wschr. **1913**, Nr 2. (b) Die Verkalkung. KREHL-MARCHANDS Handbuch der allgemeinen Pathologie III 2. 1921. — SCHMORL, G.: Die pathologisch-histologischen Untersuchungsmethoden, 14. Aufl. Leipzig: F. C. W. Vogel 1925. — SCHNEIDER, R.: Abh. Akad. Wiss. Berlin **1888**. — SCHUJENINOFF: Prag. Z. Heilk. **18**, 79 (1897). — SCHULTZE, W. H.: Verkalkung. Erg. Path. **14** (1910). — SCHULZE, F.: Skeletveränderungen als Ursache von Verkalkungen. Mitt. Grenzgeb. Med. u. Chir. **36**, 243 (1923). — SCHUPPISSER, H.: Über Eiseninkrustation der Bindegewebssubstanzen bei Hämochromatose und bei lokalen Blutungen. Virchows Arch. **239**, 2 (1922). — SCHWEIZER: Bei ASKANAZY. — STAEHELIN: Kalkablagerungen unter der Haut. Dtsch. med. Wschr. **1908**, Nr 37. — STAUB, V.: Untersuchungen über Kalkgicht. Inaug.-Diss. Zürich 1927. — STIEDA: Über das verkalkte Epitheliom. Beitr. klin. Chir. **15** (1896). — STOELTZNER: Über Metallfärbung verkalkter Gewebe. Virchows Arch. **180**. — STRADIOTTI: Sopra un caso di calcificazioni multiple del cellulare sottocutaneo di origine sifilitica. Policlinico, sez. med., **6**, **7**, 255 (1910). — STRAUB: Zit. bei RABL. — SUMITA: Zur Frage der Eisenreaktion kalkhaltiger Gewebe, insbesondere des Knochens. Virchows Arch. **100**, Nr 2 (1910).

TANAKA, MASILIKO: Über Kalkresorption und Verkalkung. Biochem. Z. **35**, 113 (1911); **38**, 285 (1912). — TANNENHAIN, v.: Zur Kenntnis des Pseudoxanthoma elasticum. Wien. klin. Wschr. **1901**. — THIBIERGE, SPILLMANN u. WEISSENBACH: Sklerodermie und subcutane Kalkablagerungen. Bull. Soc. franc. Dermat. **1925**, No 7, 58. — THIBIERGE et WEISSENBACH: Concrétions calcaires sous-cutanées et sclérodermie. Ann. de Dermat. **1911**, 129. — TILP: Demonstration eines Falles von Calcinosis. Verh. dtsch. path. Ges. **14**, 277 (1910).

VALLETTE, ALBERT: Sclérodermie et pierres de la peau. Strasbourg méd. **85**, No 14, 209 (1927). — VARONE: Riv. Clin. pediatr. **1929**. — VERSÉ: (a) Über ausgedehnte Verkalkungen. Verh. path. Ges. **14**, 281 (1910). (b) Calcinosis universalis. Beitr. path. Anat. **53** (1912). — VIRCHOW: (a) Canstatts Jber. für 1852 **4**, 276. (b) Virchows Arch. **4**, 298. (c) Kalkmetastasen. Virchows Arch. 8, 103 (1855); **9** 618 (1856). (d) Die krankhaften Geschwülste, Bd. 2, S. 65 u. 104. Berlin 1863. (e) Würzburger Verh. Bd. 3, S. 262. (f) Über Myositis progr. ossif. Berl. klin. Wschr. **1894**, Nr 32, 727. (g) Berl. klin. Wschr. **1900**, 171. — VÖGTLIN: s. MACALLUM.

WAARD, DE: Bei NATHAN u. STERN. Biochem. Z. **97**, 176 (1929). — WATERMAN, N.: Zit. bei DÄHN. — WEBER: Sklerodermie (Kalkgicht). Korresp.bl. Schweiz. Ärzte 8, 623 (1878). — WEIL et WEISSMANN: Concrétions calcaires sous-cutanées et insuffisance thyro-ovarienne. Ann. de Dermat. **5**, 724 (1924). — WELLS, H. G.: (a) Arch. int. Med. **7**, 721 (1911). (b) Metastatic Calcification. Arch. int. Med. **14**, 574 (1915). (c) Chemical Pathology, ed. 4, Philadelphia: W. B. Saunders Company 1920. — WILDBOLZ: (a) Ablagerung von Phosphaten und Carbonaten in Haut- und Unterhautgewebe unter den klinischen Erscheinungen echter Gicht. Korresp.bl. Schweiz. Ärzte **1902**, Nr 8, 232. (b) Über Bildung von phosphorsauren und kohlensauren Konkrementen im Haut- und Unterhautgewebe. Arch. f. Dermat. **70** (1904). — WINTERSTEIN: Zit. bei RABL. — WOLFF, H.: Über eine seltene Form seniler Verkalkung. Arch. klin. Chir. **1902**.

ZIEGLER: (a) Spezielle pathologische Anatomie, 10. Aufl., S. 282. (b) Lehrbuch der allgemeinen Pathologie und pathologischen Anatomie, Bd. 2, 11. Aufl., S. 544. 1906.

## *II. Spezieller Teil.*

ACHARD: Troubles des échanges nutritifs. Paris: Masson & Co. 1926. — ADRIAN, C. et J. RÖDERER: Les arthropathies au cours de la sclérodermie. Ann. de Dermat. I **299**, 341, 395 (1920). — AKOBDSZANZ: Ein Fall von Sklerodermie mit fleckweiser Atrophie und Kalkablagerungen in der Haut (russ.). Ref. Zbl. Hautkrkh. **19**, 233 (1926). — ALBRIGHT, F. and R. ELLSWORTH: Studies on the Physiology of the Parathyroid Glands: I. Calcium and Phosphorus Studies on a Case of Idiopathie Hypoparathyroidism. J. clin. Invest. **7**, 183 (1929). — ARNOLD: Ein Beitrag zu der Lehre von dem Bau und der Entwicklung der Psammome. Virchows Arch. **52**. — ARZT, E.: Osteosis cutis multiplex. Zbl. Path. **36**, Erg.-H., 212 (1925). — ASAHI, KENKIKI: Beitrag zur Kenntnis der Gefäßverkalkung der Haut. Arch. f. Dermat. **76**, 287 (1905). — ASCHOFF: Verkalkung. Erg. Path. **8**, 561 (1902). — ASKANAZY: (a) M. Verh. path. Ges. Aachen **1900**, 198. (b) Festschrift für JAFFÉ. Braunschweig: F. Vieweg u. Sohn 1901. — AUVERT, AL.: Selecta praxis medico-chirurg. Tab. XVI. Parisiis et Mosquae 1851.

BACCARINI: Su di un caso di Calcinosis interstitialis. Clinica chir. 1928. — BARD: Zit. bei FÈVRE u. GARLING PALMER. — BARTH, A.: Über die künstliche Erzeugung von Knochengewebe und über die Ziele der Osteoplastik. Berl. klin. Wschr. **1896**, Nr 1, 9. — BARLOW: Über Adenomata sebacea. Dtsch. Arch. klin. Med. **55**, (1865). — BAUER, W., ALBRIGHT, F. and J. C. AUB: Studies of Calcium and Phosphorus Metabolism. II. The Calcium Excretion of Normal Individuals on a Low Calcium Diet, Including Data on a Case of Pregnancy. J. clin. Invest. **7**, 75 (1929). — BAUER, W., A. MARBLE and GR. A. BENNETT: Further studies in a case of calcification of subcutaneous tissue („calcinosis universalis") in a child. Amer. J. med. Sci. **182**, 237—251 (1931). — BAUER, W. and J. C. AUB: Studies of Inorganic Salt Metabolism: I. The Ward Routine and Methods. J. amer. Dietet. Asoc. **3**, 1906 (1927).— BAYLE, J.: Etude sur les calcifications de la peau et du tissu cellulaire sous-cutané. Thèse de Paris **1905**. — BAYLESS, B. W.: (a) Scleroderma, Kentucky med. J. **22**, 39 (1924). (b) Radiology **6**, 239 (1923). — BECHER, J. A.: Über Riesenzellenbildung in Cancroiden. Virchows Arch. **156**, 62 (1899). — BECKER, S. WILLIAM: Osteosis cutis. Arch. of Dermat. **10**, Nr 2, 163 (1924). — BELOT, J. u. NAHAN: Röntgenstudien über Kalkablagerungen in der Haut. Gazette méd. Paris **1913**, No 206. — BENELLI: Ossifikation von Laparatomienarbe. Beitr. klin. Chir. **75**, 549 (1911). — BENNETT: On calcification of adipose Tissue. Dublin J. med. Sci. **1878**. — BERNASCONI: Ossification développé dans la cicatrice d'une taille pour prostatectomie sous-pubienne. Assoc. franç]. Urol. **1911**, 746. — BERNHEIM u. KARRER: Über subcutane Fettgewebsnekrosen beim Neugeborenen (sog. Sklerodermie der Neugeborenen). Schweiz. med. Wschr. **1922 II**, Nr. 52, 12. — BERTOLOTTI, M. M.: Etude radiologique d'un cas de sclérodermie avec le syndrome de Profichet. Nouv. iconogr. Salpêtrière **26**, 291 (1913). — BILKE: Über verkalkte Epitheliome. Dermat. Wschr. **75**, 723; Virchows Arch. **236** (1922). — BLASCHKO u. GUMPERT: Verkalkte Scrotalxanthome. Arch. f. Dermat. **145/146** (1924). — BOEKDABECK: Bei SOLIERI. — BOERHAAVE, H.: De Calculo. Londini 1741. — BOKAY: Physik. Ges. Budapest, 23. März 1889. Zit. nach LORENZ. — BORGHI: Sopra un caso di ossificazione in una cicatrice laparatomica. Morgagni **1913 I**, No 6. — BORST, M.: Das pathologische Wachstum. ASCHOFF: Pathologisches Lehrbuch, 7. Aufl. Jena: Gustav Fischer 1928. — BOSS: Narbenbildungen in Blasenschnittwunden. Z. urol. Chir. **15** (1924). — BOUTON: Bull. Soc. Chir. Paris **1926**, No 13, 596; Thèse de Paris **1926**. — BRAUMÜLLER: Ein ossifizierendes Enchondrom der weichen Schädeldecken. Chir. Zbl. **10**, Nr 42, 665 (1883). — BREDA, A.: Concrezioni calcarei e produtioni steiformi nel connettivo sottoctaneo dell' uomo. Giorn. ital. Mal. vener. Pelle **50**, 244 (1915). — BRISCOE: Erwähnt in Diskussion zu McLEOD. — BROCQ, L.: Traité élémentaire de Dermatologie pratique, Tome 2, p. 763. Paris 1907. (b) Ostéomes et tumeurs calcaires. Précis-Atlas de Pratique Dermatologique. Paris 1921. — BROMFIELD, WILLIAM: Chirurgical observations and cases, Vol. 2, p. 153. London 1773. — BROQUEHAYE et SONEDILLE: Ref. Zbl. Path.

6, 332 (1895). — Bruhns, C.: Über Knotenbildungen bei Sklerodermie. Arch. f. Dermat. **129**, 178 (1921). — Bruusgaard, E.: Ein Fall universeller Sklerodermie mit ausgebreiteten Kalkablagerungen in dem cutanen Gewebe; etc. Dermat. Z. **53**, 80 (1928).

Cabanès: Deux nouveaux cas de production ostéo-cartilagineuses développées dans des cicatrices opératoires. Bull. méd. Algérie **24 II**, No 18, 727—731 (1913, Nov.). — Calamida: Ossificazioni muscolari traumatiche (Miosite ossificante traumatica). Arch. di Ortop. **22**, No 3/4 (1905). — Capelle: Knochenbildung in einer Laparatomienarbe. Beitr. klin. Chir. **73** (1911). — Carl, W.: Arch. f. Dermat. **100**, 183 (1910). — Carles: Sur un cas de tumeurs calcaires de la peau et du tissu cellulaire sous-cutané avec infiltrat calcaire diffuse des aponévroses, ayant entrainé une raideur articulaire progress. généralisée chez un enfant de 6 ans. J. Méd. Bordeaux **10**, 151 (1912). — Castagnary: Des endothéliomes calcifiés de la peau. Thèse de Paris **1906**. — Caubet: Epithéliome calcifié chez une fillette de cinq ans et demi. Bull. Soc. Anat. Paris **1905**, 567. — Cavallucci, Ugo: Ref. Zbl. Hautkrkh. **31**, H. 3/4, 200—202; Riforma med. **45**, No 9 (1929). — Chandelux et Luguet: Zit bei Fèvre et Garling Palmer. — Chelius: Med. Ann. Heidelberg **1**, 88 (1835). — Chenantais: De l'épithéliome calcifié des glandes sébacées. Thèse de Paris **1881**. — Chiari, H.: Über die Genese der sog. Atheromcysten der Haut und des Unterhautzellgewebes. Festschrift zur Feier des 100jährigen Gründungsjubiläums des k. k. allgemeinen Krankenhauses in Prag 1890. Prag. Z. Heilk. **12** (1890). — Chiari, O.: Über die herdweisen Verkalkungen und Verknöcherungen des subcutanen Fettgewebes; Fettgewebssteine. Prag. Z. Heilk. **28** (1907). — Chilesotti: Les carcinomes calcifiés de la peau (épithéliomes calcifiés). Etude sur un carcinome de la peau, primitif, multiple calcifié. Rev. méd. Suisse rom. **24** (1904). — Clairmont: Bericht über 258 von Prof. Eiselsberg ausgeführte Magenoperationen. Arch. klin. Chir. **76** (1905). — Clairmont u. Schinz: Beobachtungen zur Marmorknochenerkrankung. Arch. klin. Chir. **132**. — Cleland: bei Sachs. Cohn, M. u. Freye: Ungewöhnliche Kalkablagerung im Bindegewebe. Med. Klin. **1930 II**, 1400—1402. — Coleman, Warren: Osteosis of the skin of the fort. Ref. Dtsch. med. Wschr. **1895**, Nr 30. (Literaturbeil. Nr 15). — Cooper, Astley and Benjamin Travers: Surgical essays. London 1820. Part. II. Übers. Weimar 1821. S. 233. — Cornil: Epithéliome lobulé à globes épidermiques avec calcification et ossification. Bull. Soc. Anat. Paris **1904**, 28. — Cornil et Duret: Tumeurs multiples et singulières des bourses séreuses, peut-être d'origine parasitaire. Soc. anat., 21. Juli 1899, S. 725. — Cornil et Ranvier: Manuel d'histologie pathologique, Tome 1, p. 720. 1882. — Craiz, J. and A. Lyall: A case of calcinosis universalis and a suggested method of treatment. Brit. J. Childr. Dis. **28**, 29—34 (1931). — Cramer, A.: Les concrétions calcaires sous-cutanées. Rév. méd. Suisse rom. **1922**, 119. — Cruveilhier, J.: Traité d'anatomie pathologique générale, Tome 3, p. 859. Paris 1856 u. bei O. Sachs. — Csillag, J.: Fall von multipler miliarer Gesichtscalcinose. Zbl. Hautkrkh. **28**, H. 11/12, 656 (1928). — Curtillet et Dor: Maladie kystique et calcaire des glandes sudoripares. Gaz. Méd. et Chir., Nov. **1898**, 1081, 1082.

Dahlhaus, P.: Durch Jodipininjektionen veranlaßte Verkalkungen. Z. Röntgenkde **13**, H. 2, 54 (1911). — Dalla Favera: Ref. Dtsch. med. Wschr. **1913**, Nr 23, 1114. — Dalla Vedova: Contributo alla conoscenza delle ossificazioni da trauma. Arch. di Ortop. **28**, No 6 (1911). — Dalrymple, J.: Medico-chirurgical Transactions, p. 238. London 1843. — Darier, J.: (a) Précis de Dermatologie, 3. éd. (b) Tumeurs de la peau. La Prat. dermat. **2**, 414; **4**, 676 (1904). (c) Grundriß der Dermatologie. Übersetzung von K. Zwick. Bemerkungen und Ergänzungen von J. Jadassohn, S. 491—492. Berlin 1913. — Davis, H.: (a) Kalkablagerungen. Dermat. Wschr. **56**, 147. (b) Kalkablagerungen und Sklerodaktylie bei Raynauds disease. Amer. J. Dermat. a. genito-urin. Dis. **16**, Nr 11. — De Craene: Arch. Méd. expér. **23** (1911). — Déjerine et Ceiller: Trois cas d'ossification musculaire et tendineuse chez des paraplégiques par lésion traumatique de la moelle épinière. Soc. Neur. Paris, 7. März 1918. — Delherm, Morel-Kahn et Coupout: Sclérodermie et lésions osseuses. Bull. Soc. radiol. méd. Paris **13**, 120 (1925). — Dembowski, v.: Onkologische Beiträge. Dtsch. Z. Chir. **32**, H. 3 (1891). — Denecke: Beitrag zur Kenntnis der verkalkten Epitheliome. Arb. path. Inst. Göttingen **1893**. Inaug.-Diss. — Derville: Infiltration calcaire de la peau. Congr. franç. Méd. 5. Sess. Lille 1899, p. 600. — Didier, Robert: L'ossification des cicatrices opératoires. Gaz. Hôp. **1927**, No 32. — Dietschy, Rudolf: Über eine eigentümliche Allgemeinerkrankung mit vorwiegender Beteiligung von Muskulatur und Integument (Polymyositis interstitialis, Tendinitis calcarea, Sklerodermie). Z. klin. Med. **64**, 377 (1905). — Doessekker, K.: Beitrag zur Kenntnis der Kalkablagerungen mit spezieller Berücksichtigung der sog. verkalkten Epitheliome der Haut. Arch. f. Dermat. **129**, 260 (1921). — Dolbeau: De l'enchondrome des glandes sébacées. Gaz. Hôp. **1860**, 461. — Donatus, Marcellus: De medica historia mirabili libri sex. Venetiis 1588. — Dopheide, W.: Zwei Fälle von Verkalkung des Samenleiters. Zbl. Path. **45**, 39–43 (1929). — Drucker, A.: Kalkablagerungen unter die Haut. Dtsch. med. Wschr. **1919**, Nr 15. — Dubreuilh et Gazenave: Histologie de l'épithéliome calcifié de Malherbe. Bull. Soc.

franç. Dermat. **1921**, 206. — DUCASSE, E. R.: Calcification of the skin, with unusual findings. Arch. of Dermat. **7**, Nr 3, 373 (1923). — DUNIN, TH.: Chronische Eiterung an den Fingern mit Ablagerungen von kohlensaurem Kalk (polnisch). Ref. Mitt. Grenzgeb. Med. u. Chir. **14**, H. 4, 451 (1905). — DUNN, LOUIS: X-Ray as a Diagnostic Aid in Cases of Hemangiomata. Ann. Surg. **82**, 880. (1925, Dez.) — DURET: Tumeurs multiples et singulières des Bourses séreuses. Bull. Soc. Anat. Paris, Juli **1899**. — DURHAM, ROBERT H.: (a) A case of Scleroderma with extensive subcutan. periarticular and vascular calcification. Ann. of clin. Med. **5**, Nr 7. (b) Arch. int. Med. **1928**, 476—490.

EBBECKE: (a) Pflügers Arch. **190** (1921). (b) Pflügers Arch. **195** (1922). — ECKEHORN u. GÖSTA: Bei SOLIERI. — EICHHORST: Die Beziehungen zwischen Myositis ossificans und Rückenmarkskrankheiten. Virchows Arch. **139**, 193 (1895). — ELLER, J. TH.: Histoire de l'académie royale des sciences et des belles lettres de Berlin 1754 et 1755. — ENGERT, FELIX: Über Geschwülste der Dura mater. Virchows Arch. **160** (1900).

FALLOPIA: Bei PARÉ. — FERNET et NAHAN: Un cas de concrétions calcaires sous-cutanées. Bull. Soc. Dermat. **1919**, 266. — FÈVRE, M. et GARLING R. PALMER: L'épithéliome bénin calcifé de la peau. Ann. Anat. path. méd.-chir. **5**, 885—897 (1928). — FINNERUD, C. W.: Ossifying Sarcoma of the skin metastatic from ossifying, Sarcoma of the humerus. Arch. of Dermat. **10**, 56 (1924, Juli). — FIRKET, C.: Über das Schicksal abgesprengter Epidermiskeime in der Haut eines fünfmonatigen Kindes. Virchows Arch. **208**, 361 (1912). — FISCHER, WALTER: Zur Kenntnis der Knochenbildung in der Haut. Virchows Arch. **277**, 810—816 (1930). — FLARER, F.: (a) Su alcune particolari calcificazioni cutanee. Boll. Soc. med.-chir. Pavia **44**, 651—654, (1930). (b) Cutaneous calcification with special reference to so-called „calcified epithelioma" (Naevus ossificans). Urologic Rev. **35**, 284—294 (1931). — FLECLES: Z. Ges. Ärzte Wien **1**, 250 (1846). — FOCK, HERBERT: Ein Fall von Kalkablagerungen unter der Haut oder sog. „Kalkgicht". Acta med. scand. (Stockh.) **65**, 169 (1926). — FÖRSTER: (a) Illustr. med. Ztg München **3**, 67 (1855). (b) Über einige seltene Formen des Epithelialcancroides. Verh. physik.-med. Ges. Würzburg **10**, 170 (1860). (c) Ein Fall von Hautstein der Backe. Boston med. J. **1879**, 147. (d) Bei O. SACHS. — FRAENKEL, E.: (a) Über chronische ankylosierende Wirbelsäulenversteifung. Fortschr. Röngtenstr. **11**, 171 (1907). (b) Über multiple symmetrische heterotope Calcinosis und echte Knochenbildung in der Subcutis. Klin. Wschr. **1922**, 1813. — FRIEDLÄNDER, J.: Untersuchungen des Gesamtmineralwechsels bei Calcinosis universalis. Dtsch. Arch. klin. Med. **166**, 107—121 (1930). — FÜLLSACK, HANS: Ein Fall von multipler, vorwiegend periartikulärer Knotenbildung mit Kalkablagerungen. Fortschr. Röntgenstr. **37**, H. 3, 340—342 (1928).

GAIBÉ, M.: De la calcification des fibromyomes utérins. Paris: Steinheil 1901. — GALEN, CL.: Opera omnia ed. C. G. Kühn, Tome 7. — GALLAGHER, B. J.: A case of myositis ossificans. J. amer. med. Assoc. **81**, Nr 9 (1923). — GANS: Vgl. allg. Teil. — GARCIN, R., J. BERTRAND, M. LAUDET, et CH. CACHIN: Concrétions calcaires sous-cutanées des doigts associées à un syndrome de Raynaud avec sclérodactylie. Téléangiectasies disséminées. Bull. Soc. méd. Hôp. Paris III **47**, 1036—1045 (1931). — GASCARD, A.: Analyse de concrétions sous-cutanées. J. Pharmacie **12**, 262 (1900). — GAZA, v.: Über Calcinosis interstitialis universalis. Fortschr. Röntgenstr. **19**, 372 (1912/13). — GAZA u. MARCHAND: Über Calcinosis interstitialis und universalis. Münch. med. Wschr. **1910**, 102. — GÉRARD et MAYER: Ostéome inflammatoire postopératoire de la paroi abdominale. Brux. méd. **1**, No 2, 15. Dez. 1920. — GERGO, EMERICH: Ein Fall von Fibroma durum multiplex petrificans. Zugleich Beitrag zu den sog. multiplen subcutanen, harten, fibrösen Geschwülsten. Virchows Arch. **213** (1913). — GILBERT u. POLLET: (a) Ein neuer Fall von subcutanen phosphorsauren Kalkkonkrementen. Bull. Soc. méd. Hôp. Paris **41**, No 23, 957 (1925). (b) Beitrag zum Studium der Kalkabalgerungen unter der Haut. Paris méd. **15**, No 44, 345 (1925). — GILCHRIST and STOKES: J. of cutan. Dis., Okt. **1903**, 463. — GITLOW u. STEINER: Zit. bei DURHAM (b). — GLASER: Über ein kavernöses Angiom des Vorderarmes. Zbl. path. Anat. **1909**, 632. — GLÜCK, A.: Dermatitis atrophicans reticularis [(Poikilodermia atrophicans vascularis (JACOBI)] mit mucinöser Degeneration der kollagenen Fasern. Arch. f. Dermat. **118**, 113 (1913). — GLUGE, G.: Abhandlungen zur Physiologie und Pathologie, S. 149. Jena 1841. — GOLDREICH, A.: Ein 7 Wochen alter Knabe mit Zellgewebsverhärtung. Mitt. Ges. inn. Med. Wien **13**, 57 (1914). — GOTO, S.: Pathologisch-anatomische und klinische Studien über die sog. Myositis ossificans progressiva multiplex. Arch. klin. Chir. **100**, H. 3, 730. — GRAY, A. M. H.: Generalized Sclerodermia with subcutaneous nodules. Proc. roy. Soc. Méd. **16**, 107 (1922—1923), sect. dermat. — GROMIKO, N.: Zur Kenntnis der bösartigen Umwandlung des verkalkten Hautepithelioms. Virchows Arch. **265**, H. 1 (1927). — GRUBER, GEORG: (a) Über Histologie und Pathogenese der circumscripten Muskelverknöcherung. Jena: Gustav Fischer 1913. (b) Weitere Beiträge zur pathologischen Anatomie der umschriebenen Muskelverknöcherung. Mitt. Grenzgeb. Med. u. Chir. **27**, 762 (1914). (c) Über heteropöastische Knochenbildung in der Muskulatur und ihrer Nachbarschaft. (Beitr. zur Frage der Muskel- und Narbenverknöcherung.) Bruns Beitr. **106**, H. 3, Kriegschir., H. 37, 384 (1917). — GRÜTZ: Pityriasis rubra (HEBRA-JADASSOHN) mit Verkalkungen.

Ref. Zbl. Hautkrkh. **20**, 414 (1926). — GUDDEN: Bei SOLIERI. — GUHRAUER: (a) Beitrag zur Frage der Kalkansammlungen in der Haut. Dermat. Wschr. **80**, 113 (1925). (b) Kalk. tumoren. Schles. dermat. Ges., Sitzg 28. Mai 1924.

HABERMANN: Acrocalcinosis subcutis et cutis. Ref. Zbl. Hautkrkh. **25**, 169 (1927). — HAEBLER: Ein Fall von Knochenbildung in der Laparotomienarbe. Dtsch. Z. Chir. **181**, H. 1/2, 140 (1923). — HAMLIN, L. E.: Persönliche Mitteilung an DURHAM. — HART: Über Knochenbildung in Schußnarben. Med. Klin. **1917**, Nr 4. — HEDINGER: Gutartiges Epitheliom der behaarten Kopfhaut (sog. Adenoma sebaceum). Zbl. Path. **21**, 1041 (1910). — HEIDINGSFELD: Osteoma cutis. Arch. f. Dermat. **92**, 337 (1908). — HEINECKE: Chirurgische Krankheiten des Kopfes. PITHA-BILLROTH 3. I. A. — HENZI: Über Verknöcherung in verkalkten Epitheliomen. Frankf. Z. Path. **15**, H. 1, 20. — HERZ, L.: Zur Kenntnis der Verkalkungen in Fibromyomen des Uterus. Inaug.-Diss. Freiburg 1903. — HIDAKA, SEIICHI u. OGATA ICHIRO: Ein Beitrag zur regionär beschränkten Kalkablagerung in der Haut. Acta dermat. (Kioto) **6**, H. 4, 487 u. deutsche Zusammenfassung, 1925. S. 505. — HIRSCHSPRUNG: Rheumatismus nodosus. Jb. Kinderheilk. **16**, 324 (1881). — HOFFMANN, H.: Über circumscriptes, planes Myxödem mit Bemerkungen über Schleim und Kalk bei Poikilodermie und Sklerodermie. Arch. f. Dermat. **146**, 89 (1924). — HOFMEISTER: Vgl. allg. Teil. — HOPKINS, J. G.: Multiple miliary osteomas of the skin. Report of a case. Arch. of Dermat. **18**, 706—715 (1928). — HUBBARD, R. S. and J. A. WENTWORTH: A case of metastatic calcification associated with chronic nephritis and hyperplasia of the Parathyreoid. Proc. Soc. exper. Biol. a. Med. **18**, 307 (1920—21). — HÜBSCHMANN: Zur Histologie der Kalkmetastase. Zbl. Path. **1908**. — HUNTER, W. K.: Sclerodermia with subcutaneous calcareous deposits. Glasgow med. J. **79**, 241 (1913). — HUTCHINSON: Med. Tim. Gaz. **1**, 317 (1860).

ICKER: Über isolierte Kalkherde bei Erwachsenen. Beitr. Klin. Tbk. **63**, 483 (1926). — ISELIN: Os développé dans une cicatrice de cystostomie. Soc. Chir. Paris, Sitzg 17. Febr. 1928.

JADASSOHN, J.: (a) Die Tuberkulose der Haut. MRAČEKS Handbuch der Hautkrankheiten, S. 278. (b) Über „Kalkmetastasen" in der Haut. Arch. f. Dermat. **100**, **317** (1910). (c) Die benignen Epitheliome. Arch. f. Dermat. **117**, H. 7—9 (1914). (d) Psammome u. Neurinome am Hinterkopf. Schweiz. med. Wschr. **1927**, Nr 2. — JEANNE: Sur une maladie peu connue, caractérisée par des concrétions phosphatiques sous-cutanées. Bull. Soc. Anat. Paris **1900**. — JESSNER, MAX: Zur Kenntnis der Acrodermatitis chronica atrophicans. Arch. f. Dermat. **134**, 478 (1921). — JOANNOVICS: Ein Fall von verkalktem und verknöchertem Atherom. Zbl. Path. **12**, 883 (1901). — JOHNSON, HERMANN F.: Calcifying hemangioma. J. amer. med. Assoc. **90**, Nr 14, 1108—1109 (1928). — JONES: Bone formation in operative wound cicatrices. Ann. Surg. **76**, 539 bis 542. Philadelphia 1922. — JURA: Formazione di osso in cicatrice da epicistomia soprapubica. Ann. ital. Chir. **3** (1924).

KARVONEN, J. J.: Thokivista (Cutaneous calculi). Duodecim (Helsingfors) **19**, 319 (1903). KATSURADA: Bei JADASSOHN. — KEILLER: London a. Edinburgh med. J., Aug **1843**. — KENTMANN, JOH.: Calculorum qui in corpora ac membris hominum innascuntur, genera XII. Tiguri 1565. — KERL, WILH.: Beiträge zur Kenntnis der Verkalkungen der Haut. Arch. f. Dermat. **126**, 172 (1919). — KISCHENSKY: Zbl. Path. **12**, 674 (1901). — KLEBS: Handbuch der pathologischen Anatomie Bd. 1, S. 33. 1869. — KLEIN, PETER: Über Kontraktur der Plantarfascie mit metaplastischer Bildung von Knorpel- und Knochengewebe. Inaug.-Diss. Würzburg 1898. — KLEMM: Über die Arthritis deformans bei Tabes und Syringomyelie. Dtsch. Z. Chir. **39** (1844). — KLOTZ, O.: Vgl. allg. Teil. — KOCH, W.: Die Osteome als Exostosen, Haut- und Sehnenknochen. Berl. klin. Wschr. **1907**, Nr 18, 560. — KOCKEL: Über die Kalkinkrustation des Lungengewebes. Dtsch. Arch. klin. Med. **64** (1899). — KONINDJY: Deux cas d'ostéome chez les blessés de guerre. Sor. Méd. Paris, 7. März 1919. — KRAUSE u. TRAPPE: (a) Ein Beitrag zur Kenntnis der Myositis ossif. progr. Fortschr. Röntgenstr. **11**, 229 (1907). (b) Über die Calcinosis interstitialis (progressiva et regressiva); ein neues Krankheitsbild. Fortschr. Röntgenstr. **14**, 165 (1909/10). — KREN: Über Sklerodermie der Zunge und der Mundschleimhaut. Arch. f. Dermat. **95**, 163 (1909). — KRIEG: Wschr. Heilk. **1840**, Nr 16. Schmidts Jb. Suppl. **3**, 283 (1842). — KRÜGER: Über Epidermoide. Arch. klin. Chir. **41**, H. 3 (1910). — KUMARIS: Knochenbildung in einer Narbe. Dtsch. med. Wschr. **1912**, Nr 49. — KÜMMELL: Zur Myositis ossif. progr. Arch. klin. Chir. **29**, 615 (1883). — KÜTTNER: Virchows Arch. **55**, 521 (1872). — KUTZNITZKY und MELCHIOR: Subcutane Lymphsackbildung und Kalkablagerungen in der Haut bei universellem Fettschwund. Arch. f. Dermat. **123**, 133 (1916).

LANDAU: Zur Onkologie der sog. verkalkten Epitheliome. Z. Krebsforschg **12**, 3. — LANGMEAD, F. S.: (a) Sclerodermia with calcification in a Mongol. Proc. roy. Soc. Med. **12**, 94 (1918—19), sect. dis. childr. (b) The Relationship between certain rare diseases: Generalized Scleroderma, Calcinosis, Dermatomyositis, Myositis fibrosa. Arch. of Pediatr. **40**, 112 (1923). — LANNELONGUE u. ACHARD: Zit. bei Fèvre et GARLING PALMER. — LAPOINTE: (a) Epithéliome sébacé calcifié. Bull. Soc. Anat. Paris **82** (1907).

(b) Pathogénie et traitement des myosteomes traumatiques. Rev. de Chir. **32**, No 11. — Laskiewicz: Bei Solieri. — Leber: Die Conjunctivitis ossificans. Graefes Arch. **51** (1900). — Lecène: Ossification dans une cicatrice de laparatomie. Rev. Gynéc. et Chir. abdom. **13** (1909); Bull. Soc. Anat. Paris **84** (1909); Thèse de Paris **1926**. — Lecène, P. et P. Moulonquet: La cystostéatonécrose ou saponifica-intracellulaire du tissue cellulo-adipeux sous-cutané. Ann. d'Anat. path. **2**, 193. 1925. — Lee, B. J. and F. E. Adlair: Traumatic Fat Necrosis of the Female Breast and Its Differentiation from Carcinoma. Ann. Surg. **80**, 670 (1924). — Lehrnbecher, A.: Über Calcinosis interstitialis und ihre Beziehungen zur Raynaudschen Krankheit. Bruns' Beitr. **142**, H. 2. 380—397 (1928). — Lemanzcyk: Über Kalkgicht (Calcinosis interstitialis universalis). Breslau 1920. — Leontjewa, L. A.: Über Veränderungen der Knochen und Gelenke bei Sklerodermie. Arch. klin. Chir. **128**, 293 (1924). — Lerebrullet, P. und L. Lelong: Concrétions calcaires multiples de la peau avec sclérodermie localisée chez la mère et la fille. Bull. Soc. Pédriatr. Paris **28**, 53—58 (1930). — Leriche et Policard: Les problèmes de la physiologie normale et pathologique de l'os. Paris: Ed Masson 1926. — Letulle: Précis anat. path., 1914. — Levêque et Weissenbach: Epithéliome calcifié de la peau. Bull. Soc. Anat. Paris **1910**, 926. — Lévy, G.: Concrétions calcaires des mains. Bull. Soc. franç. Dermat., 18. Juli 1926. — Lewandowsky, F.: Vgl. allg. Teil. — Lewen, G. und J. Heller: Die Sklerodermie. Berlin 1925. — Lewinsky: Lymphangiome der Haut mit verkalktem Inhalt. Virchows Arch. **91**, 371 (1883). — Lexa: Variété spéciale de calcification dans les tissus. Thèse de Lyon **1899**. — Lexer: Das Studium der bindegewebigen Induration bei Myositis ossif. progr. Arch. klin. Chir. **50**, 1 (1895). — Lhermitte, J.: Über allgemeine Kalkablagerung und deren interstitielle und subcutane Form. Semaine méd. **30**, 553 (1910); **1910**, No 47. — Licharew: Demonstr. Moskau. dermat.-vener. Ges. Ref. Unnas Mh. **44**, H. 10, 515. — Lièvre, J. A.: (a) L'ostéose parathyreoïdienne et les ostéopathies chroniques. Paris: Masson & Co. 1932. (b) La classification des dystrophies osseuses et l'ostéose parathyreoïdienne. Presse méd., 13. Febr. **1932**. — Linser: (a) Über die Entwicklung von Epitheliomen und Carcinomen in Dermoidcysten. Beitr. klin. Chir. **31** (1901). (b) Über verkalkte Epitheliome und Endotheliome. Beitr. klin. Chir. **26** (1910). — Linsmayer: Bei Solieri. — Lloyd-Williams, J. H.: On a case of bony plaques developing in the skin. Brit. med. J. **1929**, Nr 3596, 1055. Logan, J. R.: Unusual calcareous deposits in the soft tissues of the hands. Arch. of Radiol. **28**, 55 (1923—24). — Löhe: Ref. Klin. Wschr. **1911**, Nr 32, 1485. — Löllke: Z. Hals- usw. Heilk. **26**, 24. Juni 1930. — Lommel, F.: Chronische Dermatomyositis. Mohr-Staehelins Handbuch der inneren Medizin, Bd. 4, S. 350. — Lortat-Jacob, Fernet et Y. Bureau: Sclérodermie, mélanodermie et concrétions calcaires. Bull. Soc. franç. Dermat. **36**, 256—260 (1929). — Louis, Jean: Myositis ossificans. J. amer. med. Assoc. **80**, Nr 18 (1923). — Löwenbach: Zur Kenntnis der Hautverkalkung. Arch. f. Dermat. **72**, 451 (1904). — Lücke: (a) Lehre von den Geschwülsten in anatomischer und klinischer Beziehung. Pitha-Billroths Handbuch der allgemeinen und speziellen Chirurgie. Bd. 2, S. 1. 1869. (b) Eingebalgte Epithelialgeschwülste. Virchows Arch. **28** (1863). — Lusser, F.: Über multiple verkalkte Atherome des Scrotums. Inaug.-Diss. Zürich 1898.

MacLeod, J. M. H.: Oberflächliche Ulcerationen durch Kalksteine. Arch. f. Dermat. **122**, 527 (1918). — Malherbe: (a) Note sur l'épithéliome calcifié des glandes sébacées. Bull. Soc. Anat. Paris **1880**. (b) Recherches sur l'épithéliome calcifié des glandes sébacées. Arch. de Physiol. **1881**. (c) Quelques mots sur la classification des tumeurs du genre épithéliome etc. Arch. gén. Méd. **1885**. (d) Rev. de Chir. **32**, 651 (1905). (e) Histologie des verkalkten Epithelioms. Dermat. Wschr. **74**, 94. (f) Osteome der Haut. Ref. Schmidts Jb. **196**, 20. — Malherbe et Chenantais: Bull. Soc. Anat. Paris **1880**, 169. — Maloney, E. et D. Bloom: Cutaneous calcinosis. Report of a case. Arch. of Dermat. **23**, 245—265 (1931). — Marchand: Vgl. allg. Teil. — Marfan, A. B. et Dorlencourt: Accidents d'yhpercalcémie consécutifs à des applications multipliées de rayons ultra-violets. Entérolithes et concrétions calcaires sous-cutanées. Bull. Soc. Pédiatr. Paris **29**, 25—30 (1931). — Marinesco, G. et M. Goldstein: Syndrome de Basedow et sclérodermie. Nouv. iconogr. Salpêtrière **26**, 272 (1913). — Marotte: Thèse de Teissier Paris **1877**. — Martenstein: Bei Solieri. — Matthieu: Bei Weil. — Masuda, R.: (a) Über Calcinosis universalis. Jap. J. Dermat. **27**, Nr 4, 277 und deutsche Zusammenfassung, 1927. S. 15. — Mauclaire: Calculs sous-cutanées de la face postérieure de l'avant-bras. Bull. Soc. Anat. Paris **94**, 488 (1924). — May: (a) Über die sog. Myositis ossif. progr. Virchows Arch. **74**, 145 (1878). (b) Bindegewebsfibrillen und Verkalkung. Beitr. path. Anat. Suppl. **7** (1905). — Meckel, J. Fr.: Histoire de l'académie royale des sciences et belles lettres de Berlin 1754, 1755. — Merklen, Wolf und Vallette: Sclérodermie avec concrétions calcaires. Bull. Soc. franç. Dermat. **1924**, 120. — Meschtscherski: Ein Fall von diffusem Sklerom mit mutilierender Sklerodaktylie (russ.). Ref. Arch. f. Dermat. **103** (1910). — Meyer, H.: Z. ration. Med. **1**, H. 1 (1851). — Milian, G.: Vgl. allg. Teil. — Milian et Neuveu: Hygroma calcifié des bourses séreuses prérotuliennes. Soc. anat., 12. Okt. 1900. — Milian, Périn et Horowitz: Sclérodermie calcaire. Bull. Soc. franç. Dermat. **37**, No 4, 475—479; No 5, 551—552 (1930). —

MINKOWSKI: Bei H. STEINITZ. — MOEBIUS: Die formale Genese der Knochenbildung in Bauchnarben. Virchows Arch. **248** (1924). — MOGGI, DINO: Calcinosi universale e ricambio del calcio. Riv. Clin. pediatr. **29**, 11 (1931). — MÖNCKEBERG: Vgl. allg. Teil. — MOREL-LAVALLÉE: Goutte et arthritisme. Rev. Thér. **1901**. — MORESTIN et MILIAN: Cocidiose de la plante du pied. Soc. anat., 9. Juni 1899. — MORNARD: Bull. Soc. Chir. Paris **1926**, No 13, 596. — MORSE, JOHN LOVETT: Calcification of the skin in a Child. Americ. pediatr. soc. Swampscott. Mass., 2.—4. Juni 1921. Arch. of Pediatr. **38**, Nr 7, 455 (1921). — MOSBACHER: Ein Fall von Kalkablagerungen unter die Haut im Unterhautzellgewebe. Dtsch. Arch. klin. Med. **128**, 107 (1919). — MOSCHCOWITZ, E.: Various forms of calcification and ossification. Proc. N. Y. path. Soc. **13**, 19 (1913). — MOULONGUET, P. et P. PAVIE: Un cas d'épithélioma calcifié sous-cutané avec ossification vraie. Soc. anat. Paris, 7. Juni 1928. Ann. d'Anat. path. **5**, No 6, 686—688 (1928). — MÜNCHMEYER: Über Myositis ossific. progr. Z.ration. Med. **1869**. — MURAKAMI: Zur Kenntnis der verkalkten Epitheliome der Haut. Arch. f. Dermat. **109**, 51 (1911). — MUSKAT: Kalkgicht. Arch. klin. Chir. **162**, Kongr.-ber. 264—266 (1930).

NADLER, R.: Myositis ossif. traumatica mit spontanem Rückgang. Dtsch. Z. Chir. **74**. — DI NATALE, L.: L'ossificazione nelle cicatrici operatorie. — NEUGEBAUER: Verkalkte Carcinomzellen. Arch. klin. Chir. **48**. — NICHOLSON: The formation of bone in a calcified Epithelioma of the skin with some remarks on metaplasia. J. of Path. **20**, 287. Cambridge 1916. — NICOLADONI: Über Myositis ossif. progr. Wien. med. Bl. **1878**, Nr 22/24; Zbl. Chir. **1879**, 388. — NIKOLSKIJ, A.: Pathologie der Ohrmuschel. Seröse Cysten und Verknöcherung der Ohrmuschel. Russk. Otol. **1926**, Nr 4, 251. — NOORDEN, V.: Das verkalkte Epitheliom. Bruns' Beitr. **3**, 1888.

OEHME: Dtsch. Arch. klin. Med. **106**. Leipzig 1912. — O'LEARY, PAUL A. and WILLIAM H. GOECKERMAN: Acrodermatitis chronica atrophicans (calcification of skin). Arch. of Dermat. **15**, Nr 1, 96 (1927). — OLIVER, W. J.: Subcutane kalkartige Knoten. Dermat. Wschr. **84**, 30 (1927). — OLSON, G. M.: Sclerodactylia with calcareous concretion, with report of a case. J. cutan. Dis. incl. Syph. **35**, 96 (1917). — ORMSBY and EBERT: Raynauds syndrome, Sclerodactylia, Calcinosis and bone changes. Arch. of Dermat. **12**, Nr 3 (1925). — OTTO, A. W.: (a) Handbuch der pathologischen Anatomie, S. 158. Breslau 1814. (b) Lehrbuch der pathologischen Anatomie, Bd. 1, S. 107. Berlin 1830.

PAINTER and CLARKE: Myositis ossificans. Amer. J. orthop. Surg. **6**, 626 (1908). — PARÉ, AMBROISE: Oeuvres complètes, 10. Aufl., p. 173, 663. Lyon. — PATRASSI, G.: (a) Le calcinosi cutanee. Su di un caso die calcificazione cutanea simmetrica dei ginocchi da Trauma. Arch. ital. Dermat. **4**, 581—613 (1929). (b) Genesi e evoluzione del cosidetto „epitelioma calcificante" della cute. Arch. ital. Dermat. **5**, 107—126 (1930). — PENNE: Epithéliome calcifié du scrotum. Ann. de Dermat. 8, 609 (1897). — PERNET, J.: Über einen Fall von Sklerodermie und Hautverkalkung. Arch. f. Dermat. **152**, H. 2 (1926). — PERTHES: Über verkalkte Endotheliome im Unterhautbindegewebe. Beitr. klin. Chir. **12** (1894). — PERUTZ: Zur Frage der Calcinosis bei Sklerodermie. Dermat. Wschr. **94**, Nr 6 (1932). — PILLIET: Deux cas d'épithéliome calcifié. Bull. Soc. Anat. Paris **65**, 274 (1890). — PLATER, FELIX: Observationes. Basileae 1680, p. 512, 689. — POCHHAMMER: Über die Entstehung parostaler Callusbildungen und die künstliche Calluserzeugung an Tieren und Menschen. Arch. klin. Chir. **94** (1911). — PODRASKI: Z. Ges. Ärzte Wien. **1873**, Nr 22. — POIRIER, P.: Bull. Soc. Anat. Paris **1887**, 95, 115, 148, 544. — POISSON: Epithéliome calcifié du cuir chevelu. J. Méd. de Ouest **2**, 124 (1888). — POKROWSKY, M.: Ein Fall von verkalktem Fibrom des linken Ovariums (russ.). Chirurg. **7**, Nr 37 (1900). — POLLITZER, S.: Ossification in a case of Scleroderma. J. cutan. Dis. incl. Syph. **36**, 271 (1918). — PONDOPPIDAN: Subcutane Kalkknoten bei pluriglandulärer Insuffizienz. Ref. Zbl. Hautkrkh. **1**, 412 (1921). — POSCHARINSKY: Über heteroplastische Knochenbildung. Beitr. path. Anat. **38** (1905). — POSPELOW: Ein Fall von Kalkablagerungen in der Haut. Arch. f. Dermat. **140**, 75 (1922). — PROFICHET, G.: Sur une variété de concrétions phosphatiques sous-cutanées. Thèse de Paris **1900**. — PULAY, E.: (a) Sklerodermie mit Sklerodaktylie. Wien. med. Wschr. **71**, 982 (1921). (b) Stoffwechsel und Haut. Berlin: Urban & Schwarzenberg 1923.

QUEYRAT: Diskussion zu FERNET und NAHAN. Bull. Soc. Dermat. **13**, 269 (1919).

RATSCHINSKY, N.: Uterussteine. Ž. Akuš. (russ.) **1901**, Nr 1. — RAVOLD, H. J.: Hemangioma with Calcification. Radiology **3**, 231 (1924, Sept.). — RAYER, P.: (a) Traité des maladies de la peau, Tome 3, p. 720. Paris 1835. (b) Traité théorique et pratique des maladies de la peau. 3e édit. Paris, p. 417, 427. — REGELSBERGER: Z. exper. Med. **42** (1922). — REHSTEIN: Über Muskelverknöcherungen nach Verletzungen des Rückenmarks. Dtsch. Z. Chir. **178**. — REINES, S.: Petrificatio cutis circumscripta. Arch. f. Dermat. 88, 267 (1907). — REMESOW, IGOR: Über den Einfluß des umgebenden Milieus auf den Prozeß der dystrophischen Verkalkung. Frankf. Z. Path. **38**, 64—74 (1929). — RÉNON et DUFOUR: Bull. Soc. med. Hôp. Paris **1900**, 855, No 24. — REVERDIN: Epithéliome calcifié, opéré et récidivé. Rev. de Chir. **21** (1911). — RICHTER, A. G.: Anfangsgründe der Wundarzneykunst,

Bd. 1, S. 301. Göttingen 1799. — RICHTING: Lancet **1834**, 155. — RIESE: Kalkgeschwulst der Finger. Ref. Zbl. Chir. **50**, Nr 14, 571 (1923). — RIXFORD: On myositis ossificans traumatica. Ann. Surg. **38**, 432 (1903). — ROBINEAU: Calcification des corps caverneux. Bull. Soc. Anat. Paris **1897**, 186. — ROEPKE: Zur Kenntnis der Myositis ossificans traumatica. Arch. klin. Chir. **82** (1907). — ROHMER: Virchows Arch. **166**, 13 (1901). — ROKITANSKY: Lehrbuch der pathologischen Anatomie Wien 1855; 3. Aufl., Bd. 1, 1861 und bei O. SACHS. — RONDONI: Il ricambio del calcio. Rass. clinico-scientifica **1928**, No 12. — ROULET, FR.: Un cas de dégénerescence gélatiniforme du tissu conjonctif localisée aux doigts. Rev. méd. Suisse rom. **49**, 755—762 (1929). — ROUSSET, J.: Nodules sous-cutanés douloureux ossifiés, apparus en même temps qu'un processus méningé fruste d'origine syphilitique propable. Bull. Soc. franç. Dermat. **36**, No 7, 727—734 (1929). — RUBESCH: Ein Fall von Knochenbildung in einer Laparotomienarbe. Prag. med. Wschr. **32** (1907). — RUGGLES, H. E.: (a) Calcified Deposits in the soft tissues of the Forearm. Atlas Stereoroentgenol., Vol. 1, p. 82 (1916). Dez. (b) Calcification in Angiomata. Amer. J. Roentgenol. **6**, 512 (1919, Okt.).— RÜSING: Kalkablagerung in der Haut. Ref. Dermat. Z. **40**, 234 (1924).

SABIJAKINA: Formation of bone in the cicatrix after laparotomy. Kharkon med. J. **10** (1910). — SACHS, O.: Plastische Induration der Corpora cavernosa penis. Handbuch der Geschlechtskrankheiten Bd. 2, S. 581. 1912. — SALTYKOFF: Über die Verknöcherung des verkalkten Hautepithelioms. Zbl. Path. **24**, 481. Jena 1913. — SALZER: (a) Zur Kasuistik der Geschwülste am Kopfe. Arch. klin. Chir. **33** (1866). (b) Arch. klin. Chir. **33**, Nr 1. — SAMAJY: Symmetrische Verkalkungen der Subcutis bei einem Tabetiker. Bull. Sci. med. Bologna **1**, 346 (1923). — SANDSTRÖM: Bei COHN. — SANNICANDRO, GIUSEPPE: Contributo alla conoscenza della sclerodermia con speciale riguardo ai suoi rapporti con le turbe metaboliche del calcio. Arch. ital. Dermat. **4**, 427—450 (1929). — SCHAFFER, J.: (a) Versuche mit Entkalkungsflüssigkeiten. Z. wiss. Mikrosk. **19**, H. 3/4 (1903). (b) Über einen Befund von Knochengewebe in der Kopfhaut beim Menschen. Zbl. Path. **18** (1907). — SCHMIDT, M. B.: (a) Kalkmetastase und Kalkgicht. Dtsch. med. Wschr. **1913**, Nr 2. (b) Die Verkalkung. KREHL-MARCHANDs Handbuch der allgemeinen Pathologie, Bd. 3. 1921. — SCHMITT, A.: Intramuskuläre Salvarsandepots und deren Folgezustände im Röntgenbilde. Dermat. Z. **21**, 113 (1914). — SCHNITZER, R.: Über die Verkalkungen im Unterhautzellgewebe. Arch. f. Dermat. **132**, 133 (1921). — SCHOLEFIELD und PARKES WEBER: Ein Fall von Sklerodaktylie mit subcutanen Kalkkonkrementen. Ref. Mh. Dermat. **33**, 603 (1911). — SCHOLTZ, W.: (a) Arch. f. Dermat. **115**, 852 (1913). (b) Über Kalkablagerungen in der Haut. Dermat. Wschr. **1907**, Nr 13. — SCHUJENINOFF: Prag. Z. Heilk. **18**, 79 (1897). — SCHÜTZE, W.: Über körnerartige Kalkablagerungen in der Haut. Dermat. Wschr. **84**, Nr 2 (1927). — SCHWABACH: Bei SOLIERI. — SCHWARZ: (a) Ein bemerkenswerter Fall von Myositis ossificans. Dtsch. med. Wschr. **1884**, 807. (b) Über Epithelioma papillare. Virchows Arch. **175** (1904). — SCHWARTZ, H. and OSCAR L. LEVIN: The calcium content of the blood in various diseases of the skin, based of an analysis of over three hundred cases. Arch. of Dermat. **10**, Nr 5, 544 (1924). — SEHRT: (a) Knochenbildung in Strumen. Zbl. Chir. **13** (1905). (b) Über Knochenbildung in der Haut. Virchows Arch. **200**, H. 3 (1910). — SELLEBEY u. FREYE: Bei COHN. — SHELLEY, H.: Calcification in the subcutaneous tissues. Report of a case associated with chronic atrophic arthritis. Arch. Surg. **23**, 513—520 (1931). — SIEGMUND: Bei O. SACHS. — SLARE, FRED: Philosophical Transaction, Vol. 13, p. 523, 531. Oxford 1683. — SOKOLOWSKY: Über eine seltene Form des Epithelialkrebses. Z. ration. Med. **23** (1865). — SOLIERI, SANTE: Ossificazione dei padiglioni auricolari. Valsalva **6**, 553—559 (1930). Literatur! — SOULIGOUZ et PILLIET: Epithéliome calcifié de la tempe. Bull. Soc. Anat. Paris **73** (1898). — STADE, E.: Über Lungenverkalkung. Inaug.-Diss. Kiel 1900. — STAEHELIN: Kalkablagerungen unter der Haut. Dtsch. med. Wschr. **1908**, Nr 37. — STAUB, VIOLET: Untersuchungen über Kalkgicht. Inaug.-Diss. Zürich 1927. — STEINITZ, H.: (a) Kalkgicht und Calcinosis universalis. Klin. Wschr. **1930 II**, 1632—1634. (b) Calcinosis circumscripta („Kalkgicht") und Calcinosis universalis. Erg. inn. Med. **1931**, 216—275. — STELBING: Arch. f. Dermat. **122** (1918). — STERN: Ver. Ärzte Düsseldorf, Okt. 1906. — STERNBERG: Ein verkalktes Atherom des oberen Augenlides. Verh. dtsch. path. Ges. Breslau **1904**. — STRADIOTTI: Sopra un caso di calcificazioni multiple del cellulare sottocutaneo di origine sifilitica. Policlinico, sez. med. **6**, **7**, 255 (1910). — STRASSBERG, M.: (a) Über heterotope Knochenbildungen in der Haut. Virchows Arch. **203**, 131 (1911). (b) Über ein ossifizierendes Chondrom der Haut. Arch. f. Dermat. **116**, 193 (1913). — SUDECK: Periostabriß als Ursache parostaler Bildung von Callus luxurians. Dtsch. Z. Chir. **150** (1891).

TANNENHAIN, v.: Zur Kenntnis des Pseudoxanthoma elasticum. Wien. klin. Wschr. **1901**. — TEISSIER: Du diabète phosphatique. Thèse de Paris **1877**. — THANNHAUSER: Stoffwechsel und Stoffwechselkrankheiten. München: J. F. Bergmann 1929. — THIBIERGE: Contribution à l'étude des lésions musculaires dans la sclérodermie. Rev. Méd. **1890**, 291. — THIBIERGE, SPILLMANN et WEISSENBACH: Sklerodermie und subcutane Kalkablagerungen. Bull. Soc. franç. Dermat. **1925**, No 7, 58. — THIBIERGE et WEISSENBACH: Concrétions calcaires sous-cutanées et sclérodermie. Ann. de Dermat. **1911**, 129. — THIMM: Über Verkalkung der Haut. Arch. f. Dermat. **62**, 163 (1902). — THOMAS, W. S.: Disk. zu WEIDMAN u. SHAFFER. Arch. of Dermat. **14**, 503 (1926, Nov.). — THORN: Über das verkalkte Epitheliom. Arch. klin. Chir. **56** (1898). — TILP: Demonstration eines Falles von Calcinosis. Verh. dtsch. path. Ges. **14**, 277 (1910). — TISDALL, F. F. and T. H. ERB: Report of two cases with unusual calcareous deposits. Amer. J. Dis. Childr. **27**, 28 (1924, Jan.) — TRÉLAT u. LÉJARD: Zit. bei FÈVRE u. GARLING PALMER. — TSCHERNICK, W. S. u. N. A. ROMANOW: Die multiplen Kalkablagerungen in den Geweben des Organismus der Hunde bei der sog. „Stuttgarter Hundeseuche". Arch. Tierheilk. **63**, 436—458 (1931).

UNNA, P. G.: (a) Histopathologie der Hautkrankheiten, S. 867. Berlin 1894. (b) Spezielle Pathologie der Haut. ORTHs Lehrbuch der speziellen pathologischen Anatomie, 8. Lief., Erg.-Bd., 2. Teil. 1894.

VALLETTE, ALBERT: Sclérodermie et pierres de la peau. Strasbourg méd. **85**, No 14, 209 (1927). — VELPEAU: Bei O. SACHS. — VERSÉ: Calcinosis universalis. Beitr. path. Anat. **53** (1912). — VIGNE, P.: Epithélioma calcifié à double localisation. Bull. Soc. franç. Dermat. **37**, No 1, 57—60 (1930). — VOGEL, J.: (a) Icones histologiae pathologicae. Lipsiae, S. 52. Allg. Z. Chir., inn. Heilk. usw. **1841**, Nr 1; Schmidts Jb. **33**, 303 (1842). (b) Allg. path. Anat., 1847. — VOLKMANN: (a) Diskussion zu HELFERICHs Vortrag über allgemeine Myositis ossif. Verh. dtsch. Ges. Chir., 16. Kongr. **1887**, 28. (b) Über Narbenverknöcherung. Med. Klin. **1923**. — VOLTELINI: Bei SOLIERI. — VÖRNER: Über eine knochenhaltige Mischgeschwulst der Haut. Arch. f. Dermat. **79** (1906).

WAKELY, C. P. G.: Calcification in Angiomata. Arch. of Radiol. **25**, 363 (1921, Mai). — WALKHOFF: Ein neuer Fall von verkalktem Epitheliom der Haut. Festschrift für RINDFLEISCH, 1907. — WEBER: (a) Sklerodermie (Kalkgicht). Korresp.bl. Schweiz. Ärzte. **8**, 623 (1878). (b) PITHA-BILLROTHs Handbuch der allgemeinen und speziellen Chirurgie, Bd. 2, Abt. 2, S. 50. — WEIDMAN, F. D. and L. W. SHAFFER: Calcification of skin including epiderm in connection with extensive bone resorption. Arch. of Dermat. **14**, 503 (1926, Nov.). — WEIL, P. EMIL: Sang. **1** (1928). — WEIL, M. P. et WEISMANN-NETTER: (a) 2 cas de concrétions calcaires sans sclérodermie. Bull. Soc. méd. Hôp. Paris, 10. Juli **1931**. (b) Concrétions calcaires et insuffisance thyro-ovarienne. Ann. de Dermat., Dez. **1924**. — WEISSENBACH, R. J.: (a) Anatomisch-klinische und experimentelle Untersuchungen über die Reaktion des Bindegewebes in der Nähe von cutanen und subcutanen Kalkdepots. Ann. de Dermat. **1913**, No 10, 515. (b) Concrétions calcaires de la sclérodermie ou sclérodermie calcaire. Bull. Soc. franç. Dermat. **38**, No 5, 808—810 (1931). — WEISSENBACH, R. J. et F. FRANÇON: Disparition des calcifications périarticulaires dans un cas de périarthrite chronique scapulo-humérale bilatérale. Bull. Soc. méd. Hôp. Paris, Sitzg 14. Nov. **1930**, 1733. — WEISSENBACH, R. J., P. TRUCHOT, M. LAUDAT, G. BASCH et M. BASCH: Un cas de concrétion scalcaires de la sclérodermie. Variété miliaire avec expulsion précoce des concrétions. Etude bichimique. Bull. Soc. franç. Dermat. **38**, No 5, 801—807 (1931). — WEISSENBACH, R. J., VIGNAL et GUILLAUMIN: Concrétions calcaires sous-cutanées des doigts, associées à une acrocyanose permanente avec accès d'acrocyanose paroxystique (Syndrome de RAYNAUD). Etude biochimique. Bull. Soc. franç. Dermat., Sitzg 26. Mai **1929**. — WERNKER: Das Atherom. Virchows Arch. **8** (1855). — WILDBOLZ: (a) Ablagerung von Phosphaten und Carbonaten in Haut- und Unterhautgewebe unter den klinischen Erscheinungen echter Gicht. Korresp.bl. Schweiz. Ärzte **1902**, Nr 8, 232. — WILENS and J. DERBY: Calcification of subcutaneous tissue in child (Calcinosis universalis). Amer. J. Dis. Childr. **31**, 34. Jan. 1926. — WILKENS, M.: Über die Verknöcherung und Verkalkung der Haut und die sog. Hautsteine. Inaug.-Diss. Göttingen 1858. — WINKLER, MAX: Über Psammome der Haut und des Unterhautgewebes. Virchows Arch. **178** (1904). — WOLFF, H.: Über eine seltene Form seniler Verkalkung. Arch. klin. Chir. **1902**.

ZIEGLER: Lehrbuch der allgemeinen Pathologie und pathologischen Anatomie, 11. Aufl., Bd. 2, S. 544. 1906.

### *III. Anhang.*

ABDERDALDENs Handbuch der biologischen Arbeitsmethoden, Abt. 4, Teil 3, H. 3. — ACHARD: Troubles des échanges nutritifs. Paris: Masson & Co. 1926. — ASCHOFF: Verkalkung. Erg. Path. **8**, 561 (1902).

BÄR: Endokrinol. (v. L. ASHER) **1**, 90 (1928).

CLARK-COLLIP: J. of biol. Chem. **49**, 487 (1921); **63**, 461 (1925).

EROES, GEDEON: Kalk- und Zellkernfärbung mittels alaunsaurem Fuchsin. Zbl. Path. **42**, Nr 3 (1928, März).

GANS, OSKAR: Über den Calciumgehalt der gesunden und kranken Haut. Arch. f. Dermat. **145**, 135 (1924). — GRANDIS et MAININI: Sur une réaction colorée qui permet de révéler les sels de calcium déposés dans les tissus organiques. Arch. ital. de Biol. (Pisa) **34** (1900).

HERFELD: Biochem. Z. 88, H. 4 (1918). — HERZFELD u. LUBOWSKY: Zit. bei V. STAUB. — HIRTH, A. et KLOTZ: C. r. Soc. Biol. Paris **88**, 1153 (1923); **89**, 49 (1923); **91**, 592 (1924).

KLEINMANN, HANS: Über die Bedingungen der Kalkablagerungen in tierischen Geweben. I./II./III. Biochem. Z. **196**, H. 1/3 (1928). — KOSSA, v.: Nachweis von Kalk. Beitr. path. Anat. **20**, und bei SCHMORL. — KRAMER-TISDALL: J. of biol. Chem. **48**, 223 (1921); **56**, 439 (1923).

LEWANDOWSKY, F.: (a) Über subcutane und periartikuläre Verkalkungen. Virchows Arch. **181**, 179 (1905). — LILLIE, R. E.: Kalkfärbung mit nachfolgender Entkalkung, eine neue Methode. (Hyg. Laborat. Washington.) Z. Mikrosk. **45**, 380—381 (1928).

MEYER ZU HÖRSTE, G.: Die Verkalkung der Gewebe. Berlin: S. Karger 1932. — MOSBACHER: Ein Fall von Kalkablagerungen unter die Haut im Unterhautzellgewebe. Dtsch. Arch. klin. Med. **128**, 107 (1919).

NATHAN, E. u. FR. STERN: Über den Mineralgehalt der Haut unter normalen und pathologischen Verhältnissen. Dermat. Z. **53**, **54**, **55** (1928).

PINCUSSEN, LUDWIG: Mikromethodik, 4. Aufl. Leipzig: Georg Thieme. — POSPELOW: Ein Fall von Kalkablagerungen in der Haut. Arch. f. Dermat. **140**, 75 (1922).

ROEHL: Über Kalkablagerung und Ausscheidung in der Niere. Beitr. path. Anat., Festschrift für ARNOLD.

SCHAFFER, J.: Versuche mit Entkalkungsflüssigkeiten. Z. wiss. Mikrosk. **19**, H. 3/4. (1903). — SCHMORL, G.: Die pathologisch-histologischen Untersuchungsmethoden, 14. Aufl. Leipzig: F. C. W. Vogel 1925. — SCHUJENINOFF: Prag. Z. Heilk. **18**, 79 (1897). — STAUB, VIOLET: Untersuchungen über Kalkgicht. Inaug.-Diss. Zürich 1927.

WAARD, DE: Bei NATHAN u. STERN, sowie Biochem. Z. **97**, 176 (1929). — WARBURG: Zit. bei GANS.

## Nachtrag zu S. 414.

*Anmerkung bei der Korrektur:* Vergleiche auch die eben erschienene Monographie von MARIANNE BASCH: „Le syndrome de THIBIERGE-WEISSENBACH. Concrétions calcaires des Sclérodermies". Thèse de Paris 1932, Louis Arnette, éditeur, sowie „Essai critique sur la Pathogénie des concrétions calcaires des Sclérodermies (Syndrome de THIBIERGE-WEISSENBACH) et des syndromes voisins". R. J. WEISSENBACH, G. BASCH und M. BASCH. Ann. Méd. **31**, No 5 (Mai 1931).

## Nachtrag zu S. 416.

*Anmerkung bei der Korrektur:* WEISSENBACH, E. BASCH und M. BASCH vertreten nunmehr die Auffassung, daß die Kalkablagerung ausschließlich im Bereiche der sklerodermitischen Gewebsveränderungen stattfinde, und daß doch wohl die *lokalen* anatomischen Veränderungen der Sklerodermie, die Bindegewebssklerose und die damit verbundenen degenerativen Prozesse, sowie die Störungen im Capillargebiet in erster Linie Anlaß zu den Kalkniederschlägen geben. Das Primäre seien die sklerodermitischen Symptome, und erst sekundär auf dieser *dystrophischen* Basis erfolge die Kalkausfällung. Die Autoren gelangten zu dieser Ansicht, weil die Stoffwechselanalysen in der Mehrzahl der Beobachtungen von Kalkgicht plus Sklerodermie negative Ergebnisse zeitigten und die wenigen positiven Resultate direkt entgegengesetzte Werte ergaben, so daß auch ihnen die Anhaltspunkte für die Annahme einer Stoffwechselstörung als Ursache der Kalkablagerungen bei Sklerodermie-Kalkgicht heute noch völlig unzureichend erscheinen. Indessen erwähnen sie die Schwierigkeiten nicht, die sich bei der Kalkgicht ohne Sklerodermie gegenüber einer derartigen vielleicht doch etwas zu einseitigen Erklärungsweise erheben. Auch wir empfinden ja das Bedürfnis zur Erklärung der Kalkdepots nicht nur bei Sklerodermie-Kalkgicht, sondern auch bei der reinen Kalkgicht eine lokale, dystrophische Komponente („Systemerkrankung") heranzuziehen, wagen es aber dennoch nicht, wie oben von uns dargetan wurde, der bisher erhaltenen meist negativen Resultate wegen eine allgemeine, auf den Kalkstoffwechsel wirkende Veränderung auszuschließen. Dagegen läßt sich darüber diskutieren, ob diese präsumierte Stoffwechselkrankheit zunächst andere Gewebsläsionen setze, die ihrerseits die Disposition für die lokale Kalkausscheidung erhöhen, wie die drei Autoren es als Variante für das Zustandekommen der Kalkniederschläge bei Sklerodermie hinstellen. Überdies müssen wir wiederholen, daß andere Beobachter und auch wir selbst zum Teil ziemlich umfangreiche Kalkablagerungen auch außerhalb des sklerodermitisch alterierten Terrains festgestellt haben.

# Pseudoxanthoma elasticum (DARIER).

Von

W. FREUDENTHAL - Breslau.

Mit 3 Abbildungen.

*Synonyma:* Pseudoxanthoma elasticum (DARIER), Xanthoma elasticum (BALZER), Naevus elasticus (GUTMANN), Elastom der Haut (JULIUSBERG), Pseudoxanthoma elastoclasicum calcosum (OHNO).

Das Krankheitsbild des Pseudoxanthoma elasticum wurde von DARIER anhand eines besonders ausgeprägten Falles im Jahre 1896 aufgestellt. Den gleichen Fall hatten BESNIER und DOYON, mit DARIERs histologischen Befunden versehen, 1891 publiziert, nachdem CHAUFFARD ihn 1889 vorgestellt hatte. Er wurde nochmals von HALLOPEAU und LAFITTE 1903 demonstriert. Bereits 1884 hatte BALZER einen unzweifelhaft als Pseudoxanthoma elasticum anzusehenden Fall klinisch und histologisch beschrieben. Die hochgradigen Veränderungen der elastischen Fasern veranlaßten ihn, unter den Xanthomen diesen Fall als Xanthoma elasticum besonders hervorzuheben.

Das Pseudoxanthoma elasticum ist eine sehr seltene Hauterkrankung — DARIER erklärte 1914 seit 1896 keinen derartigen Fall wieder gesehen zu haben —, immerhin sind, soweit ich die Literatur übersehe, bis jetzt (1927) 57 Fälle von Pseudoxanthoma elasticum bekannt geworden, allerdings nur etwa zwei Drittel von diesen ausführlicher beschrieben, während die übrigen ohne nähere Angaben demonstriert wurden (BERNHARDT, ISHIMARU, KATAOKA, MATSUMOTO, NAKAGAWA, WOLFF) oder Geschwisterfälle betrafen, die der Arzt selbst nicht zu Gesicht bekam, und die ihm nur durch Familienangehörige mitgeteilt wurden.

Von diesen 57 Fällen sind — das ist statistisch nicht uninteressant — in den ersten 25 Jahren (1896—1920) nur 25 Fälle, in den letzten 6 Jahren (1921 bis 1926) jedoch 32, also ganz unverhältnismäßig mehr bekannt geworden, was natürlich nicht auf ein Häufigerwerden des Pseudoxanthoma elasticum, sondern auf die Zunahme dermatologisch geschulter Ärzte, die zahlreicheren Demonstrationen usw. zurückzuführen ist.

Während HERXHEIMER und HELL und noch neuerdings OHNO eine gleiche Beteiligung der Geschlechter behaupten, ist unzweifelhaft ein stärkeres Betroffensein des weiblichen Geschlechts festzustellen: 37 Frauen gegenüber 15 Männern; bei 5 Fällen ist das Geschlecht nicht angegeben.

Ein Befallensein von mehreren Geschwistern, das zuerst WERTHER (a) aufgefallen war, ist seither wiederholt festgestellt worden (GUTMANN, FOX, SASAMOTO, THRONE und GOODMAN, KISSMEYER und WITH, SANDMANN, OHNO); insgesamt sind es 8 Familien mit 19 Fällen, unter diesen sind nur 4 Männer; hier ist also das Überwiegen des weiblichen Geschlechtes noch deutlicher.

Eine weitere interessante Feststellung konnten THRONE und GOODMAN machen, daß nämlich die Eltern ihrer Geschwisterfälle blutsverwandt, und zwar Cousin und Cousine waren.

Das Alter der Patienten ist recht verschieden. Gewöhnlich befinden sie sich zu der Zeit, da das Pseudoxanthoma zur Kenntnis des Arztes kommt, im mittleren Lebensalter, doch wird es auch noch im höchsten Alter ausgedehnt angetroffen (v. TANNENHAIN: 74 Jahre als Sektionsnebenbefund). Die jüngsten Patienten sind mit 13, 12 und 10 Jahren, die von LITTLE (a), KISSMEYER und WITH, BLOCH (b) und FREUDENTHAL (b).

Die Affektion tritt gewöhnlich in den ersten beiden Lebensjahrzehnten auf, bleibt aber nicht selten von den Patienten und den Angehörigen anfangs unbemerkt. Nach deren Angaben bestand die Affektion in 2 Fällen seit der Geburt (OHNO III und V), in 7 Fällen seit der ersten Kindheit, 7 sind zwischen 4 und 12 Jahren, weitere 7 zwischen 16 und 20 Jahren, 2 mit 21 Jahren und 2 mit 26 Jahren entstanden.

Die verschiedentlich [WERTHER (a), FRIEDMANN] behauptete Beziehung zwischen der Pubertät und der Entwicklung des Pseudoxanthoma kann man diesen Zahlen nicht entnehmen, andererseits deutet die Angabe von HEUCKS Patientin, einem 20jährigen Mädchen, wieder darauf hin, da bei ihr die allerersten Anfänge seit Kindheit bestanden hatten, sich aber erst vom 15. Jahre an weiter entwickelten.

Die Entwicklung der Efflorescenzen des Pseudoxanthoma elasticum erfolgt im Laufe von Monaten und Jahren, mitunter vielleicht schubweise. Auf einem Höhepunkt bleibt die Erkrankung alsdann fast unverändert, evtl. bis ins höchste Alter bestehen, doch scheint bis zu einem gewissen Grade eine spontane Rückbildung — mit und vielleicht auch ohne sichtbare Narbenbildung — vorzukommen. (Vgl. DARIERS Fall bei der Wiedervorstellung durch HALLOPEAU und LAFITTE, MILIAN untere Nackenpartie, KISSMAYER und WITH Rückbildung von Efflorescenzen am Bauch, ohne Spuren zu hinterlassen, während der Gravidität.)

Der Lieblingssitz der Efflorescenzen sind die Hautfalten des Rumpfes und die Beugen der großen Gelenke. Dabei treten sie ausgesprochen symmetrisch mit kaum nennenswerten Differenzen zwischen links und rechts auf. Fast stets ist der Hals, vorwiegend an beiden Seiten und gewöhnlich sehr erheblich befallen, nur in 4 Fällen [BODIN, RILLE, OHNO IV, FREUDENTHAL (b)] ist er ganz frei. Etwas weniger häufig, aber immer noch sehr oft ist der Bauch, besonders die Nabelgegend, die Axillar- und die Inguinalgegend beteiligt. Von den Axillae greift die Affektion auf die Sternalregionen über, von den Leisten auf die angrenzenden Oberschenkelpartien, gelegentlich auch auf die Genitalregion (MILIAN, KISSMEYER und WITH; DARIER: Unterseite des Penis) weiter bis zum Damm und Anus (KISSMEYER und WITH, DARIER). Die Ellenbeugen sind noch ziemlich häufig beteiligt, gelegentlich auch die angrenzenden Ober- und Unterarmpartien, seltener schon die Kniekehlen (KAUFMANN-WOLF und HEINRICHSDORFF finden die Kniekehlen selbst frei, nur lateral der rechten Kniekehle eine linsengroße Papel, eine ebensolche, an der rechten Ellenbeuge). Die Lendengegend ist nur dreimal (CAUSSADE und SURMONT, v. TANNENHAIN, KISSMEYER und WITH), die Beugeseiten der Handgelenke sind nur einmal (SANDMANN) befallen. *Das Gesicht ist stets frei*, nur DARIER findet an den Commissurae palpebrar. beider Augen und am Rande der Oberlippe je einen getreidekorngroßen Fleck. DARIERS Fall und ebenso der RAMELS hat Veränderungen im Munde (bei ersterem rahmartige Flecke auf stark vascularisiertem Grund an der Lippen- und Wangenschleimhaut, bei letzterem gelbe Knötchen an der Innenseite der Unterlippe, der unteren Gingivalfalte und am Mundboden. — Am Endokard hat BALZER mehrere blaßgelbe Flecke gefunden, die mikroskopisch den Efflorescenzen auf der Haut sehr ähnlich waren.

Die Efflorescenzen des Pseudoxanthoma elasticum sind stecknadelkopf- bis linsengroße oder etwas größere, flach erhabene [etwas eingedellte LITTLE (a) und evtl. MILIAN und LAMBERT], mitunter perifollikuläre Papeln [DARIER, PINKUS (a), MILIAN: „was die Verwandtschaft mit Milien zu begründen scheint; miliäres Xanthom"]. Sie stehen in kleinerer oder größerer Zahl bis zu vielen Hundert (KISSMEYER und WITH u. a.) isoliert, regellos oder in Reihen, evtl. den Follikeln folgend, oder sie neigen zur Konfluenz. Dabei bilden sie flache Wülste längs den Hautfalten (oder der Spaltrichtung OHNO I), oder leicht erhabene Plaques, die mit Vorliebe eine charakteristische, *netzförmige* Zeichnung aufweisen. KISSMEYER und WITH (Fall III) finden am Bauch eine rauhe, leicht ichthyotische gelblich verfärbte Oberfläche, doch keine isolierten Elemente. Von bis 25 cm langen tumorartigen Gebilden an beiden Axillae berichtet OHNO (III, IV, V).

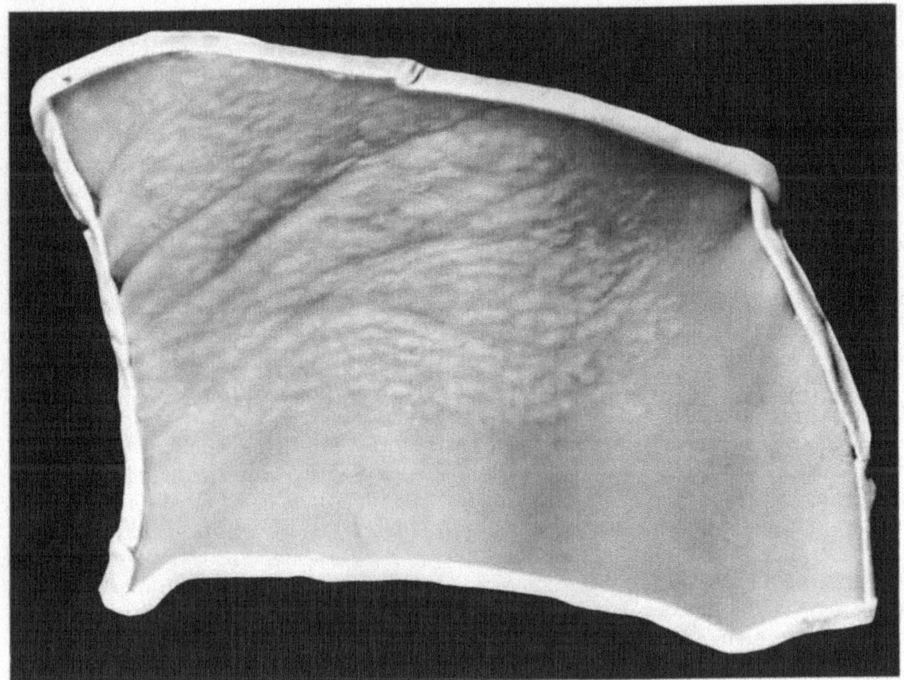

Abb. 1. Pseudoxanthoma elasticum. Nacken und seitliche Halspartie.

Die Konsistenz der Papeln ist gewöhnlich normal oder auch weich; sie fühlen sich „wie feuchter Samt" an (DARIER). KAUFMANN-WOLF und HEINRICHSDORFF finden derbe, plattenartige Einlagerungen, die mitunter die Haut durchbohren und Kalkkrümelchen heraustreten lassen.

Die eigentlichen Efflorescenzen umgibt häufig ein schmaler bläulicher oder violetter oder wie Striae sehnenartig glänzender Saum, evtl. mit kleinen Teleangiektasien; besonders haben die Fäden des Netzwerkes, in denen die Papeln „wie Körnchen" eingebettet liegen, dieses gelegentlich etwas atrophische Aussehen. Mitunter kommt es zu einer Atrophie der Efflorescenzen selbst, z. B. in MILIANS Fall, bei dem die Haut an der unteren Nackenpartie und der Vorderseite des Halses etwas eingesunken und lila verfärbt ist, ohne daß man gelbe Efflorescenzen erkennen kann. Auch sonst finden sich rundliche Narben, zum Teil mit runzlicher Oberfläche, offenbar rückgebildete Efflorescenzen (HALLOPEAU und LAFITTE, RILLE).

Bei einem Teil der Fälle [DARIER, WERTHER (a), THRONE und GOODMAN, HEUCK, KISSMEYER und WITH I, SANDMANN, MILIAN] befindet sich die Haut der ganzen befallenen Gegend in einem eigentümlich schlaffen Zustand. Sie fühlt sich aufgelockert an, läßt sich leicht hochheben, schnellt aber nicht wieder zurück, sondern bildet schlaffe Falten. Man hat dies als Cutis laxa bezeichnet [MILIAN, BLOCH (b)]; doch schnellt bei der echten Cutis laxa (Cutis hyperelastica, Gummihaut) die Haut ohne Falten zu bilden, wieder zurück. Der Zustand beim Pseudoxanthoma elasticum erinnert eher an die Dermatolyse (ALIBERT) oder Chalazodermie (BAZIN), eine hereditäre und familiäre Erkrankung, bei der die Haut in umschriebenen Bezirken in schlaffen, sich nicht mehr ausgleichenden, sondern in stärker werdenden Falten herabhängt. Pathologisch-anatomisch haben wir für diesen Zustand beim Pseudoxanthoma elasticum noch keine Befunde, doch kann man vermuten, daß auch außerhalb der eigentlichen Efflorescenzen eine Degeneration oder wenigstens eine funktionelle Minderwertigkeit der elastischen Fasern vorliegt.

Die gelbe Farbe der Efflorescenzen (die Eigenfarbe des „gelben Gewebes") ist mitunter wie die des Xanthoms schwefel- oder safrangelb (MILIAN, OHNO), gewöhnlich aber blasser und wird gern mit der von altem Elfenbein verglichen. GUTMANN bezeichnet die Papeln geradezu als weißlich, ebenso DARIER einzelne periphere Efflorescenzen, ähnlich RILLE. Öfters sind die Knötchen mehr bräunlich, besonders am Nabel (KINGBURY und HEYMANN, MITO, DARIER [milchkaffeeähnlich] u. a.); bei WERTHER (a) ist ein bläulicher Farbton beigemengt. BLOCHs Fall sieht aus der Ferne schmutziggrau aus, in der Nähe sind einzelne Papeln mehr rötlich. Daß beim Erröten oder bei Hyperämie die Efflorescenzen deutlicher sichtbar und dann etwas grünlich durchscheinend werden, berichten KISSMEYER und WITH; gewöhnlich sind die Knötchen auf blutleer gemachter Haut besser zu sehen.

Die *bisher* geschilderten klinischen Differenzen sind eigentlich recht unerheblich; KAUFMANN-WOLF und HEINRICHSDORFF sprechen mit Recht geradezu von einer *Einförmigkeit des klinischen Bildes*. Auch MILIANs Fall ist offenbar nur durch das zufällige Zusammentreffen mit einem tertiären Syphilid kompliziert.

Von einer vorübergehenden eigenartigen Veränderung bei einem sonst typischen Fall berichtet SASAMOTO: Die Flecke schwollen manchmal von selbst urticariell oder erythematös an und juckten dann. Die so angeschwollenen Herde ließen sich ausdrücken, es floß dann aus ihrem Zentrum eine weißlichgelbe teigige Masse heraus; wie diese mikroskopisch gebaut war, ließ sich nicht feststellen. Nach einigen Stunden hatte der Fleck seine frühere Beschaffenheit wieder angenommen.

MILIAN und LAMBERTs Fall wird man dagegen vorläufig noch etwas abseits stellen müssen: Bei einer 30jährigen Frau mit einem „Syndrome achondroplasique" am ganzen Hals zahlreiche Papeln zum Teil mit zentraler Atrophie, im Gesamteindruck warzenförmig, ähnlich der „Citronenschalenhaut". Am Bauch, besonders seitlich, eine Menge kupferfarbener und erythematöser Flecke, auf Glasdruck gelbe Farbe sichtbar; ebenso Inguinalgegend bis auf die Schenkel übergreifend. Vor $^{1}/_{2}$ Jahr am Bauch nach einer Entbindung als eine Eruption lebhaft roter, nicht juckender Stellen entstanden, die allmählich kupferfarben und xanthomatös wie jetzt wurden. Einige Wochen danach zweite Eruption am Hals, die von CLAUDE-BERNARD 40 Tage lang als Erysipel behandelt wurde. Histologisch vielfach basophile Degeneration der elastischen Fasern, entzündliche Inseln mit Riesenzellen wie bei Lues.

Zwar ist Lokalisation, Form und Farbe der Efflorescenzen typisch, ein schubweises Auftreten auch anderwärts beobachtet und ein Zusammenhang mit einer Gravidität auch sonst behauptet worden (KISSMEYER und WITH,

Friedmann, evtl. Wiener), aber die erysipelartigen Erscheinungen und die atypischen histologischen Veränderungen werden mindestens an die Kombination mit einer anderen Dermatose denken lassen müssen; gerade bei schweren endokrinen Störungen („Syndrome achondroplasique") kommen ja die verschiedenartigsten Hautveränderungen vor.

Wieners Fall, ebenfalls im Zusammenhang mit der Gravidität, ist mangels Biopsie nicht zu verwerten, ebensowenig der von Jamieson, der klinisch ganz gut ein Pseudoxanthoma sein könnte und der von Withfield. Königsteins Fall, hinsichtlich Form und Farbe der Efflorescenzen atypisch, kann mangels eines ausreichenden histologischen Befundes gleichfalls nicht mit in die Betrachtung einbezogen werden.

Arzt hat 1913 von dem damals vorhandenen Material eine Gruppe sog. „*atypischer Fälle*" abgesondert, meist solche, die bereits den Autoren selbst zweifelhaft erschienen waren, und bei denen nach Arzt im Gegensatz zu den typischen Fällen mit ihren strukturellen und degenerativen histologischen Veränderungen die degenerativen mehr oder weniger fehlen.

Wenn wir heute die Frage prüfen, wie weit wir die atypischen Fälle zum eigentlichen Pseudoxanthoma elasticum zurechnen dürfen, so müssen wir zunächst feststellen, daß ihre Zahl sehr gering war und geblieben ist, während inzwischen typische Fälle in größerer Zahl zur Beobachtung gelangt sind. Ferner fällt auf, daß es weder unter den typischen noch unter den soeben betrachteten zweifelhaften Fällen Bilder gibt, die einen Übergang zu den atypischen darstellen könnten. Man wird daher die atypischen Fälle von den typischen bis zum Bekanntwerden etwaiger Übergangsbilder weiter abrücken müssen.

Die atypischen Fälle betreffen entweder das Gesicht oder sie sind an anderen Körperstellen lokalisiert. Die Gesichtsfälle (Herxheimer und Hell, Dohi, Bosellini und Arzt, dessen erster Fall unbedingt ebenfalls hierher gehört) muß man von vornherein skeptisch ansehen. Außer den drei kleinen Knötchen in Dariers Fall sind nie wieder Efflorescenzen im Gesicht angetroffen worden, ebensowenig sind wie bei Bosellini Daumen und Zeigefinger („bandförmig, verrukoid-naevusähnlich") sonst mitbeteiligt, ganz abgesehen von dessen eigentümlicher Färbung. Dohis Fall wird man wohl zur senilen Degeneration rechnen dürfen.

Etwas anders liegen die Dinge bei den Fällen von Juliusberg und Dübendorfer. Die Halsseite ist die häufigste Lokalisation und an der oberen Glutaeal- bzw. Lendengegend ist das Pseudoxanthoma elasticum ebenfalls einige Male angetroffen worden. Die Möglichkeit von „formes frustes" des Pseudoxanthoma elasticum wird man sich bei diesen Fällen immerhin offenhalten müssen. Andererseits hat bereits Bettmann (1912) an die Möglichkeit gedacht, daß es sich in diesen beiden Fällen um Naevi handelt. Seitdem wir den Naevus elasticus (Lewandowsky) kennen, hat seine Auffassung an Wahrscheinlichkeit gewonnen, auch bei einigen Gesichtsfällen (Arzt I und II, Bosellini) wird man daran denken müssen. Freudenthals (a) Fall mit seinen geringen histologischen und klinischen, überdies atypisch lokalisierten Veränderungen, steht vorläufig vereinzelt da.

Kurz erwähnen möchte ich noch Fälle, die mit dem Pseudoxanthoma in Zusammenhang gebracht worden sind, ohne jedoch eines zu sein: Dubreuilh, Rygier, Weidmann (senile Degeneration), Baer, Rasch (atypische Anetodermie), Jarisch (Pseudokolloid-Milium), Werther (b) (Narbendegeneration), Gottheil (Lymphangiom mit Veränderungen der elastischen Fasern), ein diesem angeblich ähnlicher Fall (wohl aber nur in der Lokalisation) von Kissmeyer und With ohne Veränderungen der elastischen Fasern.

Ebenso wird man einen 1927 von WATRIN und CRÉHANGE als „merkwürdig dem Pseudoxanthoma ähnelnden“ Fall höchstens zu den atypischen Fällen oder evtl. zum Naevus elasticus rechnen dürfen: Bei 18jährigem Mädchen 24 cm langer, 15 cm breiter, die ganze äußere Region des linken Armes, vom Schulteransatz bis zur Ellbogenfalte einnehmender Tumor, erhaben, weich, lipomatös, nicht schmerzhaft. Farbe lila bis violett. Vor 9 Jahren mit kleinen münzengroßen Flecken derselben Farbe begonnen. Am rechten Arm und am Sternum papulöse Elemente, die relativ frisch sind. Der Haupttumor resultiert aus Konfluenz kleinerer Papeln. Histologisch sind die elastischen Fasern geschlängelt, dicht, fragmentiert und verdickt, Färbbarkeit unverändert. Neugebildete und erweiterte Gefäße. Zahlreiche Rundzellen.

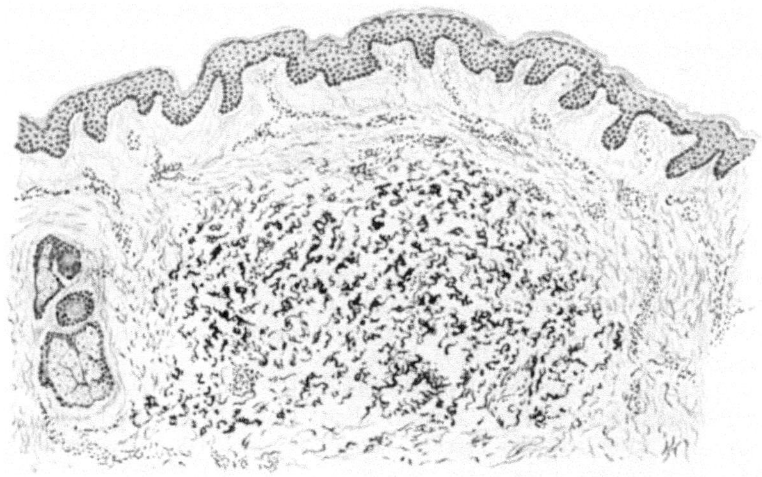

Abb. 2. Pseudoxanthoma elasticum. Herdförmiger Zerfall bzw. Degeneration des Elastins in der Cutis. (S. Orcein polychromes Methylenblau.) O 66:1, R 66:1. (Sammlung der Breslauer Hautklinik.) (Aus O. GANS: Histologie der Hautkrankheiten Bd. I.)

Ähnlich wie das klinische, zeigt auch das *histologische Bild des Pseudoxanthoms*, von einzelnen Besonderheiten abgesehen, eine weitgehende Übereinstimmung.

Die Epidermis ist gewöhnlich normal, in einigen Fällen sind die Papillen etwas verstrichen, nur bei KAUFMANN-WOLF und HEINRICHSDORFF ist das Epithel atrophisch. Bei dem gleichen Fall finden sich in einem verkalkten Knötchen fast keine Haare und Schweißdrüsen, sonst sind die Anhangsgebilde der Epidermis unverändert. DARIER findet in einer Papel die elastischen Fasern nur am Hals des Haarfollikels verändert und vermutet daher dort den Ausgangspunkt des ganzen Prozesses.

Das Pigment in der Basalzellenschicht und im Papillarkörper ist mitunter vermehrt (WERTHER u. a.).

Der Papillarkörper und der außerhalb des Herdes gelegene Teil der Cutis zeigt außer gelegentlich einer geringen perivasculären Infiltration keine Veränderungen; auch wo der Herd der Epidermis unmittelbar benachbart liegt (KAUFMANN-WOLF und HEINRICHSDORFF), bleibt dazwischen ein schmaler Streifen normalen Bindegewebes.

Der Herd des Pseudoxanthoma elasticum liegt in der mittleren oder unteren gelegentlich auch in der oberen Cutis. Er erscheint auf dem Querschnitt als ein besonders nach oben scharf begrenzter, meist etwas ovaler, parallel zur Epidermis gestellter Bezirk.

Die elastischen Fasern in ihm sind öfters mehr oder weniger stark vermehrt, dabei auch mitunter dicker als gewöhnlich, oder bandartig verbreitert. Sie laufen entweder ganz regellos durcheinander oder sind zu spiralig gewundenen Zügen vereinigt („wie verknäultes Pferdehaar"). Nebenher gehen mehr oder weniger stark ausgeprägte degenerative Vorgänge. Die Fasern sind segmentiert, in Trümmer, Bröckel, Körnchen zerfallen, U- oder S-förmig gebogen, eingeschnürt, zerspalten (*Elastorrhexis und Elastoclasis*, DARIER) oder bilden kleinere oder größere Schollen (OHNO). Sie färben sich streckenweise schwächer oder fast gar nicht (Vakuolenbildung) und nehmen mitunter gleichzeitig oder nur die Kernfarbe an (Elacin).

In der Umgebung des Herdes sind die Fasern gelegentlich etwas vermehrt und konzentrisch um ihn geschichtet.

Das Bindegewebe im Herd ist selten ganz unverändert, meist ist es auf Kosten des elastischen Gewebes vermindert, die fibrilläre Struktur schlecht oder gar nicht zu erkennen oder es bleibt nur ein zartes Netzwerk übrig.

Die Kerne des Bindegewebes sind häufig vermehrt.

Verschiedentlich sind Riesenzellen mit rand- oder zentralständigen Kernen meist an der Peripherie des Herdes beobachtet worden (BODIN, GUTMANN, KAUFMANN-WOLF und HEINRICHSDORFF, evtl. MILIAN und LAMBERT).

Kalk wurde in den Herden zuerst von v. TANNENHAIN, dann von FRIEDMANN gefunden. Dieser machte darauf aufmerksam, daß andere Autoren zwar von Verkalkungen nichts erwähnen, aber daß sich in ihren histologischen Beschreibungen auffallend häufig krystallinische oder stark lichtbrechende Massen vorfinden [BALZER, DARIER, BODIN, PINKUS (a), WERTHER, BLOCH (b)]. Neuerdings ist Kalk von KAUFFMANN-WOLF und HEINRICHSDORFF, OHNO (in allen seinen Fällen) und von GRÜTZ gefunden worden. Auch bei THRONE und GOODMAN handelt es sich nicht, wie die Verfasser mit Hinweis auf ihre farbige Abbildung meinen, um Elacin, sondern offenbar um kalkinkrustierte elastische Fasern, die sich bei der WEIGERTschen Hämatoxylin-Nervenfärbung (die dem ROEHLschen Kalknachweis sehr ähnlich ist) schwarz färben. Auch die andere Abbildung eines Schnittes in Hämalaun-Eosinfärbung mit violetten körnigen Massen läßt das Vorhandensein von Kalk vermuten.

Lipoide und Fettsäuren konnte OHNO in seinen Fällen nachweisen. Sehr wenig Fett und xanthelasmatische Zellen fand auch BALZER.

Das histologische Kennzeichen des Pseudoxanthoma elasticum ist somit eine herdförmige Degeneration der elastischen Fasern mit Elastorrhexis und Elastoclasis, evtl. schlechter Färbbarkeit und Basophilie. Verbunden damit ist öfters eine mäßige Proliferation mit Vermehrung und Verdickung der Fasern.

Die Frage, ob der Verkalkungsprozeß zum Bilde des typischen Pseudoxanthoma elasticum gehört, mußte FRIEDMANN mangels sicheren Materials noch offenlassen. Inzwischen sind, wie erwähnt, zahlreiche Fälle von Pseudoxanthoma elasticum mit Verkalkungen bekannt geworden, die keinen Zweifel daran lassen, daß Kalkeinlagerungen ein beim Pseudoxanthoma elasticum häufig anzutreffender Befund sind. Für deren Pathogenese hatte FRIEDMANN darauf hingewiesen, daß Kalkinkrustationen von elastischen Fasern auch sonst keinen ungewöhnlichen Vorgang darstellen [vgl. z. B. RONA, JORES, JADASSOHN (b), LOMBARDO, KERL], ebenso wie das elastische Gewebe, besonders wenn es degeneriert, auch zu anderen Substanzen eine große Affinität besitzt [BLASCHKO, BLOCH (a)]. Gegen FRIEDMANN hatten KAUFMANN-WOLF und HEINRICHSDORFF eingewendet, daß bei ihrem Falle keine Beziehungen zwischen den elastischen Fasern und den Kalkherden bestünden, da beide räumlich getrennt sind. Nun zeigt aber gerade ihr Fall, wie keiner sonst, bereits klinisch zahlreiche Kalkeinlagerungen in die

Haut und histologisch finden sich im Kalkherd immerhin Reste elastischer Fasern. Ein zufälliges Zusammentreffen von Pseudoxanthom und Verkalkung anzunehmen ist geradezu unmöglich und der Umstand, daß in einem verkalkten Herd die elastischen Fasern schließlich nicht mehr als solche zu erkennen sind, ist nicht weiter verwunderlich. Für die Herkunft des für die Imprägnation nötigen Kalkes erinnerte FRIEDMANN im Hinblick auf seinen Fall daran, daß während der Gravidität eine Umstimmung im Kalkstoffwechsel auftreten kann (Zahnkalkveränderungen, Osteomalacie).

Von den Riesenzellen meinte BODIN, daß sie entweder als Elastophagen oder als Elastoblasten anzusehen seien. KAUFMANN-WOLF und HEINRICHSDORFF sehen, im Einklang mit ihrer Anschauung, daß das Pseudoxanthoma elasticum ein echtes Blastom oder Hamartom darstellt, in diesen Zellen Elastoblasten, von denen eine Neubildung der elastischen Fasern ihren Ausgang nimmt, wobei man allerdings bemerken muß, daß Bildung junger elastischer Fasern aus Riesenzellen noch nirgends beobachtet worden ist. FRIEDMANN weist mit Recht darauf hin, daß in der Umgebung von Kalkherden sich häufig Fremdkörper-Riesenzellen finden. Man wird im Hinblick auf OHNO übrigens auch auf das Vorkommen von Fetttröpfchen in diesen Zellen achten müssen.

OHNO findet Kalkablagerung auch in solchen Herden deutlich, in denen die Aufquellung und Segmentierung so gering ist, daß man mit großer Wahrscheinlichkeit eine erst im Entstehen begriffene Erkrankung annehmen kann. Er glaubt daher, daß die Kalkablagerung das primäre, die Veränderungen der elastischen Fasern, die Elastorrhexis und fettige Degeneration, die sekundäre Veränderung darstellen. Wahrscheinlicher ist aber, daß primär eine Degeneration der elastischen Fasern stattfindet, die morphologisch und tinktoriell sehr gering sein kann, und daß sich dort sekundär Kalk anlagert.

Wie weit die fettige Degeneration eine Rolle spielt, bleibt abzuwarten. Die älteren Autoren haben, solange die Trennung vom Xanthom in Frage stand, auf das Vorkommen von Fett geachtet, die späteren Autoren scheinen dieser Frage weniger Aufmerksamkeit gewidmet zu haben. OHNO hat übrigens in einer gleichzeitig erschienenen Arbeit die fettige Degeneration in der Gesichtshaut regelmäßig über 44 Jahren, mitunter als präsenile Veränderung auch schon von 26 Jahren an gefunden. Auch dies wäre eine Parallele zwischen dem Pseudoxanthoma elasticum und der senilen Degeneration der Haut (vgl. S. 485).

Die Ätiologie des Pseudoxanthoma ist sehr umstritten. DARIER rechnet es zu den Hautatrophien und stellt es an Seite der Atrophia cutis maculosa (JADASSOHN). Von TANNENHAIN rechnet das Pseudoxanthoma elasticum zu den Bildungen, die dem Senium angehören; er erwägt für seinen Fall arteriosklerotische Veränderungen und verweist auf die Pinguecula, die ganz ähnliche Veränderungen des elastischen Gewebes aufweist. GUTMANN findet UNNAS Nävusdefinition zutreffend und bezeichnet die Affektion als Naevus elasticus. JULIUSBERG sieht in den hyperplastischen Veränderungen (wie DOHI und v. TANNENHAIN) das wesentliche Moment, hält das Pseudoxanthoma elasticum für eine echte Neubildung und schlägt den Namen Elastom der Haut vor. ARZT, BLOCH (b) und JADASSOHN (c) lehnen den Geschwulstcharakter ab. ARZT sieht in den typischen Fällen degenerative Prozesse, in den atypischen jedoch hyperplastische Gebilde im Sinne der ALBRECHTschen Hamartome. BLOCH spricht von einem toxischen Zerfall des elastischen Gewebes unter Mitwirkung mechanischer Läsionen infolge Zerrung und Faltung, Zustände, bei denen die elastischen Fasern sich mit abnormen, im Blute kreisenden Stoffen infolge der chemischen oder physikalischen Affinität imbibieren und dadurch zugrunde gehen. Französische Autoren, besonders MILIAN denken an einen Zusammenhang mit der Lues. Nach WERTHER (a) deutet die symmetrische Ausbreitung der Pseudoxanthoma auf eine zentrale Einwirkung, sogar auf gewisse Segmente des Rückenmarks hin, das Pseudoxanthoma elasticum sei dann also eine trophische Störung. Im ganzen hält er es für eine kongenitale Dystrophie, welche im Beginn der Pubertätszeit ausbricht. Auch OHNO hält es für eine kongenitale Dystrophie; er schlägt für die Affektion den Namen Pseudoxanthoma elastoclasicum calcosum vor. BETTMANN rechnet das Pseudoxanthoma elasticum zu den kongenitalen und familiären Erkrankungen. FRIEDMANN sieht in ihm eine kongenitale Störung, besonders im Hinblick auf das familiäre Vorkommen, das Auftreten in frühester Jugend oder zur Pubertätszeit und die Jahre hindurch beobachtete Unveränderlichkeit. Ferner könne es sich auch nur um eine angeborene Minderwertigkeit der Haut oder einzelner seiner Systeme handeln, die einer vorzeitigen Erschöpfbarkeit gleichkommt, und die besonders dann hervortritt, wenn von ihr stärkere Leistungen, z. B. in den Beugefalten verlangt werden (BETTMANN). KAUFMANN-WOLF und HEINRICHSDORFF glauben bewiesen zu haben, daß eine kongenitale Gewebsmißbildung, ein echtes Blastom oder Hamartom im Sinne ALBRECHTS, vorliegt. KISSMEYER und WITH meinen, das Pseudoxanthoma elasticum könne neben der hereditären auch noch durch verschiedene andere Krankheitsursachen bedingt sein.

Die wichtigste Erkenntnis, die wir für die Ätiologie des Pseudoxanthoma elasticum gewonnen haben, und die wir nunmehr als gesichert ansehen dürfen, ist jedenfalls die, daß es sich um eine kongenitale bzw. auf kongenitaler Grundlage beruhende Störung handelt. Dafür spricht das familiäre Auftreten bei der Geburt oder nach einer Latenzzeit (vgl. tardives Auftreten bei den Naevi), ferner die fast völlige Unveränderlichkeit oder eine gewisse Neigung zu regressiven Veränderungen, wie wir sie gerade bei den Mißbildungen der Haut gelegentlich antreffen (Angiome, verruköse Naevi), schließlich ihr symmetrisches Auftreten, vielleicht mitbedingt durch erhöhte Inanspruchnahme an den Hautfalten.

Etwas schwieriger ist die Frage, wo wir die Störung pathologisch-anatomisch einzuordnen haben. Zweifellos ist in einigen Fällen beim Pseudoxanthoma elasticum eine Vermehrung und Verbreiterung der elastischen Fasern vorhanden, durch die einige Autoren bestimmt wurden, an ein Blastom zu denken. Aber im allgemeinen sind doch die degenerativen Veränderungen (Elastorrhexis, Verkalkung, Verfettung) vorherrschend, und für eine Vermehrung der Fasern eine über das Normale hinausgehende Regeneration als Erklärung möglich. Klinisch möchte ich besonders darauf hinweisen, daß die eigentümlich schlaffe Haut in den befallenen Gegenden bei einigen Fällen ganz im Sinne einer Degeneration und gegen eine Tumorbildung spricht.

Als begleitende Krankheit ist unter anderem einige Male eine Tuberkulose gefunden worden; sonst ist noch eine zentrale Chorioretinitis mit sekundärer Atrophie der Papille (in DARIERS Fall bei der Wiedervorstellung durch HALLOPEAU und LAFITTE) und eine Hypercholesterinämie bei RAMEL hervorzuheben (vgl. hierzu Nachtrag S. 486).

Therapeutisch behauptet SASAMOTO durch Fibrolysin eine Besserung erzielt zu haben.

Zum Schluß möchte ich noch kurz die Erkrankungen erwähnen, die *differentialdiagnostisch* in Betracht kommen.

Das „wahre“ Xanthom in Form der generalisierten Xanthomatose scheint, der Literatur nach zu urteilen, nicht wieder Schwierigkeiten dieser Art bereitet zu haben, nachdem BALZER und DARIER das Pseudoxanthoma elasticum in seiner Eigenart erkannt und abseits gestellt hatten.

Anders verhält es sich mit den Affektionen, die gleich dem Pseudoxanthoma elasticum eine Veränderung des elastischen Gewebes aufweisen; diese können allerdings differential-diagnostische Schwierigkeiten verursachen. Zu nennen wäre die kolloide Degeneration der Narben, das Pseudokolloid-Milium und die senile Degeneration. Klinisch ist zu berücksichtigen, daß das Pseudoxanthoma elasticum das Gesicht offenbar niemals befällt (außer evtl. Darier), und daß die Efflorescenzen des Pseudokolloid-Miliums sehr oberflächlich liegen, im ganzen kleiner und rund („echtes Milium“) und meist durchscheinend glänzend sind, ja selbst Bläschen vortäuschen können.

Einen besonderen Hinweis verdient die der senilen Degeneration nahestehende Cutis rhomboidalis nuchae, die erst in den letzten Jahren — gleichzeitig von Jadassohn und Nikolsky (1925) — näher beschrieben wurde, obwohl sie recht häufig bei im Freien lebenden Personen, besonders Männern, anzutreffen ist (Lit. siehe Piorkowski).

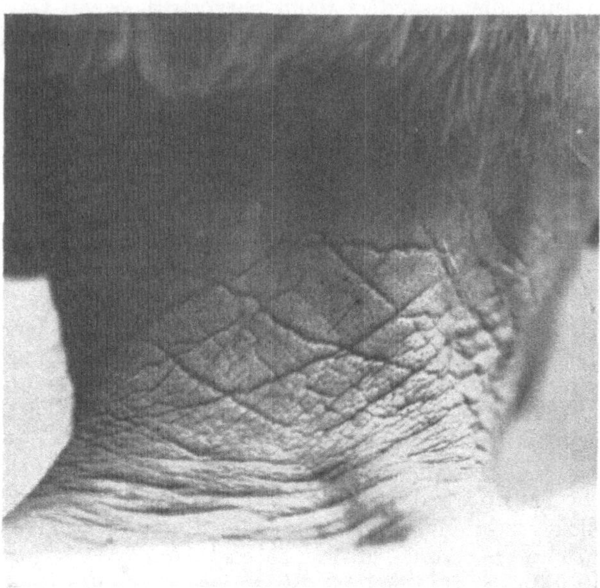

Abb. 3. Cutis rhomboidalis nuchae mit kolloider Degeneration. [Aus F. Piorkowski: Arch. f. Dermat. **150** (1926).]

Im Nacken und den angrenzenden Halsseiten finden sich tiefe, offenbar größtenteils durch Muskelzug bedingte Furchen, die sich spitzwinklig kreuzen und rhomboide oder dreieckige Hautfelder umschließen, die wiederum durch feinere Furchen noch untergeteilt sind (Abb. 3). Die Hautfelder zeigen eine „weißgelbliche bis gelbbräunliche, kleinfleckige Verfärbung, oft in feiner Felderung, dem Oberhaut-Mosaik entsprechend, manchmal durch Hyperämie verdeckt und dann erst durch Anämisierung deutlich werdend“ (Jadassohn). Gleichzeitig findet sich häufig im Gesicht eine beträchtliche senile Degeneration mit besonders stark ausgeprägter Faltenbildung an Stirn, Augenwinkel, Wangen usw.

Es fehlt dem klinischen Bild der Cutis rhomboidalis nuchae also die Primärefflorescenz des Pseudoxanthoms, die Papel; jedoch ist einerseits zu berücksichtigen, daß durch die Furchung und Felderung Papeln vorgetäuscht werden können, andererseits bilden konfluierte Papeln beim Pseudoxanthoma elasticum mit besonderer Vorliebe Plaques, die ein netzartiges Gitterwerk aufweisen. Die Möglichkeit differentialdiagnostischer Schwierigkeiten ist also hier durchaus gegeben (Arning, Fölsch). Histologisch finden sich bei der Cutis rhomboidalis nuchae sehr erhebliche degenerative Veränderungen des Bindegewebes und der elastischen Fasern im oberen Drittel der Cutis (Unnas Kollacin, Kollastin). Die Veränderungen entsprechen weitgehend jenen, die man bei der senilen Degeneration der Haut anzutreffen pflegt, und die, wie Jadassohn (c) bereits 1914 betont hat, nicht immer mit voller Sicherheit vom Pseudoxanthoma elasticum abzutrennen sind, da hier wie dort die elastischen Fasern aufgespalten und zerbröckelt, also nach Richtung der Elastorrhexis und Elastoclasis verändert erscheinen können. (Zur Cutis rhomboidalis nuchae vgl. M. OPPENHEIMS Darstellung in diesem Handbuch Bd. VIII/2, S. 510f., ferner F. PINKUS Bd. I/1, S. 53f.)

## Literatur.

ALIBERT: Zit. nach BETTMANN. — ARNING: Dem. Hamburg. dermat. Ges., 21. Mai 1922. Ref. Dermat. Wschr. **76**, 286. — ARZT: Arch. f. Dermat. **118**, 465—522 (1913).

BACK: Dem. Schles. dermat. Ges., 20. Juni 1925. Ref. Zbl. Hautkrkh. **18**, 753 (1926). — BAER: 6. dtsch. dermat. Kongr., Dem., 2. Juni 1898, S. 384. — BALZER: Zit. nach FRIEDMANN. — BAZIN: Zit. nach BETTMANN. — BERNHARDT: Poln. Ges. Ärzte Warschau, dermat. Sektion, 3. Okt. 1913. Ref. Dermat. Wschr. **58**, 519 (1914). — BESNIER et DOYON: Annotations et appendices au traité des maladies de la peau de M. KAPOSI 1891, 2. édit., p. 335f. — BETTMANN: Die Mißbildungen der Haut. In SCHWALBE, Die Morphologie der Mißbildungen, 3. Teil, 2. Abt. Jena 1912. — BLASCHKO: Mh. Dermat. **5**, 197 (1886). — BLOCH: (a) Arch. f. Dermat. **99**, 1 (1909). (b) Schweiz. dermat. Ges. Bern, 23. Juli 1914. Ref. Korresp.bl. Schweiz. Ärzte **1915**, Nr 11; Dermat. Wschr. **63**, 713 (1916); **69**, 584 (1919). — BODIN: Ann. de Dermat. **1900**, 1073—1080. — BOSELLINI: Arch. f. Dermat. **95**, 3—26 (1909).

CAUSSADE et SURMONT: Bull. Soc. med. Hôp. Paris **39**, No 26, 1163–1171 u. No 28, 1333 (1923). Ref. Zbl. Hautkrkh. **10**, 268 (1924); **11**, 132 (1924). — CHAUFFARD: Bull. Soc. med. Hôp. Paris **1889**, 412.

DARIER: Mh. Dermat. **23**, 610—617 (1896). — DOHI: Arch. f. Dermat. **84**, 179—192 (1907). — DUBREUILH: Ann. de Dermat. **1913**, 193—199. — DÜBENDORFER: Arch. f. Dermat. **64**, 175—184 (1903).

FÖLSCH s. PIORKOWSKI. — FOX: Diskussionsbemerkungen zu LITTLE und SEQUEIRA. — FREUDENTHAL: (a) Arch. f. Dermat. **147**, 228—229 (1924). (b) Dem. Schles. dermat. Ges., 14. Febr. 1925. Ref. Zbl. Hautkrkh. **17**, 274 (1925). Vgl. hierzu BACK, s. oben. — FRIEDMANN: Arch. f. Dermat. **134**, 151—159 (1921).

GOTTHEIL: J. of cutan. Dis. **27**, 277 (1909). — GRÜTZ: Nordwestdtsch. dermat. Ver.igg Kiel, Dem., 18. April 1926. Ref. Zbl. Hautkrkh. **20**, 413 (1926). — GUTMANN: Arch. f. Dermat. **75**, 317—334 (1905).

HALLOPEAU et LAFITTE: Ann. de Dermat. **4**, 595—596 (1903). — HERXHEIMER u. HELL: Arch. f. Dermat. **111**, 761—778 (1912). — HEUCK: Münch. Dermat. Ges., 7. Juli 1921. Ref. Zbl. Hautkrkh. **2**, 254 (1921).

ISHIMARU: Acta dermat. (Kioto) **2**, 135 (1924).

JADASSOHN: (a) Dem. Schweiz. Ärztetagg, 11.—13. Juni 1909. Ref. Korrespbl. Schweiz. Ärzte **39**, 743 (1909). (b) Arch. f. Dermat. **100**, 1 (1910). (c) Diskussionsbemerkungen zu BLOCH (b). — JAMIESON: Detroit dermat. Soc., 16. Dez. 1924. Ref. Arch. of Dermat. **12**, 142 (1925); Zbl. Hautkrkh. **18**, 373 (1926). — JARISCH: Die Hautkrankheiten, 2. Aufl. 1908. S. 832. — JORES: Erg. Path. **1904**, 590. — JULIUSBERG: Arch. f. Dermat. **61**, 175—194, (1902); 84, 301—317 (1907).

KATAOKA: Ref. Bibliogr. Hautkrkh. **1923**, 211. — KAUFMANN-WOLF und HEINRICHSDORFF: Dermat. Z. **37**, 193—206 (1922). — KERL: Arch. f. Dermat. **126**, 172 (1919). — KINGBURY und HEYMANN: J. of. cutan. Dis. **34**, 377 (1916). — KISSMEYER u. WITH: Brit. J. Dermat. **34**, 175—194, 221—237 (1922). — KÖNIGSTEIN: Wien. dermat. Ges., 20. März 1924. Ref. Zbl. Hautkrkh. **13**, 40 (1924).

LITTLE: (a) Demonstr. Dermat. Soc. Lond. 9. März 1904. Ref. Brit. J. Dermat. **16**, 137 (1904); **16**, 177 (13. April 1904); ferner (mit SEQUEIRA) Demonstr. roy. Soc. of. Med., 17. März 1910. Ref. Brit. J. Dermat. **22**, 131 (1910). (b) Demonstr. roy. Soc. of Med., 21. Mai 1908. Ref. Brit. J. Dermat. **20**, 194—195 (1908).

MATSUMOTO: Jap. J. of Dermat. **23**, 55 (1923). Ref. Zbl. Hautkrkh. **10**, 268 (1924). — MILIAN: Bull. Soc. franç. Dermat. **25**, 248—253 (7. Mai 1914). — MILIAN et LAMBERT: Bull. Soc. franç. Dermat. **33**, 466—469, 8. Aug. 1926. — MITO: Jap. Z. Dermat. **20**, 8—9 (1920).

NAKAGAWA: Acta dermat. (Kioto) **2**, 136 (1923/24).

OHNO: Arch. f. Dermat. **149**, 420—424, 486—492 (1925).

PINKUS: (a) Demonstr. Berl. dermat. Ges., 8. März 1910. Ref. Dermat. Z. **17**, 581—584. (b) Demonstr. Berl. dermat. Ges., 12. Dez. 1911. Ref. Dermat. Z. **19**, 262—263 (1912). — PIORKOWSKI: Arch. f. Dermat. **150**, 375—383 (1926). — PRINGLE: Vgl. WITHFIELD bzw. KISSMEYER u. WITH.

RAMEL: 10. schweiz. dermat. Kongr. Bern. Ref. Schweiz. med. Wschr. **1927**, Nr 2, 46, 47. — RASCH: Demonstr. Dän. dermat. Ges., 48. Sitzg 4. April 1906. Ref. Dermat. Z. **16**, 238 (1909). — RILLE: Heilkunde **1901**, H. 1, 1–2. — RONA: Beitr. path. Anat. **27**, 349 (1900). — RYGIER: Ref. Arch. f. Dermat. **119**, 105—106 (1915); Dermat. Wschr. **60**, 383 (1915).

SANDMANN: Acta dermato-venerol. (Stockh.) **3**, 448—449 (1922). — SASAMOTO: Jap. Z. Dermat. **21**, 10—14 (1921). Ref. Zbl. Hautkrkh. **4**, 146 (1922).

TANNENHAIN, v.: Wien. klin. Wschr. **1901**, 1038—1041. — THRONE and GOODMAN: Arch. of Dermat. **4**, 419—447 (1921).

WATRIN et CRÉHANGE: Demonstr. Réun. dermat. Nancy, 26. Jan. 1927. Ref. Bull. Soc. franç. Dermat. **1927**, 39. — WEIDMAN: Arch. of Dermat. **13**, 448—449 (1926). — WERTHER: (a) Arch. f. Dermat. **69**, 23—36 (1904). (b) 79. Verslg dtsch. Naturforsch. u. Ärzte. Ref. Arch. f. Dermat. **88**, 335 (1907). — WIENER: Demonstr. Schles. dermat. Ges., 28. Nov. 1925. Ref. Zbl. Hautkrkh. **19**, 357 (1926). — WITHFIELD: Zit. nach KISSMEYER u. WITH. — WOLFF: Dem. Straßburg. dermat. Ges., 10. Mai 1914. Ref. Arch. f. Dermat. **122**, 817 (1918).

## Nachtrag (Juni 1932).

Seit Fertigstellung dieser Arbeit (1927) haben unsere Kenntnisse eine wesentliche Bereicherung erfahren hinsichtlich des gleichzeitigen Vorkommens vom Pseudoxanthom mit der von O. PLANGE 1891 beschriebenen *Pigmentstreifenerkrankung der Netzhaut* (auch gefäßähnliche Netzhautstreifen, von britischen Autoren *Angioid streaks* genannt). GRÖNBLAD-STRANDBERG fanden diese Kombination in ihren 3 Fällen, MARCHESANI und WIRZ in ihren 4 Fällen, Poos in 1 Fall, KRANTZ in 2 Fällen (Brüder); somit liegen 10 sichere Beobachtungen vor. Außerdem waren Augenveränderungen bereits in DARIER-HALLOPEAU-LAFITTES Fall (s. S. 483) bemerkt worden, ebenso neuerdings in WELTIS Fall (Chorioiditis). Da es sich bei der Pigmentstreifenerkrankung ebenso wie beim Pseudoxanthom um ein sehr seltenes Leiden handelt — bis 1931 waren erst etwa 65 Fälle dieser Augenkrankheit zur Beobachtung gelangt — ist ein zufälliges Zusammentreffen ausgeschlossen. PLANGE faßte die Pigmentstreifen als Folge von Blutungen in der Aderhaut-Netzhaut auf, neuere Autoren (u. a. KOFLER) glauben an Risse in der Glasmembran des Auges, die durch Elastizitätsschwund dieser Membran infolge degenerativer Prozesse bedingt seien. GRÖNBLAD sprach daher die Vermutung aus, daß es sich um eine allgemeine Erkrankung der elastischen Substanz im Körper handelt, wobei neben der Haut die Augen (vielleicht auch Herz und Gefäße) die Prädilektionsstellen bilden. MARCHESANI und WIRZ vertraten an Hand ihres größeren Materials die Annahme, daß hier eine Systemerkrankung des elastischen Gewebes vorliege, noch entschiedener, wobei sie auch beim Pseudoxanthoma auf den „Angioid streaks" analoge histologische Veränderungen an den Gefäßen (Vermehrung, Erweiterung, Stasen, Blutungsherde) aufmerksam machten. Eine eingehende Darstellung der Beziehungen des Pseudoxanthoms zu den Augenstörungen gibt soeben GRÖNBLAD als Beiheft zu den Acta ophthalm. (København.) **10**, Suppl. I (1932).

Ferner sind die histologischen Befunde von WELTI hervorzuheben, der es offenläßt, ob die von ihm beobachtete tuberkuloide Granulationsbildung auf eine Kombination mit Lues oder Tuberkulose oder aber auf das Pseudoxanthom selbst zu beziehen ist. Letztere Auffassung erhält dadurch eine Stütze, daß MARCHESANI und WIRZ beim Pseudoxanthom in einem Fall ebenfalls ausgedehntes Granulationsgewebe mit LANGHANSschen Riesenzellen (allerdings weniger an eine Tuberkulose als an ein Fremdkörpergranulationsgewebe erinnernd), vorfinden; in ihren anderen 3 Fällen sind diese „reaktiven Vorgänge" nur angedeutet.

Literatur-Nachtrag.

DOHI, SH.: Ref. Zbl. Hautkrkh. **31**, 95 (1929). — DOWLING, G. B.: Ref. Zbl. Hautkrkh. **35**, 283 (1931). — ELJASZ, A.: Ref. Zbl. Hautkrkh. **32**, 113 (1930). – Acta dermato-vener. (Stockh.) **11**, 322—329 (1930). — FREUND: Ref. Hautkrkh. **32**, 548 (1930). — GOLDSCHLAG: Ref. Zbl. Hautkrkh. **23**, 631 (1927). — GRÖNBLAD, ESTER: Angioid streaks – Pseudoxanthoma. Ref. Zbl. Hautkrkh. **33**, 377 (1930). — HARTUNG s. KRANTZ. — HAXTHAUSEN: Ref. Zbl. Hautkrkh. **25**, 648 (1928). — HIROSE: Ref. Zbl. Hautkrkh. **31**, 96 (1929). — KRANTZ, W.: Pseudoxanthom und Pigmentstreifenerkrankung bei 2 Brüdern. Dermat. Wschr. **1932 II**, 233—238. Ophthalmologischer Teil von H. HARTUNG. Klin. Mbl. Augenheilk. 88, 43—60 (1932), mit Lit. — LILIENSTEIN: Ref. Zbl. Hautkrkh. **24**, 591 (1927). — MARCHESANI und WIRZ: Die Pigmentstreifenerkrankung der Netzhaut — das Pseudoxanthom — eine Systemerkrankung. Arch. Augenheilk. **104**, 522—545 (1931). — OGAWA: Ref. Zbl. Hautkrkh. **40**, 525 (1932). — OHMICHI: Ref. Zbl. Hautkrkh. **27**, 542 (1928). — PLANGE s. KRANTZ. — POOS, FR.: Über das gemeinschaftliche Auftreten von gefäßähnlichen Netzhautstreifen und Pseudoxanthom. Klin. Augenheilk. **87**, 734—747 (1931). Ref. Zbl. Hautkrkh. **41**, 117 (1932). — SAENZ, B. und ORDUÑA: Ref. Zbl. Hautkrkh. **37**, 383 (1931). — SAENZ, B. und PALOMINO: Ref. Zbl. Hautkrkh. **33**, 613 (1930). — SAKURANE: Ref. Zbl. Hautkrkh. **30**, 101 (1929). — SCHALLINGER: Über eine geschwulstähnliche Bildung der Elastica. Demonstr. Ref. Zbl. Hautkrkh. **25**, 67 (1928). Ferner Dermat. Wschr. **1927 II**, 1509–1512. — STRANDBERG: Ref. Zbl. Hautkrkh. **31**, 689 (1929). — WELTI: Pseudoxanthom in Verbindung mit einer tuberkuloiden Granulationsbildung. Arch. f. Dermat. **163**, 427—434 (1931).

# Fremdkörper der Haut.

Von

**R. Polland - Graz.**

Mit 11 Abbildungen.

## I. Allgemeines.

Soweit mir bekannt, ist das Thema „Fremdkörper der Haut" bisher weder in einem Lehrbuch noch in einem der großen Handbücher der Hautkrankheiten in zusammenfassender Weise als ein besonderer Abschnitt behandelt worden. Ebensowenig findet man in den Lehr- und Handbüchern der pathologischen Anatomie darüber eine gesonderte Bearbeitung; wir waren also genötigt, vollständig eigene Wege zu gehen und uns zu bemühen, aus den überall sehr zerstreut in der Literatur vorfindlichen Arbeiten und Berichten über diesen Gegenstand sowie aus eigenen Beobachtungen eine einigermaßen übersichtliche Zusammenstellung des darüber Bekannten zu bringen.

*Geschichtliches* über die speziell an der Haut durch Fremdkörper hervorgerufenen Erkrankungen und Veränderungen läßt sich wohl nicht viel vorbringen; da es sich dabei vorwiegend um zufällig oder absichtlich entstandene *Verletzungen* handelt, die dasjenige Organ betreffen, das äußeren Einflüssen am meisten preisgegeben ist, nämlich das Integumentum commune, so gehören in die Haut eingedrungene Fremdkörper sicher zu den frühesten „Krankheiten", von denen schon die Urmenschheit gewiß überaus häufig befallen wurde; und so wird auch die Entfernung der Fremdkörper und die Behandlung der durch sie verursachten Wunden wohl eine der ersten Heilhandlungen darstellen, die wir uns vorstellen können. Aus dem Heldenzeitalter der Antike berichten die großen Epen mehrfach von solchen Ereignissen, meist die Wirkung vergifteter Pfeilspitzen betreffend, wie z. B. der Tod des vom Pfeil des Paris in die Ferse getroffenen Achilles, der doch nur durch Giftwirkung verständlich ist; erinnert sei auch an das Hemd des Nissus, dessen fatale Wirkung vielleicht durch das Eindringen feinster Stachelhaare einer Giftpflanze erklärt werden kann. In eine sehr frühe Zeit der Menschheitsgeschichte fällt auch die künstliche Einbringung kleiner Farbstoffpartikel in die Haut zu Schmuckzwecken, das Tätowieren, wie es namentlich von sog. „wilden" Völkern auch heute noch oft in wunderbarer Vollendung ausgeführt wird. Als eine der frühesten Äußerungen menschlichen Kunsttriebes ist diese Hautverzierung auch von kulturgeschichtlicher Bedeutung. Doch gehören diese Dinge mehr in das Gebiet der Ethnographie als der Dermatologie, weshalb hier nicht näher darauf eingegangen werden kann.

Über *Ätiologie und Pathogenese* der Fremkörperwirkung in der Haut läßt sich wohl kaum etwas Allgemeingültiges sagen, da hier dem Zufall der breiteste Spielraum gewährt ist. Hingegen interessiert das Schicksal eingedrungener

Fremdkörper und die Art, wie das Hautgewebe auf ein solches Ereignis reagiert. Dabei spielt selbstverständlich die *Natur des eingedrungenen Fremdkörpers* eine wesentliche Rolle. Bei den folgenden Betrachtungen wollen wir zunächst annehmen, daß dabei bakterielle Infektionen aus dem Spiel bleiben, da es nicht Aufgabe dieser Abhandlung sein kann, sich mit den verschiedenartigen daraus entspringenden Prozessen zu befassen. Wir ziehen also nur die physikalische und chemische Beschaffenheit der Fremdkörper in Betracht.

Es ist natürlich möglich, daß zufällig einmal alle erdenklichen Stoffe in die Haut eindringen können; im wesentlichen kann man aber zwei Arten von Körpern unterscheiden: 1. Vollkommene *indifferente,* wie Glas, Kohle, Graphit, Edelmetalle u. dgl.; 2. Körper, die durch die *Gewebssäfte angegriffen,* umgewandelt und aufgelöst werden, wie gewisse unedle Metalle, Eisen, Blei, Kupfer, oder Körper organischer Natur, Holz, Pflanzenteile, Knochensplitter, Haare und Federn von Tieren usw.

*Ad 1.* Wenig oder gar nicht von Gewebssäften angreifbare Körper können in der Haut einheilen und dort beliebig lang bzw. dauernd verbleiben. Die Möglichkeit des längeren Verweilens solcher Fremdkörper hängt unter anderem von der Hautschichte ab, in welche sie eingedrungen sind; befinden sie sich lediglich in der Epidermis, so werden sie innerhalb kurzer Zeit durch das natürliche Wachstum der Oberhaut wieder entfernt; es wird dies im allgemeinen nicht länger als 14 Tage dauern, wie man z. B. an starken Verfärbungen der Haut durch Lapis wahrnehmen kann. Ein längeres Verweilen hat die Lagerung des Fremdkörpers in der Cutis propria zur Voraussetzung. Noch tiefer eingedrungene Körper können unter Umständen, wenn sie eine geeignete Form besitzen, mit der Zeit ihren Platz verlassen und zu wandern beginnen, wie z. B. Nähnadeln. Wenn Fremdkörper einheilen, so spielen sich dabei gewisse Vorgänge ab, die mehrfach genau studiert worden sind, so von MARCHAND. Es bildet sich sehr rasch ein Fibrinnetz, und dann wandern Leukocyten ein und umgeben den Fremdkörper. Nach 1—2 Tagen findet man neue Zellformen, meist spindelförmige große Zellen mit großen länglichen Kernen und auch rundliche Zellformen. Diese stammen von den fixen Bindegewebszellen und den Gefäßwandzellen und weisen zahlreiche Zellteilungsfiguren (Mitosen) auf. Außerdem finden sich Riesenzellen mit außerordentlich zahlreichen Kernen, ganz besonders bei Körpern, welche der Resorption großen Widerstand entgegensetzen. Sie entstehen ebenfalls durch Verschmelzung fixer Bindegewebszellen, vor allem wohl der Endothelien (BROSCH), wobei sie Leukocyten in sich aufnehmen können. Die Riesenzellen zeigen keine weitere Entwicklung und gehen später durch fettigen Zerfall zugrunde.

Das ganze stellt also einen *Entzündungsprozeß* dar, der schließlich zur Bildung einer Art *Narbengewebe* führt. Diese Vorgänge sind von TILLMANNS, ZIEGLER, HALLWACHS, ROSENBERGER, v. DEMBOVSKI, COUNCILMAN, SCHEUERLEN, SALZER, MARCHAND, v. BÜNGNER u. a. studiert worden. Um glattwandige feste Fremdkörper bilden sich oft zarte bindegewebige Kapseln. Poröse, faserige, rauhe Fremdkörper heilen besonders unter Schwielenbildung in Narbengewebe ein. Weichere Fremdkörper können vollständig aufgesaugt werden, wie z. B. Catgutfäden, die man zur Wundnaht benützt.

*Ad 2.* Körper, die von den Gewebssäften angegriffen, aufgelöst oder irgendwie verändert werden können, kommen nicht zur dauernden Einheilung. Entweder werden sie langsamer oder schneller aufgelöst und resorbiert, oder sie veranlassen eine Entzündung und werden schließlich durch demarkierende Eiterung ausgestoßen. Handelt es sich im ersteren Falle um völlig indifferente und ungiftige Körper, wie etwa kleine Eisensplitter oder Catgutfäden, so werden sie in der Regel nach einiger Zeit spurlos verschwunden sein. In letzterem Falle kommt es entweder zu lebhaften entzündlichen Reizerscheinungen, Eiterungen, Absceßbildungen, oder bei giftigen Körpern, wie z. B. Blei, zu Vergiftungserscheinungen allgemeiner Natur als Resorptionsfolgen, wie später näher auszuführen sein wird.

Über die Art und Weise, wie Fremdkörper in die Haut gelangen können, ist zu bemerken, daß dies einmal von außen her geschehen kann entweder plötzlich auf dem Wege eines *Traumas*, wie ein Holzsplitter, ein Dorn, eine Nadel, ein Glassplitter, ein Pulverkorn, ein Insektenstachel, oder allmählich als Folge gewisser *Beschäftigungen*, wie Farbstoffe und verschiedene chemische Stoffe bei Leuten, die berufsmäßig damit zu tun haben. Oder endlich können körperfremde Stoffe aus der Blutbahn stammen und in der Haut abgelagert werden, wie dies in typischer Weise bei der *Argyrie* der Fall ist. Mehr ist über die Pathogenese wohl nicht zu sagen.

Die *Diagnose* eines eingedrungenen Fremdkörpers stützt sich beim Zustandekommen durch Trauma, einmal auf den dabei auftretenden *Schmerz*, wenn der Körper bis in den Papillarteil dringt, und zwar ist die Schmerzempfindung oft auffallend stark, da es sich eben um das mit Nerven reichlich ausgestattete Tastorgan handelt; ferner auf den Schmerz, der sich meist beim weiteren Verweilen des Körpers ebenso wie auch andere *Entzündungserscheinungen* wie Rötung und Schwellung einzustellen pflegt und auf denselben aufmerksam macht, wenn das Eindringen selbst nicht beachtet worden sein sollte, und objektiv auf die *Inspektion*. Tiefer eingedrungene kleine Partikelchen schimmern dunkelblau durch die Haut durch. Bei sehr kleinen oder schwer sichtbaren (durchsichtigen) Partikeln kann sich gelegentlich die Hautlupe nützlich erweisen. Unter Umständen kann auch einmal das Röntgenverfahren von Nutzen sein.

Die *Prognose* von in die Haut eingedrungenen Fremdkörpern hängt zunächst davon ab, ob sie steril waren oder irgendwelche infektiöse Keime mit einschleppten, wie es meistens der Fall ist und dann zur Eiterbildung führt, oder von anderen besonderen Eigenschaften des Eindringlings, wie z. B. vom Gift, das mit Giftstacheln in die Haut gelangt, vom Gift vergifteter Waffen, und kann in solchen besonderen Fällen sogar ungünstig sein — man denke nur an Curare oder an Tetanusbacillen, die mit Holzsplittern, Gartenerde usw. eindringen können. Im allgemeinen jedoch wird die Prognose günstig sein, weil es wohl meist leicht gelingt, Körper, die nur in die Haut eingedrungen sind, zu entfernen, bevor sie wesentlichen Schaden angerichtet haben.

Die *Therapie* wird in der Regel in einer möglichst raschen Entfernung des Fremdkörpers nebst Reinigung und Desinfektion der Wunde zu bestehen haben. Indifferente Fremdkörper von geringen Dimensionen, die ohne weiteres einheilen, können in vielen Fällen auch ruhig belassen werden. Dies gilt besonders dann, wenn die Entfernung mit Umständlichkeit verbunden ist. Denn wenn es auch gewöhnlich leicht gelingen wird, die Entfernung des Eingedrungenen durchzuführen, so gibt es doch einige typische Fälle, wo dies doch nicht so leicht möglich ist, und zwar im Falle des Einheilens sehr vieler kleiner indifferenter Partikelchen, wie dies in besonders charakteristischer Weise bei der Tatauierung der Fall ist. Darauf werden wir später noch zurückkommen müssen.

Bei der ungeheuren Mannigfaltigkeit der Körper, die gelegentlich einmal in die Haut eindringen können, macht eine erschöpfende *Einteilung des Stoffes* einige Schwierigkeiten. Auch aus anderen Gründen wird sich vorliegende Abhandlung nur auf einige wenige Kapitel beschränken können, die eben eine gewisse praktische Wichtigkeit oder wissenschaftliches Interesse besitzen. Die aus dem Körpermaterial stammenden Kalkeinlagerungen der Haut sollen hier nicht behandelt werden, weil ihnen in diesem Werke ein besonderer Abschnitt vorbehalten ist. Der hier zu bearbeitende Stoff läßt sich vielleicht zweckmäßig gliedern in die Besprechung 1. der zufällig von außen eingedrungenen Fremdkörper und ihrer Schicksale; 2. der absichtlich eingeführten Fremdkörper, vor allem der Tatauierung; 3. der als Argyrie bezeichneten Krankheit.

## Literatur.

*Zum allgemeinen Teil.*

BAEYER, v.: Fremdkörper im Organismus. Beitr. klin. Chir. **1908**.

HALLWACHS: Über Einheilen von organischem Material. Arch. klin. Chir. **24** (1879).

MARCHAND, E.: (a) Bildungsweise der Riesenzellen um Fremdkörper. Virchows Arch. 1883. (b) Einheilung von Fremdkörpern. Beitr. path. Anat. **4** (1888).

SALZER: Über Einheilung von Fremdkörpern. Wien 1890.

TILLMANNS: Lehrbuch der Chirurgie, Bd. 1, S. 221, 253, 403.

WORINGER, F.: Die Fremdkörpergranulome der Haut. Dermat. Klinik. Straßburg 1930.

ZIEGLER: Allgemeine Pathologie. 9. Aufl., Bd. 1, S. 367.

# II. Zufällig von außen eingedrungene Fremdkörper.

## 1. Holzsplitter.

Das Eindringen von Holzsplittern in die Haut ist ein so häufiges Ereignis, daß es schon aus diesem Grunde eine gewisse Beachtung verdient. Es handelt sich dabei meist um recht kleine, Millimeter bis 1 cm lange dünne Holzspäne, selten um größere Stücke. Wenn solche einmal die Haut ganz durchdringen, so verletzen sie auch tiefere Gebilde und fallen damit aus dem Rahmen unserer Betrachtungen. Gelangt ein kleiner Splitter lediglich in die Hornschicht, so ist dieses Ereignis von geringer Bedeutung; es verursacht keine Schmerzen und der Fremdkörper wird gewöhnlich leicht von selbst oder durch das Nachwachsen der Haut wieder entfernt. Dringt ein Splitter bis in die Papillarschicht, so empfindet man im Augenblick des Eindringens einen meist recht deutlichen Schmerz, weil ja dabei die feinen Tastnerven der Haut gereizt und verletzt werden. Gewöhnlich ist die Stärke des Schmerzes in Ansehung der Geringfügigkeit der Verletzung auffallend und erweckt die Aufmerksamkeit des Betroffenen. Sehr oft kommt es zunächst zu keinerlei Blutung, denn wenn auch Haargefäßchen verletzt wurden, so werden sie durch den Fremdkörper tamponiert und eine Blutung tritt höchstens nach Entfernung desselben auf. Bleibt der Splitter in der Haut stecken, so hört der Schmerz manchmal zunächst auf. In kurzer Zeit stellt sich aber eine Entzündung ein und damit wird die Stelle wieder empfindlich.

Beim weiteren Verlauf kommt es sehr darauf an, ob mit dem Splitter auch pathogene Bakterien, besonders Eitererreger, eingedrungen sind oder nicht. Davon hängt die Art und der Grad der darauffolgenden eitrigen Entzündung ab. Auch bei keimfreien Holzstücken kommt es fast immer zur Eiterung; das Gewebe in der Umgebung des Fremdkörpers schmilzt eitrig ein, der Splitter wird dadurch gelockert und im günstigen Fall mit dem Eiter nach außen entleert, worauf die kleine Wunde heilen kann. Infektiöse Eiterungen können, von einem Splitter ihren Ausgang nehmend, unter Umständen zu schweren Zellgewebsentzündungen mit Beteiligung der Lymphdrüsen und allgemeiner Blutvergiftung, Fieber und septisch-pyämischen Prozessen führen; oder ein Erysipel kann davon seinen Ausgang nehmen. Zu den gefährlichsten Zufällen gehört die Infektion mit Tetanus, der gelegentlich einmal durch recht oberflächlich liegende infizierte Holzsplitter verursacht werden kann. Daß ein wenn auch zufällig steriler Holzsplitter reaktionslos einheilt und lange Zeit in der Haut verbleibt, dürfte wohl kaum je vorkommen.

Aus dem Gesagten ergibt sich, daß gerade bei dieser Art Fremdkörper eine möglichst rasche Entfernung ein wichtiges therapeutisches Gebot ist. Jeder eingedrungene Holzsplitter sollte vom Verletzten selbst, oder wenn er aus irgendeinem Grunde dazu nicht imstande ist, von einem Arzt oder einer anderen geeigneten Person sofort entfernt werden. Am besten eignet sich dazu eine feine sog. Splitterpinzette, mit der man die Extraktion in der Längsrichtung des Splitters vornimmt. Bei Extraktionsversuchen mit einer Nadel oder mit dem Federmesser bricht der Splitter meist ab und die Entfernung des steckengebliebenen Teiles macht Schwierigkeiten. Man darf aber auch in solchen Fällen nicht ruhen, bevor nicht alles entfernt ist und muß, wenn nötig, den ganzen Stichkanal aufschlitzen. Die Wunde wird mit Jodtinktur desinfiziert und mit Kollodium oder mit einem kleinen Verband geschlossen, oder wenn sie nicht besonders groß ist, noch besser offen gelassen. Nach meiner Erfahrung heilen oberflächliche kleine Hautverletzungen am besten, wenn man sie offen läßt. Jodtinktur und ein antiseptisches Streupulver ermöglichen die Bildung eines keimfreien Schorfes und einer glatten Wundverheilung. Hat man nach Art der Umstände des Unfalles den einigermaßen begründeten Verdacht, daß Tetanusgefahr besteht, so soll man nicht zu lange mit der Anwendung von Heilserum zögern; es ist mir ein Fall bekannt, wo die Anwendung des Serums 24 Stunden nach der Verletzung bereits den Ausbruch des Starrkrampfes mit tödlichem Ausgang nicht mehr verhindern konnte.

### 2. Metalle.

a) *Chemisch indifferente.* Es kann sich dabei um Edelmetalle oder solche handeln, welche weder von Sauerstoff noch von den Säuren, Salzen und Basen des Gewebes angegriffen, zersetzt oder aufgelöst und aufgesaugt werden können, wie Gold, Silber, Aluminium usw. Derartige Körper können entweder durch zufällige Verletzung in die Haut gelangen, z. B. abgebrochene Spitzen von Nadeln oder Schmuckgegenständen. Oder sie werden absichtlich zu therapeutischen Zwecken angewendet, z. B. in Form von Silberdraht oder Klammern zur Hautnaht, oder zur Befestigung von künstlich eingepflanzten Haaren nach der Methode von HAVAS, der auf Glatzen Haare mit feinsten Goldfäden einknüpfte, die tatsächlich dauernd einheilten. Diese Anwendungsweisen der genannten Metalle deuten schon darauf hin, daß sie in der Haut in der Regel keine besonderen Reaktionen hervorrufen, ja ohne weiteres dauernd einheilen können. Es ist daher die sofortige Entfernung derartiger Fremdkörper kein so wichtiges Gebot. Es ist aber zu bedenken, daß glatte nadelartige Metallstücke den ursprünglichen Ort des Eindringens im Laufe der Zeit verlassen und im Körper herumwandern können, wodurch auch allerhand Schaden gestiftet werden könnte.

*b) Oxydable und zersetzliche.* Von diesen kommen hauptsächlich Eisen, Kupfer und seine Legierungen in Betracht, ferner besonders auch Blei, das wegen seiner Verwendung zu Gewehrgeschoßen, Schrot, Schrapnellkugeln usw. eine besondere Beachtung verdient. Das Eindringen kleiner und kleinster *Eisensplitter* in die Haut ist bei einigen Berufen ein außerordentlich häufiges Vorkommnis, so bei Schmieden, bei der Feilenhauerei, beim Schleifen usw., dabei können die Splitter entweder in kaltem Zustand oder heiß bzw. glühend in die Haut geschleudert werden und dort stecken bleiben, und zwar dauernd, wenn sie bis in den Papillarteil vorgedrungen sind. Bei den genannten Berufen finden sich in der Haut der Hände und Vorderarme, gelegentlich auch des Gesichtes oft viele Hunderte solcher Splitterchen in verschiedenen Schichten der Haut.

Die Entfernung dieser kleinen Teilchen stößt auf Schwierigkeiten und ist auch in der Regel nicht erforderlich, weil sich besondere Gesundheitsschäden daraus nicht leicht ergeben können. Die kleinen Körnchen werden im Lauf der Zeit oxydiert, zersetzt und resorbiert. In der Volksmeinung spielt der berühmte „rostige Nagel“ eine gefürchtete Rolle, aber wohl mit Unrecht. Rostiges Eisen allein, ohne Mitwirkung von Bakterien, kann an sich eine besondere Schädigung des Gewebes, eine „Vergiftung“ der Wunde sicher nicht herbeiführen. Wenn solche Wunden bösartige Eiterungen veranlassen, so handelt es sich dabei um spätere Infektionen der oft unregelmäßig zerrissenen Wunden, die nicht mit der nötigen Sorgfalt behandelt worden sind. Eisenrost wird aufgelöst und resorbiert; Kupfer und kupferhaltige Metalle machen bei längerem Verweilen in der Haut ebenfalls chemische Umwandlungen durch. Es wird sich gewöhnlich Grünspan bilden und dadurch kann entweder lokale Reizung entstehen, die zur Eiterung und zum Abstoßen der Metallteile führt, oder es wäre bei einer größeren Menge solcher Körperchen immerhin auch die Möglichkeit einer Kupfervergiftung ins Auge zu fassen. Allerdings ist ein solcher Fall, der lediglich in die Haut eingedrungene Kupferstücke betrifft, in der mir zugänglichen Literatur nicht enthalten und ein solches Vorkommnis auch wenig wahrscheinlich, ebensowenig wie eine etwa auf diese Art zustande gekommene Bleivergiftung.

Übrigens kann die früher vielfach herrschende Meinung, daß Blei sich im Gewebe völlig indifferent verhalte und meist reaktionslos einheile, nach neueren Erfahrungen keineswegs aufrecht erhalten werden. LEWIN stellte vielmehr fest, daß Blei im Gewebe gelöst werden kann, und zwar 1. durch die Feuchtigkeit und den Sauerstoff des Gewebes; dabei verwandelt es sich in Bleihydroxyd und dieses kann durch Hydrocarbonat gelöst werden; 2. durch den Salzgehalt der Gewebsflüssigkeit, wobei Bleichloride entstehen; 3. durch Fette, Lipoide und Eiter; 4. durch die Stoffwechselprodukte der lebenden Zelle. Derartige Umwandlungen und Auflösungen des ins Gewebe eingedrungenen metallischen Bleis finden am leichtesten statt, wenn es sich um viele kleine Partikelchen handelt, etwa aufgesplitterte Projektile oder Schrotkügelchen, die eine große Angriffsfläche darbieten. Durch Aufnahme des gelösten Bleis in den Säftestrom kann es dann zu chronischer Bleivergiftung kommen, mit allen ihren mannigfachen Erscheinungsformen. Nach den vorliegenden Beobachtungen erfolgt eine derartige Resorption mit nachfolgender Vergiftung besonders dann, wenn Bleistücke im Knochenmark, Gehirn, Rückenmark oder Unterhautgewebe liegen geblieben sind. In solchen Fällen gelingt der Nachweis des Bleis im Harn, Speichel und in den Faeces nach der von LEWIN angegebenen Methode (Eiereiweißlösung und Natronlauge gibt mit obigen Ausscheidungen Dunkelfärbung durch Bildung von Schwefelblei).

DENIG und NEU haben bei der Untersuchung von 96 Kriegsverwundeten, die einige Monate Bleigeschoße im Körper trugen, gefunden, daß in 11 Fällen Blei im Harn und Speichel nachweisbar war. WIETING und IBRAHIM EFFENDI sahen bei einem Manne, der in der Kniekehle eine an oder in der Gelenkkapsel sitzende Bleikugel hatte, im Röntgenbild in weiter Ausdehnung Bleisalze eingelagert. Da also nach den neueren Erfahrungen lange im Gewebe eingeschlossene Bleistücke stets die Gefahr einer chronischen Bleivergiftung in sich bergen, so muß man die Forderung aufstellen, daß derartige Fremdkörper wenn irgend möglich zu entfernen sind. Bezüglich der in der Haut sitzenden wird dies meist keinen Schwierigkeiten begegnen.

Doch kommt es sicherlich nicht selten vor, daß Bleistücke im subcutanen Zellgewebe anstandslos einheilen und auch nach jahrelangem Verweilen keinerlei Störungen verursachen. Insbesondere führen sie nicht zu Nekrosen, wie ERDHEIM durch histologische Untersuchungen dartun konnte.

PAYR empfahl zur Behandlung kavernöser Angiome *Magnesiumpfeile*; diese veranlassen eine Schrumpfung des Gewebes, ohne jedoch zu Nekrosen zu führen (TOLLENS). Hingegen beruht die Wirkung der Ätzpfeile aus *Chlorzink*, die seinerzeit zur Behandlung von Hautcarcinomen empfohlen wurden, offenbar auf der Nekrotisierung des krankhaften Gewebes.

Zu den metallischen Fremdkörpern gehören schließlich auch verschiedene Heilmittel, die in Form von Einreibungen und Einspritzungen von der Haut aus dem Körper einverleibt werden, wie die mannigfachen Quecksilberpräparate, Arsenlösungen, Kupfer-, Wismut-, Goldpräparate u. dgl. Darüber ist aber an anderen Stellen dieses Werkes das Nötige zu finden.

### 3. Andere Mineralien und Körper verschiedener Art.

In ähnlicher Weise wie Eisenstückchen finden sich kleine *Steinsplitter* in die Haut eingesprengt bei Steinklopfern, Steinmetzen und ähnlichen Handwerkern. Je nach der Beschaffenheit des Materiales werden die eingedrungenen Partikel entweder im Laufe der Zeit resorbiert (Kalk) oder sie bleiben eingeheilt (Granit). Eine besondere Rolle spielen *Pulverkörner* und Teilchen anderer *Sprengstoffe,* die infolge von Explosionen oder Schußverletzungen in die Haut der unbedeckten Körperstellen, vor allem des Gesichtes, gelangen. Dies ereignet sich nicht selten beim *Böllerschießen,* wenn die Ladung vorzeitig losgeht und dem noch dabei Beschäftigten ins Gesicht fährt. Die Haut kann so dicht mit Pulverkörnern gesprenkelt sein, daß sie ein mohrenartiges Aussehen gewinnt. Solche Sprengstoffpartikel eitern zum Teil heraus, zum Teil heilen sie ein und bleiben dauernd in der Haut. Auf die forensische Wichtigkeit solcher Pulvereinsprengungen als Zeichen eines Nahschusses oder einer in großer Nähe stattgehabten Explosion sei hier nur kurz hingewiesen.

*Beinsplitter, Perlmutter* und ähnliches können sich als Fremdkörper in der Haut von Drechslern finden. *Glas* ist zwar ein chemisch kaum angreifbarer Körper, eingedrungene Glassplitter werden aber wohl kaum je in der Haut dauernd einheilen, weil sie infolge der scharfen Kanten und Spitzen zu sehr reizen und durch die dadurch hervorgerufene Entzündung doch früher oder später ausgestoßen werden. Hingegen können *Graphitstücke,* wie etwa abgebrochene Bleistiftspitzen dauernd in der Haut einheilen. Ich habe selbst in der Haut meiner linken Handfläche eine abgebrochene Bleistiftspitze von mehr als 1 mm Durchmesser seit nunmehr fast 38 Jahren stecken, die reaktionslos eingeheilt ist und niemals die geringsten Beschwerden verursachte. Ähnlich dürften sich auch Kohlenteilchen verhalten, die bei damit Beschäftigten (Bergarbeitern, Heizern) in die Haut eindringen können.

Ein besonderes Interesse beanspruchen in die Haut eingedrungene *Tierhaare.* Solche können durch kleine Verletzungen und Hautrisse auch in tiefere Hautschichten gelangen und längere Zeit dort verweilen und verschiedene Erscheinungen hervorrufen. Derartige Ereignisse können z. B. bei den Angehörigen der pelzverarbeitenden Gewerbe oder bei Bürstenbindern, Pinselerzeugern und ähnlichen Handwerkern vorkommen. Besonders gut unterrichtet sind wir über die durch in die Haut eingedrungenen *Kuhhaare* hervorgerufenen Prozesse, und zwar durch eine Beobachtung bei einem Melker, über welche Paul Lauener von der Klinik in Bern (damals von Jadassohn geleitet) eingehend berichtet hat. Im Jahre 1913 wurde dort ein 48jähriger Melker aufgenommen, der schon vor 4 Jahren eine Anschwellung am linken Mittelfinger bekommen hatte. Diese wurde chirurgisch entfernt, sie enthielt reichlich Kuhhaare. 1912 bekam er am Mittelfinger links, am 4. Finger rechts gleichartige Geschwülste, nachdem schon vorher längere Zeit Einrisse in den Gelenkfurchen der Finger bestanden hatten. An einer der Geschwülste fand sich eine Fistelöffnung, aus der gelegentlich Haare herauskamen.

Der *Befund* bei der Aufnahme war folgender: Die erste Phalange des linken Mittelfingers ringsum stark verdickt und spindelförmig aufgetrieben; auf der

Volarseite eine die ganze Breite und Höhe der Phalange einnehmende starke Vorwölbung von derber Konsistenz. Am Interphalangealgelenk zwischen 1. und 2. Phalange große Spalten mit hämorrhagischem Sekret. Dieses besteht aus Detritus, reichlich weißen Blutkörperchen und Plasmazellen mit radspeichenförmigen exzentrischen Kernen. Lateral eine feine Fistel. Die Geschwulst am 4. Finger der rechten Hand von gleicher Beschaffenheit, etwas kleiner.

Bei der operativen Entfernung zeigte sich, daß die Geschwülste teilweise mit den Sehnen- und Nervenscheiden verwachsen waren und im Inneren reichlich Haare enthielten.

Die *mikroskopische Untersuchung* zeigte die Hornschicht verdickt, teilweise mit Parakeratose, von Eiterzellen durchsetzt. In der verbreiterten Cutis eine zusammenhängende Infiltrationsmasse bis in die tiefsten Schichten; sie besteht hauptsächlich aus Plasmazellen, ferner aus Lymphocyten, wenig Eiterzellen. Im Zentrum größere und kleinere Lücken mit zahlreichen Haarstümpfen und Haarresten. Eiter und Detritus. Am Rande Eiterkörperchen und Granulationsgewebe mit größeren Haufen von Kokken. Das Unterhautzellgewebe aufgelöst, infiltriert, serös durchtränkt. Die elastischen Fasern in der Mitte meist zugrunde gegangen. Starke Pigmentablagerungen meist in Zellen. Überall zerstreut spärliche Haare, meist gut erhalten (am besten sichtbar mit WEIGERTscher Fibrinfärbung); um die Haare nicht sehr reichlich Riesenzellen. Die Arbeit LAUENERS enthält ferner ausführliche Einzelheiten über die verschiedenen Zellformen.

Die vorliegende entzündliche Neubildung ist ein Granulationstumor, verursacht durch die Kuhhaare, die beim Melken durch Hautrisse eingedrungen sind; die unversehrte Haut hätten sie wohl nicht zu durchdringen vermocht. Das Vorkommnis ist gewiß recht selten; andere Melker haben angegeben, daß Haare auch bei den Zehen eindringen und bis auf den Fußrücken wandern können. Bei der Pathogenese spielt neben der Fremdkörperwirkung auch die Infektion — wohl mit Staphylokokken — eine Rolle, weil dadurch akute eitrige Entzündungen veranlaßt werden. Auf diese Weise bildet sich ein *Plasmom* oder Plasmocytom wie im vorliegenden Falle. Haare, die zunächst nur ins Epithel gelangt sind, können von der Hornschicht umwachsen und bei Bewegungen in die Tiefe gebracht werden.

Anhangsweise soll an dieser Stelle über die Erfahrungen berichtet werden, die im Weltkrieg über *Schußverletzungen der Haut* gemacht wurden; darüber berichtet L. ASCHOFF im „Handbuch der ärztlichen Erfahrungen im Weltkrieg", Band: Pathologische Anatomie, S. 236 f. Als *Steckschüsse* kommen in Betracht Stücke von Granaten, Minen und Kleinkalibergeschoßen. Die kleineren bleiben im Corium stecken und können zum Teil hervorragen, die größeren im Unterhautzellgewebe. Die Zahl der Splitter kann 100 und mehr betragen. Bei frischen Steckschüssen ist die Haut meist straff über den Fremdkörper gespannt. Die Hautwunde ist im Vergleich zur Größe des Splitters oft winzig klein, so daß die Entfernung nur mit Gewalt oder nach Einschneiden der Haut gelingt. Nur bei den Schrapnellkugeln ist die Hautwunde meist dem Durchmesser der Kugel entsprechend.

Von anderen Fremdkörpern finden sich typisch *Tuchfetzen* von der Kleidung, und zwar größere Stücke bis herab zu ganz kleinen Fasern, die dann noch mikroskopisch an Färbung und Struktur als Uniformbestandteile erkennbar sind. Ferner Teilchen von allerhand in den Taschen und sonst am Körper befindlichen Gegenständen, die vom Geschoß mitgerissen werden, so besonders Papierfetzen von Briefen, Zeitungen u. dgl., ferner Leder-, Glas-, Metall- und Porzellansplitter von Taschenuhren, Zigarettendosen, Knöpfen, Brieftaschen und ähnlichen Dingen. Endlich aber auch Steinteilchen, Ziegelschlagteilchen von der Straßendecke, wie der sog. Champagnekalkstaub, Holzsplitter von Bäumen und Unterständen, Schlamm und Straßenkot.

Im letzten Krieg wurden auch *Phosphorbrandgeschoße* verwendet; dabei gelangen mit dem Projektil auch Phosphorpartikelchen in die Wunde und können dort eine fortschreitende Nekrose verursachen, die wiederholte Excisionen des nekrotischen Gewebes samt der Phosphorpartikelchen nötig machen kann (Haas). Auch allgemeine, sogar tödlich verlaufende Phosphorvergiftungen sind beobachtet worden (Tuffier, Lehmann), allerdings handelte es sich dabei um tiefere Wunden, nicht um bloße Hautverletzungen.

## Literatur.

*Zum zweiten Abschnitt.*

Aschoff, L.: Handbuch der ärztlichen Erfahrungen im Weltkrieg; Band „Pathologische Anatomie", Seite 236.

Bräuchli: Granulationsgeschwülste, hervorgerufen durch Glassplitter. Inaug.-Diss. Zürich 1897.

Haas: Zur Verletzung durch Phosphorgeschosse. Zbl. Chir. **1918**, Nr 44, 792. — Havas: Einpflanzung von Haaren.

Lauener: Kuhhaare bei Melkern. Dermat. Wschr. **60**. — Lehmann: Phosphorvergiftung durch Schußverletzung. Zbl. Chir. **1918**, Nr 27, 452. — Lewin, L.: (a) Die Gefahr der Vergiftung durch ganze oder zersplitterte im Körper liegende Geschosse. Med. Klin. **1916**, Nr 2, 32. (b): Bleivergiftung durch im Körper liegende Bleigeschosse. Ref. Zbl. Chir. **1918**, Nr 35.

Payr: Über Verwendung von Magnesium zur Behandlung von Blutgefäßerkrankungen. Dtsch. Z. Chir. **63** (1902).

Tollens: Zur Behandlung kavernöser Tumoren mit Magnesiumstiften. Dtsch. Z. Chir. **77**, 309. — Tuffier: Military superp. Ref. Zbl. Chir. **1917**, Nr 46.

Wieting u. Ibrahim Effendi: Bleiresorption aus steckengebliebenen Projektilen. Dtsch. Z. Chir. **104**, 165.

## 4. Kopierstift.

Unter den Fremdkörpern der Haut nimmt der in ausgedehnter Anwendung stehende *Tinten- oder Kopierstift* wegen der durch sein Eindringen in die Haut hervorgerufenen eigenartigen Folgeerscheinungen eine besondere Stellung ein. Die Pathologie und Therapie dieser Verletzungen ist namentlich von S. Erdheim eingehend studiert worden; nach den Ausführungen dieses Autors stellt sich der Krankheitsverlauf folgendermaßen dar: Verletzungen mit dem Tintenstift, wobei die Spitze abbricht und in der Haut oder den tieferen Gewebsschichten stecken bleibt, kommen am häufigsten bei Kontoristen, Schreibfräuleins und anderen im Schreibfach tätigen Personen vor und bilden gewissermaßen eine Berufsverletzung. Es kommt nie zur Einheilung, sondern bald nach der Verletzung entsteht in den meisten Fällen eine leichte ödematöse Schwellung in der Umgebung des Einstiches. Der eingedrungene Stift löst sich zum Teil in den Körpersäften auf und färbt das subcutane Gewebe in der Nähe des Einstiches in größerer oder geringerer Ausdehnung violett. Die kleine Stichwunde heilt nicht zu, sondern es entwickelt sich eine kleine Fistel, aus der sich eine dunkelviolette, seröse, manchmal trübe Flüssigkeit entleert. Durch Behandlung mit feuchten Umschlägen und Bädern wird die Fistelbildung begünstigt. Wenn man in diesem Stadium inzidiert, eventuell auch den Rest des eingedrungenen Stiftes entfernt, so heilt die Wunde trotzdem nicht, sondern es entsteht ein Geschwür mit violetten Rändern und Basis, aus dem sich längere Zeit nekrotische Gewebsfetzen abstoßen. Eigentliche Eitersekretion fehlt fast gänzlich, die Granulationen sind spärlich und von torpidem Aussehen, und erst nach Abstoßung aller nekrotischen, violett gefärbten Gewebsfetzen, was oft mehrere Wochen dauert, tritt endlich Heilung ein.

In einigen Fällen, wo der Tintenstift tief in die Haut eingedrungen war, entwickelte sich keine Fistel, sondern eine subcutane Höhle mit einer violetten Flüssigkeit, aus gelöstem Farbstoff, Zellendetritus und Leukocyten bestehend; nach Spaltung kam es zur Fistel- und Geschwürsbildung wie oben. In der geschilderten Weise verlaufen die meisten Fälle; bei Verletzung des Nagelbettes entsteht eine hartnäckige Paronychie, bei ganz oberflächlichem Sitz des Fragments manchmal nur ein trockener Schorf ohne Fistelbildung.

Die Schmerzen nach der Verletzung sind meist gering und steigern sich erst bei stärkeren Entzündungserscheinungen, besonders wenn Nerven in Mitleidenschaft gezogen werden.

Auf Grund zahlreicher *histologischer Untersuchungen*, ergänzt durch Tierexperimente, stellt ERDHEIM den Verlauf der Tintenstiftverletzungen in folgender Weise dar: der Anilinfarbstoff des eingedrungenen Stückes wird von der Gewebsflüssigkeit alsbald aufgelöst und erfüllt eine Höhle, die anfangs prall gespannt ist und Reste des Stiftes und seiner unlöslichen Bestandteile enthält. In der Umgebung der Höhle findet sich ein beträchtliches Ödem. Das dem Stiftreste anliegende Gewebe wird alsbald nekrotisch, die Nekrose kann schon in 24 Stunden sehr deutlich sein und befällt meist auch den Einstichkanal, der mit abgestreiften Farbstoffpartikeln gefüllt ist. Die Nekrose greift dann auf die Umgebung über und verschont keine Gewebsart, so daß gegebenenfalls auch Knochen und Knorpel nekrotisieren können. Um das nekrotische Gewebe herum bildet sich ein fibrinös-eitriges Exsudat, das vom zweiten Tage ab einen geschlossenen Infiltrationswall darstellt. Die Nekrose breitet sich dann weiter aus, es beginnt die sequestrierende Entzündung, nach 10—14 Tagen stößt sich der nekrotische Hautschorf ab und es bleibt ein Geschwür zurück, in dessen nekrotischer Basis noch zahlreiche Teilchen des Tintenstiftes eingebettet sind. Die Abstoßung des Nekrotischen geht sehr langsam vor sich, erst nach weiteren 2—3 Wochen hat sich ein Granulationsgewebe gebildet, an das sich endlich nach längerer Zeit die Überhäutung anschließt.

Über die *Ursache* der schweren Nekrose gibt die Zusammensetzung des Tintenstiftes Aufschluß. Sein Farbstoff ist meist *Methylviolett* oder ein anderer Anilinfarbstoff aus der Gruppe der Triphenylmethane; außerdem bestehen die Tintenstifte aus Tonerde und Graphit. Über die nekrotisierende Wirkung der genannten Farbstoffe haben die experimentellen Arbeiten von GRÄFLIN, VOGT und KUWAHARA Aufschluß gebracht; sie beruht zum großen Teil auf der Einwirkung dieser basischen Farbstoffe auf die Zellkerne.

Das Methylviolett des Tintenstiftes entfaltet ferner eine stark antiseptische Wirkung, daher die geringe Eiterung und das Fehlen von Mikroorganismen bei solchen Verletzungen.

*Lokalisation.* Bei der großen Verbreitung des Tintenstiftgebrauches sind Verletzungen damit nicht selten und finden sich als berufliche am häufigsten an Händen und Fingern, durch besondere Zufälle auch an anderen Körperstellen, Kopf, Brust u. dgl. ERDHEIM berichtet auch über einen Fall von Selbstbeschädigung durch Tintenstift, um der Kriegsdienstleistung zu entgehen; der Patient stieß sich in die behandelten Wunden am kleinen Finger immer wieder mit Tintenstiftspitzen hinein und führte nach und nach die völlige Zerstörung des Fingers herbei.

*Therapie.* Da durch die fortdauernde Auflösung selbst kleiner Farbteilchen und ihr Eindringen ins Gewebe die Nekrose sich weiter verbreitet und die Heilung außerordentlich verzögert wird — genügt doch nach KUWAHARA schon eine 2%ige Lösung der Tintenstiftmasse zur Erzeugung von Nekrose —, so ist es nach ERDHEIMS Erfahrungen dringend angezeigt, möglichst bald den Stiftrest und alles verfärbte Gewebe zu excidieren und womöglich die Wunde durch Naht zu schließen. Auf diese Weise erfolgt in kurzer Zeit Heilung per primam. Die Entfernung des Stiftstückes allein, Bäder, Spülungen, Incision, Umschläge u. dgl. sind unzureichend, namentlich wenn schon einige Tage vergangen sind. Nur wenn infolge der Lokalisation des Herdes die vollständige Exstirpation alles verfärbten Gewebes nicht möglich wäre, soll man nach ausgiebiger Spaltung und Entfernung alles Erreichbaren eine Spülung mit $5^0/_0$ Tanninlösung folgen lassen, weil nach den Angaben VOGTS dadurch der Anilinfarbstoff chemisch unwirksam gemacht wird.

Es gibt auch Tintenstifte mit anderen Farben; die von ERDHEIM damit angestellten Tierversuche haben ergeben, daß die grünen Stifte die geringste Schädigung verursachen, dann kommt der Reihe nach gelb, rot, braun, blau, violett und schwarz. Da gerade die dunklen Stifte, die als Ersatz für Tinte am meisten in Gebrauch sind, die schädlichsten sind, so wäre es Aufgabe der Bleistiftindustrie, einen unschädlichen Ersatz für die jetzt gebräuchlichen Farben zu schaffen.

### Literatur.

*Tintenstift.*

BÜNGNER, v.: Über die Einheilung von Fremdkörpern unter Einwirkung chemischer Schädlichkeiten. Beitr. path. Anat. **19**.

ERDHEIM, S.: (a) Über Verletzungen mit Tintenstiften. Arch. klin. Chir. **106**. (b) Pathologie und Therapie der Tintenstiftverletzungen. Arch. klin. Chir. **113**, 772.

GRÄFLIN: Experimentelle Untersuchungen über die schädlichen Einflüsse von pulverfeinen Anilinfarben usw. Z. Augenheilk. **10**.

KUWAHARA: Experimentelle und klinische Beiträge über die Einwirkung von Anilinfarben auf das Auge. Arch. Augenheilk. **49**.

SALZER: Über Einheilung von Fremdkörpern. Wien: Alfred Hölder.

VOGT: (a) Weitere und experimentelle und klinische Untersuchungen über die schädlichen Einflüsse von künstlichen Anilinfarben auf das Auge. Z. Augenheilk. **13**. (b) Experimentelle Untersuchungen über die Bedeutung der chemischen Eigenschaften der basischen Anilinfarben usw. Z. Augenheilk. **15**.

## III. Absichtlich in die Haut gebrachte Fremdkörper.

### 1. Tatauierung.

Die Besprechung von Körpern wie Graphit, Kohle, Pulver leitet hinüber zu jenen Fällen, wo Fremdkörper absichtlich in die Haut eingebracht werden, damit sie dort dauernd einheilen. Hierher gehört vor allem die Sitte des Tätowierens.

Zum Namen zunächst ist zu bemerken, daß man nach den neuesten Forschungen richtiger „Tatauieren“ sagen muß, da die ursprüngliche Bezeichnung „Tätowieren“ lediglich der englischen Schreibweise, nicht aber der Aussprache entspricht.

Diese Sitte wird bei vielen Naturvölkern seit Urzeiten geübt, ist aber auch bei Angehörigen der zivilisierten Nationen ziemlich verbreitet, so namentlich bei Seeleuten, Soldaten, Arbeitern, findet sich aber als „Sport“ gelegentlich auch bei Mitgliedern der besten Gesellschaft. Vorwiegend sind es aber Angehörige der niedersten Schichten, bei denen man Tatauierungen findet, und sie spielen namentlich bei verbrecherisch Veranlagten als „besondere Kennzeichen“ eine nicht ganz unwichtige Rolle in der Kriminalistik. Nach einem Bericht von HELLSTERN aus einer bayrischen Strafanstalt ist etwa die Hälfte der Gefangenen tatauiert (vgl. vor allem auch RIECKE).

Der häufigste *Sitz der Tatauierungen* ist die Beugefläche der Unter- und Oberarme; seltener sind Zeichnungen auf Brust und Rücken, an Beinen und Händen. An unbedeckt getragenen Körperteilen findet man nur selten Bilder. Meist sind es Umrißzeichnungen, selten sind gefärbte Flächen, doch kommen

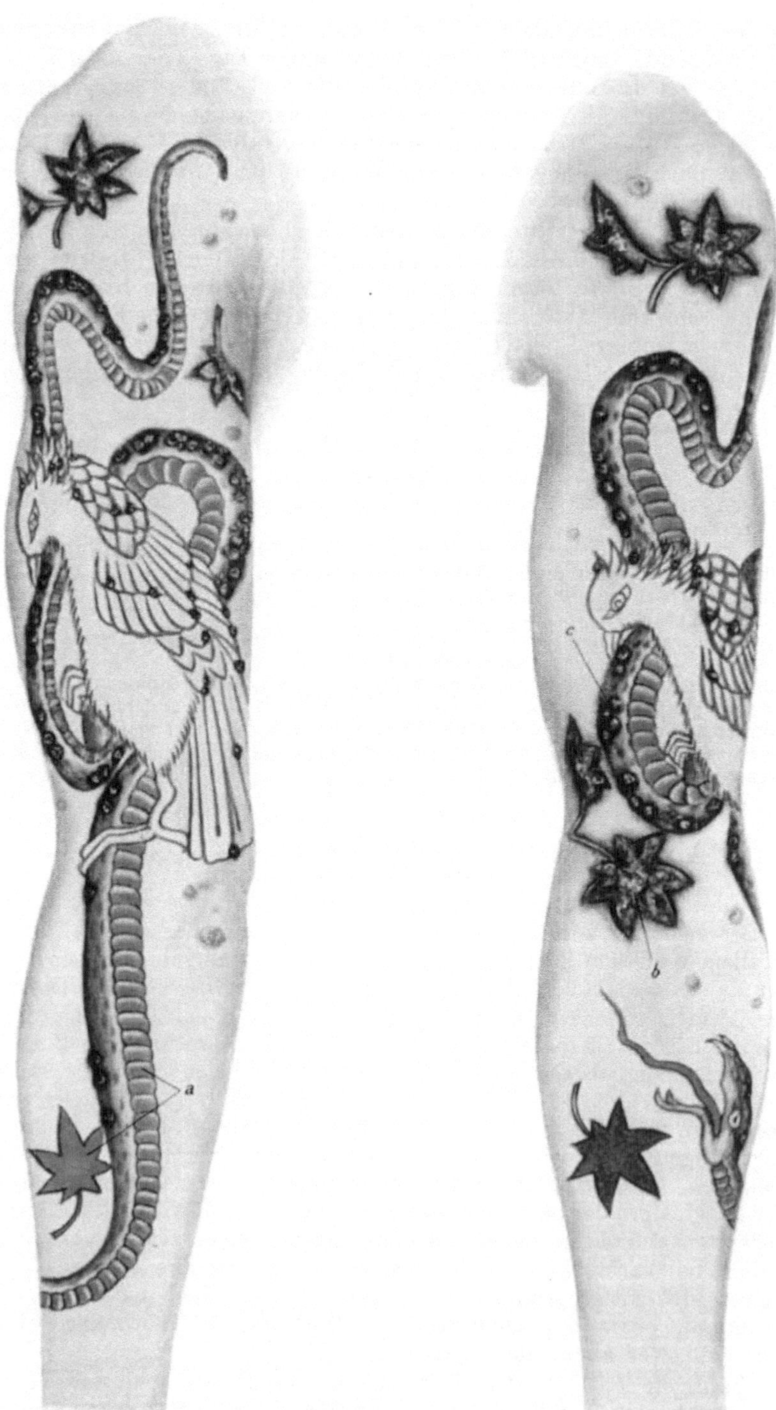


Abb. 1. Papulöses luetisches Exanthem auf zweifarbig tätowierter Haut. Die mit Zinnober (Hydrargyrum sulfuratum rubrum) rot gefärbten Partien bleiben vom Ausschlag verschont, die mit Tusche blau gefärbten sind besonders stark befallen. (Aus Dohi: Arch. f. Dermat. 150.)

selbst ganze Gemälde, auch mehrfarbige vor. In einer neueren Monographie von CATTANI ist die einschlägige Literatur übersichtlich zusammengestellt. Über Tatauierungen bei Verbrechern s. auch HABERDA und GALANT.

Da die durch Tatauierung hergestellten Zeichnungen haltbar sein müssen, können dazu natürlich nur Farbstoffe verwendet werden, die chemisch indifferent sind und reaktionslos einheilen. Zur Erzeugung roter Zeichnungen wird Carmin, Eisenoxyd, Zinnober und am häufigsten die rote Pelikantusche benützt; Blaufärbung geben alle möglichen dunklen und schwarzen Substanzen, so Indigo, Berlinerblau, Schießpulver, Tier- oder Pflanzenkohle, Ruß, gepulverte Kohle, Tinte, chinesische Tusche, blaue Pelikantusche, ja sogar Tabakabsud wird manchmal verwendet. Violett erhält man durch Mischung von Zinnober und Ruß oder durch Mischung von schwarzer und roter Tusche. Zur sehr seltenen Gelbfärbung wird Curcumagelb benützt; dieses ergibt durch Mischen mit Indigo Grün. Damit dürfte wohl die Aufzählung der gebräuchlichsten Farbstoffe erschöpft sein.

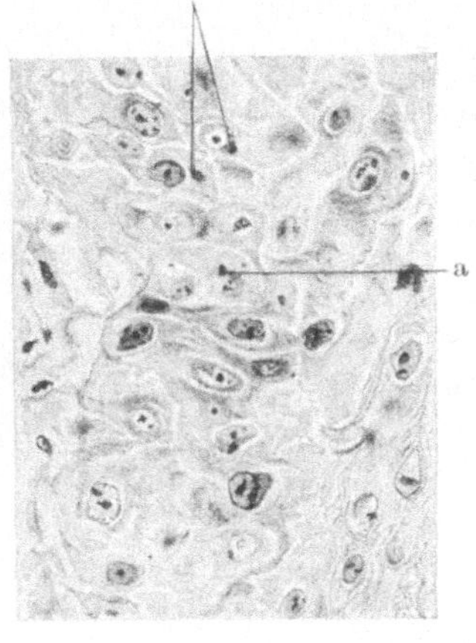


Abb. 2.
Einschlußfärbung. Immersion. Man sieht die Einschlüsse (a) als runde, intensiv gefärbte Körperchen teils frei im Protoplasma der Zelle, teils am Rande des Kernes, teils durch die Kernmembran durchtretend. Zahlreiche Mitosen, Chromatin im Kerne und Kernkörperchen. (Nach OPPENHEIM.)

Zur Erzielung des Dauererfolges müssen diese Fremdkörper in die Cutis propria eingebracht werden, und zwar geschieht dies gewöhnlich dicht unterhalb des Papillarkörpers, damit die Zeichnungen gut sichtbar sind. Die Herstellung der Zeichnung erfolgt analog der bei den Eingeborenen gebräuchlichen Technik dadurch, daß mit einer oder mehreren zu einem Bündel vereinigten Nadeln Stiche und Ritzer in die Haut gemacht werden, die bis unterhalb des Papillarkörpers reichen und in welche der Farbstoff eingerieben wird. Bei flächenförmigen Tatauierungen werden übrigens auch gelegentlich *Rasiermessereinschnitte* mit Einführung des aufgelegten Farbstoffes vorgenommen. Als *Tatauierungspressen* werden Zusammenstellungen von Nadeln bezeichnet, welche das Modell der Hautzeichnungen darstellen und welche mithin bei einmaligem Eindrücken in die Lederhaut die gewünschte Figur erzeugen. Außerdem gibt es *elektrisch betriebene Tatauierungsapparate:* ein solcher ist in dem Werke von CATTANI abgebildet. Man kann auch so vorgehen, daß man eine kleine Injektionsspritze mit der Tuschlösung füllt und dieselbe mittelst einer feinen Hohlnadel in die Haut einbringt, Punkt neben Punkt setzend. Ich habe dieses Verfahren selbst mit gutem Erfolg erprobt.

Da die zum Zwecke des Tatauierens gesetzten Verletzungen immerhin Blut- und Lymphgefäße eröffnen, so empfiehlt es sich, dabei die Forderungen der Asepsis zu erfülllen. Die geringen Entzündungserscheinungen, welche der Prozedur folgen, sind bei richtigem Vorgehen in wenigen Tagen abgeklungen und die Farbkörnchen dauernd eingeheilt. Offenbar infolge dieser entzündlichen Reaktion gelangt einiges von den verwendeten Farbpartikelchen in die nächstgelegenen *Lymphdrüsen* und bleibt dort dauernd deponiert. Durch den Nachweis derselben lassen sich eventuell Anhaltspunkte dafür gewinnen, daß eine benachbarte Narbe von einer excidierten Tatauierung herrührt, was kriminalistisch einmal von Wert sein könnte.

Von *Schädigungen,* die als Tatauierungsfolgen auftreten können, sind zunächst die Eiterprozesse zu erwähnen, die durch unsauberes Arbeiten entstehen können,

Furunkel, Abscesse, ja schwere Zellgewebseiterungen; bisweilen kann daraus eine allgemeine Blutvergiftung entstehen, oder wenigstens Vereiterung regionärer Lymphdrüsen. Auch Erysipele kommen vor. Durch die Unsitte, die Nadeln anzulecken, kann *Tuberkulose* übertragen werden, und zwar meist in Form der Tuberculosis verrucosa cutis. Auf dieselbe Weise sind auch nicht selten *Syphilisübertragungen* zustande gekommen. Von einigen Autoren ist auch behauptet worden, daß tatauierte Stellen sich in einem dauernden Reizzustand befinden und sich an ihnen besonders gern sekundärsyphilitische Exantheme lokalisieren. Dabei zeigen sich besonders die blau tatauierten Stellen überempfindlich, während nach einigen Beobachtungen (AOKI, DOHI) Zinnober-

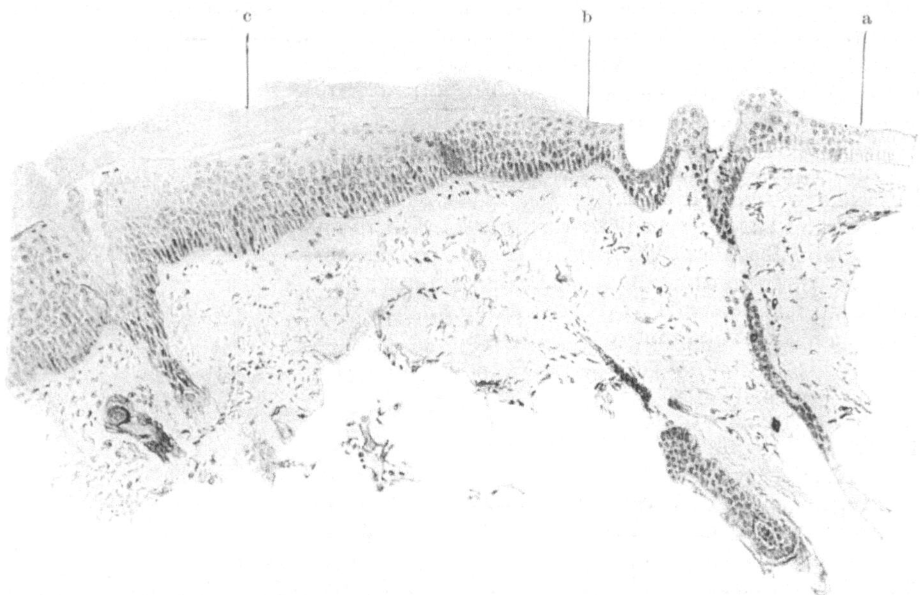


Abb. 3. Schnitt durch die Grenze zwischen Vaselinoderma und normaler Haut. Normale Cutis, Papillarkörper abgeflacht. a Normale Epidermis, Basalzellen einreihig, keine Wucherung der Retezellen, Stratum corneum normal. b Beginn der Acanthose und Hyperkeratose. Die zylindrischen Zellen sind zwei- und dreireihig anzutreffen; Retezellenschicht verbreitert, ebenso das nicht kernhaltige Stratum corneum. c Die zylindrischen Zellen reichen bis in die Mitte des Rete, sind in 4 bis 5 Lagen anzutreffen; die polygonalen Zellen des Rete nur mäßig vermehrt, das Stratum corneum sehr verdickt. Papillarkörper fast ausgeglichen. Cutis normal. Schwache Vergrößerung. Hämalaun-Eosin. (Nach OPPENHEIM.)

tatauierungen verschont bleiben, weil der Quecksilbergehalt dieses Farbstoffes die Spirochäten abhält.

Manchmal wurde das Auftreten gewöhnlicher *Warzen* an tatauierten Stellen beobachtet (OPPENHEIM, WALKERS).

Eine richtig ausgeführte Tatauierung mit beständigen Farbstoffen erfährt keine weiteren Veränderungen, sondern bleibt zeitlebens erhalten, stellt somit ein „besonderes Kennzeichen“ dar. Nur mit Schreibtinte hergestellte Tatauierungen pflegen mit der Zeit zu verschwinden.

Wie überhaupt bei unregelmäßigen und während des Heilverlaufes vielfach gereizten Wunden, kommt es auch im Anschluß an Tatauierungen zuweilen vor, daß sich durch übermäßige Wucherung derbes Bindegewebe nach Art hypertrophischer Narben oder *Narbenkeloide* bilden. Besonders häufig scheint dieses Vorkommnis zwar nicht zu sein, jedenfalls habe ich bei den zahlreichen und mannigfachen Tatauierungen, die ich gesehen habe, Keloidbildung nur sehr selten und in geringem Maße beobachten können. Viel eher treten solche Narbenwülste an den Stellen auf, wo versucht wurde, die Tatauierung wieder zu entfernen, und zwar besonders wenn dieser Versuch mit Ätzmitteln unternommen wurde, vor allem nach Verwendung von rauchender Salpetersäure. Man kann dann gelegentlich sehen, daß die ursprünglich blaue Tatauierung getreu durch weißlichgelbe, die Haut überragende Narbenwülste ersetzt wurde.

Das Auftreten solcher Narbenkeloide in Tatauierungen ist sicherlich ebenso wie bei der Keloidbildung überhaupt von einer besonderen Disposition der Haut, auf Verletzungen mit übermäßiger Bindegewebsbildung zu reagieren, abhängig. Die Einbringung von Fremdkörpern unter die Haut bildet dabei bei der Tatauierung einen besonderen Anreiz. Daß es dabei manchmal auch auf die Natur des eingebrachten Farbstoffes ankommt, wird durch eine Beobachtung von WELANDER belegt, welcher an einer tatauierter Haut Keloide nur dort auftreten sah, wo rote, nicht aber wo blaue Farbe eingebracht wurde.

Die Wahrnehmung WELANDERS, daß der zur Rotfärbung benützte Zinnober eine Reizwirkung auf das Hautgewebe ausübt, wird in überzeugender Weise bestätigt durch einige von ARNING mitgeteilte Beobachtungen. Bei einem jungen Grubenarbeiter, der die Figur einer Artistin in schwarzer und roter Farbe am Unterarm eintatauiert hatte, waren in den rotgefärbten Partien papillomatöse Wucherungen aufgetreten, die bis 1 cm Höhe erreichten. Es erwies sich, daß zur Rotfärbung Zinnober benützt worden war; im histologischen Präparat sah man den Fremdkörper als rotschimmernde krystallinische Partikelchen oder rhomboedrische Kryställchen besonders in den oberen Cutisschichten eingelagert. Auch bei Dunkelfeldbeleuchtung kann man die Zinnoberkörnchen deutlich von den Kohlenteilchen unterscheiden. Während sich die Haut an den mit Kohle schwarz tatauierten Stellen unter dem Mikroskop als normal erwies, zeigte sich an den Zinnoberstellen ein dichtes Zellinfiltrat hauptsächlich oberhalb der eingelagerten Farbstoffkörnchen, bis ins obere Drittel des Coriums reichend, Verlängerung und Verbreiterung der Papillen, die Epidermis teils fehlend, teils hyperkeratorisch wuchernd.

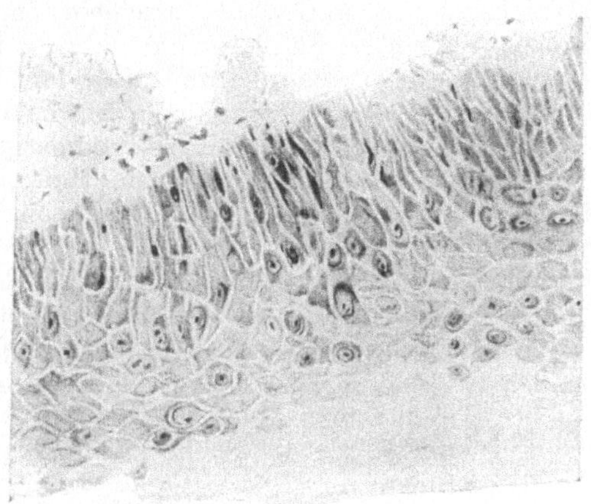

Abb. 4. Die Stelle c desselben Schnittes bei starker Vergrößerung. Die zylindrischen länglichen Formen der Retezellen bis in die Mitte des Stachelzellenlagers sind deutlich zu sehen. Viele Mitosen, keine Lymphocyten im Epithel. (Nach OPPENHEIM.)

Da bei unzähligen mit Zinnober Tatauierten solche Hautveränderungen fehlen, vermutete ARNING, daß im beschriebenen Falle eine besondere Überempfindlichkeit gegen diese Substanz bestehen müsse; er konnte auch tatsächlich durch den Versuch feststellen, daß der Patient gegen Quecksilber stark überempfindlich war. ARNING beschreibt noch 3 ähnliche Fälle und erwähnt auch, daß bereits 1903 ULLMANN als erster einen Fall beschrieben hat, wo in dem mit Zinnober hergestellten Teil einer Tatauierung eine Geschwulstbildung entzündlicher Natur entstanden war.

Wir haben es demnach hier mit einer ganz besonderen, eigenartigen Fremdkörperwirkung zu tun, die zwar wegen der Seltenheit des Vorkommens praktisch keine große Bedeutung hat, immerhin aber auf die Art, wie das Bindegewebe unter ganz besonderen Umständen reagieren kann, einiges Licht wirft und einiges zum Verständnis des durch Fremdkörperreizung angeregten Geschwulstbildungen beiträgt.

Vielleicht ist es jedoch gestattet, im Anschlusse und zur Vervollständigung dieses Gegenstandes kurz auf der *Ziernarben* zu sprechen zu kommen, mit denen manche primitive Völker ihren Körper an Stelle von Tatauierung schmücken. Wir sehen, daß im allgemeinen sich nur solche Völker der Tatauierung mit Farbstoffen bedienen, die eine genügend helle Hautfarbe besitzen, um die Zeichnung gut hervortreten zu lassen. Bei sehr dunkelhäutigen Rassen wäre eine Tatauierung mit Tusche oder dergleichen natürlich ziemlich zwecklos. Diese greifen daher zum vorübergehenden Schmuck ihres Leibes zur Bemalung mit lichten Farben, Kalk, Ocker und dergleichen, oder ersetzen die Tatauierung, wenn sie eine Dauerwirkung erzielen wollen, durch sog. *Ziernarben*, die man auch *Narbentatauierung* nennen könnte.

Solche finden sich vor allem bei den Ureinwohnern Australiens in ziemlich einfacher Form, ferner bei verschiedenen Negerstämmen Afrikas und bei den Bewohnern einiger Südseeinseln. STRATZ bringt davon in seinem Buche, „Die Frauenkleidung" eine ganze Reihe anschaulicher Abbildungen. Die Haut dieser Stämme hat offenbar eine besondere Neigung zur Bildung übermäßiger Narben. Dies wird noch dadurch begünstigt, daß die Hautwunden mit schartigen Werkzeugen wie Muschelscherben, Holzsplittern und dergleichen erzeugt und ihre Heilung durch wiederholte mechanische Reizung oder durch Einbringung von reizenden Stoffen in die Wunden, wie mineralische und pflanzliche Pulver verschiedener Art, an einer glatten Heilung gehindert werden. Da auch die übliche Tatauierung eigentlich in Verunreinigung der zugefügten Verletzungen durch Fremdkörper besteht, ist es begreiflich, daß auch bei tatauierten Menschen weißer Rasse die Prozedur manchmal zur Bildung übermäßiger keloidartiger Narben Veranlassung gibt. Daß die Beseitigung derselben auf Schwierigkeiten stößt, ist der Natur der Sache nach selbstverständlich.

Es kommt nicht selten vor, daß vom Arzt die *Entfernung* von *Tatauierungen* verlangt wird, etwa, wenn es sich um eine obszöne Darstellung handelt, die sich jemand in jugendlicher Unbesonnenheit hat anbringen lassen. Diese Aufgabe ist keineswegs leicht zu lösen; wenn man bedenkt, daß die Pigmentkörnchen im Papillarteil der Haut und vielfach noch tiefer sitzen und man also bei ihrer Entfernung diese Schichten verletzen muß, so ergibt sich daraus, daß an Stelle der Tatauierung Narben entstehen müssen, die dann doch wieder mehr oder weniger der früheren Zeichnung entsprechen und ihre Umrisse noch erkennen lassen. Das beste Resultat erzielt man daher in geeigneten Fällen durch *Excision* und Naht, eventuell mit nachfolgender Plastik. Weniger gut wirkt schichtweise Abtragung und Deckung durch THIERSCH-Lappen, da solche Stellen meist stark von der normalen Haut abstechen.

Beachtenswert ist das von WEDERHAKE angegebene Verfahren, die ganze tatauierte Hautstelle in Form eines Lappens abzupräparieren, die farbstoffhältigen Hautpartien mit der Schere wegzuschneiden und die restierenden Farbkörnchen von innen nach außen auszustanzen. Dann wird der Lappen durch Naht wieder an seine Stelle gebracht. Auch das Heraussticheln der abgelagerten Farbkörnchen mit harpunenartigen Instrumenten oder der KROMAYERschen Stanze wird geübt. Elektrolyse, Kaustik, Hochfrequenzströme, ja Quarzlicht- und Röntgenbestrahlungen sind gelegentlich versucht worden — mit unsicherem, meist wenig befriedigendem Erfolg. Desgleichen sind auch die verschiedensten entzündungserregenden Substanzen und Ätzungen mit allen möglichen Säuren und Alkalien versucht worden; vor solchen Versuchen muß jedoch gewarnt werden, sie führen kaum je zur gründlichen Entfernung der eingebrachten Partikel, hingegen bleiben immer häßliche Narben zurück.

Die Beseitigung der Tatauierungen durch *Selbstverdauung* streben die Verfahren von OHMAN-DUSMENIL — Punktierung mit *Papoid-Glycerin-Salzsäure* — und nach UNNA-STURZMANN — mittelst Salzsäure-Pepsin-Gemisch — an; sie scheinen wenig aussichtsreich und werden auch von CATTANI abgelehnt.

Andere Methoden, Tatauierungen zum Verschwinden zu bringen, beruhen darauf, sie durch *Überdeckung* unsichtbar zu machen. Die Berufstatauierer benützen dazu die Einimpfung von *saurer Milch,* ein auch in Laienkreisen bekanntes Verfahren; die Zeichnung erscheint dadurch wesentlich abgeblaßt. Besser wirkt Überschichtung der Tatauierung mit *weißer Emaille*; als solche benützte A. STERN eine Mischung von Milch, 96%igem Alkohol, Zinkoxyd und Kreide. Über ähnliche Versuche berichten PASCHKIS, BAILLOT, DANLOS. Da diese Methoden schwerere Gewebsschädigungen vermeiden, verdienen sie Empfehlung.

Ein ganz neues Verfahren erwähnt RIECKE, nämlich die Anwendung eines „*Extaetol*“ genannten Mittels: „das Extaetol I, 30% $CaCO_3$, 20% $C_6H_5OK$ und 17% $C_5H_6OH$ enthaltend, wird entsprechend der Tatauierung nachgestochen und weicht die Epidermis so auf, daß sie mit einem Messer abgeschabt werden kann. Andererseits wird die Farbmasse verflüssigt. Nunmehr wird mit Extaetol II bepinselt, bestehend aus 30% $CaCO_3$, 20% $C_6H_5OK$ und 17% $C_6H_5OH$. Danach Auflegen von Extaetol-Salbe, welche 35% $C_7H_6O_3$, 20% $C_7H_5O_3Na$, 15% $C_5H_3(OH_3)$ und 30% $C_{12}H_{22}O_{11}$ enthält. Die durch solche Behandlung freigelegte Tatauierung kann dann in toto mittelst einer Pinzette herausgehoben werden. Glatte Wundheilung unter Borsalbe. Das Verfahren, welches einem neueren Lupusheilverfahren mit Pyotropin sehr nahe steht, bewirkt natürlich auch Narben, deren Zartheit jedoch gerühmt wird.“

## Literatur.

### *Über Tatauierung.*

ARNING, ED.: Klinische und histologische Untersuchungen an Tätowierten. Arch. f. Dermat. **123**, 225.

BERGH, R.: Tätowierungen der Prostituierten. Mh. Dermat. **12**. — BOCCIA, D.: Tätowierungen bei Gewohnheitsverbrechern. Med. Ital. **1910**, No 10. Ref. Arch. f. Dermat. **104**.

CASPER: Über Tätowierungen. Vjschr. gerichtl. Med. **1** (1852). — CATTANI, P.: (a) Das Tatauieren. Base l1922 (daselbst ausführl. Literatur). (b) Tatauierungen und deren Entfernung. Schweiz. med. Wschr. **1920**, Nr 6.

ELLER, FR.: Vorlagebuch für Tätowierungen. Arch. Kriminalanthrop. **19** (1905).

GROSS, H.: Beseitigen von Tätowierungen. Arch. Kriminalanthrop. **1899**, H. 1.

HABERDA: Lehrbuch der gerichtlichen Medizin. — HELLSTERN, E. P.: Tatauierung bei Verbrechern. Dtsch. Z. gerichtl. Med. **6**, 134 (1925).

LÁSZLÓ, R.: Die Verwendung der Tätowierung zur Hautzeichnung in der Röntgentherapie. Zbl. Hautkrkh. **7**, H. 6 (1923).

MALLAM, E. (OXFORD): An unusual complication following tattowing. Brit. J. Dermat. **1922**, Nr 10.

NEUMANN, J.: Das Tätowieren vom medizinischen und anthropologischen Standpunkte. Wien. med. Wschr. **1893**, Nr 27—30.

OPPENHEIM, M.: Warzen nach Tätowierung. Arch. f. Dermat. **122** (1916).

PELLER, G.: Versuche der Tätowierung. Dermat. Z. **19** (1912).

RIECKE, E.: Das Tatauierungswesen im heutigen Europa. Jena: Gustav Fischer 1925. — RÜDIGER, L.: Über Tätowierungen. Med. klin. **1924**, Nr 5.

STERN, C.: Über Entfernung von Tätow. Münch. med. Klin. **1913**, Nr 39. — STUTZMANN: Behandlung von Tätowierungen. Dermat. Wschr. **70**, 65.

ULLMANN: Über eigentümliche Geschwulstbildung an einer Tätowierungsmaske. Mh. Dermat. **37**, 49.

WELANDER: Fälle von Keloid. Nord. med. Ark. (schwed.) **1893**. Zit. bei UNNA, Histopathologie 1894. S. 843. — WALKERS: Infective warts. Brit. med. J. **1998**, 1104. Ref. Arch. f. Dermat. **94** (1909).

ZIELER: Tätowierungen und Tuberkulose, „Ergebnisse der Haut- und Geschlechtskrankheiten“, herausgeg. von JESIONEK.

*Tatauierung und Syphilis.*

AOKI, J.: Dermat. Z. **19**, 508, s. Tafel VII.
BARKER, M. R.: London. Brit. med. J., Mai **1889**, 985.
CHEINISSE: Ann. de Dermat. **1895**.
DOHI, K.: Jap. Z. Dermat. **1907**, 408. — DOHI, SH.: Arch. f. Dermat. **96** (1909).
POLLAND, W.: Arch. f. Dermat. **110**, H. 3.
THOMAS: Brit. J. Dermat., Sept. **1890**, 503.
WHITEHEAD: Brit. med. J., Sept. **1889**, 601.
ZECHMEISTER: Mh. Dermat., März **1901**, 225.

## 2. Paraffin, Vaselin, Teer und Ähnliches.

Die Methode, zur Behebung von Entstellungen durch Narben nach Verletzungen oder Operationen oder aus rein kosmetischen Rücksichten Paraffin unter die Haut einzuspritzen und auf diese Weise subcutane Paraffin-Prothesen herzustellen, stammt von GERSUNY. Unabhängig von ihm hat DELANGRE in Belgien fast gleichzeitig Paraffineinspritzungen zur Beseitigung eingezogener Narben verwendet. Doch hat das Verfahren erst durch die Vorschläge GERSUNYs allgemeine Beachtung und Nachahmung gefunden. Seine Methode ist hinsichtlich der Technik im Wesen unverändert geblieben; hingegen sind die Ansichten über den besten Schmelzpunkt des zur Verwendung kommenden Paraffins noch immer nicht ganz übereinstimmend.

GERSUNY benützte anfangs Vaselin, d. h. also ein Paraffin von einem Schmelzpunkt zwischen 36—40°, somit von Körpertemperatur, und zwar gut gereinigtes Vas. album, weil die dunkleren Arten durch die Haut durchschimmern, später nachdunkeln und einen weniger guten kosmetischen Effekt ergeben. Zur Sterilisierung wird das Paraffin in einer Schale bis zum Siedepunkt erhitzt, dann abgekühlt, aber noch flüssig in die Spritze aufgezogen. Erst bei beginnender Erstarrung wird die Einspritzung vorgenommen.

Da einige Male beobachtet wurde, daß bei anhaltendem hohem Fieber das eingespritzte Vaselin erweichte und die betreffenden Hautstellen, z. B. an der Nase, ihre Form veränderten, verwendete STEIN eine Vaselin-Paraffinmischung von 42—43° Schmelzpunkt. Zur Erzielung zuverlässiger Dauererfolge führte ECKSTEIN das Hartparaffin in die Paraffintherapie ein mit einem Schmelzpunkt von 65—70°. Die Spritze muß vorher erwärmt und zum Schutze der Hand mit einem Gummirohr überzogen werden. Das Paraffin wird im Wasserbade geschmolzen, auf 65° abgekühlt und dann in die Spritze aufgesaugt und injiziert. Während des Erkaltens wird die eingespritzte Stelle durch Kneten entsprechend geformt. Durch Benützung des Hartparaffins soll auch das Auftreten von Embolien verhindert werden; es sind nämlich nach Einspritzung von Weichparaffin Lungenembolien und auch Embolien der Arteria centralis retinae vorgekommen.

STEIN hingegen hält die Injektionen mit flüssigem Hartparaffin für weit gefährlicher, wogegen die Weichparaffine in bereits erstarrendem Zustand eingespritzt werden und daher nicht von der Blutbahn fortgeschwemmt werden können. Doch berichtet BROECKAERTT über einen Fall von Lungenembolie nach Injektion einer Paraffinmasse von 60° Temperatur. PFANNENSTIEL empfiehlt zur Vermeidung von Embolien folgende Kautelen: „1. Vermeidung von flüssigem, zu heißem Material und Beschränkung der Menge desselben bei einer Sitzung. 2. Vermeidung gefäßreicher Gegenden. 3. Absolute Bettruhe nach der Operation.“

Die immerhin bestehende Gefahr einer Embolie bei der Paraffininjektion fordert eine gewisse Vorsicht bei der Indikationsstellung zu dieser Operation, namentlich wenn sie nur zu kosmetischen Zwecken vorgenommen werden soll.

Es empfiehlt sich jedenfalls, den Patienten auf die Möglichkeit einer Embolie und ihrer Folgen aufmerksam zu machen.

Subcutane Paraffineinspritzungen werden am häufigsten vorgenommen zum Ausgleich von Sattelnasen, um Falten an den Augenlidern und Wangen zu glätten, nm der weiblichen Brust eine schönere Form zu verleihen, zur Korrektur von entstellenden Narben und aus ähnlichen vorwiegend kosmetischen Indikationen, sie sind aber auch bei Hernien verschiedener Art, bei After- und Scheidenvorfällen mit wechselndem Erfolg versucht worden. Die ausführlichste

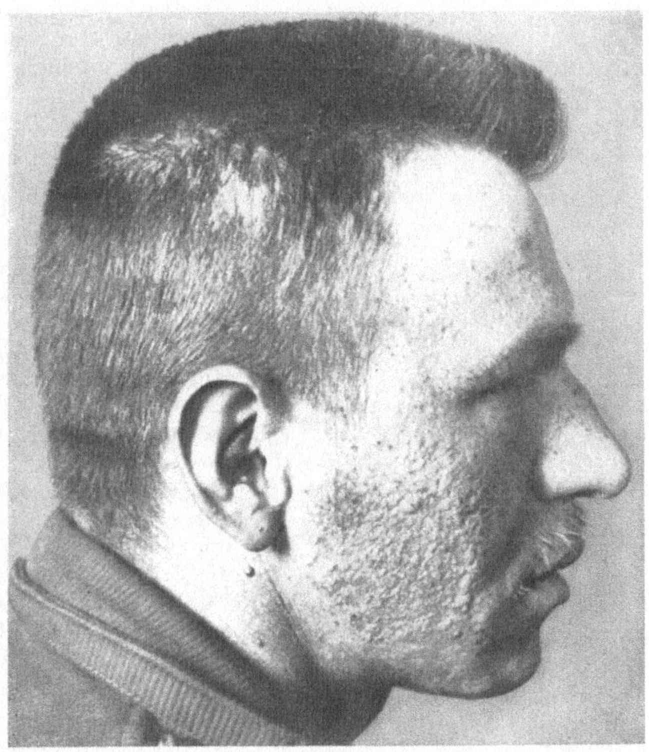

Abb. 5. Ausgedehntes Vaselinoderma verrucosum nach Anwendung von Borsalbe bei Trichophytia superficialis vesiculosa. Fast die ganze rechte Wange einnehmend. Noch keine Schuppenbildung. Vereinzelte Knötchen in der Umgebung. Sehr deutlich die granulöse Struktur des Herdes. (Nach OPPENHEIM.)

Behandlung des Gegenstandes enthält die Monographie von STEIN[1], nebst reicher Literaturangabe.

Die beschriebenen Paraffininjektionen verdienen in der Fremdkörperpathologie eine besondere Beachtung, einmal wegen der Veränderungen, welche die eingespritzte Masse erfahren kann, und dann wegen der Reizung des Gewebes, die von derselben manchmal veranlaßt wird und die zu verschiedenen Krankheitsprozessen, ja selbst bis zur Bildung von Tumoren führen kann. Daß die ganz weichen Paraffinsorten, vor allem das bei Zimmertemperatur flüssige Paraffinöl, wie es als Vehikel für verschiedene Injektionspräparate benützt wird, normalerweise rasch resorbiert werden und spurlos von der Injektionsstelle verschwinden, ist ohne weiteres verständlich. Aber auch bei den zur Gewebsauffüllung

[1] STEIN: Die durch kosmetische Hautaffektionen bedingten Entstellungen des Gesichtes und ihre Behandlung. Wien: Urban & Schwarzenberg 1931.

bestimmten Einspritzungen mit härteren Paraffinen, die ein unverändertes Einheilen an Ort und Stelle zur Voraussetzung haben, kommt es zuweilen vor, daß die eingespritzte Masse im Laufe der Zeit ganz oder teilweise aus dem Gewebe verschwindet. Dies scheint besonders bei Vaselin und Weichparaffin möglich zu sein, während es bei Hartparaffin nach den Erfahrungen ECKSTEINS nicht vorkommt. Meist spielen Entzündungsprozesse dabei eine Rolle.

Ein typisches Beispiel ist der von E. JAKOBI als *Vaselinoma scleroticum* beschriebene und abgebildete Fall. Eine 30jährige Dame ließ sich in einem „Institut de beauté" Weichparaffin - (Vaseline-) Injektionen unter die Haut der Schläfen, der Wangen und der Nasenwurzelgegend machen, um ein volleres Gesicht zu bekommen. Das Ergebnis war zunächst kosmetisch zufriedenstellend. Erst $1^1/_2$ Jahre nach der Einspritzung entstand allmählich eine ödematöse Schwellung, blaurote Verfärbung und Infiltration fast der ganzen Gesichtshaut; die Schwellung der Augenlider war längere Zeit hindurch so stark und derb, daß die Augen nicht geöffnet werden konnten. Erst nach Monaten ging die Schwellung langsam zurück, es blieben aber an den Injektionsstellen und ihrer Umgebung große gelbe, derb infiltrierte, narbenartige Flecke zurück, die sehr entstellend wirkten. Alle Therapieversuche konnten keine nennenswerte Besserung erzielen. In Anbetracht der Möglichkeit solcher Vorkommnisse verurteilt JAKOBI die Anwendung dieses Verfahrens namentlich zu rein kosmetischen Zwecken auf das schärfste.

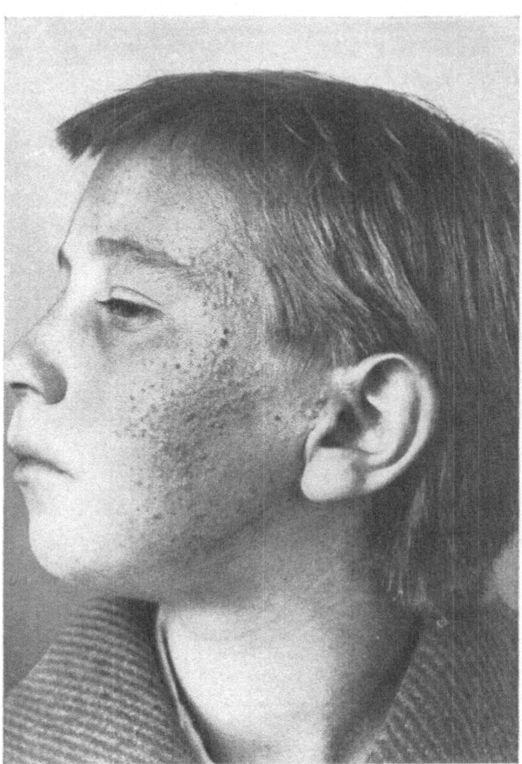

Abb. 6. Experimentell erzeugtes, knötchenförmiges Vaselinoderma nach Einreibung mit weißem, stark paraffinhaltigen Vaselin. Die Photographie wurde am 5. Tage nach der Einreibung gemacht. Zahlreiche hirsekorn- bis linsengroße Knötchen, fast ohne Confluens, von perlgrauer Farbe und starkem Wachsglanz. Keine Comedonen, keine Acne und keine Pigmentationen. (Nach OPPENHEIM.)

In einem zur Probe excidierten Hautstückchen konnte kein Vaselin mehr nachgewiesen werden. Daß die Gewebsentzündung erst nach so langer Zeit auftrat, kann vielleicht seine Ursache in der Mitwirkung von Bakterien oder deren Giften haben, wie in einem an der Klinik NEISSER beobachteten Fall, wo nach einem Gesichtserysipel eine ähnliche Veränderung in der behandelten Haut auftrat. Besonders sollen tuberkulöse Individuen zu derartigen Mißerfolgen neigen, und auch bei der Patientin JAKOBIS bestand eine alte Spitzenaffektion.

Einen ähnlichen Fall stellte HALBERSTÄDTER in der Berliner dermatologischen Gesellschaft vor, wo ebenfalls $1^1/_2$ Jahre nach der Paraffininjektion aus kosmetischen Gründen eine starke erysipelartige Schwellung auftrat. Es blieben sehr entstellende Infiltrate zurück, die jeder Behandlung trotzten.

Probeexcisionen ergaben bei der mikroskopischen Untersuchung ein Granulationsgewebe, das von tuberkulösem Granulationsgewebe nicht zu unterscheiden ist, Epitheloid- und Riesenzellen, Infiltrate entlang den Lymphgefäßen; Tuberkelbacillenfärbung negativ. Durch Färbung mit Sudan ließ sich in den Gewebslücken Paraffin nachweisen. Im Gegensatz zu tierischen Fetten färbt sich Paraffin mit Osmium nicht. In diesem Fall war eine Mischung von 60% Hart- und 40% Weichparaffin benützt worden. Dazu bemerkte ECKSTEIN in der Diskussion, daß er bei der ausschließlichen Verwendung von Hartparaffin bei 1000 Fällen niemals derartige Mißerfolge hatte, und warnte neuerdings dringend vor der Verwendung von Weichparaffin oder Gemischen beider Sorten.

Daß die im Gefolge von subcutanen Einspritzungen von Vaselin, Paraffin und Paraffinöl auftretenden Gewebsveränderungen im mikroskopischen Bilde große Ähnlichkeit mit tuberkulösem Granulationsgewebe haben — Infiltrationen mit Epitheloid- und Riesenzellen, Lymphgefäßveränderungen usw. — wird

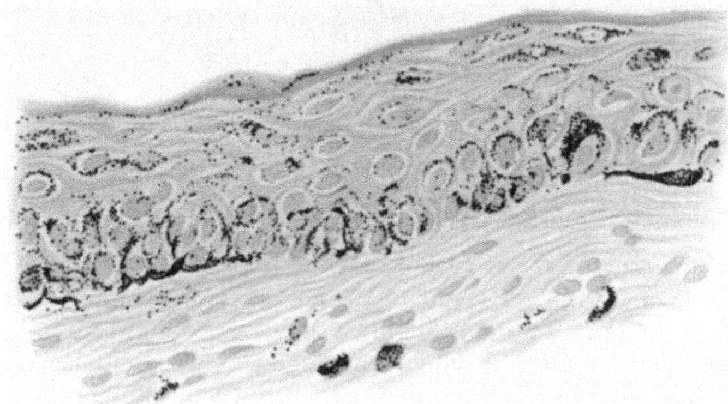

Abb. 7. Nach 13 Tagen: Intensive Pigmentierung des Epithels in Form von Dendritenzellen und im Protoplasma der Basalzellen. (Aus LIPSCHÜTZ: Untersuchung über experimentelle Pigmenterzeugung durch Teerpinselung bei Mäusen. Arch. f. Dermat. 147, 164.)

allseits bestätigt, so in den Mitteilungen von M. OPPENHEIM, J. H. STOKES und A. J. SCHOLL, HEIDINGSFELD, A. W. WILLIAMS u. a. Analoge Veränderungen wurden auch nach Injektionen von in Paraffinöl suspendierten Präparaten wie Quecksilber, Arsen, Campher beobachtet, namentlich zur Kriegszeit, als das Paraffin vielfach verunreinigt war.

Bei Personen, die sich berufsmäßig mit *Teer* und seinen Derivaten, zu denen ja auch die Paraffine gehören, beschäftigen, treten bekanntlich relativ häufig *krebsartige Neubildungen* der Haut auf; ebenso können auch nach subcutaner Einspritzung solcher Körper gelegentlich Carcinome entstehen. Es handelt sich meist um *Cancroide* oder Geschwülste von der Form des *Ulcus rodens*. Zur Klarstellung der Pathogenese dieser Tumoren sind bereits von verschiedener Seite Versuche angestellt worden, durch Teer und Paraffin künstlich solche Geschwülste zu erzeugen, so von E. HOFFMANN, SCHREUS und ZURHELLE in Bonn. Sie verwendeten möglichst reine Teerprodukte, und zwar Phenole, Basen und Neutralöle aus Anthragenöl mit dem Siedepunkt 160—300° und ebensolche Produkte aus Koksteerpechdestillat mit dem Siedepunkte 200—380°. Nur mit dem neutralen Teeröl gelang die Erzeugung eines echten Krebses. Auch mit Paraffinöl gelang nach langer Dauer die Erzeugung einer papillomatösen Epithelgeschwulst. Die Art der entstandenen Geschwulstbildung scheint je nach der verwendeten Teersorte verschieden zu sein.

Diese und ähnliche Versuche, auf die wir nicht näher einzugehen brauchen (s. den Abschnitt dieses Handbuches „Geschwülste"), bringen keine restlose Erklärung dieser Geschwulstentstehung. Auch die Krankenbeobachtungen führen zu keinem abschließenden Ergebnis. BENJAMIN FRANKLIN DAVIS beschäftigte sich gelegentlich eines Falles von Paraffinkrebs der Wange nach

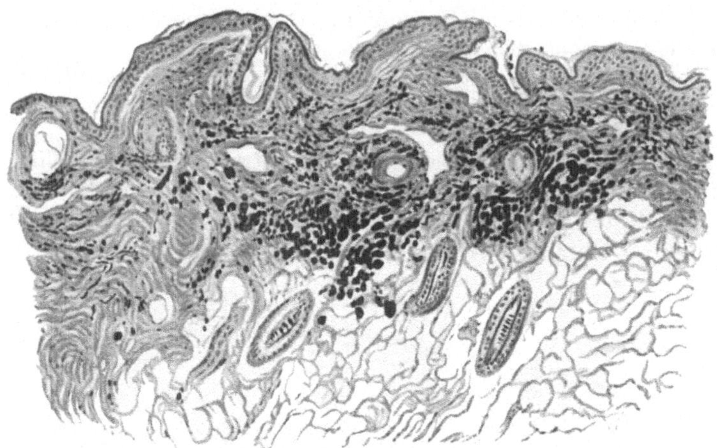

Abb. 8. Nach 7 Monaten: Beginnende Atrophie der Haut; Epithel fast pigmentfrei; subepitheliale „oberflächliche Melanome" mit Cutismelanoblasten. (Aus LIPSCHÜTZ: Arch. f. Dermat. **147**, 167.)

Injektion aus kosmetischen Gründen mit der Pathologie und Ätiologie dieser Carcinome und kommt zu dem Schlusse, daß keine spezifische Eigenschaft des Paraffins, sondern nur die lange fortgesetzte chemische Reizung als auslösendes Moment für die Carcinombildung in Betracht kommt.

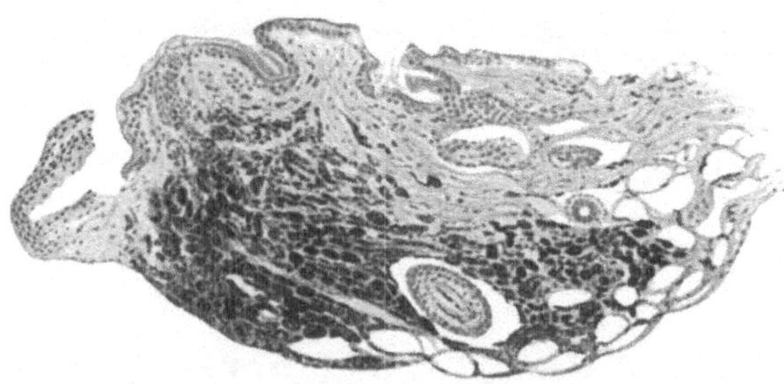

Abb. 9. „Tiefes Melanom"; scharf umschrieben an der Cutis-Subcutisgrenze; Epithel pigmentlos, Pigment in den „Melanomzellen". (Aus LIPSCHÜTZ: Arch. f. Dermat. **147**, 168.)

Dieses Moment der fortdauernden Reizung spielt offenbar auch bei den bekannten *Teer-* und *Paraffinarbeiter-Carcinomen* die veranlassende Rolle. In Petroleumraffinerien, bei Betrieben, die sich mit der Verarbeitung von Teer und Teerprodukten beschäftigen und dgl. treten nicht selten bei den Arbeitern verhornende Plattenepithelcarcinome auf, die ihren Sitz meist an der *Scrotalhaut* haben. Dieser typische Sitz ist dadurch bedingt, daß die Haut dieser Gegend durch Schweiß und Wärme ganz besonders der Maceration ausgesetzt ist und die durch chronische ekzematöse Entzündungen des Oberhautschutzes beraubte Haut der Einwirkung von Teer- oder Paraffinpartikelchen vor allem ausgesetzt ist. Diese Carcinome bleiben lange lokalisiert und bieten günstige Aussichten für eine radikale Excision. Die stets vergrößerten Leistendrüsen werden am besten mitentfernt. Bei beginnenden Fällen ist die Prognose günstig. Rezidive sind selten; doch bleibt die Gefahr einer neuerlichen Erkrankung bei Fortsetzung der Beschäftigung mit Teerprodukten, solange die chronische Hautentzündung in Form der sog. Paraffinkrätze weiter besteht (H. EHRLICH).

Der Vollständigkeit halber mögen hier noch gewisse Hautveränderungen Erwähnung finden, die als Folgen länger dauernder Einwirkung von *Teer- und Teerprodukten* beobachtet worden sind, und die eigentlich mehr in das Gebiet der gewerblichen bzw. der medikamentösen Dermatosen gehören. Mit dem Namen *Vaselinoderma verrucosum* bezeichnet M. OPPENHEIM eine auf das Gesicht beschränkte, durch Acanthose und Hyperkeratose charakterisierte, durch die hellen, härteren, einen höheren Paraffingehalt zeigenden Vaselinarten hervorgerufene und bei disponierten Individuen experimentell hervorrufbare Hautaffektion, die ohne Entzündung und Pigmentbildung verläuft. Er sucht das Krankheitsbild von der follikulären Vaselinhyperkeratosen und den akuten Vaselindermatitiden zu trennen. Bei der dauernden gewerblichen Einwirkung von Paraffinderivaten entsteht die *Pechhaut* bei Steinkohlenarbeitern, die *Teer-, Paraffin-* und *Rußhyperkeratosen,* die als Vorstadien des Carcinoms vielfach Aufmerksamkeit erregt haben. Zu dieser Gruppe rechnet HELLER einen in der Berliner dermatologischen Gesellschaft vorgestellten Fall von chronischem Unterschenkelgeschwür, bei dem durch von vaselinhaltigen Salben außer Pigmentierung auch Wärzchenbildung, namentlich in der Gegend zwischen Knöchel und Achillessehne entstand, die zeitweise wie Tuberculosis cutis verrucosa ausgesehen haben soll.

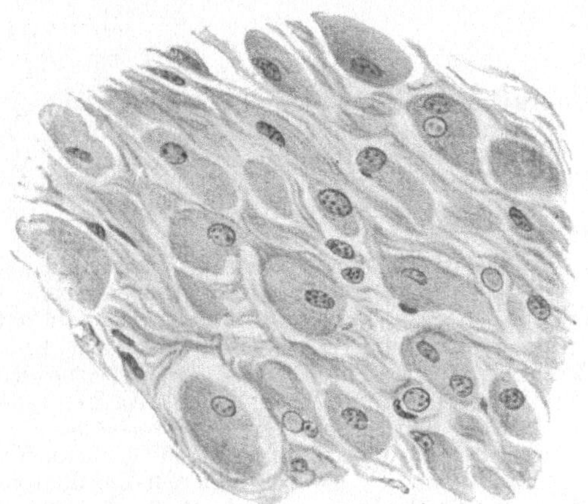

Abb. 10. Nach Bleichung durch $H_2O_2$: „Melanoblasten" mit bläschenförmigem Kern mit Kernkörperchen, homogenes oder leicht granuliertes Protoplasma, bindegewebige Zwischensubstanz. (Aus LIPSCHÜTZ: Arch. f. Dermat. **147**, 169.)

Als ein bezeichnendes Beispiel der Bildung von *Riesenzellentumoren* als Folge von Fremdkörperreizung möge ein von M. OPPENHEIM untersuchter Fall angeführt werden. Bei einer Patientin, die wegen Anämie ungefähr 25 Injektionen eines Eisenarsenpräparates von nicht näher bekannter Zusammensetzung unter die Haut beider Oberarme erhalten hatte, entstanden nach 2 Jahren an den Injektionsstellen Verhärtungen, die sich im Laufe der nächsten Jahre langsam ausbreiteten und zu schmerzen begannen. Die histologische Untersuchung der eigenartigen, entfernt an Sarkom oder Sclerodermie erinnernden Veränderung ergab ein entzündliches Granulationsgewebe, das ungemein reichlich *Riesenzellen* und Plasmazellen enthält. Die Anwesenheit von Nerven in dem narbenähnlichen Bindegewebe erklärt die Schmerzen, die besonders bei kühler Witterung auftraten. Da wegen des Fehlens von Bacillen und Verkäsung echte Tuberkulose auszuschließen war und auch die Annahme eines BOECKschen Sarkoids an dem Befund keine genügende Stütze fand, so haben wir es hier mit einer *Fremdkörpertumorenbildung* zu tun, die durch die Eisen-Arseneinspritzungen veranlaßt wurde. Die Fremdkörperriesenzellen bildeten sich nach OPPENHEIM namentlich aus den Epithelzellen der Schweißdrüsen.

Derselbe Autor vertritt auf Grund mehrerer Beobachtungen auch den Standpunkt, daß ein Teil der als BOECKsches *Sarkoid* oder *Lupoid* bezeichneten Fälle nicht tuberkulösen Ursprungs sei, sondern z. B. nach subcutanen Hg- oder Morphiuminjektionen als *Fremdkörperwirkung* bei einem besonders disponiertem Gewebe zustande komme.

Anhangsweise seien noch die lange anhaltenden dunklen *Verfärbungen* erwähnt, die auf der Haut von Arbeitern entstehen, die sich in mit *Teerdämpfen* gesättigter Luft aufhalten müssen; man kann auch hier von Fremdkörperwirkung sprechen. Solche Vorkommnisse berichtet z. B. ARNSTEIN bei der Trockenbatterieerzeugung und MEIROWSKY infolge der Einwirkung der „Goudron" genannten Teerdämpfe.

Daß einmal auch lange fortgesetzte medikamentöse Anwendung von *Fichtenteer* zur Krebsbildung führen kann, beweist ein von FRITZ VEIEL berichteter Fall, wo nach jahrelang fortgesetzter Pinselung der Scrotalhaut mit Fichtenteer in alkoholischer Lösung an der an chronischem Ekzem erkrankten Stelle ein Plattenepithelkrebs entstand. Ein solches Vorkommnis ist sicher sehr selten, zumal nach den Versuchen MURRAYS gerade alkoholische Teerextrakte am seltensten Krebs erzeugen.

## Literatur.

*Über Paraffin, Teer etc.*

ARNSTEIN: Über gewerbliche Teermelanose. Münch. med. Wschr. **1920**, Nr 31.

BIERICH, B.: Experimenteller Teerkrebs. Klin. Wschr. **1922**, Nr 46.

DAVIS, BENJ. FRANCL: Paraffinoma and Wax Cancer. V. J. amer. med. Assoc. **75**, Nr 25. Ref. Dermat. Z. **37**, 109.

EHRLICH, H.: Über Paraffincarcinom. Arch. klin. Chir. **110**, 327. Ref. Dermat. Z. **32**, 188.

FUHS: Paraffinome. Dermat. Wschr. **44**, 1778.

HALBERSTAEDTER: Schwere Folgen nach kosmetischen Injektionen von Paraffin. Dermat. Z. **38**, 220. — HEIDINGSFELD, M. L.: Contribution to the histopathologie of paraffin prothesis. J. amer. med. Assoc. **51**, 2028. Chicago 1908. — HOFFMANN, E., SCHREUS, ZURHELLE: Beobachtungen zur experimentellen Geschwulsterzeugung durch Teer verschiedener Herkunft. Dtsch. med. Wschr. **1923**, Nr 20.

JAKOBI, E.: Vaselinoderma scleroticum. Ikonographia dermat. Tab. LV, Fig. 66, 67.

KIRSCHNER: Paraffininjektionen im menschlichen Gewebe. Virchows Arch. **182**.

MEIROWSKY: Pigmentierung nach Teerdämpfen mit „Goudron". Dermat. Z. **25**, 378. — MURRAY, J. A.: Brit. med. J. **1922**, Nr 3232, 1103.

OPPENHEIM, M.: (a) Knötchenausschlag durch unreines Vaselin. Arch. f. Dermat. **131**, 272. (b) Lupoid- ähnliche Hauterkrankungen nach subcutaner Injektion. Dermat. Wschr. **57**, 1913. (c) Zur Ätiologie des BOECKschen Sarkoids. Arch. f. Dermat. **138**. (d) Riesenzellentumoren nach subcutaner Einspritzung eines Arsenpräparates. Arch. f. Dermat. **116**, 439.

SPITZMÜLLER, W.: Fremdkörpertumoren nach Paraffininjektionen. Wien. klin. Wschr. **1929**, Nr 26, 866. — STEIN, R. O.: Die durch die kosmetische Hautaffektionen bedingten Entstellungen des Gesichtes und ihre Behandlung. Wien: Urban & Schwarzenberg 1931. STOKES, J. H. u. A. J. SCHOLL: Paraffinöltumor. Arch. of Dermat. **4**, H. 1 (Juli 1921). Ref. Dermat. Z. **37**, 108.

VEIEL, FRITZ: Teerkrebs beim Menschen. Arch. f. Dermat. **148**, 142.

WILLIAMS, A. W.: Sections of Paraffinoma. Proc. roy. Soc. Med. Lond. **1907/08**, 329, 443.

# IV. Argyrie.

Unter Argyrie oder Argyrosis versteht man eine durch längeren innerlichen Gebrauch von Silbernitrat zustande kommende schiefergraue, in hohen Graden selbst bläulichgraue Färbung der Haut und der sichtbaren Schleimhäute, jedoch auch der inneren Organe mit Ausnahme des Zentralnervensystems. Diese Verfärbung befällt auch bereits vorhandene Narben, während nach Aussetzen der Silberdarreichung entstandene Narben frei bleiben; sie erscheint an Stellen mit dünner Haut dunkler als an solchen mit dickerer Hornschicht, ist daher an den zarten Hautstellen der Gelenkbeugen viel auffallender als etwa an Handtellern und Fußsohlen. Geringe Blutfüllung der Haut läßt die Verfärbung viel deutlicher hervortreten, so daß z. B. solche Menschen in der Kälte viel dunkler aussehen als bei gewöhnlicher Temperatur. Bei fortgesetzter Silberdarreichung wird die Haut immer dunkler; im übrigen stellt die Argyrie einen bleibenden Zustand dar, der auch nach Aussetzen des Silbergebrauches unverändert bestehen bleibt und durch keinerlei Maßnahmen ernstlich gebessert werden kann.

1. *Geschichtliches.* Die ersten Fälle wurden gegen Ende des 18. Jahrhunderts beschrieben, als auf Anregung englischer Ärzte sich die Anwendung silberhaltiger Arzneien sehr verbreitete. Nach einer Mitteilung von ZÖLLNER wendete der Protophysikus WEIGEL in Stralsund ein Mittel an, das „die Kranken blau oder schwarzblau färbte.“ Von einem so behandelten Feldprediger WILLICH wird berichtet, daß man ihn für einen Neger hielt. Er hatte eine Medizin bekommen, die eine Auflösung von Silber in Schwefelsäure darstellte. Der erste Fall in der medizinischen Literatur, von SCHWEDIAUER beobachtet, wurde 1791 von FOURCROY beschrieben; in der 1. Auflage der Heilmittellehre von HECKER (1815) wird die Veränderung als eine bekannte Erscheinung beschrieben. In den Veröffentlichungen von ALBERS und ROGET (1816) findet sich eine Zusammenstellung der vorhergehenden Literatur; damals wurde Höllenstein gegen Epilepsie und Tabes vielfach angewendet und die Verfärbung als häufige Begleiterscheinung beobachtet (BADELEY 1818). Ausführliche Literaturangaben bis 1910 finden sich in *EULENBURGs Realenzyklopädie*, Bd. 2, S. 160, in der Monographie von G. BEHREND.

2. *Klinisches.* Zum Zustandekommen der oben geschilderten Haut- und Schleimhautverfärbungen ist eine wenigstens mehrere Monate dauernde Einverleibung einer größeren Menge von Silberverbindungen erforderlich; das Silber wird auf dem Wege des Blutkreislaufes in der Haut abgelagert, wobei die Beschaffenheit derselben keine besondere Rolle spielt. In der älteren Literatur werden ziemlich große Mengen, etwa 25—30 g, als das Minimum bezeichnet, das im Verlauf eines Jahres oder längerer Zeit imstande ist, eine allgemeine Argyrose herbeizuführen. Neuere Berichte sprechen von viel geringeren Gesamtmengen, 2,6—4,0 g (STEIGER), die ebenfalls bereits zu ausgedehnter Hautverfärbung geführt haben. Es handelt sich dabei offenbar nicht so sehr um die einverleibte, sondern die resorbierte Menge des Mittels. Da gegenwärtig viel kleinere Einzeldosen gegeben werden als einstens, so handelt es sich bei den in letzter Zeit bekannt gewordenen Fällen meistens um Mißbrauch von Höllenstein durch die Patienten selbst oder durch Kurpfuscher.

Die Verfärbung tritt ganz allmählich, fast unmerklich ein; nach KOBERT bildet sich zuerst am Zahnfleisch ein Saum ähnlich dem Bleisaum, nur von mehr violetter Färbung; nach anderen Autoren beginnt die Verfärbung an den Fingerspitzen. Nach den bekannt gewordenen Beobachtungen ist die Art der Ausbreitung der Verfärbung über den Körper keineswegs gleichartig, so daß sich ein bestimmter Typus nicht aufstellen läßt. Die Horngebilde der Haut, die Haare und Nägel, nehmen nach BEHREND (im Gegensatz zu L. LEWIN) an der Verfärbung nicht teil. Anderweitige Erkrankungen innerer Organe, die mit Sicherheit auf den Silbergebrauch zurückgeführt werden könnten, sind nicht einwandfrei beobachtet worden; die in diesem Sinne gehaltenen Behauptungen lassen sich nicht aufrecht erhalten (LEWIN, FRAGSTEIN, LIOUVILLE, FROMANN).

Außer dieser Argyria totalis gibt es noch eine *Argyria partialis* oder *localis*, von der BEHREND wieder zwei Formen unterscheidet:

a) Die *lokale Imbibitionsargyrie (Argyria localis extensa* s. *Argyria ex imbibitione)* kommt durch eine längere Zeit fortgesetzte Applikation von Höllenstein in Substanz oder Lösung auf Wundflächen oder Schleimhäuten zustande. Dabei dringt das Silbernitrat allmählich in die tieferen Gewebe, wird chemisch verändert und bleibt in Form feiner dunkler Körnchen dauernd liegen. So kam es durch langdauernde Umschläge mit Argentum nitricum aufs Auge zu einer

Braunfärbung der Conjunctiva (Virchow, E. Junge), durch Einspritzung von Höllensteinlösung (0,1 : 120,0) in die Urethra während eines Jahres zur Verfärbung der Harnröhrenschleimhaut (Grünfeld). Ähnliche Veränderungen wurden nicht selten an der Zungen- und Rachenschleimhaut nach lange fortgesetzten Lapistuschierungen, Pinselungen, Spülungen und Gurgeln mit Lapislösungen beobachtet, ja es kann dadurch auch zu allgemeiner Argyrie kommen. Solche Fälle wurden veröffentlicht von J. Neumann, Baron, Wilks, Duffey, Walters, Voedensky u. a.

v. Reuss sah bei Photographen dreimal Schwarzfärbung der Karunkel und der halbmondförmigen Falte des Auges infolge Beschäftigung mit Silbernitrat. O. Steiger berichtet von einem Fall, wo durch Pinseln eines Trachoms mit Lapis Argyrie entstand. Lokale Anwendung des Höllensteins kann wohl nur dann zu allgemeiner Argyrose führen, wenn es sich um die Mund- und Rachenschleimhaut handelt, wobei es auch zur Resorption vom Magen aus kommen kann.

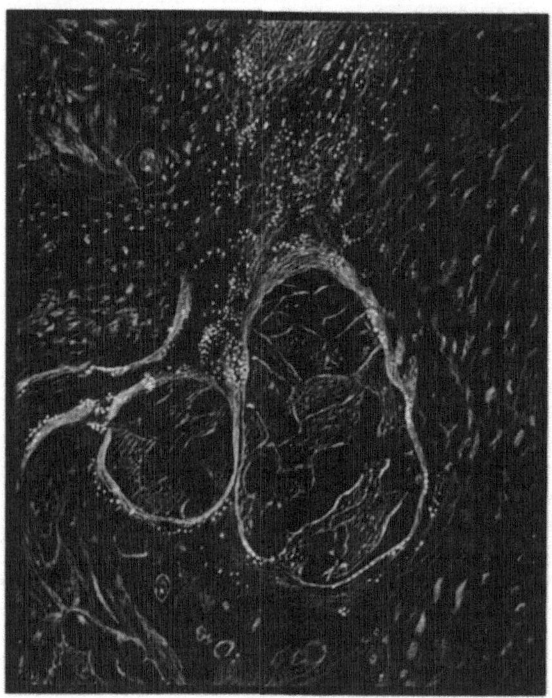

Abb. 11. Argyrosis cutis (nach Neo-Silbersalvarsan). In der bindegewebigen (bläulich aufleuchtenden) Grenzmembran einer Talgdrüse bzw. den Muskelbündeln und in deren Umgebung zahlreiche (goldgelb aufleuchtende) Körnchen. Elastische Fasern matt-grünblau schimmernd. Polychromes Methylenblau. Leuchtbildmethode E. Hoffmann. (Sammlung Habermann.)

b) Die disseminierte Form der lokalen Argyrie (*Argyria localis disseminata* nach Behrend) wurde fast gleichzeitig von G. Lewin und von Blaschko beschrieben, von ersterem als *Gewerbeargyrie* bezeichnet. Diese kommt bei Arbeitern vor, die in Silberwarenfabriken an der Drehbank oder mit Feile und Laubsäge das Silber bearbeiten, und besteht in kleinen grau- bis schwarzbläulichen Flecken an Handrücken und Vorderarmen. Es sind feine Silbersplitterchen, die in die Haut eindringen und dort einheilen. Nach einer Beobachtung Oliviers bei einer Silberarbeiterin scheint es auch möglich zu sein, daß durch jahrelanges Einatmen feinsten Silberstaubes eine allgemeine Argyrie zustande kommt.

3. *Pathologische Anatomie.* Die Obduktionsbefunde von Personen, die an Argyrie litten, wie sie in neuerer Zeit von Fromann, Neumann, Riemer, Weichselbaum u. a. berichtet werden, zeigen im allgemeinen ein recht typisches Bild der Lokalisationen der Verfärbung. Diese findet sich außer an der Haut auch an der Schleimhaut des Larynx, des Magen- und Darmkanals, entweder gleichmäßig verteilt oder in Form von Streifen oder kleiner schwarzer Punkte, ferner an den Nieren sowohl in der Mark- als in der Rindensubstanz, im Peritoneum, in den Retroperitonealdrüsen sowie in den Hoden. Auch an der Intima der Blutgefäße, namentlich der Aorta, finden sich manchmal Verfärbungen. In der Leber fanden sich deutliche Pigmentationen in der Umgebung der Pfort-

aderäste sowie der Arterien und Gallengänge und in der Intima der Venen; in der Milz war ebenfalls die Umgebung der Arterien, ferner die Kapsel und die Trabekel gefärbt. Am Zentralnervensystem waren die Plexus chorioidei stets dunkelschwarz gefärbt, die Dura mater dagegen gar nicht oder in geringerem Grade. Die Pigmentablagerungen finden sich am häufigsten in der Haut, den Glomerulis der Nieren, in den Plexus chorioidei, der Intima der Aorta, in den Mesenterialdrüsen und im Knochenmark. Hingegen ist die eigentliche Nervensubstanz des Gehirns und Rückenmarks, die Knorpel- und Knochensubstanz, die Muskeln sowie alle Epithelien der Schleimhäute, serösen Häute und Drüsen und die Epidermis samt Haaren und Nägeln stets ungefärbt befunden worden.

Bei der mikroskopischen Untersuchung der Haut bei *allgemeiner Argyrie* findet man dicht unterhalb der Grenze zwischen Epidermis und Corium einen breiten Saum dicht aneinandergelagerter schwarzer Körnchen, der nur an den Follikelmündungen unterbrochen ist. Nach abwärts zu nimmt die Dichte der Einlagerungen ab, sie lagern sich streifenförmig und mannigfach gewunden den elastischen Fasern an und erstrecken sich gelegentlich bis ins Unterhautbindegewebe. An den Haarfollikeln, den Schweiß- und Talgdrüsen finden sich die Silberkörnchen ebenfalls nur im Bindegewebe, die Epithelzellen sind ebenso wie die Epidermiszellen frei davon. Während man in den Haarpapillen stets Einlagerungen fand, war die Haarsubstanz selbst vollkommen frei. Reichliche Ablagerungen sind ferner beobachtet worden um die glatten Muskelzüge herum, sowie an der Media der Gefäße, und zwar sowohl der Arterien wie der Venen, bei kleinsten Arterien auch an der Adventitia. Wie aus den geschilderten Befunden hervorgeht, unterscheidet sich die Argyrie von den Pigmenterkrankungen der Haut dadurch, daß bei letzteren die Pigmentablagerung sich vorwiegend in den tieferen Schichten des Stratum Malpighii vorfindet.

Bei der *lokalen disseminierten* Argyrie sieht man nach den Beschreibungen von Lewin und Blaschko in der Mitte des Fleckes ein meist von einer Bindegewebskapsel umgebenes Silberpartikelchen, umringt von einer Anzahl kleinerer, und von diesen ausgehend ein feinverzweigtes Netzwerk von dunkelbrauner Farbe, das bis in die Subcutis reicht; dieses ist nichts anderes als das elastische Fasernetz des Coriums, wie man aus der Resistenz gegenüber der Behandlung mit $10^0/_0$ Kalilauge ersehen kann.

Im Bereiche des *Darmtraktes* finden sich die Silbereinlagerungen ebenfalls in den bindegewebigen Bestandteilen der Darmzotten, im adenoiden Gewebe der Magen- und Darmdrüsen, in der Muscularis mucosae und im submukösen Gewebe, die Epithelien hingegen bleiben stets frei.

Von den *drüsigen Organen* sind am häufigsten die Mesenterialdrüsen, die Milz, die Hoden und besonders die Nieren befallen. An letzteren finden sich die stärksten Ablagerungen in den Glomerulis, deren dunkle Farbe manchmal schon mit freiem Auge sichtbar ist. Weniger befallen pflegen die Tubuli contorti und das interstitielle Bindegewebe zu sein. In der Leber sind die Körnchen im interacinösen Bindegewebe eingelagert, während die Acini selbst freibleiben; ferner findet man sie in der Umgebung der Pfortaderäste, der Arterien und Gallengänge, meist nur in geringer Menge.

4. *Pathogenese.* Tierversuche, die schon frühzeitig von Nasse (1837) und Kramer (1845) an Kaninchen, in neuerer Zeit von Huët an Ratten angestellt wurden, waren nicht imstande, die Pathogenese der Argyrie beim *Menschen* genügend aufzuklären; insbesondere hätte eine ausführliche Darlegung der von Huët aufgestellten Theorie nur geschichtlichen Wert. Darüber, wie beim Menschen die Argyrie zustande kommt, besteht auch heute noch keine einheitliche Auffassung. Nach Kramer und Fromann wird das einverleibte salpetersaure Silber in Silberalbuminat verwandelt, im Magen- und Darmsaft gelöst

und vom Darm resorbiert, auf dem Wege der Blutbahn in die Haut und die verschiedenen Organe verschleppt, wo es mit dem Serum durch die Gefäßwand dringt und sich in Körnchenform ablagert. Dieser, auch von neueren Forschern wie HUËT und ROUGET geteilten Ansicht steht die Auffassung von VIRCHOW und RIEMER gegenüber, nach welcher das im Darmkanal reduzierte Silber in feinkörnigem Zustand von dem Darm aufgenommen wird und teils durch Vermittlung der Lymphbahnen, teils direkt in die Blutgefäße gelangt und so auf dem Wege der Metastase in die Capillargebiete geschwemmt und dort abgelagert wird. Diese Ansicht stützt sich auf die Untersuchungen RIEMERS und JAKOBIS, nach welchen das in den Pillen enthaltene salpetersaure Silber nur zum Teil reduziert, zum Teil aber durch die Chloralkalien der Pillenmasse in Chlorsilber verwandelt wird; die Argyrie kommt durch die Aufnahme dieses Chlorsilbers und der im Speisebrei gebildeten Silberalbuminate in den Säftestrom zustande; diese Verbindungen durchdringen unzersetzt durch Diffusion das Epithel, um unterhalb desselben reduziert zu werden, und zwar nach Ansicht LOEWS durch die Tätigkeit des Zellprotoplasmas.

Eine ganz andere Hypothese über das Zustandekommen der Argyrie wurde später von KOBERT aufgestellt. Nach Einspritzungen von glycerinsaurem Silberoxydnatron ins Blut beim Kaninchen sah er nach zwei Tagen Silberablagerungen in Form tiefschwarzer Körnchen zuerst in der Leber, dann auch in anderen Organen auftreten. Er stellt sich nun vor, daß das Silber aus dem Blut in bestimmten Organen mit starkem Reduktionsvermögen, besonders in der Leber, ferner in den Nieren, dem Papillarkörper der Haut und im Darmkanal zu einem feinkörnigen Niederschlag reduziert werde und liegen bleibe; es werde aber auch von den Leukocyten aufgenommen und teils im Bindegewebe der Leber abgelagert, teils in entfernte Körpergegenden verschleppt. Bei dem allmählichen Zerfall der Leukocyten im Knochenmark, den Lymphdrüsen und der Milz wird das Silber im Bindegewebe dieser Organe abgelagert, kann aber auch teilweise wieder ausgeschieden werden, was nach den Untersuchungen von SAMOJLOFF bei Fröschen durch den Darm geschieht.

Gegen diese Auffassung KOBERTS wendet BEHREND verschiedenes ein: es sei zunächst nicht gleichgültig, welches Silberpräparat verwendet und auf welche Art es einverleibt wird, ob per os oder durch Injektion. Dann sind die Verhältnisse bei Mensch und Tier durchaus nicht gleich (s. die Versuche HUËTS an Ratten); bei letzteren bleibt z. B. die Haut in der Regel frei. Die Erklärung KOBERTS für die starke Beteiligung der menschlichen Haut, daß bei ihr mehr Hornstoff gebildet werde als bei Tieren und eine besondere Reduktionskraft besitze, wird von BEHREND mit dem Hinweise auf das starke Haarkleid der Tiere und die Art der Silbereinlagerung in der Menschenhaut — auch fern von der Oberfläche — abgelehnt.

Auch über die *chemische Form,* in welcher das Silber in den Geweben abgelagert wird, gehen die Ansichten noch auseinander. Während einige glauben, es handle sich um Chlorsilber oder Schwefelsilber, meint KOBERT, daß eine lockere organische Silberverbindung vorliege und führt als Beweis eine Reihe von ihm angestellter chemischer Reaktionen an.

Fest steht jedoch, daß von der Gesamtmenge des jeweils einverleibten Silbers nur ein geringer Teil im Gewebe abgelagert wird, während der größere Teil wieder ausgeschieden wird, und zwar nach Versuchen von KOBERT und SAMOJLOFF mit den Faeces; auch FROMANN hat bei seinem Patienten teerartige Stühle beobachtet. Die Organe enthalten nur eine sehr geringe Menge Silber; so gewann FROMANN aus 760 g Leber 0,009 g Chlorsilber = 0,0068 g metallisches Silber.

Die *Prognose* muß hinsichtlich der Wiederherstellung der normalen Hautfarbe als vollkommen ungünstig bezeichnet werden, denn die *Therapie* ist nicht imstande, die im Corium abgelagerten Pigmentkörner ohne entstellende Zerstörung der ganzen Haut zu entfernen.

## Literatur.

### *Über Argyrie.*


BEHREND, G.: s. EULENBURG. — BLASCHKO, A.: Über das Vorkommen von metallnem Silber in der Haut von Silberarbeitern. Mh. Dermat. **5**, 197 (1886). — BOCK, FRANKLIN: Argyria. Amer. med. **30**, 305.

DAVIS, ROBERT, H.: Argyria. Arch. f. Dermat. **8**, 243. — DOHI, L.: Argyrie. Virchows Arch. **193**, 148 (1908).

EULENBURGS Realenzyklopädie, Bd. 2, S. 148, Argyrie von GUSTAV BEHREND, daselbst ausführliche ältere Literatur.

FIRTH and HARRISON: A case of argyria. Brit. J. of Dermat **36**, 105. — FROMANN: Fall von Argyrie usw. Virchows Arch. **17**, 135 (1859).

GRÜNFELD: Argyrie der Harnröhre. Prag. med. Wschr. **887**, Nr 46, 391.

HABERMANN: Beginnende Argyrie der Haut nach Silbersalvarsan. Dermat. Z. **40**, 65. HAFERMANN, K. E.: Fall von Argyrie usw. Diss. Erlangen 1908.

JONES, MARWIN: Argyrosis usw. Laryngoscope **35**, Nr 1 (1925).

KOBERT, R.: Über Argyrie usw. Arch. f. Dermat. **25**, 773 (1873).

LEWIN, L.: Nebenwirkungen der Arzneimittel, 2 Auflage, S. 740. Berlin 1893.

MARANON, G.: Deux cas de l'argyrie general. Ann. de Dermat. **1922**, No 1.

NEUMANN, J.: Lehrbuch S. 1210. Daselbst Literaturübersicht.

STEIGER, O.: Fälle von Argyrie. Ref. Arch. f. Dermat. **125**, 958.

UNNA, P. G.: Histopathologie. Argyrie S. 1208. Literatur S. 1210.

VIRCHOW, R.: Cellularpathologie, 4. Aufl., S. 250, 1871.

WEICHSELBAUM, A.: Über Argyrie. Allg. Wien. med. Ztg. **1878**, Nr 15, 16.

ZÖLLNER, J. F.: Reise durch Pommern nach der Insel Rügen, S. 169. Berlin 1797.

Nachtrag zum Beitrage

# Amyloidose der Haut.

Von

H. KÖNIGSTEIN-Wien.

Mit 1 Abbildung.

Schon in den ersten Veröffentlichungen über die Beteiligung der Haut bei generalisierter Amyloidose habe ich auf den ungewöhnlichen Verlauf dieser Krankheitsformen, namentlich auf die Kombination der Hauterscheinungen mit Veränderungen der Zungen- und Mundschleimhaut, des übrigen Verdauungstraktes und der Muskulatur, die auf gleicher Grundlage entstehen, hingewiesen. Die Gesetzmäßigkeit in der abweichenden Eigenart dieses Krankheitsbildes wurde später nochmals mit besonderer Schärfe von LUBARSCH, MOLLOW, GERSTEL, gestützt auf sehr genaue Obduktionsbefunde, herausgearbeitet.

Während jedoch anfänglich nur das transparente Knötchen den Hautausschlag zu charakterisieren schien, erinnert die Hautbeschaffenheit bei den Fällen von LUBARSCH und GERSTEL lebhaft an das Krankheitsbild der Sklerodermie. Die Befunde dieser Autoren wurden am Sektionstisch erhoben. In allerletzter Zeit gelang es H. GOTTRON [1] als ersten Kliniker am Krankenbett die Diagnose „systematisierte Haut-Muskelamyloidose unter dem Bilde eines Scleroderma amyloidosum“ zu stellen und zu begründen. Eine genauere Wiedergabe der Arbeit GOTTRONS ist deswegen angezeigt, weil wir durch ihn die zweite Form, in der die generalisierte Amyloidose sich auf der Haut auswirken kann, in allen Einzelheiten kennen lernen.

47jährige Frau. Nephritis. Sonst keine Erkrankungen, die als Ursache der Amyloidose angesehen werden könnten, namentlich keine Anhaltspunkte für eine Stoffwechselstörung, die auf eine Eiweißüberfütterung zu beziehen wäre. Allmählich fortschreitende Bewegungsstörungen seit drei Jahren. Seit zwei Jahren Heiserkeit. Ebensolange Verhärtungen der Haut, besonders der mittleren Gesichtspartien und des Halses. Seit mehreren Monaten bemerkt Pat. eine Vergrößerung der Zunge. Verlust aller Zähne. Sehr hartnäckige Stuhlbeschwerden.

Status praesens: Es sind nur bestimmte Hautbezirke, und zwar in zwei verschiedenen Formen ergriffen. Während der behaarte Kopf, Stirne, Hals, Lippen, Nase, Kinn und Gesäßbacken Sitz plattenartiger Verdickungen sind, ist die Haut der Brust, des Rückens und Bauches verhärtet, gespannt, glänzend und durch kleinknotige oder strangartige Infiltrate, die den tieferen Schichten der Cutis angehören und durch Betasten deutlicher als mit dem Auge wahrnehmbar sind, gekennzeichnet.

Die im Bereiche der Gesichtshaut lokalisierten Veränderungen verhindern in weitgehendem Maße das physiologische Mienenspiel und bedingen eine Starre des Gesichtsausdruckes, die wir bei Sklerodermie zu sehen gewohnt sind (Abb. 1).

Auffällig sind ferner die Veränderungen an den Gesäßbacken, an denen überfaustgroße, steinharte Knoten zur Entwicklung kamen. An dem Aufbau derselben sind sowohl die unverschieblich gewordene, oberflächlich lichenifizierte Haut, wie die tiefergelegenen Gewebsschichten, namentlich die Muskulatur beteiligt.

---

[1] Für die Überlassung des Manuskriptes der im Arch. f. Dermat. (1932) erscheinenden Arbeit GOTTRONS danke ich dem Autor auch an dieser Stelle bestens.

Am äußeren Genitale erhält eine Hautpartie, die von der vorderen Commissur gegen die großen Labien hinzieht, durch dichtgedrängte, reiskorn- bis fast kleinkirschgroße, halbkugelig vorspringende Knoten von glasiger Beschaffenheit ein unförmiges Aussehen. GOTTRON wählt den Vergleich mit hahnenkammartigen Bildungen.

Die Bauchhaut repräsentiert in sehr deutlicher Form die zweite Art, in der bei diesem Falle die Amyloidablagerung erfolgt. Sammelt sich im Gesicht und Gesäß das Amyloid in Platten, so bildet dasselbe in der Bauchhaut kleine Knoten und Stränge. Die Bauchhaut fällt zunächst durch Glanz und Glätte und bläulichgrauweiße Farbe auf. Der Querschnitt ist auf Kosten des geschwundenen subcutanen Fettes verschmälert, doch weist die Bauchhaut keine Zeichen schlaffer Atrophie auf, sondern ist wenig verschieblich, nicht faltbar und in einem Maße verhärtet, das die Palpation innerer Organe verhindert. Durch Betasten

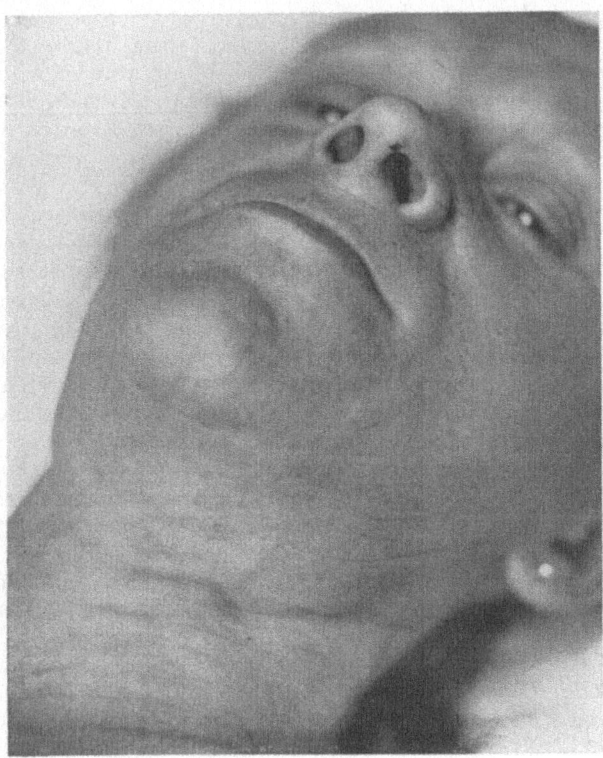

Abb. 1. Fall GOTTRON. (Erklärung im Text.)

kann man tiefcutan gelegene kleine Knoten und strangartige Bildungen feststellen, die der Betrachtung mit dem Auge entgehen.

Ein ähnliches, wenn auch weniger ausgeprägtes Bild bietet die Hautdecke von Brust, Rücken und die der oberen Extremitäten.

Vereinzelte Blutungen an der Fingerhaut vervollständigen die Hautsymptome.

Ein weiteres sehr wesentliches Merkmal dieser Gruppe von atypischen Amyloidosen ist eine auf Amyloidablagerung beruhende Makroglossie, sowie eine auf die gleiche Ursache zurückzuführende Schleimhautverhärtung des Mundes, Rachens und höchstwahrscheinlich auch des Kehlkopfes. Die große Zunge, die die Mundhöhle vollständig ausfüllt und ein ständiges Offenhalten der Mundspalte nötig macht, verhinderte zwar eine Spiegeluntersuchung des Kehlkopfes, doch glaubt GOTTRON mit Recht, aus der ständigen Heiserkeit der Patientin auf eine Beteiligung des Kehlkopfes an den amyloiden Prozeß schließen zu können.

Die Veränderungen der Zunge gaben den Anlaß, der Skeletmuskulatur besondere Aufmerksamkeit zu schenken. Die Muskeln fühlen sich hart an, einzelne Gruppen längs der Wirbelsäule, ferner die Adductoren der Oberschenkel und des Biceps des linken Oberarmes springen plastisch vor. Diese scheinbare Hypertrophie steht in auffallendem Gegensatz zu dem schlechten Allgemeinbefinden der Patientin, zu ihrer leichten Ermüdbarkeit, dem schleppenden, breitbeinigen, etwas ataktischen Gang und der Unsicherheit und Einschränkung der Bewegungen. „Die Arme können kaum bis zur Horizontalen gehoben werden", „die Kranke kann sich nicht bücken, sich nur schwer im Bett umdrehen."

Die elektrische Erregbarkeit entspricht der Norm. Die Röntgenuntersuchung der Gelenke ergibt normale Befunde, so daß die Bewegungsstörungen allein der geschädigten Muskulatur zur Last fallen.

Das Darniederliegen der Magen-Darmperistaltik, das gelegentlich eines Bariumeinlaufs bis zu Ileuserscheinungen gesteigert wurde, wird durch einen charakteristischen Röntgenbefund veranschaulicht: „Zwerchfellhochstand. Bereits bei der Leerdurchleuchtung fällt eine ganz außerordentlich erhebliche Gasblähung der Colonschlingen auf. Glatte Oesophaguspassage, Hakenmagen mit auffallend wenig beweglicher Wandung, eine eigentliche Peristaltik ist nicht zu beobachten, dagegen zeigt der ganze Magen eine glatte, relativ geradlinige Wandkontur. Das Schleimhautrelief selber ist in den oberen Anteilen des Magens geschummert, im Canalis egestorius, der sich erst später öffnet und der immer in einem relativen Kontraktionszustand bleibt, sieht man einige geschwollene Längsfalten, daneben eine scharf abgesetzte, ungefähr fingernagelgroße Faltenerhebung. Bulbus sehr breit, ohne sichere Wandveränderung, absteigendes Duodenum und der übrige zu übersehende Dickdarm von weitem Kaliber, die Falten erscheinen insgesamt etwas breit. Die Passage ist verlangsamt, jedoch nirgends irgendwie aufgehalten.

Nach dem Röntgenbefund handelt es sich um sichere Wandveränderungen am Magen in Gestalt einer relativen Starre der Wandmuskulatur, die Schleimhaut selber scheint in den obersten Anteilen des Magens etwas atrophisch und flach, während sie in dem Canalis egestorius eher verbreitert ist. Das Bild ist zu vergleichen mit dem eines intramuralen Prozesses, wie man diesen z. B. bei der Magenlues sieht. Durch die Behinderung der Peristaltik eine nicht unerhebliche Passagestörung."

Die in der Krankengeschichte erwähnten Verdauungsstörungen, der Vergleich mit anderen Fällen atypischer Amyloidose läßt es fast sicher erscheinen, daß dieser Röntgenbefund eine amyloide Infiltration der Magendarmwand anzeigt und daher neben der quergestreiften auch die glatte Muskulatur erkrankt ist.

Geringe Eiweißmengen, vereinzelte Erythrocyten, hyaline und granulierte Zylinder, Leukocyten und Bakterien im Harn.

Herz ohne typische Konfiguration, verbreitert.

Die Untersuchung der Lunge ergibt Pleuraerguß, eventuell Atelektase der darunter liegenden Lungenpartien, doch wird auch eine Pericarditis adhaesiva in Erwägung gezogen.

Im späteren Krankheitsverlauf, der durch 3 Monate verfolgt werden konnte, traten keine neuen Erscheinungen hinzu.

Bei der Diagnosenstellung ließ sich Gottron durch die Darstellung eines Krankheitsfalles leiten, den Lubarsch in seiner Arbeit „Zur Kenntnis ungewöhnlicher Amyloidablagerungen" geschildert hatte.

Von seiten der Klinik waren damals Verhärtungen der Haut, der Muskulatur und Zunge festgestellt und entsprechend den vorliegenden Erfahrungen als Sklerodermie, Myotonie und Zungenkrebs gedeutet worden. Bei der Obduktion entdeckte Lubarsch eine generalisierte Amyloidose und konnte alle Veränderungen von einem einheitlichen Gesichtspunkt aus als Amyloidablagerungen erklären.

Mit Recht hebt GOTTRON bei seinen diagnostischen Erwägungen die gesetzmäßige Kombination von Erkrankungen zweier Systeme, nämlich der Haut und der Muskulatur hervor. Charakteristisch ist ferner die Organverhärtung, die an Haut, Zunge und Skeletmuskulatur der Wahrnehmung leicht zugänglich ist, während sie an den inneren Organen aus den Funktionsstörungen erschlossen werden muß.

Volle Sicherheit gewinnt die Diagnose durch den Ausfall der BENNHOLDschen Kongorotprobe und der histologischen Untersuchung. Nach einer Stunde war 60% des injizierten Farbstoffes, also ungefähr dreimal soviel als beim Gesunden, aus dem Serum verschwunden. Diese Probe, die auf einer Farbstoffbindung durch Amyloidmassen beruht, war schon früher von KÖNIGSTEIN, FREUDENTHAL und MASCHKILLEISON bei Lichen amyloidosus, von FREUND bei lokaler Amyloidose der Gruppe I angewendet worden, ergab jedoch bei diesen Fällen ein negatives Resultat, entweder weil die Amyloidmengen zu gering waren oder die Zuflußbedingungen zu den Hautdepots dem Gelingen nicht günstig sind. Bei Lichen amyloidosus, bezüglich dessen die meisten Erfahrungen vorliegen, könnte man die fehlende Aufnahmebereitschaft für den Farbstoff auch dem Umstande zuschreiben, daß die Ablagerungen in mehrfacher Beziehung, namentlich auch in ihrer Affinität zum Kongorot vom Grundtypus abweichen.

Zur histologischen Untersuchung wurde ein Hautmuskelstück aus der Kinngegend verwendet. Auf der Schnittfläche des excidierten Gewebsstückes fiel GOTTRON bereits eine glasige Beschaffenheit auf, beim Aufträufeln von Lugollösung nahmen diese Partien eine rötliche braune Farbe an. Das Epithel ist verschmälert und zieht nach Verlust der Retezapfen flach über die Cutis. Kollagene Fasern sind stark reduziert, das elastische Gewebe weist degenerative Veränderungen auf, wie sie der senilen Atrophie entsprechen.

Die amyloiden Massen durchsetzen alle Schichten der Cutis „bald zusammenhängend in ganz unregelmäßiger Flächenanordnung, bald in schmal-, bzw. in breitbandiger Anordnung, seltener in knötchenförmiger oder klumpiger Anordnung". Während in einzelnen Abschnitten die ganze Cutis bis auf kleine Gewebsreste von Amyloid durchsetzt ist, beschränkt sich in anderen Teilen die Ablagerung in der Hauptsache auf die untere Hälfte. Gefäße sind in der üblichen Art ergriffen, und zwar neben Arterien auch Venen und Capillaren und bilden zuweilen den Konzentrationspunkt, um den das Amyloid sich anreiht.

Das subcutane Fettgewebe ist sehr stark vermindert. Dort, wo Fettzellen noch in einzelnen Gruppen vorhanden sind, lagern sich Amyloidklumpen in verschiedenem Ausmaße der Grenzmembran derselben an. Amyloidringe um Talg- und Schweißdrüsen, Amyloidstreifen zwischen den Haarmuskelfasern vervollständigen das Bild.

In der mitexstirpierten Muskelpartie liegt Amyloid in den Interstitien zwischen Muskelbündeln. Die Streifung der Muskelfasern ist nur teilweise erhalten, denn das Muskelgewebe leidet durch den Druck der Amyloidmassen und büßt einzelne Fasern vollständig ein.

Der Nachweis, daß die abgeschiedenen Massen zweifellos als Amyloid zu deuten sind, wird durch die typischen Farbreaktionen geführt, dabei fällt auf, daß die Jodreaktion nicht gelingt. Dieses Verhalten der Ablagerungen einzelnen klassischen Färbemethoden gegenüber wird von LUBARSCH geradezu als charakteristisch für die hier vorliegende Art atypischer Amyloidinfiltrationen angeführt.

Auf die Amyloidablagerungen treten nirgends Reaktionserscheinungen auf.

Bei der Erörterung der Frage, ob die Amyloidansammlung zu der zerfallenden Elastica in näherer Beziehung steht, schließt sich GOTTRON dem von mir vertretenen ablehnenden Standpunkte im allgemeinen an. Doch weist er auf den körnigen Zerfall einzelner elastischer Fasern in seinem Falle hin und erwähnt eine Beobachtung BLOCHS, bei der gleichartige, wenn auch höhergradige Degenerationen der Elastica durch eine mit Ausscheidung des BENCE-JONESschen Eiweißkörpers einhergehende Stoffwechselstörung bedingt war. Da nun der BENCE-JONESsche Eiweißkörper von mancher Seite als Mutter- oder Durchgangssubstanz des Amyloids angesehen wird, wäre nach GOTTRON von diesem Gesichtspunkte aus betrachtet, ein indirekter Zusammenhang nicht unbedingt auszuschließen, doch gelang die Auffindung dieses Eiweißkörpers im Falle GOTTRONS nicht.

Bei einem Vergleich der histologischen Befunde GOTTRONS mit den bereits auf diesem Gebiete vorliegenden Untersuchungen ergeben sich weitgehende Übereinstimmungen namentlich mit meinem Falle BÜRGERS, bei dem die Haut des Kopfes, Halses, der Schulter und der Brust erkrankt war. In der Kopfhaut, der wegen des außerordentlich dichten Haarwuchses zu Lebzeiten wenig Beachtung geschenkt worden war, erwiesen sich alle Hautschichten von Amyloid durchsetzt, während in der Brusthaut Amyloid in Gestalt eines breiten Bandes in den oberen Cutisanteilen lagerte und außerdem noch das tiefe Fettgewebe infiltrierte. Bei klinischer Beurteilung der Haut fiel neben kleinen, transparenten Knötchen eine sehr ausgesprochene Atrophie auf. Ich habe damals diese Veränderungen mit der Amyloidinfiltration in Zusammenhang gebracht. Nach Kenntnisnahme der Berichte von LUBARSCH, GERSTEL, GOTTRON halte ich es nicht für ausgeschlossen, wenn es auch keineswegs erwiesen, daß der Atrophie ein sklerodermieartiger Zustand vorausgegangen war. Jedenfalls bestand im Falle BÜRGER außerdem auch ein knötchenförmiger Ausschlag. Übrigens auch bei GOTTRON am Genitale. Ob die Menge und Lokalisation des Amyloids in den verschiedenen Cutisschichten allein die Form der klinischen Erscheinungen bestimmt, insofern oberflächlich gelegene Schollen, Knötchen, tiefergelegene Infiltrationen die beschriebenen Verhärtungen bedingen, scheint noch nicht vollkommen sicher zu sein, wenn diese Annahme GOTTRONS auch sehr verlockend ist. Denn GERSTEL findet in einer Haut, deren Veränderungen er durch die Bezeichnung Pseudosclerodermia amyloides kennzeichnet, nicht nur Infiltration tiefer Schichten, sondern „nicht selten ziemlich umfangreiche, klumpige Anhäufungen von Amyloid unmittelbar unter der Epidermis, die dadurch in Form kleiner Hügel vorgebuckelt wird“.

Im LUBARSCH I war die Diagnose Sklerodermie gestellt und die Haut als auffallend derb und lederartig bezeichnet worden. Diesem klinischen Befunde stehen im histologischen Bilde hauptsächlich dicht unter dem Epithel gelegene Klumpen und Stränge gegenüber. Im Unterhautgewebe sind neben Gefäßerkrankungen nur noch an den Begrenzungsflächen der Fettzellen Amyloidreaktionen zu erzielen.

Andererseits beschreibt W. MOLLOW auf der Bauchhaut „kleine, über die Oberfläche vorspringende, mit der Haut verwachsene, ziemlich weiche Knötchen, welche der Haut ein rauhes Aussehen verleihen“. Amyloid enthielten jedoch, wie ausdrücklich betont wird, nur die tiefen Lagen. Es muß jedoch hervorgehoben werden, daß die eben angeführten Befunde im Gegensatz zu denen von KÖNIGSTEIN und GOTTRON an der Leichenhaut erhoben wurden.

Durch die Beobachtung GOTTRONS wird, wie ich glaube, das Interesse für die Bemerkungen POSPELOWS, der von einer porzellanartigen Beschaffenheit der Haut bei Amyloidose gesprochen hat, von neuem erweckt.

# Namenverzeichnis.

(Die schrägen Zahlen verweisen auf die Literaturverzeichnisse.)

# Sachverzeichnis.

Druck der Universitätsdruckerei H. Stürtz A.G., Würzburg.